Handbuch der inneren Medizin

Begründet von L. Mohr und R. Staehelin
Fortgeführt von H. Schwiegk
Herausgegeben von E. Buchborn

Herzinsuffizienz

Bearbeitet von

G. Autenrieth · R. Bayer · D.W. Behrenbeck · G. Biamino
H.-D. Bolte · F. Burkart · W.-D. Bussmann · J. Cyran · E. Erdmann
B. Heierli · F. Krück · Th. Linderer · G. Rahlf · G. Riecker
R. Schröder · G. Steinbeck · B.E. Strauer · K.O. Stumpe
E. Uhlich · J. Zähringer

Herausgegeben von

G. Riecker

Mit 198 Abbildungen und 74 Tabellen

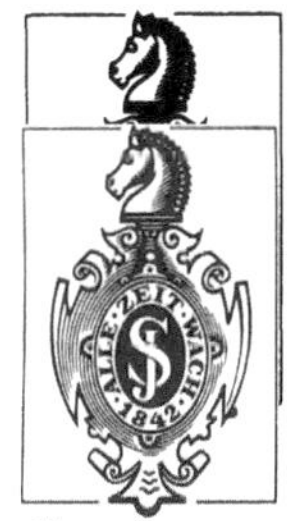

Springer-Verlag
Berlin Heidelberg NewYork Tokyo 1984

Handbuch der inneren Medizin

Band IX: Herz und Kreislauf
Fünfte, völlig neu bearbeitete und erweiterte Auflage
Teil 4: Herzinsuffizienz

ISBN-13: 978-3-642-82184-4 e-ISBN-13: 978-3-642-82183-7
DOI: 10.1007/978-3-642-82183-7

CIP-Kurztitelaufnahme der Deutschen Bibliothek
Handbuch der inneren Medizin/begr. von L. Mohr u. R. Staehelin. Fortgef. von H. Schwiegk.
Hrsg. von E. Buchborn. – Berlin; Heidelberg; New York; Tokyo: Springer
Teilw. hrsg. von H. Schwiegk u. E. Buchborn. –
Teilw. mit d. Erscheinungsorten: Berlin, Heidelberg, New York
NE: Mohr, Leo [Begr.]; Buchborn, Eberhard [Hrsg.]; Schwiegk, Herbert [Hrsg.]
Bd. 9. Herz und Kreislauf. Teil 4. → Herzinsuffizienz
Herzinsuffizienz/bearb. von G. Autenrieth... Hrsg. von G. Riecker. –
5., völlig neu bearb. u. erw. Aufl. – Berlin; Heidelberg; New York; Tokyo: Springer, 1984.
(Handbuch der inneren Medizin; Bd. 9, Teil 4)

NE: Riecker, Gerhard [Hrsg.]; Autenrieth, Gernot [Mitverf.]

Gesamtherstellung: Universitätsdruckerei H. Stürtz AG, Würzburg
2122/3130-543210

Mitarbeiterverzeichnis

RIECKER, GERHARD, Professor Dr., Klinikum Großhadern, Medizinische Klinik I der Universität, Marchioninistr. 15, D-8000 München 70

AUTENRIETH, G., Privatdozent Dr., Klinikum Großhadern, Medizinische Klinik I der Universität, Marchioninistr. 15, D-8000 München 70

BAYER, R., Professor Dr., Medizinische Einrichtungen der Universität, Physiologisches Institut III, Lehrstuhl für Klinische Physiologie, Moorenstr. 5, D-4000 Düsseldorf

BEHRENBECK, D.W., Professor Dr., Medizinische Universitätsklinik und Poliklinik, Innere Medizin III – Kardiologie, Joseph-Stelzmann-Str. 9, D-5000 Köln 41

BIAMINO, G., Professor Dr., Universitätsklinikum Steglitz, Medizinische Klinik und Poliklinik, Abteilung für Innere Medizin mit Schwerpunkt Kardiologie/ Pneumologie, Hindenburgdamm 30, D-1000 Berlin 45

BOLTE, H.D., Professor Dr., Klinikum Großhadern, Medizinische Klinik I der Universität, Marchioninistr. 15, D-8000 München 70

BURKART, F., Professor Dr., Kantonsspital, Universitätskliniken, Departement Innere Medizin, Abteilung für Kardiologie, CH-4031 Basel

BUSSMANN, W.-D., Professor Dr., Klinikum der Universität, Zentrum der Inneren Medizin, Abteilung für Kardiologie, Theodor-Stern-Kai 7, D-6000 Frankfurt 70

CYRAN, J., Privatdozent Dr., Städtisches Krankenhaus München-Neuperlach, 2. Medizinische Abteilung, Oskar-Maria-Graf-Ring 51, D-8000 München 83

ERDMANN, E., Privatdozent Dr., Klinikum Großhadern, Medizinische Klinik I der Universität, Marchioninistr. 15, D-8000 München 70

HEIERLI, BARBARA, Dr., Kantonsspital, Universitätskliniken, Departement Innere Medizin, Abteilung für Kardiologie, CH-4031 Basel

KRÜCK, F., Professor Dr., Medizinische Universitäts-Poliklinik, Wilhelmstr. 35–37, D-5300 Bonn 1

LINDERER, TH., Dr., Universitätsklinikum Steglitz, Medizinische Klinik und Poliklinik, Abteilung für Innere Medizin mit Schwerpunkt Kardiologie/ Pneumologie, Hindenburgdamm 30, D-1000 Berlin 45

RAHLF, G., Professor Dr., Medizinische Einrichtungen der Universität, Zentrum für Pathologie, Robert-Koch-Str. 40, D-3400 Göttingen

SCHRÖDER, R., Professor Dr., Klinikum Steglitz der Universität, Medizinische Klinik und Poliklinik, Abteilung für Innere Medizin mit Schwerpunkt Kardiologie/Pneumologie, Hindenburgdamm 30, D-1000 Berlin 45

STEINBECK, G., Privatdozent Dr., Klinikum Großhadern, Medizinische Klinik I der Universität, Marchioninistr. 15, D-8000 München 70

STRAUER, B.E., Professor Dr., Klinikum Großhadern, Medizinische Klinik I der Universität, Marchioninistr. 15, D-8000 München 70

STUMPE, K.O., Professor Dr., Medizinische Universitäts-Poliklinik, Wilhelmstr. 35–37, D-5300 Bonn 1

UHLICH, E., Professor Dr., Kreiskrankenhaus, Eichelsdorfer Straße 176, D-8729 Hofheim/Ufr.

ZÄHRINGER, J., Privatdozent Dr., Klinikum Großhadern, Medizinische Klinik I der Universität, Marchioninistr. 15, D-8000 München 70

Vorwort

Seit dem Erscheinen der 4. Auflage des Handbuchs der inneren Medizin (Band IX/1) im Jahre 1960 sind 23 Jahre vergangen. Damals wie heute basiert das pathophysiologische Konzept der chronischen Herzinsuffizienz auf den physiologischen Grundlagen der Herz-Kreislauf-Dynamik, determiniert durch Vorlast, Nachlast, Kontraktilität und Frequenz des Herzens in Verbindung mit den hämodynamischen, metabolischen und endokrinologischen Folgestörungen der Organperipherie (SCHWIEGK u. RIECKER 1960). Auch die von LINZBACH (1960) als „Gefügedilatation" beschriebenen Strukturveränderungen im Myokard vermitteln heute noch ein gültiges morphologisches Paradigma.

Neue Untersuchungsmethoden (z.B. Echokardiographie, Ventrikulographie, Coronarographie, Myokardszintigraphie, Myokardbiopsie) haben unsere Kenntnisse aber über die Nosologie der chronischen Herzinsuffizienz wesentlich vertieft und spezielle Verlaufsformen der Herzinsuffizienz (z.B. Herzvitien, primäre Kardiomyopathien, koronare Herzkrankheit, rhythmogene Herzinsuffizienz, chronische Perikarditits etc.) einer kausalen Therapie (z.B. durch herzchirurgische Maßnahmen) zugänglich gemacht. Neben der konventionellen Glykosidtherapie haben neue inotrope Substanzen, Diuretika, Antiarrhythmika und Vasodilatantien und präventive Maßnahmen (z.B. antihypertensive Therapie) das Spektrum der symptomatischen Behandlungsmaßnahmen wirkungsvoll erweitert.

Im Interesse der Aktualität und Lesbarkeit wird in dem nun vorliegenden Handbuchband bewußt auf eine inhaltliche Wiederholung der vorausgegangenen Auflage verzichtet, ebenso auf eine umfassend lückenlose Themenfolge wie auch auf eine lehrbuchmäßige Wiedergabe dieses Gegenstandes; diese Monographie zielt vielmehr auf eine selektiv vertiefende Darstellung vornehmlich der neueren Erkenntnisse der Pathophysiologie, Nosologie, Diagnostik und Therapie der *chronischen* Herzinsuffizienz mit besonderer Berücksichtigung spezieller Verlaufsformen der Herzinsuffizienz und kausaltherapeutischer Gesichtspunkte. Bezüglich der Vorgänge bei der *akuten* Herzinsuffizienz (kardiogener Schock) sei auf den jüngst erschienenen Handbuchband IX/2 „Schock" verwiesen.

Herausgeber und Autoren danken den Mitarbeitern des Springer-Verlages für ihre unermüdliche Geduld und Hilfsbereitschaft bei der Herstellung dieses Werkes.

München G. RIECKER

Inhaltsverzeichnis

Dynamik, Diagnostik und Therapie des Hochdruckherzens

Globale und regionale Kontraktionsstörungen des Herzens bei koronarer Herzkrankheit.

Einleitung

G. Riecker

Mit 6 Tabellen

Eine Minderung der Förderleistung des Herzens wirkt sich auf fast alle Organe und Funktionssysteme des Organismus aus. Die klinische Erfahrung lehrt, daß das Krankheitsbild der Herzinsuffizienz nicht nur durch kardiale Symptome, sondern viel ausgeprägter durch Funktionsstörungen der Organperipherie charakterisiert ist. Sie entstehen durch eine verminderte Organdurchblutung, durch die Blutüberfüllung des Venensystems und der Lungenstrombahn, durch eine gesteigerte Flüssigkeitsfiltration an den Kapillarwänden zusammen mit einer gesteigerten renalen Salz-Wasser-Retention.

Am Anfang der Kausalkette steht eine Leistungsschwäche des Herzens, die sich in den meisten Fällen zuerst bei körperlicher Belastung (Belastungsinsuffizienz), später dann auch in Ruhe (Ruheinsuffizienz) manifestiert. Die Entwicklungsstufen der Herzinsuffizienz äußern sich daher in einem graduell unterschiedlichen Wechselspiel zwischen der gestörten Herzfunktion und den Reaktionen der Kreislaufperipherie, die ihrerseits wieder mechanisch, hormonell oder metabolisch auf die Herztätigkeit zurückwirken.

Häufigste Ursache einer chronischen Herzinsuffizienz ist eine Minderung der myokardialen Kontraktionskraft im Gefolge einer Volumen- oder Drucküberbelastung eines Ventrikels (Hypertonie, Lungenembolie, Herzklappenfehler), ferner durch Störungen in der Sauerstoffversorgung des Herzens (koronare Herzkrankheit, Hypoxämie, Anämie), bei Hyperthyreose oder durch eine direkte Schädigung der Kontraktilität und Dehnbarkeit des Herzens (Myokarditis, Kardiomyopathien, Amyloidose, Dys- oder Paraproteinämien, Toxine, negativ-inotrop wirkende Pharmaka etc.). Auch bradykarde oder tachykarde Herzrhythmusstörungen, eine mechanische Behinderung der Ventrikelaktion (z.B. beim Panzerherzen) oder ein unzureichender venöser Zufluß (z.B. bei allen hypovolämischen Zuständen) können die Pumpfunktion des Herzens beeinträchtigen (Tabelle 1). Häufig wirken mehrere nosologische Faktoren gleichzeitig auf das Herz ein, und zwar oft in dem Sinne, daß eine akute Noxe (z.B. eine Hypoxämie) auf eine schon vorbestehende Funktionseinschränkung des Herzmuskels (z.B. Hypertrophie und Dilatation) trifft. Demzufolge werden der klinische Verlauf, die therapeutischen Möglichkeiten und schließlich auch die Prognose eines Herzversagens in erster Linie durch die Eigenart des Grundleidens bestimmt.

Die Pathogenese des Myokardversagens läßt sich nach herzmuskelmechanischen und nach zellphysiologischen Gesichtspunkten klassifizieren: Herzmuskelmechanisch können Veränderungen der Vorlast (z.B. akute Aorteninsuffizien), der Nachlast (abnorme Druckbelastungen), Veränderungen der Kontrak-

Tabelle 1. Nosologie der chronischen Herzinsuffizienz

Myokardiales Versagen

a) Drucküberlastung (z.B. Hypertonie)
b) Volumenüberlastung (z.B. Aorteninsuffizien)
c) Metabolische Störungen (z.B. Koronarinsuffizienz)
d) Im Verlauf von Herzmuskelkrankheiten (z.B. chronische Myokarditis)

Rhythmusstörungen

a) Reizbildungsstörungen (z.B. Vorhofflimmern)
b) Erregungsleitungsstörungen (z.B. totaler AV-Block)

Mechanische Behinderung der Ventrikelaktion

a) Behinderung des Blutflusses durch die Kammern (z.B. Kugelthrombus im li. Vorhof)
b) Behinderung der Motilität (z.B. Constrictio pericardii)

Verminderung des venösen Angebots

a) Allgemeine Vasodilatation (z.B. Fieber)
b) Hypovolämie (z.B. bei polyurischen Nierenkrankheiten)
c) Strombahnhindernisse (z.B. Hohlvenenthrombose)

Tabelle 2. Pathogenese des Myokardversagens. Einteilung nach herzmuskelmechanischen Gesichtspunkten

1. *Veränderungen der Vorlast*

   Abnorme Volumenbe- und -entlastungen (z.B. Hypervolämie, Aorteninsuffizienz, Mitralinsuffizienz; vermindertes venöses Angebot)

2. *Veränderungen der Nachlast*

   Abnorme Druckbe- und -entlastungen (z.B. Hypertonie, Cor pulmonale, arterioläre Vasodilatation)

3. *Veränderungen der Kontraktilität*

   (z.B. ischämische Herzerkrankungen, negativ-inotrop wirkende Pharmaka)

4. *Veränderungen der Herzfrequenz*

   im Gefolge bradykarder oder tachykarder Herzrhythmusstörungen (unterhalb und oberhalb der sog. kritischen Herzfrequenz)

tilität (z.B. negativ-inotrop wirkende Pharmaka oder ischämische Herzerkrankungen) und Veränderungen der Herzfrequenz ein akutes Pumpversagen hervorrufen (Tabelle 2). Die Einteilung nach zellphysiologischen Gesichtspunkten geht von der Beeinflussung subzellulärer Strukturen und Funktionen aus (Tabelle 3).

Quantitative Beurteilung der Herzfunktion (Tabelle 4). Auf die Erfordernisse der Kreislaufperfusion bezogen, sprechen wir dann von einer Herzinsuffizienz, wenn der Blutauswurf des Herzens in einem Mißverhältnis zu den Bedürfnissen der Organperipherie steht. Der Schweregrad eines Herzversagens kann daher durch die Differenz zwischen Auswurf-Soll und tatsächlichem Herzauswurf bemessen werden. Konventionelle Meßgrößen (Herzzeitvolumen, Schlagvolumen, Herzarbeit, enddiastolischer Druck, enddiastolisches Volumen, Auswurffraktion etc.) und die hieraus resultierenden Funktionskurven zwischen enddiastolischem

Tabelle 3. Pathogenese des Myokardversagens. Einteilung nach zellphysiologischen Gesichtspunkten

1. Beeinflussung zellmembranständiger Rezeptoren für Hormone oder Pharmaka (z.B. Schilddrüsenhormone, STH, Betablocker, Glykoside)
2. Beeinflussung der passiven Permeabilität der Zellmembran für Ionen (z.B. Lidocain, Anticholinergika, Calciumantagonisten, Urämietoxine, Nickel, Saponine, diverse Schlangengifte, Bienen- oder Wespengifte)
3. Beeinflussung des aktiven Ionentransports (z.B. Glykoside, Lithium, Kalium)
4. Funktionsänderungen des sarkoplasmatischen Retikulums (z.B. durch Senkung der extrazellulären Calciumkonzentration, nach Blockierung der oxydativen Phosphorylierung (s. 5.), nach Freisetzen membranschädigender Enzyme aus Lysosomen (s. 8.), Membranschädigung durch Schlangengifte)
5. Störungen der oxydativen Phosphorylierung (O_2-Mangel, DNP, Oligomycin, Kobalt, Blei, Thallium, CN, CO, Halothan)
6. Regulatorische und kontraktile Proteine: Veränderungen der Sarkomeren (z.B. Vorlast); abnormes Myofibrillenwachstum (z.B. hypertr. obstrukt. Kardiomyopathie)
7. Verminderung der CA^{++}-abhängigen ATPase-Aktivität (Azidose, Kobalt, Nickel, Chloropromazin, Halothan)
8. Schädigung der Lysosomen mit Freisetzen lysosomaler Enzyme (Blei, Schlangengifte, Viren)
9. Änderungen der Proteinsynthese (z.B. hohes Lebensalter, Antimetaboliten, Viren, Antiarrhythmika, Alkohol, Diphtherietoxin, ionisierende Strahlen).

Tabelle 4. Quantitative Beurteilung der Herzfunktion

1. *Diastole*
   Diastolische Dimensionen, Druck-Volumen-Beziehungen und Dehnbarkeit, bewertet durch:
   - Diastolische Volumina und Volumenänderungen (EDV, ΔV)
   - Diastolische Drücke und Druckänderungen (P_{LVED}, ΔP)
   - Diastolische Wanddicke und Masse (d, LVMM)
   - Diastolische Masse-Volumen-Relation (LVMM/EDV)
   - Diastolische Dehnbarkeitsindices (dP/dV, dp/dt_{diast} u.a.)
2. *Systole*
   Globale Kontraktionsstörungen des linken Ventrikels, bewertet durch:
   - Pumpgrößen (Herzindex, Schlagindex u.a.)
   - Isovolumetrische Geschwindigkeitsindices (dp/dt_{max}, V_{pm}, V_{max} u.a.)
   - Auxotone Parameter (Auswurffraktion, V_{CF} u.a.)
   - Systolische LVMM/EDV-Wandspannungsbeziehungen
   - Endsystolische Druck-Volumen-Beziehungen
3. *Regionale Kontraktionsstörungen (Hypokinesie, Akinesie, Dyskinesie), bewertet durch:*
   - Länge des akinetischen Segmentes
   - Regionale Wandmotilität
   - Regionale Auswurffraktion
   - Abnorme diastolische Relaxation u.a.

Druck bzw. Volumen und der Herzarbeit bzw. Schlagarbeit werden zur Ermittlung der Pumpfunktion unter pharmakologischen Eingriffen und bei pathologischen Funktionszuständen herangezogen und durch Einbeziehung der Druckanstiegsgeschwindigkeit und der Faserverkürzungsgeschwindigkeit quantitative

Tabelle 5. Physiologische Meßgrößen der Herzmechanik

	Primäre Meßgröße (in vitro)	Abgeleitete Meßgröße (in vivo)
Vorlast (preload)	Präsystolische Länge bzw. Längenzunahme bezogen auf die Ausgangslänge (i/l_0) bzw. ($\Delta l/l_0$)	Enddiastolisches Volumen (V). $\Delta V_{diast}/V_0$. Enddiastolischer Druck dP/dt_{diast}
Nachlast (afterload)	Systolisches Wandspannungsintegral	Maximale systolische Wandspannung. Mittlere systolische Wandspannung. Mittleres systolisches Wandspannungs-Zeit-Integral
Kontraktilität	Geschwindigkeits oder Spannungs- oder Längen- } änderung	Isovolumetrische Geschwindigkeitsindices, auxotone Parameter (Auswurffraktion, zeitnormierte Auswurfparameter)
Kontraktilitätsreserve	Änderung der Kontraktilität unter maximaler betaadrenerger Stimulation	Maximale körperliche Belastung

Anhaltspunkte für den Kontraktilitätszustand des Herzens gewonnen. Außerdem hat in jüngster Zeit die Beziehung zwischen der systolischen Wandspannung und der Masse-Volumen-Relation des linken Ventrikels Beachtung gefunden. Allerdings stößt die quantitative Erfassung dieser Meßgrößen am intakten Kreislauf auf beträchtliche Schwierigkeiten.

Die physikalischen Determinanten der Myokardfunktion: Kraft, Länge und die Geschwindigkeit (von Kraft- oder Längenänderungen) zu jedem Zeitpunkt des Herzzyklus. Physiologisch wird die Myokardfunktion durch die Meßgrößen der Vorlast, Nachlast, Kontraktilität sowie der Kontraktilitätsreserve hinreichend genau erfaßt. Methodisch muß dabei zwischen primären Meßgrößen (in vitro) und abgeleiteten Meßgrößen (in vivo) unterschieden werden (Tabelle 5). Unter klinischen Bedingungen werden für die Bewertung herangezogen: Kriterien regionaler Kontraktionsstörungen (Hypokinesie, Akinesie, Dyskinesie), Kriterien globaler Kontraktionsstörungen (z.B. Herzzeitvolumen, Schlagvolumenindex, Auswurffraktion), diastolische Druck-Volumen-Beziehungen und die maximale systolische Wandspannung (Tabelle 6).

Wichtigste Voraussetzung für eine wirkungsvolle Therapie einer chronischen Herzinsuffizienz ist die *Erkennung kausaler Faktoren.* Dementsprechend richtet sich der Untersuchungsvorgang

1. mit herkömmlichen Methoden auf die Erfassung häufiger Ursachen einer Herzinsuffizienz (Hypertonie, Klappenfehler, koronare Herzkrankheit, Herzrhythmusstörungen etc.) und
2. werden spezielle Untersuchungstechniken mit gezielter Fragestellung eingesetzt.

Symptomatologie, klinischer Verlauf und Spätprognose einer chronischen Herzinsuffizienz werden vornehmlich durch Art und Ausmaß des Grundleidens, durch den klinischen Schweregrad und durch das Auftreten von Komplikationen

Tabelle 6. Ergebnisse quantitativer Funktionsprüfungen bei doppelseitiger chronischer Herzinsuffizienz im Gefolge einer chronischen Herzmuskelerkrankung (Veränderungen in Abhängigkeit vom hämodynamischen Schweregrad)

Kontraktilitätsreserve	Vermindert
Kontraktilität (dp/dt_{max}/IP)	Vermindert
Maximale O_2-Aufnahme (l O_2/min·kg)	Vermindert
Druck-Fluß-Beziehung im Lungenkreislauf (mm Hg/l·min)	Erhöhte Drücke/ verm. Durchfluß
Hervolumen EDV (ml)	Erhöht
Hervolumen AF (%)	Vermindert
Diastolische Dehnbarkeit ($\Delta V/\Delta P$)	Herabgesetzt
Schlagindex (ml/m^2)	Vermindert
Herzindex (l/min·min^2)	Vermindert
A.-v. O_2-Differenz (Vol.-%)	Erhöht
Zentraler Venendruck (mm Hg)	Erhöht
Echokardiographisch (M-mode) erfaßbar:	
Diastolischer Ventrikeldurchmesser (cm)	Vergrößert
Systolischer Durchmesserverminderung %	Herabgesetzt
Systolische Zunahme der Wanddicke (%) (Septum, Hinterwand)	Vermindert
E-S-Abstand (cm)	Vergrößert

(z.B. Thromboembolie, Lungenödem, zerebrovaskuläre Insulte, Infektionen, Herzrhythmusstörungen) bestimmt. Typisch ist die Befundkonstellation eines vergrößerten Herzens zusammen mit Leistungsminderung, venöser Einflußstauung und generalisierten Ödemen (sog. feuchte Dekompensation; backward failure = Rückwärtsversagen). Davon abzugrenzen sind Zustände von Herzinsuffizienz, bei denen die Symptome der venösen Einflußstauung vor dem linken oder rechten Herzen nicht nachweisbar sind und bei denen vornehmlich die Auswirkungen eines verminderten Herzauswurfs mit Hypotonie, Schwindel, Enzephalomalazie, intermittierenden Abdominalbeschwerden (postprandial!) und muskulärer Ermüdbarkeit vorherrschen (sog. forward failure = Vorwärtsversagen).

Therapieprobleme: In dem therapeutischen Arsenal hat die chirurgische Behandlung drei Indikationen: 1. Die Rekonstruktion oder der Ersatz von Herzklappen, 2. die Aneurysmektomie, deren Erfolg allerdings bisher nicht aufgrund sicherer Kriterien vorhersehbar und offensichtlich an eine gute Funktion des nicht-aneurysmatischen Myokards gebunden ist, 3. die Herztransplantation, die bei Patienten unter 50 Jahren, die keine andere schwere Erkrankung und keine Erhöhung des Lungengefäßwiderstandes auf maximal das Doppelte der Norm haben, durchgeführt werden kann. In erfahrenen Zentren liegt heute die 5-Jahres-Überlebensrate bei 50%.

Die medikamentöse Therapie ist bei primär myokardialen Ursachen das Mittel der Wahl. Sie zielt auf eine Verbesserung der Pumpfunktion durch Steigerung der Kontraktilität, Reduktion des Füllungsvolumens oder Beseitigung ungünstiger, gegenregulatorischer Mechanismen ab. Die Applikation von Digitalisglykosiden und die von Saluretika stellen die Basis der Therapie dar. Da eine günstige prophylaktische Wirkung der Herzglykosidbehandlung beim Menschen nie nachgewiesen wurde, gilt bei Patienten mit Sinusrhythmus der Satz: „Keine Herzglykosidtherapie ohne Herzinsuffizienz". Oder anders ausgedrückt, nur bei gesicherter Indikation sollte mit diesen wirksamen und nebenwirkungsbelasteten Pharmaka behandelt werden. Es wird mit Recht postuliert, die Indikation für Herzglykoside kritischer als bisher zu stellen. Bei der akuten Herzinsuffizienz sind Herzglykoside von Vasodilatantien und Katecholaminen bereits verdrängt worden, bei der chronischen Herzinsuffizienz treten Diuretika und neuere, positiv-inotrope Pharmaka (z.B. Amrinone) in den Vordergrund. Nur beim tachykarden Vorhofflimmern sind Herzglykoside als positiv-inotrope Antiarrhythmika anderen AV-blockierenden Medikamenten überlegen.

Daneben haben sich *Vasodilatatoren* als adjuvant einzusetzende Pharmaka bewährt. Drei Typen von vasodilatierenden Substanzen werden unterschieden: arterielle, die das HZV in unterschiedlicher Stärke bis zu 50% steigern; venöse, die vorwiegend den Druck im Lungenkreislauf senken und damit Ruhe- und Belastungsdyspnoe vermindern sowie kombiniert wirkende Pharmaka. Zu letzteren gehört Captopril, das im Unterschied zu anderen Vasodilatatoren nicht zur Reflextachykardie und Aktivierung des Renin-Angiotensin-Systems führt. Unklar ist, ob die symptomatische Verbesserung auch mit einer besseren Prognose einhergeht und ob die Steigerung des HZV identisch ist mit einer Verbesserung der regionalen Organdurchblutung. Probleme bei der Vasodilatatoren-Therapie ergeben sich einmal aus Nebenwirkungen, zum anderen aus der Toleranzentwicklung. Die Nebenwirkungen folgen a) aus der vasodilatierenden Wirkung mit Absenkung des arteriellen Drucks, b) dem Eingriff in das Regelsystem mit z.B. peripherer Ödembildung, c) aus spezifischen Wirkungen der einzelnen Vasodilatatoren. Während für einige Substanzen, wie Nitrate oder Prazosin, eine Toleranzentwicklung diskutiert wird, mag in anderen Fällen das Fortschreiten des Grundprozesses die Ursache der nachlassenden Wirkung sein.

Von den neueren *oralen, positiv-inotropen Substanzen* hat sich Amrinone auch in der Langzeittherapie als wirksam erwiesen, obgleich eine Reihe von Nebenwirkungen, wie die Thrombozytopenie, seine Anwendung einschränken. Demgegenüber haben Prenalterol und Pributerol nur einen relativ geringen Effekt. Nach schwedischen Studien stellen Betablocker bei der kongestiven Kardiomyopathie eine wirksame adjuvante Therapie dar, obgleich der Mechanismus unklar ist.

Pathologische Anatomie der chronischen Herzinsuffizienz

G. Rahlf

Mit 10 Abbildungen

A. Einleitung

Die häufigsten Ursachen der chronischen Insuffizienz des linken Ventrikels (Linksherzinsuffizienz), des rechten Ventrikels (Rechtsherzinsuffizienz) oder beider (Doppelherzinsuffizienz) sind:

1. langdauernde, erhöhte Druck- oder Volumenarbeit bei Hypertonie, erworbenen Herzklappenfehlern und kongenitalen Herzvitien,
2. Erkrankungen der Koronararterien,
3. das Altern des Herzens,
4. chronische Myokarditis,
5. primäre oder sekundäre Kardiomyopathien.

Unsere Aufgabe besteht darin, die makroskopischen, mikroskopischen und submikroskopischen krankhaften Strukturveränderungen im Herzen bei einer chronischen Insuffizienz unterschiedlicher Ätiologie qualitativ und quantitativ zu beschreiben. Außerdem ist zu prüfen, ob sich hieraus gemeinsame Gesichtspunkte ergeben, die beitragen, den Mechanismus der Entstehung einer chronischen Herzinsuffizienz zu verstehen.

B. Die chronische Herzinsuffizienz bei vermehrter Druckbelastung des linken Ventrikels

I. Das Anpassungswachstum am Beispiel der kompensierten konzentrischen Druckhypertrophie des linken Ventrikels

Eine kurzfristig vermehrte Druckbelastung beantwortet der linke Ventrikel mit funktioneller Anpassung im Sinne des Starling-Mechanismus. Länger dauernde erhöhte Druckarbeit z.B. bei Hypertonie oder Aortenstenose geht dagegen mit einer strukturellen Anpassung einher, die durch Wachstum des Myokards gekennzeichnet ist und als Hypertrophie bezeichnet wird. Bei vermehrter Druckbelastung wird die Hypertrophie nicht durch die notwendige Zunahme der Schlagarbeit des Herzens, sondern durch die größere Kontraktionskraft pro Einheit Herzmuskelquerschnitt ausgelöst, die erforderlich ist, ein ausreichendes Schlagvolumen zu fördern. Das Wachstum des Myokards bei Hypertrophie kommt erst dann zum Stillstand, wenn die vergrößerte Muskelmasse annähernd normale Werte für die Kontraktionskraft pro Einheit Muskelquerschnitt gestattet.

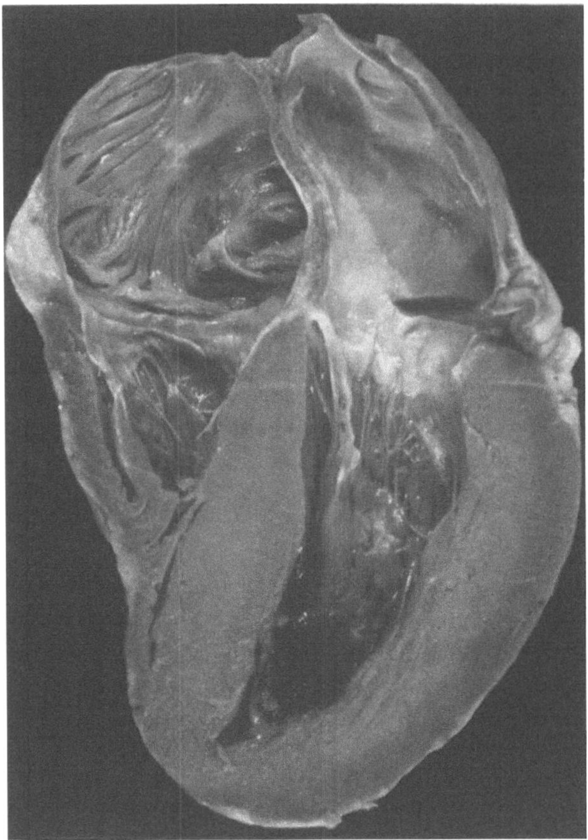

Abb. 1. Konzentrische Druckhypertrophie bei Aortenstenose mit Verlängerung des linken Herzventrikels (Herzgewicht 775 g)

Voraussetzung für ein ungestörtes Hypertrophiewachstum ist eine ausreichende Koronarversorgung. Deshalb sind stärkere, kompensierte Hypertrophien in jüngeren Jahren etwas häufiger als oberhalb des 50. Lebensjahres, weil dann zunehmend sklerotische Veränderungen der Koronararterien ein weiteres adaptives Wachstum bei Herzhypertrophie beeinträchtigen.

1. Makroskopische Veränderungen und Mechanik des linken Ventrikels bei konzentrischer Hypertrophie

Im Vergleich zur physiologischen Hypertrophie der Sportherzen mit maximalen Gewichten von 500 g (LINZBACH 1960a) erreichen pathologische konzentrische Druckhypertrophien Herzgewichte bis etwa 800 g.

In der Totenstarre ist die Ventrikelwand ungewöhnlich fest. Im Vergleich zur Norm ist der Ventrikel deutlich verlängert, und seine Spitze überragt oft den unteren Rand des rechten Ventrikels um mehr als 1 cm (Abb. 1). Die Wanddicke des linken Ventrikels kann über 2 cm betragen. Das Restblut in der Totenstarre ist oft kleiner als in der Norm. Mitunter ist die Ventrikellichtung von den verdickten Papillarmuskeln und dem Trabekelwerk vollständig ausgefüllt.

In der Röntgenübersicht erscheint das Herz kleiner, als man nach dem Gewicht erwarten sollte.

Die kompensierte konzentrische Druckhypertrophie des Herzens ist eine ausgesprochene Druckpumpe. Bei normaler Kontraktionskraft arbeitet sie mit möglichst geringem systolischen Restblut und kleinen Schlagvolumina. Trotz optimaler struktureller Anpassung an die vermehrte Druckarbeit können bereits geringe morphologische Zeichen einer Linksinsuffizienz ausgebildet sein. Sie kommen jedoch nicht durch eine Schwäche des Myokards, sondern durch eine erhöhte Rigidität (verminderte Compliance) der stark verdickten Ventrikelwand zustande. Die diastolische Füllung ist behindert. Eine geringe Lungenstauung und eine geringe Zunahme des rechten Ventrikelgewichtes sind oft nachweisbar.

Die kompensierte Druckhypertrophie ist reversibel, wenn ihre Ursache beseitigt wird und solange das Myokard frei von Narbenfeldern ist (HATT et al. 1978; BREISCH et al. 1980; PERLOFF 1982).

2. Qualitative und quantitative mikroskopische Anatomie der konzentrischen Druckhypertrophie

Im kompensierten Stadium der Druckhypertrophie sind degenerative Veränderungen im Myokard sehr spärlich und geringfügig. Gelegentlich können Einzelzellnekrosen und geringe fleckförmige Verfettungen in Herzmuskelzellen nachgewiesen werden (LINZBACH 1960a).

Erst der Nachweis, daß die Anzahl der Muskelzellen in den gesunden Herzen bei allen Menschen gleich groß ist (LINZBACH 1950), gestattete eine quantitative mikroskopische Analyse des Myokardwachstums.

Das physiologische postnatale Wachstum des Herzens erfolgt bis zum durchschnittlichen Herzgewicht des Erwachsenen (300 g bei Frauen, 350 g bei Männern) durch harmonische Verdickung und Verlängerung der Herzmuskelzellen bei konstanter Anzahl. Das gleiche gilt auch für die physiologische Hypertrophie des Sportherzens.

Bei konzentrischen Druckhypertrophien mit Herzgewichten über 500 g ist neben einem verlangsamten Wachstum der Herzmuskelzellen (*Hypertrophie*) auch eine zusätzliche Vermehrung von Herzmuskelzellen (*Hyperplasie*) nachweisbar (LINZBACH 1947). Hyperplasien von Herzmuskelzellen stellten in Herzen von Menschen auch SANDRITTER u. ADLER (1971) sowie ASTORRI et al. (1971, 1977) fest. Eine disproportionale Vermehrung des Herzgewichtes im Verhältnis zur Größe der Herzmuskelzellen werteten HATT (1977) sowie HATT et al. (1979) in tierexperimentellen Untersuchungen ebenfalls als Ausdruck einer Muskelzellhyperplasie. Diese Hyperplasie kommt durch eine Längsspaltung der Herzmuskelzellen und ihrer Kerne zustande (LINZBACH 1947; HENSCHEL 1952), die von den Anastomosenwinkeln ausgeht (HORT 1957, 1960), ohne daß die Herzfunktion hierdurch beeinträchtigt wird.

Die Verlängerung des linken Ventrikels bei konzentrischer Druckhypertrophie (Abb. 1) kommt vorwiegend durch die Hyperplasie mit folgender zusätzlicher Verdickung der Herzmuskelzellen zustande.

Die Hyperplasie der Herzmuskelfasern geht mit einer entsprechenden Vermehrung der Kapillaren des Myokards einher (LINZBACH 1947; HORT 1955a).

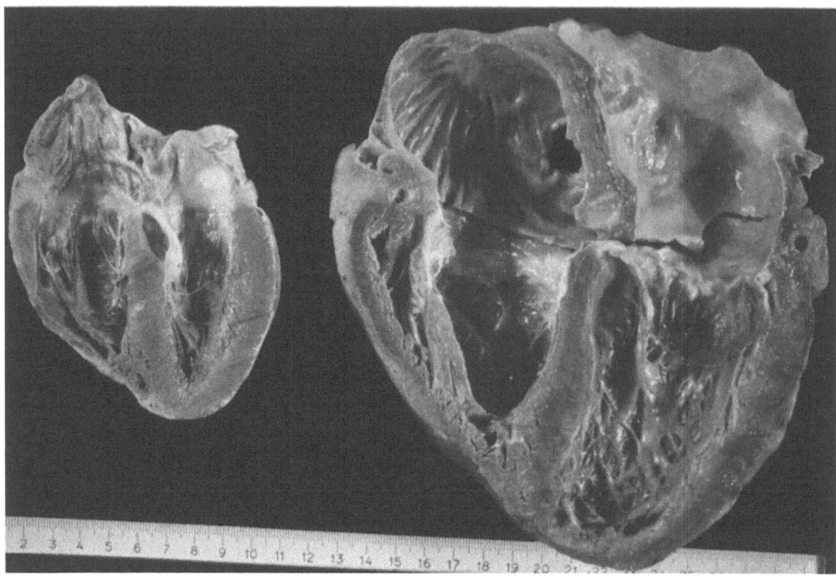

Abb. 2. Exzentrische Druckhypertrophie (Herzgewicht 770 g) mit subendokardialer Fibrose des linken Ventrikels (*links*). Normales Herz (*rechts*)

Obwohl bei gleichzeitiger Hypertrophie die Kapillardichte abnimmt (RAKUŠAN 1971; RAKUŠAN et al. 1980; TOMANEK u. HOVANEC 1981), bleibt das normale Verhältnis von einer parallel verlaufenden Kapillare pro Herzmuskelfaser erhalten (HORT 1955a).

II. Die exzentrische, dekompensierte Druckhypertrophie des linken Ventrikels mit Gefügedilatation

Wenn im Ablauf einer Herzhypertrophie das Herzgewicht von 500 g überschritten wird, nimmt die Wahrscheinlichkeit der Entstehung einer chronischen Herzinsuffizienz beträchtlich zu (LINZBACH 1967). Aus diesem Grund, weil außerdem das maximale Gewicht des Sportherzens 500 g beträgt und oberhalb des Herzgewichtes von 500 g neben der Hypertrophie auch eine Hyperplasie nachzuweisen ist, wurde diese Gewichtsgrenze als *kritisches Herzgewicht* bezeichnet (LINZBACH 1947, 1960a, b, 1967).

Makroskopisch geht der Übergang von der kompensierten konzentrischen in die dekompensierte Druckhypertrophie mit einer fortschreitenden Dilatation einher. Eine exzentrische Druckhypertrophie entsteht (Abb. 2).

Mit fortschreitender chronischer Dilatation kann man mikroskopisch, vorwiegend in den inneren Schichten der Ventrikelwand, verschiedenartige, meist herdförmig angeordnete, krankhafte Veränderungen des Myokards nachweisen. Solche Veränderungen sind: Ödem, vakuolige Degeneration und feintropfige Verfettung von Herzmuskelzellen, Einzelzellnekrosen, fokale Nekrosen und Narben bis zu diffus fibrinösen Bezirken (LINZBACH 1960a). Die Vermutung von EPPINGER (1931), daß diese Veränderungen durch eine sich in hypertrophen Herzen entwickelnde Koronarinsuffizienz verursacht werden, wurde durch die grundlegenden Untersuchungen von BÜCHNER und seinen Schülern (BÜCHNER 1950, 1971, 1973; BÜCHNER u. WEYLAND 1968) bestätigt. Die genannten Veränderungen beeinträchtigen die funktionelle Qualität des Myokards und auch des Reizbildungs- und -leitungssystems. Sie können aber nicht, wie ASCHOFF und TAWARA bereits 1906 erkannten, die unmittelbare Ursache der Herzinsuffizienz sein.

1. Die Koronarinsuffizienz bei Druckhypertrophie des linken Ventrikels

Es wird nicht bezweifelt, daß die degenerativen Veränderungen im Myokard Folgen einer Koronarinsuffizienz sind und die fortschreitende chronische Dilatation verursachen. Die Entstehung der Koronarinsuffizienz in hypertrophen Herzen ist dagegen noch nicht ausreichend aufgeklärt.

EPPINGER (1931) vermutete, daß bei zunehmender Hypertrophie die Herzmuskelfasern immer dicker und die Abstände der Kapillaren entsprechend immer größer werden, so daß die Herzmuskelzellen infolge der Verlängerung der Diffusionsstrecken ersticken und zugrunde gehen. Wenn auch der mittlere Durchmesser der Herzmuskelfasern oberhalb des kritischen Herzgewichtes durch Hypertrophie noch zunehmen kann (LINZBACH 1956), so spricht doch die Vermehrung der Herzmuskelzellen und der Kapillaren im Myokard (Hyperplasie) gegen die anschauliche Vorstellung EPPINGERS.

Die Untersuchungen von SCHOENMACKERS (1948, 1949) und VOGELBERG (1957) sprachen dafür, daß die Ursache der Koronarinsuffizienz in hypertrophen Herzen in einer Verlangsamung des adaptiven Wachstums der großen Koronararterien oder der Koronararterienostien oberhalb des kritischen Herzgewichtes zu suchen ist. Schon RUSSOW (1936) lehnte aufgrund seiner allometrischen Untersuchungen an druckperfundierten Herzen die Vorstellung ab, daß bei Herzhypertrophien eine eingeschränkte Blutversorgung durch zu langsames Mitwachsen der extramuralen Koronararterien auftreten könnte. Neuere Untersuchungen bestätigen, daß das Anpassungswachstum nicht-sklerotischer Koronararterien bei Herzhypertrophien nicht beeinträchtigt ist (HUTCHINS et al. 1977; MOORE et al. 1980; ROBERTS u. ROBERTS 1980; HORT et al. 1982). Erst zusätzliche sklerotische Veränderungen leiten durch Verlangsamung des Anpassungswachstums die Koronarinsuffizienz ein; dies ist besonders bei extremer Hypertrophie und in höherem Alter zu erwarten. Hierbei muß berücksichtigt werden, daß eine Hypertonie die Entstehung der Koronarsklerose beschleunigt und ihr Ausmaß verstärkt (LINZBACH 1947; BÄUERLE 1950; SCHIMKAT u. KATHKE 1959; HAARHOFF 1969; KANNEL et al. 1972; FREUDENBERG et al. 1974; ROBERTS 1975). Außerdem müssen funktionelle Gesichtspunkte beachtet werden, wie z.B. Beeinträchtigung der funktionellen Reaktionen von intramuralen Arterien und Arteriolen bei intramyokardialer Mikroarteriopathie (RAHLF 1980, 1981), mögliche Verlängerung der Kapillaren bei Gefügedilatation, rheologische Veränderungen, Blutdruckschwankungen, vermehrter O_2-Bedarf infolge von Tachykardien sowie bei Arbeit der Herzmuskelzellen mit erhöhter Kontraktionskraft, Zunahme des systolischen Kompressionsdruckes bei Hypertonie in den inneren

Ventrikelschichten mit Beeinträchtigung der Durchblutung der Kapillaren. Die Koronarreserve (SCHIMERT 1951) ist in hypertrophen Herzen vermindert (STRAUER 1980; PICHARD et al. 1981; WANGLER et al. 1982).

2. Makroskopische Veränderungen bei exzentrischer Druckhypertrophie des linken Ventrikels

Bei der exzentrischen Druckhypertrophie werden in der Totenstarre Erweiterungen des Herzens mit Restblutmengen von über 200 ml beobachtet. Das Herz nähert sich der Kugelform an. Die Ventrikelwand ist dünner als bei der konzentrischen Hypertrophie. Die Papillarmuskelquerschnitte sind verschmälert, das Relief des Trabekelwerkes ist abgeflacht. Die chronische Linksinsuffizienz hat über eine Lungenstauung eine Hypertrophie des rechten Ventrikels verursacht und eine Doppelinsuffizienz des Herzens eingeleitet (Abb. 2).

3. Quantitative mikroskopische Veränderungen bei exzentrischer Druckhypertrophie mit Gefügedilatation des linken Ventrikels

Im Gegensatz zur akuten Dilatation (HORT 1967) ist bei chronischer Dilatation der exzentrischen Hypertrophie eine Dehnung oder Überdehnung der Herzmuskelzellen nicht nachweisbar (LINZBACH 1967).

Der mittlere Abstand der Z-Streifen, der der mittleren Länge der Sarkomeren entspricht, ist bei der chronischen Dilatation exzentrisch hypertropher Herzen in der Totenstarre ebenso groß wie in normalen Herzen und beträgt im Durchschnitt kapp 1,5 μm (LINZBACH u. LINZBACH 1951). Im Vergleich zur Totenstarre liegt die endsystolische Länge der Sarkomeren bei 1,55–1,6 μm.

Da die Herzmuskelfasern bei exzentrischen Hypertrophien nicht überdehnt sind, können die oft sehr hochgradigen chronischen Dilatationen nur durch Umlagerungen und gleitende Verschiebungen der Muskelfasern im Myokard zustande kommen, die mit einer Verminderung der Anzahl der Muskelschichten in der Ventrikelwand einhergehen. Auszählungen der Muskelschichten im kompakten Anteil der linken Ventrikelwand ergaben bei extremer exzentrischer Hypertrophie eine Verminderung der Anzahl der Schichten von 520 in der Norm auf weniger als 400 (LINZBACH 1967). Die chronische Dilatation bei exzentrischer Hypertrophie, bei welcher der Ventrikel gewissermaßen „ausgelatscht" ist, wurde deshalb als *Gefügedilatation* bezeichnet (LINZBACH 1947, 1960a, b, 1967).

Im Gegensatz zur konzentrischen Hypertrophie ist die Hypertrophie mit Gefügedilatation nicht mehr rückbildungsfähig, zumal wenn das Myokard von Narbenfeldern und fibrösen Bezirken – besonders im inneren Drittel der Ventrikelwand – durchsetzt ist. Die Zunahme des Bindegewebes entsteht dabei hauptsächlich als Folge einer gleichzeitig bestehenden chronischen Koronarinsuffizienz (KNIERIEM 1964; SCHOENMACKERS 1966; SASAKI et al. 1975; PEARLMAN et al. 1981). Eine zusätzliche autonome Bindegewebsproliferation wird diskutiert (FUSTER et al. 1977; TURTO 1977; LUND et al. 1979; MEDUGORAC 1980; MOORE et al. 1980). (Die pathologische Physiologie bei Gefügedilatation: s. Schlußabschnitt.)

C. Die chronische Herzinsuffizienz bei vermehrter Volumenbelastung des linken Ventrikels

I. Makroskopische Veränderungen des linken Ventrikels bei vermehrter Volumenbelastung

Erworbene oder kongenitale Herzfehler sowie arteriovenöse Anastomosen, die mit einer erhöhten diastolischen Füllung der linken Herzkammer einhergehen, führen zu einer Volumenhypertrophie mit größerem Schlagvolumen. Der zunächst harmonisch hypertrophierte linke Ventrikel arbeitet wie das Sportherz schon im Kompensationsstadium mit einem gegenüber der Norm erweiterten Ventrikellumen. Das systolische Restblut ist dabei anfangs nicht oder nur gering erhöht.

Volumenhypertrophien können über lange Zeit suffizient bleiben. Oberhalb des kritischen Herzgewichtes nähert sich aber die makroskopische Form des linken Ventrikels mehr und mehr einer exzentrischen Hypertrophie, bei der die Erweiterung der Kammerlichtung ganz im Vordergrund steht. In Endstadien sind exzentrische Volumen- und Druckhypertrophien nicht mehr voneinander abgrenzbar.

II. Qualitative und quantitative mikroskopische Anatomie der Volumenhypertrophie des linken Ventrikels

Im kompensierten Stadium der Volumenhypertrophie finden sich geringgradige, degenerative Veränderungen der Herzmuskelzellen, die wie bei der exzentrischen Druckhypertrophie im Stadium der chronischen Herzinsuffizienz zunehmen. Oberhalb des kritischen Herzgewichtes bilden sich die gleichen Umbauvorgänge wie in Druckhypertrophien aus: Hyperplasie der Muskelzellen, Proliferation von Kapillaren, zunehmende Gefügedilatation mit normaler Länge der Sarkomeren (LINZBACH 1960a).

D. Die ultrastrukturellen Veränderungen im Myokard bei Druck- oder Volumenhypertrophien des linken Ventrikels

Bei dekompensierter Hypertrophie sind die Kernflächen der Herzmuskelzellen vergrößert, die Kerne weisen tiefe Einkerbungen und Ausbuchtungen auf, die Polyploidisierung nimmt zu (SANDRITTER u. SCOMAZZONI 1964; PFITZER 1971; ADLER u. SANDRITTER 1980). Qualitativ ist ein Untergang und fortschreitender Verlust von kontraktiler Substanz (Abb. 3), eine verstärkte Varianz in Größe und Form der Mitochondrien (Abb. 4) sowie eine Aggregation dieser Zellorganellen, eine Proliferation und Erweiterung des endoplasmatischen Retikulums (Abb. 5), eine Lockerung der Zellverbindungen und eine Vermehrung von kollagenen Fasern im Interstitium nachweisbar (MARON u. FERRANS 1975). Das Endstadium der dekompensierten Hypertrophie verglich FERRANS (1978a) mit dem Erschöpfungszustand der Herzhypertrophie nach MEERSON (1969).

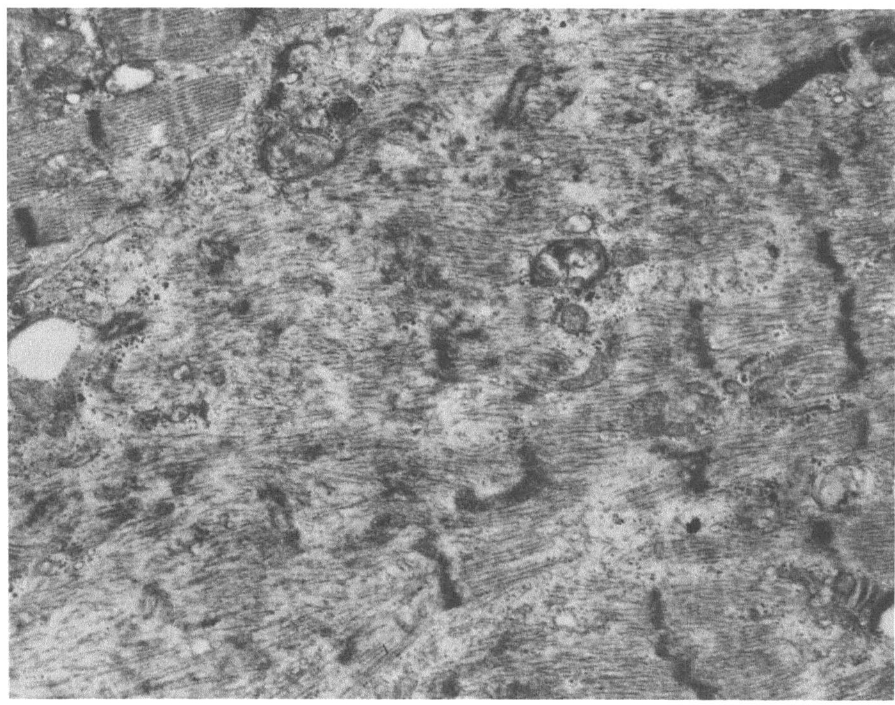

Abb. 3. Fokaler Untergang der Myofibrillen mit Auflösung der Z-Streifen in einer hypertrophierten Herzmuskelzelle. ×19200

Submikroskopische Zellschäden sind nicht in jeder Herzmuskelzelle gleichstark entwickelt. Es ist nicht bewiesen, daß sie direkte Ursache der chronischen Herzinsuffizienz sind. Es könnte sich auch um Folgen einer Insuffizienz handeln.

Quantitativ wurde in Tierexperimenten in der initialen Entwicklung einer Druckhypertrophie eine relative Vermehrung der Mitochondrien gefunden (ANVERSA et al. 1976; HATT 1977; HATT et al. 1979). Später rückt mehr und mehr eine relative Vermehrung der Myofibrillen in den Vordergrund (WOLLENBERGER u. SCHULZE 1962; NOVI 1968; POCHE et al. 1968; ONISHI et al. 1969; IMAMURA 1978; ANVERSA et al. 1979)

Der Volumenanteil von Matrix, glattem endoplasmatischen Retikulum und T-Tubuli steigt bei Druckhypertrophien (ANVERSA et al. 1976, 1978; WIENER et al. 1979).

Auch Volumenbelastungen führen in der Frühphase der Hypertrophie zu einer Vermehrung der Mitochondrienmasse (BOZNER u. MEESSEN 1969; HATT et al. 1970); im späteren Ablauf ist das Mitochondrien-Myofibrillenverhältnis meist normal (BOZNER u. MEESEN 1969; WINKLER et al. 1977).

POCHE (1958) machte darauf aufmerksam, daß sich auch beim Menschen in hypertrophierten Herzmuskelzellen aus Herzohren das Mitochondrien-Myofibrillenverhältnis zugunsten der Myofibrillen verschiebt. WARMUTH et al. (1978) wiesen in hypertrophierten Herzen bei Aortenstenose, Aorteninsuffizienz oder

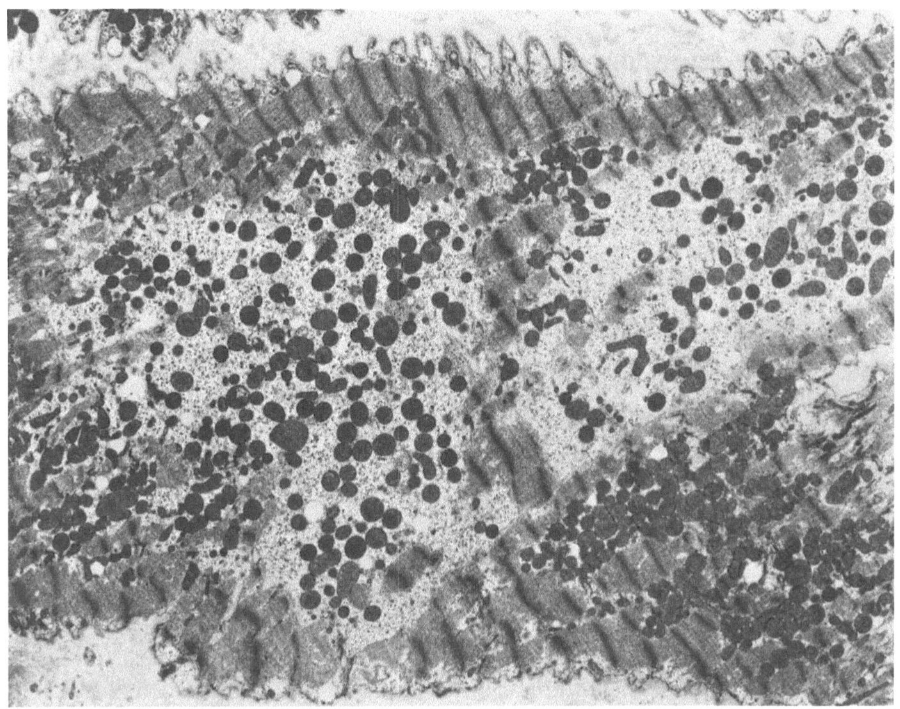

Abb. 4. Unregelmäßige Form und Größe der Mitochondrien in einer hypertrophierten Herzmuskelzelle bei glykogenreichen myofibrillenarmen Feldern. ×5760

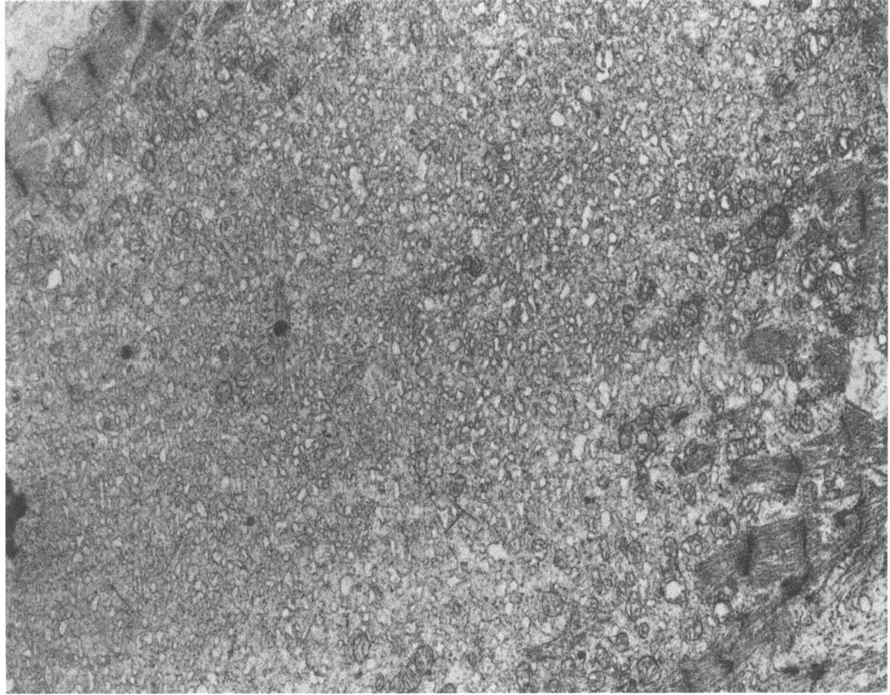

Abb. 5. Proliferation des endoplasmatischen Retikulums bei dekompensierter Linksherzhypertrophie. ×7800

kombiniertem Aortenvitium eine Zunahme des Volumenanteils der Myofibrillen und eine Abnahme des Mitochondrienvolumens nach. Mit zunehmender Funktionsstörung des linken Ventrikels nimmt jedoch die myofibrilläre Volumenfraktion bei Aortenstenosen, Aortenklappeninsuffizienzen und kombinierten Aortenklappenfehlern ab (Schwarz et al. 1980, 1981); dies wurde ebenfalls bei Mitralinsuffizienz beobachtet (Fleischer et al. 1980).

E. Die chronische Rechtsherzinsuffizienz beim chronischen Cor pulmonale

Als chronisches Cor pulmonale werden diejenigen Hypertrophien des rechten Ventrikels bezeichnet, die durch primäre Erkrankungen der Lunge ausgelöst sind. Die Häufigkeit eines chronischen Cor pulmonale wird in Sektionsstatistiken mit 1–8,3% angegeben (Vogt u. Rüttner 1977; Rahlf 1978).

I. Makroskopische Veränderungen beim chronischen Cor pulmonale

Die strukturelle Anpassung des rechten Ventrikels beginnt mit einer Verlängerung der Ausflußbahn. Es folgt die Einflußbahn; in späteren Stadien entwickelt sich eine Verbreiterung des Ventrikellumens, die mit einer Zunahme der Muskelmasse der rechten Herzwand einhergeht; dabei kann die hypertrophierte Kammerwand so dick wie die Wand des linken Ventrikels werden (Abb. 6). Das Herz dreht sich um seine Längsachse nach links, und die Herzspitze wird vom rechten Ventrikel gebildet (Kirch 1923, 1924, 1955; Giese 1966). Infolge der besseren Koronardurchblutung der rechten Ventrikelwand im Vergleich zur linken kann der Gewichtszuwachs des rechten Ventrikels beim chronischen Cor pulmonale das 5- bis 6fache der Norm (55 g) betragen.

Die stärksten Hypertrophiegrade finden sich bei jüngeren Menschen. Der linke Ventrikel erhöht dagegen in extremen Fällen sein Gewicht nur um das Doppelte. Der absolute Inhalt des rechten Ventrikels erreicht den 2- bis 3fachen Wert der Norm (44 ml in Totenstarre).

Mit zunehmender Hypertrophie bleibt aber der Dilatationsgrad (Restblut in Totenstarre pro 100 g Ventrikelmuskulatur) des rechten Ventrikels gleich oder vermindert sich sogar (Rahlf 1978). Das chronische Cor pulmonale dekompensiert im Stadium einer harmonischen oder sogar konzentrischen Hypertrophie, ganz im Gegensatz zum linken Ventrikel, bei dem die chronische Insuffizienz mit einer exzentrischen Hypertrophie und Vergrößerung des Dilatationsgrades einhergeht. Morphologische Zeichen einer chronischen Rechtsherzinsuffizienz werden zunehmend häufiger beobachtet, wenn das muskuläre Gewicht des freien Anteils des rechten Ventrikels 100 g übersteigt. Diesen Wert betrachten wir wie auch Astorri et al. (1971) als das kritische rechte Ventrikelgewicht.

Der linke Ventrikel, der etwa doppelt so viel wiegt wie der rechte, leistet in der Norm eine fünfmal größere Arbeit. Im Hinblick auf seine Muskelmasse arbeitet somit der rechte Ventrikel mit einem schlechteren Wirkungsgrad. Die Fähigkeit zur kompensatorischen Hypertrophie ist dagegen im rechten Ventrikel besser als im linken.

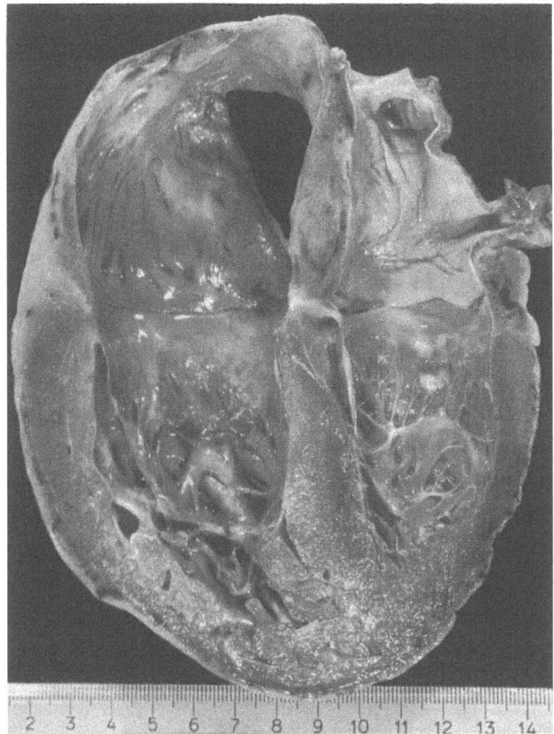

Abb. 6. Chronisches Cor pulmonale mit hochgradiger Verdickung der rechten Ventrikelwand (Herzgewicht 475 g)

II. Qualitative und quantitative mikroskopische Veränderungen beim chronischen Cor pulmonale

Beim chronischen Cor pulmonale konnten kleinere hypoxämische Nekrosen oder Narben der inneren Schichten, besonders der rechten Papillarmuskeln, nachgewiesen werden (Büchner u. Könn 1959; Stötzer 1963; Könn u. Berg 1965). Diese Schäden reichen aber nicht aus, die chronische Insuffizienz zu erklären. Eine Gefügedilatation ist für den druckhypertrophierten rechten Ventrikel nicht eindeutig bewiesen, auch wenn mit zunehmender Hypertrophie und Vergrößerung des absoluten Inhaltes eine Abnahme der Schichtzahl von Herzmuskelzellen in der Ventrikelwand gesehen wurde (Linzbach 1967).

F. Die chronische Herzinsuffizienz bei der koronaren Herzerkrankung

Stenosierende Koronararteriensklerosen können zu einer Herzhypertrophie führen (Dean u. Gallagher 1980). Für vergrößerte und dilatierte, chronisch insuffizient arbeitende Herzen, die sich auf dem Boden einer koronaren Herzerkrankung entwickeln, prägten Burch et al. (1970) den Begriff „ischämische Kardiomyopathie". Morphologisch sind dabei zwei Vernarbungsformen im Myokard voneinander abzugrenzen: einmal Herzen mit multiplen, meist kleineren Infarktverschwielungen bei einer Mehrgefäßerkrankung der extramuralen Äste (SCHUSTER u. BULKLEY 1980), zum anderen Herzen mit großen, kompakten, meist transmural reichenden Infarktverschwielungen mit und ohne chronischem Herzwandaneurysma (VIRMANI u. ROBERTS 1980). Bei multiplen Infarkten und einer Mehrgefäßerkrankung weisen die Herzen eine biventrikuläre Dilatation auf, das mittlere Herzgewicht ist auf 625 g erhöht (SCHUSTER u. BULKLEY 1980). Das vernarbte Gewebe umfaßt 8–46% der Ventrikelwand (im Mittel 25%), die Papillarmuskeln sind in etwa der Hälfte in die Narbenzone einbezogen. Parietale Thromben finden sich in 50% der Fälle. Sehr viel größer ist der vernarbte Myokardanteil bei kompakten transmuralen Infarktverschwielungen. Mit und ohne gleichzeitig bestehendem chronischen Herzwandaneurysma beträgt der vernarbte Ventrikelwandanteil mehr als 40% (VIRMANI u. ROBERTS 1980). Das untergegangene, bindegewebig ersetzte Muskelgewebe ist damit etwa so groß wie bei akuten Infarkten, die mit einem kardiogenen Schock einhergehen.

Chronische Herzwandaneurysmen, die in 3,5–20% der Herzinfarkte auftreten (ABRAMS et al. 1963; DUBNOW et al. 1965; HOTES u. HORT 1968), sind häufig mit einer chronischen Herzinsuffizienz verknüpft. Bei handtellergroßen Aneurysmen besteht eine chronische Herzinsuffizienz in etwa 75% (CABIN u. ROBERTS 1980). Exzentrische Linksherzhypertrophien von 500 g und mehr fanden CABIN u. ROBERTS in 83% ihrer Fälle.

Ursache der chronischen Herzinsuffizienz ist bei der koronaren Herzerkrankung der Untergang von Herzmuskelgewebe mit Dilatation der Ventrikel. Bei Vergrößerung der inneren Oberfläche muß die Kontraktionskraft ansteigen, und das intakte Herzmuskelgewebe hypertrophiert. Bei großen Infarkten reicht der Massenzuwachs des Herzmuskels nicht aus, den Untergang von Herzmuskulatur zu kompensieren; hinzukommt die irreversible Dilatation des Ventrikellumens. Auch bei multiplen kleineren Infarkten mit Dilatation des Ventrikellumens kann durch die Hypertrophie die erforderliche erhöhte Kontraktionskraft nicht mehr vollständig aufgebracht werden. Die Hypertrophiefähigkeit ist bei einer gleichzeitig bestehenden Mehrgefäßerkrankung auch deshalb eingeschränkt, weil in diesen Fällen eine diffus progrediente ischämische Innenschichtvernarbung zu erwarten ist, die zu einer ständigen Vergrößerung des Dilatationsgrades des linken Ventrikels führt, mit der die Hypertrophie nicht mehr Schritt halten kann.

G. Die chronische Herzinsuffizienz im Alter

Nach neueren Untersuchungen nimmt das durchschnittliche Herzgewicht bis zum Alter von 90 Jahren nicht ab, sondern zu. Der Gewichtszuwachs pro Jahr beträgt bei Männern 1 g und bei Frauen 1,5 g (MEYER et al. 1963). Er entspricht dem altersbedingten Blutdruckanstieg (LINZBACH u. AKUAMOA-BOATENG 1973a). Eine sog. Altersatrophie ist als Ursache einer chronischen Herzinsuffizienz nicht bewiesen. Bei alten Menschen sind im Herzen oft mehrere, gleichzeitig bestehende und verschiedenartige, krankhafte Veränderungen gefunden worden (POMERANCE 1965a, 1968a, b; LINZBACH u. AKUOAMOA-BOATENG 1973b). Die Anzahl dieser Veränderungen nimmt im Durchschnitt linear mit dem Alter zu. Die Polypathie des Herzens im Alter verstärkt seine Vulnerabilität und kann zu einer latenten und schließlich manifesten Herzinsuffizienz führen. Nach POMERANCE (1965, 1968b) ist die Polypathie des Herzens bei alten Menschen mit chronischer Herzinsuffizienz fünfmal häufiger als in Fällen ohne Insuffizienz. Bei der Polypathie des Herzens stehen solche Veränderungen im Vordergrund, die eine funktionelle Bedeutung haben, wie koronare Herzerkrankung, Hypertrophie und Klappenfehler.

H. Die chronische Herzinsuffizienz bei Myokarditis

Die Häufigkeit der Myokarditiden im Obduktionsmaterial wird mit 1,4–8,4% angegeben (SAPHIR 1941, 1942a, b; GORE u. SAPHIR 1947; DE LA CHAPELLE u. KOSSMANN 1954; BLANKENHORN u. GALL 1956; KLINE u. SAPHIR 1960; KLINE et al. 1963; DOERR 1967, 1971). In der überwiegenden Anzahl handelt es sich um akute Entzündungen des Herzmuskels, die entweder als eigenständige Erkrankungen oder als sog. Begleitmyokarditiden auftreten; sie können auch Folge metabolisch induzierter Schäden sein (DOERR 1967, 1971). Myokarditiden bei der Diphtherie, dem rheumatischen Fieber oder der Chagaserkrankung sind Beispiele dafür, daß sich aus akuten Myokardschäden chronische fibrosierende Myokardveränderungen entwickeln, die mit einer länger dauernden Herzinsuffizienz einhergehen können (GORE 1948; KÖBERLE 1957; MURPHY 1960; CARRASCO et al. 1982). Ohne mechanische Belastung entsteht dabei eine Kardiomegalie, die durch eine Hypertrophie und Dilatation der Herzventrikel gekennzeichnet ist (Abb. 7). Dies beweist, daß das Hypertrophiewachstum nicht durch

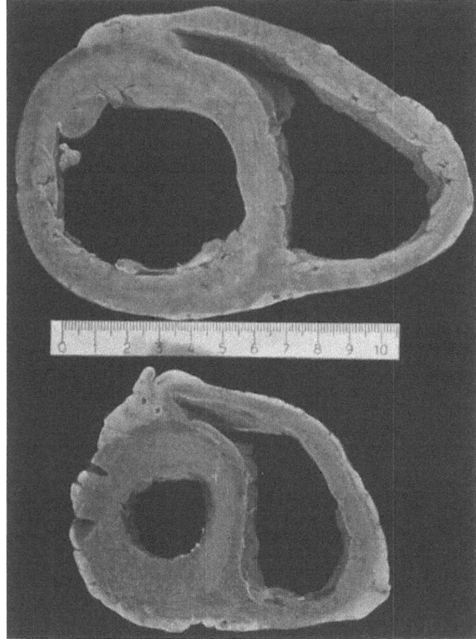

Abb. 7. Querschnitt durch ein Herz bei chronischer rheumatischer Myokarditis mit exzentrischer Herzhypertrophie (*oben*) (Herzgewicht 630 g). Normales Herz (*unten*) (Herzgewicht 320 g)

vermehrte Leistung des Herzens, sondern durch erhöhte Kontraktionskraft ausgelöst wird. In dem Produkt Arbeit = Kraft × Weg muß die Kraft in dem Maße zunehmen, wie die Verkürzung oder der Hub infolge Dilatation kleiner wird.

Als eigenständige Myokarditis haben insbesondere isolierte, überwiegend rundzellige Herzmuskelentzündungen Beachtung gefunden, weil einmal virale Infektionen als Ursache angenommen werden und zum anderen Zusammenhänge mit der dilatativen Kardiomyopathie bestehen sollen (Kawai et al. 1978; Cambridge et al. 1979; Kitaura u. Morita 1979; Fowles et al. 1979; Fuster et al. 1981; Rahlf et al. 1981).

Isolierte diffuse Myokarditiden machen beim Menschen nur 5,6% der autoptisch nachgewiesenen myokardialen Entzündungen aus (Saphir 1941, 1942a, b). Ihr Anteil beträgt in Sektionen 0,13–0,45% (Marcuse 1947; Corby 1960; Whitehead 1965; Hayes u. Summerell 1966; Doerr 1967, 1971). Seit Boikan (1931) sowie Kline u. Saphir (1960) eine Myokarditis perniciosa abgrenzten, wurde die Ansicht vertreten, daß akute diffuse isolierte Myokarditiden in sog. rapid progressive sowie chronische Myokarditiden übergehen können, die klinisch nicht von einer dilatativen Kardiomyopathie abzugrenzen sind (Fenoglio et al. 1983). Durch Myokardbiopsien konnte der Übergang einer akuten Myokarditis in eine Fibrose gesichert werden (Weiss et al. 1979; Mason et al. 1980). Übergänge von diffusen zellulären entzündlichen Infiltrationen in zellarme Fibrosefelder fanden wir bei 4 (= 10%) der diffusen isolierten Myokarditiden, die wir unter 20000 Sektionen in 40 Fällen (0,2%) diagnostizierten.

Bei sorgfältiger Untersuchung des Myokards sind isolierte herdförmige entzündliche Infiltrationen sehr häufig nachweisbar, sie sollen jedoch keine funktionelle Bedeutung haben (Stevens u. Ground 1970; Drese 1981).

Chronische Verlaufsformen mit Herzinsuffizienz sind bei sog. Begleitmyokarditiden, z.B. bei Pneumonie, Tumoren oder Sepsis, nicht sicher bekannt, dieses gilt auch für die sog. Epinephrinmyokarditis (Bersch et al. 1973).

Eine chronische Herzinsuffizienz kann auch bei nicht-rheumatischen granulomatösen Myokarditiden auftreten. Morphologisch gesicherte Myokardinfiltrationen werden z.B. bei Sarkoidosen in etwa 20% der Fälle beobachtet (Matsui et al. 1976; Roberts et al. 1977; Silverman et al. 1978). Septum und linke Ventrikelwand sind bevorzugt. Bei 10–30% der Herzsarkoidosen entwickelt sich eine chronische Herzinsuffizienz.

J. Die chronische Herzinsuffizienz bei primären und sekundären Kardiomyopathien

I. Primäre Kardiomyopathien

Herzerkrankungen unbekannter Ursache werden als Kardiomyopathien bezeichnet (WHO/ISFC task force 1980). Aufgrund der Morphologie und Herzfunktion unterscheidet man drei Formen, die im folgenden als primäre Kardiomyopathien bezeichnet werden: 1. Dilatative, 2. restriktive und 3. hypertrophe Kardiomyopathie.

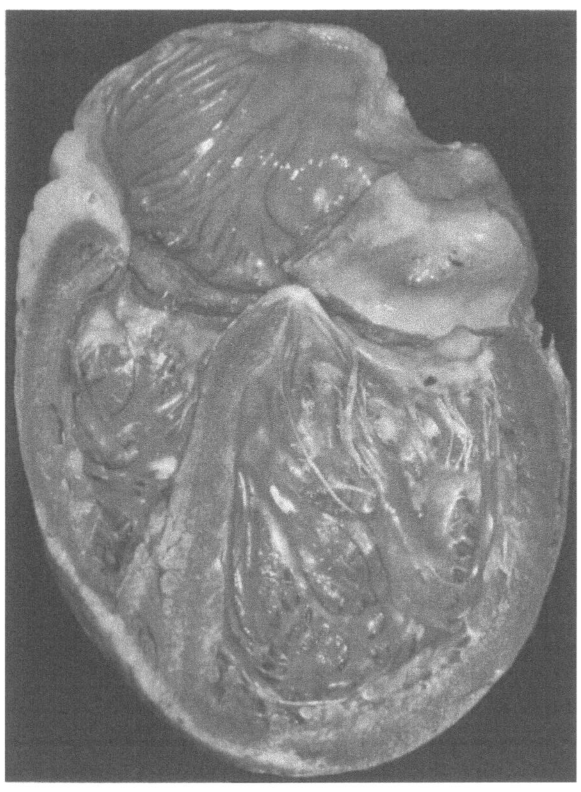

Abb. 8. Dilatative Kardiomyopathie mit exzentrischer Herzhypertrophie (Herzgewicht 920 g)

1. Dilatative Kardiomyopathie

Die dilatative Kardiomyopathie geht mit einer chronischen Herzinsuffizienz einher und ist durch eine hochgradig exzentrische Herzhypertrophie gekennzeichnet (Abb. 8) (OLSEN 1975, 1978; ROBERTS u. FERRANS 1975; CHOPRA 1977; RAHLF et al. 1982a). Parietalthromben werden in etwa 50–60% der Herzen gesehen. Die Herzgewichte betragen im Mittel etwa 600 g; in seltenen Fällen steigt das Gewicht auf 1000 g an. Unter 20000 Sektionen fanden wir 80 dilatative Kardiomyopathien (0,4%). Sie treten überwiegend im mittleren Lebensalter auf, bei Männern um das 45. Lebensjahr, bei Frauen etwas später. Mikroskopisch sind die Herzmuskelzellen hypertrophiert, meistens besteht eine interstitielle oder perivaskuläre Fibrose, die sich subendokardial verstärkt, die Fibrose kann aber auch fleck- oder flächenförmig entwickelt sein. Stärkere entzündliche Infiltrate oder Muskelzellnekrosen sind selten oder wurden nicht beobachtet (ROBERTS u. FERRANS 1975; OLSEN 1978, 1979; BAANDRUP u. OLSEN 1981). Spezifische mikroskopische oder submikroskopische Gewebs- oder Zellveränderungen sind bei dilatativen Kardiomyopathien in Endomyokardbiopsaten nicht bekannt, sondern vergleichbar mit Veränderungen, die auch bei exzentrischen Druck- oder Volumenhypertrophien auftreten. Ein wichtiges, aber unspezifisches morphologisches Merkmal fortgeschrittener dilatativer Kardiomyopathien scheint ein Schwund oder Untergang der Myofibrillen zu sein (MACKAY et al. 1978;

KUNKEL et al. 1978a, b, 1980; NODA 1980); quantitativ wurde eine Verminderung des relativen Volumenanteils der Myofibrillen erfaßt (MALL et al. 1982). Zwischen Ausmaß der mikroskopischen und submikroskopischen qualitativen, semiquantitativen und quantitativen Veränderungen und dem Grad der Einschränkung der Herzfunktion werden Zusammenhänge gesehen (KUHN et al. 1975; KUNKEL et al. 1978b; HESS et al. 1977; SHIREY et al. 1980; MALL et al. 1982). Keine Korrelation zwischen morphologischen Veränderungen und Schwere des klinischen Krankheitsbildes fanden BAANDRUP et al. (1981a, b), die es auch ablehnten, aus der Morphologie prognostische Aussagen abzuleiten.

2. Restriktive Kardiomyopathie

Restriktive und/oder obliterative Kardiomyopathien treten in Europa vornehmlich als Löfflersche Endocarditis parietalis fibroplastica mit Bluteosinophilie auf (BROCKINGTON u. OLSEN 1973). Diese sehr seltene Herzerkrankung [in unserem Untersuchungsgut von 20000 Sektionen 6 Fälle (=0,03%)] geht mit einer schleichenden, z.T. rasch progredienten Herzinsuffizienz einher (WEISS-CARMINE 1957). Sie tritt bei Männern häufiger als bei Frauen auf. Das mittlere Lebensalter von 30–45 Jahren ist bevorzugt betroffen. Meistens ist das Herzgewicht erhöht, die Herzkammer dilatiert, das Endokard plattenartig verdickt, und die spitzennahen Kammeranteile sind in 82% von Parietalthromben ausgefüllt (BRINK u. WEBER 1963); diese können zu einer subtotalen Verlegung der Ventrikel führen. Über ein akutes Stadium mit zellulärer Endokarditis und/oder Myokarditis entwickelt sich aus einem resorptiven Stadium mit Parietalthromben eine am Ende der Erkrankung stehende Endo- und/oder Myokardfibrose (REMMELE u. SESSNER 1959; BROCKINGTON u. OLSEN 1973). Die Schäden sind am häufigsten biventrikulär ausgebildet, bei isoliertem Befall überwiegt der linke Ventrikel (BROCKINGTON u. OLSEN 1973).

Zwischen Löffler-Endokarditis und Davies-Endomyokardfibrose, die in Uganda 15% aller Herztodesfälle ausmacht (DAVIES 1948; CONNOR et al. 1967, 1968), sowie der seltenen Becker-Endokardkollagenose (1952) wie auch der Weberschen neutrophilen Endokarditis (1962) bestehen Zusammenhänge (GERBAUX et al. 1956; ROBERTS et al. 1969). Die Davies-Endomyokardfibrose wird als ausgebranntes Stadium der Löffler-Endokarditis aufgefaßt (BROCKINGTON u. OLSEN 1973; OAKLEY u. OLSEN 1977).

3. Hypertrophe Kardiomyopathie

Die familiär oder sporadisch auftretenden hypertrophen Kardiomyopathien gehen mit oder ohne Behinderung des Bluttransports durch die Ausflußbahn des linken Ventrikels einher (GOODWIN 1982). Die hypertrophe „obstruktive" Kardiomyopathie weist eine muskuläre Wulstbildung des Kammerseptums auf (Abb. 9); bei der hypertrophen „nicht obstruktiven" Kardiomyopathie ist die gesamte linke Ventrikelwand verdickt.

Das mittlere Herzgewicht ist bei hypertrophen Kardiomyopathien auf 535 g erhöht (MARON u. ROBERTS 1979). In Einzelfällen kann das Gewicht 900 g und mehr betragen (MARON et al. 1978a, b). Als entscheidend für die histologische Diagnose einer hypertrophen Kardiomyopathie wird das Ausmaß (≧5% der untersuchten Muskelfläche) einer unregelmäßigen Durchflechtung von Herz-

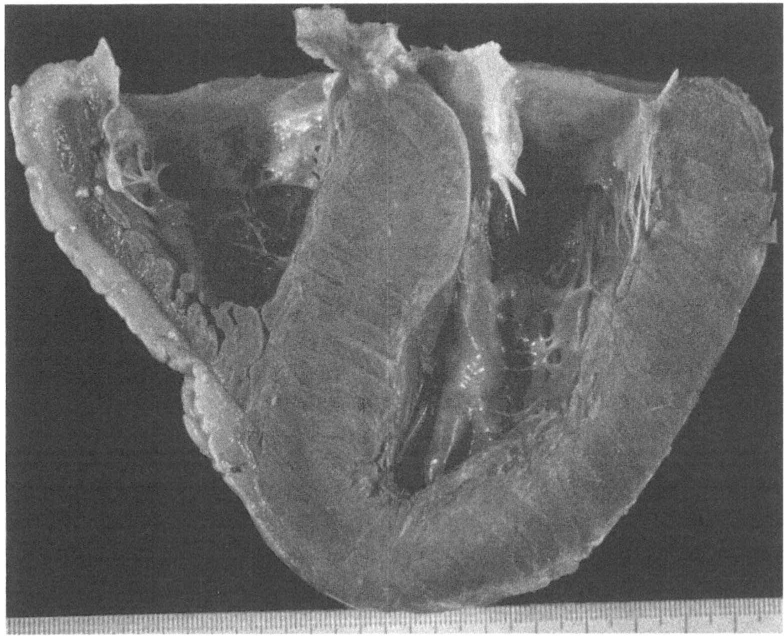

Abb. 9. Septale Muskelwulstbildung bei hypertropher Kardiomyopathie (Herzgewicht 545 g)

muskelzellen oder Bündeln angegeben (MARON u. ROBERTS 1979, 1981; MARON u. EPSTEIN 1980; ST. JOHN SUTTON et al. 1980; MARON et al. 1981; BECKER u. CARUSO 1982). Häufigste Todesursache ist bei jungen Erwachsenen mit familiärer Belastung der plötzliche Herztod (MARON et al. 1978b, 1982; GOODWIN 1982).

Bei Patienten im mittleren Lebensalter gehen dem Tod klinisch Zeichen einer chronischen Herzinsuffizienz voraus (MARON et al. 1978a). Übergänge in eine exzentrische Herzhypertrophie wurden nur selten beschrieben (TEN CATE u. ROELAND 1979; WIEGAND et al. 1982). Vorausgegangene Operationen mit Ausschälung des Muskelwulstes werden dafür am häufigsten angeschuldigt.

II. Sonderformen

Die sog. alkoholische Kardiomyopathie ist morphologisch nicht von einer primären dilatativen Kardiomyopathie zu unterscheiden (FERRANS 1966; ROBERTS u. FERRANS 1975; BOUHOUR et al. 1976; OLSEN 1978; JOHNSON u. PALACIOS 1982). Tierexperimentelle Untersuchungen am immersionsfixierten Myokardgewebe haben eine Reihe struktureller Veränderungen an Kernen, Myofibrillen, Zellorganellen und Glanzstreifen ergeben (BURCH et al. 1971; SEGEL et al. 1975; ETTINGER et al. 1976; ALEXANDER et al. 1977; ROSSI 1980). Diese Befunde konnten jedoch am perfusionsfixierten Myokard nicht bestätigt werden (FAHIMI et al. 1979; MALL et al. 1980).

Die Eigenständigkeit einer sog. peripartalen oder postpartalen Kardiomyopathie mit chronischer Herzinsuffizienz (Meadows 1960; Bosmann 1967) wird bezweifelt (Davidson u. Parry 1978; Sanderson et al. 1979). Dies gilt auch für die sog. Akromegalie-Kardiomyopathie (McGuffin et al. 1974; Lie u. Grossmann 1980).

Familiäre Herzerkrankungen entsprechen am häufigsten der hypertrophen und nur selten der dilatativen Kardiomyopathie (Hartveit et al. 1981).

Eine Sonderstellung nimmt die sog. Desmin-Kardiomypathie ein, die durch proteinartige Substanzen mit PAS-negativer Reaktion in Herzmuskelzellen gekennzeichnet ist. Diese Einlagerungen wurden als Intermediärfilamente vom Desmintyp identifiziert (Porte et al. 1980; Stoeckel et al. 1981).

III. Sekundäre Kardiomyopathien

Herzerkrankungen, die nach Ausschluß einer primären Druck- oder Volumenbelastung eines Ventrikels, einer stenosierenden Koronarsklerose, einer Myokarditis oder primären Kardiomyopathie bei bekannter Ursache auftreten, bezeichnen wir als sekundäre Kardiomyopathien. Sie werden in dem WHO-Klassifizierungsversuch im wesentlichen unter „spezifische Herzerkrankungen" zusammengefaßt.

Bei der Anthracyclin-Schädigung des Herzens, die mit einer chronischen Herzinsuffizienz einhergehen kann, wird in Autopsien am häufigsten ein hochgradig dilatiertes, aber nur wenig oder nicht hypertrophiertes Herz gesehen (Buja et al. 1973; Lefrak et al. 1973; Hermann 1977; Ferrans u. Herman 1978). Mikroskopisch liegt neben einem interstitiellen Ödem oder einer Fibrose eine Vakuolisierung oder Homogenisierung der Herzmuskelzellen vor, ultrastrukturell steht ein Myofibrillenverlust neben einer Dilatation der Tubuli im Vordergrund der Zellveränderungen (Billingham et al. 1978).

Herzdilatationen bei intrakapillären Thromben sowie multifokalen Herzmuskelzellnekrosen und interstitiellem Ödem treten nach Cyclophosphamid-Therapie auf (Ferrans u. Herman 1978).

Eine chronische Herzinsuffizienz kann durch Eisenablagerungen im Myokard bei Hämochromatosen oder Hämosiderosen ausgelöst werden. Die Herzen sind dabei hypertrophiert und/oder dilatiert (Finch u. Finch 1955; Engle et al. 1964; Schellhammer et al. 1967; Buja u. Roberts 1971; Fitchett et al. 1980).

Generalisierte Amyloidosen gehen als primäre Amyloidose in 20–25% der Fälle mit einer so ausgedehnten Herzbeteiligung einher, daß dadurch eine chronische Herzinsuffizienz entsteht (Buja et al. 1970; Kyle u. Bayrd 1975; Wright u. Calkins 1981). Diese wird auch bei 25–30% der höhergradigeren senilen kardialen Amyloidosen beobachtet (Pomerance 1965b, 1966; Wright u. Calkins 1981). Wichtigste Ursache der chronischen Herzinsuffizienz ist bei der Amyloidose die hochgradig veränderte Kompliance des Myokards. Ausgedehnte Amyloidablagerungen führen zu einer hartgummiartigen Verfestigung des Herzmuskelgewebes, das Herzgewicht ist erhöht. Selten stehen ischämische Zellschäden durch eine einengende vaskuläre Amyloidose im Vordergrund (Smith u. Hutchins 1979).

Chronische Herzinsuffizienzen sind bei der Hypothyreose häufig auf eine koronare Herzerkrankung zurückzuführen (De Groot 1972); bei der Hyperthyreose entstehen Herzhypertrophien, die klinisch nicht von der hypertrophen Kardiomyopathie abgrenzbar sind (SYMONS 1979).

Hereditätäre neuromuskuläre Erkrankungen werden insbesondere bei der Friedreichschen Ataxie von einer chronischen Herzschädigung begleitet, die zu einer Hypertrophie und Dilatation der Ventrikel führt. In etwa der Hälfte der Fälle entwickelt sich eine Herzinsuffizienz (HEWER 1968, 1969). Die chronische Herzinsuffizienz ist bei anderen neuromuskulären Erkrankungen selten (RAHLF et al. 1982b).

Beim Lupus erythematodes und der Sklerodermie wird eine chronische Herzinsuffizienz im wesentlichen durch Folgen einer gleichzeitig bestehenden Nieren- oder Lungenbeteiligung ausgelöst (BULKLEY u. ROBERTS 1975; BULKLEY et al. 1976). Hypertonus und entzündliche Einengungen der Koronararterien stehen als Ursache der Herzinsuffizienz bei der Panarteriitis nodosa im Vordergrund (HOLSINGER et al. 1962; SCHRADER u. BULKLEY 1980); mit Herzinfarkten nach entzündlicher Beteiligung der Koronararterien muß auch bei der Riesenzellarteriitis gerechnet werden (PAULLEY 1980). Eine Hypertonie und/oder koronare Herzerkrankung ist bei einer Herzinsuffizienz, die bei rheumatoider Arthritis entsteht, auszuschließen (CATHCART u. SPODICK 1962). Dagegen kann bei der Spondylitis ankylopoetica eine chronische Herzinsuffizienz durch eine Volumenhypertrophie infolge einer Aorteninsuffizienz (14%) entstehen (BULKLEY u. ROBERTS 1973; KINSELLA et al. 1974). In der Regel sind kardiale Funktionsstörungen bei der Polymyositis nicht lebensbedrohend (GOTTDIENER et al. 1978).

K. Der Mechanismus der chronischen Herzinsuffizienz bei Hypertrophie des linken Ventrikels mit Gefügedilatation und beim chronischen Cor pulmonale

Fast in allen Fällen von chronischer Herzinsuffizienz bei Hypertonie, Klappenfehlern, Koronarkrankheit, Myokarditis und Kardiomyopathien ist eine Hypertrophie mit Gefügedilatation bei normaler Dehnung der Herzmuskelfasern nachweisbar. Es erhebt sich die Frage, ob sich in allen diesen Fällen gemeinsame Gesichtspunkte ergeben, welche die Entstehung einer chronischen Herzinsuffizienz erklären können. Von den immer nachweisbaren degenerativen Veränderungen im Myokard wissen wir, daß sie die Güte des Herzmuskels zwar beeinträchtigen, aber nicht ausreichen, ein chronisches Herzversagen zu verursachen. Dagegen kann eine Gefügedilatation den Ablauf der Mechanik des Herzmuskels so hochgradig verschlechtern, daß sie alleinige Ursache einer chronischen Herzinsuffizienz sein kann.

Die Kontraktionskraft (dyn) eines linken Ventrikels ist proportional dem Ventrikeldruck mal der inneren Oberfläche. Bei normalen Proportionen eines gesunden Ventrikels erreicht dieser Wert am Ende der isometrischen Phase ein Maximum, wenn bei großer innerer Oberfläche der innere Ventrikeldruck den diastolischen Aortendruck erreicht hat. Während der Austreibungsphase der Systole nimmt die Kontraktionskraft ab, obwohl der Innendruck auf den systolischen Aortendruck ansteigt, weil in einem gesunden, nicht erweiterten Ventrikel die innere Oberfläche schneller kleiner wird als der Druck zunimmt (BURCH et al. 1952). Dividiert man die gesamte Muskelkraft eines Ventrikels durch die Anzahl von definierten Einheiten seines Muskelquerschnittes, so erhält man die Kontraktionskraft pro Einheit Muskelquerschnitt und kann hieraus unter Berücksichtigung der meßbaren Länge der Sarkomeren ein anschauliches Diagramm der Einheit der Arbeit pro Einheit Muskelquerschnitt konstruieren (Abb. 10).

Die kompensierte konzentrische Druckhypertrophie (vgl. Abb. 10b) ist bei gleicher Verkürzung durch einen gleich großen Arbeitsbetrag pro Einheit Muskelquerschnitt wie in der Norm gekennzeichnet. Hypertrophie und Hyperplasie der Herzmuskelzellen kompensieren durch Zunahme der Einheiten der Muskelquerschnitte die erhöhte Druckarbeit.

Bei zunehmender Gefügedilatation (vgl. Abb. 10c) nimmt die Arbeit pro Einheit Muskelquerschnitt ab. Die Verkürzung oder der Hub der Herzmuskelzellen ist bei Zunahme eines gleichbleibenden Schlagvolumens deutlich kleiner als in der Norm. Außerdem muß die Kraft in der Austreibungsphase zunehmen, weil infolge der Dilatation der Druckanstieg im Ventrikel die Verkleinerung der inneren Oberfläche weit übertrifft.

Mit zunehmender Gefügedilatation führt die Verschlechterung der Muskelmechanik zu einer beträchtlichen Verminderung der systolischen Arbeit pro Einheit Muskelquerschnitt (Abb. 10a und b im Vergleich zu Abb. 10c und d). Für die gleiche Schlagarbeit benötigt deshalb ein Ventrikel mit Gefügedilatation eine viel größere Muskelmasse als ein gesunder Ventrikel mit normalen Proportionen.

Bei der Erklärung des Mechanismus einer chronischen Rechtsherzinsuffizienz muß beim chronischen Cor pulmonale die Ventrikelgeometrie, die sich vom linken Ventrikel unterscheidet, berücksichtigt werden. Bei der Kreislaufumschaltung nach der Geburt mit Verschluß des Foramen ovale sowie des Ductus Botalli fällt der Druck in der rechten Kammer von 80 mm Hg auf 20 mm Hg ab. Die Muskulatur des rechten Ventrikels nimmt dabei an Gewicht ab, das Lumen erweitert sich und die Wand wird dünn (Boellaard 1952; Kyrieleis 1963). Dabei kommt es zu einer Umstaffelung der Muskelzellen in der Kammerwand (Linzbach 1950; Hort 1955b; Kyrieleis 1963) mit Verminderung ihrer Schichtzahl in der Ventrikelwand. Beim Erwachsenen ist der normale absolute Inhalt des rechten Ventrikels dreimal größer als links und der relative Inhalt (d.h. Inhalt pro 100 g Muskulatur) sogar um das fünffache höher; der normale rechte Ventrikel arbeitet im Vergleich zum linken bereits mit einer sog. physiologischen Gefügedilatation. Auf diesen weiten Ventrikel wirkt beim chronischen Cor pulmonale die zusätzliche Druckbelastung, die mit einer Druckerhöhung im kleinen Kreislauf um das Drei- bis Fünffache einhergehen kann.

Zwischen Blutdruck und Querschnittsfläche der Herzmuskulatur besteht eine Proportionalität. Erhöht sich der Blutdruck auf den doppelten Wert, wäre eine Verdoppelung des Querschnittes der Herzmuskulatur zu erwarten. Die Querschnittsfläche entspricht nur der $^{2}/_{3}$-Potenz des Gewichtes, so daß eine Verdoppelung des Querschnitts eine Gewichtsvermehrung um das Dreifache ergeben würde. Bei einer Vervierfachung des Blutdruckes mit Vervierfachung des Muskelquerschnittes müßte das rechte Ventrikelgewicht um etwa das Achtfache zunehmen. Trotz der sehr guten Hypertrophiefähigkeit des rechten Ventrikels kann beim chronischen Cor pulmonale die strukturelle Kompensation mit den Erfordernissen einer zunehmenden Druckbelastung nicht mehr Schritt halten. Hierin ist die wesentliche Ursache für die chronische Rechtsherzinsuffizienz beim harmonisch oder konzentrisch hypertrophierten chronischen Cor pulmonale zu sehen.

Bei Gefügedilatation ist eine Kompensation der verschlechterten Arbeitsbedingungen nicht mehr durch eine zusätzliche Dehnung der Herzmuskelzellen

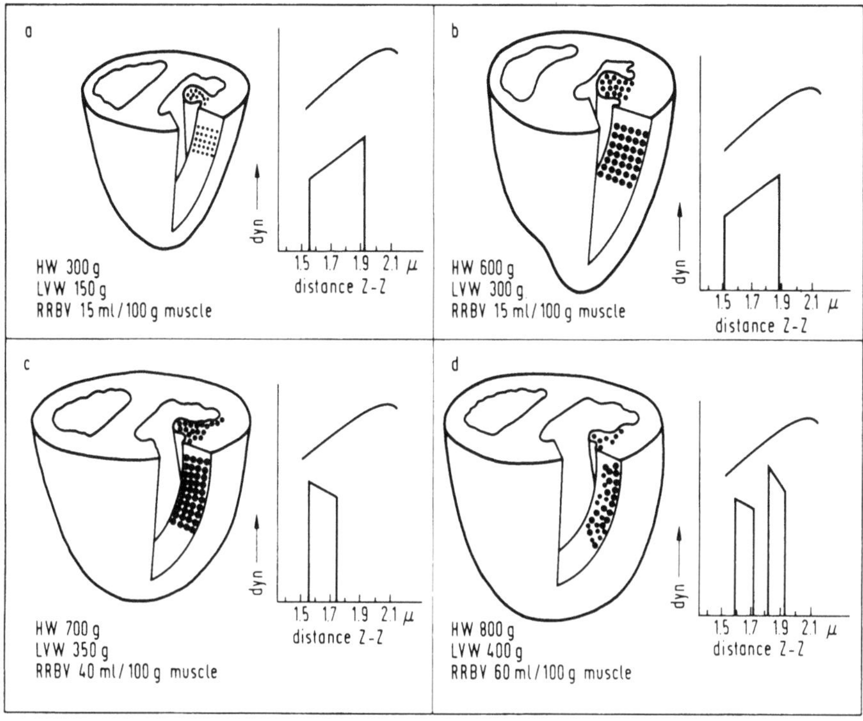

Abb. 10a–d. Angenähert maßstabgerechte Herzmodelle, welche die Entstehung der Hypertrophie mit Gefügedilatation darstellen. Die schwarzen Punkte geben Durchmesser und Anzahl der Muskelschichten in der Ventrikelwand an. Mit 100 multipliziert entspricht ihre Anzahl etwa den tatsächlichen Werten. Rechts von den Herzmodellen die Arbeitsdiagramme pro Einheit Muskelquerschnitt, deren Flächen den Arbeitsbeträgen entsprechen. *Ordinate:* Kontraktionskraft in dyn. *Abszisse:* Sarkomerenlänge; Z-Z in μm. *HW* gesamtes Herzgewicht; *LVW* Gewicht des linken Ventrikels; *RRBV* relatives Restblut des linken Ventrikels in Totenstarre in ml pro 100 g Ventrikelmuskulatur. **a** Normales Herz. **b** Konzentrische Druckhypertrophie. Hypertrophie und Hyperplasie von Herzmuskelzellen. Anzahl der Muskelschichten in der Kompakta der Wand des linken Ventrikels wie in **a**. Verlängerung des linken Ventrikels durch Hyperplasie der Herzmuskelzellen. **c** Druckhypertrophie mit beginnender Gefügedilatation. Verminderung der Muskelschichten in der Ventrikelwand auf 400. Beginnende Linksinsuffizienz. Hypertrophie des rechten Ventrikels. Arbeit pro Einheit Muskelquerschnitt geringer als in der Norm. Abnahme der Verkürzung der Sarkomeren. Anstieg der Kontraktionskraft in der Austreibungsphase. **d** Irreversibles Endstadium der Hypertrophie mit Gefügedilatation und chronischer Herzinsuffizienz. Narben in der inneren Schicht der Ventrikelwand infolge Koronarinsuffizienz. Verminderung der Herzmuskelschichten auf 350. Weitere Abnahme der Arbeit pro Einheit Muskelquerschnitt. Zusätzliche Dehnung der Muskelzellen würde Kontraktionskraft erhöhen, die Verkürzung einschränken und damit den Arbeitsbetrag vermindern (vgl. auch Text). (Aus LINZBACH 1981)

im Sinne des Starling-Mechanismus möglich, weil solch eine geringfügig vermehrte Dehnung bei den bereits bestehenden beträchtlichen Dilatationsgraden zu einer sehr großen Vermehrung des diastolischen Volumens und des systolischen Restblutes mit weiterer Verschlechterung der Arbeitsbedingungen und wahrscheinlich tödlichen Konsequenzen führen würde. Außerdem verhindern die Narbenfelder und die Fibrose der inneren Myokardschichten durch Verminderung der Compliance solche letalen Dehnungen.

Bei Gefügedilatation ist eine Verbesserung der Leistung des Ventrikels nur durch zusätzliches adaptatives Wachstum der Herzmuskelmasse möglich. Dieses Wachstum setzt eine ausreichende Koronarversorgung voraus.

Im Endstadium der Gefügedilatation ist aber die Güte der Koronarversorgung bereits beeinträchtigt, so daß schließlich eine Kompensation durch Muskelwachstum nicht mehr möglich ist.

Im Ablauf der Systole entspricht die Arbeit pro Einheit Muskelquerschnitt dem Produkt: Kontraktionskraft mal Verkürzung (Hub). Während bei ausreichender Koronarversorgung eine erhöhte Kontraktionskraft durch Myokardwachstum kompensiert und normalisiert werden könnte, gibt es für die verminderte Verkürzung bei Gefügedilatation keine adaptative Verbesserung. Deshalb ist bei Gefügedilatation die Arbeit pro Einheit Muskelquerschnitt endgültig geringer als in der Norm, denn nur eine Einengung des Ventrikels könnte diesen Schaden beheben.

Im Ablauf der Hypertrophie mit Gefügedilatation und zunehmender Koronarinsuffizienz ist die Muskelmasse des Ventrikels schließlich zu klein und reicht nicht mehr aus, eine Arbeit zu leisten, die notwendig ist, um ein ausreichendes Schlagvolumen zu fördern. Die Verschlechterung der Mechanik der Ventrikelmuskulatur bei Gefügedilatation ist deshalb die wichtigste Ursache der chronischen Herzinsuffizienz.

Literatur

Abrams DL, Edelist A, Luria MH, Miller AJ (1963) Ventricular aneurysm. A reappraisal based on study of sixty-five consecutive autopsied cases. Circulation 27:164–169

Adler CP, Sandritter W (1980) Alterations of substances (DNA, myoglobin, myosin, protein) in experimentally induced cardiac hypertrophy and under the influence of drugs (isoproterenol, cytostatics, strophantin). Basic Res Cardiol 75:126–138

Alexander CS, Sekkri KK, Nagasawa HT (1977) Alcoholic cardiomyopathy in mice. Electron microscopic observations. J Mol Cell Cardiol 9:247–254

Anversa P, Loud AV, Vitali-Mazza L (1976) Morphometry and autoradiography of early hypertrophic changes in the ventricular myocardium of adult rats: an electron microscopic study. Lab Invest 35:475–483

Anversa P, Loud AV, Giacomelli F, Wiener J (1978) Absolute Morphometric study of myocardial hypertrophy in experimental hypertension. II. Ultrastructure of myocytes and interstitium. Lab Invest 38:597–609

Anversa P, Olivetti G, Melissari M, Loud V (1979) Morphometric study of myocardial hypertrophy induced by abdominal aortic stenosis. Lab Invest 40:341–349

Aschoff L, Tawara S (1906) Die heutige Lehre von den pathologisch-anatomischen Grundlagen der Herzschwäche. Jena

Astorri E, Chizzola A, Visioli O, Anversa P, Olivetti G, Vitali-Mazza L (1971) Right ventricular hypertrophy – a cytometric study on 55 human hearts. J Mol Cell Cardiol 2:99–110

Astorri E, Bolognesi R, Colla B, Chizzola A, Visioli O (1977) Left ventricular hypertrophy: A cytometric study on 42 human hearts. J Mol Cell Cardiol 9:763–775

Baandrup U, Olsen EGJ (1981) Critical analysis of endomyocardial biopsies from patients suspected of having cardiomyopathy. I: Morphological and morphometric aspects. Br Heart J 45:475–486

Baandrup U, Florio RA, Roters F, Olsen EGJ (1981a) Electron microscopic investigation of endomyocardial biopsy samples in hypertrophy and cardiomyopathy. A semiquantitative study in 48 patients. Circulation 63:1289–1298
Baandrup U, Florio RA, Rehahn M, Richardson PJ, Olsen EGJ (1981b) Critical analysis of endomyocardial biopsies from patients suspected of having cardiomyopathy. II. Comparison of histology and clinical/haemodynamic information. Br Heart J 45:487–493
Bäuerle W (1950) Die Coronarsklerose bei Hypertonie. Beitr Pathol Anat Allg Pathol III:108–124
Becker AE, Caruso G (1982) Myocardial disarray. A critical review. Br Heart J 47:527–538
Becker BJP, Chatgidakis CN, Van Lingen B (1953) Cardiovascular collagenosis with parietal endocardial thrombosis. A clinicopathologic study of forty cases. Circulation 7:345–356
Bersch W, Bühler F, Kreinsen U (1973) Ein pathomorphologischer Beitrag zur Kenntnis der sog. Epinephrin-Myokarditis. Virchows Arch [Pathol Anat] 360:45–55
Billingham ME, Mason JW, Bristow MR, Daniels JR (1978) Anthracycline cardiomyopathy monitored by morphologic changes. Cancer Treat Rep 62:865–872
Blankenhorn MA, Gall EA (1956) Myocarditis and Myocardiosis. Circulation 13:217–223
Boellaard JW (1952) Über Umbauvorgänge in der rechten Herzkammerwand während der Neugeborenen- und Säuglingsperiode. Z Kreislaufforsch 41:101–111
Boikan WS (1931) Myocarditis perniciosa. Virchows Arch [Pathol Anat] 282:46–66
Bosman C (1967) Morphologie und Pathogenese der sog. puerperalen Myokardose. Zentralbl Allg Pathol 110:204–210
Bouhour JB, Petitier H, De Lajartre AY, Almazor M, Nicolas G, Horeau J (1976) La biopsie myocardique dans les myocardiopathies congestives en apparence primitives. Arch Mal Coeur 69:485–494
Bozner A, Meessen H (1969) Die Feinstruktur des Herzmuskels der Ratte nach einmaligem und nach wiederholtem Schwimmtraining. Virchows Arch [Cell Pathol] 3:248–269
Breisch EA, Bove AA, Phillips SJ (1980) Myocardial morphometrics in pressure overload left ventricular hypertrophy and regression. Cardiovasc Res 14:161–168
Brink AJ, Weber HW (1963) Fibroplastic parietal endocarditis with eosinophilia. Löffler's endocarditis. Am J Med 34:52–70
Brockington IF, Olsen EGJ (1973) Löffler's endocarditis and Davies' endomyocardial fibrosis. Am Heart J 85:308–322
Büchner C, Könn G (1959) Temporär chronisches Cor pulmonale im Tierexperiment nach rezidivierender Mikroembolie. Beitr Pathol Anat 121:170–196
Büchner F (1950) Pathologische Anatomie der Herzinsuffizienz. Verh Dtsch Ges Kreislaufforsch 16:26–43
Büchner F (1971) Qualitative morphology of heart failure. Light and electron microscopic characteristics of acute and chronic heart failure. Methods Achiev Exp Pathol 5:60–120
Büchner F (1973) Zur Bedeutung der Hypoxie für die Insuffizienz des hypertrophierten Herzmuskels. In: Roskamm H, Reindell H (Hrsg) Das chronisch kranke Herz. Schattauer, Stuttgart New York, S 103–106
Büchner F, Weyland R (1968) Die Insuffizienz des hypertrophierten Herzmuskels im Lichte seiner Narbenbilder. Urban & Schwarzenberg, München Berlin Wien
Buja LM, Roberts WC (1971) Iron in the heart. Am J Med 51:209–219
Buja LM, Khoi NB, Roberts WC (1970) Clinically significant cardiac amyloidosis: Clinicopathologic findings in 15 patients. Am J Cardiol 26:394–405
Buja LM Ferrans VJ, Mayer RJ, Roberts WC, Henderson ES (1973) Cardiac ultrastructural changes induced by daunorubicin therapy. Cancer 32:771–778
Bulkley BH, Roberts WC (1973) Ankylosing spondylitis and aortic regurgitation. Description of the characteristic cardiovascular lesion from study of eight necropsy patients. Circulation 48:1014–1027

Bulkley BH, Roberts RC (1975) The heart in systemic lupus erythematosus and the changes induced in it by corticosteroid therapy. A study of 36 necropsy patients. Am J Med 58:243–264
Bulkley BH, Ridolfi RL, Salyer WR, Hutchins GM (1976) Myocardial lesions of progressive systemic sclerosis. A cause of cardiac dysfunction. Circulation 53:483–490
Burch GE, Ray CT, Cronvich JA (1952) Certain mechanical peculiarities of the human cardiac pump in normal and diseased states. Circulation 5:504–513
Burch GE, Giles TD, Colcolough HL (1970) Ischemic Cardiomyopathy. Am Heart J 79:291–292
Burch GE, Colcolough HL, Harb JM, Ching YA Tsui (1971) The effect of ingestion of ethyl alcohol, wine and beer on the myocardium of mice. Am J Cardiol 27:522–528
Cabin HS, Roberts WC (1980) True left ventricular aneurysm and healed myocardial infarction: clinical and necropsy observations including quantification of degrees of coronary arterial narrowing. Am J Cardiol 46:754–763
Cambridge G, Mac Arthur CGC, Waterson AP, Goodwin JF, Oakley CM (1979) Antibodies to coxsackie B viruses in congestive cardiomyopathy. Br Heat J 41:692–696
Carrasco HA, Barboza JS, Inglessis G, Fuenmayor A, Molina C (1982) Left ventricular cineangiography in Chagas disease: Detection of early myocardial damage. Am Heart J 104:595–602
Cathcart ES, Spodick D (1962) Rheumatoid heart disease: A study of the incidence and nature of cardiac lesions in rheumatoid arthritis. N Engl J Med 266:959–964
Chopra P (1977) Pathology of cardiomyopathy, an autopsy analysis of twenty-five cases. Acta Cardiol 32:1–15
Connor DH, Somers K, Hutt MSR, Manion WC, D'Arbela PG (1967) Endomyocardial fibrosis in Uganda (Davies' disease). Part I. An epidermiologic, clinical, and pathologic study. Am Heart J 74:687–709
Connor DH, Somers K, Hutt MSR, Manion WC, D'Arbela PG (1968) Endomyocardial fibrosis in Uganda (Davies' disease). Part II. An epidemiologic, clinical, and pathologic study. Am Heart J 75:107–123
Corby C (1960) Isolated myocarditis as a cause of sudden obscure death. Med Sci Law 1:23–40
Davidson N MCD, Parry EHO (1978) Peri-partum cardiac failure. Q J Med: 431–461
Davies JNP (1948) Endomyocardial fibrosis in Uganda. East Afr Med J 25:10–14
Dean JH, Gallagher PJ (1980) Cardiac ischemia and cardiac hypertrophy. An autopsy study. Arch Pathol Lab Med 104:175–178
De La Chapelle CE, Kossmann CE (1954) Myocarditis. Circulation 10:747–765
Doerr W (1967) Entzündliche Erkrankungen des Myokard. Verh Dtsch Ges Pathol 51:67–99
Doerr W (1971) Morpologie der Myokarditis. Verh Dtsch Ges Inn Med 77:301–335
Drese G (1981) Histologische Untersuchungen des Myokards nicht natürlich Verstorbener. Zentralbl Allg Pathol 125:24–30
Dubnow MH, Burchell HB, Titus JL (1965) Postinfarction ventricular aneurysma. A clinicomorphologic and electrocardiographic study of 80 cases. Am Heart J 70:753–760
Engle MA, Erlandson M, Smith CH (1964) Late cardiac complications of chronic severe refractory anaemia with haemochromatosis. Circulation 30:698–708
Eppinger H (1931) Zur Pathologie der Kreislaufkorrelationen. In: Bethe A, v Bergmann G, Embden G, Ellinger A (Hrsg) Handbuch der normalen und pathologischen Physiologie, Bd XVI/2. Springer, Berlin, S 1289–1412
Ettinger PO, Lyons M, Oldewurtel HA, Regan TJ (1976) Cardiac conduction abnormalities produced by chronic alcoholism. Am Heart J 91:66–78
Fahimi HD, Kino M, Hicks L, Thorp KA, Abelman WH (1979) Increased myocardial catalase in rats fed ethanal. Am J Pathol 96:373–390
Fenoglio JJ, Ursell PC, Kellogg CF, Drusin RE, Weiss MB (1983) Diagnosis and classification of myocarditis by endomyocardial biopsy. N Engl J Med 308:12–18
Ferrans VJ (1966) Alcoholic cardiomyopathy. Am J Med Sci 252:89–104

Ferrans VJ (1978a) Myocardial ultrastructure in human cardiac hypertrophy. In: Kaltenbach M, Loogen F, Olsen EGJ (eds) Cardiomyopathy and myocardial biopsy. Springer, Berlin Heidelberg New York, pp 100–120

Ferrans VJ (1978b) Overview of cardiac pathology in relation to anthracycline cardiotoxity. Cancer Treat Rep 62:955–961

Ferrans VJ, Herman EH (1978) Cardiomyopathy induced by antineoplastic drugs. In: Kaltenbach M, Loogen F, Olsen EGI (eds) Cardiomyopathy and myocardial biopsy. Springer, Berlin Heidelberg New York, pp 12–24

Finch SC, Finch CA (1955) Idiopathic hemochromatosis, an iron storage disease. Medicine 34:381–430

Fitchett DH, Coltart DJ, Littler WA, Leyland MJ, Trueman T, Gozzard DI, Peters TJ (1980) Cardiac involvement in secondary haemochromatosis: a catheter biopsy study and analysis of myocardium. Cardiovasc Res 14:719–724

Fleischer M, Wippo W, Themann H, Achaky RS (1980) Ultrastructural morphometric analysis of human myocardial left ventricles with mitral insufficiency. Virchows Arch [Pathol Anat] 389:205–210

Fowles RE, Bieber CP, Stinson EB (1979) Defective in vitro suppressor cell function in idiopathic congestive cardiomyopathy. Circulation 59:483–491

Freudenberg H, Knieriem HJ, Möller C, Janzen Ch (1974) Quantitative morphologische Untersuchungen zur Koronarsklerose und Koronarinsuffizienz. Basic Res Cardiol 69:161–203

Fuster V, Danielson MA, Ross RA, Broadbent JC, Brown AL, Elveback LR (1977) Quantifitation of ventricular myocardial fiber hypertrophy and interstitial tissue in human hearts with chronically increased volume and pressure overload. Circulation 55:504–508

Fuster V, Gersh BJ, Giuliani ER, Tagik AJ, Brandenburg RO, Frye RL (1981) The natural history of idiopathic dilated cardiomyopathy. Am J Cardiol 47:525–531

Gerbaux A, De Brux J, Bennacoeur M, Lenègre J (1956) L'endocardite pariétale fibroplastique avec eosinophilie sanguine (endocardite de Löffler). Bull Soc Med Hôp (Paris) 72:456–465

Giese W (1966) Morphologie des Cor pulmonale und seine Ursachen. Verh Dtsch Ges Inn Med 72:469–490

Goodwin JF (1982) The frontiers of cardiomyopathy. Br Heart J 48:1–18

Gore I (1948) Myocardial changes in fatal diphteria. A summary of observation in 221 cases. Am J Med Sci 215:257–266

Gore I, Saphir O (1947) Myocarditis. A classification of 1402 cases. Am Heart J 34:827–830

Gottdiener JS, Sherber HS, Hawley RJ, Engel WK (1978) Cardiac manifestations in polymyositis. Am J Cardiol 41:1141–1149

Groot WJ De (1972) Cardiomyopathy associated with endocrine disorders. Cardiovasc Clin 4:319–331

Haarhoff K (1969) Koronarsklerose, Hypertonie, Myokardinfarkt. Statistische Untersuchungen der Jahre 1935 und 1964. Beitr Pathol Anat 139:170–186

Hartveit F, Moehle BO, Pihl T (1981) A family with congestive cardiomyopathy. Cardiology 68:193–200

Hatt PY (1977) Cellular changes in mechanically overloaded heart. Basic Res Cardiol 72:198–202

Hatt PY, Berjal G, Moravec J, Swynghedauw B (1970) Heart failure: an electron microscope study of the left ventricular papillary muscle in aortic insufficiency in the rabbit. J Mol Cell Cardiol 1:235–247

Hatt PY, Jouannot P, Moravec J, Perennec J, Laplace M (1978) Development and reversal of pressure-induced cardiac hypertrophy light and electron microscopic study in the rat under temporary aortic constriction. Basic Res Cardiol 73:405–421

Hatt PY, Jouannot P, Moravec J (1979) Le ventricle gauche aux différentes étapes d'une double surcharge mécanique. Etude au microscope électronique chez le rat. Pathol Biol (Paris) 27:67–77

Hayes JA, Summerell JM (1966) Myocarditis in Jamaica. Br Heart J 28:172–178
Henschel E (1952) Über Muskelfasermessungen und Kernveränderungen bei numerischer Hyperplasie des Myokards. Virchows Arch 321:283–294
Hermann R (1977) Die Adriamycin-Kardiomyopathie. Dtsch Med Wochenschr 102:1820–1822
Hess OM, Schneider J, Turina M, Heeb S, Grob P, Krayenbühl HP (1977) Die transvenöse Endomyokardbiopsie in der Beurteilung der kongestiven Kardiomyopathie. Schweiz Med Wochenschr 107:293–300
Hewer RL (1968) Study of fatal cases of Friedreich's ataxia. Br Med J 3:649–652
Hewer RL (1969) The heart in Friedreich's ataxia. Br Heart J 31:5–14
Holsinger DR, Osmundson PJ, Edwards JE (1962) The heart in periarteriitis nodosa. Circulation 25:610–618
Hort W (1955a) Quantitative Untersuchungen über die Kapillarisierung des Herzmuskels im Erwachsenen- und Greisenalter bei Hypertrophie und Hyperplasie. Virchows Arch 327:560–576
Hort W (1955b) Morphologische Untersuchungen an Herzen vor, während und nach der postnatalen Kreislaufumschaltung. Virchows Arch [Pathol Anat] 326:458–484
Hort W (1957) Untersuchungen über die Muskelfaserdehnung und das Gefüge des Myokards in der rechten Herzkammerwand des Meerschweinchens. Virchows Arch 329:694–731
Hort W (1960) Makroskopische und mikroskopische Untersuchungen am Myokard verschieden stark gefüllter linker Ventrikel. Virchows Arch [Pathol Anat] 333:523–564
Hort W (1967) Funktionelle Morphologie der akuten Herzinsuffizienz. Verh Dtsch Ges Pathol 51:114–123
Hort W, Lichti H, Kalbfleisch H, Köhler F, Frenzel H, Milzner-Schwarz U (1982) The size of human coronary arteries depending on the physiological and pathological growth of the heart the age, the size of the supplying areas and the degree of coronary sclerosis. Virchows Arch [Pathol Anat] 397:37–59
Hotes C, Hort W (1968) Herzgewichte bei frischen und vernarbten Infarkten, bei Herzruptur und Herzwandaneurysma. Z Kreislaufforsch 57:1040–1049
Hutchins GM, Bulkley BH, Miner MM, Boitnott JK (1977) Correlation of age and heart weight with tortuosity and caliber of normal human coronary arteries. Am Heart J 94:196–202
Imamura K (1978) Ultrastructural aspect of left ventricular hypertrophy in spontaneously hypertensive rats: A qualitative and quantitative study. Jpn Circ J 42:979–1002
Johnson RA, Palacios I (1982) Dilated cardiomyopathies of the adult (first of two parts). N Engl J Med 307:1051–1058
Kannel WB, Castelli WP, Mc Namara PM, Mc Kee PA, Feinleib M (1972) Role of blood pressure in the development of congestive heart failure. The Framingham Study. N Engl J Med 287:781–787
Kwai C, Matsumori A, Kitanra Y, Takatsu T (1978) Viruses and the heart: viral myocarditis and cardiomyopathy. Prog Cardiol 7:141–162
Kinsella TD, Johnson LG, Sutherland RI (1974) Cardiovascular manifestations of ankylosing spondylitis. Can Med Assoc J III:1309–1311
Kirch E (1923) Die Entstehungsweise der rechtsseitigen Herzdilatation. Zentralbl Allg Pathol Path Anat 33:126–143
Kirch E (1924) Die Veränderungen der Herzproportionen bei rechtsseitiger Herzhypertrophie. Zentralbl Allg Pathol Pathol Anat 35:305–309
Kirch E (1955) Die pathologische Anatomie des Cor pulmonale. Verh Dtsch Ges Kreislaufforsch 21:163–181
Kitaura Y, Morita H (1979) Secondary myocardial disease: Virus myocarditis and cardiomyopathy. Jpn Circ J 43:1017–1031
Kline IK, Saphir O (1960) Chronic pernicious myocarditis. Am Heart J 59:681–687
Kline IK, Kline TS, Saphir O (1963) Myocarditis in senescence. Am Heart J 65:446–457
Knieriem HJ (1964) Über den Bindegewebsgehalt des Herzmuskels des Menschen. Arch Kreislaufforsch 44:231–259
Köberle F (1957) Die chronische Chagaskardiopathie. Virchows Arch [Pathol Anat] 330:267–295

Könn G, Berg P (1965) Tierexperimentelle chronische pulmonale Hypertonie nach rezidivierender Mikrolungenembolie und ihre Rückwirkung auf das Herz und Arterien. Beitr Pathol Anat 132:86–113

Kuhn H, Breithardt G, Knieriem HJ, Loogen F, Both A, Schmidt WAK, Stroobandt R, Gleichmann U (1975) Die Bedeutung der endomyokardialen Katheterbiopsie für die Diagnostik und die Beurteilung der Prognose der kongestiven Kardiomyopathie. Dtsch Med Wochenschr 100:717–723

Kunkel B, Lapp H, Kober G, Kaltenbach M (1978b) Ultrastructural evaluations in early and advanced congestive cardiomyopathies. In: Kaltenbach M, Loogen F, Olsen EGJ (eds) Cardiomyopathy and myocardial biopsy. Springer, Berlin Heidelberg New York, pp 87–99

Kunkel B, Lapp H, Kober G, Kaltenbach M (1978b) Correlations between clinical and morphologic findings and natural history in congestive cardiomyopathy. In: Kaltenbach M, Loogen F, Olsen EGJ (eds) Cardiomyopathy and myocardial biopsy. Springer, Berlin Heidelberg New York, pp 271–283

Kunkel B, Schneider M, Kober G, Hübner K, Kaltenbach M (1980) Light and electron microscopic evaluations in early cardiomyopathy. In: Bolte HD (ed) Myocardial biopsy. Springer, Berlin Heidelberg New York, pp 35–43

Kyle RA Bayrd ED (1975) Amyloidosis: Review of 235 cases. Medicine 54:271–299

Kyrieleis C (1963) Die Formveränderungen des menschlichen Herzens nach der Geburt. Virchows Arch [Pathol Anat] 337:142–163

Lefrak EA, Pitha J, Rosenheim S, Gottlieb JA (1973) A clinico-pathologic analysis of adriamycin cardiotoxicity. Cancer 32:302–314

Lie JT, Grossman StJ (1980) Pathology of the heart in acromegaly: Anatomic findings in 27 autopsied patients. Am Heart J 100:41–52

Linzbach AJ (1947) Mikrometrische und histologische Analyse hypertropher menschlicher Herzen. Virchows Arch [Pathol Anat] 534–594

Linzbach AJ (1950) Die Muskelfaserkonstante und das Wachstumsgesetz der menschlichen Herzkammern. Virchows Arch 318:575–618

Linzbach AJ (1956) Über das Längenwachstum der Herzmuskelfasern und ihrer Kerne in Beziehung zur Herzdilatation. Virchows Arch 325:165–181

Linzbach AJ (1960a) Die pathologische Anatomie der Herzinsuffizienz. In: Bergmann G v, Frey W, Schwiegk H (Hrsg) Handbuch der inneren Medizin, Bd IX/1. Springer, Berlin Göttingen Heidelberg, S 706–800

Linzbach AJ (1960b) Heart failure from the point of view of quantitative anatomy. Am J Cardiol 5:370–382

Linzbach AJ (1967) Funktionelle Morphologie der chronischen Herzinsuffizienz. Verh Dtsch Ges Pathol 51:124–137

Linzbach AJ (1981) Structural adaptation of the heart in hypertension and the physical consequences. In: Strauer BE (ed) The heart in hypertension. Springer, Berlin Heidelberg New York, pp 243–249

Linzbach AJ, Akuamoa-Boateng E (1973a) Die Alternsveränderungen des menschlichen Herzens. I. Das Herzgewicht im Alter. Klin Wochenschr 51:156–163

Linzbach AJ, Akuamoa-Boateng E (1973b) Die Alternsveränderungen des menschlichen Herzens. II. Die Polypathie des Herzens im Alter. Klin Wochenschr 52:164–175

Linzbach AJ, Linzbach M (1951) Die Herzdilatation. Klin Wochenschr 29:621–630

Lund DD, Twietmeyer A, Schmid PG, Tomanek RJ (1979) Independent changes in cardiac muscle fibres and connective tissue in rats with spontaneous hypertension, aortic constriction and hypoxia. Cardiovasc Res 13:39–44

MacKay EH, Littler WA, Sleight P (1978) Critical assessment of diagnostic value of endomyocardial biopsy. Assessment of cardiac biopsy. Br Heart J 40:69–78

Mall G, Mattfeldt T, Volk B (1980) Ultrastructural morphometric study on the rat heart after chronic ethanol feeding. Virchows Arch [Pathol Anat] 389:58–77

Mall G, Schwarz F, Dorks H (1982) Clinicopathologic correlations in congestive cardiomyopathy. A study on endomyocardial biopsies. Virchows Arch [Pathol Anat] 397:67–82

Marcuse PM (1947) Nonspecific myocarditis. Analysis of a series of 36 cases. Arch Pathol 43:602–610

Maron BJ, Epstein SE (1980) Hypertrophic cardiomyopathy. Recent observations regarding the specificity of three hallmarks of the disease: Asymmetric septal hypertrophy, septal disorganization and systolic anterior motion of the anterior mitral leaflet. Am J Cardiol 45:141–154

Maron BJ, Ferrans VJ (1975) Ultrastructural features of hypertrophied human ventricular myocardium. Prog Cardiovasc Dis 21:207–238

Maron BJ, Roberts WC (1979) Quantitative analysis of cardiac muscle cell disorganisation in the ventricular septum of patients with hypertrophic cardiomyopathy. Circulation 59:689–706

Maron BJ, Roberts WC (1981) Hypertrophic cardiomyopathy and cardic muscle cell disorganisation revisited: Relation between the two and significance. Am Heart J 102:95–110

Maron BJ, Ferrans VJ, Roberts WC (1975) Ultrastructural features of degenerated cardiac muscle cell in patients with cardiac hypertrophy. Am J Pathol 79:387–434

Maron BJ, Roberts WC, Edwards JE, McAllister HA, Foley DD, Epstein SE (1978b) Sudden death in patients with hypertrophic cardiomyopathy: Characterization of 26 patients without functional limitation. Am J Cardiol 41:803–810

Maron BJ, Lipson LC, Roberts WC, Savage DD, Epstein SE (1978a) "Malignant" hypertrophic cardiomyopathy: Identification of a subgroup of families with unusually frequent prenature death. Am J Cardiol 41:1133–1140

Maron BJ, Anan TJ, Roberts WC (1981) Quantitative analysis of the distribution of cardiac muscle cell disorganisation in the left ventricular wall of patients with hypertrophic cardiomyopathy. Circulation 63:882–894

Maron BJ, Roberts WC, Epstein SE (1982) Sudden death in hypertrophic cardiomyopathy: A profile of 78 patients. Circulation 65:1388–1392

Mason JW, Billingham ME, Ricci DR (1980) Treatment a acute inflammatory myocarditis assisted by endomyocardial biopsy. Am J Cardiol 45:1037–1044

Matsui Y, Iwai K, Tachibana T, Fruie T, Shigematsu N, Izumi T, Homma AH, Mikami R, Hongo O, Hiraga Y, Yamamoto M (1976) Clinicopathological study on fatal myocardial sarcoidosis. Ann NY Acad Sci 278:455–496

McGuffin WL, Sherman BM, Roth J, Gorden P, Kahn CR, Roberts WC, Frommer PL (1974) Acromegaly and cardiovascular disorders. Ann Intern Med 81:11–18

Meadows WR (1960) Postpartum heart disease. Am J Cardiol 6:788–802

Medugorac I (1980) Collagen content in different areas of normal and hypertrophied rat myocardium. Cardiovasc Res 14:551–554

Meerson FZ (1969) The myocardium in hyperfunction, hypertrophie and heart failure. Circ Res [Suppl II] 25:II 1–163

Meyer WW, Peter B, Solth K (1963) Die Organgewichte in den höheren Altersstufen (70–92 Jahre) in ihrer Beziehung zum Alter und Körpergewicht. Virchows Arch [Pathol Anat] 337:17–32

Moore GW, Hutchins GM, Bulkley BH, Tseng JS, Ki PF (1980) Constituents of the human ventricular myocardium: Connective tissue hyperplasia accompanying muscular hypertrophy. Am Heart J 100:610–616

Murphy GE (1960) Nature of rheumatic heart disease with special reference to myocardial disease and heart failure. Medicine 39:289–381

Noda S (1980) Histopathology of endomyocardial biopsies from patients with idiopathic cardiomyopathy, quantitative evaluation based on multivariate statistical analysis. Jpn Circ J 44:95–116

Novi AM (1968) Beitrag zur Feinstruktur des Herzmuskels bei experimenteller Herzhypertrophie. Beitr Pathol Anat 137:19–50

Oakley CM, Olsen EGJ (1977) Eosinophilia and heart disease. Br Heart J 39:233–237

Olsen EGJ (1975) Pathological recognition of cardiomyopathy. Postgrad Med J 51:277–281

Olsen EGJ (1978) Postmortem findings and histologic, histochemical, and electron microscopic findings of myocardial biopsies. In: Kaltenbach M, Loogen F, Olsen EGJ (eds) Cardiomyopathy and myocardial biopsy. Springer, Berlin Heidelberg New York, pp 51–61

Olsen EGJ (1979) The pathology of cardiomyopathies. A critical analysis. Am Heart J 98:385–392
Onishi S, Büchner F, Thermann M, Zittel R (1969) Das elektronenmikroskopische Bild des Herzmuskels bei experimenteller chronischer Hypertrophie in der Phase der Kompensation. Beitr Pathol Anat 140:38–53
Paulley JW (1980) Coronary ischaemia and occlusion in giant cell (temporal) arteriitis. Acta Med Scand 208:257–263
Pearlman ES, Weber KT, Janicki JS (1981) Quantitative histology of the hypertrophied human heart. Fed Proc 40:2042–2047
Perloff JK (1982) Development and regression increased ventricular mass. Am J Cardiol 50:605–611
Pfitzer P (1971) Nuclear DNA content of human myocardial cells. Curr Top Pathol 54:125–168
Pichard AD, Gorlin R, Smith H, Ambrose J, Meller J (1981) Coronary flow studies in patients with left ventricular hypertrophy of the hypertensive type. Evidence for an impaired coronary vascular reserve. Am J Cardiol 47:547–554
Poche R (1958) Submikroskopische Beiträge zur Pathologie der Herzmuskelzelle bei Phosphorvergiftung, Hypertrophie, Atrophie und Kaliummangel. Virchows Arch [Pathol Anat] 331:165–248
Poche R, De Mello Mattos CM, Rembarz HW, Stoepel K (1968) Über das Verhältnis Mitochondrien:Myofibrillen in den Herzmuskelzellen der Ratte bei Druckhypertrophie des Herzens. Virchows Arch [Pathol Anat] 344:100–110
Pomerance A (1965a) Pathology of the heart with and without cardiac failure in the aged. Br Heart J 27:697–710
Pomerance A (1965b) Senile cardiac amyloidosis. Br Heart J 27:711–718
Pomerance A (1966) The pathology of senile cardiac amyloidosis. J Pathol Bacteriol 91:357–367
Pomerance A (1968a) Pathology of the heart in the tenth decade. J Clin Pathol 21:317–321
Pomerance A (1968b) Cardiac pathology in the aged. Geriatrics 23:101–114
Porte A, Stoeckel ME, Sacrez A, Batzenschlager A (1980) Unusual familial cardiomyopathy with storage of intermediate filaments in the cardiac muscular cells. Virchows Arch [Pathol Anat] 386:43–58
Rahlf G (1978) Chronic Cor pulmonale. Weight and intraventricular volume of the right ventricle in chronic pulmonary diseases. Virchows Arch [Pathol Anat] 378:273–286
Rahlf G (1980) Intramyocardial microarteriopathy. Virchows Arch [Pathol Anat] 388:289–311
Rahlf G (1981) Die kleinen intramuralen Arterien und Arteriolen im hypertrophierten Herzen. Herz/Kreislauf 4:164–171
Rahlf G, Bandlow O, Wiegand K, Tebbe U, Kreuzer H (1981) Untersuchungen zur viralen Ätiologie der kongestiven Kardiomyopathie. Verh Dtsch Ges Pathol 65:240–250
Rahlf G, Könsgen St, Tebbe U, Bachmann M, Kreuzer H (1982a) Quantitative Morphologie und Großflächenschnittuntersuchungen bei der dilatativen Kardiomyopathie. Z Kardiol 71:216
Rahlf G, Fischer G, Bachmann M (1982b) Die Kardiomyopathie bei hereditären neuromuskulären Erkrankungen. Verh Dtsch Ges Pathol 66:400–410
Rakušan K (1971) Quantitative morphology of capillaries of the heart. Number of capillaries in animal and human hearts under normal and pathological conditions. Methods Achiev Exp Pathol 5:272–286
Rakušan K, Moravec J, Hatt PY (1980) Regional capillary supply in the normal and hypertrophied rat heart. Microvasc Res 20:319–326
Remmele W, Sessner HH (1959) Zur morphologischen Pathologie und Klinik der Endocarditis parietalis fibroplastica mit Bluteosinophilie (Löffler). Med Klin 37:374–385
Roberts ChS, Roberts WS (1980) Cross-sectional area of the proximal portions of the three major epicardial coronary arteries in 98 necropsy patients with different coronary events. Relationship to heart weight, age and sex. Circulation 62:953–959

Roberts WC (1975) The hypertensive diseases. Evidence that systemic hypertension is a greater risk factor to the development of other cardiovascular diseases then previously suspected. Am J Med 59:523–532
Roberts WC, Ferrans VJ (1975) Pathologic anatomy of the cardiomyopathies, idiopathic dilated and hypertrophic types, infiltrative types, and endomyocardial disease with and without eosinophilia. Hum Pathol 6:287–342
Roberts WC, Liegler DG, Carbone PP (1969) Endomyocardial disease and eosinophilia. Am J Med 46:28–42
Roberts WC, Mc Allister HA, Ferrans VJ (1977) Sarcoidosis of the heart. Am J Med 63:86–108
Rossi MA (1980) Alcohol and malnutrition in the pathogenesis of experimental alcoholic cardiomyopathy. J Pathol 130:105–116
Russow E (1936) Die Blutversorgung hypertrophischer und atrophischer Herzen. Z Kreislaufforsch 28:41–51
Sanderson JE, Adesanya CO, Anjorin FI, Parry EHO (1979) Postpartum cardiac failure – heart failure due to volume overload. Am Heart J 97:613–621
Sandritter W, Adler CP (1971) Numerical hyperplasia in human heart hypertrophy. Experientia (Basel) 27:1435–1437
Sandritter W, Scomazzoni G (1964) Desoxyribonucleic acid content (feulgen photometry) and dry weight (interference microscopy) of normal and hypertrophic heart muscle fibers. Nature 202:100–101
Saphir O (1941) Myocarditis. A general review, with an analysis of two hundred and forty cases. Arch Pathol 32:1000–1051
Saphir O (1942a) Myocarditis: a general review with analysis of 240 cases. Arch Pathol 33:88–137
Saphir O (1942b) Isolated myocarditis. Am Heart J 24:167–181
Sasaki R, Yamagima H, Ichikawa S, Ito A, Yamagata S (1975) Histometrical estimation of scar tissue in hypertrophied human heart muscle. Tohoku J Exp Med 115:21–31
Schellhammer PF, Engle MA, Hagstrom JW (1967) Histochemical studies of the myocardium and conduction system in acquired iron-storage disease. Circulation 35:631–637
Schimert G (1951) Die Therapie der Coronarinsuffizienz im Lichte einer neuen Betrachtung der Pathogenese. Schweiz Med Wochenschr 81:598–603, 643–648
Schimkat E, Kathke N (1959) Vergleichende Untersuchungen über die Coronar- und Cerebralsklerose bei Hypertonie. Beitr Pathol Anat Allg Pathol 120:26–57
Schoenmackers J (1948) Zur quantitativen Morphologie der Herzkranzschlagadern. Z Kreislaufforsch 37:617–623
Schoenmackers J (1949) Die Herzkranzschlagadern bei der arteriokardialen Hypertrophie. Z Kreislaufforsch 38:321–336
Schoenmackers J (1966) Über den Bindegewebsgehalt des Myokards der linken Herzkammer bei elastischer und unelastischer Koronarsklerose. Arch Kreislaufforsch 50:208–230
Schrader ML, Bulkey BH (1980) The heart in polyarteritis nodosa: A clinicopathologic study of 36 patients (abstr). Am J Cardiol 45:395
Schuster EH, Bulkley BH (1980) Ischemic cardiomyopathy: A clinicopathologic study of fourteen patients. Am Heart J 100:605–512
Schwarz F, Kittstein D, Winkler B, Schaper J (1980) Quantitative ultrastructure of the myocardium in chronic aortic valve disease. Basic Res Cardiol 75:109–117
Schwarz F, Schaper J, Kittstein D, Flemeng W, Walter P, Schaper W (1981) Reduced volume fraction of myofibrills in myocardium of patients with decompensated pressure overload. Circulation 63:1299–1304
Segel LD, V Rending S, Choquet Y, Chacko K, Amsterdam EA, Mason DT (1975) Effects of chronic graded ethanol consumption on the metabolism, ultrastructure and mechanical function of the rat heart. Cardiovasc Res 9:649–663
Shirey EK, Proudfit WL, Hawk WA (1980) Primary myocardial disease. Correlation with clinical findings, angiographic and biopsy diagnosis. Follow-up of 139 patients. Am Heart J 99:198–207

Silverman KJ, Hutchins GM, Bulkley BH (1978) Cardiac sarcoid: a clinicopathologic study of 84 unselected patients with systemic sarcoidosis. Circulation 58:1204–1211
Smith RRL, Hutchins GM (1979) Ischemic heart disease secundary to amyloidosis of intramyocardial arteries. Am J Cardiol 44:413–417
Stevens PJ, Ground KEU (1970) Occurrence and significance of myocarditis in trauma. Aerospace Med 41:776–780
St John Sutton M, Lie JT, Anderson KR, O'Brien PC, Fyre RL (1980) Histopathological specificity of hypertrophic obstructive cardiomyopathy. Myocardial fiber disarray and myocardial fibrosis. Br Heart J 44:433–443
Stoeckel ME, Osborn M, Porte A, Sacrez A, Batzenschlager A, Weber A (1981) An unusual familial cardiomyopathy characterized by aberrant accumulations of desmin-type intermediate filaments. Virchows Arch [Pathol Anat] 393:53–60
Stötzer H (1963) Histotopographische Untersuchungen des Herzens bei Rechtsherzhypertrophie verschiedener Ätiologie. Beitr Pathol Anat 128:157–179
Strauer BE (1980) Hypertensive heart disease. Springer, Berlin Heidelberg New York
Symons C (1979) Thyroid heart disease. Br Heart J 41:257–262
Ten Cate FJ, Roelandt J (1979) Progression to left ventricular dilatation in patients with hypertrophic obstructive cardiomyopathy. Am Heart J 97:762–765
Tomanek RJ,Hovanec JM (1981) The effects of long-term pressure overload and aging on the myocardium. J Mol Cell Cardiol 13:471–488
Turto H (1977) Collagen metabolism in experimental cardiac hypertrophy in the rat and the effect of digitoxin treatment. Cardiovasc Res 11:358–366
Virmani R, Roberts WC (1980) Quantification of coronary arterial narrowing and of left ventricular myocardial scarring in healed myocardial infarction with chronic, eventually fatal, congestive cardiac failure. Am J Med 68:831–838
Vogelberg K (1957) Die Lichtungsweite der Koronarostien an normalen und hypertrophierten Herzen. Z Kreislaufforsch 46:101–115
Vogt P, Rüttner JR (1977) Das Cor pulmonale aus pathologisch-anatomischer Sicht. Schweiz Med Wochenschr 107:549–553
Wangler RD, Peters KG, Marcus ML, Tomanek RJ (1982) Effects of duration and severity of arterial hypertension and cardiac hypertrophy on coronary vasodilator reserve. Circ Res 51:10–18
Warmuth H, Fleischer M, Themann H (1978) Feinstrukturell-morphometrische Befunde an der Kammerwand hypertrophierter menschlicher Ventrikel. Virchows Arch [Pathol Anat] 380:135–147
Weber HWE (1962) Primäre parietale Endokarditis im südlichen Afrika. Z Kreislaufforsch 51:239–251
Weiss M, Drusin R, Fenoglio JJ (1979) Chronic myocarditis and cardiomyopathy: A clinical-pathological study. Circulation [Suppl II] 59/60:609
Weiss-Carmine S (1957) Die Endocarditis parietalis fibroplastica mit Bluteosinophilie (Löffler) und ihre Stellung im Rahmen der Parietalendokardfibrosen. Schweiz Med Wochenschr 26:890–898
Whitehead R (1965) Isolated myocarditis. Br Heart J 27:220–230
Report of the WHO/ISFC task force (1980) on the definition and classification of cardiomyopathies. Br Heart J 44:672–673
Wiegand V, Neuhaus KL, Kreuzer H (1982) Postoperative Dilatation des linken Ventrikels bei hypertropher obstruktiver Kardiomyopathie. Z Kardiol 71:323–325
Wiener J, Giacomelli F, Loud AV, Anversa P (1979) Morphometry of cardiac hypertrophy induced by experimental renal hypertension. Am J Cardiol 44:919–929
Winkler B, Schaper J, Thiedemann KU (1977) Hypertrophy due to chronic volume overloading in the dog heart. A morphometric study. Basic Res Cardiol 72:220–227
Wollenberger A, Schulze W (1962) Über das Volumenverhältnis von Mitochondrien zu Myofibrillen in chronisch überlasteten hypertrophierten Herzen. Naturwissenschaften 49:161–162
Wright J, Calkins E (1981) Clinical-pathologic differentiation of common amyloid syndromes. Medicine 60:429–448

Die Regulation der Proteinsynthese am normalen Herzen und unter pathologischen Bedingungen

J. ZÄHRINGER

Mit 7 Abbildungen und 9 Tabellen

A. Einleitung

Im Verlauf der Evolution wie auch der individuellen Ontogenese einzelner Säugetiere und des Menschen spielt die Anpassung des Herzmuskels an die jeweiligen Erfordernisse des Kreislaufs eine entscheidende Rolle.

Tabelle 1 zeigt, daß während der Evolution die Herzgröße eines Säugetiers an die hämodynamischen Erfordernisse seines jeweiligen Lebens und Lebensstils ausgezeichnet adaptiert wurde: Bei Säugetieren, deren Leben (und Überleben) ausdauernde, muskuläre Aktivität erfordert, besteht ein wesentlich höheres Ver-

Tabelle 1. Herzgewicht, Zelldurchmesser und Polyploidie verschiedener Spezies. (Modifiziert nach ZAK 1974 und REINDELL et al. 1978)

Spezies	Relatives Herzgewicht (Herzgewicht × 100/Körpergewicht)	Zelldurchmesser (μ)	Polyploidie		
			2C	4C	>4C
Zebra	1,42				
Gazelle	1,10				
Wolf	1,08				
Hund					
Haushund	0,79	15	93–98	2–7	–
untrainierter Greyhound	1,19–1,34				
trainierter Greyhound	1,36–1,73				
Pferd	0,55–0,83				
Schaf	0,53	14			
Wal	0,47	11–17			
Schwein	0,45	14	79–82	14	7
Mensch	0,43–0,59	14–16	20	50	40
Rind	0,39	15–18	93–98	2–7	–
Flußpferd	0,34	15			
Ratte	0,26–0,34	12–15	98	2	–
Kaninchen	0,21	17	93–98	2–7	–

hältnis Herzgewicht/Körpergewicht als bei Tieren, deren Lebensstil gemächlicher verläuft (ZAK 1974).

Ebenso spiegelt das Wachstum des Herzmuskels während der Ontogenese einzelner Säugetiere und des Menschen die wachsenden Anforderungen des Organismus an die Pumpfunktion des Herzmuskels wider (ZAK 1974; ZAK u. RABINOWITZ 1979).

Evolutionäre und ontogenetische Wachstumsvorgänge des Herzmuskels sind genetisch determiniert und werden während der Embryogenese und der postnatalen Entwicklung durch verschiedene Umweltfaktoren (Training, Volumen- oder Druckbelastung des Myokards, Anämie, Hyperthyreose, etc.) modifiziert (ZAK 1974; ZAK u. RABINOWITZ 1979). Bei all diesen Prozessen spielen Synthese und Degradation myokardialer Proteine und deren adaptive Regulation eine zentrale Rolle.

In dieser Übersicht werden die Beziehungen zwischen myokardialer Genexpression und Proteinsynthese einerseits und Veränderungen der myokardialen Funktion andererseits untersucht.

Zunächst werden die allgemeinen Mechanismen eukaryonter Genexpression beschrieben. Anschließend wird auf Genexpression und Proteinsynthese am normalen Herzmuskel eingegangen. In einem weiteren Abschnitt wird die Modifikation der myokardialen Proteinsynthese unter dem Einfluß verschiedener, natürlicher Faktoren (Alter, Ernährung, Hormone) analysiert. Im abschließenden Abschnitt werden dann Veränderungen der myokardialen Proteinsynthese bei verschiedenen Herzmuskelerkrankungen und deren Bedeutung bei der Pathogenese dieser Erkrankungen untersucht.

B. Regulation der Proteinsynthese am normalen Herzmuskel

I. Genexpression und Proteinsynthese in eukaryonten Zellen

1. Einleitung

Seit den klassischen Untersuchungen von WATSON u. CRICK (1953) und JACOB u. MONOD (1961) hat eine Vielzahl experimenteller Arbeiten dazu beigetragen, die Mechanismen der Genexpression in eukaryonten Organismen aufzuklären. Eine Übersicht über die wichtigsten Schritte der Genexpression ist in Abb. 1 dargestellt und wird im folgenden näher erläutert.

2. Transskription

Die in der DNS des Zellkerns gespeicherte, genetische Information ist in einzelnen Transskriptionsabschnitten, den sog. Transcriptons (SCHERRER et al. 1979) angeordnet. Jede Eukaryontenzelle enthält bis zu ca. 2×10^5 Transcriptons, jedes Transcripton enthält eine oder mehrere, codierende DNS-Sequenzen (= „Gene“ im eigentlichen Sinne) (SCHERRER et al. 1979). Die einzelnen Gene sind voneinander durch strukturelle DNS-Sequenzen (= DNS ohne codierende Information) getrennt, aber auch Teile der einzelnen Gene selbst sind oft durch zwischengelagerte, nicht-codierende DNS-Sequenzen (Introns) räumlich voneinander ge-

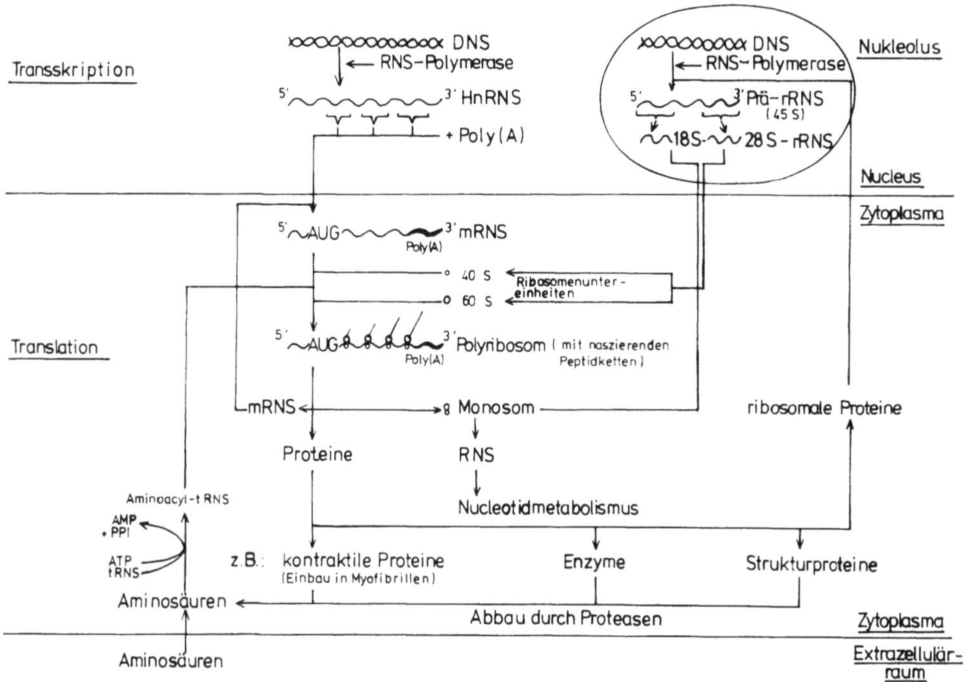

Abb. 1. Schematische Darstellung der Organisation der Genexpression in eukaryonten Zellen

trennt (Abelson 1979; Scherrer et al. 1979). Erst im Verlauf der im Zellkern stattfindenden Entwicklung der heteronukleären RNS (HnRNS) zu Messenger-RNS (mRNS) (s. unten) werden sie wieder zu einer funktionellen Einheit (mRNS) aneinandergefügt (Abelson 1979; Scherrer et al. 1979).

DNS bzw. die einzelnen Transcriptons werden mit Hilfe der DNS-abhängigen RNS-Polymerase in HnRNS transskribiert (Abelson 1979; Brawerman 1974; Chambon 1975; Darnell 1976; Perry 1976; Scherrer et al. 1979). Die HnRNS liegt stets als Komplex mit einer Reihe nukleärer Proteine vor (sog. HnRNP) (Heinrich et al. 1978; Stevenin u. Jacob 1979). Circa 95% der HnRNS verbleiben im Zellkern und werden dort wieder abgebaut (Scherrer et al. 1979). 1–10% der HnRNS (die primäre Prä-mRNS) wird nach Addition von Poly(A) ans 5′-Ende, Entfernung intervenierender Sequenzen, „Capping" des 3′-Endes und Methylierung als nunmehr funktionsfähige mRNS ins Zytoplasma transportiert (Abelson 1979; Brawerman 1974; Darnell 1976; Perry 1976; Scherrer et al. 1979). Jede Zelle enthält ca. 10^3–2×10^4 verschiedene mRNS-Moleküle (Perry 1976).

Unabhängig von diesen Vorgängen erfolgt an der im Nukleolus befindlichen DNS die Transskription der für die ribosomale RNS (rRNS) codierenden Gensequenzen (Chambon 1975; Perry 1976). Das entstandene, primäre Transskriptionsprodukt ist die Prä-rRNS (Sedimentationskonstante 45S), die neben sog. „Spacer-RNS"-Sequenzen die Sequenzen der 18S und 28S rRNS enthält (Perry 1976). Die im Zytoplasma synthetisierten, ribosomalen Strukturproteine werden in den Nukleolus transportiert und lagern sich an die Prä-rRNS an (Chambon

1975; PERRY 1976; WOOL 1979). Durch enzymatische Spaltung entstehen aus der Prä-rRNS die 18S und 28S rRNS, die zusammen mit den an sie gebundenen, ribosomalen Strukturproteinen ins Zytoplasma transportiert werden und dort als 40S und 60S Ribosomenuntereinheiten in den Ribosomenuntereinheiten-Pool eingehen (CHAMBON 1975; PERRY 1976).

Die 40S Ribosomenuntereinheit enthält 30 Strukturproteine, die 60S Untereinheit 39 (NOMURA et al. 1974; SHERTON u. WOOL 1972; WOOL 1979).

3. Translation

Im Zytoplasma der einzelnen Gewebe liegen unterschiedliche Mengen (10–80%) der vom Nukleus ins Zytoplasma transportierten mRNS in Form nicht-translatierter, freier mRNS vor (CIVELLI et al. 1980; ZÄHRINGER et al. 1976a, b). Erst nach Anlagerung der 40S und 60S Ribosomenuntereinheiten kann die mRNS in die Aminosäurensequenz der zu synthetisierenden Proteine translatiert werden.

Die Geschwindigkeit der Translation wurde in vivo und in vitro gemessen. Sie beträgt bei 25° C 0,8 Aminosäuren pro Sekunde für die Translation von Ovalbumin-mRNS und Hämoglobin-mRNS in vitro (LODISH u. JACOBSEN 1972; PALMITER 1973), bei 37° C 4–5 Aminosäuren pro Sekunde für die Translation von Hämoglobin-mRNS (HUNT et al. 1972) und Myosin-mRNS (MORRIS et al. 1972) in vitro. In intakten Zellen wurden Werte von 1–6 Aminosäuren pro Sekunde gemessen (DINTZIS 1961; HUNT et al. 1969; LINGREL u. BORSOOK 1963; PALMITER 1975; SCORNIK 1974).

Bei 10^3–2×10^4 verschiedenen mRNS-Molekülen (PERRY 1976; SCHERRER et al. 1979) reicht die in der mRNS-Population einer Zelle enthaltene Information für die Synthese ebenso vieler, verschiedener Proteine.

Die Länge der jeweiligen mRNS, charakterisiert durch ihre Sedimentationskonstante bzw. ihr Molekulargewicht sowie durch die an sie gebundene Anzahl von Ribosomen, ist direkt proportional der Länge des zu synthetisierenden Proteins (ZÄHRINGER 1979).

Untersuchungen verschiedener Arbeitsgruppen zeigten, daß zytoplasmäre mRNS stets als mRNS-Protein-Komplex vorliegt (= mRNP) (JAIN et al. 1979; MAUNDRELL et al. 1979; SPIRIN 1979).

Tabelle 2 gibt eine Übersicht über die verschiedenen Faktoren, deren koordiniertes Zusammenwirken bei Initiation, Elongation und Termination der Proteinsynthese erforderlich ist (THOMAS et al. 1981; RICHTER u. ISONO 1977). Inhibierende und stimulierende Substanzen können die Translation an jedem dieser Teilschritte entscheidend beeinflussen.

Nach Fertigstellen der Proteinkette lösen sich die Ribosomen von der mRNS ab und zerfallen in ihre 40S und 60S Untereinheiten. Die neusynthetisierten, ribosomalen Strukturproteine werden in den Nukleolus transportiert (s. oben), die übrigen, neusynthetisierten Proteine (Enzyme, Membranproteine, myofibrilläre Proteine, mitochondriale Proteine etc.) an den jeweiligen Ort ihrer Funktion (BLOBEL 1980).

Aus der Zelle sezernierte Proteine werden im allgemeinen von membrangebundenen Polyribosomen und deren mRNS synthetisiert, in der Zelle retinierte

Tabelle 2. Reaktionspartner bei der Translation von mRNS in Protein. (Modifiziert nach ZÄHRINGER 1979)

Reaktionsabschnitt	Reaktionspartner
Kettenstart (Initiation)	Formyl-methionyl-tRNS mRNS (AUG-Codon) mRNS (Ribosomenbindungsabschnitt) Ribosomenuntereinheiten (40S und 60S) Initiationsfaktoren Mg^{++} GTP
Kettenverlängerung (Elongation)	mRNS im Verbund mit Ribosomen (Polysom) und der naszierenden Peptidkette Aminoacyl-tRNS Elongationsfaktoren GTP Mg^{++}, K^{+}
Kettenabschluß (Termination)	mRNS (Terminationscodon) mit Ribosomen und fertiggestellter Proteinkette Terminationsfaktor Dissoziationsfaktor Peptidyltransferase GTP

Proteine von freien Polyribosomen und deren mRNS (Übersicht bei ZÄHRINGER et al. 1977a).

Eine Sonderstellung nehmen die mitochondrialen Proteine ein. Mitochondrien verfügen über eine eigene, doppelsträngige, zirkuläre DNS (PIKO u. MATSUMOTO 1977; RAJAMANICKAM et al. 1979; SANGER 1981; WINTERSBERGER 1978), die bis zu 50% D-Loops enthält (GILBERT u. DRESSLER 1968; KASAMATSU et al. 1974; ZAK et al. 1980). Weiterhin enthalten sie sämtliche für Transskription und Translation benötigten Enzymsysteme. Die Nukleotidsequenz der mitochondrialen DNS ist kürzlich aufgeklärt worden (SANGER 1981) und besteht aus ca. 16000 Nukleotidpaaren. Das Molekulargewicht der mitochondrialen DNS ist ca. 1×10^7 Daltons (BORST 1972; HIRSCH u. PENMAN 1973; SANGER 1981; WINTERSBERGER 1978). Die mitochondriale DNS enthält ca. 35–38 Gene (SANGER 1981), die die genetische Information für die mitochondriale rRNS (12S und 16S rRNS) (ASHWELL u. WORK 1970; BORST 1981; HIRSCH u. PENMAN 1973; ROBBERSON et al. 1971; SANGER 1981), tRNS (22–23 verschiedene, mitochondriale tRNS-Spezies) (BORST 1981; SANGER 1981) und für ca. 8 verschiedene, mitochondriale mRNS-Gruppen enthalten (HIRSCH u. PENMAN 1973; SANGER 1981). Die mitochondriale mRNS codiert für diejenigen mitochondrialen Proteine, die ausschließlich innerhalb der Mitochondrien synthetisiert werden (10–13 Proteine, vorwiegend Glykoproteine der inneren Mitochondrienmembran) (ALONI u. ATTARDI 1971; ASHWELL u. WORK 1970; BORST 1981; CASEY et al. 1972; HALBREICH u. RABINOWITZ 1971; HIRSCH u. PENMAN 1973; HOLLENBERG et al. 1969; MUNRO u. STEINERT 1975; NASS u. BUCK 1970; RABINOWITZ

1973; SANGER 1981). Hierzu gehören u.a. die Untereinheit 6 der mitochondrialen ATPase, die Untereinheiten 1, 2 und 3 der Cytochrom c-Oxidase, sowie Cytochrom b (TZAGOLOFF et al. 1979; BORST 1981; SANGER 1981). Die übrigen 90% der mitochondrialen Proteine werden an zytoplasmatischen, freien Polyribosomen synthetisiert und anschließend in die Mitochondrien eingeschleust (SCHATZ et al. 1981).

Der genetische Code der Mitochondrien ist deutlich verschieden vom normalen, genetischen Code (SANGER 1981). Die Organisation der mitochondrialen Proteinsynthese zeigt Ähnlichkeiten zu der von prokaryonten Organismen, wie z.B. in der Größe der Ribosomen (60S), der Inhibierbarkeit durch Chloramphenicol und der fehlenden Inhibierbarkeit durch Cycloheximid (PERLMAN et al. 1973). Da die mitochondriale mRNS von HeLa-Zellen jedoch ähnlich der mRNS eukaryonter Zellen ein Poly(A)-Segment von 50–80 Nukleotiden enthält (HIRSCH u. PENMAN 1973; PERLMAN et al. 1973) und mRNS aus prokaryonten Zellen (Bakterien) generell keine Poly(A)-Sequenz besitzt (PERRY 1976), erscheint eine evolutionsmäßige Herkunft der Mitochondrien aus Bakterien, wie manchmal geäußert, zweifelhaft (MUNRO u. STEINERT 1975; PERLMAN et al. 1973).

4. Post-translationäre Proteinmodifikationen

Nach ihrer Synthese werden viele der neusynthetisierten Proteine, insbesondere die aus der Zelle sezernierten Proteine, noch modifiziert. Abspaltung kürzerer oder längerer Peptidketten von Präkursormolekülen, Glykosylierung, Acetylierung, Phosphorylierung etc. sind einige der dabei eingeschlagenen Wege. Diese Vorgänge sind in Übersichtsarbeiten bereits detailliert dargestellt (CAMPBELL u. BLOBEL 1976; GALLOP u. PAZ 1975; HEW u. YIP 1976; KIVIRIKKO u. RISTELI 1976; MUNRO u. STEINERT 1975; PETERS 1977; SCHREIBER u. URBAN 1978; SHORE u. TATA 1977; ZÄHRINGER et al. 1977a). Da am Herzmuskel zu diesem Thema noch keine Arbeiten vorliegen und der Schwerpunkt der vorliegenden Arbeit auf dem Gebiet der RNS- und Protein-Neusynthese liegt, soll hier auf dieses wichtige Kapitel des zellulären Proteinmetabolismus nicht näher eingegangen werden.

5. Organspezifische Besonderheiten

Alle vorliegenden Arbeiten deuten darauf hin, daß im generellen Ablauf von Transskription und Translation in eukaryonten Zellen grundsätzlich nur geringe Unterschiede bestehen.

Einer dieser Unterschiede liegt darin begründet, daß in manchen Organen, wie z.B. der Leber sowie in exokrinen und endokrinen Organen, der Großteil der neusynthetisierten Proteine aus der Zelle sezerniert wird, in anderen Organen (z.B. Herz) diese dagegen in der Zelle retiniert werden. Diese Aufgabe wird vom jeweiligen Organ, bzw. der Organzelle, durch eine spezielle, intrazelluläre Organisationsform der Proteinsynthese gelöst: Sezernierte Proteine werden von membrangebundenen Polyribosomen, retinierte Proteine von frei im Zytoplasma liegenden Polyribosomen synthetisiert (Übersicht bei ZÄHRINGER et al. 1977a).

Da im Herzmuskel nur retinierte Proteine synthetisiert werden, liegen mRNS und Polyribosomen überwiegend (bis 90%) in freier, nicht-membrangebundener Form vor, während in der Leber, als typischem Vertreter eines Organs mit vorwiegend sezernierten Proteinen, 71–88% der Polyribosomen und mRNS in membrangebundener Form vorhanden sind (ZÄHRINGER 1979; ZÄHRINGER et al. 1979; ZÄHRINGER u. KANDOLF 1980; ZÄHRINGER 1981a).

Untersuchungen zur individuellen Regulation der Expression spezifischer Gene in einzelnen Geweben wurden durch die neuentwickelten Techniken der Synthese von cDNS und der Genklonierung durchführbar, befinden sich jedoch noch im Anfangsstadium.

II. Genexpression und Proteinsynthese am Herzmuskel

1. Einleitung

60–70% der im Herzmuskel vorhandenen Zellen sind Bindegewebszellen, 30–40% Herzmuskelzellen (Myozyten), die jedoch 70–80% des myokardialen Volumens repräsentieren (ADLER u. SANDRITTER 1980; ANVERSA et al. 1980; GROVE et al. 1969; HAGOPIAN et al. 1975; SANDRITTER 1977). ADLER u. SANDRITTER (1980) bestimmten die absolute Zellzahl im Rattenmyokard: $8,6 \times 10^6$ Myozyten und $31,4 \times 10^6$ Bindegewebszellen.

46–55% des zellulären Volumens der Myozyten bestehen aus Myofibrillen, 30–38% aus Mitochondrien, 10% aus Membranen des sarkoplasmatischen Retikulums, 8% aus Glykogen, Golgi-Apparat, Fetttropfen, etc. und 2% aus Zellkernen (ANVERSA et al. 1980; DATTA u. SILVER 1975; HAGOPIAN et al. 1975; PAGE et al. 1972, 1974).

Herzmuskelzellen sind Zellen, die sich im Erwachsenenmyokard nicht mehr teilen (MORGAN et al. 1974) und mit zunehmendem Alter eine steigende Polyploidisierung aufweisen (ADLER u. SANDRITTER 1980): Bis zum 7. Lebensjahr sind beim Menschen 80–90% aller Herzmuskelzellen diploid, im Herzmuskel des Erwachsenen dagegen nur noch 20–30%, 60% der Zellen sind jetzt tetraploid (ADLER u. SANDRITTER 1980; SANDRITTER 1977).

Nach der Geburt nimmt die myokardiale DNS-Synthese und mitotische Aktivität kardialer Myozyten kontinuierlich ab und sistiert nach 3–4 Wochen nahezu völlig (ZAK u. RABINOWITZ 1979). Gleichzeitig wird eine Aktivitätsabnahme der DNS-Polymerase (CLAYCOMB 1975, 1977; DOYLE et al. 1974) und der Thymidinkinase (CLAYCOMB 1975) beobachtet. Eine kürzlich beschriebene Methode zur Trennung der Zellkerne der eigentlichen Myozyten von denen der Nicht-Myozyten (CUTILLETTA et al. 1977, 1978a) erlaubt ein detailliertes Studium dieser Vorgänge im Hinblick darauf, welche der beschriebenen Veränderungen sich in den Myozyten selbst abspielen.

Die intrazellulären, myokardialen Hauptproteine (kontraktile Proteine, Strukturproteine, Cytochrome) haben Halbwertszeiten von 5–12 Tagen (ZÄHRINGER 1979; ZAK 1977) und befinden sich im normalen Herzmuskel in einem steady state. Wachstum oder Reparationsvorgänge an geschädigten Herzmuskelzellen müssen daher generell von einem Überwiegen der Synthese über den Abbau dieser Proteine ausgehen.

2. Myokardiale Proteinsynthese in vivo

Techniken zur Quantifizierung zellulärer Proteinsyntheseraten in vivo sind in mehreren Übersichten ausführlich diskutiert worden (McFARLANE 1975; SCHREIBER u. URBAN 1978). Verschiedene Arbeitsgruppen beschrieben die Anwendung dieser Methoden am Herzmuskel in situ, am perfundierten Herzmuskel, bei in vitro inkubierten Herzmuskelstreifen und in Herzmuskelzellkulturen (AUMONT et al. 1980a; CHAIN u. SENDER 1973; DAVID u. AVI-DOR 1975; EVERETT et al. 1979; GEARY u. FLORINI 1972; GIBSON u. HARRIS 1976; HENNEY et al. 1980; JEFFERSON et al. 1974; KAPLAN u. RICHMAN 1973; MEERSON et al. 1978; MORGAN u. RANNELS 1975; MORGAN et al. 1971a, b, 1974; MORKIN et al. 1972; PETERSON et al. 1973, 1974; RAVID et al. 1980; SANFORD et al. 1978; SCHREIBER et al. 1974a, b, 1982; STRINGFELLOW u. BRACHFELD 1970; SWYNGHEDAUW et al. 1980; ZIMMER u. GERLACH 1977; ZAK et al. 1979a, b).

Tabelle 3 zeigt eine Übersicht über die in vivo gemessenen, myokardialen Proteinsyntheseraten. Mehrere Autoren (AUMONT et al. 1980a; O'HARA et al. 1981; SCHREIBER et al. 1974a, b, 1982; SCHREIBER u. URBAN 1978; ZAK et al. 1979a, b) hatten darauf hingewiesen, daß zur zuverlässigen Interpretation von Aminosäureninkorporationsstudien in vivo die spezifischen Radioaktivitäten der unmittelbaren Präkursorenpools gemessen werden müssen (intrazellulärer Aminosäurenpool, Aminoacyl-tRNS-Pool), zumal Änderungen dieser Pools bei Herzmuskelerkrankungen beschrieben worden sind (STRINGFELLOW u. BRACHFELD 1970; ZIMMER et al. 1972).

3. Myokardiale Proteinsynthese in vitro

a) Isolierung und Charakterisierung myokardialer Polyribosomen und mRNS

Die Isolierung, Charakterisierung und zellfreie Translation von Polyribosomen und mRNS aus verschiedensten Organen hat während der letzten zwei Jahrzehnte ein Verständnis der grundlegenden Mechanismen von Genexpression und Proteinsynthese aus molekularbiologischer Sicht ermöglicht (vgl. B.I).

Eine direkte Übertragung der hierbei benutzten Methoden auf Herzmuskel war durch die spezielle, durch die Myofibrillen bedingte, rigide Architektur der Herzmuskelzelle nicht möglich (ZÄHRINGER et al. 1981a). In mehreren Arbeiten konnten wir kürzlich jedoch Methoden zur Isolierung intakter, myokardialer Polyribosomen und mRNS im Detail beschreiben (ZÄHRINGER u. HÖFLING 1980; ZÄHRINGER et al. 1980, 1981b; ZÄHRINGER 1981a).

Der extrahierbare Gehalt an myokardialer mRNS betrug $21{,}3 \pm 4{,}5$ µg/g Herz (ZÄHRINGER et al. 1981a). Die erhaltene Polyribosomenausbeute (865 ± 80 µg/g Herz) liegt um 50–500% höher als bei den bisher verwandten Methoden (vgl. HJALMARSON et al. 1975; MEERSON et al. 1974; MORGAN et al. 1971b). Durch Hybridisierung myokardialer mRNS an (^{3}H)Poly(U) (ZÄHRINGER 1981a, b) wurde nachgewiesen, daß der tatsächliche, myokardiale Gehalt an mRNS im Vergleich zu dem extrahierbaren, myokardialen mRNS-Anteil noch um ein Mehrfaches höher liegt, d.h. daß auch mit diesen Methoden nur ein Teil der myokardialen mRNS isolierbar ist, der Rest geht während der Aufarbeitung verloren (ZÄHRINGER 1981a, b; ZÄHRINGER u. KLAUBERT 1982;

Tabelle 3. In vivo gemessene, myokardiale Proteinsyntheseraten[a]

Experimentelle Situation	Tieralter (bzw. Gewicht)	Myokardiale Aminosäureninkorporation		Autor
		(pMol/h/mg Protein)	(Präkursor)	
Herzmuskel in situ				
Hund	15–25 kg	1250–3750	Tyrosin, Leucin	Everett et al. (1979), Peterson et al. (1974)
Ratte	4 Monate	2800	Glycin	Zimmer et al. (1980), Zimmer u. Gerlach (1977)
Ratte	2–3 Monate	45	Leucin	Rawat (1979)
Ratte	2 Monate	1200	Phenylalanin	Sanford et al. (1978)
Kaninchen	2,7–3,2 kg	25,6	Lysin	Morkin et al. (1972)
Isoliert perfundierter Herzmuskel				
Ratte	50 Tage	60–160	Glycin	Chain u. Sender (1973)
Ratte		2	Phenylalanin	Gibson u. Harris (1976)
Ratte	90 Tage	1200	Phenylalanin	Jefferson et al. (1971, 1974)
Ratte		800–1050	Phenylalanin	Morgan et al. (1971a, 1974)
Ratte		800	Phenylalanin	Morgan u. Rannels (1975)
Ratte		560	Phenylalanin	Rannels et al. (1977)
Ratte	50–200 Tage	15	Leucin	Stringfellow u. Brachfeld (1970)
Meerschweinchen	250–300 g	400–1100	Lysin	Schreiber et al. (1972, 1974a)
Maus	1–25 Monate	600–2600	Leucin	Geary u. Florini (1972)
Herzmuskelzellstreifen				
Ratte	60 Tage	0,8–5,2	Leucin	Kaplan u. Richman (1973)
Herzmuskelzellkultur				
Ratte	2–3 Tage	2000–10000	Leucin	David u. Avi-Dor (1975)
Ratte	2 Tage	3600–8000	Leucin	Ravid et al. (1980)

[a] Bei den Werten handelt es sich um Aminosäureninkorporationsdaten, wobei die Inkorporation der jeweilig verwendeten Aminosäure als pMol/h/mg myokardiales Protein angegeben ist. Zur Berechnung der tatsächlichen Proteinsyntheserate müßten diese Werte durch den prozentualen Anteil der jeweiligen Aminosäure am myokardialen Proteinhydrolysat dividiert werden. Diese Werte stehen jedoch aus der zitierten Literatur nicht zur Verfügung

Zähringer et al. 1982). Metafora et al. (1980) erhielten ähnliche mRNS-Ausbeuten bei der Isolierung der mRNS aus Skelettmuskel (26 µg/g Skelettmuskel). Schließlich wurde von Arnold u. Siddiqui (1979) vor kurzem eine Methode zur Isolierung spezifischer Myosin-Leicht-Ketten-mRNS aus embryonalem

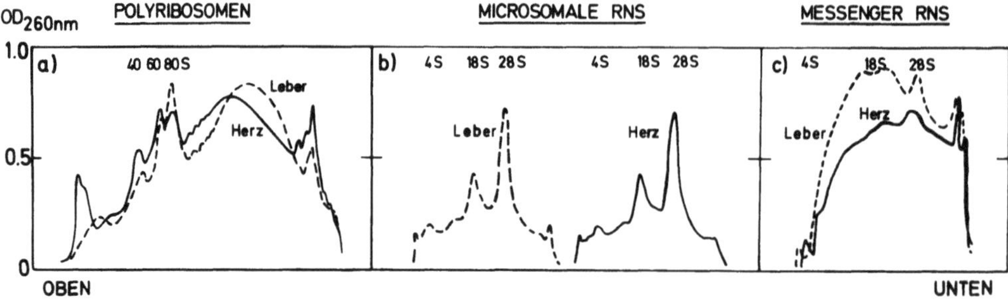

Abb. 2. Sedimentationsanalyse von Polyribosomen (*a*), mikrosomaler RNS (*b*) und Messenger-RNS (*c*) aus Herz (——) und Leber (---) auf kontinuierlichen Sucrose-Gradienten. Ausführliche Versuchsdetails sind anderweitig beschrieben (ZÄHRINGER et al. 1981a; ZÄHRINGER 1981a, b)

Hühnerherzmuskel mitgeteilt, wobei die erhaltene Menge an Myosin-Leicht-Ketten-mRNS der in unseren Untersuchungen beobachteten Menge entspricht (ZÄHRINGER 1981a, b) (vgl. B.II.3b).

Eine Analyse des Sedimentationsverhaltens der mit diesen Methoden isolierten, myokardialen Gesamt-RNS, mRNS und Polyribosomen auf Sucrose-Gradienten demonstriert deren strukturelle Integrität (Abb. 2) (ZÄHRINGER u. HÖFLING 1980; ZÄHRINGER et al. 1980, 1981a). Das beobachtete Sedimentationsverhalten entspricht demjenigen von mikrosomaler RNS, mRNS und Polyribosomen aus Leber (Abb. 2) (vgl. auch BLOBEL u. POTTER 1967; MUNRO u. STEINERT 1975; ZÄHRINGER et al. 1977a, 1981a; ZÄHRINGER 1981a), und aus anderen Organen (BALIGA et al. 1976; MONDAL et al. 1974; OUELLETTE et al. 1976; PRZYBYLA u. STROHMAN 1974; WALL et al. 1977).

Durch Hybridisierung myokardialer mRNS an (^{3}H)Poly(U) konnte die myokardiale mRNS hinsichtlich ihres Poly(A)-Gehalts und der Länge ihrer Poly(A)-Sequenz näher charakterisiert werden (ZÄHRINGER 1981a; ZÄHRINGER et al. 1982). Die erhaltenen Werte für die myokardiale mRNS [4,3% Poly(A)-Gehalt, Länge der Poly(A)-Sequenz ca. 88 Nukleotide] entsprechen den Werten anderer mRNS-Präparationen (Lit. in ZÄHRINGER 1981a, b). 25–50 ng myokardiale mRNS konnten durch Hybridisierung an (^{3}H)Poly(U) in Proben mit unbekanntem mRNS-Gehalt zuverlässig nachgewiesen werden.

b) Zellfreie Synthese myokardialer Proteine

Die zellfreie Translation isolierter Polyribosomen und mRNS wird gewöhnlich zum Beweis ihrer funktionellen Integrität herangezogen. Als Parameter dient der Nachweis zellfrei synthetisierter, kompletter Proteine, für die die jeweiligen Polyribosomen oder mRNS-Präparationen codieren.

Polyribosomen werden im allgemeinen in Gegenwart der sog. pH-5-Enzyme und eines Energie-regenerierenden Systems translatiert (BALIGA et al. 1968; MUNRO et al. 1975), mRNS in verschiedenen, zellfreien Systemen, von denen jedoch nur das supplementierte Kaninchen-Retikulozyten-Lysat-System und das Weizenkeimsystem praktische Bedeutung erlangten.

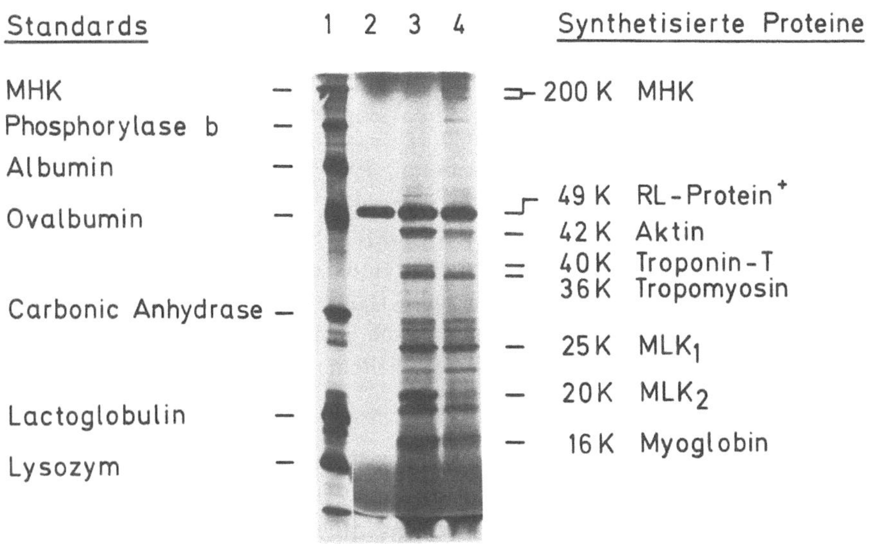

Abb. 3. Zellfreie Synthese myokardialer Proteine durch myokardiale mRNS (Lauf 3) und Polyribosomen (Lauf 4) im Retikulozyten-Lysat-System. Myokardiale mRNS (1 µg) und Polyribosomen (30 µg) wurden im mRNS-abhängigen Retikuloyzten-Lysat-System translatiert, die zellfrei synthetisierten Proteine durch 10%-SDS-Polyacrylamid-Slabgel-Elektrophorese aufgetrennt und durch Fluorographie sichtbar gemacht. *Lauf 1* Radioaktive MG-Standards, *Lauf 2* keine mRNS (Kontrollinkubation) (26000 Zpm), *Lauf 3* myokardiale mRNS (52000 Zpm), *Lauf 4* myokardiale Polyribosomen (46000 Zpm)

Wir haben in unseren Untersuchungen über die zellfreie Translation myokardialer Polyribosomen und mRNS im wesentlichen das mRNS-abhängige Retikulozyten-Lysat-System und das Weizenkeimsystem benutzt, bei der Translation der Polyribosomen alternativ auch das pH-5-Enzym-System. Die optimalen Bedingungen für die Translation myokardialer Polyribosomen und mRNS in diesen Systemen wurden verschiedentlich ausführlich beschrieben (Zähringer et al. 1981a; Zähringer 1981b).

Von den zur Verfügung stehenden Methoden zur Identifizierung der zellfrei synthetisierten Proteine (Übersichten bei Zähringer et al. 1977a; Zähringer 1981a) verwandten wir die Kombination von SDS-Polyacrylamid-Slabgel-Elektrophorese (Maizel 1971) und anschließender Fluorographie des gefärbten und wieder entfärbten Gels (Bonner u. Laskey 1974). Im Fall von Aktin wurde zusätzlich auch noch die chemische Isolierung von neusynthetisiertem Aktin aus dem Inkubationsassay benutzt (Zähringer u. Klaubert 1982).

Wir konnten zeigen (Zähringer et al. 1981a; Zähringer 1981a, b), daß alle wesentlichen, myofibrillären Proteine (Myosin, Aktin, Troponin, Tropomyosin) sowie Myoglobin zellfrei synthetisiert werden können (Abb. 3). Gleichzeitig konnte der myokardiale Gehalt an verschiedenen, spezifischen mRNS-Spezies bestimmt werden (Myosin-mRNS für MHK und MLK 1+2, Aktin-mRNS, Tropomyosin-mRNS, Troponin-T-mRNS, Myoglobin-mRNS). Die myokardiale MHK-mRNS entspricht 3,5% der gesamten, myokardialen mRNS, die Aktin-mRNS 5,1%, die Tropomyosin-mRNS 2,6%, die Troponin-T-mRNS

1,6%, die MLK1-mRNS 4%, die MLK2-mRNS 2,8% und die Myoglobin-mRNS 3,2% (ZÄHRINGER 1981a, b).

Diese Ergebnisse sind ähnlich den von ARNOLD u. SIDDIQUI (1979), KAHN et al. (1981), METAFORA et al. (1980) sowie von KAGEN u. LINDER (1969) mitgeteilten Beobachtungen über die zellfreie Translation von Skelettmuskel-mRNS im Retikulozyten-Lysat-System (KAHN et al. 1981; METAFORA et al. 1980) und über den Anteil von Myoglobin-mRNS (KAGEN u. LINDER 1969) bzw. MLK1-mRNS und MLK2-mRNS (ARNOLD u. SIDDIQUI 1979) an der gesamten mRNS von Skelettmuskel bzw. embryonalem Herzmuskel. In einer weiteren Arbeit (HAMMOND et al. 1979) wurde myokardiale Gesamt-RNS im Retikulozyten-Lysat-System translatiert, die elektrophoretisch separierten und autoradiographisch nachgewiesenen, neusynthetisierten Proteine jedoch nicht identifiziert.

4. Intrazelluläre Organisation der myokardialen Proteinsynthese

Die intrazelluläre Organisation der Proteinsynthese ist in Eukaryontenzellen ein komplexer Prozeß (MUNRO u. STEINERT 1975; SHORE u. TATA 1977; ZÄHRINGER et al. 1977a). Eine unterschiedliche Zellarchitektur der verschiedenen Gewebe spielt dabei eine gewichtige Rolle.

Unser gegenwärtiges Verständnis dieser Zusammenhänge gründet sich zu einem großen Teil auf die Pionierarbeit von PALADE, SIEKEVITZ und ihren Mitarbeitern an der Rockefeller Universität in New York. Durch eine Kombination elektronenmikroskopischer und biochemischer Methoden konnten sie nachweisen (PALADE u. SIEKEVITZ 1956), daß die Mikrosomenfraktion von Gewebshomogenaten aus dem intrazellulären, endoplasmatischen Retikulum stammt und aus Membransystemen besteht, an die Ribosomen angeheftet sind. Kurz darauf wurde von PALADE (1958) gezeigt, daß Zellen, die Proteine sezernieren, viel rauhes, endoplasmatisches Retikulum haben. Dagegen liegen in Zellen, die ihre neusynthetisierten Proteine in der Zelle behalten, die Ribosomen frei im Zytoplasma.

Diese Beobachtungen führten zum Konzept, daß sezernierte Proteine von membrangebundenen Polyribosomen synthetisiert werden, in der Zelle retinierte Proteine dagegen von freien Polyribosomen (BIRBECK u. MERCER 1961). Diese Hypothese wurde durch die Untersuchungen von BLOBEL u. POTTER (1967) an Rattenleber als richtig bestätigt, und später von vielen Autoren als allgemeingültig anerkannt (Übersichten bei MUNRO u. STEINERT 1975; SHORE u. TATA 1977; ZÄHRINGER et al. 1977a).

Der Nachweis einer charakteristischen Verteilung von mRNS zwischen der mikrosomalen und post-mikrosomalen Fraktion des Zytoplasmas vieler Gewebe brachte eine weitere Bestätigung für das Konzept einer wesentlichen Rolle der intrazellulären Architektur bei der Regulation der Proteinsynthese in Eukaryontenzellen. 10–80% der gesamten, zytoplasmären mRNS sind in der post-mikrosomalen Fraktion des Zytoplasmas verschiedener Gewebe in einer nicht-translatierten Form enthalten (Übersicht bei ZÄHRINGER et al. 1976a, b).

Zu diesen Ergebnissen kommt die Beobachtung, daß Mitochondrien über eine eigene, zirkuläre DNS und einen eigenen, Protein-synthetisierenden Appa-

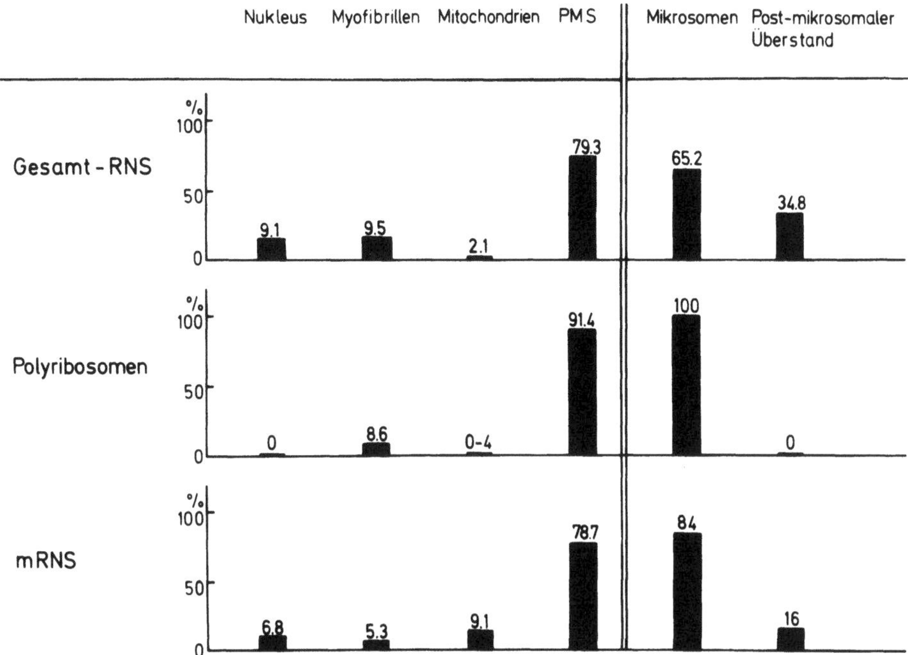

Abb. 4. Subzelluläre Verteilung vom Gesamt-RNS, Polyribosomen und mRNS im Rattenherzmuskel. Die subzellulären Kompartments des Herzmuskels (Nukleus, Myofibrillen, Mitochondrien, PMS, Mikrosomen, post-mikrosomaler Überstand) sowie die darin enthaltene Gesamt-RNS, Polyribosomen und mRNS wurden isoliert wie beschrieben (ZÄHRINGER 1981a, b; ZÄHRINGER et al. 1981a). Die in den einzelnen Kompartments enthaltenen Mengen an Gesamt-RNS, Polyribosomen und mRNS wurden als % des gesamten, myokardialen Gehalts an diesen Substanzen ausgedrückt (=Summe aus Nukleus + Myofibrillen + Mitochondrien + PMS). Der PMS wiederum setzt sich aus Mikrosomen und post-mikrosomalem Überstand zusammen, die rechte Hälfte der Abbildung zeigt demnach die Verteilung der Gesamt-RNS, Polyribosomen und mRNS innerhalb des PMS

rat mit sämtlichen, benötigten Faktoren verfügen (MUNRO u. STEINERT 1975; RABINOWITZ 1973; SANGER 1981).

Schließlich war im speziellen Falle des Herzmuskels von NARAYANAN u. EAPEN (1973a, b) postuliert worden, daß ein hoher Prozentsatz der myofibrillären Proteine durch einen speziellen Polyribosomen-Pool synthetisiert würde, der eng mit den Myofibrillen assoziiert sei oder sich sogar innerhalb der Myofibrillen befände. Im Gegensatz zu dieser Hypothese standen allerdings Arbeiten von ZAK et al. (1967), die keinen Anhalt für einen speziellen, myofibrillären RNS-Pool gefunden hatten.

Detaillierte Untersuchungen über die intrazelluläre Verteilung der myokardialen Gesamt-RNS, mRNS und Polyribosomen zeigten, daß die Mehrzahl der myokardialen Gesamt-RNS (79,3%), mRNS (78,7%) und Polyribosomen (91,4%) in der post-mitochondrialen Fraktion des Herzmuskels vorliegt (Abb. 4). Hier verteilen sie sich zwischen der mikrosomalen und post-mikrosomalen Fraktion: Bei der Gesamt-RNS sind 65,2% in der mikrosomalen Fraktion vorhanden (überwiegend rRNS) und 34,8% in der postmikrosomalen Fraktion (überwiegend tRNS). Im Fall der mRNS finden sich 84% in den Mikrosomen, 16% im post-mikrosomalen Überstand. 100% der im postmitochondrialen Überstand enthaltenen Polyribosomen sind in der mikrosomalen Fraktion enthalten, der postmikrosomale Überstand enthält lediglich Ribosomenuntereinheiten.

Zellkerne, Myofibrillen und Mitochondrien enthalten nur relativ geringe Mengen an Gesamt-RNS, mRNS und Polyribosomen (Abb. 4). Im Fall der Gesamt-RNS sind ähnliche Daten von MORGAN et al. (1971 b) mitgeteilt worden. Diese Autoren fanden, daß ca. 25% der zytoplasmären Gesamt-RNS im postribosomalen Überstand des Herzmuskelhomogenats vorliegen.

In weiterführenden Untersuchungen konnten wir zeigen (ZÄHRINGER 1981 a, b), daß im normalen Herzmuskel nur die Mikrosomen und die in ihnen enthaltenen Polyribosomen und mRNS eine bedeutsame Rolle bei der Synthese der myofibrillären Proteine spielen.

Unsere Untersuchungen widerlegten die Hypothese, daß die Myofibrillen eine wesentliche Rolle bei der Synthese ihrer eigenen Proteine spielen könnten. Sie bestätigten frühere Untersuchungen von ZAK et al. (1967), die die intrazelluläre Verteilung der myokardialen Ribosomen und Gesamt-RNS untersucht hatten, und zum Schluß gelangt waren, daß die myofibrillären Proteine nicht in enger Assoziation mit den Myofibrillen synthetisiert werden.

Der Pool nicht-translatierter mRNS, der im myokardialen, postmikrosomalen Überstand nachgewiesen wurde (Abb. 4) und ca. 16% der gesamten, zytoplasmären mRNS entspricht, enthält z.T. degradierte mRNS als Abbauprodukt der mikrosomalen mRNS, z.T. jedoch auch funktionsfähige, intakte mRNS („Reserve-mRNS“), die möglicherweise bei Zuständen erhöhten, myokardialen Proteinsynthesebedarfs zur Steigerung der myokardialen Proteinsynthese genutzt werden kann (ZÄHRINGER 1981 a). Dies ist der Situation an anderen Organen vergleichbar, bei denen sich 10–80% der zytoplasmären mRNS im postribosomalen Überstand befinden (ZÄHRINGER et al. 1976 a).

5. Isomyosine

Verschiedene myokardiale Proteine existieren in Form von Isoproteinen. Wichtigster Vertreter dieser Proteine ist das Myosin mit seinen 2 Varianten der Myosin-H-Ketten (MHCα und MHCβ). Nachdem diese Thematik bereits verschiedentlich ausführlich behandelt wurde (z.B. CHIZZONITE et al. 1983), soll hier auf dieses wichtige Thema nicht näher eingegangen werden.

C. Einfluß verschiedener Faktoren auf die Proteinsynthese des normalen Herzmuskels

I. Alter

Während der Ontogenese der Säugetiere und Primaten ist das Herzgrößenwachstum in hervorragender Weise stets an die steigenden Erfordernisse des Kreislaufsystems des wachsenden Organismus angepaßt (ZAK u. RABINOWITZ

1979). Dies kann nur durch empfindliche Regulationsmechanismen genetischer und adaptiver Art gewährleistet werden, wovon letztere sich ändernde Kreislauferfordernisse sensibel registrieren und in biochemische Wachstumsprozesse umzusetzen imstande sein müssen.

Postnatal nimmt das Gewicht des menschlichen Herzens von 15–20 g auf 270–350 g beim Erwachsenen zu (ADLER u. SANDRITTER 1980; BADEER 1980; LINZBACH 1960), bei Sportlern bis 500 g (BADEER 1980; REINDELL et al. 1978), bei pathologischer Herzmuskelhypertrophie bis 1000 g (BADEER 1980; ZAK 1974).

Daten aus verschiedenen Arbeitsgruppen zeigten, daß während der postnatalen Entwicklung der Durchmesser der myokardialen Myozyten um einen Faktor von 2–3 zunimmt, bei pathologischer Hypertrophie um weitere 30–50% (ZAK 1974). Das Verhältnis der Zellänge zum Zelldurchmesser ist 5:1 (KORECKY u. RAKUSAN 1973; LAKS et al. 1969; LINZBACH 1967; ZAK 1974). Die Zahl der Muskelzellen des menschlichen Herzens beträgt bereits kurz nach der Geburt 2×10^9 und steigt anschließend kaum mehr an (SANDRITTER 1977). Lediglich bei Herzmuskelhypertrophie kommt es zu einer weiteren Zellzunahme (ZAK 1974) und Anstieg der Myozytenzahl auf etwa 4×10^9 (SANDRITTER 1977). Dagegen nimmt die Zahl der myokardialen Bindegewebszellen von 1×10^9 nach der Geburt auf 5×10^9 beim Erwachsenen zu, bei Hypertrophie auf 10×10^9 (SANDRITTER 1977).

Die starke Herzmuskelgewichtszunahme postnatal muß durch eine starke Zunahme der myokardialen Proteinsynthese bedingt sein bzw. durch ein Überwiegen von Synthese über Degradation. Von verschiedenen Arbeitsgruppen sind daher Parameter der Transskription und Translation während Embryogenese und postnataler Entwicklung untersucht worden.

Die Myozyten des erwachsenen Herzmuskels leiten sich von Myoblasten ab, die aus dem Mesoderm stammen (ZAK 1974). Im Verlauf der Entwicklung beginnen diese Zellen mit der Synthese der myofibrillären Proteine und deren Akkumulation in Myofibrillen, gleichzeitig nimmt die mitotische Aktivität der Zellen ab (MASSE u. HARARY 1974; ZAK 1974), um 3–5 Wochen postpartal völlig zu sistieren (BISHOP 1974; BUGAISKY u. ZAK 1979; ZAK 1974; ZAK u. RABINOWITZ 1979). Dies äußert sich bei der Bestimmung der Mitoserate der Myozyten (ZAK 1974), der Einbaurate von ^{3}H-Thymidin in DNS (BUGAISKY u. ZAK 1979; CLAYCOMB 1975; DOWELL u. MCMANUS 1978) sowie der Aktivität der myokardialen RNS-Polymerase (CLAYCOMB 1975, 1978; DOYLE et al. 1974) und der Thymidinkinase (BUGAISKY u. ZAK 1979; CLAYCOMB 1975, 1978; DOYLE et al. 1974; GILLETTE u. CLAYCOMB 1974). Der allmähliche postnatale Verlust der Mitosefähigkeit der Myozyten wird auf die Akkumulation zellspezifischer Strukturen (Myofibrillen) mit Repression der DNS-Synthese zurückgeführt (RUMYANTSEV u. SNIGIREVSKAYA 1968; ZAK 1974).

Im Gegensatz zu Skelettmuskel, wo sich Mitosefähigkeit und zelluläre Proliferation einerseits und Zytodifferenzierung andererseits gegenseitig ausschließen (BISCHOFF u. HOLTZER 1969; OKAZAKI u. HOLTZER 1966; ZAK 1974), können im Herzmuskel für eine gewisse, embryonale und postnatale Zeitspanne Replikationsfähigkeit und Zytodifferenzierung nebeneinander existieren (BUGAISKY u. ZAK 1979; MASSE u. HARARY 1974; weitere Literatur bei CLAYCOMB 1975; ZAK 1974).

Tabelle 4. Altersabhängigkeit von RNS-Gehalt und Proteinsyntheserate in Skelett- und Herzmuskel

Spezies	Tieralter	RNS-Gehalt (µg/g)	RNS-Gehalt (Art der RNS)	Proteinsyntheserate (%)	Autor
Herzmuskel					
Maus	1 Monat			100	GEARY u. FLORINI (1972)
	8 Monate			70	
	25 Monate			50	
Ratte	3 Monate	300	Gesamt-RNS	100	MEERSON et al. (1978)
	24 Monate	240	Gesamt-RNS	66	
Ratte	10 Tage	100%	Gesamt-RNS		WULFF u. FRESHMAN (1961)
	12 Monate	38%	Gesamt-RNS		
	25 Monate	27%	Gesamt-RNS		
Ratte	1 Tag	6900	Gesamt-RNS		CUTILLETTA et al. (1978)
	14 Tage	2900	Gesamt-RNS		
	3 Monate	2700	Gesamt-RNS		
	6 Monate	2500	Gesamt-RNS		
Ratte	1 Tag	6200	Gesamt-RNS		ZÄHRINGER et al. (1981a)
	26 Tage	4100	Gesamt-RNS		
	45 Tage	2050	Gesamt-RNS		
	90 Tage	1980	Gesamt-RNS		
Skelettmuskel					
Ratte	26 Tage	73,1	rRNS	100	BREUER u. FLORINI (1965)
	40 Tage	19,4	rRNS		
	90 Tage	3,6	rRNS	67	
Huhn	10 Tage			100	NARAYANAN u. EAPEN (1975)
	30 Tage			45	
	90 Tage			25	
Maus	1 Tag	2400	Gesamt-RNS		SRIVASTAVA (1969)
	16 Tage	1700	Gesamt-RNS	100	
	30 Tage	1240	Gesamt-RNS	89	
	90 Tage	950	Gesamt-RNS	50	
	320 Tage	640	Gesamt-RNS	40	
Huhn	7 Tage			100	WEINSTOCK u. MARKIEWICZ (1974)
	14 Tage			75	
	35 Tage			60	
	84 Tage			45	
Ratte	25 Tage	1470	Gesamt-RNS		GIOVANNETTI u. STOTHERS (1975)
	53 Tage	1360	Gesamt-RNS		
	81 Tage	1000	Gesamt-RNS		
	109 Tage	950	Gesamt-RNS		

Durch Untersuchungen an Ratten (KATZBERG et al. 1977) und Hunden (BISHOP u. HINES 1975) ist gut dokumentiert, daß zum Zeitpunkt der Geburt noch nahezu alle Myozyten mononukleär sind, 3 Wochen postpartal bereits 55% der Zellen binukleär sind. Die Arbeitsgruppe von ADLER u. SANDRITTER (1980),

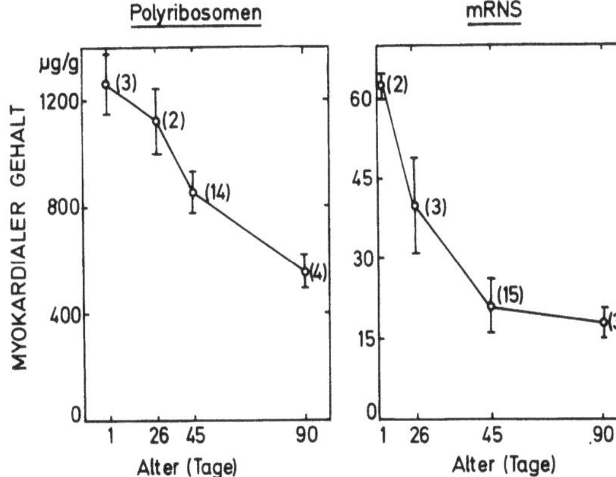

Abb. 5. Einfluß von Tieralter auf den myokardialen Gehalt an Polyribosomen (*links*) und mRNS (*rechts*). Der myokardiale Gehalt an Polyribosomen und mRNS wurde bestimmt wie beschrieben (ZÄHRINGER et al. 1981a). Bei den angegebenen Werten handelt es sich um Mittelwert ± SD (Anzahl der Aufarbeitungen mit je 10–25 Tieren pro Aufarbeitung)

SANDRITTER (1977) zeigte, daß beim Menschen mit steigendem Lebensalter die Mehrzahl der Myozyten polyploidisieren (60–80% polyploide Zellen) (vgl. Tabelle 1), ähnlich der Situation bei anderen Primaten (ZAK 1974) und im Unterschied zu anderen Säugetieren, deren Myozyten auch im Erwachsenenalter 90–98% diploid bleiben (ADLER u. SANDRITTER 1980; ZAK 1974) (vgl. Tabelle 1).

In einer Reihe von Publikationen (BREUER u. FLORINI 1965; GEARY u. FLORINI 1972; MEERSON et al.; NARAYANAN u. EAPEN 1975; SRIVASTAVA 1969; WEINSTOCK u. MARKIEWICZ 1974) wurde gezeigt, daß Skelettmuskel und Herzmuskel jüngerer Tiere im allgemeinen höhere Proteinsyntheseraten aufweisen als Muskeln älterer Tiere (Tabelle 4). Weiterhin beobachteten CUTILLETTA et al. (1978b); MEERSON et al. (1978); WULFF u. FRESHMAN (1961) sowie ZÄHRINGER (1981a) einen höheren RNS-Gehalt neugeborener und jüngerer Tiere im Vergleich zu alten Tieren (Tabelle 4). Die Abnahme des RNS-Gehalts bei älteren Tieren könnte durch eine zahlenmäßige Abnahme der für die ribosomale RNS codierenden Genabschnitte bedingt sein, wie es von JOHNSON et al. (1975) in menschlichem Myokard nachgewiesen wurde.

Bei einer Analyse der Altersabhängigkeit der myokardialen Polyribosomen- und mRNS-Spiegel zeigte sich (Abb. 5), daß neugeborene Ratten einen wesentlich höheren Polyribosomen- und mRNS-Spiegel im Herzmuskel aufweisen als jugendliche oder ältere Ratten (ZÄHRINGER 1981a, b). Dies erklärt die von anderen Autoren beobachtete Abnahme der myokardialen Proteinsynthese mit zunehmendem Lebensalter (vgl. Tabelle 4).

Da bei der zellfreien Translation myokardialer mRNS aus Babyratten bzw. aus älteren Ratten in vitro die gleichen Proteine synthetisiert werden, muß angenommen werden, daß während des postnatalen Lebensabschnitts der Versuchstiere keine entscheidenden, qualitativen Änderungen der myokardialen Genexpression stattfinden, sondern (lediglich) solche quantitativer Natur (wesentlich mehr mRNS bei den neugeborenen Tieren, s. oben). mRNS aus Babymäusen codiert dagegen für ein geringfügig anderes Proteinspektrum (ZÄHRINGER 1981a).

Andere, Alters-assoziierte Änderungen myokardialer Parameter der RNS- und Proteinsynthese waren eine Abnahme der RNS-Synthese, der Ribosomen-

Tabelle 5. Molekularbiologische Veränderungen in alternden Zellen

Regulationsebene	Primäre Veränderung	Gesamtkonsequenz
Transskription	1. ↑ Thermische Gesamtstabilität der DNS aufgrund einer Veränderung in der Zusammensetzung der an die DNS gebundenen Proteine (Verminderung der Arginin-reichen Histone → Verminderung des transskriptionsaktiven Euchromatins); daher mehr Energie benötigt für Strangseparation der DNS-Helix → ↓ Transskriptionsrate 2. ↓ „Lokale" thermische Stabilität der DNS durch eine Verminderung des intrazellulären Spermidinspiegels (notwendig für gute Transskriptionsrate) → ↓ Transskriptionsrate	↓ Transskriptionsrate → ↓ RNS-Synthese → ↓ Informationsfluß innerhalb der Zelle
	3. ↑ Fehlerrate bei der Transskription	Mehr fehlerhafte mRNS → mehr fehlerhafte Proteine mit fehlerhaften Proteinsequenzen
Translation	1. ↓ mRNS-Bindungsfähigkeit der Ribosomen 2. ↓ Gesamt-RNS-Spiegel 3. ↓ In-vitro-Translationsfähigkeit der Mikrosomen 4. ↓ Aktivität der pH5-Enzyme 5. ↓ Methylierung der tRNS 6. ↓ Aminosäurenspiegel	↓ Translationsrate → ↓ Proteinsynthese → ↓ Ersatz abgebauter, zellulärer Strukturen
Posttranslationär	1. Membranverschlechterung → ↑ Freisetzung lysosomaler Proteine mit der Fähigkeit zur Sequenzmodifikation von Proteinen	↑ post-translationäre Proteinmodifikationen → ↑ zelluläre Spiegel fehlerhafter Proteine
Sonstiges	1. ↓ Spermidinspiegel → ↓ Transskriptionsrate → ↓ Translationsrate → ↓ tRNS-Methylierung 2. ↑ 5′-Nucleotidase → ↓ AMP- und ATP-Spiegel (weniger Vorstufen für RNS-Synthese und DNS-Reparation) → ↓ Transskriptionsrate	↓ Transskriptionsrate → ↓ RNS- und Proteinsynthese

konzentration, der tRNS sowie der Degradation von RNS und Protein (CRIE et al. 1981; MEERSON et al. 1978). Schließlich wurde von THOMPSON et al. (1979) im Detail Menge und Typ der Kollagensynthese während der embryonalen Entwicklung des Hühnerherzens untersucht.

Tabelle 5 zeigt eine Synopse verschiedener, bisher beschriebener, Alters-assoziierter Veränderungen der RNS- und Proteinsynthese in verschiedenen Zellen und Geweben.

II. Ernährungszustand

1. Allgemein

Eine Reihe von Arbeiten demonstrierte die Abhängigkeit der Proteinsynthese verschiedener Organe von endogenen und exogenen Bedingungen, wie Alter, Ernährungszustand, Substratangebot, hormonellen Einflüssen, Belastung durch Operationen, Äthanolzufuhr, Umgebungstemperatur etc. (Übersicht bei AUSTIN u. CLEMENS 1981; GAMULIN u. NARANCSIK 1978; MILLWARD 1975; MORGAN et al. 1971a, b, 1974; MORGAN u. RANNELS 1975; MUNRO 1970; MUNRO et al. 1975; ROTHSCHILD et al. 1977; SCHREIBER u. URBAN 1978; WATERLOW u. GARLICK 1975; ZÄHRINGER et al. 1977a; ZÄHRINGER 1979.) Unter anderem war bekannt, daß Fasten zu einer Abnahme der Gesamt-RNS (MUNRO et al. 1964; SHAFRITZ et al. 1979) sowie der polyribosomalen RNS und Albumin-mRNS (SHAFRITZ et al. 1979) in der Leber von Versuchstieren führt.

RANNELS et al. (1978) und ZÄHRINGER (1981a) beobachteten in gehungerten Tieren eine deutliche Abnahme der myokardialen Gesamt-RNS. Von ZÄHRINGER (1981a) wurde eine deutliche Abnahme der myokardialen Polyribosomen und mRNS in gehungerten Tieren beschrieben (Abb. 6), von RANNELS et al. (1978) eine ausgeprägte Abnahme des RNS-Gehalts und der Proteinsynthese in Skelettmuskulatur. Ähnliche Beobachtungen wurden von GIOVANETTI u. STOTHERS (1975) und von NAKANO (1978) mitgeteilt. Als Ursache wird eine Ribosomen-Desaggregation in gehungerten Tieren angesehen (NAKANO 1978; RANNELS et al. 1978).

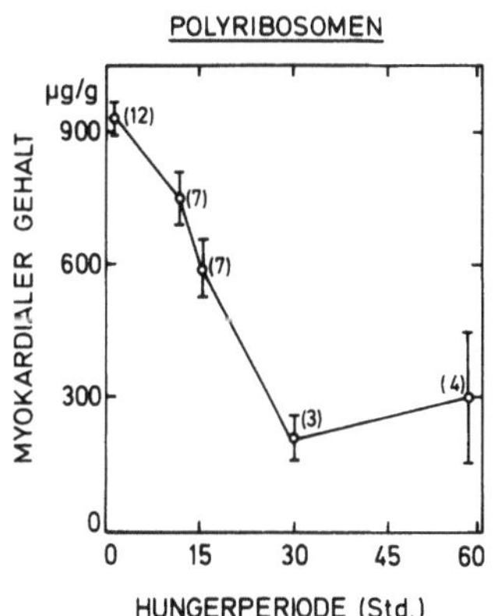

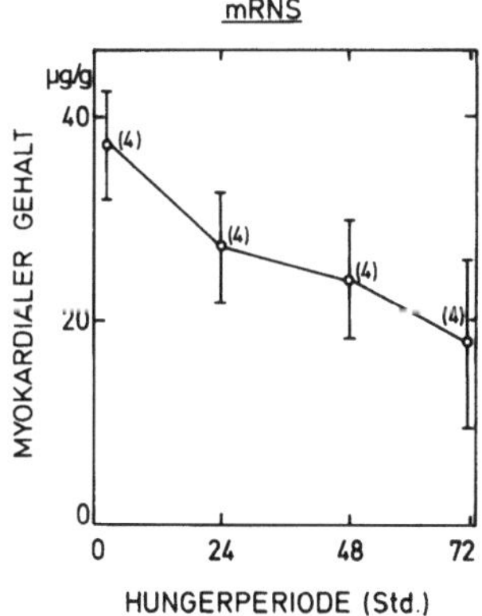

Abb. 6. Einfluß von Ernährungszustand auf den myokardialen Gehalt an Polyribosomen (*links*) und mRNS (*rechts*). Der myokardiale Gehalt an Polyribosomen und mRNS wurde bestimmt wie beschrieben (ZÄHRINGER et al. 1981a). Bei den angegebenen Werten handelt es sich um Mittelwert ± SD (Anzahl der Aufarbeitungen mit je 10 Tieren pro Aufarbeitung)

In detaillierten Studien an HeLa-Zellen, L-Zellen sowie an der Leber hatte ein reduziertes Aminosäurenangebot eine Desaggregation von Polyribosomen zur Folge (Übersicht bei MUNRO et al. 1975). Dies wurde auf einen Initiationsblock zurückgeführt, evtl. durch Reduzierung des Aminoacyl-tRNS-Angebots (MUNRO et al. 1975; PAIN et al. 1980).

Während in den Untersuchungen von RANNELS et al. (1978), ZÄHRINGER (1981a) sowie NAKANO (1978) die Versuchstiere gehungert worden waren, d.h. nicht differenziert wurde, ob die beobachteten Veränderungen durch Mangel an Aminosäuren, Fettsäuren, Glukose oder sekundäre Hormonspiegelveränderungen (Insulin, Glukokortikoide) bedingt waren, wurde von der Arbeitsgruppe von MORGAN und Mitarbeitern sowie von anderen Autoren (s. unten) die direkte Abhängigkeit und Beeinflußbarkeit verschiedener Parameter der myokardialen Proteinsynthese vom Angebot an Aminosäuren (MORGAN et al. 1971a, b; 1974; MORGAN u. RANNELS 1975), Fettsäuren (MORGAN et al. 1971a, b; 1974; MORGAN u. RANNELS 1975), Glukose (DAVID u. AVI-DOR 1975; LESCH u. PETERSON 1975; RAVID et al. 1980) sowie von verschiedenen Hormonen, wie Insulin (CHAIN u. SENDER 1972, 1973; MORGAN et al. 1971a, b, 1974; MORGAN u. RANNELS 1975; RANNELS et al. 1975, 1977), Thyroxin (CARTER et al. 1980; HJALMARSON et al. 1975; RABINOWITZ 1974; SANFORD et al. 1978; ZIMMER u. GERLACH 1977), und Hypophysenhormone (HJALMARSON et al. 1975) untersucht (Tabelle 6). Die erhaltenen Ergebnisse werden in den beiden folgenden Abschnitten (C.II.2 und C.II.3) beschrieben.

Von GIBSON u. HARRIS (1976) wurde die Wirkung von Polyaminen auf die myokardiale Proteinsynthese untersucht. Diese Untersuchungen werden in Abschnitt C.II.4 beschrieben.

2. Substratangebot (Aminosäuren, Fettsäuren, Glukose)

Im Rahmen der Untersuchungen über die molekularbiologischen Reaktionen bei der Adaptation des Herzmuskels an verstärkte Arbeitsbelastungen gelang es, einer Reihe von Substanzen stimulierende Wirkungen auf die Herzmuskelproteinsynthese zuzuordnen bzw. zu zeigen, daß sie für die Aufrechterhaltung einer normalen, myokardialen Proteinsynthese erforderlich sind.

Es wurde gezeigt, daß normale Serumspiegel an Insulin, Aminosäuren, Fettsäuren und Glukose für eine normale Herzmuskelproteinsynthese notwendig sind (Tabelle 6). In Untersuchungen an isolierten Rattenherzen, in denen dem Perfusionsmedium geringere Konzentrationen dieser Substanzen zugesetzt wurden, als den jeweiligen Serumkonzentrationen entsprechen würde, wurden Inhibierungen der Proteinsynthese zwischen 30 und 60% beobachtet (Tabelle 6), die auf eine Blockierung der Initiation der Proteinsynthese zurückgeführt wurden (MORGAN et al. 1971a, b, 1974). Eine Normalisierung der Konzentration dieser Substanzen im Perfusionsmedium führte zu einer raschen Normalisierung der Proteinsynthese, im Fall der Aminosäuren jedoch nur in Gegenwart von Insulin (JEFFERSON et al. 1974; MORGAN et al. 1971a, b, 1974; MORGAN u. RANNELS 1975). Diese Untersuchungen lassen den Schluß zu, daß während der Phase der Verarmung des Herzmuskels an Aminosäuren, Fettsäuren und Glukose zwar eine Inhibierung der myokardialen Proteinsynthese stattgefunden hatte, jedoch keine irreversiblen Änderungen der Proteinsynthese eingetreten waren.

Nachdem die Abhängigkeit der myokardialen Proteinsynthese von normalen Spiegeln an Insulin, Aminosäuren, Fettsäuren sowie Glukose bekannt war, wurde geprüft, ob durch ein vermehrtes Angebot dieser Substanzen eine Stimulierung der myokardialen Proteinsynthese über das Normalmaß hinaus erzielt werden könnte. Eingehende Untersuchungen von Morgan et al. (1971b, 1974) zeigten, daß ein vermehrtes Angebot von Insulin und Fettsäuren die Proteinsynthese stets nur bis zu ihrer Normalrate zu steigern vermochte.

Da Fettsäuren normalerweise das bevorzugte Substrat des Herzmuskels sind (Bing 1965), wurde in weiteren Studien von der Arbeitsgruppe von Morgan der Einfluß verschiedener Fettsäuren auf die Aufrechterhaltung normaler Proteinsyntheseraten im isoliert perfundierten Herzmuskel untersucht. Dabei waren Palmitat, Acetat, Acetoacetat, Oktanoat und Oleat gleich wirksam (Morgan et al. 1974; Morgan u. Rannels 1975).

Wie auch am Skelettmuskel (Hedden u. Buse 1979), bewirkte ein erhöhtes Aminosäurenangebot (das 5fache der Serumkonzentration) eine Steigerung der Herzmuskelproteinsynthese um 20–50% (Morgan et al. 1971a,b, 1974; Schreiber et al. 1966), jedoch nicht über die in Gegenwart von Insulin erhaltene „Normalrate" der Herzmuskelproteinsynthese hinaus. Dieser Effekt kommt möglicherweise durch eine Erhöhung des myokardialen Kreatinphosphat-Spiegels zustande (Morgan et al. 1971a).

Nach Gabe von 5 mM Glukose zum Perfusionsmedium wurde ein Anstieg der Proteinsynthese um 25–50% beobachtet (David u. Avi-Dor 1975). Dies wurde auf eine Stimulierung des Pentosephosphatzyklus zurückgeführt (Ravid et al. 1980). Aufgrund dieser Ergebnisse postulierten Ravid et al. (1980), daß ein Produkt des Pentosephosphatzyklus, z.B. ein phosphorylierter Zucker, ähnlich der Situation in Retikulozyten (Giloh et al. 1975), Retikulozyten-Lysaten (Ernst et al. 1978) und anderen Zellen (Lenz et al. 1978) in der Regulation der myokardialen Proteinsynthese involviert sein müßte. In diesem Zusammenhang erscheint bedeutsam, daß Wildenthal (1973) zeigen konnte, daß kultivierte, fetale Mäuseherzmuskelzellen in der Zellkultur in Gegenwart von 2–10 mM Glukose um 50–100% länger überlebten als in Gegenwart anderer Energiesubstrate. Ebenso kann in isoliert perfundiertem Herzmuskel die Zugabe von Glukose zum Perfusionsmedium durch Anoxie bedingte Schäden verhindern (DeLeiris u. Feuvray 1979; DeLeiris et al. 1975; DeLeiris u. Opie 1978; Hearse u. Chain 1972; Hearse et al. 1976) und im in vitro inkubierten Papillarmuskel 5 mM Glukose die anoxisch bedingte Inhibierung der Proteinsynthese partiell restorieren (Lesch u. Peterson 1975). In den gleichen Studien waren Galaktose, Sucrose, Mannitol, Glycerol, Fruktose, Ribose und Pyruvat in Abwesenheit von Glukose unwirksam (David u. Avi-Dor 1975; DeLeiris u. Feuvray 1979; Lesch u. Peterson 1975; Ravid et al. 1980). Eine Stimulierung der Proteinsynthese durch Glukose war auch in anderen Geweben beobachtet worden (Übersicht bei David u. Avi-Dor 1975).

Parameter der myokardialen Proteinsynthese, die sich bei Verarmung des Herzmuskels an Aminosäuren, Fettsäuren und Glukose ändern, waren Aminosäureninkorporation in Gesamtprotein (David u. Avi-Dor 1975; Morgan u.

Tabelle 6. Beeinflussung der myokardialen Proteinsynthese durch Insulin, Aminosäuren, Fettsäuren, Glukose, STH, Thyroxin, Polyamine und Ischämie

Substanz	Experimentelle Situation	Konzentration	Inhibierung (%)	Stimulierung (%)	Angriffspunkt	Autor
Insulin	isoliertes, perfundiertes Rattenherz	0	32–50		Initiation (durch ↓ CP-Spiegel) (20–30%)	CHAIN u. SENDER (1972, 1973), MORGAN et al. (1971, 1974), RANNELS et al. (1975, 1977), WOOL et al. (1968)
		100 µU/ml (u. mehr)		bis normal zusätzlich: Inhibierung der Proteindegradation um 50%		
Aminosäuren	isoliertes, perfundiertes Rattenherz	0	15–65		Initiation und Elongation	MORGAN et al. (1971 a, 1971 b, 1974), SCHREIBER et al. (1966)
		2–5 × Plasmaspiegel		20–50 bzw. bis normal	↑ CP-Spiegel	
Fettsäuren	isoliertes, perfundiertes Rattenherz	0	50		Initiation	MORGAN et al. (1974)
		1,5 mM		bis normal	Initiation	
Glukose	Zellkultur	0	50		n.b.[a]	DAVID u. AVI-DOR (1975)
		5 mM		25–50	n.b.[a]	
Schilddrüsenhormon	in vivo	T_3: 0,2 mg/kg/Tag für 2 Tage		80	↑ PRPP-Pool → ↑ Adeninnukleotidsynthese	ZIMMER u. GERLACH (1977)
		T_3: 0,25 mg/kg/Tag für 18 Tage		(↑)	zusätzlich: Proteindegradation (−22%)	CARTER et al. (1980)
		T_4: 1 mg/kg/Tag für 3 Tage		22	zusätzlich ↓ Proteindegradation (−12%)	SANFORD et al. (1978)
		für 7 Tage		8		

Hypophysektomie	in vivo		20–27		↓ RNS- und Polyribosomenkonzentration	HJALMARSON et al. (1975)
Ischämie	Koronarligatur; isoliertes, perfundiertes Rattenherz	bis 95% N_2 statt O_2	40–55 bis 80		Initiation (durch ↓ GTP, ATP) (−50%)	JEFFERSON et al. (1971), MORGAN et al. (1974), RANNELS et al. (1977), STRINGFELLOW u. BRACHFELD (1970)
Polyamine	isoliertes, perfundiertes Rattenherz			240	Transport von Aminosäuren durch Zellmembran	GIBSON u. HARRIS (1976)
	in vitro	0,1–2 mM		0 (bei 11 mM Mg^{++})	n.b.[a]	
				150 (bei 1 mM Mg^{++})	n.b.[a]	

[a] Nicht bekannt

RANNELS 1975; MORGAN et al. 1971b), Abnahme der schweren Polyribosomen und Anstieg der Ribosomenuntereinheiten (MORGAN et al. 1971b, 1974; MORGAN u. RANNELS 1975), Abnahme des RNS-Gehalts (MORGAN et al. 1971b) sowie bei Versuchstieren mit einer allgemein eingeschränkten Nahrungszufuhr zusätzlich eine Abnahme der myokardialen Polyribosomen und mRNS (ZÄHRINGER 1981a, b) weiterhin ein Anstieg der zytoplasmären Aminoacyl-tRNS-Enzyme (GIBSON u. HARRIS 1972b) bei gleichbleibender Aktivität der Aminoacyl-tRNS-Synthetase (GIBSON u. HARRIS 1972b).

Dagegen beeinflußte in einer Arbeit von NUTTER et al. (1979) chronische Proteinunterernährung überraschenderweise weder den myokardialen RNS-Gehalt noch die myokardiale Proteinsyntheserate bei starker Herzmuskelatrophie.

3. Hormone (Insulin, Hypophysenhormone, Thyroxin, Nebennierenhormone)

Detaillierte Untersuchungen am System des isoliert perfundierten Herzmuskels durch MORGAN und Mitarb. (JEFFERSON et al. 1974; MORGAN et al. 1971b, 1974; MORGAN u. RANNELS 1975; RANNELS et al. 1975) sowie CHAIN und SENDER (1972, 1973) zeigten, daß Insulin zur Aufrechterhaltung einer normalen Herzmuskelproteinsynthese notwendig ist (Tabelle 6), vergleichbar der Situation im Skelettmuskel (JEFFERSON et al. 1972, 1974; NAKANO u. HARA 1979; SHORT 1969; WATERLOW u. GARLICK 1975; WOOL et al. 1968). Bei Fehlen von Insulin entwickelt sich eine Initiationsblock mit Verlust der schweren Polyribosomen und Akkumulierung von Ribosomenuntereinheiten, der nach Zugabe von Insulin wieder reversibel ist (MORGAN u. RANNELS 1975; MORGAN et al. 1974).

Obwohl Insulin die myokardiale Aufnahme einiger Aminosäuren beschleunigt (MANCHESTER u. WOOL 1963), ist seine stimulierende Wirkung auf die Proteinsynthese nicht durch Erhöhung der intrazellulären Aminosäurenspiegel bedingt (JEFFERSON et al. 1974; MORGAN u. RANNELS 1975; RANNELS et al. 1975).

Zusätzlich zu seiner Wirkung auf die myokardiale Proteinsynthese inhibiert Insulin auch die myokardiale Proteindegradation (JEFFERSON et al. 1974; MORGAN et al. 1974; MORGAN u. RANNELS 1975; RANNELS et al. 1975).

Weniger gut bekannt ist der Einfluß anderer Hormone auf die myokardiale Proteinsynthese.

Die Wirkung von Thyroxin auf die myokardiale Proteinsynthese und Proteindegradation wurde von CARTER et al. (1980), HJALMARSON et al. (1975), RABINOWITZ (1974), SANFORD et al. (1978), ZÄHRINGER u. KLAUBERT (1982), sowie ZIMMER u. GERLACH (1977) untersucht. Tägliche Applikationen von T_3 (CARTER et al. 1980; ZIMMER u. GERLACH 1977; ZÄHRINGER u. KLAUBERT 1982) oder T_4 (HJALMARSON et al. 1975; RABINOWITZ 1974; SANFORD et al. 1978) zu normalen Ratten (CARTER et al. 1980; RABINOWITZ 1974; SANFORD et al. 1978; ZIMMER u. GERLACH 1977) bzw. hypophysektomierten Tieren (HJALMARSON et al. 1975) führten zu einem deutlichen Anstieg der myokardialen Proteinsyntheserate (Tabelle 6), und einer leichten Abnahme der Proteindegradation. Sistieren der Hormongaben (SANFORD et al. 1978) bzw. Durchführung der Hypophysektomie ohne Thyroxinsubstitution (HJALMARSON et al. 1975) bewirkte dagegen eine Abnahme der myokardialen Proteinsynthese (Tabelle 6).

Suzuki (1975) untersuchte den myokardialen RNS-Gehalt adrenalektomierter Ratten. Er beobachtete eine 32%ige Abnahme der myokardialen Gesamt-RNS 7 Tage nach der Durchführung der Operation und schloß hieraus auf eine ähnliche Reduktion der myokardialen Proteinsynthese in adrenalektomierten Tieren. Darüber hinaus zeigt Suzuki (1975), daß die adrenalektomierten Tiere nach zusätzlicher Durchführung einer experimentellen Aortenkonstriktion (vgl. D.I.1) im Gegensatz zu Tieren, bei denen lediglich eine Aortenkonstriktion durchgeführt wurde, eine Abnahme des Herzgewichts und eine weitere, starke Abnahme des RNS-Gehalts aufwiesen und in der Mehrzahl 2–5 Tage nach der Aortenkonstriktion starben. Suzuki (1975) schloß aus dieser Beobachtung, daß bei adrenalektomierten Tieren eine akute Belastung des Herzmuskels keine Hypertrophie (vgl. D.I.1), sondern eine Hypoplasie erzeugte, evtl. aufgrund des stark erniedrigten RNS-Gehalts, der Herzmuskel aufgrund der veränderten biochemischen Situation also nicht mehr anpassungsfähig war an akute Belastungssituationen.

4. Sonstiges (Polyamine)

Sowohl in vivo wie auch in vitro (Zähringer et al. 1981a) ist der stimulierende Einfluß der Polyamine auf Transskription und Translation seit langem bekannt (Übersichten bei Fanburg et al. 1974; Raina u. Janne 1975). In einem späteren Abschnitt dieser Arbeit wird auf Untersuchungen zur Rolle der Polyamine bei der Pathogenese der Herzmuskelhypertrophie näher eingegangen (s. D.I.1).

Gibson u. Harris (1976) analysierten die Wirkung von Polyaminen auf die myokardiale Proteinsynthese in vitro und am isolierten, perfundierten Rattenherzen. Sie konnten zeigen, daß Putrescin, Spermin und Spermidin die myokardiale In-vitro-Proteinsynthese bei niederer Magnesiumkonzentration (1 mM) um 30% (Putrescin) bis 150% (Spermin und Spermidin) steigerten, bei hoher Magnesiumkonzentration (11 mM) allerdings wirkungslos waren. Am System des perfundierten Rattenherzens führten alle drei Polyamine nach 120 min zu einer Stimulierung der Einbaurate von ^{14}C-Phenylalanin in myokardiales Gesamtprotein von ca. 250% (Gibson u. Harris 1976). Da Spermin die Aufnahme von α-Aminosobutyrat in die Herzmuskelzelle stimulierte (Gibson u. Harris 1976), führten die Autoren die beobachtete Inkorporationszunahme auf eine Steigerung des transmembranösen Aminosäurentransports zurück.

D. Regulation der Proteinsynthese am Herzmuskel unter pathologischen Bedingungen

I. Veränderungen der myokardialen Proteinsynthese bei verschiedenen Herzmuskelerkrankungen

1. Herzmuskelhypertrophie

Eine der herausragenden Eigenschaften des Herzmuskels ist seine Adaptionsfähigkeit an veränderte Umweltbedingungen (starke Arbeitsbelastung, Höhe, Kälte etc.) sowie an verschiedene, pathologische Situationen innerhalb des Organismus (Hypertonie, Schilddrüsenüberfunktion, Infektion etc.). Im Rahmen dieser Adaptionsvorgänge spielt die Regulationsfähigkeit der Herzmuskelproteinsynthese eine entscheidende Rolle.

Am Beispiel der experimentellen Herzmuskelhypertrophie nach Koarktation der Aorta wurden die biochemischen Veränderungen analysiert, die im Herzmuskel durch eine vermehrte Arbeitsbelastung induziert werden und nach wenigen Tagen zum Adaptionsresultat der Herzmuskelhypertrophie führen (Übersichten bei BADEER 1980; FERRANS 1978; MEERSON 1975; MEERSON u. BREGER 1977; MEERSON u. POMOINITZKY 1972; RABINOWITZ 1974; RABINOWITZ u. ZAK 1972; ZAK 1974; ZAK u. RABINOWITZ 1979).

Tabelle 7 zeigt die zeitliche und quantitative Abfolge dieser Veränderungen. Es ist deutlich erkennbar, daß der Stimulation der RNS- und Proteinsynthese eine entscheidende Bedeutung zukommt. Veränderungen im Abbau der Herzmuskelproteine, die das Entstehen der Herzmuskelhypertrophie theoretisch ebenfalls erklären könnten, sind widersprüchlich (ZAK u. RABINOWITZ 1979): Die Abbaurate von Cytochrom c war verlangsamt während der ersten 24 Stunden nach Koarktation der Aorta (ALBIN et al. 1973; RABINOWITZ u. ZAK 1975), die Degradation von Myosin erhöht (MORKIN et al. 1972), der Abbau von Cathepsin D unverändert (WILDENTHAL u. MÜLLER 1974, 1977) bzw. verzögert (KAO et al. 1978), die Abbaurate der myokardialen Gesamtproteine unverändert (GUDBJARNASON et al. 1964).

Die Aktivitätssteigerung der Ornithin-decarboxylase (MATSUSHITA et al. 1972) sowie die Zunahme der Polyaminsynthese (CALDARERA et al. 1971, 1974; MATSUSHITA et al. 1972; RUSSEL et al. 1971) um jeweils 80–200% zählen zu den frühesten, biochemischen Veränderungn im hypertrophierenden Herzmuskel (Tabelle 7). RAINA u. JANNE (1975) haben in einer Übersichtsarbeit auf den entscheidenden Einfluß der Polyamine Spermin, Spermidin und Putrescin auf RNS- und Proteinsynthese in verschiedenen Organen hingewiesen. Die Stimulierung der Inkorporation von Nukleotiden und Aminosäuren in RNS bzw. Protein als Ausdruck einer gesteigerten RNS- und Proteinsynthese (Beginn ca. 4 h nach experimenteller Koarktation der Aorta; Maximum nach 3–7 Tagen; Tabelle 7) könnte daher Folge der bereits nach 2–4 h stark erhöhten Polyaminsynthese sein.

Die nach 3–5 Tagen beobachtete Steigerung der DNS-Synthese (BEZNAK et al. 1974; GROVE et al. 1969; MEERSON 1975; MORKIN 1974; MORKIN u. ASHFORD 1968) wird als Ausdruck einer Bindegewebsproliferation aufgefaßt, da nach allgemein akzeptierter Anschauung Erwachsenenherzmuskelzellen nicht mehr teilungsfähig sind (vgl. B.II.1 und C.I).

Zusätzlich zu den beschriebenen, biochemischen Veränderungen (Tabelle 7) wurden bei Herzmuskelhypertrophie weitere Beobachtungen mitgeteilt, deren Relevanz z.T. noch nicht endgültig geklärt ist. So war die Methylierungsrate myokardialer Proteine 3 Tage nach Aortenkonstriktion erhöht, jedoch ebenso bei Sham-operierten Tieren, während die Proteinsynthese nur bei den Tieren mit Aortenkonstriktion erhöht war (WATKINS u. MORGAN 1979). SHLAFER et al. (1978) wiesen einen erhöhten Mikrosomengehalt bei rechtsventrikulärer Hypertrophie nach Druckbelastung nach, der mit einer erhöhten Proteinsyntheserate in dieser experimentellen Situation gut zu vereinbaren ist. SCHREIBER et al. (1971)

Tabelle 7. Biochemische Veränderungen im hypertrophierenden Herzmuskel. (Modifiziert nach ZÄHRINGER 1979)

Stunden nach Beginn der Druckbelastung	Biochemische Veränderung	% Steigerung	Dadurch ausgelöste Veränderung
2–4 (+ 2. Peak 5–10 Tage)	Ornithin-Decarboxylase	bis 200	↑ Polyaminsynthese
2 (Peak 2–7 Tage)	Polyaminsynthese	80–120	↑ Proteinsynthese
2–3	Polyribosomenspiegel (elektronenmikroskopisch)		↑ Proteinsynthese
4 (Peak 2–3 Tage)	Nukleotidinkorporation in RNS und DNS	250–300– > 1000	↑ RNS-/DNS-Synthese
4–8 (Peak 3–7 Tage)	Gesamt-RNS	25–30	↑ Proteinsynthese
3–24 (Peak 3–5 Tage)	Aminosäureninkorporation in kontraktile Proteine	50–100	↑ Proteinsynthese
12–72	RNS-Polymerase	40–400	↑ RNS-Synthese
24	Uridinkinase	60	↑ Nukleotidsynthese
24–72	Adeninnukleotidsynthese	250	↑ RNS-Synthese
24–48	tRNS-Gehalt	100	↑ Proteinsynthese
24–72	mRNS-Gehalt	30–50	↑ Proteinsynthese
24–48	Synthese von Cytochrom c und Kollagen	12–22	↑ Mitochondrienzahl ↑ Bindegewebszellzahl
48	Quotient: Translatierende/nicht-translatierende Ribosomen	50	↑ Proteinsynthese
48	Einbau von Prolin in Kollagen	400–600	↑ Kollagenspiegel
48–168	Mitochondriale DNS-Konzentration	11–117	↑ Mitochondrienzahl
	Abnahme von D-Loops der mtDNS	45→6	↑ Mitochondrienreplikation
72 (evtl. früher)	Transport von Aminosäuren in die Zelle	0–40	↑ Proteinsynthese
72–120	DNS-Synthese		↑ Bindegewebszellzahl
72 (u. später)			↑ Mitochondrienzahl

beobachteten 15 min nach einer Erhöhung des Afterloads in perfundierten Rattenherzen eine Erhöhung der Aktivität der Adenylatzyklase, während CUTILLETTA et al. (1972) sowie LAMERS et al. (1978) eine deutliche Abnahme der myokardialen Adenylatzyklase 1–72 h (CUTILLETTA et al. 1972) bzw. 26 Tage (LAMERS et al. 1978) nach Aortenkonstriktion beobachteten.

MEERSON u. POMOINITZKY (1972) postulierten als primären Stimulus bei der Entstehung der Herzmuskelhypertrophie einen initialen Abfall der energiereichen Substanzen, insbesondere von ATP. Andere Autoren beobachteten hingegen keine oder nur minimale Abnahmen von ATP und anderen, energiereichen Phosphaten bei experimenteller Herzmuskelhypertrophie (DART u. HOLLOSZY 1969; FIZELOVA u. FIZEL 1972; POOL u. BRAUNWALD 1968; SCHREIBER et al. 1971). In eleganten Untersuchungen zeigten ZIMMER et al. (1980) vor kurzem, daß im Modell der Isoproterenol-induzierten Herzmuskelhypertrophie die beobachtete und für die Hypertrophie typische Stimulierung der Proteinsynthese auch dann eintritt, wenn durch kontinuierliche Infusion von Ribose der myokardiale ATP-Gehalt konstant gehalten wird. Dieses Ergebnis spricht gegen die angenommene Rolle einer ATP-Verminderung als primärer Ursache der Stimulierung der Proteinsynthese bei der Entstehung der Herzmuskelhypertrophie.

GIBSON u. HARRIS (1972a, b) untersuchten die Rolle von möglichen Veränderungen der Acylierungsrate von Aminosäuren bei der Entstehung der Herzmuskelhypertrophie und zeigten, daß bei der Arbeitshypertrophie des Herzmuskels keine Änderung der Phenylalanin-tRNS-Synthetase und der Aminoacyl-tRNS-Transferase auftreten.

HAMMOND et al. (1979) teilten vor kurzem Beobachtungen mit, die auf die Existenz extrahierbarer Substanzen in Herz und Niere hinweisen, die im normalen, perfundierten Herzmuskel die „Translationskapazität" isolierbarer RNS zu erhöhen vermochten. Eine Bestätigung dieser Befunde durch andere Arbeitsgruppen muß noch abgewartet werden.

Von Interesse erscheint die Beobachtung von SUZUKI (1975), daß nach Adrenalektomie die Entwicklung der Herzmuskelhypertrophie sowie der Anstieg der myokardialen RNS-Konzentration nach Aortenkonstriktion ausbleiben und die Versuchstiere rasch versterben.

2. Herzmuskelatrophie

Im Gegensatz zur Herzmuskelhypertrophie sind mögliche Veränderungen des myokardialen RNS- und Proteinmetabolismus bei Herzmuskelatrophie bisher nur wenig untersucht.

HJALMARSON et al. (1975) bestimmten Synthese- und Abbaurate myokardialer Proteine bei Herzmuskelatrophie nach Hypophysektomie und beobachteten eine signifikante Abnahme der Proteinsynthese, während die Proteindegradation unverändert war. Von SANFORD et al. (1978), CUTILLETTA (1980) und ZÄHRINGER et al. (1982) wurden Veränderungen des myokardialen RNS- und Proteinmetabolismus bei Regression einer experimentell induzierten Herzmuskelhypertrophie gemessen. Danach ist die in dieser experimentellen Situation zu beobachtende Abnahme des Herzgewichts und der myokardialen Proteinmenge (BEZNAK et al. 1969; VAN LIERE u. SIZEMORE 1971; WILDENTHAL u. MÜLLER 1974) Folge einer Abnahme der myokardialen mRNS (ZÄHRINGER et al. 1982) und Gesamt-RNS (CUTILLETTA et al. 1975) und RNS-Synthese (CUTILLETTA 1980), einer Abnahme der myokardialen RNS-Polymerase-Aktivität (CUTILLETTA 1980) und einer deutlichen Abnahme der myokardialen Proteinsynthese (SANFORD et al. 1978). Die Proteindegradation war kaum verändert (SANFORD et al. 1978).

Der primäre, biochemische Stimulus für diese Veränderungen ist unbekannt. Potentielle Veränderungen verschiedener Prozesse der myokardialen Proteindegradation bei Herzmuskelatrophie und Herzmuskelregression (nach Hypertrophie) wurden von verschiedenen Arbeitsgruppen untersucht. TOLNAI u. KORECKY (1980) zeigten, daß während der initialen Phase der Herzmuskelatrophie (1. Woche) die spezifische Aktivität lyososomaler Hydrolasen anstieg. Ein ähnlicher Anstieg wurde von WILDENTHAL et al. (1975) im Herzmuskel gehungerter Kaninchen und Mäuse beobachtet, und auch von WILDENTHAL u. MÜLLER (1974) bei Regression einer T_4-induzierten Herzmuskelhypertrophie beschrieben. Dagegen sind die lysosomalen Enzymaktivitäten (z.B. Cathepsin D) bei der Regression einer Druck-induzierten Herzmuskelhypertrophie unverändert (CUTILLETTA et al. 1976; WILDENTHAL u. MÜLLER 1977).

In einer Untersuchung über den Einfluß einer chronischen Proteinmangelernährung auf verschiedene, biochemische Parameter des Herzmuskels sahen NUTTER et al. (1979) bei der eingetretenen Herzmuskelatrophie einen deutlichen Anstieg der myokardialen DNS- und Kollagenkonzentration, den sie auf eine Zunahme der Zahl der Myozytenzellkerne und Bindegewebszellen pro Herzgewicht aufgrund der eingetretenen Durchmesserabnahme der Myofilamente zurückführten. Der myokardiale RNS- und Aktomyosin-Gehalt blieb, auf 1 g Herz bezogen, hingegen unverändert.

Bei Herzmuskelatrophie nach Adrenalektomie beobachtete SUZUKI (1975) eine deutliche Abnahme der myokardialen RNS-Konzentration, welches als wesentlicher Faktor bei der Entstehung der Atrophie angesehen wurde.

3. Herzmuskelischämie

Die morphologischen, hämodynamischen und klinischen Auswirkungen einer Herzmuskelischämie sind vielfältig dokumentiert (vgl. u.a. MASON et al. 1979; RIECKER 1980; SCHREY 1980).

KATZ u. MESSINEO (1981) diskutierten die Bedeutung von Lipid-Membran-Interaktionen bei der Pathogenese der ischämischen Myokardschäden, während von DELEIRIS u. FEUVRAY (1979) auf die Bedeutung von Veränderungen im Energiestoffwechsel bei der Entstehung der morphologischen Schäden bei Ischämie hingewiesen wurde. WOLLENBERGER u. KLEITKE (1974) präzisierten den Stellenwert erhöhter Spiegel an zyklischem AMP in ischämischem Herzmuskelgewebe. ASCHENBRENNER et al. (1971) zeigten, daß zusätzlich zu den o.g. Faktoren eine beschleunigte Degradation myokardialer Substanzen, insbesondere von Mitochondrien, bei der Entstehung der Ischämie-bedingten Schäden eine Rolle spielt. Dagegen sahen RANNELS et al. (1977) bei Untersuchungen an isoliert perfundierten Herzen bei Ischämie eine Inhibierung der Poteindegradation von 20%.

Im Gegensatz zu Herzmuskelhypertrophie und -atrophie spielen Veränderungen der myokardialen RNS-/Proteinsynthese bei der Entstehung der morphologischen Veränderungen und des Kontraktionsverlustes nach Herzmuskelischämie sicherlich eine untergeordnete Rolle (KLEITKE et al. 1973). Unklarheit besteht noch, ob bei der Aufhebung der Ischämie zuvor eingetretene Inhibierungen der myokardialen RNS- und Proteinsynthese für die Regenerierungsvorgänge geschädigter, zellulärer Strukturen von Bedeutung sind.

In Untersuchungen an ischämischen, hypoxischen oder anoxischen Herzmuskeln wurde gezeigt, daß diese experimentellen Bedingungen zu einem Anstieg der myokardialen tRNS-Konzentration (STRINGFELLOW u. BRACHFELD 1970) und rRNS-Konzentration (LOCHNER et al. 1973) führen, weiterhin zur Abnahme der myokardialen Proteinsynthese (GUDBJARNASON et al. 1964; JEFFERSON et al. 1971; KAO et al. 1976a, b; KLEITKE et al. 1973; LESCH u. PETERSON 1975; MORGAN et al. 1974; RANNELS et al. 1977; STRINGFELLOW u. BRACHFELD 1970), der RNS-Synthese und RNS-Polymerase-Aktivität (KLEITKE et al. 1973), und des Aminoacyl-tRNS-Turnovers (STRINGFELLOW u. BRACHFELD 1970), zur Desintegration schwerer Polyribosomen mit Akkumulierung von Monoribosomen (HINTERBERGER 1974) und zu Veränderungen des Chromatins (HERDSON et al. 1969; CANFIELD u. KLIONSKY 1959). Die Aminoacyl-tRNS-Konzentration hingegen blieb unbeeinflußt (JEFFERSON et al. 1971).

Die mitochondriale RNS- und Proteinsynthese ist während der ersten Stunden nach Ischämie/Anoxie gesteigert (KLEITKE et al. 1973; WOLLENBERGER u. KLEITKE 1974), ein Befund, der auf eine gesteigerte Mitochondriogenese in hypoxischem Herzmuskel zurückgeführt wurde (KLEITKE et al. 1973).

Re-Oxygenierung anoxischen/hypoxischen Herzmuskels führt zu einer partiellen Restaurierung der myokardialen Proteinsynthese (JEFFERSON et al. 1971; LESCH u. PETERSON 1975), insbesondere in Gegenwart hoher Glukose-Konzentrationen (LESCH u. PETERSON 1975). Demgegenüber sahen LOCHNER et al. (1973) keine Änderung der In-vivo- und In-vitro-Markierung myokardialer RNS bei Herzmuskelischämie nach Ligatur der rechten Koronararterie, hingegen einen Anstieg der myokardialen DNS-Konzentration und der In-vivo-DNS-Markierung. Letzteres wurde auf eine Infiltration von Nicht-Muskelzellen mit erhöhter Mitoseaktivität ins ischämische Herzmuskelgebiet zurückgeführt.

4. Kardiomyopathien

a) Alkohol-Kardiomyopathie

Bereits im vergangenen Jahrhundert ist über die Assoziation von Alkoholkonsum und Herzerkrankung berichtet worden (BOLLINGER 1884; vgl. auch ABELMAN u. RAMIREZ 1975; KUHN u. LOOGEN 1978). Seither wurde in vielen, klinischen und auch tierexperimentellen Studien nachgewiesen, daß die Alkoholkardiomyopathie, die zu den klinisch wichtigsten Kardiomyopathien zählt, durch eine progressive Herzdilatation und ein „Low-Output"-Herzversagen charakterisiert ist (ALEXANDER 1966; BOLTE 1976; BURCH u. WALSH 1960; BRIGDEN u. ROBINSON 1964; KUHN u. LOOGEN 1978; REGAN et al. 1977; SHANOFF 1972).

Die morphologischen (ALEXANDER et al. 1977; FERRANS et al. 1975; HIBBS et al. 1965; KNIERIEM 1978; KUHN u. LOOGEN 1978; RUBIN 1979), hämodynamischen (BOLTE 1976; KUHN u. LOOGEN 1978; REGAN et al. 1977) und verschiedene, metabolische Veränderungen (BOLTE 1976; KUHN u. LOOGEN 1978; REGAN 1975; REGAN et al. 1977; RUBIN 1979; SARMA et al. 1976; SCHULTHEISS et al.

1979) bei Alkoholkardiomyopathie sind in einer Reihe von Publikationen ausführlich beschrieben worden.

BURKE u. RUBIN (1979), MURTY et al. (1980), ORATZ u. ROTHSCHILD (1975) und andere Autoren (Literatur in MURTY et al. 1980) hatten die Wirkung von Äthanol auf die Leberproteinsynthese untersucht, während bereits zuvor SCHREIBER und Kollegen (ROTHSCHILD et al. 1975; SCHREIBER 1975; SCHREIBER et al. 1972, 1974b) sowie später auch RAWAT (1979) die akute und chronische Wirkung von Äthanol und Acetaldehyd auf die Herzmuskelproteinsynthese analysiert hatten.

Hierbei hatte die In-vitro-Gabe von Äthanol in mittleren Dosen keinen Einfluß auf die myokardiale Proteinsynthese im isoliert perfundierten Herzmuskel (250 mg Äthanol/100 ml Perfusat) (ROTHSCHILD et al. 1975; SCHREIBER 1975; SCHREIBER et al. 1972) und in rekonstituierten, zellfreien Systemen (10–54 mM Äthanol) (ROTHSCHILD et al. 1975; SCHREIBER 1975; RAWAT 1979). Erst letale Äthanoldosen (1500 mg Äthanol/100 ml Perfusat) führten im isoliert perfundierten Herzmuskel zu einer signifikanten, wenn auch geringen Erniedrigung der myokardialen Proteinsynthese (SCHREIBER 1975; SCHREIBER et al. 1972). Dagegen wurde nach In-vitro-Gabe von Acetaldehyd in Dosen, die beim Menschen nach Äthanolgenuß beobachtet werden (0,03–0,3 mM Acetaldehyd) (MAJCHROWICZ u. MENDELSON 1970; SCHREIBER et al. 1974b; STOTZ 1943), eine starke Inhibierung der Proteinsynthese im isoliert perfundierten Herzmuskel (ROTHSCHILD et al. 1975; SCHREIBER 1975; SCHREIBER et al. 1972) und in den rekonstituierten, zellfreien Systemen (RAWAT 1979; ROTHSCHILD et al. 1975; SCHREIBER 1975; SCHREIBER et al. 1974b) beobachtet.

RAWAT (1979) sah bei In-vivo-Untersuchungen nach prolongierter Äthanolzufuhr (5,4 g Äthanol pro Tag über 4 Wochen) eine Abnahme der myokardialen Konzentration an Gesamtprotein (−18%) und RNS (−37%), der myokardialen Proteinsynthese (−50%) und der Aktivität der myokardialen Ribosomen (−20%) und pH-5-Enzyme (−20%).

Diese Ergebnisse legen nahe, daß 1. die inhibierende Wirkung von Äthanol auf die myokardiale Proteinsynthese kein direkter Effekt des Äthanols ist, sondern durch den Metaboliten Acetaldehyd vermittelt wird und daß 2. angesichts der relativ kurzen Halbwertszeit der myokardialen Proteine (vgl. B.II.1) eine kontinuierliche Einwirkung auch niederer bis mittlerer Äthanol- bzw. Acetaldehydkonzentrationen aufgrund der eingetretenen Inhibierung der myokardialen Proteinsynthese eine Rolle bei der Entstehung der Alkohol-Kardiomyopathie spielen kann.

Ob Äthanol bzw. Acetaldehyd zusätzlich zu den beschriebenen Veränderungen der myokardialen (mikrosomalen) Proteinsynthese auch noch Inhibierungen der myokardialen, mitochondrialen Proteinsynthese induziert, wie im Fall von Muskel und Leber beschrieben (BURKE u. RUBIN 1979; RUBIN et al. 1970; RUBIN 1979), muß derzeit noch offen bleiben.

b) Adriamycin-Kardiomyopathie

Adriamycin gehört zur Klasse der Anthrazykline und wird seit seiner Einführung in die Therapie menschlicher Leukämien und Tumoren als potentes Zytostatikum geschätzt. Sein klinischer Einsatz wird jedoch durch seine inhärente Kardiotoxizität in Form einer verzögert auftretenden, rasch progredienten, kongestiven Herzinsuffizienz begrenzt (Literatur bei ZÄHRINGER 1981a, b). Diese spezielle Form einer sekundären Herzinsuffizienz wurde als Adriamycin-Kardiomyopathie bezeichnet.

Sie wurde bei 1,7% aller mit Adriamycin behandelten Patienten beobachtet (LENAZ u. PAGE 1976). Bei Behandlung mit Dosen über 550 mg/m^2 steigt die Häufigkeit der Adriamycin-Kardiomyopathie auf 35% (LENAZ u. PAGE 1976) bei einer Mortalität von 79% (FERRANS u. HERMAN 1978). Der klinische Verlauf war meist foudroyant und führte nach einer mittleren Latenzzeit von 25–80 Tagen zwischen Gabe der letzten Adriamycin-Dosis und Auftreten der ersten Symptome oft innerhalb weniger Tage zum Tod (FERRANS u. HERMAN 1978; LENAZ u. PAGE 1976).

Detaillierte, mikroskopische und elektronenoptische Untersuchungen an Myokardbiopsien, autoptischem Herzmuskelmaterial sowie an Herzmuskeln verschiedener Tierspezies zeigten die schweren, zellulären Schäden, die der Adriamycin-Kardiomyopathie zugrunde liegen (FERRANS u. HERMAN 1978; LENAZ u. PAGE 1976; ZÄHRINGER u. HÖFLING 1980). Im Vordergrund stehen ausgedehnte, degenerative Veränderungen bis zur vollständigen Lyse von Myofilamenten, Mitochondrien und Membranen des sarkoplasmatischen Retikulums. Hinzu kommen weitere zelluläre Störungen wie Abnahme des Glykogengehalts, Änderungen der Chromatinstruktur, zelluläre Vakuolisierung und interstitielle Fibrose (Literatur bei ZÄHRINGER u. HÖFLING 1980).

Von verschiedenen Arbeitsgruppen sind die Möglichkeiten einer Reduzierung der Adriamycin-Kardiotoxizität ohne gleichzeitigen Wirkungsverlust des Adriamycins als Zytostatikum untersucht worden (Übersicht bei HENDERSON u. FREI 1980). Diese beinhalteten (a) Überwachung der Adriamycin-behandelten Patienten durch nicht-invasive und invasive Techniken mit dem Ziel einer frühzeitigen Erkennung einer drohenden Adriamycin-Kardiomyopathie, (b) Entwicklung von Adriamycin-Analoga, (c) gleichzeitige oder frühere Behandlung mit Digitalis, Ubiquinonen und α-Tokopherol. Alle diese Maßnahmen konnten jedoch bislang weder die Entstehung der Adriamycin-Kardiomyopathie bei Adriamycin-behandelten Patienten verhindern noch beeinflußten sie die Häufigkeit des Auftretens oder ihren Schweregrad (HENDERSON u. FREI 1980).

In einer Reihe von Untersuchungen lag der Schwerpunkt der Untersuchungen daher auf Experimenten, die eine Aufklärung der biochemischen Pathogenese der Adriamycin-Kardiomyopathie zum Ziel hatten, mit der Hoffnung, daß dies einen besseren Ansatzpunkt zur Reduzierung der Adriamycin-Kardiomyopathie aufzeigen könnte.

Wir konnten zeigen (ZÄHRINGER 1981a, b; ZÄHRINGER u. HÖFLING 1980; ZÄHRINGER et al. 1980, 1981b), daß bei einem tierexperimentellen Modell der Adriamycin-Kardiomyopathie ausgeprägte Abnahmen des myokardialen Gehalts der mRNS (−52%) und der Polyribosomen (−35%) bestehen, weiterhin in der Aktivität der myokardialen pH 5 Enzyme (−31%) und der myokardialen Proteinsynthese selbst (−30%). Der myokardiale Gehalt an DNS, Gesamt-RNS und Protein war im untersuchten Zeitraum (1–4 Wochen nach Adriamycingabe) dagegen nur wenig verändert (−10%, −20% und −4%).

DNS-Bindung von Adriamycin
↓
↓ Myokardiale DNS- und RNS-Synthese
↓
↓ Myokardiale mRNS-Spiegel
↓ Myokardiale Polyribosomenspiegel
↓
↓ Myokardiale Proteinsynthese
↓
Verlust der strukturellen und funktionellen Integrität des Myokards

Abb. 7. Postulierte, biochemische Pathogenese der Adriamycin-Kardiomyopathie

Aufgrund dieser Ergebnisse und weiterer, aus der Literatur bekannter Daten über Bindung von Adriamycin an myokardiale DNS, Inhibierung myokardialer DNS-Reparierungs-Enzyme, Inhibierung der Inkorporation von Thymidin in DNS, von Adenin in RNS und von Aminosäuren in Protein (Literatur bei ZÄHRINGER 1982; ZÄHRINGER u. HÖFLING 1980a) wurde ein pathogenetisches Modell entwickelt, das die Entwicklung der Adriamycin-Kardiomyopathie in Form einer biochemischen Pathogenesekette zu erklären versucht (Abb. 7) (ZÄHRINGER 1979, 1981a; ZÄHRINGER u. HÖFLING 1980a; ZÄHRINGER et al. 1980, 1981b).

Es muß derzeit noch offen bleiben, ob weitere Faktoren, die allerdings auch sekundär durch die Inhibierung der myokardialen Proteinsynthese bedingt sein könnten, eine zusätzliche Rolle bei der Entstehung der Adriamycin-Kardiomyopathie spielen (HENDERSON u. FREI 1980). In Frage kommt insbesondere die nach Adriamycingabe beobachtete Akkumulierung freier Radikale und Superoxide, der Anstieg des myokardialen Natrium- und Calciumgehalts, eine Erniedrigung des myokardialen Selen- und Kupfergehalts, eine Erniedrigung der myokardialen Konzentration von ATP und Kreatinphosphat, eine Inhibierung der myokardialen Na-K-ATPase, der Succinoxidase und der NADH-Oxidase.

c) Sonstige Kardiomyopathien

Aus der Vielzahl der übrigen Kardiomyopathien (vgl. RIECKER 1982 für nähere Klassifizierung) ist lediglich bei der Isoproterenolkardiomyopathie (RONA et al. 1959) Näheres über eine Beeinflussung der myokardialen RNS- und Proteinsynthese bekannt.

ZIMMER et al. (1980) und ZIMMER u. GERLACH (1977) zeigten, daß bei weiblichen Sprague-Dawley-Ratten bereits eine einzige, subkutane Isoproterenolinjektion (25 mg/kg KG) innerhalb von 5–12 h einen Anstieg der myokardialen Proteinsyntheserate auf das 3fache des Wertes bei Kontrolltieren bewirkt, und einen Anstieg der Adeninnukleotidsynthese auf das 3- bis 4fache des Normalwertes. Die zusätzliche Gabe von Ribose verstärkte die Stimulierung der Adeninnukleotidsynthese, ohne jedoch die Proteinsynthese zu beeinflussen. Nach 24 h nahm sowohl die Proteinsyntheserate wie auch die Adeninnukleotidsynthese wieder ab (ZIMMER et al. 1980).

In ähnlichen Untersuchungen (weibliche Wistarratten) wiesen OLIVARES et al. (1980) bei Isoproterenoldosen von 5 mg/kg KG eine Stimulierung der Pyrimidinnukleotidsynthese auf das 3- bis 4fache des Normalwerts innerhalb von 6–13 h nach Injektion von Isoproterenol nach.

ADLER u. SANDRITTER (1980) schließen aus ihren Untersuchungen, daß nach Gabe von 80 mg Isoproterenol/kg KG (weibliche Albinoratten) die myokardiale Zellzahl an Myozyten und Bindegewebszellen deutlich zunimmt (+200% bzw. +100%). Gleichzeitig trat eine ausgeprägte Polyploidisierung der myozytären Zellkerne ein mit Zunahme des myozytären DNS-Gehalts (+70%), allerdings erst nach 24 h und nach einer zuvor stattfindenden, passageren Erniedrigung dieser Werte (ADLER u. SANDRITTER 1980).

Diese Befunde einer passageren Stimulierung der myokardialen Proteinsynthese und Nukleotidsynthese sowie einer länger anhaltenden Beeinflussung von DNS-Synthese, DNS-Gehalt und Bindegewebszellzahl sind gut vereinbar mit den bekannten, morphologischen Veränderungen am Myokard, wo es innerhalb der ersten 24 h nach Isoproterenolgabe zu lokalisierten, progredienten, zellulären Nekrosen kommt und anschließend zur Einwanderung von Makrophagen, Proliferation von Fibroblasten und anderen Bindegewebszellen und schließlicher Narbenbildung (Literatur bei MÜLLER et al. 1977). Als hauptsächlicher, pathogenetischer Faktor bei der Entstehung der Isoproterenolschädigung des Myokards wurde eine „relative“ Myokardischämie bei erhöhtem O_2-Verbrauch (und gleichem O_2-Angebot) und der daraus resultierenden Erniedrigung des myokardialen ATP-Gehalts angesehen (CSAPO et al. 1974; FLECKENSTEIN 1971; RONA et al. 1959; TAKENAKA u. HIGUCHI 1974; ZIMMER et al. 1980).

Die Beobachtung, daß durch Konstanthaltung der myokardialen ATP-Konzentration nach Isoproterenolgabe die Isoproterenol-bedingten Myokardschäden wesentlich reduziert werden können (ZIMMER et al. 1980), unterstützt diese Annahme.

Veränderungen der Lysosomenfunktion nach Isoproterenolgabe (Literatur bei MÜLLER et al. 1977) sind hingegen mehr Ausdruck der durch Isoproterenol verursachten, myokardialen Schäden und Veränderungen als deren Ursache (MÜLLER et al. 1977).

II. Inhibierung der myokardialen Proteinsynthese durch Medikamente sowie andere Noxen

Im Verlauf der letzten Jahre sind bei verschiedenen, z.T. therapeutisch genutzten Substanzen kardiotoxische Wirkungen unterschiedlichen Schweregrades beobachtet worden, die auf verschiedene Wirkungsmechanismen zurückgeführt wurden (Tabelle 8). Bei einem Teil dieser Substanzen konnte gezeigt werden, daß die Kardiotoxizität wesentlich durch eine Inhibierung der myokardialen Proteinsynthese bedingt war, die im Einzelfall bis über 90% betrug (Tabelle 9).

In Dosen, die auch klinisch zur Anwendung kommen, zeigten die Antiarrhythmika Quinidin, Procainamid und Diphenylhydantoin eine Dosis-abhängige Inhibierung der Herzmuskelproteinsynthese zwischen 30 und 70% (Tabelle 9), die 5 Tage nach Absetzen der Medikamente wieder voll reversibel war (BELLER u. MONGILLO 1969). Über Wirkungsmechanismus und eventuelle klinische Bedeutung (insbesondere bei Gabe über einen längeren Zeitraum als die untersuchten 5–10 Tage) liegen bisher noch keine Studien vor.

Tabelle 8. Kardiotoxizität verschiedener Substanzen und ihre Angriffspunkte. (Aus ZÄHRINGER 1979)

1. Beeinflussung der Zellmembranpermeabilität
   (Antiarrhythmika, Anticholinergika, Bienengift, Glykoside, Calciumantagonisten, Kalium, Lithium, Nickel, Saponine, Schlangengifte, Urämietoxine)
2. Funktionsänderungen des sarkoplasmatischen Retikulums
   [Membranschädigung durch Schlangengifte, nach Blockierung der oxydativen Phosphorylierung (s. 3), nach Freisetzen membranschädigender Enzyme aus Lysosomen (s. 5), nach Inhibierung der RNS- und Proteinsynthese (s. 6)]
3. Inhibierung der oxydativen Phosphorylierung
   (Blei, CN, CO, DNP, Halothan, Kobalt, O_2-Mangel, Oligomycin, Thallium)
4. Verminderung der Ca^{++}-abhängigen ATPase-Aktivität
   (Azidose, Chlorpromazin, Halothan, Kobalt, Nickel)
5. Schädigung der Lysosomen mit Freisetzen lysosomaler Enzyme
   (Blei, Schlangengift, Viren)
6. Inhibierung der RNS- und/oder Proteinsynthese
   (Alkohol, Antiarrhythmika, Antimetaboliten, Diphtherietoxin, Emetin, ionisierende Strahlen, elementarer Phosphor, Viren)

Tabelle 9. Inhibierung der myokardialen Proteinsynthese durch Antiarrhythmika, Zytostatika, Aethanol, Diphtherietoxin, elementaren Phosphor und Emetin. (Nach ZÄHRINGER 1979)

Substanz	Experimentelle Situation (alle Exp. an Ratten)	Dosis	Inhibierung	Angriffspunkt
Quinidin	in vivo/in vitro	15 mg/kg 5 Tage	30%	n.b.[a]
		35 mg/kg 10 Tage	60%	n.b.[a]
Procainamid	in vivo/in vitro	20 mg/kg 5 Tage	33%	n.b.[a]
		40 mg/kg 10 Tage	70%	n.b.[a]
Diphenylhydantoin	in vivo/in vitro	5 mg/kg 5 Tage	30%	n.b.[a]
		10 mg/kg 10 Tage	40%	n.b.[a]
Adriamycin/ Daunomycin	in vivo	10–15 mg/kg Gesamtdosis	25–50%	Bindung an DNS → ↓RNS- u. Proteinsynthese
Aethanol	in vitro	Acetaldehydkonz.:		
	(via Acetaldehyd)	0,03–0,06[b]	35%	Inhibierung der Elongation durch Acetaldehyd
		0,12	48%	
Diphtherietoxin	in vitro (Aminosäureninkorporation)	1–100 μg Toxin	80–95%	Aminoacyl-tRNS-Transferase
Elementarer Phosphor	in vivo	?	25–40%	Reduzierung-SS-Gruppen → Proteinstrukturänderung
Emetin	in vitro	5×10^7 M	50%	Inhibierung, Elongation[c]
	in vivo	1,3 mg/kg 3 Tage	68%	

[a] Nicht bekannt
[b] Konzentration, die im Menschen nach Alkoholgenuß beobachtet wird
[c] Untersuchungen über Angriffspunkt von Emetin an HeLa-Zellen und Retikulozyten

Die Beeinflussung des myokardialen Metabolismus durch Adriamycin ist eine bekannte und gefürchtete Nebenwirkung dieses Medikaments bei der Therapie verschiedener Tumoren (vgl. D.I.4b). Die biochemische Pathogenese dieser medikamentös induzierten, sekundären Kardiomyopathie ist in Abschnitt D.I.4b bereits ausführlich erläutert worden (vgl. auch Abb. 7) und durch die Bindung von Adriamycin an DNS mit der daraus resultierenden, schweren Inhibierung der myokardialen RNS- und Proteinsynthese erklärt worden.

Ebenso ist auf Veränderungen im RNS- und Proteinmetabolismus bei Alkohol-Kardiomyopathie bereits in einem vorausgegangenen Abschnitt detailliert eingegangen worden (vgl. D.I.4a).

Die schwerste und gleichzeitig auch am besten charakterisierte Inhibierung der Herzmuskelproteinsynthese wird nach Verabreichung von 1–100 µg Diphtherietoxin gesehen (GIBSON u. HARRIS 1973). Durch eine nahezu völlige Blockierung der Elongation der Polyribosomentranslation durch Blockierung der Aminoacyl-tRNS-Tranferase kommt es zu einer bis zu 95%igen Hemmung der myokardialen Proteinsynthese (GIBSON u. HARRIS 1973).

Literatur

Abelman W, Ramirez A (1975) Alcoholic cardiovascular disease. In: Rothschild M, Oratz M, Schreiber S (eds) Alcoholic and abnormal protein biosynthesis. Pergamon Press, New York Toronto Oxford Sydney Braunschweig, p 459

Abelson J (1979) RNA processing and the intervening sequence problem. Annu Rev Biochem 48:1035–1069

Adler C, Sandritter W (1980) Alterations of substances (DNA, myoglobin, myosin, protein) in experimentally induced cardiac hypertrophy and under the influence of drugs (isoproterenol, cytostatics, strophantin). Basic Res Cardiol 75:126–138

Albin R, Dowell R, Zak R, Rabinowitz M (1973) Synthesis and degradation of mitochondrial components in hypertrophied rat heart. Biochem J 136:629–637

Alexander C (1966) Idiopathic heart disease. I. Analysis of 100 cases, with special reference to chronic alcoholism. Am J Med 41:216

Alexander C, Sekhri K, Nagasawa H (1977) Alcoholic cardiomyopathy in mice electron microscopic observations. J Mol Cell Cardiol 9:247–254

Aloni Y, Attardi G (1971) Symmetrical in-vivo transcription of mitochondrial DNA in HeLa cells. Proc Natl Acad Sci USA 68:1757–1761

Anversa P, Olivetti G, Melissari M, Loud A (1980) Stereological measurement of cellular and subcellular hypertrophy and hyperplasia in the papillary muscle of adult rat. J Mol Cell Cardiol 12:781–795

Arnold H, Siddiqui M (1979) Control of embryonic development: Isolation and purification of chick heart myosin light chain mRNA and quantitation with a cDNA probe. Biochemistry 18:647–654

Aschenbrenner V, Zak R, Cutilletta A, Rabinowitz M (1971) Effect of hypoxia on degradation of mitochondrial components in rat cardiac muscle. Am J Physiol 221:1418–1425

Ashwell M, Work T (1970) The biogenesis of mitochondria. Annu Rev Biochem 39:251–290

Aumont M, Bercovici J, Berson G, Leger J, Preteseille M, Swynghedauw B (1980a) The incorporation of radioactive lysine or tyrosine into cardiac and skeletal myofibrillar and non-myofibrillar contractile proteins. Biomedicine 32:139–143

Aumont M, Ray A, Rossi A, Swynghedauw B (1980b) A technique for preparing nondegraded rRNA from adult mammalian isolated heart muscle cells. J Mol Cell Cardiol 12:409–413

Austin S, Clemens M (1981) The regulation of protein synthesis in mammalian cells by amino acid supply. Biosci Rep 1:35–44
Badeer H (1980) Adaptive growth of the heart in health and disease. International Medicine 1:15–19
Baliga B, Pronczuk A, Munro H (1968) Regulation of polysome aggregation in a cell-free system through amino acid supply. J Mol Biol 34:199–218
Baliga B, Zähringer J, Trachtenberg M, Moskowitz M, Munro H (1976) Mechanism of D-Amphetamine inhibition of protein synthesis. Biochim Biophys Acta 442:239–250
Beller B, Mongillo S (1969) Inhibition of incorporation of leucine into myocardial proteins of the rat by antiarrhythmic agents. Circ Res 25:401–406
Beznak M, Korecky B, Thomas G (1969) Regression of cardiac hyperthrophies of various origin. Can J Physiol Pharmacol 47:579–586
Beznak M, French I, Garg V, Rajhathy I, Kako K (1974) Myocardial nucleic acid synthesis following constriction of the aorta in rats. Basic Res Cardiol 69:499–508
Bing R (1965) Cardiac metabolism. Physiol Rev 45:171–213
Birbeck M, Mercer E (1961) Cytology of cells which synthesize protein. Nature 189:558–560
Bischoff R, Holtzer H (1969) Mitosis and the process of differentiation of myogenic cells in vitro. J Cell Biol 41:188–201
Bishop S (1974) Effect of aortic stenosis on myocardial cell growth, hyperplasia, and ultrastructure in neonatal dogs. Recent Adv Stud Cardiac Struct Metab 3:637–656
Bishop S, Hines P (1975) Cardiac muscle cytoplasmic and nuclear development during canine neonatal growth. Recent Adv Stud Cardiac Struct Metab 8:77–98
Blobel G (1980) Intracellular protein topogenesis. Proc Natl Acad Sci USA 77:1496–1500
Blobel G, Potter R (1967) Studies on free and membrane-bound ribosomes in rat liver. J Mol Biol 26:279–301
Bollinger O (1884) Über die Häufigkeit und Ursachen der idiopathischen Herzhypertrophie in München. Dtsch Med Wochenschr 10:180–181
Bolte H (1976) Alkoholkardiomyopathie. Munch Med Wochenschr 118:355–360
Bonner W, Laskey R (1974) A film detection method for tritium-labelled proteins and nucleic acids in polyacrylamide gels. Eur J Biochem 46:83–88
Borst P (1972) Mitochondrial nucleic acids. Annu Rev Biochem 41:333–376
Borst P (1981) The expression of split genes in yeast mitochondrial DNA. Biochem Soc Trans 9:51
Brawerman G (1974) Eukaryotic messenger RNA. Annu Rev Biochem 43:621–642
Breuer C, Florini J (1965) Amino acid incorporation into protein by cell-free systems from rat skeletal muscle. IV. Effects of animal age, androgens, and anabolic agents on activity of muscle ribosomes. Biochemistry 4:1544–1550
Brigden W, Robinson J (1964) Alcoholic heart disease. Br Med J 2:1283–1289
Bugaisky L, Zak R (1979) Cellular growth of cardiac muscle after birth. Tex Rep Biol Med 39:123–138
Burch G, Walsh J (1960) Cardiac insufficiency in chronic alcoholism. Am J Cardiol 6:864–874
Burke J, Rubin E (1979) The effects of ethanol and acetaldehyde on the products of protein synthesis by liver mitochondria. Lab Invest 41:393–400
Caldarera C, Casti A, Rossoni C, Visioli O (1971) Polyamines and noradrenaline following myocardial hypertrophy. J Mol Cell Cardiol 3:121–126
Caldarera C, Orlandini G, Casti A, Moruzzi G (1974) Polyamine and nucleic acid metabolism in myocardial hypertrophy of the overloaded heart. J Mol Cell Cardiol 6:95–103
Campbell P, Blobel G (1976) The role of organelles in the chemical modification of the primary translation products of secretory proteins. FEBS Lett 72:215–226
Canfield J, Klionsky B (1959) Myocardial ischemia and early infarction: An electron microscopic study. Am J Pathol 35:489–523
Carter W, Benjamin W, Faas F (1980) Effect of experimental hyperthyroidism on protein turnover in skeletal and cardiac muscle. Metabolism 29:910–915

Casey J, Cohen M, Rabinowitz M, Fukuhara H, Getz G (1972) Hybridization of mitochondrial transfer RNA's with mitochondrial and nuclear DNA of grande (wild type) yeast. J Mol Biol 63:431–440
Chain E, Sender P (1972) Insulin and protein synthesis in the perfused rat heart. Biochem J 129:14
Chain E, Sender P (1973) Protein synthesis by perfused hearts from normal and insulin-deficient rats. Biochem J 132:593–601
Chambon P (1975) Eukaryotic nuclear RNA polymerases. Annu Rev Biochem 44:613–638
Chizzonite R, Everett A, Clark W, Zak R (1983) Molecular variants of cardiac myosin: Identification, isolation, quantitation and measurement of synthesis rates. In: Alpert N (ed) Perspectives in cardiovascular research, vol 7: Myocardial hypertrophy. Raven Press, New York, pp 477–496
Civelli O, Vincent A, Maundrell K, Buri J, Scherrer K (1980) The translational repression of globin mRNA in free cytoplasmic ribonucleoprotein complexes. Eur J Biochem 107:577–585
Claycomb W (1975) Biochemical aspects of cardiac muscle differentiation. Deoxyribonucleic acid synthesis and nuclear cytoplasmic deoxyribonucleic acid polymerase activity. J Biol Chem 250:3229–3235
Claycomb W (1977) DNA synthetic activity of nuclei isolated from differentiating cardiac muscle and association of DNA polymerase with the outer nuclear membrane. Dev Biol 61:245–251
Claycomb W (1978) Biochemical aspects of cardiac muscle differentiation. Biochem J 171:289–298
Crie J, Millward D, Bates P, Griffin E, Wildenthal K (1981) Age-related alterations in cardiac protein turnover. J Mol Cell Cardiol 13:589–598
Csapo Z, Dusek J, Rona G (1974) Peculiar myofilament changes near the intercalated disc in isoproterenol-induced cardiac muscle cell injury. J Mol Cell Cardiol 6:79–82
Cutilletta A (1980) Regression of myocardial hypertrophy. II. RNA synthesis and RNA polymerase activity. J Mol Cell Cardiol 12:827–832
Cutilletta A, Thilenius O, Arcilla R (1972) Adenyl cyclase activity in experimental myocardial hypertrophy. Am J Cardiol 29:258
Cutilletta A, Dowell R, Rudnik M, Arcilla R, Zak R (1975) Regression of myocardial hypertrophy. I. Experimental model, changes in heart weight, nucleic acids and collagen. J Mol Cell Cardiol 7:767–781
Cutilletta A, Reddy M, Dowell R, Zak R, Rabinowitz M (1976) Lysosomal and neutral hydrolase activity during the regression of cardiac hypertrophy. Recent Adv Stud Cardiac Struct Metab 7:111–118
Cutilletta A, Aumont M, Nag A, Zak R (1977) Separation of muscle and non-muscle cells from adult rat myocardium. An application to the study of RNA polymerase. J Mol Cell Cardiol 9:399–412
Cutilletta A, Rudnik M, Zak R (1978) Muscle and non-muscle cell RNA polymerase activity during the development of myocardial hypertrophy. J Mol Cell Cardiol 10:677–687
Darnell S (1976) mRNA structure and function Prog Nucleic Acid Res Mol Biol 19:493–511
Dart C, Holloszy J (1969) Hypertrophied non-failing rat heart. Circ Res 25:245–253
Datta B, Silver M (1975) Cardiomegaly in chronic anemia in rats. An experimental study including ultrastructural, histometric, and stereologic observations. Lab Invest 32:503–514
David M, Avi-Dor Y (1975) Stimulation of protein synthesis in cultured heart muscle cells by glucose. Biochem J 150:405–411
DeLeiris J, Feuvray D (1979) Morphological correlates of myocardial enzyme release. In: Hearse D, DeLeiris J (eds) Enzyme in cardiology. Wiley, Chichester, pp 445–460
DeLeiris J, Opie L (1978) Beneficial effects of glucose, insulin and potassium and detrimental effects of free fatty acid on enzyme release and on mechanical performance of isolated rat heart with coronary artery ligation. Cardiovasc Res 12:585–596

DeLeiris J, Lubbe W, Opie L (1975) Effects of free fatty acids and glucose on enzyme release in experimental myocardial infarction. Nature 253:746–747

Dintzis H (1961) Assembly of the peptide chains of hemoglobin. Proc Natl Acad Sci USA 47:247–261

Dowell R, McManus R (1978) Pressure induced cardiac enlargement in neonatal and adult rats: Left ventricular functional characteristics and evidence of cardiac cell proliferation in the neonate. Circ Res 42:303–310

Doyle C, Zak R, Fischman D (1974) The correlation of DNA synthesis and DNA polymerase activity in the developing chick heart. Dev Biol 37:133–145

Ernst V, Levin D, London J (1978) Evidence that glucose-6-phosphate regulates protein synthesis initiation in reticulocyte lysates. J Biol Chem 253:7163–7172

Everett A, Sparrow M, Taylor R (1979) Early changes in myocardial protein synthesis in vivo in response to right ventricular pressure overload in the dog. J Mol Cell Cardiol 11:1253–1263

Fanburg B, Matsushita S, Raben M (1974) Nucleic acid metabolism in cardiac hypertrophy. Recent Adv Stud Cardiac Struct Metab 3:575–588

Ferrans V (1978) Myocardial ultrastructure in human cardiac hypertrophy. In: Kaltenbach M, Loogen F, Olsen E (eds) Cardiomyopathy and myocardial biopsy. Springer, Berlin Heidelberg New York, pp 100–120

Ferrans V, Herman E (1978) Cardiomyopathy induced by antineoplastic drugs. In: Kaltenbach M, Loogen F, Olsen E (eds) Cardiomyopathy and myocardial biopsy. Springer, Berlin Heidelberg New York, pp 12–26

Ferrans V, Buja L, Roberts W (1975) Cardiac morphologic changes produced by ethanol. In: Rothschild M, Oratz M, Schreiber S (eds) Alcohol and abnormal protein biosynthesis: biochemical and clinical. Pergamon Press, New York Toronto Oxford Sydney Braunschweig, pp 139–185

Fizelova A, Fizel A (1972) Myocardial metabolic changes in cardiac hypertrophy and heart failure. Recent Adv Stud Cardiac Struct Metab 1:200–212

Fleckenstein A (1971) Pathophysiologische Kausalfaktoren bei Myokardnekrose und Infarkt. Wien Z Inn Med 52:133–143

Gallop P, Paz M (1975) Posttranslational protein modifications, with special attention to collagen and elastin. Physiol Rev 55:418–487

Gamulin S, Naracsik P (1978) Alteration of hepatic polyribosome structure and function in mice during hypothermia. Exp Mol Pathol 28:372–380

Geary S, Florini J (1972) Effect of age on rate of protein synthesis in isolated perfused mouse hearts. J Gerontol 27:325–332

Gibson K, Harris P (1972a) The effect of pulmonary constriction on myocardial aminoacyl-tRNA synthetase and transferring enzyme activity. J Mol Cell Cardiol 4:381–390

Gibson K, Harris P (1972b) Effects of hypobaric oxygenation, hypertrophy and diet on some myocardial cytoplasmic factors concerned with protein synthesis. J Mol Cell Cardiol 4:651–660

Gibson K, Harris P (1973) The effects of diphtheria toxin on guinea pig myocardial protein synthesis. J Mol Cell Cardiol 5:185–190

Gibson K, Harris P (1976) The effects of polyamines on cardiac protein biosynthesis. Recent Adv Stud Cardiac Struct Metab 7:71–76

Gilbert W, Dressler D (1968) DNA replication: The rolling circle model. Cold Spring Harbor Symp Quant Biol 33:473–484

Gillette P, Claycomb W (1974) Thymidine kinase activity in cardiac muscle during embryonic and postnatal development. Biochem J 142:685–690

Giloh H, Schochot L, Mager J (1975) Inhibition of peptide chain initiation in lysates from ATP-depleted cells. Biochim Biophys Acta 414:293–320

Giovanetti P, Stothers S (1975) Influence of diet and age on ribonucleic acid, protein and free amino acid levels of rat skeletal muscle. Growth 39:1–16

Grove K, Zak R, Nair K, Aschenbrenner V (1969) Biochemical correlates of cardiac hypertrophy: IV. Observations on the cellular organization of growth during myocardial hypertrophy in the rat. Circ Res 25:473–485

Gudbjarnason S, Telerman M, Bing R (1964) Protein metabolism in cardiac hypertrophy and heart failure. Am J Physiol 206:294–298

Hagopian M, Anversa P, Loud A (1975) Quantitative radioautographic localization of newly synthesized protein in the postnatal rat heart. J Mol Cell Cardiol 7:357–367

Halbreich A, Rabinowitz M (1971) Isolation of saccharomyces cerevisiae mitochondrial formyltetrahydrofolic acid: Methionyl-tRNA transformylase and the hybridization of mitochondrial fMet-tRNA with mitochondrial DNA. Proc Natl Acad Sci USA 68:294–298

Hammond G, Wieben E, Markert C (1979) Molecular signals for initiating protein synthesis in organ hypertrophy. Proc Natl Acad Sci USA 76:2455–2459

Hearse D, Chain E (1972) The role of glucose in the survival and recovery of the anoxic isolated perfused rat heart. Biochem J 128:1125–1133

Hearse D, Humphrey S, Feuvray D, DeLeiris J (1976) A biochemical and ultrastructural study of the species variation in myocardial call damage. J Mol Cell Cardiol 8:759–778

Hedden M, Buse M (1979) General stimulation of muscle protein synthesis by branched chain amino acids in vitro. Proc Soc Exp Biol Med 160:410–415

Heinrich P, Gross V, Northemann W, Scheurlen M (1978) Structure and function of nuclear ribonucleoprotein complexes. Rev Physiol Biochem Pharmacol 81:102–134

Henderson C, Frei E (1980) Adriamycin cardiotoxicity. Am Heart J 99:671–674

Henney A, Parker D, Davies M (1980) Estimation of protein and DNA synthesis in allograft organ cultures as a measure of cell viability. Cardiovasc Res 14:154–160

Herdson P, Kaltenbach J, Jennings R (1969) Fine structural and biochemical changes in dog myocardium during autolysis. Am J Pathol 57:539–557

Hew C, Yip C (1976) Biosynthesis of polypeptide hormones. Can J Biochem 54:592–599

Hibbs R, Ferrans V, Black W, Weilbacher D, Walsh J, Burch G (1965) Alcoholic cardiomyopathy. Am Heart J 69:766–779

Hinterberger U (1974) Einfluß totaler Ischämie auf Ribosomen und Zytosolfaktoren des Rattenmyocards. Acta Biol Med Ger 32:181–192

Hirsch M, Penman S (1973) Mitochondrial polyadenylic acid-containing RNA: Localisation and characterization. J Mol Biol 80:379–391

Hjalmarson A, Rannels D, Kao R, Morgan H (1975) Effects of hypophysectomy, growth hormone, and thyroxine on protein turnover in heart. J Biol Chem 250:4556–4561

Hollenberg G, Borst P, Thuring R, Van Bruggen E (1969) Size, structure and genetic complexity of yeast mitochondrial DNA. Biochim Biophys Acta 186:417–419

Hunt T, Hunter T, Munro A (1969) Control of haemoglobin synthesis: Rate of translation of the messenger RNA for the α and β chains. J Mol Biol 43:123–133

Hunt T, Vanderhoff G, London I (1972) Control of globin synthesis: The role of heme. J Mol Biol 66:471–481

Jacob F, Monod J (1961) Genetic regulatory mechanism in the synthesis of proteins. J Mol Biol 3:318–356

Jain S, Roy R, Pluskal M, Croall D, Guha C, Sarkar S (1979) A model of translational control involving mRNA associated proteins in chick embryonic muscles. Mol Biol Rep 5:79–85

Jefferson L, Wolpert E, Giger K, Morgan H (1971) Regulation of protein synthesis in heart muscle. J Biol Chem 246:2171–2178

Jefferson L, Koehler S, Morgan H (1972) Effect of insulin on protein synthesis in skeletal muscle of an isolated perfused preparation of rat hemi corpus. Proc Natl Acad Sci USA 69:816–820

Jefferson L, Rannels D, Munger B, Morgan H (1974) Insulin in the regulation of protein turnover in heart and skeletal muscle. Fed Proc 33:1098–1104

Johnson L, Johnson R, Strehler B (1975) Cardiac hypertrophy, aging and changes in cardiac ribosomal RNA gene dosage in man. J Mol Cell Cardiol 7:125–133

Kagen L, Linder S (1969) Synthesis of myoglobin by muscle polysomes. Biochim Biophys Acta 195:523–530

Kahn A, Cottreau D, Daegelen D, Dreyfus J (1981) Cell-free translation of messenger RNAs from adult and fetal human muscle. Eur J Biochem 373:1–22

Kao R, Rannels D, Morgan H (1976a) Effects of anoxia and severe ischemia on the turnover of myocardial proteins. In: Hjalmarson A, Werko L (eds) Experimental and clinical aspects on preservation of the ischemic myocardium. University of Göteborg, Sweden, pp 117–122

Kao R, Rannels D, Morgan H (1976b) Effects of anoxia and ischemia on protein synthesis in perfused rat hearts. Circ Res 38/I:124–130

Kao R, Rannels D, Whitman V, Morgan H (1978) Factors accounting for growth and atrophy of the heart. In: Kobayashi T, Ito J, Rona G (eds) Recent advances in studies on cardiac growth and metabolism. University Park Press, Baltimore/USA, pp 105–113

Kaplan E, Richman H (1973) Calcium enhancement of protein synthesis in rat heart ventricles. Can J Biochem 51:1331–1334

Kasamatsu H, Grossman L, Robberson D, Watson R, Vinograd J (1974) The replication and structure of mitochondrial DNA in animal cells. Cold Spring Harbor Symp Quant Biol 38:281–288

Katz A, Messineo F (1981) Lipid-membrane interactions and the pathogenesis of ischemic damage in the myocardium. Circ Res 48:1–16

Katzberg A, Farmer B, Harris R (1977) Predominance of binucleation in isolated rat heart myocytes. Am J Anat 149:489–500

Kivirikko K, Risteli L (1976) Biosynthesis of collagen and its alterations in pathological states. Med Biol 54:159–186

Kleitke B, Hinterberger U, Onnen K, Rabitzsch G, Wollenberger A (1973) Der Einfluß von totaler Ischämie auf die Ribonukleinsäure- und Eiweißsynthese im Herzmuskel der Ratte, untersucht an Schnitten und zellfreien Systemen. Acta Biol Med Ger 30:33–55

Knieriem H (1978) 1. Morphologic changes of the myocardium induced by different toxic agents. In: Kaltenbach M, Loogen F, Olsen E (eds) Cardiomyopathy and myocardial biopsy. Springer, Berlin Heidelberg New York, pp 2–11

Korecky B, Rakusan K (1973) Dimensions of cardiac muscle cells during the life span of rat. Physiologist 16:366

Kuhn H, Loogen F (1978) Die Wirkung von Alkohol auf das Herz einschließlich der Alkoholkardiomyopathie. Internist 19:97–106

Laks M, Morady F, Swan H (1969) Canine right and left ventricular cell and sarcomere length after banding of the pulmonary artery. Circ Res 24:705–710

Lamers J, Stinis J, Kort W, Hülsmann W (1978) Biochemical studies on the sarcolemmal function in the hypertrophied rabbit heart. J Mol Cell Cardiol 10:235–248

Lenaz L, Page J (1976) Cardiotoxicity of adriamycin and related anthracyclines. Cancer Treat Rev 3:111–120

Lenz J, Chatterjee G, Maroney P, Baglioni C (1978) Phosphorylated sugars stimulate protein synthesis and Met-tRNAf binding activity in extracts of mammalian cells. Biochemistry 17:80–87

Lesch M, Peterson M (1975) Studies on the anoxic inhibition of myocardial protein synthesis. Recent Adv Stud Cardiac Struct Metab 8:101–115

Liere E Van, Sizemore D (1971) Regression of cardiac hypertrophy following experimental hyperthyroidism in rats. Proc Soc Exp Biol Med 136:645–648

Lingrel J, Borsook H (1963) A comparison of amino acid incorporation into the hemoglobin and ribosomes of marrow erythroid cells and circulating reticulocytes of severely anemic rabbits. Biochemistry 2:309–314

Linzbach A (1960) Heart failure from the point of view of quantitative anatomy. Am J Cardiol 5:370–382

Linzbach J (1967) Funktionelle Morphologie der chronischen Herzinsuffizienz. Verh Deutsch Ges Pathol 51:124–138

Lochner A, Brink A, Bester A (1973) Nucleic acid synthesis in myocardial ischaemia and infarction. J Mol Cell Cardiol 5:301–309

Lodish H, Jacobsen M (1972) Regulation of hemoglobin synthesis. J Biol Chem 247:3622–3629

Maizel J (1971) Polyacrylamide gel electrophoresis of viral proteins. In: Maramorosch K, Koprowski H (eds) Methods in virology, vol 5. Academic Press, New York, pp 179–246

Majchrowicz E, Mendelson J (1970) Blood concentration of acetaldehyd and ethanol in chronic alcoholics. Science 168:1100–1102

Manchester K, Wool J (1963) Insulin and incorporation of amino acids into protein muscle. I. Accumulation and incorporation studies with the perfused rat heart. Biochem J 89:202–209

Mason D, Neri Serneri G, Oliver M (eds) (1979) Myocardial infarction, vols I and II. Excerpta Medica, Amsterdam Oxford Princeton

Masse M, Haray J (1974) Role of cell division in the cytodifferentiation of rat heart cells in culture. Biochimie 56:1581–1585

Matsushita S, Sogani R, Raben M (1972) Ornithine decarboxylase in cardiac hypertrophy in the rat. Circ Res 31:699–709

Maundrell K, Maxwell E, Civelli O, Vincent A, Goldenberg S, Buri J, Imaizumi-Scherrer M, Scherrer K (1979) Messenger ribonucleoprotein complexes in avian erythroblasts: Carriers of post-transcriptional regulation? Mol Biol Rep 5:1–2, 43–51

McFarlane A (1975) Available techniques for the study of protein synthesis. In: Rothschild M, Oratz M, Schreiber S (eds) Alcohol and abnormal protein biosynthesis. Pergamon Press, New York Toronto Oxford Sydney Braunschweig, pp 17–24

Meerson F (1975) Role of synthesis of nucleic acids and protein in adaptation to the external environment. Phys Rev 55:79–123

Meerson F, Breger A (1977) The common mechanism of the heart's adaptation and deadaptation: hypertrophy and atrophy of the heart muscle. Basic Res Cardiol 72:228–234

Meerson F, Pomoinitsky V (1972) The role of high-energy phosphate compounds in the development of cardiac hypertrophy. J Mol Cell Cardiol 4:571–597

Meerson F, Javitz M, Breger A, Lerman M (1974) The mechanism of the heart's adaptation to prolonged load and dynamics of RNA synthesis in the myocardium. Basic Res Cardiol 69:484–499

Meerson F, Javich M, Lerman M (1978) Decrease in the rate of RNA and protein synthesis and degradation in the myocardium under long-term compensatory hyperfunction and on aging. J Mol Cell Cardiol 10:145–159

Metafora S, Felsani A, Cotrufo R, Tajana G, Iorio G, Del Rio A, DePrisco P, Esposito V (1980a) Neural control of gene expression in the skeletal muscle fibre: the nature of the lesion in the muscular protein-synthesizing machinery following denervation. Proc R Soc Lond [Biol] 209:239–255

Metafora S, Felsani A, Cotrufo R, Tajana G, Del Rio A, De Prisco P, Rutigliano B, Esposito V (1980b) Neural control of gene expression in the skeletal muscle fibre: changes in the muscular mRNA population following denervation. Proc R Soc Lond [Biol] 209:257–273

Millward D (1975) Diet and protein metabolism in skeletal muscle. In: Rothschild M, Oratz M, Schreiber S (eds) Alcohol and abnormal protein biosynthesis. Pergamon Press, New York Toronto Oxford Sydney Braunschweig, pp 203–231

Mondal H, Sutton A, Chen V, Sarkar S (1974) Highly purified mRNA for myosin heavy chain: Size and polyadenylic acid content. Biochem Biophys Res Commun 56:988–996

Morgan H, Rannels D (1975) The control of protein turnover in the isolated perfused rat heart. In: Rothschild M, Oratz M, Schreiber S (eds) Alcohol and abnormal protein biosynthesis. Pergamon Press, New York Toronto Oxford Sydney Braunschweig, pp 233–246

Morgan H, Earl D, Broadus A, Wolpert E, Giger K, Jefferson L (1971a) Regulation of protein synthesis in heart muscle. I. Effect of amino acid levels on protein synthesis. J Biol Chem 246:2152–2162

Morgan H, Jefferson L, Wolpert E, Rannels D (1971b) Regulation of protein synthesis in heart muscle. II. Effect of amino acid levels and insulin on ribosomal aggregation. J Biol Chem 246:2163–2170

Morgan H, Rannels D, Kao R (1974) Factors controlling protein turnover in heart muscle. Circ Res [Suppl III] 34:22–31

Morkin E (1974) Activation of synthetic processes in cardiac hypertrophy. Circ Res [Suppl II] 34:37–48

Morkin E, Ashford T (1968) Myocardial DNA synthesis in experimental cardiac hypertrophy. Am J Physiol 215:1409–1413

Morkin E, Kimata S, Skillman J (1972) Myosin synthesis and degradation during development of cardiac hypertrophy in the rabbit. Circ Res 30:690–702

Morris G, Buzash E, Rourke A, Tepperman K, Thompson W, Heywood S (1972) Myosin messenger RNA: Studies on its purification, properties and translation during myogenesis in culture. Cold Spring Harbour Symp Quant Biol 37:535–541

Mueller A, Griffin W, Wildenthal K (1977) Isoproterenol-induced cardiomyopathy: Changes in cardiac enzymes and protection by methylprednisolone. J Mol Cell Cardiol 9:565–578

Munro H (1970) Factors in regulation of liver protein synthesis. In: Rothschild M, Waldmann T (eds) Plasma protein metabolism. Academic Press, New York London, pp 157–167

Munro H, Steinert P (1975) The intracellular organisation of protein synthesis. In: Amstein (ed) Synthesis of amino acids and protein. MTP International Review of Science, Biochemistry Series I, vol 7. HRV, pp 359–404

Munro H, McLean E, Hird H (1964) Effect of protein intake on the ribonucleic acid of liver cell sap. J Nutr 83:186–192

Munro H, Hubert C, Baliga B (1975) Regulation of protein synthesis in relation to amino acid supply – a review. In: Rothschild M, Oratz M, Schreiber S (eds) Alcohol and abnormal protein biosynthesis – biochemical and clinical. Pergamon Press, New York Toronto Oxford Sidney Braunschweig, pp 33–66

Murty C, Verney E, Sidransky H (1980) Acute effect of ethanol on membranes of the endoplasmic reticulum and on protein synthesis in rat liver. Alcoholism (NY) 4:93–103

Nakano K (1978) Function of dietary protein, carbohydrate and fat on in vitro protein synthesis in skeletal muscle of rats. Nutrition Rep International 18:453–464

Nakano K, Hara H (1979) Insulin dependent and independent actions of dietary protein on in vitro protein synthesis in skeletal muscle of rats. J Nutrition 109:1390–1398

Narayanan N, Eapen J (1973a) Cell-free synthesis of myosin by cardiac myofibrillar ribosomes. Biochem Biophys Res Commun 55:508–514

Narayanan N, Eapen J (1973b) Protein synthesis by rat cardiac muscle myofibrils. Biochim Biophys Acta 512:413–425

Narayanan N, Eapen J (1975) Age related changes in the incorporation of (^{14}C)Leucine into myofibrillar and sarcoplasmic proteins of red and white muscles of chicks. Aust J Exp Biol Med Sci 53:59–63

Nass M, Buck C (1970) Studies of mitochondrial tRNA from animal cells. J Mol Biol 54:187–198

Nomura M, Tissieres A, Lengyel P (eds) (1974) Ribosomes. Cold Spring Harbor Laboratory, New York, p 930

Nutter D, Murray T, Heymsfield S, Fuller E (1979) The effect of chronic protein-calorie undernutrition in the rat on myocardial function and cardiac function. Circ Res 45:144–152

O'Hara D, Curfman G, Trumbull C, Smith T (1981) A procedure for measuring the contributions of intracellular and extracellular tyrosine pools to the rate of myocardial protein synthesis. J Mol Cell Cardiol 13:925–940

Okazaki K, Holtzer H (1966) Myogenesis: Fusion, Myosin synthesis and the mitotic cycle. Proc Natl Acad Sci USA 56:1484–1490

Olivares J, Ray A, Aussedat J, Verdys M, Rossi A (1980) Increased myocardial pyrimidine nucleotide synthesis in isoproterenol-induced cardiac hypertrophy in rats. Biochem Biophys Res Commun 95:367–373

Oratz M, Rothschild M (1975) The influence of alcohol and altered nutrition on albumin synthesis. In: Rothschild M, Oratz M, Schreiber S (eds) Alcohol and abnormal protein biosynthesis. Pergamon Press, New York Toronto Oxford, pp 343–372

Ouellette A, Kumar A, Malt R (1976) Physical aspects and cytoplasmic distribution of messenger RNA in mouse kidney. Biochim Biophys Acta 425:384–395
Page E, Polimeni P, Zak R, Early J, Johnson M (1972) Myofibrillar mass in rat and rabbit heart muscle. Circ Res 30:430–439
Page E, Early J, Power B (1974) Normal growth of ultrastructures in rat left ventricular myocardial cells. Circ Res [Suppl II] 34/35:12–16
Pain V, Levis J, Huvos P, Henshaw E, Clemens M (1980) The effects of amino acid starvation on regulation of polypeptide chain initiation in Ehrlich ascites tumor cells. J Biol Chem 255:1486–1491
Palade G (1958) Microsomal particles and protein synthesis. In: First Symposium of Biophysical Society. Pergamon, Elmsford/NY
Palade G, Siekevitz P (1956) Liver microsomes. J Biophys Biochem Cytol 2:171–200
Palmiter R (1973) Ovalbumin messenger ribonucleic acid translation. J Biol Chem 248:2095–2106
Palmiter R (1975) Quantitation of parameters that determine the rate of ovalbumin synthesis. Cell 4:189–197
Perlman S, Abelson H, Penman S (1973) Mitochondrial protein synthesis: RNA with the properties of eukaryotic messenger RNA. Proc Natl Acad Sci USA 70:350–353
Perry R (1976) Processing of RNA. Annu Rev Biochem 45:605–629
Peters T (1977) Intracellular albumin transport. In: Rosenoer V, Oratz M, Rothschild M (eds) Albumin structure, function and uses. Pergamon Press, Oxford New York, pp 305–332
Peterson M, Ferguson A, Lesch M (1973) A method for the determination of amino acid incorporation into protein and the specific activity of tissue amino acid in small cardiac muscle samples. J Mol Cell Cardiol 5:547–552
Peterson M, Mead R, Welty J (1974) Protein and free amino acid metabolism in the failing canine heart. In: Dhalla N, Winnipeg F (eds) Myocardial metabolism. Urban & Schwarzenberg, München Berlin Wien, pp 615–623
Piko L, Matsumoto L (1977) Complex forms and replicative intermediates of mitochondrial DNA in tissues from adult and senescent mice. Nucleic Acids Res 4:1301–1314
Pool P, Braunwald E (1968) Fundamental mechanisms in congestive heart failure. Am J Cardiol 22:7–15
Przybyla A, Strohman R (1974) Myosin heavy chain messenger RNA from myogenic cell cultures. Proc Natl Acad Sci USA 71:662–666
Rabinowitz M (1973) Protein synthesis and turnover in normal and hypertrophied heart. Am J Cardiol 31:202–210
Rabinowitz M (1974) Overview on pathogenesis of cardiac hypertrophy. Circ Res [Suppl II] 34/35:3–11
Rabinowitz M, Zak R (1972) Biochemical and cellular changes in cardiac hypertrophy. Annu Rev Med 23:245–262
Rabinowitz M, Zak R (1975) Mitochondria and cardiac hypertrophy. Circ Res 36:367–376
Raina A, Janne J (1975) Physiology of the natural polyamines putrescine, spermidine and spermine. Med Biol 53(3):121–147
Rajamanickam C, Merten S, Kwiatkowska-Patzer B, Chuang C, Zak R, Rabinowitz M (1979) Changes in mitochondrial DNA in cardiac hypertrophy in the rat. Circ Res 45:505–515
Rannels D, Kao R, Morgan H (1975) Effect of insulin on protein turnover in heart muscle. J Biol Chem 250:1694–1701
Rannels D, Kao R, Morgan H (1977) Protein synthesis and degradation during ischemia. In: Lefer A, Kelliher G, Rovetto M (eds) Pathophysiology and therapeutics of myocardial ischemia. Spectrum, New York, pp 149–168
Rannels D, Pegg A, Rannels S, Jefferson L (1978) Effect of starvation on initiation of protein synthesis in skeletal muscle and heart. Am J Physiol 235:126–133
Ravid K, Diamant P, Avi-Dor Y (1980) Glucose-dependent stimulation of protein synthesis in cultured heart muscle cells. FEBS Lett 119:20–24

Rawat A (1979) Inhibition of cardiac protein synthesis by prolonged ethanol administration. Res Commun Chem Pathol Pharmacol 25:89–102
Regan T (1975) Metabolic adaption to alcohol in the heart. In: Rothschild M, Oratz M, Schreiber S (eds) Alcohol and abnormal protein biosynthesis. Pergamon Press, New York Toronto Oxford, pp 247–271
Regan T, Ettinger P, Haider B, Ahmed S, Oldewurtel H, Lyons M (1977) The role of ethanol in cardiac disease. Annu Rev Med 28:393–409
Reindell H, Kindermann W, Dickhuth H, Simon G (1978) Das Sportherz. In: Blümchen G (Hrsg) Beiträge zur Geschichte der Kardiologie. Pharma-Schwarz, Monheim, S 87–110
Richter D, Isono K (1977) The mechanism of protein synthesis-initiation, elongation and termination in translation of genetic messages. In: Curr Top Microbiol Immunol 76:83–125
Riecker G (1982) Klinische Kardiologie, 2. Aufl. Springer, Berlin Heidelberg New York
Robberson D, Aloni Y, Attardi G, Davidson N (1971) Expression of the mitochondrial genome in HeLa-cells. VI. Size determination of mitochondrial ribosomal RNA by electron microscopy. J Mol Biol 60:473–484
Rona G, Chappel C, Balazs T, Gandry R (1959) An infarct-like myocardial lesion and other toxic manifestations produced by isoproterenol in the rat. Arch Pathol 67:443–455
Rothschild M, Schreiber S, Oratz M (1975) Effects of ethanol on protein synthesis. Adv Exp Med Biol 56:179–194
Rothschild M, Oratz M, Schreiber S (1977) Albumin synthesis. In: Rosenoer V, Oratz M, Rothschild M (eds) Albumin, structure, function, uses. Pergamon Press, Oxford pp 228–253
Rubin E (1979) Alcoholic myopathy in heart and skeletal muscle. New Engl J Med 301:28–33
Rubin E, Beattie D, Lieber C (1970) Effects of ethanol on the biogenesis of mitochondrial membranes and associated mitochondrial functions. Lab Invest 23:620–627
Rumyantsev P, Snigirevskaya E (1968) Ultrastructure of differentiating cells of the heart muscle in the state of mitotic division. Acta Morphol Acad Sci Hung 16:271–283
Russel D, Shiverick K, Hamrell B, Alpert N (1971) Polyamine synthesis during initial phases of stress-induced cardiac hypertrophy. Am J Physiol 221:1287–1291
Sandritter W (1977) Wie das Herz Muskelmasse auf- und abbaut. In: 8th Intern Meeting Intern Study Group for Research in Cardiac Metabolism, Tokio, May 76. Vgl auch Selecta 3:153–165
Sanford C, Griffin E, Wildenthal K (1978) Synthesis and degradation of myocardial protein during the development and regression of thyroxine-induced cardiac hypertrophy in rats. Circ Res 43:688–694
Sanger F (1981) Determination of nucleotide sequences in DNA. Biosci Rep 1:3–18
Sarma J, Ikeda S, Fischer R, Maruyama Y, Weishaar R, Bing R (1976) Biochemical and contractile properties of heart muscle after prolonged alcohol administration. J Mol Cell Cardiol 8:951–972
Schatz G, Böhni P, Gasser S, Lewin A, Ohashi A, Suissa M (1981) Import of proteins into mitochondria. Biochem Soc Trans 9:52
Scherrer K, Imaizumi-Scherrer M, Reynaud C, Therwath A (1979) On pre-messenger RNA and transcriptions a review. Molec Biol Rep 5:1–2, p 5–28
Schreiber G, Urban J (1978) The synthesis and secretion of albumin. Rev Physiol Biochem Pharmacol 82:27–29
Schreiber G, Urban J, Zähringer J, Reutter W, Frosch U (1971) The secretion of serum protein and the synthesis of albumin and total protein in regenerating rat liver. J Biol Chem 246:4531–4538
Schreiber S (1975) Stress and myocardial protein synthesis: The effect of alcohol and acetaldehyde. In: Rothschild M, Oratz M, Schreiber S (eds) Alcohol and abnormal protein biosynthesis. Pergamon Press, New York Toronto Oxford Sydney Braunschweig, pp 273–290

Schreiber S, Oratz M, Rothschild M (1966) Protein synthesis in the overloaded mammalian heart. Am J Physiol 211:314–318
Schreiber S, Klein I, Oratz M, Rotschild M (1971) Adenyl cyclase activity and cyclic AMP in acute cardiac overload: a method for measuring cyclic AMP production based on ATP specific activity. J Mol Cell Cardiol 2:55–65
Schreiber S, Briden K, Oratz M, Rothschild M (1972) Ethanol Acetaldehyde and myocardial protein synthesis. J Clin Invest 51:2820–2826
Schreiber S, Oratz M, Klein I, Rothschild M (1974a) Protein degradation in acute cardiac loading: The problem of reutilization of amino acids. Recent Adv Stud Cardiac Struct Metab 3:589–601
Schreiber S, Oratz M, Rothschild M, Reff F, Evans C (1974b) Alcoholic cardiomyopathy. II. The inhibition of cardiac microsomal protein synthesis by acetaldehyd. J Mol Cell Cardiol 6:207–213
Schreiber S, Evans C, Oratz M, Rothschild M (1982) Problems in evaluating cardiac protein synthesis. J Mol Cell Cardiol 14:307–312
Schrey A (1980). Die koronare Herzkrankheit. Urban & Schwarzenberg, München Wien Baltimore
Schultheiß P, Bolte H, Cyran J (1979) Enzymbestimmungen in Myocardbiopsien zur Unterscheidung zwischen der kongestiven Kardiomyopathie unklarer Ätiologie (COCM) und der Alkoholkardiomyopathie (ACM). Verh Dtsch Ges Inn Med 85:868–872
Scornik O (1974) In-vivo rate of translation by ribosome of normal and regenerating liver. J Biol Chem 249:3876–3883
Shafritz D, Yap S, Strair R (1979) Regulation of albumin synthesis in rat liver. Molec Biol Rep 5:1–2, 71–78
Shanoff H (1972) Alcoholic cardiomyopathy: An introductory review. Can Med Assoc J 106:55–62
Sherton C, Wool I (1972) Determination of the number of proteins in liver ribosomes and ribosomal subunits by two-dimensional polyacrylamide gel electrophoresis. J Biol Chem 247:4460–4467
Shlafer M, Gelband H, Sung R, Palmer R, Bassett A (1978) Time-dependent alterations of myocardial microsomal yield and calcium accumulation in experimentally-induced right ventricular hypertrophy and failure. J Mol Cell Cardiol 10:395–407
Shore G, Tata J (1977) Functions for polyribosome-membrane interactions in protein synthesis. Biochim Biophys Acta 472:197–236
Short F (1969) Protein synthesis by red and white muscle in vitro: effect of insulin and animal age. Am J Physiol 217:307–309
Spirin A (1979) Messenger ribonucleoproteins (informosomes) and RNA-binding proteins. Molec Biol Rep 5:53–57
Srivastava Ü (1969) Polyribosome concentration of mouse skeletal muscle as a function of age. Arch Biochem Biophys 130:129–139
Stevenin J, Jacob M (1979) Structure of pre-mRNP. Models and pitfalls. Molec Biol Rep 5:29–35
Stotz E (1943) A colorimetric determination of acetaldehyde in blood. J Biol Chem 148:585–591
Stringfellow C, Brachfeld N (1970) A study of transfer RNA, total RNA and protein interrelationships in control and stressed isolated perfused rat heart. J Mol Cell Cardiol 1:221–233
Suzuki T (1975) RNA content in the heart muscle cells following adrenalectomy and additional overload in the rat. Tohoku J Exp Med 115:239–245
Swynghedauw B, Schwartz K, Bercovici J, Bouveret P, Lompre A, Thiem N, Lacombe G (1980) Experimental systolic and diastolic overloading in rats: total protein turnover rate. Enzymatic and structural properties of myosin. Basic Res Cardiol 75:143–148
Takenaka F Higuchi M (1974) High-energy phosphate contents of subepicardium and subendocardium in the rat treated with isoproterenol and some other drugs. J Mol Cell Cardiol 6:123–135

Thomas A, Benne R, Voorma H (1981) Initiation of eukaryotic protein synthesis. FEBS Lett 128:177–185
Thompson R, Fitzharris T, Denslow S, LeRoy E (1979) Collagen synthesis in the developing chick heart. Tex Rep Biol Med 39:305–319
Tolnai S, Korecky B (1980) Lyosomal hydrolases in the heterotopically isotransplanted heart undergoing atrophy. J Mol Cell Cardiol 12:869–890
Tzagoloff A, Macino G, Sebald W (1979) Mitochondrial genes and translation products. Annu Rev Biochem 48:419–441
Wall R, Lippmann S, Toth K, Fedoroff N (1977) A general method for the large-scale isolation of polysomes and messenger RNA applied to MOPC 21 mouse myeloma tumors. Anal Biochem 82:115–129
Waterlow J, Garlick P (1975) Metabolic Adaptions to Protein Deficiency. In: Rothschild M, Oratz M, Schreiber S (eds) Alcohol and abnormal protein biosynthesis. Pergamon Press, New York Toronto Oxford Sydney Braunschweig, pp 67–94
Watkins C, Morgan H (1979) Relationship between rates of methylation and synthesis of heart protein. J Biol Chem 254:693–701
Watson J, Crick F (1953) Molecular structure of nucleic acids. Nature 171:737–738
Weinstock I, Markiewicz L (1974) Muscle protein synthesis during development of the normal and dystrophic chicken. Biochim Biophys Acta 374:197–206
Wildenthal K (1973) Studies of foetal mouse hearts in organ culture: Metabolic requirements for prolonged function in vitro and the influence of cardiac maturation on substrate utilization. J Mol Cell Cardiol 5:87–99
Wildenthal K, Müller E (1974) Increased myocardial cathepsin D activity during regression of thyrotoxic cardiac hypertrophy. Nature 249:478–479
Wildenthal K, Müller E (1977) Lysosomal enzymes in the development and regression of myocardial hypertrophy induced by systemic hypertension. J Mol Cell Cardiol 9:121–130
Wildenthal K, Poole R, Dingle J (1975) Influence of starvation on the activities and localization of cathepsin D and other lysosomal enzymes in hearts of rabbits and mice. J Mol Cell Cardiol 7:841–855
Wintersberger E (1978) DNA-Replication in eukaryotes. Rev Physiol Biochem Pharmacol 84:93–142
Wollenberger A, Kleitke B (1974) Ribonucleic acid and protein synthesis in rat heart mitochondria isolated after aortic constriction, strenuous physical exercise, total myocardial ischemia, and theophylline treatment. Recent Adv Stud Cardiac Struct Metab 3:535–550
Wool I (1979) The structure and function of eukaryotic ribosomes. Annu Rev Biochem 48:719–754
Wool I, Stirewalt W, Kurihara K, Low R, Bailey P, Oyer D (1968) Mode of action of insulin in the regulation of protein biosynthesis in muscle. Recent Prog Horm Res 24:139–213
Wulff V, Freshman M (1961) Age-related reduction of the RNA content of rat cardiac muscle and cerebellum. Arch Biochem Biophys 95:181–182
Zähringer J (1979) Die Regulation der Herzmuskelproteinsynthese. Klin Wochenschr 57:541 553
Zähringer J (1981 a) The regulation of protein synthesis in heart muscle under normal conditions and in the adriamycin-cardiomyopathy. Klin Wochenschr 59:1273–1287
Zähringer J (1981 b) Genexpression und Proteinsynthese im normalen Herzmuskel und bei der Adriamycin-Kardiomyopathie. Habilitationsschrift, Ludwig-Maximilians-Universität München
Zähringer J, Höfling B (1980) Adriamycin-Cardiomyopathy: Changes in myocardial polyribosome and mRNA levels. In: Bolte H (ed) Myocardial biopsy. Springer, Berlin Heidelberg New York, pp 119–130
Zähringer J, Kandolf R (1980) Isolation, subcellular distribution and in-vitro translation of myocardial mRNA and polyribosomes. Circulation [Suppl III] 62:114
Zähringer J, Klaubert A (1982) The effect of triiodothyronine on the cardiac mRNA. J Mol Cell Cardiol 14:559–571

Zähringer J, Baliga B, Munro H (1976a) Subcellular distribution of total Poly(A)-containing RNA and ferritin-mRNA in the cytoplasm of rat liver. Biochem Biophys Res Commun 68:1088–1093
Zähringer J, Baliga B, Munro H (1976b) Novel mechanism for translational control in the regulation of ferritin synthesis by iron. Proc Natl Acad Sci USA 73:857–861
Zähringer J, Baliga B, Crim M, Munro H (1977a) Hepatic synthesis of export proteins. In: Rosenoer V, Oratz M, Rothschild M (eds) Albumin structure, function and use. Pergamon Press, Oxford New York Toronto, pp 203–225
Zähringer J, Baliga B, Drake R, Munro H (1977b) Distribution of ferritin-mRNA and albumin-mRNA between free and membrane-bound rat liver polysomes. Biochim Biophys Acta 474:234–244
Zähringer J, Baliga B, Munro H (1979) Relative abundance of specific messenger-RNA species in the free mRNP fraction of rat liver. FEBS Lett 108:317–320
Zähringer J, Höfling B, Raum W, Kandolf R (1980) Effect of adriamycin on the polyribosome and messenger-RNA content of rat heart muscle. Biochim Biophys Acta 608:315–323
Zähringer J, Raum W, Kandolf R, Troesch G, Stäb G, Jäger E (1981a) Isolation and characterization of structurally and functionally intact polyribosomes and mRNA from rat heart muscle. J Mol Cell Cardiol 13:127–146
Zähringer J, Kandolf R, Raum W (1981b) Decrease of myocardial messenger RNA in adriamycin-treated rats. FEBS Lett 123:169–172
Zähringer J, Pritzl N, Stäb G (1982) Quantitation of cardiac polysomal mRNA by hybridization to (^{3}H)Poly(U). J Mol Cell Cardiol 14:539–550
Zak R (1974) Development and proliferative capacity of cardiac muscle cells. Circ Res [Suppl II] 34/35:17–26
Zak R (1977) Metabolism of myofibrillar proteins in the normal and hypertrophic heart. Basic Res Cardiol 72:235–240
Zak R, Rabinowitz M (1979) Molecular aspects of cardiac hypertrophy. Annu Rev Physiol 41:539–552
Zak R, Rabinowitz M, Platt C (1967) Ribonucleic acids associated with myofibrils. Biochemistry 6:2493–2499
Zak R, Martin A, Dowell R, Rabinowitz M (1974) Turnover of myocardial components in cardiac hypertrophy. Recent Adv Stud Cardiac Struct Metab 3:603–614
Zak R, Martin A, Blough R (1979a) Assessment of protein turnover by use of radioisotopic tracers. Physiol Rev 59:407–447
Zak R, Prior G, Rabinowitz M (1979b) Assessment of protein synthesis by the use of aminoacyl-tRNA as precursor. Methods Enzymol 59:310–321
Zak R, Rabinowitz M, Rajamanickam C, Merten S, Kwiatkoska-Patzer B (1980) Mitochondrial proliferation in cardiac hypertrophy. Basic Res Cardiol 75:171–178
Zimmer H, Gerlach E (1977) Changes of myocardial adenine nucleotide and protein synthesis during development of cardiac hypertrophy. Basic Res Cardiol 72:241–246
Zimmer H, Trendelenburg C, Gerlach E (1972) Acceleration of adenine nucleotide synthesis de novo during development of cardiac hypertrophy. J Mol Cell Cardiol 4:279–282
Zimmer H, Steinkopff G, Ibel H, Koschine H (1980) Is the ATP decline a signal for stimulating protein synthesis in isoproterenol-induced cardiac hypertrophy? J Mol Cell Cardiol 12:421–426

Grundprozesse der elektro-mechanischen Koppelung im Myokard

R. BAYER

Mit 6 Abbildungen

A. Einleitung

Die elektro-mechanische Koppelung umfaßt alle Prozesse an Muskelzellen, die mit der elektrischen Membranerregung beginnen und der Kontraktion enden. Die Mechanismen der Kontraktionsauslösung und -kontrolle sind in allen Myokardzellen weitgehend gleich. Daher ist es sinnvoll, die elektromechanische Koppelung des Myokards auf *zellulärer* Ebene zu betrachten. Hierzu ist es nötig, die Grundprozesse sowohl der *elektrischen Erregung* der Myokardzellmembran („Input-Parameter") als auch der *Interaktion* der *kontraktilen Proteine* („Output-Parameter") zu beschreiben. Die Verknüpfung von „Input" und „Output", die elektro-mechanische Koppelung im engeren Sinn, besteht zum einen in der subzellulären Informationsübermittlung zwischen Membranerregung und Kontraktion, zum anderen in der Steuerung des Ausmaßes und des zeitlichen Ablaufs der kontraktilen Aktivität.

Seit den grundlegenden Beobachtungen von RINGER (1883) wissen wir, daß das Herz nur dann kontrahieren kann, wenn genügend Kalzium (Ca^{2+}) im Perfusionsmedium vorhanden ist. Es ist heute unbestritten, daß Ca^{2+}-Ionen den Kontraktionsvorgang unmittelbar kontrollieren, indem sie im Zusammenspiel mit *regulativen Proteinen* (Troponin-Tropomyosinsystem) die Interaktion der *kontraktilen Proteine* (Aktin und Myosin) ermöglichen. Aus der heutigen Sicht läßt sich daher die elektro-mechanische Koppelung am besten durch die Gesamtheit der zellulären und subzellulären Ca^{2+}-Bewegungen charakterisieren, welche einerseits diejenige Ca^{2+}-Menge bestimmt, die dem kontraktilen Apparat jeweils zur Kontraktion angeboten werden kann, und welche andererseits durch Wiederentfernen von Ca^{2+} aus dem Zytosol die Erschlaffung ermöglichen.

Die Frage nach der unmittelbaren Herkunft des Aktivator-Ca^{2+} war lange Zeit Gegenstand intensiver Forschung und ist auch heute noch nicht eindeutig geklärt. In der vorliegenden Übersicht soll aus dem heutigen Kenntnisstand heraus versucht werden, mögliche Quellen des Aktivator-Ca^{2+} und die komplexen transmembranären und subzellulären Ca^{2+}-Bewegungen im Rahmen der elektro-mechanischen Koppelung zu beschreiben.

Eine der ersten Vorstellungen zu den Koppelungsvorgängen, die *„Ca^{2+}-entry theory"*, basierte auf der Beobachtung, daß der rhythmisch aktivierte Herzmuskel Ca^{2+} vergleichsweise schneller aufnimmt als der ruhende (WINEGRAD u. SHANES 1962; LANGER u. BRADY 1963; NIEDERGERKE 1963). Anhand von Tracerfluxmessungen kamen Winegrad u. Shanes (1962) zur Auffassung, daß Ca^{2+} während der Membranerregung durch die Membran in die Myokardzelle gelangt, die kontraktilen Proteine per diffusionem erreicht und aktiviert. Der transmembranäre Ca^{2+}-Einstrom, so wurde weiterhin postuliert, ist dabei nicht nur Auslöser, sondern eine wichtige, quantitative Determinante der myokardialen Kraftentwicklung.

Elektrophysiologische Untersuchungen stützten zunächst diese Modellvorstellung. Mit verschiedenen Versuchsansätzen wurde nachgewiesen, daß die Kontraktionsamplituden *repetitiv* aktivierten Myokards weitgehend proportional zur Dauer der Aktionspotentiale zu- bzw. abnehmen (Vaughan-Williams 1959; Kavaler 1959; Antoni et al. 1962; Kaufmann u. Fleckenstein 1965). Daraus ließ sich eine Regulation des transmembranären Ca^{2+}-Einstroms und der Kontraktionskraft über die Dauer des Aktionspotentials ableiten. Im Gegensatz zum Skelettmuskel schien damit das Aktionspotential nicht nur Auslöser der Kontraktion, sondern eine wichtige Determinante der myokardialen Kraftentwicklung und des zeitlichen Verlaufs der Kontraktion zu sein. Weitere Befunde, insbesondere aus elektrophysiologischen Untersuchungen, ließen sehr bald Zweifel an dieser einfachen „Ca^{2+}-entry theory" aufkommen. Verschiedene Arbeitsgruppen wiesen nach, daß die Dauer eines Aktionspotentials keinen entscheidenden Einfluß auf die Amplitude der *gleichzeitig* ausgelösten Kontraktion hat (Morad u. Trautwein 1968; Antoni et al. 1969; Wood et al. 1969). Selbst Aktionspotentiale, die auf $^1/_{10}$ ihrer normalen Dauer künstlich abgekürzt wurden, lösten Kontraktionen aus, deren Gipfelspannung noch 60–75% des Kontrollwertes entsprach. Dies deutete darauf hin, daß der transmembranäre Ca^{2+}-Einstrom während der Erregung nur geringfügig an der direkten kontraktilen Aktivierung des Myokards beteiligt ist, und daß das Aktionspotential – ähnlich wie beim Skelettmuskel – mehr die Funktion eines Auslösers hat. Antoni et al. (1969) und Wood et al. (1969) zeigten jedoch, daß eine einmalige, künstlich herbeigeführte Änderung der Aktionspotentialdauer erst in den *nachfolgenden* Schlägen eine erhebliche Zu- bzw. Abnahme der Kontraktionskraft bewirkt. Aus diesen Befunden wurde eine modifizierte „Ca^{2+}-entry theory" entwickelt, auf der letztlich auch unsere heutigen Modellvorstellungen zu Ca^{2+}-Bewegungen im Rahmen der elektro-mechanischen Koppelung basieren. Während jeder Membranerregung gelangt Ca^{2+} in die Zelle. Die Menge des einströmenden Ca^{2+} ist jedoch zu gering, um über eine direkte Wechselwirkung mit dem kontraktilen Apparat Kontraktionen normaler Stärke auszulösen. Schätzungen der transmembranären Ca^{2+}-Versorgung ergaben je nach Versuchsbedingungen und -präparat unterschiedliche Werte. Aus den Meßdaten verschiedener Arbeitsgruppen (Winegrad 1961; Winegrad u. Shanes 1962; Langer u. Brady 1963; Niedergerke 1963; Niedergerke et al. 1969; Sands u. Winegrad 1970) ließ sich errechnen, daß der unmittelbare Anteil des erregungsbedingten Ca^{2+}-Influxes an der kontraktilen Aktivierung nur 2–3% betragen dürfte. Zur vollen Aktivierung bedarf das Myokard zusätzlicher Ca^{2+}-Depots (Sarkolemm, sarkoplasmatisches Retikulum, Mitochondrien). Das aus diesen Speichern freisetzbare Ca^{2+} kontrolliert weitestgehend das Ausmaß der kontraktilen Aktivierung.

B. Die molekulare Basis des Kontraktionsmechanismus

Die Kontraktion quergestreifter Muskeln beruht auf zyklischen Interaktionen zwischen Teilen der dicken *Myosinfilamente* (Köpfe der Myosinmoleküle) und den dünnen *Aktinfilamenten*. Die Myosinköpfe verbinden sich mit dem Aktin unter Bildung von *Querbrücken*. Das so entstandene *Aktomyosin* ist nicht nur kontraktiles Substrat, sondern gleichzeitig ein Enzym – die Aktomyosin-ATPase –, das (bei Anwesenheit von Ca^{2+} und Mg^{2+}) ATP hydrolysiert. Die aus der ATP-Spaltung freiwerdende Energie wird direkt in Arbeit umgesetzt, indem die Myosinköpfe Kippbewegungen ausführen, mit denen die Aktinfilamente in Richtung Sarkomermitte gezogen werden können.

Die Anzahl der gebildeten Querbrücken und damit die Kraftentwicklung unterliegt (bei konstanter Vorbelastung) einem Kontrollsystem, bestehend aus den *regulativen Proteinen* und *Ca^{2+}-Ionen*. Die regulativen Proteine sind das *Tropomyosin* (Tm) und der *Troponinkomplex* (Tn, s. Abb. 1). Die fädenförmigen Tm-Moleküle liegen auf beiden Seiten der Aktinfilamente, nahe den Gruben, die durch deren doppelhelikale Struktur gegeben sind. Durch End-zu-End-Anlagerung bilden die Tm-Moleküle zwei Stränge, die um das Aktinfilament herumgewickelt sind. Jedem Tm-Molekül ist ein Tn-Komplex angelagert. Jeder Tn-Komplex besteht aus drei Untereinheiten, genannt TnC, TnI und TnT. TnC steht für Ca^{2+}-Bindung, TnI für Inhibition und TnT für Bindung an Tropomyosin (Tm).

Die heutige Vorstellung zur Ca^{2+}-abhängigen Kontrolle der Muskelkontraktion mit Hilfe der regulativen Proteine ist schematisch in Abb. 1 wiedergegeben. Sobald Ca^{2+} an Troponin gebunden wird, löst sich die Verankerung des Tn-Komplexes über die TnT-Untereinheit mit Aktin. Dies erlaubt dem Tm, seine Position am Aktin so zu verändern, daß es die Bindung des Myosinkopfes an Aktin nicht mehr sterisch hindert. Die regulativen Proteine sind Ca^{2+}-abhängige Schalter. Es ist daher verständlich, daß mit Zunahme der Ca^{2+}-Konzentration mehr Querbrücken eingeschaltet werden können, so daß die „äußere“

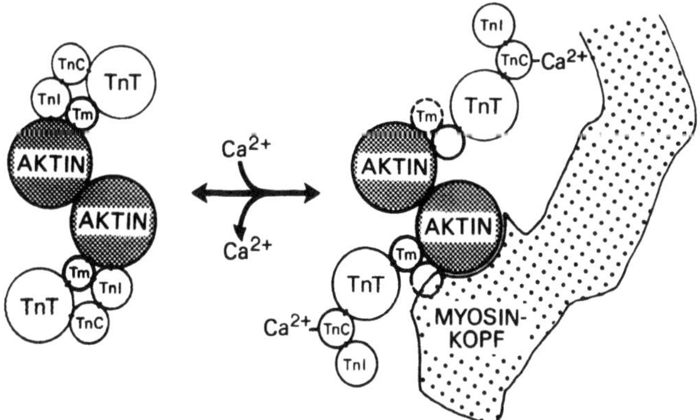

Abb. 1. Schematische Darstellung der Regelung der Aktin-Myosin-Interaktion durch die regulativen Proteine (*Tm* Tropomyosin, *TnT* Troponin T, *TnC* Troponin C, *TnI* Troponin I)

Kraftentwicklung des Muskels (gleich Summe der Kräfte der einzelnen Querbrücken) zunimmt.

TnC des Myokards besitzt drei Ca^{2+}-Bindungsstellen, zwei mit hoher Affinität sowohl für Ca^{2+} als auch für Mg^{2+} und eine Ca^{2+}-spezifische niedrigerer Affinität (Van Eerd u. Takahashi 1976). Während die Rolle der beiden Ca^{2+} – Mg^{2+}-Bindungsstellen bis heute nicht geklärt ist, scheint der Ca^{2+}-abhängige Schaltvorgang über die Ca^{2+}-spezifische Bindungsstelle kontrolliert zu werden (Gergely 1980). Die Wechselwirkung des TnC mit TnI erfolgt möglicherweise mit Hilfe negativ geladener Aminosäurereste, die sich in der Nähe einer Ca^{2+} – Mg^{2+}-Bindungsstelle befinden. Als Reaktionspartner werden positiv geladene Reste am TnI gefordert (Perry 1979; Gergely 1980). Nähere Informationen über die Art der Bindung zwischen TnC und TnT liegen bislang nicht vor.

Unter den myofibrillären Proteinen können Myosin, Tm, TnI und TnT mit Hilfe von Proteinkinasen phosphoryliert bzw. dephosphoryliert werden (Bárány u. Bárány 1980). Nach neueren Ergebnissen scheinen beim Myokard der Phosphorylierungsgrad des Troponin I und des Myosins Regelgrößen zur Steuerung der kontraktilen Aktivität zu sein. Kardiales TnI wird außerordentlich schnell durch eine *zyklo-AMP-abhängige Proteinkinase* phosphoryliert. Die positiv inotrope *Adrenalinwirkung* läuft zeitlich parallel mit dem Grad der Phosphorylierung. Im Bereich von 10^{-8} bis 10^{-6} M Adrenalin besteht eine signifikant lineare Korrelation zwischen positiv inotropem Effekt und Phosphorylierung von TnI (England 1975). Dies läßt vermuten, daß die positiv inotrope Wirkung der Katecholamine über den „second-messenger“-zyklo-AMP und die zyklo-AMP-abhängige Phosphorylase-Kinase entstehen. Doch schwerwiegende Gründe sprechen gegen diesen Mechanismus. Der Konzentrationsanstieg von zyklo-AMP und die Aktivierung der Phosphorylase-Kinase erreichen ihr Maximum lange bevor ein Maximum der Kontraktionskraft erreicht wird (Robinson et al. 1965). Ein Anwachsen der Kontraktionskraft auf der Basis einer TnI-Phosphorylierung benötigt zur Erklärung eine Modifikation der Aktomyosin-ATPase-Aktivität. Bei Anwesenheit des phosphorylierten TnI benötigt die ATPase für ihre Aktivität jedoch eine höhere Ca^{2+}-Konzentration als normal (Bailin 1979; Bárány u. Bárány 1980). Eine Erklärung für diese Diskrepanz ergibt sich aus Untersuchungen an Glycerol-extrahierten Myokardfasern (Herzig u. Rüegg 1980). Hier wirkt zyklo-AMP negativ inotrop, indem es die Abhängigkeit der Kraftentwicklung von der Ca^{2+}-Konzentration in Richtung höherer Ca^{2+}-Konzentrationen verschiebt. Die Abnahme der Kontraktionskraft durch zyklo-AMP wird auf eine Hemmung der Ca^{2+}-abhängigen Aktomyosin-ATPase-Aktivität zurückgeführt, die dem Einfluß des phosphorylierten TnI unterliegt. Dieser Wirkmechanismus erklärt nur eine physiologische Katecholaminwirkung, nämlich die Erhöhung der Relaxationsgeschwindigkeit (Bailin 1979; Herzig u. Rüegg 1980). Der positiv inotrope Effekt der Katecholamine an intaktem Myokard muß auf eine Zunahme des Aktivator-Ca^{2+} über andere zyklo-AMP-vermittelte Prozesse zurückgeführt werden. Durch die Erhöhung des transmembranären Ca^{2+}-Einstroms (C.I.1a) und vermehrter Ca^{2+}-Aufnahme und -Freisetzung aus dem sarkoplasmatischen Retikulum (C.II.1a) wird offensichtlich die verminderte Ca^{2+}-Empfindlichkeit der Aktomyosin-ATPase überschießend kompensiert, so daß letztlich eine Zunahme der Kontraktionskraft resultiert.

Wie beim Skelettmuskel können auch Teile des Myosinmoleküls (die sog. leichten P-Ketten) unter dem Einfluß einer Proteinkinase phosphoryliert werden. Die Aktivität der *Leichten-P-Ketten-Proteinkinase* wird durch die intrazelluläre Ca^{2+}-Konzentration kontrolliert (FREARSON u. PERRY 1975). Zu ihrer halbmaximalen Aktivierung werden beim Myokard nur 2×10^{-6} M Ca^{2+} benötigt, so daß beim Kontraktionsvorgang ein Phosphorylierungs-Dephosphorylierungszyklus der leichten Myosinketten eine Rolle spielen könnte. Nach ersten Untersuchungen an Glycerol-extrahierten Myokardfasern bewirkt die Ca^{2+}-abhängige Phosphorylierung der leichten Myosin-Ketten über eine Änderung der Querbrückenkinetik eine Zunahme der maximalen Verkürzungsgeschwindigkeit (HERZIG u. RÜEGG 1980).

C. Kalziumbewegungen im Rahmen der elektro-mechanischen Koppelung

I. Der transsarkolemmale Kalziumaustausch

Die Herzmuskelzelle ist zur Aufrechterhaltung ihrer kontraktilen Aktivität auf eine permanente Ca^{2+}-Zufuhr aus dem Extrazellulärraum angewiesen. Trotz des hohen transmembranären Konzentrationsgradienten reicht eine passive Diffusion durch die äußere Zellmembran (① in Abb. 2) nicht aus, die intrazelluläre Ca^{2+}-Konzentration konstant zu halten. Die Myokardzelle benötigt hierzu einen zusätzlichen Ca^{2+}-Influx durch präformierte *Kanäle,* die infolge der Membranerregung geöffnet werden (② in Abb. 2).

Da mit jedem Schlag Ca^{2+} in die Zelle gelangt, muß das Myokard zum Schutz gegen eine Überladung Ca^{2+} eliminieren. Unter Gleichgewichtsbedingungen sollte dem *Ca^{2+}-Einstrom* ein gleich großer *Efflux* gegenüberstehen. Im Vergleich zu anderen erregbaren Zellen (Nerv, Skelettmuskel) ist der erregungsbedingte Ca^{2+}-Einwärtsstrom durch die Myokardzellmembran relativ groß. Dementsprechend müssen hier besonders wirkungsvolle Eliminationsmechanismen existieren. Die hierzu postulierten Transportsysteme sind in Abb. 2 (③, ④) schematisch wiedergegeben.

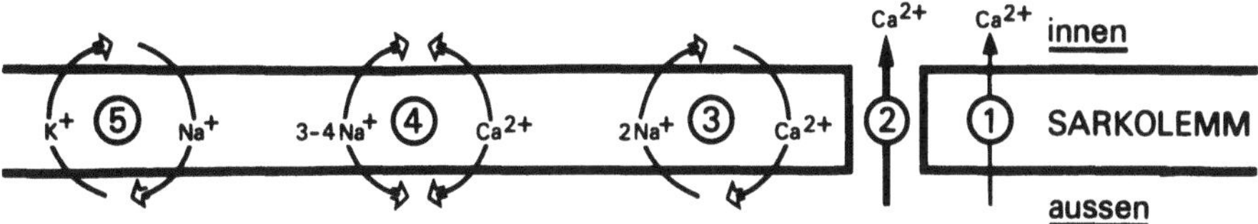

Abb. 2. Schematische Darstellung transsarkolemmaler Kalziumbewegungen und der $Na^{+}-K^{+}$-Pumpe. ① = passiver Ca^{2+}-Leckstrom, ② = erregungsbedingter Ca^{2+}-Einwärtsstrom (I_{si}) durch den langsamen Membrankanal, ③ = elektroneutrale $Na^{+}-Ca^{2+}$-Austauschdiffusion, ④ = elektrogener $Na^{+}-Ca^{2+}$-Gegentransport, ⑤ = elektroneutrale $Na^{+}-K^{+}$-Pumpe

1. Der Kalziumeinstrom

Es kann heute als gesichert gelten, daß der Erregung des Myokards zwei Einwärtsströme zugrunde liegen. Die Ladungsträger des ersten Einwärtsstroms sind Na^+-Ionen. Verminderung der extrazellulären Na^+-Konzentration führt zur Reduktion dieses I_{Na}. Wie beim Nerven ist der I_{Na} spezifisch durch ein Gift des Kugelfisches (Tetrodotoxin) hemmbar. Der I_{Na} ist für den schnellen *Aufstrich* des Aktionspotentials verantwortlich und Träger der *Erregungsfortleitung* von Zelle zu Zelle. Auch scheint er die Erregung über das transversale tubuläre System ins Zellinnere zu tragen (s. auch C.II.1c). Der zweite Einwärtsstrom, der wesentlich zur Ausbildung des *Aktionspotentialplateaus* beiträgt, ist viel kleiner und in seiner Kinetik langsamer. Er reagiert sehr empfindlich auf Änderungen des extrazellulären Ca^{2+} und ist durch zweiwertige Kationen wie Ni^{2+}, Co^{2+}, Mn^{2+} und Pharmaka aus der Gruppe der sog. Ca-Antagonisten hemmbar (KOHLHARDT et al. 1973). Die Bezeichnung des zweiten Einwärtsstroms als Ca^{2+}-Einwärtsstrom (I_{Ca}) läßt sich heute nicht mehr uneingeschränkt aufrechterhalten. Dem zweiten Einwärtsstrom liegt möglicherweise keine spezifische Erhöhung der Membranleitfähigkeit für Ca^{2+} zugrunde. Obwohl bei physiologischer Zusammensetzung des extrazellulären Ionenmilieus die Ladungsträger des zweiten Einwärtsstroms fast ausschließlich Ca^{2+}-Ionen sind, wird vielfach vorgezogen, ihn als zweiten (I_{si}) oder langsamen Einwärtsstrom zu bezeichnen. Die Entdeckung dieses erregungsbedingten Ca^{2+}-Einwärtsstromes durch REUTER (1967) erklärt alte Befunde aus Tracerfluxmessungen (s. A), aus denen hervorging, daß rhythmisch aktiviertes Myokard Ca^{2+} schneller aufnimmt als ruhendes.

a) Eigenschaften des erregungsbedingten Kalziumeinwärtsstroms

Die Charakterisierung der Ionenströme (zusammenfassende Darstellungen s. REUTER 1973, 1979; TRAUTWEIN 1973) in ihrer Abhängigkeit von Membranpotential und Zeit beruhen beim Herzmuskel wie beim Nerven auf einem experimentellen Vorgehen, welches als *Spannungsklemme* bezeichnet wird. Diese Methode erlaubt, das Membranpotential isolierter Gewebe sprunghaft für beliebige Zeit auf einen beliebigen Wert konstant einzustellen. Der Strom, der zur Aufrechterhaltung des neuen Membranpotentials appliziert wird, entspricht dem Strom, der in diesem Potentialbereich und während dieser Zeit fließt. Zur Messung und Charakterisierung des I_{si} muß dieser vom ersten Einwärtsstrom (I_{Na}) abgetrennt werden. Dies kann durch Blockierung des Na^+-Stroms mit Tetrodotoxin, durch Na^+-Entzug und durch Vordepolarisation der Membran auf etwa -45 mV erfolgen (BEELER u. REUTER 1970a). Bei -45 mV ist der I_{Na} weitgehend inaktiviert.

Die Schwelle zur Auslösung des Ca^{2+}-Einwärtsstroms liegt bei einem Membranpotential von -40 mV. Bei weiterer Depolarisation nimmt der I_{si} zu, erreicht zwischen -15 und 0 mV ein Maximum und wird ab dem *Umkehrpotential* von etwa $+30$ bis $+40$ mV zu einem Auswärtsstrom. Die maximale Größe des I_{si} wird von verschiedenen Arbeitsgruppen (BEELER u. REUTER 1980b; KOHLHARDT et al. 1972; REUTER 1979) mit 4–6 mA angegeben. Dieser Strom reicht keinesfalls aus, um die intrazelluläre Ca^{2+}-Konzentration von 2×10^{-7} M

(Schwelle für kontraktile Aktivierung) auf etwa 10^{-4} M (maximale kontraktile Aktivierung) zu erhöhen. Nach den Berechnungen von BASSINGTHWAIGHTE u. REUTER (1972) wäre hierzu ein I_{si} von 200 µA nötig. Meßfehler dieser Größenordnung sind kaum vorstellbar. Das während der Erregung maximal in die Zelle einströmende Ca^{2+} beträgt nach den Strommessungen nur $^1/_{40}$ bis $^1/_{50}$ der für eine volle kontraktile Aktivierung nötigen Menge.

Zwischen dem Umkehrpotential des I_{si} von +40 mV, bestimmt mit Hilfe der Spannungsklemme, und dem nach der Nernst-Gleichung aus dem Konzentrationsgradienten berechneten Wert von ca. 115–120 mV ($[Ca^{2+}]_i = 1{,}8 \times 10^{-7}$ M; $[Ca^{2+}]_o = 1{,}8 \times 10^{-3}$ M) besteht ein großer Unterschied. Zur Erklärung der Diskrepanz werden drei Möglichkeiten erwogen. Es existiert ein an der Membraninnenseite gelegenes Ca^{2+}-Kompartiment mit vergleichsweise hoher Ca^{2+}-Konzentration. Der Füllungszustand dieses Kompartiments bestimmt die treibende Kraft für den Ca^{2+}-Einwärtsstrom (BASSINGTHWAIGHTE u. REUTER 1972). Bis heute sind jedoch solche submembranären Speicher elektronenmikroskopisch nicht nachgewiesen worden. Eine sehr einleuchtende Erklärung für das niedrige Umkehrpotential bietet eine neuere Untersuchung von REUTER u. SCHOLZ (1977a). Danach sind die Membrankanäle, die den I_{si} kontrollieren, *nicht selektiv* permeabel für Ca^{2+}. Unter der Annahme, daß die Permeabilität für Ca^{2+} 100mal größer ist als für Na^+ und K^+, konnte mit Hilfe der „constant-field"-Gleichung ein Umkehrpotential in der Größe der Meßwerte errechnet werden. Als dritte Möglichkeit zur Erklärung des niedrigen Umkehrpotentials wird ein auswärtsgerichteter Ladungstransport durch eine *elektrogene* Na^+ – Ca^{2+}-Pumpe erwogen, der im Breich positiver Membranpotentialwerte die Strom-Spannungsbeziehung erheblich in Richtung weniger positiver Potentialwerte verschiebt (s. C.I.2).

Der Ladungstransport während des I_{Na} und I_{si} erfolgt über jeweils spezifische *Membrankanäle,* die man sich in Form *hydrophiler Poren* vorstellt. Der Membrankanal, durch den der I_{si} fließt, wird aufgrund seiner kinetischen Eigenschaften als langsamer Membrankanal bezeichnet.

Die Größe beider Ströme wird durch die maximale Kanalleitfähigkeit bei voller Aktivierung und drei potential- und zeitabhängige Variable – Aktivierung, Inaktivierung, Erholung von der Inaktivierung – bestimmt. Morphologisches Substrat dieser Variablen sind wahrscheinlich mit Potentialfühlern verbundene Makromoleküle, die als in Serie angeordnete Tore den Ionenflux kontrollieren. Sie erlauben – je nach Membranpotential und Zeitpunkt – den Durchtritt eines Teils der maximal möglichen Zahl an Ionen. Die Variablen, die den I_{Na} bestimmen, unterscheiden sich in ihrer Potential- und Zeitabhängigkeit erheblich von denen des I_{si}. Dies wird neben der spezifischen Hemmbarkeit als weiterer Hinweis auf zwei separate Membrankanäle für Einwärtsströme gewertet.

Nur aus Experimenten mit Hilfe der Spannungsklemme lassen sich unmittelbar Einflüsse von Pharmaka auf transmembranäre Ionenströme feststellen. Aus der Analyse der Effekte von Pharmaka auf die zugrundeliegenden Grundprozesse (Aktivierung, Inaktivierung, Erholung) können Wirkorte oder -mechanismen weiter spezifiziert werden. Durch *Katecholamine* wird der I_{si} erhöht. Die Variablen werden jedoch in ihrer Potential- und Zeitabhängigkeit nicht verändert. Die limitierende (maximale) Leitfähigkeit der langsamen Membrankanäle erscheint jedoch erhöht. Dies kann nur dadurch erklärt werden, daß die Zahl der Ca^{2+}-Membrankanäle zugenommen hat. Es wird postuliert, daß Katecholamine mittels einer *zyklo-AMP-abhängigen Proteinkinase* Teile der Kanalstruktur phosphorylieren. Die Aktivierbarkeit eines jeden Kanals hängt danach von seinem Phosphorylierungsgrad ab, die Zahl der verfügbaren langsamen Membrankanäle von der Konzentration des zyklo-AMP, des „second messenger" der Katecholamine (REUTER 1979). Aus Herzmuskelzellmembranen ließ sich kürzlich ein Protein isolieren, genannt *Calciductin,* welches in Abhängigkeit vom Ausmaß seiner Phosphorylierung die Membranpotential-abhängige Ca^{2+}-Aufnahme reguliert (RINALDI et al. 1982). Dieses Protein steht hinsichtlich seines Molekulargewichts und der Aminosäurenzusammensetzung dem *Phospholamban* aus Membranen des sarkoplasmatischen Retikulums sehr nahe (s. C.II.1a). *Acetylcholin* hat möglicherweise einen entgegengesetzten Effekt. Es reduziert die Zahl der Kanäle durch Dephosphorylierung, entweder durch Reduktion von zyklo-AMP oder durch eine Zunahme des zyklo-GMP (SANDOVAL u. CUATRECASAS 1976; REUTER 1979; REUTER u. SCHOLZ 1977b).

Die in der Literatur berichteten Effekte von *Digitalisglykosiden* auf den I_{si} sind widersprüchlich. In nicht toxischen Konzentrationen wurde eine Zunahme des Ca^{2+}-Einwärtsstroms (WEINGART et al. 1978), durch MCDONALD et al. (1975) kein Effekt bzw. eine Hemmung nach langer Einwirkzeit beschrieben. Obwohl aus den wenigen vorliegenden Ergebnissen noch keine endgültigen Schlüsse gezogen werden können, kann die von MCDONALD et al. (1975) beschriebenen Hemmung des Ca^{2+}-Einwärtsstroms mit einem Ansteigen der intrazellulären Ca^{2+}-Konzentration über Hemmung des Ca^{2+}-Efflux erklärt werden (s. dazu auch C.I.2). Die Abnahme des transmembranären Ca^{2+}-Konzentrationsgradienten hemmt per se den Ca^{2+}-Einwärtsstrom durch Reduktion der treibenden Kraft.

FERRIER u. MOE (1973) berichteten, daß an Purkinje-Fasern *Digitalisglykoside* zuweilen *transiente Nachdepolarisationen* (TD) nach Ablauf von Aktionspotentialen auslösen. Die TD sind möglicherweise Ursache für die *arrhythmogene* Wirkung von Digitalis. Eine Suppression der TD konnte mit dem Ca-Antagonisten *Verapamil* und durch Reduktion des extrazellulären Ca^{2+} erzielt werden (ROSEN et al. 1973), so daß ein zusätzlicher transienter Ca^{2+}-Einwärtsstrom (TI) für die Genese der TD postuliert wurde. Die ausführliche Analyse dieses Stroms mit Hilfe der Spannungsklemme widerlegte diese These (TSIEN et al. 1978). Der TI unterscheidet sich grundsätzlich von anderen Membranströmen. Im Gegensatz zum I_{si} wird er durch Repolarisation ausgelöst. Er ist um so größer, je höher und länger die vorausgegangene Membrandepolarisation war. Auch ohne Glykoside tritt er bei sehr hohem extrazellulären Ca^{2+} (18 mM) auf. Das Umkehrpotential des TI liegt bei -5 mV. Damit ist ein Ca^{2+}-Einstrom über selektive Membrankanäle ausgeschlossen. Eine *nicht selektive* Erhöhung der Membranleitfähigkeit für Na^{+} und K^{+} ist die nächstliegende Erklärung. Bei Membranpotentialen positiver als -5 mV ist der TI ein K^{+}-Strom, im Normalfall, bei Werten negativer als -5 mV, ein Na^{+}-Strom. Die intrazelluläre Ca^{2+}-Konzentration könnte bei der Genese dieses Digitalis-induzierten Stroms eine Rolle spielen. Durch Ca^{2+}-Überladung des sarkoplasmatischen Retikulums induzierte oszillatorische Ca^{2+}-Freisetzungen aus dem SR (FABIATO u. FABIATO 1978) eröffnen möglicherweise zusätzliche unspezifische Membrankanäle.

Unter den Pharmaka, die zur Therapie der koronaren Herzkrankheit eingesetzt werden, gewinnt eine Gruppe organischer Verbindungen, die man *Ca-Antagonisten* nennt, zunehmend Bedeutung (zusammenfassende Darstellung s. Bayer et al. 1982). Die wirksamsten und therapeutisch am häufigsten eingesetzten Verbindungen sind *Nifedipin, Verapamil, Diltiazem, Prenylamin* und *Fendilin*. Alle diese Pharmaka hemmen mehr oder weniger spezifisch den langsamen Ca^{2+}-Einwärtsstrom (I_{si}). Trotz dieser Gemeinsamkeit ist ein für alle geltender Wirkmechanismus auf molekularer Ebene ausgeschlossen. Die Heterogenität ihrer chemischen Struktur, die Unterschiede ihrer elektrophysiologischen und inotropen Effekte sind vielfach beschrieben worden (Bayer et al. 1975a, b, c, 1977, 1982; Bayer u. Ehara 1978; Ehara u. Kaufmann 1978; Rodenkirchen et al. 1981; Mannhold et al. 1982). Nifedipin, beispielsweise, verändert nicht die Aktivierungs-, Inaktivierungs- und Erholungsvariablen, die den I_{si} kontrollieren. Es wird angenommen, daß Nifedipin unter Wechselwirkung mit den Membrankanälen den Durchtritt von Ca^{2+}-Ionen physisch blockiert. Verapamil scheint dagegen den Aktivierungsprozeß zu verlangsamen und die Erholung von der Inaktivierung zu verzögern. Zusätzlich läßt sich für die Verapamilwirkung ein Phänomen – genannt „*use-dependence*" – nachweisen. Die Hemmung des I_{si} und die negativ inotrope Wirkung nimmt mit der Anzahl und Frequenz vorausgegangener Aktivierungen zu. Langdauernde Membrandepolarisationen verstärken diesen Effekt, Hyperpolarisationen vermögen ihn aufzuheben. Daraus wird abgeleitet, daß die Wechselwirkung des Verapamil mit Strukturen des langsamen Membrankanals über einen potentialabhängigen Assoziations-Dissoziationsprozeß kontrolliert wird. Die übrigen Ca-Antagonisten sind bislang in ihren elektrophysiologischen Effekten nicht ausreichend charakterisiert, so daß über die Art ihrer Wechselwirkung mit dem Membrankanal nichts ausgesagt werden kann. Die unterschiedliche negativ inotrope Potenz ihrer Stereoisomere deutet jedoch auf Bindungen mit jeweils substanzspezifischen Wechselwirkungsorten hin.

b) Beziehungen zwischen Membranpotential und Kontraktionskraft

Der Einfluß des erregungsbedingten Ca^{2+}-Einwärtsstroms auf die Kraftentwicklung des Myokards läßt sich am besten aus der Beziehung zwischen Membranpotential und mechanischer Spannungsentwicklung ableiten. Bei den hierzu nötigen Untersuchungen muß folgendes beachtet werden: Nach Änderung einer elektrischen Größe (Aktionspotentialdauer bzw. -höhe und/oder Dauer einer artifiziell erzeugten Membrandepolarisation) stellt sich ein kontraktiles Gleichgewicht erst nach Ablauf von jeweils 8–12 Schlägen ein (Antoni et al. 1969; Wood et al. 1969; Beeler u. Reuter 1970c; Gibbons u. Fozzard 1975). Abbildung 3 zeigt in ihrem linken Bildteil Originalregistrierungen einer Serie von Experimenten, bei der mit Hilfe der Spannungsklemme die Membran für kurze Zeit (200 ms) repetitiv (60/min) von −75 mV auf −60, −25, −15 und 0 mV depolarisiert wurde. Die repetitive Depolarisation der Membran wurde jeweils nach längeren Aktivierungspausen (<1 min) aufgenommen, so daß die erste Kontraktion als *Einzelkontraktion* angesehen werden kann, die von vorhergehenden Aktivierungen (der „Vorgeschichte") weitgehend unbeeinflußt ist. Die kurzen Membrandepolarisationen wurden dann fortgesetzt, bis nach Ablauf

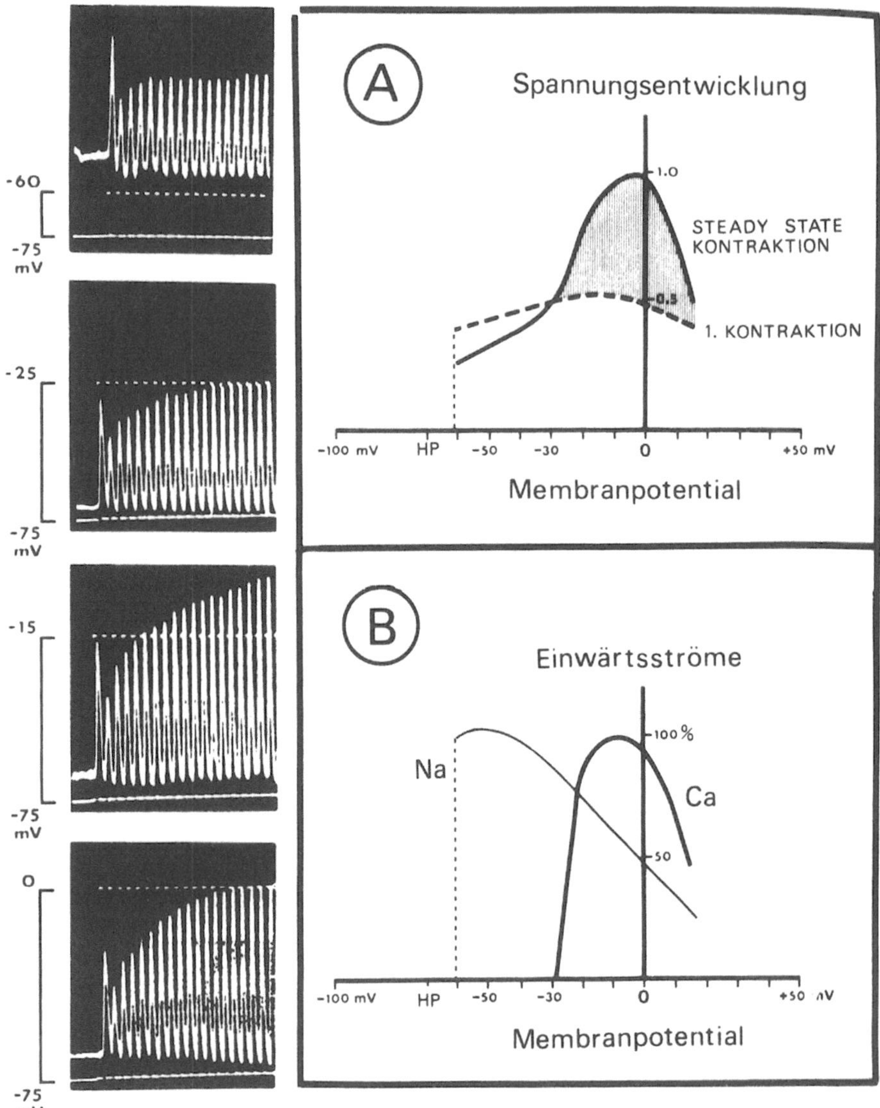

Abb. 3. Abhängigkeit der mechanischen Spannungsentwicklung (Ventrikelmyokard der Katze) vom Membranpotential depolarisierender Klemmschritte. Die entwickelten Kräfte und die Größe der Ströme sind in % der jeweils erreichten Maximalwerte angegeben (nach TRITTHART et al. 1973). Weitere Erklärungen s. Text

der kontraktilen Treppen ein „steady state" der mechanischen Spannungsentwicklung erreicht war.

Die in Abb. 3 dargestellten Ergebnisse lassen sich wie folgt zusammenfassen: 1. Bereits Membrandepolarisationen, die die Schwelle zur Aktivierung des Na^+-Einwärtsstroms (s. Abb. 3A, B) überschreiten, lösen Kontraktionen aus. 2. Die jeweils ersten Kontraktionen (initiiert nach längeren Aktivierungspausen) werden in ihrer Amplitude von der Höhe der Membrandepolarisation kaum beeinflußt (gestrichelte Kurve in Abb. 3A). 3. Die Beziehung zwischen mechanischer Spannungsentwicklung und Membranpotential der „steady-state"-Kontraktionen (durchgezogene Linie in Abb. 3A) zeigt einen S-förmigen Verlauf (BEELER u. REUTER 1970c; GIBBONS u. FOZZARD 1971, 1975). Dabei nehmen die Kontraktionsamplituden in dem Membranpotentialbereich steil zu, bei dem der Ca^{2+}-Einwärtsstrom aktiviert wird (s. Abb. 3B).

Die in Abb. 3 akkumulierten Daten lassen folgende Schlüsse zu (TRITTHART et al. 1973; BAYER 1977): Die Koinzidenz der *kontraktilen Schwelle* und der Schwelle zur Aktivierung des Na^{+}-Einwärtsstroms besagt, daß das Fließen eines transmembranären Ca^{2+}-Einstroms keine conditio sine qua non für eine kontraktile Aktivierung ist. Das Aktivator-Ca^{2+} muß aus intrazellulären Speichern stammen. Die fehlende Abhängigkeit der Höhe der ersten Kontraktion vom Membranpotential bedeutet, daß die Größe des transmembranären Ca^{2+}-Einwärtsstroms für die Amplitude einer *Einzelkontraktion* unbedeutend ist. Die kontraktile Lage wird auch hier durch intrazellulär gespeichertes und freigesetztes Ca^{2+} kontrolliert. Die freisetzbare Menge scheint nach längeren Aktivierungspausen konstant zu sein. Das treppenförmige Ansteigen der Kontraktionsamplituden bei *repetitiven* Membrandepolarisationen, die den Ca^{2+}-Einwärtsstrom aktivieren, ist als Folge einer schrittweisen Auffüllung der intrazellulären Ca^{2+}-Speicher zu interpretieren. Im „steady state" nehmen die Speicherfüllung, die freisetzbare Ca^{2+}-Menge und die Kontraktionskraft mit der Größe des Ca^{2+}-Einwärtsstroms zu. Zusammengefaßt: Jede Membrandepolarisation, die -60 mV überschreitet, führt zu einer kontraktilen Aktivierung. Bestimmend für die Stärke der Kontraktion ist das aus intrazellulären Speichern freigesetzte Ca^{2+}. Die Größe des transmembranären Ca^{2+}-Einstroms ist für die Höhe einer einzelnen Kontraktion nahezu bedeutungslos. Ähnlich wie beim Skelettmuskel scheint auch beim Myokard das aus dem sarkoplasmatischen Retikulum freisetzbare Ca^{2+} unmittelbar die kontraktile Lage zu steuern. Ganz im Gegensatz zum Skelettmuskel ist beim Herzmuskel der Füllungszustand des sarkoplasmatischen Retikulums sehr variabel. Der erregungsbedingte Ca^{2+}-Einstrom – obwohl zu gering, um zur direkten kontraktilen Aktivierung wesentlich beizutragen – bestimmt längerfristig die intrazellulär gespeicherte und freisetzbare Ca^{2+}-Menge.

2. Der Kalziumefflux

Das Hauptproblem der myokardialen Ca^{2+}-Elimination bildet der hohe intra-/extrazelluläre Ca^{2+}-Gradient von etwa 1:10000. Da bis heute kein Mechanismus bekannt ist, der Ca^{2+} direkt aus den intrazellulären Speichern des sarkoplasmatischen Retikulums mit ihrer hohen Ca^{2+}-Konzentration direkt in den Extrazellulärraum transportiert (HASSELBACH 1980), muß Ca^{2+} *„bergauf"* aus dem Cytosol eliminiert werden.

Nach den Vorstellungen der Arbeitsgruppe um REUTER (REUTER u. SEITZ 1968; GLITSCH et al. 1970; JUNDT et al. 1975) geschieht dies mit Hilfe einer *Austauschdiffusion*. Es wird postuliert, daß Ca^{2+} im Austausch gegen Na^{+} im Verhältnis 2 Na^{+}/Ca^{2+} aus der Zelle transportiert wird. Die treibende Kraft hierfür ist der einwärtsgerichtete Gradient für Na^+ (③ in Abb. 2). Zusätzliche Energie wird für diesen *elektroneutralen* Austauschmechanismus nicht gefordert. Allerdings unterliegt die Austauschdiffusion der Kontrolle eines hohen transmembranären Na^+-Gradienten und damit der Funktion der ATP-getriebenen Na^+/K^+-Pumpe (⑤ in Abb. 2). Die Koppelung vom Na^+/Ca^{2+}-Austausch an die Funktion der Na^+/K^+-Pumpe kann zur Erklärung der positiv inotropen Wirkung der *Digitalisglykoside* herangezogen werden (REUTER 1974). Die Glykosid-bedingte Hemmung der Na^+/K^+-Pumpe bewirkt eine Reduktion des Na^+-Gradienten, der treibenden Kraft für die Ca^{2+}-Elimination. Bereits aus einer Erhöhung des intrazellulären Na^+ von 10 mM auf 15 mM resultiert rein rechnerisch eine Verdoppelung des intrazellulären Ca^{2+} und ein positiv inotroper Effekt (REUTER 1974).

Neuere Untersuchungen an myokardialen Vesikelpräparationen lassen einen *elektrogenen* Na^+/Ca^{2+}-Austausch vermuten. Eine Stöchiometrie des Austauschs von 3 Na^+/Ca^{2+} wird von PITTS (1979) und von REEVES u. SUTKO (1980) postuliert. Auf der Basis von Befunden am Tintenfischaxon (BAKER u. MCNAUGHTON 1976) fordert MULLINS (1979) anhand von Berechnungen für die Myokardzelle gar ein Verhältnis des Na^+/Ca^{2+}-Austauschs von 4 Na^+/Ca^{2+} (④ in Abb. 2). Unabhängig von der Stöchiometrie bedeutet ein elektrogener Na^+/Ca^{2+}-Austausch, daß der Prozeß nicht mehr allein von den Ionengradienten, sondern zusätzlich auch vom Membranpotential kontrolliert wird. Entsprechend Ergebnissen am Tintenfischaxon (BAKER et al. 1969; MULLINS u. BRINLEY 1975; BAKER u. MCNAUGHTON 1976) wird gefordert, daß die Na^+/Ca^{2+}-Austauschdiffusion auch am Myokard umkehrbar ist (MULLINS 1979). Die Asymmetrie des Ladungstransports hat am Myokard möglicherweise erhebliche *Membranströme* zur Folge (MULLINS 1979; CARONI et al. 1980a; REEVES u. SUTKO 1980). Bei einer Membrandepolarisation ist beispielsweise ein Auswärtsstrom zu erwarten, bedingt durch den Auswärtstransport von 3 bzw. 4 Na^+ im Austausch gegen 1 Ca^{2+}. Dieser Strom dürfte um so größer sein, je höher die intrazelluläre bzw. je niedriger die extrazelluläre Na^+-Konzentration ist.

Der elektrogene Na^+/Ca^{2+}-Austausch mit seinen Implikationen kann auch zur Erklärung des unerwartet niedrigen Ca^{2+}-Umkehrpotentials herangezogen werden (s. C.I.1a). Nach experimentellen Befunden liegt dieses Potential zwischen +30 und +60 mV, obwohl es aus Berechnungen nach der Nernst-Gleichung etwa +115 mV betragen sollte (REUTER u. SCHOLZ 1977a). Es wird angenommen, daß bei starker Depolarisation der Na^+/Ca^{2+}-Carrier einen erheblichen Strom erzeugt, der vom erregungsbedingten Ca^{2+}-Einwärtsstrom (I_{Si}) subtrahiert werden muß (MULLINS 1979).

Es bleibt abzuwarten, ob ein elektrogener Na^+/Ca^{2+}-Austausch mit allen seinen Konsequenzen für das Myokard weiterhin Bestätigung durch experimentelle Befunde erhält. Es ist denkbar und der Untersuchung wert, der Frage nachzugehen, ob der Carrier evtl. noch andere Ionen neben Ca^{2+} und Na^+ transportiert, so daß das Transportsystem trotz der Unsymmetrie 3–4 Na^+/Ca^{2+} elektroneutral arbeitet (PITTS 1979).

Neben der Na^+/Ca^{2+}-Austauschdiffusion scheint die Myokardzelle nach neueren Erkenntnissen über einen weiteren Mechanismus zur Ca^{2+}-Elimination zu verfügen, nämlich über eine *Ca^{2+}-Pumpe,* die in der Membran durch eine Ca^{2+}-Mg-ATPase repräsentiert wird. Eine solche Pumpe ist für den Erythrozyten eindeutig nachgewiesen worden (SCHATZMANN 1966; zusammenfassende Darstellung s. ROUFOGALIS 1979). Auch für das Tintenfischaxon wird neben einer elektrogenen Na^{+}/Ca^{2+}-Austauschdiffusion die Existenz einer ATP-getriebenen Ca^{2+}-Pumpe gefordert (DIPOLO u. BEAUGÉ 1979). Aus isoliertem Sarkolemm konnte kürzlich eine $Ca^{2+}-Mg^{2+}$-ATPase isoliert werden (CARONI u. CARAFOLI 1980; CARONI et al. 1980a, b), deren Eigenschaften im wesentlichen der des Tintenfischaxons entsprechen.

Die ATPase-Aktivität ist abhängig von Mg^{2+} und Ca^{2+}, wird jedoch durch Na^{+} nicht beeinflußt. Nach den Vorstellungen von CARONI et al. (1980a, b) existieren damit im Sarkolemm des Myokards mindestens zwei separate Mechanismen zur Ca^{2+}-Elimination: 1. Ein Na^{+}/Ca^{2+}-Austauschmechanismus, der außerordentlich *schnell* verläuft. Dieser Prozeß, der in beiden Richtungen arbeitet, scheint dann von besonderer Bedeutung zu sein, wenn große Ca^{2+}-Mengen verschoben werden müssen, insbesondere dann, wenn die intrazelluläre Ca^{2+}-Konzentration hoch ist. 2. Eine ATP-getriebene Ca^{2+}-Pumpe, deren ATPase zwar eine etwa 5mal höhere Affinität für Ca^{2+} hat als das Na^{+}/Ca^{2+}-Austauschsystem, aber etwa 30mal *langsamer* arbeitet. Sie dürfte demnach lediglich zur Ca^{2+}-Elimination während der elektrischen Diastole beitragen.

Nach CARONI et al. (1980b) wird die Aktivität dieser Pumpe (wie bei Erythrozyten, s. ROUFOGALIS 1979) durch *Calmodulin* reguliert. Unter dem Einfluß von Calmodulin, einem ubiquitär vorhandenen Protein, wird sowohl die Affinität der ATPase für Ca^{2+}, als auch die maximale ATP-Hydrolyserate erhöht. Voraussetzung für den regulierenden Einfluß des Calmodulins auf das Enzymsystem ist die Bindung von 4 Ca^{2+}/Calmodulin. Erst das durch Ca^{2+}-Anlagerung in seiner Konformation veränderte Calmodulin kann Enzymsysteme wie die $Mg^{2+}-Ca^{2+}$-ATPase regulieren. Dies bedeutet, daß die Aktivität der Ca^{2+}-Membranpumpe über Calmodulin durch die intrazelluläre Ca^{2+}-Konzentration kontrolliert wird.

II. Subzelluläre Kalziumbewegungen

Zur Aktivierung des kontraktilen Apparats bzw. zur Muskelerschlaffung muß das Myokard über wirkungsvolle Mechanismen verfügen, die die freie intrazelluläre Ca^{2+}-Konzentration zwischen 10^{-4} bis 10^{-5} M (maximale kontraktile Aktivierung) und $< 10^{-7}$ M (Schwelle für die kontraktile Aktivierung) einstellen. Die Ca^{2+}-Elimination aus dem Zytosol und die Erhöhung der intrazellulären Ca^{2+}-Konzentration erfolgt durch kombinierte Effekte unterschiedlicher Transportsysteme in verschiedenen Membranen. In Anbetracht der Geschwindigkeit der phasischen kontraktilen Aktivität des Myokards müssen sehr effektive Transportmechanismen existieren, die mit großer Geschwindigkeit die zytosolische Ca^{2+}-Konzentration um den Faktor 100–1000 verändern können. Bereits aus dem Vergleich der Oberflächen Ca^{2+} transportierender Organellen wird deutlich, daß beim Warmblütermyokard ein alleiniger Ca^{2+}-Austausch durch das Sarkolemm weder eine normale kontraktile Aktivierung noch eine Erschlaffung erklären kann. Nach CARAFOLI u. CROMPTON (1978) teilt sich die Gesamtfläche Ca^{2+} transportierender Membranen beim Myokard wie folgt auf: Plasmamembran 0,08%, Mitochondrien 87% und sarkoplasmatisches Retikulum (SR) 12,1%. Es ist klar, daß die Oberfläche der Organellen nicht alleiniges Maß ihrer funktionellen Bedeutung ist. Auch die Dichte der Transportsysteme, ihre Transport- und Speicherkapazität und die Kinetik der Austauschvorgänge sind Parameter, die über die Beteiligung dieser Organellen an der Schlag-zu-Schlag-Regelung der zytosolischen Ca^{2+}-Konzentration Auskunft geben. Daher schließt die relativ geringe Oberfläche der äußeren Zellmembran eine Kontrolle der kontraktilen Aktivität nicht unbedingt aus. Nach SALARO u. BRIGGS vermag jedoch das Sarkolemm nur 1% des Gesamt-Ca^{2+} zu binden, vorausgesetzt, die intrazelluläre Ca^{2+}-Konzentration ist hoch. Für die effiziente Kontrolle der intrazellulären Ca^{2+}-Konzentration bedarf daher das Myokard des SR und der Mitochondrien mit ihren großen Oberflächen und Speichervermögen.

1. Das sarkoplasmatische Retikulum (SR)

Zur Bedeutung des myokardialen SR als Ca^{2+}-Speicher bestehen unterschiedliche Vorstellungen. Von vielen wird seine (im Vergleich zum Skelettmuskel) schwache Ausbildung als Zeichen einer untergeordneten oder vernachlässigbar geringen Speicherfunktion gewertet. Andererseits zeigen eine Reihe experimenteller Befunde, daß auch das SR des Myokards mehr Ca^{2+} speichern kann, als für eine volle kontraktile Aktivierung nötig ist (SCHWARTZ 1972; SOLARO u. BRIGGS 1974; HASSELBACH 1980). Ungeklärt ist die Frage, ob die Ca^{2+}-Aufnahmegeschwindigkeit ins SR ausreicht, die Relaxations-Geschwindigkeit zu erklären. Dieses Problem besteht jedoch sowohl für das Myokard wie auch für den Skelettmuskel, für den die zentrale Rolle als Speicher des Aktivator-Ca^{2+} unbestritten ist. TAYLOR et al. (1975) schätzen, daß im *intakten* Muskel während der Erschlaffungsphase etwa 1500 nMol $Ca^{2+} \times ml^{-1} \times s^{-1}$ aus dem Zytosol entfernt wird. An *gehäuteten* Skelettmuskelfasern wurde jedoch nur eine Aufnahme von 250 nMol $Ca^{2+} \times ml^{-1} \times s^{-1}$ in das SR gemessen (FORD u. PODOLSKY 1972; ENDO 1975b). Die Befunde zur Ca^{2+}-Aufnahme in *fragmentiertes* SR (SR-Vesikel) mittels der ATP-getriebenen Ca^{2+}-Pumpe sind noch ungünstiger. Aus der zusammenfassenden Darstellung von HASSELBACH (1980) geht hervor, daß SR-Vesikel selbst unter optimistischer Betrachtung nur etwa 10 nMol $Ca^{2+} \times ml^{-1} \times s^{-1}$ aufnehmen. Die Diskrepanz zwischen der zur Muskelrelaxation notwendigen Geschwindigkeit der Ca^{2+}-Elimination und der gemessenen Ca^{2+}-Rückbindung ins SR beruht möglicherweise auf den artifiziellen Versuchsbedingungen (ENDO 1977; HASSELBCH 1980). Zum anderen wird postuliert, daß dem eigentlichen Transport durch die SR-Membran eine sehr schnelle Bindung an hochaffine Bindungsstellen der Ca^{2+}-Pumpe (IKEMOTO 1974) oder an bislang unidentifizierte hochaffine Ca^{2+}-bindende Proteine an der Außenseite der SR-Membran vorausgeht (OSTWALD u. MACLENNAN 1974; HASSELBACH 1980).

a) Die Kalziumaufnahme

Analysen der Proteinzusammensetzung von SR-Membranen ergaben, daß 60–80% (Skelettmuskel-SR) bzw. 35–40% (myokardiales SR) des Gesamtpro-

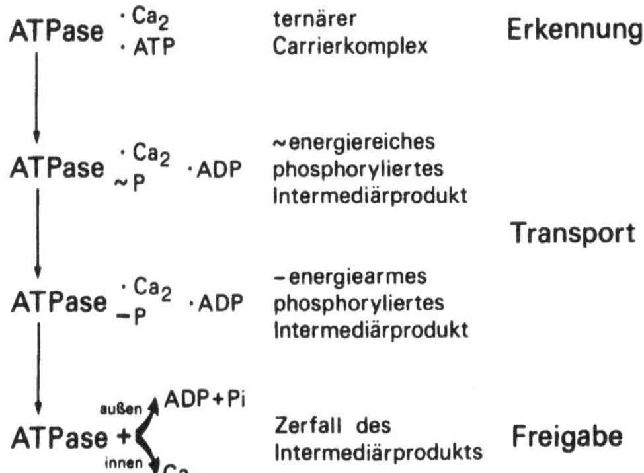

Abb. 4. Kette der wichtigsten Ereignisse bei der Ca^{2+}-Aufnahme in das sarkoplasmatische Retikulum durch den ATPase-Carrier

teins aus ATPase besteht (Affolter et al. 1976; Meissner 1975). Nach ultrastrukturellen Untersuchungen von SR-Membranen scheint das ATPase-Molekül in der zytoplasmatischen Seite der SR-Doppelmembran zu liegen, wobei Teile des Moleküls sowohl die Membranaußen- wie -innenseite erreichen. Die Funktion dieser ATPase besteht zum einen in der Vermittlung der *Energieübertragung* (ATP-Hydrolyse). Sie erfüllt damit die Voraussetzung für einen Transport gegen einen hohen Konzentrationsgradienten. Zum anderen wird im ATPase-Molekül der *Carrier* vermutet, mit dessen Hilfe Ca^{2+} durch die Membran in das SR-Lumen transportiert wird.

Nach Pardee (1968) muß ein Carrierprotein beim Ionentransport mindestens drei Funktionen nacheinander erfüllen, nämlich 1. das Ion *erkennen,* 2. es durch die Membran *transportieren* und 3. es wieder *freigeben.* Diese Gesetzmäßigkeit ist beim Ca^{2+}-Transport durch die ATPase des SR gegeben (Abb. 4). Der erste Schritt des Ca^{2+}-Transports durch die SR-Membran – die Erkennung von Ca^{2+} – besteht aus der Bildung eines ternären Komplexes aus ATPase, Ca^{2+} und ATP an der Membranaußenseite. Dieser Vorgang wird durch Mg^{2+} kontrolliert. Eine optimale ATPase-Aktivierung wird dann erreicht, wenn Mg^{2+} mindestens äquimolar zu ATP vorhanden ist. Nach Weber et al. (1966) ist ein Mg-ATP-Komplex das eigentliche Substrat der Ca^{2+}-abhängigen ATPase des SR. Bei äquimolarer Konzentration von ATP und Mg^{2+} setzt die ATP-Hydrolyse bei einer Ca^{2+}-Konzentration von 10^{-8} M ein, erreicht bei $3–5 \times 10^{-7}$ M die halbmaximale und bei 10^{-6} die maximale Geschwindigkeit. Dabei werden 2 Ca^{2+}/ATP transportiert.

Der erste Schritt, die Entstehung eines Michaelis-Komplexes an der Membranaußenseite – bestehend aus 2 Mol Ca^{2+}, 1 Mol ATP und 1 Mol ATPase – verläuft sehr schnell. Ihm folgt unmittelbar die Bildung eines phosphorylierten Intermediärprodukts. Innerhalb des ternären Komplexes entsteht dabei zunächst eine energiereiche Bindung zwischen Phosphat und ATPase. Nach Inesi et al. (1978) erfolgt der eigentliche Ca^{2+}-Transport von der Membranaußen- zur -innenseite erst unter Bildung eines weiteren, jedoch energiearmen Intermediärprodukts (energiearme Bindung zwischen ATPase-Carrier und Phosphat, s. Abb. 4). Es ist vorstellbar, daß dabei unter Konformationsänderungen des Carriermoleküls die Ca^{2+}-Bindungsstellen von der Membranaußenseite zur -innenseite verlagert werden.

Die Freigabe in das Lumen des SR geschieht unter Zerfall des Intermediärprodukts. Mg^{2+} scheint diesen Vorgang zu beschleunigen. Die Bildung der phosphorylierten Intermediärprodukte und der Transport von Ca^{2+} an die Membraninnenseite wird durch eine dramatische Abnahme der Affinität des Enzyms für Ca^{2+} begleitet. Die Ca^{2+}-Affinität des phosphorylierten Carriers ist etwa 1000mal geringer als die der unphosphorylierten ATPase, ein Vorgang, der einerseits die Ca^{2+}-Freisetzung begünstigt, andererseits eine Umkehr der Reaktion (Auswärtstransport) erschwert. Darüber hinaus ist die Affinität der unphosphorylierten ATPase für Ca^{2+} etwa 30000mal größer als für Mg^{2+}, während beim phosphorylierten Intermediärprodukt der Affinitätsquotient Ca^{2+}/Mg^{2+} nur etwa 2,5 beträgt (YAMADA u. TONOMURA 1972).

Die Aktivität der Ca^{2+}-abhängigen ATPase des SR wird durch verschiedene *regulative* Mechanismen gesteuert. Wie bei anderen ATPasen vermag das Substrat ATP die Geschwindigkeit auch der Ca^{2+}-abhängigen ATPase zu erhöhen. ATP ist demnach nicht nur Substrat für die ATPase, sondern kontrolliert gleichzeitig ihre Aktivität, indem es die Bildung des/der phosphorylierten Intermediärprodukte(s) und damit den Ca^{2+}-Transport beschleunigt (KANAZAWA et al. 1971). Ein zweiter Regulationsmechanismus ist die Ca^{2+}-induzierte Hemmung des Zerfalls des Intermediärprodukts. Durch kompetitive Verdrängung von Mg^{2+} aus den spezifischen Bindungsstellen am phosphorylierten Carrier hemmt Ca^{2+}, wenn es in hohen Konzentrationen im SR vorhanden ist, die Freigabe des Ca^{2+} vom Carrier (YAMADA u. TONOMURA 1972). Nach WEBER (1971) ist die Ca^{2+}-induzierte Hemmung der ATPase und des Ca^{2+}-Transports ein wichtiger Mechanismus, mit dessen Hilfe das SR die Ca^{2+}-Aufnahme reguliert.

Die bisher dargelegten Mechanismen zum Ca^{2+}-Transport des SR basieren vorwiegend auf Ergebnissen, die an SR-Vesikelpräparationen von Skelettmuskulatur erhoben wurden. Soweit untersucht, scheint der ATP-getriebene Ca^{2+}-Transport des myokardialen SR den gleichen Gesetzmäßigkeiten zu folgen. Die Aminosäurenzusammensetzung der ATPasen stimmen weitgehend überein (TADA et al. 1974), und der Koppelungsquotient beträgt ebenfalls $2Ca^{2+}/ATP$. Auch ist die Bildung eines phosphorylierten Intermediärprodukts Voraussetzung für den transmembranären Ca^{2+}-Transport, die Anwesenheit von Mg^{2+} für seinen Zerfall und die Freigabe von Ca^{2+} ins Lumen des SR (SHIGEKAWA et al. 1976). Die Geschwindigkeit der Ca^{2+}-Aufnahme ins myokardiale SR ist allerdings niedriger. Ursache hierfür ist zum einen ein geringer ATPase-Gehalt (nur 35–40% des Gesamtproteins). Zum anderen sind (im Vergleich zum Skelettmuskel) bei der myokardialen SR-ATPase 3- bis 4mal höhere Ca^{2+}-Konzentrationen für eine halbmaximale Aktivierung nötig (SHIGEKAWA et al. 1976). Die Umsatzraten der Ca^{2+}-abhängigen SR-ATPasen sind dagegen gleich. Die relativ langsame Aufnahme von Ca^{2+} in myokardiales SR beruht danach auf einer geringeren Dichte der Ca^{2+} pumpenden Stellen (weniger ATPase) und ihrer niedrigeren Ca^{2+}-Affinität.

Im Gegensatz zum Skelettmuskel verfügt aber das Myokard über einen zusätzlichen Mechanismus, der die Aktivität der Ca^{2+}-Pumpe steuert. Dabei kann der Ca^{2+}-Transport auf das Dreifache des Normalwerts erhöht werden (TADA et al. 1974, 1975). Voraussetzung hierzu ist die Phosphorylierung eines Proteins – genannt *Phospholamban* – mit Hilfe einer zyklo-AMP-abhängigen Proteinkinase. Sowohl Phospholamban als auch die Proteinkinase scheinen intrinsische Bestandteile der myokardialen SR-Membran zu sein (La Raia u. Morkin 1974). Der molekulare Mechanismus der Wechselwirkung phosphorylierten Phospholambans mit der Ca^{2+}-abhängigen ATPase ist bis heute nicht eindeutig geklärt. Nach dem derzeitigen Wissensstand scheint phosphoryliertes Phospholamban diejenige Ca^{2+}-Konzentration zu reduzieren, die für eine halbmaximale Aktivierung der ATPase nötig ist (Tada et al. 1974, 1975).

Die physiologischen Herzwirkungen von *Katecholaminen* können teilweise durch den Phospholamban-zyklo-AMP-Proteinkinase-Mechanismus erklärt werden. Die Abkürzung der Kontraktion bzw. der Systole beruht danach auf einer gesteigerten Rückbindung von Aktivator-Ca^{2+} ins SR. Damit steht unter Umständen für nachfolgende Aktivierungen vermehrt Ca^{2+} zur Freisetzung aus den Speichern zur Verfügung, wodurch allein schon die Zunahme der Kontraktionskraft erklärbar wäre. Möglicherweise erhöht zyklo-AMP als „second messenger“ der Katecholamine auch direkt die Geschwindigkeit der Ca^{2+}-Freisetzung aus dem SR (Fabiato u. Fabiato 1975b; Katz et al. 1975). Dies würde sowohl den Anstieg der Kontraktionsgeschwindigkeit als auch der -amplitude erklären. Allerdings müssen bei der Betrachtung der Katecholamineffekte noch andere zyklo-AMP-vermittelte Mechanismen beachtet werden, wie die Phosphorylierung des Troponin, der leichten Myosinketten (s. B) und die Steigerung des erregungsbedingten Ca^{2+}-Einwärtsstroms (s. C.I.1a).

b) Die Kalziumtranslokation

Eine Serie experimenteller Befunde belegt, daß beim SR des Skelettmuskels (und wahrscheinlich auch des Herzmuskels) die Speicherung und Freisetzung des Aktivatorkalziums an anderer Stelle erfolgt als seine Aufnahme. Lokale Erregung eines einzelnen transversalen Tubulus löst lediglich eine Kontraktion der benachbarten Sarkomerhälfte aus (Huxley u. Taylor 1958). Dieses Phänomen läßt sich durch die Annahme einer selektiven Ca^{2+}-Freisetzung aus den Tubulus-nahen lateralen Zisternen erklären. Autoradiographische Untersuchungen erweitern diese Vorstellung (Winegrad 1965, 1968). Unmittelbar nach tetanischer Stimulierung isolierter Skelettmuskelfasern akkumuliert Ca^{2+} im mittleren Teil des SR und kehrt unter Ruhebedingungen langsam in die lateralen Zisternen zurück. Die Aufgabe des mittleren, *longitudinalen* Teils des SR ist danach die Ca^{2+}-Aufnahme, die der *lateralen Zisternen*, eine Ca^{2+}-Speicherung und -Freisetzung. Die räumliche Trennung zwischen Ca^{2+}-Aufnahme- und Speicherorten beinhaltet einen *Translokationsprozeß*, über den aufgenommenes Ca^{2+} für eine erneute Freisetzung wieder verfügbar wird.

Neuere Untersuchungen an fragmentiertem SR (isolierte SR-Vesikel) bestätigen die unterschiedlichen Funktionen von lateralen Zisternen und dem longitudinalen Teil des SR. Isolierte Vesikel des SR bestehen aus zwei verschieden schweren Populationen unterschiedlicher Proteinzusammensetzung. Die *leichten* Vesikel, die vom longitudinalen Teil des SR abstammen, bestehen zu 90% aus ATPase. Ihre Hauptfunktion dürfte danach die aktive Ca^{2+}-Aufnahme sein (Meissner 1975). Die Membranen der *schweren* Vesikel – gebildet aus den lateralen Zisternen – enthalten vergleichsweise wenig ATPase (55–60%). Sie sind damit für eine effiziente Ca^{2+}-Aufnahme weniger geeignet (Meissner 1975).

Andererseits lassen sich aus ihnen zwei Ca^{2+} bindende Proteine isolieren, von denen das eine – *Calsequestrin* – reichlich vorhanden ist (25% des Gesamtproteins). Es befindet sich an der Membraninnenseite bzw. füllt das Lumen der schweren Vesikel weitgehend aus (STEWART et al. 1976). Calsequestrin hat zwar eine relativ geringe Ca^{2+}-Affinität, jedoch verfügt es über eine sehr hohe Ca^{2+}-Bindungskapazität (OSTWALD u. MACLENNAN 1974). Calsequestrin könnte das Substrat niedriger Ca^{2+}-Affinität darstellen, an welches das aktiv ins SR gepumpte Ca^{2+} gebunden wird (WEBER et al. 1966). Möglicherweise erfolgt die Ca^{2+}-Speicherung mittels Bindung an das stark negativ geladene Calsequestrin vorwiegend in den lateraten Zisternen (MEISSNER u. FLEISCHER 1974).

Betrachtet man die Ca^{2+}-Aufnahme und Speicherung quantitativ, so muß man sich vergegenwärtigen, daß zur Muskelerschlaffung die zytosolische Ca^{2+}-Konzentration um etwa den Faktor 100–1000 reduziert werden muß. Der Transport von Ca^{2+} in das vergleichsweise kleine Kompartiment des SR muß zwangsläufig zu einem steilen Anstieg der intraluminalen Ca^{2+}-Konzentration führen. Unter der Annahme, das gesamte im SR vorhandene Kalzium liege in ionisierter Form vor, wird seine Konzentration auf 30–150 mMol geschätzt (EBASHI u. ENDO 1968; WEBER et al. 1966; TADA et al. 1978). Von einer derart hohen Konzentration an freiem Ca^{2+} ist eine Ca^{2+}-induzierte Hemmung des aktiven Ca^{2+}-Transports ins SR zu erwarten (WEBER 1971; YAMADA u. TONOMURA 1972; siehe auch C.II.1a). Die Schätzung, daß nur ein geringer Teil – etwa 0,5 mM – in ionisierter Form vorliegt (WEBER et al. 1966; OGAWA 1970), hat folgende Konsequenzen: 1. Die Ca^{2+}-induzierte Hemmung der Kalziumpumpe wird weitgehend vermieden. 2. Fast dem gesamten ins SR aufgenommenen Ca^{2+} müssen Orte für eine sofortige Bindung zur Verfügung stehen. Es fehlt bis heute der direkte Nachweis, ob Calsequestrin in vivo tatsächlich in der Lage ist, die enorme Bindungs- und Speicherfunktion zu erfüllen.

Auch elektrophysiologische Befunde weisen darauf hin, daß an Herz- und Skelettmuskulatur ins SR zurückgebundenes Ca^{2+} erst nach Ablauf eines Translokationsprozesses für eine erneute Freisetzung wieder verfügbar ist. Beim Skelettmuskel wird nach Beendigung einer Kontraktur die Höhe einer erneuten Kontraktur von der Dauer der interpolierten Ruhephase und der Höhe des Ruhemembranpotentials bestimmt (HODGKIN u. HOROWICZ 1960). Das bedeutet, der Prozeß zwischen Ca^{2+}-Aufnahme und -Freisetzung, die Translokation ist ein *zeitabhängiger* Vorgang, der vom *Membranpotential* kontrolliert wird. Entsprechende Ergebnisse liegen auch für das Warmblütermyokard vor. Die Amplituden zweier aufeinanderfolgender Kontraktionen werden auch hier von der Höhe des Membranpotentials zwischen den Aktivierungen bestimmt (GIBBONS u. FOZZARD 1971; BEELER u. REUTER 1970c; TRITTHART et al. 1973). Bei voller Repolarisation erreicht die Amplitude der Zweitkontraktion die Höhe der vorausgegangenen, wenn die interpolierte Ruhephase etwa 500 ms beträgt (TRITTHART et al. 1973). Wird die Membran in der Ruhephase nicht auf das Ruhemembranpotential, sondern nur auf -45 mV repolarisiert, dann ist die Amplitude der nach 500 ms ausgelösten Kontraktion nur etwa halb so groß (BEELER u. REUTER 1970c; TRITTHART et al. 1973).

Diese Befunde lassen vermuten, daß beim Warmblütermyokard der instantane Füllungszustand der intrazellulären Speicher, aus denen das Aktivator-

Ca^{2+} freigesetzt wird, eine Funktion des Membranpotentials und der Zeit ist. Diese potentialabhängige Kontrolle erfolgt nicht mit Hilfe der ATP-getriebenen Ca^{2+}-Pumpe des SR, denn das Warmblütermyokard erschlafft auch bei langanhaltenden Membrandepolarisationen vollständig (GIBBONS u. FOZZARD 1971, 1975; BEELER u. REUTER 1970c; TRITTHART et al. 1973). Wahrscheinlich wird der darauffolgende Schritt innerhalb des intrazellulären Ca^{2+}-Kreislaufs – die Translokation in die lateralen Zisternen bzw. die Bindung aufgenommenen Kalziums an Speicherproteine – durch das Membranpotential auf bisher unbekannte Weise kontrolliert.

c) Die Kalziumfreisetzung

Die Freisetzung des Aktivatorkalziums aus dem SR ist ein bis heute nicht völlig geklärter Vorgang. Die Depolarisation der äußeren Zellmembran in Form eines Aktionspotentials ist der physiologische Stimulus, der die Ca^{2+}-Freisetzung auslöst. Es wird allgemein angenommen, daß die Membrandepolarisation über die transversalen Tubuli tief ins Zellinnere fortgeleitet wird. So wurde an Skelettmuskelfasern innerhalb der tubulären Membranen ein schneller regenerativer Na^{+}-Strom nachgewiesen, der die Erregungsausbreitung nach innen trägt (COSTANTIN 1970). Andererseits ist auch dann eine schnelle Impulsausbreitung mit ausreichender Zeit- und Raumkonstanten garantiert, wenn sich die Tubulusmembranen wie passive Kabel verhielten (FALK 1968). Für die Warmblütermyokardzelle ist die Form der Erregungsausbreitung von untergeordneter Bedeutung, da angesichts des geringen Zelldurchmessers die Propagation der elektrischen Impulse nur über kurze radiale Distanzen erfolgen muß. Man kann daher annehmen, daß die Membrandepolarisation nahezu verzögerungsfrei ins Innere der Myokardzelle fortgeleitet wird und im Bereich der Triaden einen Einfluß auf das benachbarte SR ausübt, der letztlich die Ca^{2+}-Freisetzung bewirkt. Die Art der Informationsübertragung – vom Tubulus zum SR – ist bis heute unbekannt.

Die Ca^{2+}-Ruheleitfähigkeit der SR-Membran ist äußerst gering (JILKA et al. 1975). Für eine Aktivierung des kontraktilen Apparats muß der Ca^{2+}-Flux durch die SR-Membran um mehr als das 1000fache erhöht werden (HASSELBACH 1980). Zum Mechanismus der Ca^{2+}-Freisetzung bestehen zwei Modellvorstellungen, nämlich 1. die *Ca^{2+}-induzierte Ca^{2+}-Freisetzung* und 2. die *Depolarisations-induzierte Ca^{2+}-Freisetzung*. Beide Konzepte beruhen auf Untersuchungen an gehäuteten Herz- und Skelettmuskelzellen und isolierten SR-Vesikeln. Der Nachweis, welcher der beiden Mechanismen physiologisch ist, steht bis heute aus.

Schon 1968 entdeckten FORD u. PODOLSKI und ENDO et al., daß Ca^{2+}-Ionen im zytosolischen Milieu gehäuteter Skelettmuskelfasern eine Freisetzung von Ca^{2+} aus dem SR induzieren können. Diese Ca^{2+}-induzierte Ca^{2+}-Freisetzung ist durch eine Vielzahl von Untersuchungen – auch für die Myokardzelle – belegt (zusammenfassende Darstellungen s. ENDO 1977; FABIATO u. FABIATO 1978). Die durch Ca^{2+}-Ionen induzierte Ca^{2+}-Freisetzung ist um so stärker, je höher die auslösenden Ca^{2+}- und je niedriger die Mg^{2+}-Konzentrationen sind. *Koffein* wirkt fördernd (OGAWA 1970; ENDO 1975b), die Lokalanästhetika Procain und Lidocain hemmen (FORD u. PODOLSKY 1972). Es wird vermutet, daß die *maligne Hyperpyrexie* unter Halothannarkose durch eine ungewöhnlich labile Ca^{2+}-induzierte Ca^{2+}-Freisetzung des Skelettmuskels zustande kommt. Dies macht die Effektivität der Behandlung mit *Procain* als Hemmer der Ca^{2+}-induzierten Ca^{2+}-Freisetzung verständlich (ENDO 1975b, 1977). Das Myokard ist gegenüber Koffein generell weniger empfindlich (BLINKS et al. 1972). In geringen Konzentrationen fördert es geringfügig die Ca^{2+}-induzierte Ca^{2+}-Freisetzung, höhere Konzentrationen wirken hemmend (FABIATO u. FABIATO 1973). Im Gegensatz zum Skelettmuskel vermag Procain die Koffeinwirkung an der Myokardzelle nicht zu antagonisieren (BLINKS et al. 1972).

Bei einer physiologischen Mg^{2+}-Konzentration im Zytosol (0,9 mM) liegt bei Skelettmuskelfasern die Schwellenkonzentration zur Auslösung einer Ca^{2+}-induzierten Ca^{2+}-Freisetzung mit 10^{-4} M freiem Ca^{2+} sehr hoch, so daß hier dieser Mechanismus unphysiologisch erscheint (ENDO 1975a). An gehäuteten Herzmuskelzellen – einschließlich menschlichem Myokard – ist die Ca^{2+}-induzierte Ca^{2+}-Freisetzung leichter auslösbar. Hier reicht eine Ca^{2+}-Konzentration von ca. 2×10^{-7} M aus. Die Schwellenkonzentration zur Auslösung der Ca^{2+}-Freisetzung liegt damit unter der Schwelle einer direkten kontraktilen Aktivierung (FABIATO u. FABIATO 1978). Dies bedeutet, daß beim Myokard ein transmembranärer Ca^{2+}-Einstrom – und sei er auch noch so groß – den kontraktilen Apparat nicht aktivieren kann, ohne vorher eine Ca^{2+}-Freisetzung aus dem SR zu induzieren.

Die Ca^{2+}-induzierte Ca^{2+}-Freisetzung bildet eine *positive Rückkoppelungsschleife*, denn freigesetztes Ca^{2+} kann – falls es nicht gebunden wird – eine weitere, nun verstärkte Ca^{2+}-Freisetzung aus dem SR bewirken. Es ist allerdings bis heute nicht sicher, ob der transmembranäre erregungsbedingte Ca^{2+}-Einstrom zur Erhöhung der intrazellulären Ca^{2+}-Konzentration auf 2×10^{-7} M ausreicht. Prinzipiell müßte aber das Fließen eines Ca^{2+}-Einwärtsstroms Voraussetzung für die Ca^{2+}-induzierte Ca^{2+}-Freisetzung aus dem SR und der nachfolgenden kontraktilen Aktivierung sein. Unter Versuchsbedingungen, die es erlauben, nur den schnellen Na^{+}-Einwärtsstrom auszulösen (Depolarisation der Membran auf -60 bis -55 mV (s. Abb. 3), konnte gezeigt werden, daß beim Warmblütermyokard die Aktivierung des Na^{+}-Stroms genügt, um Kontraktionen zu initiieren (BEELER u. REUTER 1970c; TRITTHART et al. 1973). Dies spricht dafür, daß – zumindest für diese Versuchsbedingung – ein zusätzlicher Mechanismus der Ca^{2+}-Freisetzung existieren muß, der vom transmembranären Ca^{2+}-Einwärtsstrom unabhängig ist.

Zur Erklärung bietet sich die *Depolarisations-induzierte Ca^{2+}-Freisetzung* aus dem SR an. Es ist schon lange bekannt, daß eine elektrische Depolarisation der SR-Membran gehäuteter Skelettmuskelfasern eine kontraktile Aktivierung auslöst (NATORI 1954; COSTANTIN u. PODOLSKY 1967). Allerdings war bei diesen frühen Experimenten eine Aktivierung des SR über Reste transversaler Tubuli nicht auszuschließen. Eine elektrische Stimulation isolierter SR-Vesikel unter Vermeidung toxischer Produkte aus elektrolytischen Reaktionen ist bis heute nicht gelungen. Die einzige, einigermaßen komplikationslose Möglichkeit, Potentialänderungen an SR-Membranen hervorzurufen, besteht in einer plötzlichen Änderung des äußeren Ionenmilieus, beispielsweise durch den Ersatz wenig permeabler Anionen (z.B. Sulfat) durch das gut permeable Chlorid. Mit

Hilfe derartiger Ionenmilieuänderungen konnte sowohl an isolierten SR-Vesikeln eine Ca^{2+}-Freisetzung initiiert (KASAI u. MIYAMOTO 1973; INESI u. MALAN 1976) als auch an gehäuteten Skelettmuskelfasern Kontraktionen ausgelöst werden (COSTANTIN u. PODOLSKY 1967; FORD et al. 1970). Auch die so induzierten Kontraktionen beruhen auf einer Depolarisations-induzierten Ca^{2+}-Freisetzung. Mit Hilfe des *Aequorins* konnten ENDO u. BLINKS (1973) einen Anstieg der Ca^{2+}-Konzentration nachweisen, der der Kontraktion vorausgeht. Damit darf heute die Depolarisations-bedingte Ca^{2+}-Freisetzung als eindeutig nachgewiesener Mechanismus gelten. Physiologisch relevant ist sie aber nur dann, wenn die SR-Membran im Rahmen der elektromechanischen Koppelungsprozesse tatsächlich depolarisiert wird. Änderungen der doppelbrechenden Eigenschaften intakter Skelettmuskeleinzelfasern lassen auf eine Potentialänderung an der SR-Membran von max. 135 mV schließen (BAYLOR u. OETLIKER 1975). Fluoreszenzänderungen nilblau gefärbter Skelettmuskeln bestätigen diese Befunde (BEZANILLA u. HOROWICZ 1975).

Änderungen des Potentials an der SR-Membran können sowohl als Auslösemechanismus für eine Depolarisations-induzierte Ca^{2+}-Freisetzung als auch Folge einer Ca^{2+}-induzierten Ca^{2+}-Freisetzung sein. Untersuchungen von FABIATO u. FABIATO (1977) an gehäuteten Herz- und Skelettmuskelzellen bestätigen letzteres. Nach Färbung der SR-Membranen mit Merocyaninoxazolin konnten sie anhand der Lichtabsorptionsänderungen nachweisen, daß das Ausmaß einer Ca^{2+}-induzierten Ca^{2+}-Freisetzung parallel geht mit der Lichtabsorptionsänderung, die ihrerseits auf einer Änderung des Membranpotentials beruht.

SR-Membranen verfügen über mindestens zwei Mechanismen, durch die Ca^{2+} aus dem Lumen ins Zytosol freigesetzt werden kann. Die zugrundeliegenden Vorgänge auf molekularer Basis (Ca^{2+}-Permeabilitätserhöhung, Carriertransport, Reduktion der Ca^{2+}-speichernden Kapazität) sind zur Zeit Gegenstand der Forschung. Die Abhängigkeiten von recht unterschiedlichen äußeren Bedingungen weisen auf separate Mechanismen hin. Die Ca^{2+}-induzierte Ca^{2+}-Freisetzung wird beispielsweise durch Mg^{2+} und Procain gehemmt, während die Depolarisations-induzierte Ca^{2+}-Freisetzung durch Mg^{2+} nicht beeinflußt wird und Procain eher fördernd wirkt (ENDO 1977). Möglicherweise benutzt das Myokard nicht allein die Ca^{2+}-induzierte Ca^{2+}-Freisetzung (FABIATO u. FABIATO 1978; ENDO 1977), sondern beide Freisetzungsmöglichkeiten. Die Kombination garantiert aufgrund einer doppelten positiven Rückkoppelungsschleife eine sehr effiziente Ca^{2+}-Freisetzung mit einem enormen Sicherheitsfaktor.

2. Die Mitochondrien

Mitochondrien sind im Säugetiermyokard reichlich vorhanden (FAWCETT u. MCNUTT 1969). Ihre Gesamtoberfläche beträgt etwa 87% aller Ca^{2+}-transportierenden Membranen (CARAFOLI u. CROMPTON 1978). Ohne Zweifel können Mitochondrien große Mengen Ca^{2+} binden, wenn auch mit geringer Affinität. Im Myokard ist die mitochondrial gespeicherte Ca^{2+}-Menge größer als die des SR (PATRIARCA u. CARAFOLI 1968; DHALLA et al. 1970). Die Rolle der Mitochondrien bei der Regulation des intrazellulären Ca^{2+} kann daher nicht ignoriert werden.

Eine Beteiligung der Mitochondrien bei der *Schlag-zu-Schlag*-Regelung des myoplasmatischen Aktivator-Ca^{2+} erscheint allerdings zweifelhaft. Vergleichende Untersuchungen an isolierten SR- und Mitochondrien-Vesikeln des Myokards zeigen, daß, im Gegensatz zum SR, die Mitochondrien erst ab einer Ca^{2+}-Konzentration von 5×10^{-6} M (entspricht etwa $^{1}/_{4}$ der zur maximalen kontraktilen Aktivierung nötigen Konzentration) Ca^{2+} aufnehmen (KITAZAWA 1975). Zum gleichen Schluß kommen FABIATO u. FABIATO (1978) durch Untersuchungen an gehäuteten Herzmuskelfasern. Danach modifizieren Mitochondrien die Kontraktionskraft nur bei Ca^{2+}-Konzentrationen $>10^{-6}$ M. Während der Kontraktion erreicht die zytosolische Ca^{2+}-Konzentration nur für sehr kurze Zeit diesen Wert. Darüber hinaus ist die Ca^{2+}-Aufnahmegeschwindigkeit der Mitochondrien – verglichen mit der des SR – sehr langsam. Ein Beitrag der Mitochondrien zur Steuerung der Myokardrelaxation erscheint daher ausschließbar (SCARPA u. GRAZIOTTI 1973; FABIATO u. FABIATO 1975c, 1978). Es sollte jedoch beachtet werden, daß unter bestimmten Versuchsbedingungen (Mg^{2+}-freiem Ionenmilieu) kardiale Mitochondrien schon ab einer Ca^{2+}-Konzentration von 10^{-8} M Ca^{2+} akkumulieren können (NOACK u. HEINEN 1977). Allerdings hemmt Mg^{2+} die Ca^{2+}-Aufnahme (SORDAHL 1974). Es bleibt damit die Frage offen, inwieweit bei Anwesenheit von physiologischen Mg^{2+}-Konzentrationen die Schwelle der mitochondrialen Ca^{2+}-Aufnahme wesentlich erhöht wird.

Mitochondrien eliminieren aufgenommenes Ca^{2+} über einen separaten Mechanismus, der im Myokard durch die Na^{+}-Konzentration im Zytosol gesteuert wird. Dieser Ca^{2+}-Efflux ist außerordentlich langsam. Ein Beitrag der Mitochondrien zur direkten kontraktilen Aktivierung erscheint damit noch zweifelhafter als ein Beitrag zum Relaxationsprozeß. Zudem ist bis heute kein Mechanismus bekannt (z.B. schnelle, massive Erhöhung der intrazellulären Na^{+}-Konzentration), der im Rahmen der elektro-mechanischen Koppelungsprozesse eine phasische Ca^{2+}-Freisetzung initiiert.

Die heutige Ansicht zur Funktion der Mitochondrien als Ca^{2+}-Speicher geht dahin, daß sie zusätzliche Speicher *hoher Kapazität*, aber *geringer Affinität* darstellen. Mit Hilfe der über die Mitochondrienmembran verlaufenden Austauschvorgänge vermögen sie langfristig einer Ca^{2+}-Überladung des Zytosols entgegenzuwirken und bei Ca^{2+}-Mangel den Füllungszustand anderer intrazellulärer Speicher zu erhöhen.

a) Die Kalziumaufnahme

Die Ca^{2+}-Aufnahme in Mitochondrien erfolgt wahrscheinlich mit Hilfe eines *Carriers*. Dieser Transportvorgang ist spezifisch mit *Rutheniumrot*, aber auch durch La^{3+} hemmbar. Der Carrier transportiert nur Ca^{2+}, er ist ein sog. *Uniporter*. Die treibende Kraft für den Einwärtstransport ist die stark negative Ladung der inneren Mitochondrienmembran. Der Mechanismus wird daher als elektrophoretischer Ca^{2+}-Uniport bezeichnet (CARAFOLI u. CROPMTON 1978; zusammenfassende Darstellung SARIS u. ÅKERMAN 1980). Die Negativität der Membraninnenseite ist Folge eines H^{+}-Effluxes über einen separaten Mechanismus.

Der H^+-Ejektion liegt wahrscheinlich eine Ladungstrennung in der Mitochondrienmembran zugrunde, wobei Elektronen die Membran in Richtung Innenseite verlassen und im Rahmen der Atmungskette Sauerstoff zu OH^- reduzieren. Gleichzeitig verläßt ein Proton (H^+) pro Elektron die Zelle (LEHNINGER et al. 1978). Die beim Elektronentransport freiwerdende Energie kann wahlweise zur Aufnahme von Ca^{2+} oder ATP-Bildung verwendet werden. Diese Wechselwirkung erscheint sinnvoll, denn eine Senkung der kontraktilen Aktivität durch langsame Akkumulation von Ca^{2+} führt gleichzeitig zu einer verminderten ATP-Utilisation (Aktomyosin-ATPase) und einer Reduktion der ATP-Synthese in den Mitochondrien (Atmungskette).

Über das Verhältnis Ca^{2+}-Aufnahme/H^+-Ejektion finden sich in der Literatur unterschiedliche Angaben. Nach der heute am häufigsten vertretenen Ansicht verlassen für jedes aufgenommene Ca^{2+}-Ion 2 H^+ das Mitochondrium (LEHNINGER et al. 1978; SARIS u. ÅKERMAN 1980). Daher tritt unter Gleichgewichtsbedingungen bei der Ca^{2+}-Aufnahme kein Kollaps des Membranpotentials ein. Die Translokation von H^+ kann prinzipiell auch mittels eines Carriers im Austausch gegen $H_2PO_4^-$ erfolgen (LEHNINGER et al. 1978). Es ist bis heute unklar, ob dieser *Gegentransport* (Symport) auch beim Myokard funktioniert.

Der molekulare Mechanismus des Ca^{2+}-Uniports mittels eines Carriers ist Gegenstand der Forschung. Dem eigentlichen Translokationsprozeß scheint zunächst eine Ca^{2+}-Bindung an äußere Membranstrukturen vorauszugehen. Mg^{2+} vermag diese Bindung zu reduzieren, so daß die Ca^{2+}-Aufnahme durch Mg^{2+} konzentrationsabhängig hemmbar ist (SORDAHL 1974). Die Translokation ist energieabhängig. Im Gegensatz zum SR scheint der Translokator selbst keine ATPase-Aktivität zu besitzen. Die Energie wird zur Aufrechterhaltung der negativen Ladung der Membraninnenseite benötigt, mit deren Hilfe Ca^{2+} unter anderem in die Zelle gezogen wird. Seit langer Zeit ist bekannt, daß die mitochondriale ATPase unter Einfluß eines inhibitorischen Peptids inaktiviert wird. Änderungen des elektrochemischen Gradienten modulieren die inhibitorische Wirkung auf die ATPase-Aktivität (PULLMAN u. MONROE 1963). Das Antibiotikum *Oligomycin* vermag nach neueren Untersuchungen die Hemmwirkung des Peptids zu beseitigen, wodurch die ATPase-Aktivität erhöht, gestörte elektrochemische Gradienten normalisiert und die Ca^{2+}-Aufnahme stimuliert werden (CARAFOLI et al. 1980).

b) Der Kalziumefflux

Ein Ca^{2+}-Efflux aus Mitochondrien durch Umkehr der Ca^{2+}-Aufnahme ist in vitro nachweisbar. Eine physiologische Rolle dieses Vorgangs scheint ausgeschlossen. Die Umkehr des Uniports setzt den Zusammenbruch des mitochondrialen Membranpotentials voraus, das die Grundlage vieler Mitochondrienfunktionen bildet. Bedeutung könnte dieser Mechanismus nur bei Zell- bzw. Mitochondrienläsionen gewinnen (CARAFOLI 1980).

Physiologischerweise geschieht der Efflux von Ca^{2+} aus Mitochondrien des Herzens und anderer Gewebe im Austausch gegen Na^+. Die Stöchiometrie des *Gegentransportes* wurde auf 3 Na^+/Ca^{2+} geschätzt (CARAFOLI u. CROMPTON

1978; SARIS u. ÅKERMAN 1980). Ein solcher *elektrogener* $Na^+ - Ca^{2+}$-Austausch hat eine Förderung des Ca^{2+}-Efflux zur Konsequenz, da die stark negative Ladung der Membraninnenseite die Na^+-Aufnahme entlang dem elektrischen Gradienten erleichtert. Auf der Basis neuer Daten wird jedoch für das Myokard ein *elektroneutraler* Austausch von 2 Na^+/Ca^{2+} postuliert, denn während der Ca^{2+}-Abgabe konnten keine Änderungen des Membranpotentials entdeckt werden, die auf einen elektrogenen Prozeß zurückzuführen wären (CARAFOLI 1980; AFFOLTER u. CARAFOLI 1980). Der Ca^{2+}-Efflux ist hemmbar durch La^{3+}, nicht jedoch durch Rutheniumrot, welches spezifisch die Ca^{2+}-Aufnahme durch den Uniporter hemmt (ROSSI et al. 1973). Letzteres wird als Hinweis auf separate Mechanismen der Ca^{2+}-Aufnahme und -Abgabe gewertet. Die Ca^{2+}-Freisetzung mit Hilfe des $Na^+ - Ca^{2+}$-Austauschs ist etwa 6- bis 10mal langsamer als die Ca^{2+}-Aufnahme durch den Uniporter. Effluxmessungen können daher nur durch Blockade der Ca^{2+}-Aufnahme mit Rutheniumrot durchgeführt werden. Für die physiologische Funktion der Mitochondrien bedeutet dies, daß das Gleichgewicht ganz auf seiten der mitochondrialen Ca^{2+}-Aufnahme liegt. Möglicherweise wird dieses Desequilibrium über die myoplasmatische Mg^{2+}-Konzentration ausgeglichen oder gar kontrolliert, denn Mg^{2+} vermag den Ca^{2+}-Uniport partiell zu hemmen (s. C.II.2a).

Der $Na^+ - Ca^{2+}$-Austausch ist energieabhängig. Nach Hemmung der Atmungskette erfolgt der Ca^{2+}-Efflux etwa 2- bis 3mal langsamer (CARAFOLI u. CROMPTON 1978). Es ist bisher ungeklärt, ob der Transportmechanismus (Carrier) direkt energieabhängig ist, oder ob die Reduktion des Membranpotentials – infolge der Hemmung der Atmungskette – den Gegentransport erschwert. Der Austausch erfolgt wahrscheinlich mit Hilfe eines bis heute noch unbekannten *Carriermoleküls*. Bei Abwesenheit von Na^+ vermag der Carrier äußeres Ca^{2+} gegen intramitochondriales Ca^{2+} mit einer Stöchiometrie von 1/1 auszutauschen. Der $Ca^{2+} - Ca^{2+}$-Austausch wird durch äußeres Na^+, der $Na^+ - Ca^{2+}$-Austausch durch äußeres Ca^{2+} gehemmt. Mit einiger Sicherheit kann man daher heute annehmen, daß die Mitochondrienmembran über einen spezifischen Carrier verfügt, der 2 Na^+/Ca^{2+} oder Ca^{2+}/Ca^{2+} austauscht (CARAFOLI u. CROMPTON 1978).

Im Hinblick auf die positiv inotrope Wirkung der *Digitalisglykoside* könnte dieser Na^+/Ca^{2+}-Austausch, wie auch der der äußeren Zellmembran (s. C.I.2), zur Erhöhung der Ca^{2+}-Konzentration im Zytosol beitragen. Eine Zunahme des intrazellulären Na^+ infolge der Digitalis-bedingten Hemmung der Na^+/K^+-Pumpe sollte auch den Ca^{2+}-Efflux aus Mitochondrien fördern (CARAFOLI 1980).

An isolierten Lebermitochondrien konnte kürzlich ein weiterer Ca^{2+}-Freisetzungsprozeß identifiziert werden. Hier wird Ca^{2+} im *Gegentransport* mit H^+ (2 H^+/Ca^{2+}) ausgetauscht (FISKUM u. LEHNINGER 1979). Da dieser Antiport durch Rutheniumrot nicht gehemmt wird, kann dieser Prozeß nicht als Umkehr des Influx-Mechanismus betrachtet werden. Der $H^+ - Ca^{2+}$-Austausch wird vom Oxydations-Reduktionszustand der mitochondrialen Pyridinnukleotide reguliert. Im reduzierten Zustand hemmen sie den Ca^{2+}-Efflux, oxydiert fördern sie ihn. Es bleibt abzuwarten, ob ein solcher *elektroneutraler* $H^+ - Ca^{2+}$-Gegentransport auch zum Ca^{2+}-Efflux kardialer Mitochondrien beiträgt.

III. Synopsis (Modellvorstellungen)

Im letzten Jahrzehnt wurde eine große Zahl von Modellvorstellungen zur elektro-mechanischen Koppelung des Myokards entwickelt. Die subzelluläre Kompartimentierung des Ca^{2+}, die transmembranären und subzellulären Ca^{2+}-Bewegungen standen in fast allen Fällen im Mittelpunkt der Überlegungen (TRITTHART et al. 1973; BAILEY et al. 1972; BASSINGTHWAIGHTE u. REUTER 1972; BASSINGTHWAIGHTE et al. 1973; LANGER 1973; KAUFMANN et al. 1974; BAYER 1977; FOZZARD 1977; LÜLLMANN u. PETERS 1977). Im Rahmen dieser kurzen Übersicht kann nicht auf alle entwickelten Konzepte vergleichend eingegangen werden. Mit wenigen Ausnahmen (LANGER 1973; LÜLLMANN u. PETERS 1977) besteht Übereinstimmung, daß das SR im komplexen Koppelungssystem des Warmblütermyokards eine dominierende Rolle spielt. Es ist bis heute nicht möglich, die Beteiligung der einzelnen Ca^{2+}-Kompartimente und die Kinetiken der Ca^{2+}-Austauschvorgänge quantitativ exakt anzugeben. Von einigen Arbeitsgruppen wurden die Modellvorstellungen auf der Basis von Ca^{2+}-Bewegungen in einem multikinetischen System mathematisch formuliert und mit Hilfe von Computern überprüft (KAUFMANN et al. 1974; BASSINGTHWAIGHTE et al. 1973; BAYER et al. 1977). Dabei konnte gezeigt werden, daß eine Vielzahl physiologischer kontraktiler Phänomene des Myokards (Amplituden-Frequenzbeziehung, Amplituden-Pausenbeziehung, postextrasystolische Potenzierung) durch die Computer nahezu deckungsgleich simulierbar ist. Die den Programmen zugrundeliegenden Meßdaten und Postulate dürften daher – zumindest in ihren Größenordnungen – richtig sein.

Abbildung 5 faßt die in dieser Übersicht berichteten koppelungswirksamen Ca^{2+}-Bewegungen zusammen. Sie stellt ein Modell der elektromechanischen Koppelung dar, das – modifiziert aufgrund neuerer Erkenntnisse – bereits von KAUFMANN et al. (1974) und BAYER (1977) vorgestellt wurde. Danach reicht der erregungsbedingte Ca^{2+}-Einwärtsstrom (I_{si}) zur vollständigen Kontraktionsaktivierung bei weitem nicht aus. Der zusätzliche Ca^{2+}-Influx über die vom Membranpotential (E_m) kontrollierte elektrogene $Na^+ - Ca^{2+}$-Pumpe ist möglicherweise vernachlässigbar gering. Es wird daher angenommen, daß die Stärke einer Einzelkontraktion hauptsächlich durch die Ca^{2+}-Menge bestimmt wird, die aus den intrazellulären Speichern des SR freigesetzt wird. Die dort freisetzbare Ca^{2+}-Menge wird durch deren Füllungszustand bestimmt. In rhythmisch aktiviertem Myokard vermag der transmembranäre Ca^{2+}-Einstrom die Speicherfüllung in weiten Grenzen zu modulieren. Bei Änderung der Größe des I_{si} werden dabei die Speicherfüllung, die freisetzbare Ca^{2+}-Menge und die Kontraktionskraft treppenförmig verändert, bis sich ein neues Gleichgewicht zwischen Ca^{2+}-Einstrom und Efflux (über $Na^+ - Ca^{2+}$-Austauschmechanismen) einstellt. Die Ca^{2+}-Freisetzung erfolgt wahrscheinlich vorwiegend aus den lateralen Zisternen des SR, in denen Ca^{2+} unter Bindung an Proteine (z.B. Calsequestrin) gespeichert ist. Auslöser dieser Ca^{2+}-Freisetzung ist die über das transversale tubuläre System (TTS) ins Zellinnere fortgeleitete Membranerregung. Sowohl der I_{si} als auch der I_{Na} können die Ca^{2+}-Freisetzung triggern. Die Ca^{2+}-induzierte Ca^{2+}-Freisetzung oder die Depolarisations-induzierte Form verstärken sich in positiven Rückkoppelungen, so daß die Ca^{2+}-Freisetzung enorm

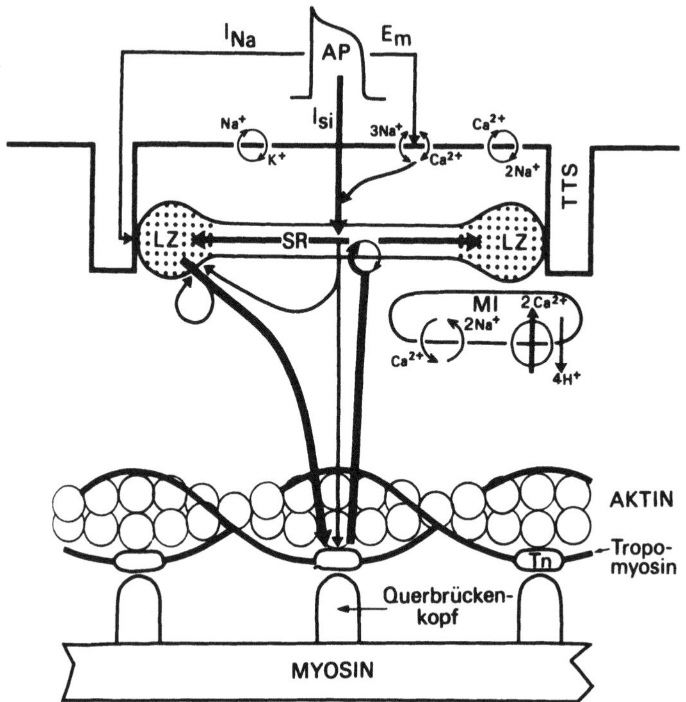

Abb. 5. Synoptische Zusammenfassung transmembranärer und subzellulärer Ca^{2+}-Bewegungen im Rahmen der elektro-mechanischen Koppelung des Säugetiermyokards. I_{Na} Na^{+}-Einwärtsstrom, I_{si} langsamer (Ca^{2+}-)Einwärtsstrom, E_m Membranpotential, *AP* Aktionspotential, *TTS* transversales tubuläres System, *LZ* laterale Zisterne, *SR* sarkoplasmatisches Retikulum, *MI* Mitochondrien, *Tn* Troponinkomplex

schnell verläuft. Nach der Bindung an das TnC des Troponinkomplexes (Tn) und Auslösung der Kontraktion wird das Aktivator-Ca^{2+} zur Muskelrelaxation mit Hilfe einer Pumpe in den mittleren Teil des SR zurückgebunden. Bevor Ca^{2+} für eine erneute Kontraktionsauslösung wieder verfügbar wird, muß es von den primären Rückbindungsstellen in die lateralen Zisternen transloziert werden. Dieser Schritt wird vom Membranpotential kontrolliert. Der Ca^{2+}-Austausch über die Mitochondrienmembran (MI) mittels des $Na^{+}-Ca^{2+}$-Gegentransportes und des $H^{+}-Ca^{2+}$-Uniports muß als sehr langsam angesehen werden. Es wird angenommen, daß die Mitochondrien Fluktuationen des Ca^{2+} im Myoplasma nur langfristig regeln können.

D. Rückkoppelungsschleifen im Rahmen der elektro-mechanischen Koppelung

Im komplexen System der elektromechanischen Koppelung gibt es eine Vielzahl von Ca^{2+}-Bewegungen, die durch regulative Mechanismen kontrolliert bzw. durch Pharmaka beeinflußt werden können. Beispiele hierfür sind die Kontrolle des transmembranären Na^{+}/Ca^{2+}-Austauschs durch Calmodulin, die Wirkung der Katecholamine auf den transmembranären Ca^{2+}-Einstrom, die Ca^{2+}-Aufnahme in das SR und die regulatorische Funktion des Troponin-Komplexes.

Neben diesen Kontrollmechanismen, die es dem Myokard ermöglichen, sich durch eine sehr *variable* elektromechanische Koppelung an wechselnde Bedürfnisse anzupassen, existieren eine Reihe von Rückkoppelungsschleifen, mit Hilfe derer die kontraktile Aktivität auf vorgeschaltete Aktivierungsmechanismen zurückwirkt. Diese Feedbacksysteme können als eine Art „innere Kontraktilitätskontrolle" aufgefaßt werden. Myokardiale Rückkoppelungssysteme lassen sich nach ihrem Erscheinungsbild in zwei Gruppen teilen, in Schlag-integrierende und Kontraktions-individuelle Autoregulationsmechanismen (HENNEKES 1979). Schlag-integrierende Autoregulationsmechanismen sind dadurch gekennzeichnet, daß die kontraktile Aktivität des Myokards die Kontraktionsamplituden *nachfolgender* Kontraktionen über eine Rückkoppelungsschleife verändert. Dagegen wird bei kontraktionsindividuellen Autoregulationsmechanismen lediglich der zeitliche Verlauf und die Amplitude derjenigen Kontraktionen verändert, bei denen eine Störgröße auftritt.

I. Schlagintegrierende Autoregulationsmechanismen

Am isolierten Warmblütermyokard führen nicht nur plötzliche Änderungen der Reizfrequenz (BOWDITCH 1871), sondern auch der äußeren Arbeitsbedingungen zu kontraktilen Treppenphänomenen (PARMELEY et al. 1969; JEWELL u. ROVELL 1973). Den mechanischen Transients gehen Änderungen der Aktionspotentialdauer voraus. Aus diesem Grund postulierten KAUFMANN et al. (1971) einen Regelkreis, bei dem die Kontraktionsform über eine Änderung des Erregungsprozesses auf die kontraktile Aktivität des Myokards zurückwirkt. Dieses Phänomen wird heute allgemein als *mechano-elektrische Rückkoppelung* bezeichnet (KAUFMANN et al. 1971; HENNEKES et al. 1977, 1981; HENNEKES 1979). Die Störgröße im kybernetischen System der mechano-elektrischen Rückkoppelung ist das Ausmaß einer Verkürzung des Myokards während des „active state". Abweichungen von der isometrischen Kontraktionsform – also Muskelverkürzungen – führen generell zur Verbreiterung der Aktionspotentiale. Der Rückkoppelungsmechanismus arbeitet so schnell, daß Muskelverkürzungen das gleichzeitig ablaufende Aktionspotential mit einer Latenzzeit von 5–10 ms verlängern. Im Extremfall nimmt die Aktionspotentialdauer um 15% ihres Ausgangswerts zu. Die verlängerten Aktionspotentiale haben einen vermehrten transmembranären Ca^{2+}-Einwärtsstrom, eine schrittweise Auffüllung der intrazellulären Speicher des SR, eine entsprechende Zunahme des freisetzbaren Aktivator-Ca^{2+} und damit einen treppenförmigen Anstieg der Kontraktionsamplituden zur Folge (ANTONI et al. 1969; WOOD et al. 1969). Im Rahmen der mechano-elektrischen Rückkoppelung verursachen daher Muskelverkürzungen bzw. ein Wechsel von isometrischer auf isotonische Kontraktionsform eine positive Treppe der nachfolgenden Kontraktionen. 6–10 Schläge nach der Intervention wird dabei ein neuer kontraktiler Gleichgewichtszustand erreicht. Die mechano-elektrische Rückkoppelung ist damit ein Feedbacksystem, bei dem die Störgröße Verkürzung des kontraktilen Apparats positiv zurückgekoppelt wird (① in Abb. 6).

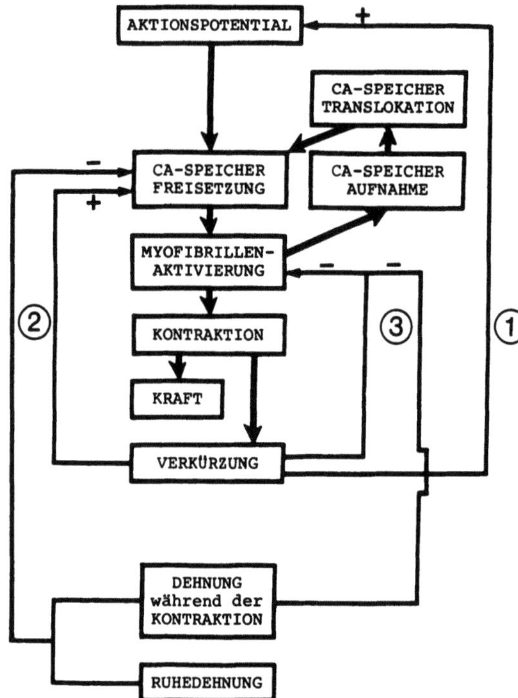

Abb. 6. Rückkoppelungsschleifen im Rahmen der elektromechanischen Koppelung. ① = mechano-elektrische Rückkoppelung, ② = Schlag-integrierender Autoregulationsmechanismus ohne Änderung der Aktionspotentialdauer, ③ = Brady-Effekt (1965). − = negative Rückkoppelung, + = positive Rückkoppelung

Die veränderte Aktionspotentialdauer ist allerdings zu gering, um das Ausmaß der kontraktilen Treppen zu erklären. Durch Gleichstromimpulse künstlich veränderte Aktionspotentiale führen nur zu vergleichsweise schwachen Treppenphänomenen (ANTONI et al. 1969; WOOD et al. 1969). Diese Diskrepanz hat zur Entdeckung eines weiteren schlagintegrierenden Autoregulationsmechanismus geführt (HENNEKES et al. 1977, 1981; HENNEKES 1979).

Muskelverkürzungen führen unter bestimmten experimentellen Randbedingungen ohne Änderung der Aktionspotentialdauer zu positiven mechanischen Treppen. Es existiert damit ein zweiter positiver Rückkoppelungskreis (② in Abb. 6), der in Kooperation mit der mechano-elektrischen Rückkoppelung Muskelverkürzungen während des „active state" durch besonders starke positive Treppen beantworten hilft. Der zweite Rückkoppelungsmechanismus weist wesentliche Unterschiede zur mechano-elektrischen Rückkoppelung auf. Zum einen funktioniert er *bidirektional.* Auch *Dehnungen* während der Kontraktion haben einen Einfluß, allerdings in Form einer *negativen Rückkoppelung,* indem sie eine negative Treppe auslösen. Besonders interessant ist die Beobachtung, daß auch plötzliche Änderungen der Muskelausgangslänge (*Ruhedehnung*) je nach Richtung eine positive oder negative Treppe induzieren. Insbesondere letzterer Befund hat zu der Annahme geführt, daß der zweite Rückkoppelungskreis den kontraktilen Status des Myokards über eine Muskellängen-abhängige Freisetzung von Ca^{2+} aus dem SR kontrolliert. Beim Myokard wird die Ca^{2+}-Freisetzung aus dem SR (s. C.II.1c) zusätzlich von der Sarkomerlänge mitbestimmt (ALLEN et al. 1974; FABIATO u. FABIATO 1975a; JULIAN u. SOLLINS 1975;

TAYLOR u. RÜDEL 1970). Geringe Muskellängen hemmen die Ca^{2+}-Freisetzung und lösen Kontraktionen aus, die schwächer sind, als nach dem Überlappungsgrad der kontraktilen Filamente zu erwarten ist. Dies erklärt die sehr steile aktive Längen-Spannungsbeziehung des Herzens (bei Muskellängen $< L_{max}$) und die Effizienz des Frank-Starling-Mechanismus. Im aufsteigenden Teil der aktiven Längen-Spannungsbeziehung bewirkt eine geringe Erhöhung der Vordehnung nicht nur einen günstigeren Überlappungsgrad der kontraktilen Filamente, sondern zusätzlich auch eine vermehrte Freisetzung von Ca^{2+} aus dem SR.

Die Treppenphänomene im Rahmen des zweiten schlagintegrierenden Rückkoppelungsmechanismus lassen sich auf der Basis einer Muskellängen-abhängigen Ca^{2+}-Freisetzung wie folgt erklären: Der Hemmung der Ca^{2+}-Freisetzung bei Verkürzung folgt eine Zunahme der Speicherfüllung. In den nachfolgenden Aktivierungen wird aus den stärker gefüllten Speichern mehr Ca^{2+} freigesetzt und die Kontraktionsamplituden nehmen zu.

II. Der kontraktionsindividuelle Autoregulationsmechanismus

Der Verlauf und die Intensität einer Einzelzuckung hängt von den äußeren Arbeitsbedingungen ab. Als generelle Regel gilt: Der „active state" ist unter isometrischen Bedingungen länger als unter isotonischen. Dies trifft sowohl für den Skelettmuskel (FENN 1923; JEWELL u. WILKIE 1960; HILL 1964) als auch für das Warmblütermyokard zu (ABBOTT u. MOMMAERTS 1959; BRADY 1965; EDMAN u. NILSON 1969; KAUFMANN et al. 1972). Bei Myokard- und Skelettmuskulatur übt jede *Längenänderung* während einer Kontraktion einen deutlichen, deaktivierenden Effekt auf den Rest derselben Kontraktion aus. Im Vergleich zum Skelettmuskel ist beim Myokard dieser Effekt so stark ausgeprägt, daß man von einer *Entkoppelung* sprechen kann (BRADY 1965). Nach den detaillierten Untersuchungen von BRADY (1965) haben sowohl *aktive Muskelverkürzung* als auch eine während der Muskelkontraktion von außen *aufgezwungene Dehnung* den gleichen Effekt: die kontraktile Deaktivierung (③ in Abb. 6). Es handelt sich also beim BRADY-Effekt um ein *negatives Rückkoppelungssystem* mit der Störgröße Längenänderung während der Kontraktion. Die Deaktivierung betrifft allerdings nur diejenige Kontraktion, in der die Störgröße auftritt. Die nachfolgenden Kontraktionen werden in ihrer Intensität und ihrem zeitlichen Verlauf nicht beeinflußt. Da dieser Autoregulationsmechanismus kontraktionsindividuell abläuft, ist anzunehmen, daß die Rückkoppelung auf Vorgänge im Rahmen der elektromechanischen Koppelung zurückwirkt, die den schlagintegrierenden Prozessen (Ca^{2+}-Aufnahme, -Translokation und -Freisetzung im SR) nachgeschaltet sind. Der BRADY-Effekt wird daher durch eine Störung der Interaktion der kontraktilen Proteine bzw. der Steuerung der Interaktion über die regulativen Proteine erklärt (KAUFMANN et al. 1972).

Literatur

Abbot BC, Mommaerts FAM (1959) A study of inotropic mechanisms in the papillary muscle preparation. J Gen Physiol 42:533–551

Affolter H, Carafoli E (1980) The $Ca^{2+} - Na^{2+}$ antiporter of heart mitochondria operates electroneutrally. Biochem Biophys Res Common 95:193–196

Affolter H, Chiesi M, Dabrowsk A, Carafoli E (1976) Calcium regulation in heart cells. The interaction of mitochondria and sarcoplasmic reticulum with troponin-bound calcium. Eur J Biochem 67:289–296

Allen DG, Jewell BR, Murray JW (1974) The contribution of activation process to the length-tension relation in cardiac muscle. Nature 248:606–607

Antoni H, Engstfeld G, Fleckenstein A (1962) Die Mg^{2+}-Lähmung des isolierten Froschmyokards. Ein Beitrag zur Frage der Beziehung zwischen Aktionspotential und Kontraktion. Pflügers Arch Ges Physiol 275:507–525

Antoni H, Jakob R, Kaufmann R (1969) Mechanische Reaktion des Frosch- und Säugetiermyokards bei Veränderung der Aktionspotentialdauer durch konstante Gleichstromimpulse. Pflügers Arch Ges Physiol 306:33–57

Bailey LE, Ong SD, Queen GM (1972) Calcium movement during contraction in the heart. J Mol Cell Cardiol 4:121–138

Bailin G (1979) Phosphorylation of a bovine cardiac actin complex. Am J Physiol 263:C41–C46

Baker PF, Mc Naughton PA (1976) Kinetics and energetics of calcium efflux from intact squid giant axons. J Physiol (Lond) 259:103–144

Baker PF, Blaustein MP, Hodgkin AL, Steinhardt RH (1969) The influence of calcium on sodium efflux in squid axons. J Physiol (Lond) 200:431–458

Bárány M, Bárány K (1980) Phosphorylation of the myofibrillar proteins. Annu Rev Physiol 42:275–292

Bassingthwaighte JB, Reuter H (1972) Calcium movements and excitation-contraction coupling in cardic cells. In: DeMells WC (ed) Electrical phenomena in the heart. Academic Press, New York, pp 353–395

Bassingthwaighte JB, Beeler GW, Sidell PM, Reuter H, Safford RE (1973) A model for calcium movements and excitation-contraction coupling in cardiac cells. In: Regulation and control in physiological systems. Proceedings ISA, Pittsburg

Bayer R (1977) Aktivierung und Kontrolle der Herzmuskelkontraktion auf zellulärer Ebene. Habilitationsschrift, Universität Düsseldorf

Bayer R, Ehara T (1978) Comparative studies on calcium antagonists. Prog Pharmacol 2/1:31–37

Bayer R, Hennekes R, Kaufmann R, Mannhold R (1975a) Inotropic and electrophysiological actions of verapamil and D 600 in mammalian myocardium I. Pattern of inotropic effects of the racemic compounds. Naunyn Schmiedebergs Arch Pharmacol 290:49–68

Bayer R, Kaufmann R, Mannhold R (1975b) Inotropic and electrophysiological actions of verapamil and D 600 in mammalian myocardium II. Pattern of inotropic effects of the optical isomers. Naunyn Schmiedebergs Arch Pharmacol 290:69–80

Bayer R, Kalusche D, Kaufmann R, Mannhold R (1975c) Inotropic and electrophysiological actions of verapamil and D 600 III. Effects of the optical isomers on transmembrane action potentials. Naunyn Schmiedebergs Arch Pharmacol 290:81–97

Bayer R, Rodenkirchen R, Kaufmann R, Lee JH (1977) The effects of nifedipine on contraction and monophasic action potentials of isolated cat myocardium. Naunyn Schmiedebergs Arch Pharmacol 301:29–37

Bayer R, Kaufmann R, Mannhold R, Rodenkirchen R (1982) The action of specific Ca-antagonists on cardiac electrical activity. Prog Pharmacol 5:53–85

Baylor SM, Oetlicker H (1975) Birefringence experiments on isolated skeletal muscle fibres suggest a possible signal from sarcoplasmic reticulum. Nature 253:97–101

Beeler GW, Reuter H (1970a) Voltage clamp experiments on ventricular myocardial fibres. J Physiol (Lond) 207:165–190

Beeler GW, Reuter H (1970b) Membrane calcium current in ventricular myocardial fibres. J Physiol (Lond) 207:191–209

Beeler GW, Reuter H (1970c) The relation between membrane potential, membrane currents and activation of contraction in ventricular myocardial fibres. J Physiol (Lond) 207:211–229

Bezanilla F, Horowicz P (1975) Fluorescence intensity changes associated with contractile activation in frog muscle stained with Nil Blue A. J Physiol (Lond) 246:709–735

Blinks JR, Olson CB, Jewell BR, Braveny P (1972) Influence of caffeine and other methylxanthines on mechanical properties of isolated mammalian heart muscle. Evidence for a dual mode of action. Circ Res 30:367–392

Bowditch HP (1871) Über die Eigentümlichkeiten der Reizbarkeit, welche die Muskelfasern des Herzens zeigen. Ber Sächs Ges Akad Wiss 652–689

Brady AJ (1965) Time and displacement dependence of cardiac contractility: Problems in defining the active state and force-velocity relations. Fed Proc 24:1410–1420

Carafoli E (1980) Mitochondrial calcium transport: An overview. Dev Biochemistry 14:121–130

Carafoli E, Crompton M (1978) The regulation of intrazellular calcium by mitochondria. Ann NY Acad Sci 307:269–284

Carafoli E, Gavilanes M, Affolter H, De Gómez-Puyou T_{2+} Gomez-Puyou A (1980) Regulation of the ATP-supported Ca^{2+} uptake by heart and liver mitochondria. Cell Calcium 1:255–265

Caroni P, Carafoli E (1980) An ATP-dependent Ca^{2+}-pumping system in dog heart sarcolemma. Nature 283:765–767

Caroni P, Reinlib L, Carafoli E (1980a) Charge movements during the $Na^{+}-Ca^{2+}$-exchange in heart sarcolemmal vesicles. Proc Natl Acad Sci USA 77:6354–6358

Caroni P, Malmstroem K, Carafoli E (1980b) An ATP-dependent Ca^{2+} transporting system in heart sarcolemma. Dev Biochemistry 14:145–146

Costantin LL (1970) The role of sodium current in the radial spread of contraction in frog muscle fibres. J Gen Physiol 55:703–715

Costantin LL, Podolsky RJ (1967) Depolarization of the internal membrane system in the activation of frog skeletal muscle. J Gen Physiol 50:1101–1124

Dhalla NS, McNamara DB, Sulakhe PV (1970) Excitation-contraction coupling in the heart. V. Contribution of mitochondria and sarcoplasmic reticulum in the regulation of calcium concentration in the heart. Cardiology 55:178–191

Dipolo R, Beaugé L (1979) Physiological role of ATP-driven calcium pump in squid axon. Nature 278:272–273

Ebashi S, Endo M (1968) Ca-ion and muscle contraction. Prog Biophys Mol Biol 18:123–183

Edman KAP, Nilson E (1969) The dynamics of the inotropic change produced by altered pacing of rabbit papillary muscle. Acta Physiol Scand 76:230

Ehara T, Kaufmann R (1978) The voltage- and time-dependent effects of (−)-verapamil on the slow inward current in isolated cat ventricular myocardium. J Pharmacol Exp Ther 207:49–55

Endo M (1975a) Conditions required for calcium-induced release of calcium from the sarcoplasmic reticulum. Proc Japan Acad 51:467–472

Endo M (1975b) Mechanism of action of caffeine on the sarcoplasmic reticulum of skeletal muscle. Proc Japan Acad 51:479–484

Endo M (1977) Calcium release from the sarcoplasmic reticulum. Physiol Rev 57:71–108

Endo M, Blinks JR (1973) Inconstant association of aequorin luminiscence with tension during calcium release in skinned muscle fibres. Nature New Biol 246:218–221

Endo M, Tanaka M, Ebashi S (1968) Release of calcium from sarcoplasmic reticulum in skinned fibres of the frog. Proc Intern Congr Physiol Sci 24th 7:126

England PJ (1975) Correlation between contraction and phosphorylation of the inhibitory subunit of troponin in perfused rat heart. FEBS Lett 50:57–60

Eerd JP van, Takahashi K (1976) Determination of the complete amino acid sequence of bovine cardiac troponin C. Biochemistry 15:1171–1180

Fabiato A, Fabiato F (1973) Activation of skinned cardiac cells. Subcellular effects of cardioactive drugs. Eur J Cardiol 1:143–155

Fabiato A, Fabiato F (1975a) Dependence of the contractile activation of skinned cardiac cells on the sarcomere length. Nature 256:54–56

Fabiato A, Fabiato F (1975b) Relaxing and inotropic effects of cyclic AMP on skinned cardiac cells. Nature 253:556–558

Fabiato A, Fabiato F (1975c) Contractions induced by a calcium-triggered release of calcium from sarcoplasmic reticulum of single skinned cardiac cells. J Physiol (Lond) 249:469–495

Fabiato A, Fabiato F (1977) Variations of the membrane potential of the sarcoplasmic reticulum of skinned cells from cardiac and skeletal muscle detected with a potential-sensitive dye. J Gen Physiol 70:6a

Fabiato A, Fabiato F (1978) Calcium-induced release of calcium from the sarcoplasmic reticulum of skinned cells from adult human, dog cat, rabbit, rat, and frog hearts and from fetal and new-born rat ventricles. Ann NY Acad Sci 307:491–522

Falk G (1968) Predicted delays in the activation of the contractile system. Biophys J 8:608–625

Fawcett DW, McNutt NS (1969) The ultrastructure of cat myocardium I. Ventricular papillary muscle. J Cell Biol 42:1–45

Fenn WO (1923) A quantitative comparison between the energy liberated and the work performed by the isolated sartorins of the frog. J Physiol (Lond) 58:175

Ferrier GW, Moe GK (1973) Effect of calcium on acetylstrophantidin induced transient depolarization in canine Purkinje-tissue. Circ Res 33:508–515

Fiskum G, Lehninger AL (1979) Regulated release of Ca^{2+} from respiring mitochondria by $Ca^{2+}/2H^{+}$ antiport. J Biol Chem 254:6236–6239

Ford LE, Podolsky RJ (1968) Force development and calcium movements in skinned muscle fibres. Fed Proc 27:375

Ford EL, Podolsky RJ (1972) Calcium uptake and force development by skinned muscle fibres in EGTA buffered solutions. J Physiol (Lond) 223:1–19

Ford LE, Spotnitz AJ, Sonnenblick EH (1970) Coupling between ionic stimulation and contraction of skeletal muscle cells. J Gen Physiol 55:138

Fozzard HA (1977) Heart: Excitation contraction coupling. Annu Rev Physiol 39:201–220

Frearson N, Perry SV (1975) Phosphorylation of the light-chain components of myosin from cardiac and red skeletal muscles. Biochem J 151:99–107

Froehlich JP, Taylor EW (1976) Transient state kinetic studies of sarcoplasmic reticulum adenosine triphosphatase. J Biol Chem 251:2307–2315

Gergely J (1980) Ca^{2+} control of actin-myosin interaction. Basic Res Cardiol 75:18–25

Gibbons WR, Fozzard HA (1971) Voltage dependence and time dependence of contraction in sheep cardiac Purkinje fibres. Circ Res 28:446–460

Gibbons WR, Fozzard HA (1975) Relationships between voltage and tension in sheep cardiac Purkinje fibres. J Gen Physiol 65:345–365

Glitsch HG, Reuter H, Scholz H (1970) The effect of the internal sodium concentration on calcium fluxes in isolated guinea-pig auricles. J Physiol 209:25–43

Haselbach W (1980) Quantitative aspects of the calcium concept of excitation contraction coupling – a critical evaluation. Basic Res Cardiol 75:2–12

Hennekes R (1979) Rückkoppelungsschleifen im Bereich der elektro-mechanischen Koppelung des Herzmuskels. Habilitationsschrift, Universität Düsseldorf

Hennekes R, Kaufmann R, Lab M, Steiner R (1977) Feedback loops involved in cardiac excitation-contraction coupling: Evidence for two different pathways. J Mol Cel Cardiol 9:699–713

Hennekes R, Kaufmann R, Lab M (1981) The dependence of cardiac membrane excitation and contractile activity on active muscle shortening. Pflügers Arch Ges Physiol 392:22–28

Herzig GJ, Rüegg JC (1980) Investigations on glycerinated cardiac muscle fibres in relation to the problem of regulation of cardiac contractility – effects of Ca^{2+} and c-AMP. Basic Res Cardiol 75:26–33

Hill AV (1964) The effect of tension in prolonging the active state in a twitch. Proc Soc Biol 159:595

Hodgkin AL, Horowicz P (1960) Potassium contractures in single muscle fibres. J Physiol (Lond) 117:500–544

Huxley AF, Taylor RE (1958) Local activation of striated muscle fibres. J Physiol (Lond) 144:426–441

Ikemoto N (1974) The calcium binding sites involved in the regulation of the purified adenosine triphosphatase of the sarcoplasmic reticulum. J Biol Chem 249:649–651

Inesi G, Malan N (1976) Mechanism of calcium release in sarcoplasmic reticulum. Life Sci 18:773–779

Inesi G, Kurzmack M, Verjovski-Almeida S (1978) ATPase phosphorylation and calcium ion translocation in the transient state of sarcoplasmic reticulum activity. Ann NY Acad Sci 307:224–227

Jewell BR, Rovell JM (1973) Influence of previous mechanical events on the contractility of isolated cat papillary muscle. J Physiol (Lond) 235:715–740

Jewell BR, Wilkie DR (1960) The mechanical properties of relaxing muscle. J Physiol (Lond) 152:30–47

Jilka RL, Mortonosi AN, Tillack TW (1975) Effect of the purified ($Mg^{2+}-Ca^{2+}$)-activated ATP-ase of sarcoplasmic reticulum upon the passive Ca^{2+}-permeability and ultrastructure of phospholipid vesicles. J Biol Chem 250:7511–7524

Julian FJ, Sollins MR (1975) Sarcomere length-tension relations in living rat papillary muscle. Circ Res 37:299–308

Jundt H, Prozig H, Reuter H, Stucki JW (1975) The effect of substances releasing intracellular calcium ions on sodium-dependent calcium efflux from guinea-pig auricles. J Physiol (Lond) 246:229–253

Kanazawa T, Yamada S, Yamamoto T, Tonomura Y (1971) Reaction mechanism of the Ca^{2+}-dependent ATPase of sarcoplasmic reticulum from skeletal muscle. V. vectorial requirements for calcium and magnesium ions of three partial reactions of ATPase: Formation and decomposition of a phosphorylated intermediate and ATP formation from ADP in the intermediate. J Biochem 70:95–123

Kasai M, Miyamoto H (1973) Depolarization induced calcium release from sarcoplasmic reticulum membrane fragments by changing ionic environment. FEBS Lett 34:299–301

Katz AM, Tada M, Kirchberger MA (1975) Control of calcium transport in the myocardium by the cyclic AMP-protein kinase system. Adv Cyclic Nucleotide Res 5:453–472

Kaufmann R, Fleckenstein A (1965) Die Bedeutung der Aktionspotential-Dauer und der Ca^{2+}-Ionen beim Zustandekommen der positiv-inotropen Kältewirkung am Warmblütermyokard. Pflügers Arch Ges Physiol 285:1–18

Kaufmann RL, Lab MJ, Hennekes R, Krause H (1971) Feedback interaction of mechanical and electrical events in the isolated ventricular myocardium (cat papillary muscle). Pflügers Arch Ges Physiol 324:100–123

Kaufmann R, Bayer R, Harnasch C (1972) Autoregulation of contractility in the myocardial cell. Pflügers Arch Ges Physiol 332:96–116

Kaufmann R, Bayer R, Fürniss T, Krause H, Tritthart H (1974) Calcium-movement controlling cardiac contractility II. Analog computation of cardiac excitation-contraction coupling on the basis of calcium kinetics in a multi-compartment model. J Mol Cell Cardiol 6:543–559

Kavaler F (1959) Membrane depolarization as a cause of tension development in mammalian ventricular muscle. Am J Physiol 197:968–970

Kitazawa T (1975) Physiological significance of Ca-uptake by mitochondria in the heart in comparison with that by its sarcoplasmic reticulum. J Biochem 7:593

Kohlhardt M, Bauer B, Krause H, Fleckenstein A (1972) Differentiation on the transmembrane Na and Ca channels in mammalian cardiac fibres by the use of specific inhibitors. Pflügers Arch Ges Physiol 335:309–322

Kohlhardt M, Bauer B, Krause H, Fleckenstein A (1973) Selective inhibition of the transmembrane Ca-conductivity of mammalian myocardial fibres by Ni, Co and Mn ions. Pflügers Arch Ges Physiol 338:115–123

Langer GA (1973) Heart: Excitation-contraction coupling. Annu Rev Physiol 35:55–86

Langer GS, Brady AJ (1963) Calcium flux in mammalian ventricular myocardium. J Gen Physiol 46:703–720

Lehninger AL, Reynafarje B, Vercesi A, Tew WP (1978) Transport and accumulation of calcium in mitochondria. Ann NY Acad Sci 307:160–176

Lennan DH Mac (1971) Isolation of a calcium-sequestering protein from sarcoplasmic reticulum. Proc Natl Acad Sci USA 68:1231–1235

Lüllmann H, Peters T (1977) Plasmalemmal calcium in cardiac excitation-contraction coupling. Clin Exp Pharmacol Physiol 4:49–57

Mannhold R, Rodenkirchen R, Bayer R (1982) Qualitative and quantitative structure-activity relationships of specific Ca-antagonists. Prog Pharmacol 5:25–52

McDonald TF, Nawrath H, Trautwein W (1975) Membrane currents and tension in cat ventricular muscles treated with cardiac glycosides. Circ Res 37:674–682

Meissner G (1975) Isolation and characterization of two types of sarcoplasmic reticulum vesicles. Biochem Biophys Acta 389:51–68

Meissner G, Fleischer S (1974) Dissociation and reconstitution of functional sarcoplasmic reticulum vesicles. J Biol Chem 249:302–309

Morad M, Trautwein W (1968) The effect of the duration of the action potential on contraction in the mammalian heart muscle. Pflügers Arch Ges Physiol 299:66–82

Mullins LJ (1979) The generation of electric currents in cardiac fibres by Na/Ca exchange. Am J Physiol 236:C103–C110

Mullins LJ, Brinley FJ Jr (1975) The sensitivity of calcium efflux from squid axons to changes in membrane potential. J Gen Physiol 65:135–152

Natori R (1954) The property and contraction process of isolated myofibrils. Jikeikai Med J 1:119–126

Niedergerke R (1963) Movements of calcium in beating ventricles of the frog heart. J Physiol (Lond) 167:551–580

Niedergerke R, Page S, Talbot MS (1969) Determination of calcium movements in heart ventricles of the frog. J Physiol (Lond) 202:58–60

Noack EA, Heinen EM (1977) A kinetic study of calcium transport by heart mitochondria. Eur J Biochem 79:245–250

Ogawa Y (1970) Some properties of fragmented frog sarcoplasmic reticulum with particular reference to its response to caffeine. J Biochem 67:667–683

Ostwald IJ, MacLennan DH (974) Isolation of a high affinity calcium-binding protein from sarcoplasmic reticulum. J Biol Chem 749:974–979

Pardee AB (1968) Membrane transport proteins. Science 162:623–637

Parmeley WW, Brutsaert DL, Sonnenblick EH (1969) Effects of altering loading on contractile events in isolated cat papillary muscle. Circ Res 24:527–532

Patriarca PI, Carafoli E (1968) A study of the intracellular transport of calcium in the rat heart. J Cell Physiol 72:29–38

Perry SV (1979) The regulation of contractile activity in muscle. Biochem Soc Trans 7:593–617

Pitts BJR (1979) Stoichiometrie of sodium-calcium exchange in cardiac sarcolemmal vesicles. J Biol Chem 254:6232–6235

Pullman ME, Monroe GL (1963) A naturally occuring inhibitor of mitochondrial adenosine triphosphatase. J Biol Chem 238:3762–3769

Raia PJ La, Morkin E (1974) Adenosine 3′·5′-monophosphate-dependent membrane phosphorylation. A possible mechanism for the control of microsomal calcium transport in heart muscle. Circ Res 35:298–306

Reeves JP, Sutko JL (1980) Sodium-calcium exchange activity generates a current in cardiac membrane vesicles. Science 208:1461–1464

Reuter U (1967) The dependence of slow inward current in Purkinje fibres on the extracellular calcium-concentration. J Physiol (Lond) 192:479–492

Reuter H (1973) Divalent cations as charge carriers in excitable membranes. Prog Biophys Mol Biol 26:1–43

Reuter H (1974) Exchange of calcium ions in mammalian myocardium. Mechanisms and physiological significance. Circ Res 34:599–605

Reuter H (1979) Properties of two inward membrane currents in the heart. Annu Rev Physiol 41:413–424

Reuter H, Scholz H (1977a) A study of the ion selectivity and the kinetik properties of the calcium-dependent slow inward current in mammalian cardiac muscle. J Physiol (Lond) 264:17–47

Reuter H, Scholz H (1977b) The regulation of the Ca-conductance of cardiac muscle by adrenaline. J Physiol (Lond) 264:49–62

Reuter H, Seitz N (1968) The dependence of calcium efflux from cardiac muscle on temperature and external ion composition. J Physiol (Lond) 195:451–470

Rinaldi ML, Capony J-P, Demaille JG (1982) The cyclic AMP-dependent modulation of cardiac sarcolemmal slow calcium channels. J Mol Cell Cardiol 14:279–289

Ringer S (1883) A further contribution regarding the influence of the different constituents of the blood on the contraction of the heart. J Physiol (Lond) 4:29–42

Robinson GA, Butcher RW, YEI, Morgan HE, Sutherland EW (1965) The effect of epinephrine on adenosine 3′,5′phosphate levels in the isolated perfused rat heart. Mol Pharmacol 1:168–177

Rodenkirchen R, Mannhold R, Bayer R (1982) Specific and nonspecific Ca antagonists. A structure activity analysis of cardio-depressive drugs. Prog Pharmacol 5:9–23

Rosen MR, Gelband H, Merker C, Hoffman BF (1973) Mechanisms of digitalis toxicity. Circulation 47:681–689

Rossi CS, Vasington FD, Carafoli E (1973) The effect of ruthenium red on the uptake and release of Ca^{2+} by mitochondria. Biochem Biophys Res Commun 50:846–852

Roufogalis BD (1979) Regulation of calcium translocation across the red blood cell membrane. Can J Physiol Pharmacol 57:1331–1349

Sandoval IV, Cuatrecasas P (1976) Opposing effects of cyclic GMP on protein phosphorylation in tubulin preparations. Nature 262:511–513

Sands SD, Winegrad S (1970) Treppe and total calcium content of the frog ventricle. Am J Physiol 218:908–910

Saris NE, Åkerman EO (1980) Uptake and release of bivalent cations in mitochondria. Curr Top Bioenerg 10:103–179

Scarpa A, Graziotti P (1973) Mechanisms for intracellular calcium regulation in heart I. Stopped-flow measurements of Ca^{2+} uptake by cardiac mitochondria. J Gen Physiol 62:756–772

Schatzmann HJ (1966) ATP-dependent Ca^{2+}-extrusion from human red cells. Experientia 22:364–368

Schwartz A (1972) Calcium metabolism. Cardiology 57:16–23

Shigekawa M, Finega JA, Katz AM (1976) Calcium transport ATP-ase of canine cardiac sarcoplasmic reticulum. A comparison with that of rabbit fast skeletal muscle sarcoplasmic reticulum. J Biol Chem 251:6894–6900

Solaro RJ, Briggs NF (1974) Estimating the functional capabilities of sarcoplasmic reticulum in cardiac muscle. Circ Res 34:531–540

Sordahl LA (1974) Effects of magnesium, ruthenium red and the antibiotic ionophore A23187 on initial rates of calcium uptake and release by heart mitochondria. Arch Biochem Biophys 167:104–115

Stewart PS, MacLennan DH, Shamoo AE (1976) Isolation and characterisation of tryptic fragments of the adenosine tryphosphatase of sarcoplasmic reticulum. J Biol Chem 251:712–779

Stull JT, Brostrom CO, Krebs EG (1972) Phosphorylation of the inhibitor component of troponin by phosphorylase kinase. J Biol Chem 247:5272–5274

Tada M, Kirchberger MA, Repke DI, Katz AM (1974) Stimulation of calcium transport in cardiac sarcoplasmic reticulum by adenosine 3′5-monophosphate-dependent protein kinase. J Biol Chem 249:6174–6180

Tada M, Kirchberger MA, Katz AM (1975) Phosphorylation of a 22.500 dalton component of the cardiac sarcoplasmic reticulum by adenosine 3′:5′-monophosphate-dependent protein kinase. J Biol Chem 250:2640–2647

Tada M, Yamamoto T, Tonomura Y (1978) Molecular mechanism of active calcium transport by sarcoplasmic reticulum. Physiol Rev 58:1–79

Taylor SR, Rüdel R (1970) Striated muscle fibres: inactivation of contraction induced by shortening. Science 167:882–884

Taylor SR, Rüdel R, Blinks JR (1975) Calcium transients in amphibian muscle. Fed Proc 34:1379–1381

TenEick R, Nawrath H, McDonald TF, Trautwein W (1976) On the mechanism of the negative inotropic effect of acetylcholine. Pfluegers Arch 361:207–213

Trautwein W (1973) Membrane currents in cardiac muscle fibers. Physiol Rev 53:793–835

Tritthart H, Kaufmann R, Volkmer HP, Bayer R, Krause H (1973) Calcium movement controlling myocardial contractility I. Voltage-current- and time-dependence of mechanical activity under voltage clamp conditions (cat papillary muscles and trabeculae). Pfluegers Arch 338:207–231

Tsien RW, Kass RS, Weingart R (1978) Calcium ions and membrane current changes induced by digitales in cardiac Purkinje fibers. Ann NY Acad Sci 307:483–490

Vaughan-Williams EM (1959) Simultaneous measurements of contractions and intracellular potentials in isolated rabbit atria exposed to acetylcholine. J Physiol (Lond) 14:325

Weber A (1971) Regulatory mechanisms of the calcium transport system of fragmented rabbit sarcoplasmic reticulum I. The effect of accumulated calcium on transport and adenosine triphosphate hydrolysis. J Gen Physiol 57:50–63

Weber A, Herz R, Reiss I (1966) Study of the kinetics of calcium transport by isolated fragmented sarcoplasmic reticulum. Biochem Z 345:329–369

Weingart R, Kass RS, Tsien RW (1978) Is digitalis inotropy associated with enhanced slow calcium current? Nature 273:389–392

Winegrad S (1961) The possible role of calcium in exciation-contraction coupling of heart muscle. Circulation 24:523–529

Winegrad S (1965) Autoradiographic studies of intracellular calcium in frog skeletal muscle. J Gen Physiol 48:455–479

Winegrad S (1968) Intracellular calcium movements of frog skeletal muscle during recovery from tetanus. J Gen Physiol 51:65–83

Winegrad S, Shanes AM (1962) Calcium flux and contractility in guinea pig atria. J Gen Physiol 45:271–394

Wood EH, Heppner RL, Weidmann S (1969) Inotropic effects of electric currents I. Positive and negative effects of electric currents or current pulses applied during cardiac action potentials. II. Hypothesis: Calcium movements, excitation-contraction coupling and inotropic effects. Circ Res 24:409–445

Yamada S, Tonomura Y (1972) Reaction mechanism of the Ca^{2+}-dependent ATPase of sarcoplasmic reticulum from skeletal muscle VII. Recognition and release of Ca^{2+}-ions. J Biochem 72:417–425

Hämodynamik, Koronardurchblutung und Sauerstoffbedarf des normalen und insuffizienten Herzens

F. Burkart und B. Heierli

Mit 19 Abbildungen und 5 Tabellen

A. Einführung

Die Aufgabe des Herzens ist es, Blut in genügender Menge und mit genügendem Druck in den Kreislauf zu pumpen, um Sauerstoff und Nährstoffe, den metabolischen Bedürfnissen entsprechend, in die Gewebe zu transportieren sowie die Stoffwechsel-Endprodukte wegzuschaffen. Unter der Voraussetzung eines genügenden Blutvolumens ist es dabei dem Herzen möglich, diese Leistung mit einer normalen Muskelfaser-Enddehnung und damit einem normalen enddiastolischen Volumen bzw. Druck zu erbringen. Die Herzfunktion wird im wesentlichen durch die Vorlast, die Nachlast und die Kontraktilität bestimmt. Das Schlagvolumen, multipliziert mit der Herzfrequenz pro Minute, ergibt das für die Beurteilung der Herzfunktion wesentliche Herzminutenvolumen. Die Herzfunktion kann jedoch durch einen einzelnen Parameter nicht erfaßt werden.

In einem ersten Teil soll die Hämodynamik des normalen Herzens beschrieben werden. Eingeführt wird dieser Abschnitt mit der Beschreibung der Myokardstruktur und der Funktion des kontraktilen Systems am isolierten Muskel. Anschließend werden die Funktion des intakten Ventrikels sowie die dafür verantwortlichen Parameter vorgestellt. Es sind dies die Kontraktilität, die Vorlast, die Nachlast, die Herzfrequenz sowie deren hormonelle Steuerung. Ein weiterer Abschnitt ist der Nomenklatur, Definition und Messung hämodynamischer Größen zur Beurteilung der Pumpfunktion aufgrund von Druck- und Volumenmessungen sowie der Beurteilung der Kontraktilität gewidmet. Im weiteren werden die invasiven und nicht-invasiven Methoden kurz vorgestellt. Aufgrund dieser Kenntnisse ist es dann möglich, die normale Herzfunktion zu definieren und die Hämodynamik bei der Herzinsuffizienz zu beschreiben. Dabei wird auch auf die klinische Beurteilung der Herzfunktion eingegangen. Schließlich sollen die koronare Durchblutung und die Sauerstoffversorgung des Herzens beschrieben werden.

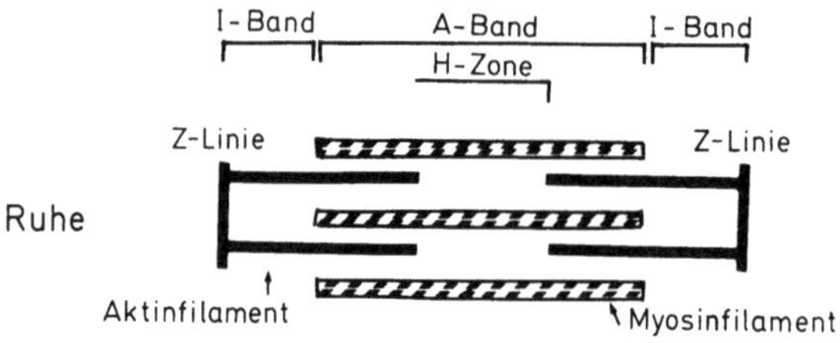

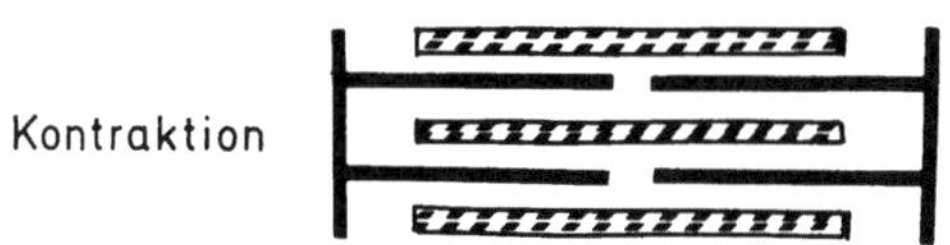

Abb. 1. Schematische Darstellung eines Sarkomers in Ruhe und während Kontraktion

B. Hämodynamik des normalen Herzens

I. Die Struktur des Myokards

Die Herzmuskelzellen haben normalerweise eine Länge von 40–100 μ und eine Breite von 10–20 μ. Sie sind umgeben von einer Plasmamembran, dem Sakolemm, und enthalten einen Zellkern, die Organellen und quergestreifte Myofibrillen (SOMMER u. WAUGH 1976). Die Myofibrillen ihrerseits sind aus mehreren kontraktilen Elementen, den Sarkomeren, zusammengesetzt, welche durch die Z-Linien voneinander getrennt sind (s. Abb. 1). Die Sarkomere bestehen aus kontraktilen Proteinen, dem Aktin und dem Myosin. Die dünnen Aktinfilamente sind mit der Z-Linie verbunden und bilden das I-Band. Sie ragen zur Mitte der Sarkomere hin zwischen die dickeren Myosinfilamente, welche das A-Band bilden. Durch den zyklischen Aufbau von Querverbindungen zwischen Aktin und Myosin kommt es zu einer gleitenden Bewegung der Aktinfilamente in die Myosinstruktur hinein und damit zur Kontraktion und Verkürzung der Muskelfaser. Die dafür benötigte Energie wird aus dem Abbau von Adenosin-Triphosphorsäure (ATP) in Adenosin-Diphosphoräsure (ADP) gewonnen. Die erneute Umwandlung in ATP findet in den Mitochrondrien statt (BRAUNWALD 1980b). Das Sarkolemm weist weite Invaginationen auf, das sog. T-System, welches für den Calciumtransport und die Calciumspeicherung von Bedeutung ist. Im weiteren finden wir das sarkoplasmatische Retikulum, ein komplexes System von anastomosierenden, intrazellulären Kanälen, welche die Myofibrillen umgeben und bei der Kontraktion eine wichtige Rolle spielen (SCHWARTZ 1974). Die myokardialen Fasern sind umgeben von einem Netzwerk von Kapillaren und nicht-myelinisierten Nervenfasern, welche in ihren aufgetriebenen Enden Acetylcholin enthalten.

II. Troponin und Tropomyosin

Diese beiden Substanzen sind regulierende Proteine, stehen mit dem Aktin in Beziehung und machen etwa 10% der Gesamtproteine in den Myofibrillen aus

Intrazelluläres $CA^{++} > 10^{-7}$ M

↓

Aufhebung der Hemmung von Troponin und Tropomysin auf die Aktin/Myosin-Reaktion

↓

Aktin-induzierte Aktivierung der ATP-ase

↓

ATP↔ADP + P, + Energie

↓

Aktivierung der Brückenbildung zwischen Aktin und Myosin

↓

Verschiebung von Aktin in die Myosinfilamente

↓

Kontraktion

Abb. 2. Schematische Darstellung der Calcium-Wirkung auf die Muskelkontraktion

(WEBER u. MARY 1973). Das Troponin kann in drei Komponenten unterteilt werden: Troponin-C, ein calciumbindender Faktor; Troponin-I, ein magnesiuminhibierender Faktor und Troponin-T, welches für die Funktion des Gesamtkomplexes notwendig ist, indem es Troponin an Aktin und Tropomyosin bindet (GREASER et al. 1973). Während der Relaxation sind die aktiven Stellen im Aktin, welche Brücken zum Myosin bilden, durch Troponin und Tropomyosin blockiert. Mit der zellulären Depolarisation steigt das zytoplasmatische Calcium in seiner Konzentration an und bindet Troponin. Damit wird dieser reaktionshemmende Faktor seinerseits ausgeschaltet und die beiden kontraktilen Proteine Aktin und Myosin können in Anwesenheit von Magnesium und ATP reagieren und so die Kontraktion einleiten (VIBERT et al. 1972). In Abb. 2 ist die Beziehung zwischen Calcium, Troponin und Tropomyosin sowie den kontraktilen Proteinen schematisch dargestellt.

III. Calcium und die elektromechanische Kopplung

Der Herzmuskel enthält 2–3 mmol Calcium/kg, eine Konzentration, die um vieles höher liegt, als für die Kontraktion notwendig ist (KATZ 1970). Der Muskel wird durch eine elektrische Depolarisation aktiviert, wobei Calcium zwischen elektrischer Erregung und mechanischer Kontraktion vermittelt. Calcium ist in der ruhenden Zelle nicht direkt verfügbar, sondern an viele Strukturen gebunden: den Zellkern, das Zytoplasma, die Mitochondrien, das Sarkolemm, das T-System und das sarkoplasmatische Retikulum. Wie schon erwähnt, wird Calcium benötigt, um die Kontraktion auszulösen. Dabei spielt der im Zusammenhang mit der zellulären Depolarisation erfolgende Anstieg des sarkoplasmatischen Calciums die wesentliche Rolle (ALLAN u. BLINKS 1978). Das Calcium,

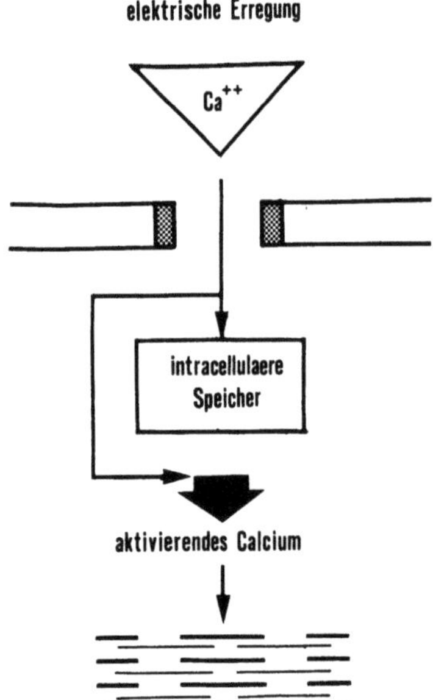

Abb. 3. Das in die Zelle einströmende Calcium bewirkt eine Freisetzung des intrazellulär gespeicherten Calciums, welches dann in genügender Konzentration vorhanden, die Kontraktion auslöst

welches aktuell den kontraktilen Prozeß aktiviert, scheint in den Zysternen des sarkoplasmatischen Retikulums gelagert zu sein, welche Calcium aktiv binden und in gebundener Form speichern können (NAYLER 1980). Die geringe Menge extrazellulären Calciums, welche während der Plateau-Bildung des Aktionspotentials in die Zelle einströmt, wäre nicht befähigt, die Stimulation des kontraktilen Apparats aufrechtzuerhalten, sie kann jedoch eine sehr viel größere Quantität von Calcium aus dem sarkoplasmatischen Speicher freisetzen, wie Abb. 3 zeigt (FORD u. PODOLSKY 1970; FABIATO u. FABIATO 1979). Die Geschwindigkeit der Spannungszunahme, die Anzahl aktivierter kontraktiler Bindungen und damit das Ausmaß der entwickelten Spannung sowie die Geschwindigkeit der Relaxation, hängen eng mit dem Calcium und dessen Bindung an Troponin, der Calcium-Abgabe an die Filamente und der Geschwindigkeit, mit der Calcium vom Kontraktionsort entfernt wird, zusammen (MAUGHAN et al. 1978). Die Wirkung vieler Pharmaka, welche die Kontraktionskraft beeinflussen, beruht auf einer Änderung der Calcium-Konzentration und der Calcium-Verschiebung, zum Beispiel die von Herzglycosiden, Sympathikomimetika, Barbituraten und Betablokkern (HICKS et al. 1979).

Sympathikomimetika beeinflussen die Betarezeptoren im Sarkolemm. Dies führt zur Aktivierung der Adenylzyklase, einem membrangebundenen Enzym, welches die Bildung von Adenosin-Monophosphat (AMP) aus Adenosin-Triphosphat (AMP) in Gegenwart von Calcium induziert. Das zyklische AMP führt seinerseits zur Aktivierung weiterer Enzyme, der vom zyklischen AMP abhängigen Proteinkinasen, welche zelluläre Proteine phosphorylieren, unter anderem eines, das die Geschwindigkeit der Ca^{++}-Abgabe und der Ca^{++}-Aufnahme durch das sarkoplasmatische Reticulum stimuliert. Zusätzlich führen die Sympathikomimetika zu einer Sensibilisierung der kontraktilen Proteine auf Calcium. Beide, sowohl beta-adrenerge Agonisten als auch das zyklische AMP, erhöhen außerdem den Calcium-Einstrom durch die langsamen Kanäle des Sarkolemms (BRAUNWALD 1980a).

IV. Die Mechanik der Muskelkontraktion

Der Kontraktionsablauf wurde tierexperimentell am isolierten Papillarmuskel von BRAUNWALD und seinen Mitarbeitern intensiv studiert (BRAUNWALD et al. 1956). Die Kraft der isometrischen Kontraktion ist durch zwei wesentliche Faktoren bestimmt: durch die initiale Muskellänge, die sog. Vorlast, und durch die Kontraktilität oder den inotropen Zustand (SONNENBLICK 1962). Durch Änderung der Vorlast wird die nachfolgende Kraftentwicklung direkt beeinflußt. Mit zunehmender Dehnung des Herzmuskels kann eine Länge gefunden werden, bei der die nachfolgende isometrische Kraftentwicklung maximal ist. Es kommt dann z.B. bei einer 10%igen Änderung der Muskellänge zu einer Steigerung der entwickelten Kraft von ca. 30%. Bei Überdehnung der Herzmuskelfaser nimmt die entwickelte Kraft wieder ab. Positiv inotrope Substanzen erhöhen die maximal entwickelte Kraft und die Geschwindigkeit, mit der diese erreicht wird. Sie ändern die Vorlast (die Länge des Muskels vor der Kontraktion) nicht.

V. Die Kraft-Geschwindigkeits-Relation

Nicht nur die isometrische Kraft, welche entwickelt wird, sondern auch die *Faserverkürzungsgeschwindigkeit* kann gemessen werden. Das Ausmaß und das Maximum der Faserverkürzungsgeschwindigkeit hängt von der Nachlast ab. Wenn die Belastung sehr groß ist, kommt es zu keiner Verkürzung, d.h. der Muskel entwickelt die maximale Kraft während der isometrischen Kontraktion. Bei geringer Nachlast ist die Geschwindigkeit, mit der sich die Faser verkürzt, groß. Die Geschwindigkeit bei einer Belastung von 0 kann nicht direkt gemessen werden. Es ist jedoch möglich, durch Extrapolation der Relationskurve eine solche maximale Faserverkürzungsgeschwindigkeit zu berechnen (SONNENBLICK 1962; BRADY 1965). Diese Größe wird als maximale Faserverkürzungsgeschwindigkeit (V_{max} 0) bezeichnet. Wird die initiale Muskellänge durch zunehmende Dehnung geändert, verlagert sich die Kraftgeschwindigkeitskurve in charakteristischer Weise, indem die Verkürzungsgeschwindigkeit für jede gegebene Vorlast zunimmt, wie Abb. 4 zeigt. V_{max} wird durch die Vorlast wenig beeinflußt. Wird dagegen die Kontraktilität des Muskels erhöht, ändert sich die Kurve, indem sie sich parallel nach rechts und oben verlagert und somit auch V_{max} deutlich zunimmt.

VI. Das Frank-Starling-Gesetz

Die Fähigkeit des intakten Ventrikels, aufgrund einer wechselnden Vorlast seine Kontraktionskraft zu ändern, kann mit dem Frank-Starling-Gesetz umschrieben werden (FRANK 1895; STARLING 1918). Es basiert auf der Relation der Länge der myokardialen Faser und der aktiv entwickelten Kraft, die mit zunehmender

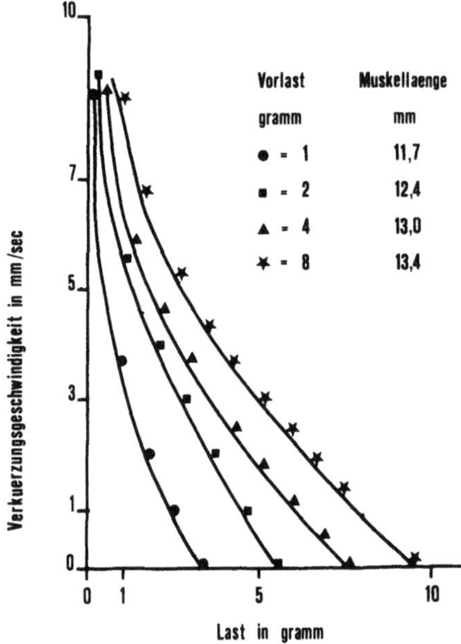

Abb. 4. Abhängigkeit der Kraft-Geschwindigkeits-Relation von der Vorlast, d.h. der Länge der Muskelfaser vor der Kontraktion. (Modifiziert nach SONNENBLICK 1964)

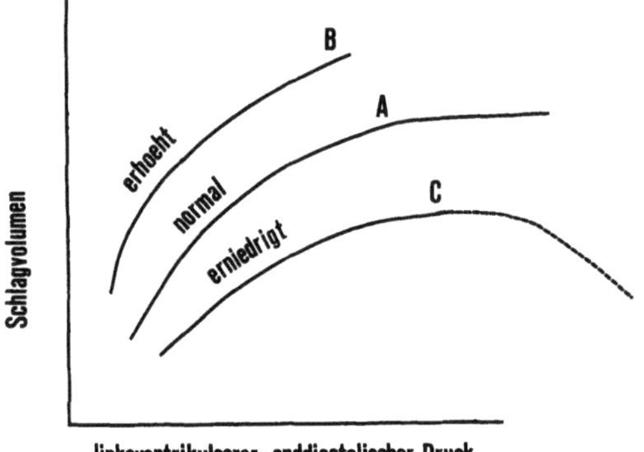

Abb. 5. *Die Frank-Starling-Kurve:* das Verhältnis der Kontraktionskraft, ausgedrückt als Schlagvolumen, in Abhängigkeit zur enddiastolischen Faserlänge, ausgedrückt als enddiastolischer linksventrikulärer Druck. *A* Normale Funktion; *B* Funktion nach Erhöhung der Kontraktilität unter positiv inotropen Substanzen; *C* erniedrigte Funktion bei Herzinsuffizienz infolge exzessivem Druck bzw. Dilatation des Herzmuskels

Dehnung ansteigt, wie in Abb. 5 dargestellt. Dieses Phänomen ist abhängig von der Ultrastruktur des Herzmuskels, wie sie eingangs beschrieben wurde. Der Zusammenhang zwischen Sarkomerlänge und entwickelter isometrischer Kontraktionskraft wurde für den Herzmuskel von GORDON et al. (1966) definiert. Sie fanden, daß bei einer Sarkomerlänge von 2–2,2 μ die Kraftentwicklung maximal war und sowohl bei geringerer als auch bei zunehmender Länge der Sarkomere abnahm, indem im letzteren Fall die Zone, welche keine Überlappung der Filamente aufweist (H-Zone) größer wird. Bei einer Sarkomerlänge von 3,65 μ besteht keine Überlappung mehr und eine Kontraktion ist nicht mehr möglich.

VII. Die Energetik der Pumpfunktion

Die Energieproduktion in der Zelle erfolgt aus dem Abbau von energiereichem ATP durch ATP-Asen zu ADP, oder durch Adenylcyclase zu zyklischem 3′5′AMP. Durch den aeroben Metabolismus von Glukose, Fettsäuren und Laktat werden in den Mitochondrien ATP und Adenylcyclase wiederum aufgebaut. Die Energieproduktion und die intrazelluläre Calciumkonzentration, welche diese beeinflußt, werden durch Katecholamine und Glucagon stimuliert. Die bei Sauerstoffmangel erfolgende Umstellung auf einen anaeroben Stoffwechsel vermindert die Energiegewinnung aus Glukose. Daraus resultiert eine progrediente Abnahme der ATP-Reserven (OPIE 1976). Zudem nimmt die Aktivität der ATP-Asen ab (BELLER et al. 1976). Damit wird der Calcium-Ionen-Umsatz im endoplastischen Retikulum langsamer. Im weiteren werden die für die Glycogenolyse zuständigen Phosphorylasen in ihrer Aktivität reduziert (GIBSON 1973; CHAMBER et al. 1967).

VIII. Die Funktion des intakten Ventrikels

Obwohl die Struktur des Herzens als Hohlmuskel ungleich komplizierter ist als die der Einzelmuskelfasern oder der parallel gerichteten Muskelfasern im Papillarmuskel, können die beim einfachen Modell erhobenen Befunde auf das ganze Herz weitgehend übertragen werden (WEBER u. JANICKI 1978). Die Größe der Herzhöhlen, die Dicke der Herzmuskelwand sowie die prozentuale Verteilung von Herzmuskelgewebe, elastischem Gewebe und Bindegewebe bestimmen die Steifheit des Ventrikels während der Diastole. Diese Steifheit oder „Compliance" ist zusammen mit dem Füllungsdruck maßgeblich für die diastolische Faserlänge, welche über den Frank-Starling-Mechanismus die nachfolgende Kontraktionsstärke bestimmt. Dabei entspricht der normale Ventrikel am Ende der Diastole geometrisch am ehesten einem Ellipsoid. Dieser Figurenannahme liegt im übrigen auch die Berechnung der Herzvolumina bei der angiokardiographischen Untersuchung (s. C.III.1) zugrunde. Während der isometrischen Kontraktion kommt es zu einer kugelähnlichen Verformung, wobei unter chronischer Volumenbelastung diese Verformung recht ausgeprägt sein kann. Während der isotonischen Kontraktion nimmt der kleine Durchmesser des Ellipsoids um 20–25% ab, der Längendurchmesser nur um 9% (RANKIN et al. 1976). Damit ist die Verkürzung der kleinen Axialdurchmesser für 80–90% des Schlagvolumens verantwortlich. Am Ende der Systole ist die verbleibende Resthöhle wieder ellipsoidförmig. Da die Herzmuskelmasse gleichbleibt, nimmt die Wanddicke in der Systole um 25–35% zu (SANDLER u. ALDERMAN 1974).

Beim intakten Ventrikel wird die Herzfunktion im wesentlichen durch vier Parameter bestimmt: die Vorlast, die Nachlast, die Kontraktilität und die Herzfrequenz (s. auch Abb. 17 oben).

1. Die Vorlast

Nach dem Frank-Starling-Gesetz ist die mechanische Energie, welche zur Kontraktion freigesetzt wird, eine Funktion der Länge der Muskelfaser. Beim intakten Herzen ist die enddiastolische Wandspannung gleichbedeutend mit der Längsdehnung im isolierten Muskel. Wenn experimentell die Austreibung verhindert wird und sich der Ventrikel entsprechend nur isovolumetrisch kontrahiert, besteht eine direkte positive Korrelation zwischen Vorlast, ausgedrückt im enddiastolischen Volumen und dem linksventrikulären maximalen entwickelten Druck oder der kalkulierten Wandspannung. Bei Hunden konnte in Akutversuchen kein absteigender Ast in der Frank-Starling-Kurve bis zu einem Füllungsdruck von 60 mm Hg gefunden werden. Zwischen 60 und 100 mm Hg Druckentwicklung in der Diastole fiel der entwickelte systolische Druck nur um 7,5% ab (MONROE et al. 1970). MACGREGOR et al. (1974) konnten zeigen, daß bei einem Füllungsdruck von mehr als 30 mm Hg nur dann ein deutlicher Abfall der nachfolgenden Kontraktion auftrat, wenn gleichzeitig die Nachlast erheblich erhöht wurde. Die Autoren nehmen deshalb an, daß es unter dieser Druckentwicklung nur dann zur Gefügedilatation kommt, wenn es dem Herzen verunmöglicht wird, sich während der Systole genügend zusammenzuziehen und so die diastolische Dilatation zu kompensieren (s. auch Kurven a und c in Abb. 5).

Änderungen in der Vorlast beeinflussen die enddiastolische Faserlänge und damit die Kontraktion der Kammer. Die Fähigkeit, durch erhöhte Vorlast die Kontraktion zu steigern, bildet eine wesentliche Reserve der Herzleistung unter Belastung und ist zusätzlich die Garantie, daß bei wechselndem Blutangebot das Schlagvolumen entsprechend variiert werden kann. Dies ist besonders wichtig, wenn man bedenkt, daß der große und kleine Kreislauf das gleiche Herzminutenvolumen fördern müssen, obwohl ihr Schlagvolumen während der Atmung verschieden ist und sich die Förderleistung immer wieder anzugleichen hat.

2. Die Nachlast

Auf die intakte Kammer angewandt, bedeutet Nachlast die Spannung in der Ventrikelwand unmittelbar bei Beginn der Austreibungsperiode. Ohne Gegenregulation bestimmt sie im wesentlichen die Menge Blut, welche aus dem Ventrikel ausgeworfen wird. Wichtige Determinanten der Nachlast sind einerseits der systolische Druck, der notwendig ist, um das Schlagvolumen auswerfen zu können, andererseits der Radius des Ventrikels. Von der Peripherie her bestimmen Dehnbarkeit der großen Arterien und der totale periphere vaskuläre Widerstand die Größe der Nachlast. Bei Erhöhung der Nachlast im intakten Kreislauf kommt es zu einer Erhöhung des enddiastolischen Volumens und damit auch zu einer Veränderung der Vorlast. Diese Volumen- und Radiuszunahme des Ventrikels führt über das *Laplace-Gesetz* zu einer Änderung der myokardialen Wandspannung. Nach Laplace nimmt die Wandspannung proportional zum intraventrikulären Druck und zum internen Radius zu und verhält sich umgekehrt proportional zur gegebenen Wanddicke. Im intakten Organismus werden damit Änderungen der Nachlast immer auch Änderungen der Vorlast mit sich bringen, und das Schlagvolumen wird bei gut erhaltener Kontraktilität auch bei Erhöhung der Nachlast nur wenig absinken, während eine gleiche Änderung der Nachlast bei verminderter Kontraktionskraft das Schlagvolumen erheblich beeinflußt. Andererseits wird eine Erhöhung der Nachlast auch bei guter Kontraktilität zu einer Verringerung des Schlagvolumens führen, sofern die Vorlast, z.B. wegen Hypovolämie, nicht entsprechend erhöht werden kann.

3. Die Kontraktilität

Unter Kontraktilität verstehen wir die Muskelkraft des Herzens, unabhängig von Vor- und Nachlast. Wenn diese beiden letztgenannten Determinanten konstant bleiben, führt eine Verbesserung der Kontraktilität zu einer höheren Herzleistung, d.h. zu einem höheren Schlagvolumen. Dies beobachten wir bei einer Erhöhung der körpereigenen Katecholamine. Auch bei ansteigender Herzfrequenz nimmt die Kontraktilität zu, während gleichzeitig die Dauer dieser Kontraktion, d.h. die Systolendauer, kürzer wird. Kommt es beim intaken Ventrikel zu einer vorzeitigen Depolarisation (Extrasystole), so nimmt die Stärke der mechanischen Kontraktion proportional zur Vorzeitigkeit der Extrasystole ab; die nachfolgende Kontraktion ist jedoch deutlich stärker (Hoffman et al. 1956). Diese sog. postextrasystolische Potenzierung ist nur zum Teil Folge der besseren diastolischen Füllung und damit der erhöhten Vorlast; sie ist zusätzlich durch einen Anstieg der Kontraktilität bedingt. Man nimmt an, daß dieser Anstieg durch erhöhte Verfügbarkeit von Calcium zustande kommt. Es ist jedoch nur beim herzinsuffizienten Organismus möglich, das Herzminutenvolumen auf diese Art zu steigern, während es beim Normalen durch nervöse Gegenregulation unverändert gehalten wird (Randall 1977).

4. Die Herzfrequenz

Die Herzfrequenz ist eine wichtige Größe, um bei einem durch Vorlast, Nachlast und Kontraktilität bestimmten Schlagvolumen das für den Organismus notwendige Herzminutenvolumen zu erreichen. Im weiteren kommt es durch Erhöhung der Herzfrequenz zu einer Steigerung der Kontraktilität, besonders beim insuffizienten Herzen. Beim Normalen wird das Herzminutenvolumen in Ruhe bei durch Schrittmacher variierter Herzfrequenz zwischen 60 und 160/min durch Veränderung des Venenrückflusses und damit der Vorlast praktisch stabil gehalten (Frommer et al. 1966). Unter Belastung oder bei Herzinsuffizienz beobachten wir jedoch bei einer Steigerung der Herzfrequenz einen proportionalen Anstieg des Herzminutenvolumens.

5. Die Herzfunktion im intakten Organismus

In Abwesenheit einer Herzinsuffizienz sind die Veränderungen des Herzminutenvolumens im wesentlichen durch den Bedarf der Peripherie und die dadurch bedingten Schwankungen des venösen Rückflusses bestimmt. Änderungen der Kontraktilität werden durch Adaptation der Vorlast weitgehend ausgeglichen (Braunwald 1971). Die den venösen Rückfluß bestimmenden Faktoren sind: das Blutvolumen, die Körperposition, der venöse Tonus und der intrathorakale Druck. Bei akutem Blutverlust sinkt das Herzminutenvolumen und insbesondere das Schlagvolumen ab. Bei langsamem Blutverlust kommt es jedoch zu Kompensationsmechanismen und das Schlagvolumen bleibt konstant. Bei aufrechter

Körperlage nimmt der venöse Rückfluß ab und entsprechend sinkt das Schlagvolumen (Burkart 1973). Der venöse Tonus wird während Belastung, während tiefer Inspiration, aber auch bei Hypotension und Angst, erhöht und damit der venöse Rückfluß gefördert. Unter Arbeit kommt die zusätzliche extravaskuläre Kompression durch die arbeitende Muskulatur hinzu. Durch eine Reihe von Pharmaka wird der venöse Tonus reduziert, z.B. durch Nitroglycerin. Bei negativem intrathorakalem Druck nimmt der venöse Rückfluß zu, so daß während der Inspiration das Blutangebot zum rechten Herzen ansteigt und sich das Schlagvolumen während dieser Respirationsphase vergrößert.

Die Nachlast ist beim intakten Organismus weitgehend durch den peripheren Widerstand, die physikalischen Eigenschaften des arteriellen Systems und das Blutvolumen bestimmt.

Die Menge des aus den sympathischen Nervenenden freigesetzten Noradrenalins ist wahrscheinlich der wichtigste Faktor zur Regulation der Kontraktilität unter physiologischen Bedingungen (Jamaguchi et al. 1975). Dadurch werden beinahe sofortige Änderungen der Kontraktilität möglich. Ein etwas langsamerer Mechanismus geht über die Freisetzung von Katecholaminen (Adrenalin und Noradrenalin), welche aus der Nebenniere in das Blut abgegeben werden. Dieser Mechanismus ist wahrscheinlich wesentlich bei chronischer Adaptation, bei Änderungen des Blutvolumens oder bei Auftreten einer Herzinsuffizienz.

IX. Die Hämodynamik unter ergometrischer Belastung

Bei körperlicher Arbeit steigt der periphere Sauerstoffverbrauch an. Entsprechend muß das Herz ein höheres Herzminutenvolumen erbringen, wobei zumindest in der initialen Phase der Druck in den Kreisläufen ebenfalls ansteigt und damit zur Volumenbelastung eine Druckbelastung hinzukommt. Neben einer Erhöhung der Nachlast steigt jedoch als Folge des erhöhten Venenrückflusses auch die Vorlast und damit die Kontraktilität an. Zusätzlich wird bei körperlicher Arbeit Adrenalin ausgeschüttet, welches über die Steigerung der Herzfrequenz und die Steigerung der Kontraktilität die Herzleistung beeinflußt. Das Ansteigen des Herzminutenvolumens führt in der Peripherie zu einer Dilatation der Gefäße, so daß der arterioläre Widerstand abfällt und der systolische Druck nicht proportional zum Herzminutenvolumen ansteigt. Bei längerdauernder Arbeit kann der Gefäßwiderstand im peripheren Kreislauf den Anstieg des Herzminutenvolumens weitgehend kompensieren und so den Druck nahe den Ruhebedingungen halten, wie dies in Abb. 6 dargestellt ist.

Wir finden somit als Änderungen gegenüber den Ruhebedingungen einen Anstieg der Kontraktilität und einen leichten Anstieg der Vorlast. Entsprechend nimmt das Schlagvolumen zu, und wegen der gleichzeitigen Erhöhung der Herzfrequenz kommt es zu einer beträchtlichen Zunahme des Herzminutenvolumens. Die Nachlast wird durch den höheren Druck, der besonders zu Beginn einer körperlichen Belastung in den Kreisläufen besteht, angehoben. Wegen dieser Erhöhung und dem bei schwerer Arbeit sehr starken Anstieg des Herzminutenvolumens kann die Herzarbeit ein Vielfaches des Ruhewertes betragen. Die Zunahme des Schlagvolumens beträgt im Liegen ca. 20%; im Stehen kann

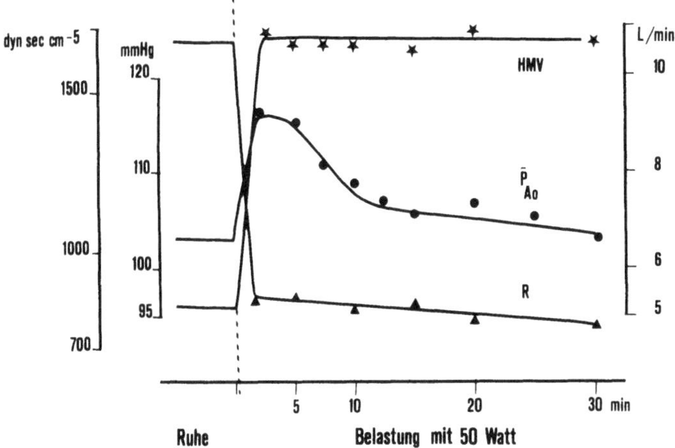

Abb. 6. Herzminutenvolumen (*HMV*), totaler peripherer Widerstand (*R*) und mittlerer aortaler Druck ($\bar{P}_{Ao}$) in Ruhe und während 30 min Belastung mit 50 W (n = 6 Probanden)

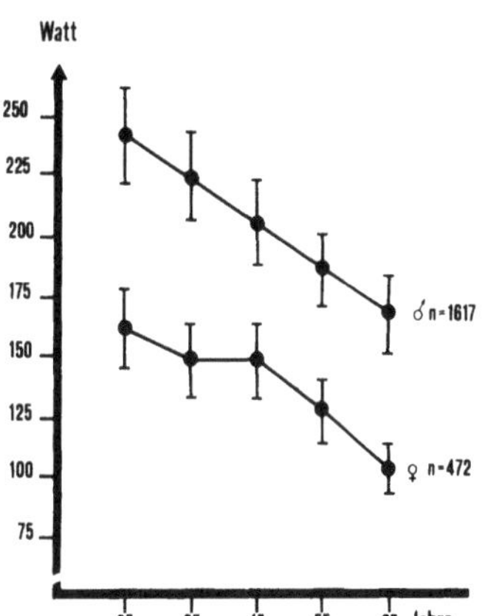

Abb. 7. Die körperliche Leistungsfähigkeit von klinisch gesunden Männern und Frauen verschiedener Altersgruppen, bei denen ein dreistufiger Fahrradergometer-Test bis zum Erreichen der submaximalen Herzfrequenz (≧90% der alterskorrelierten maximalen Herzfrequenz) durchgeführt werden konnte. (Aus Burkart u. Pfisterer 1979)

dieser Wert 60–80% erreichen, da der im Stehen reduzierte Venenrückfluß unter Belastung entsprechend stärker ansteigt. Das Herzminutenvolumen steigt linear mit dem Schweregrad der Belastung an, wobei in der initialen Phase Herzfrequenz und Schlagvolumen zunehmen, bei schwerer Arbeit das Herzminutenvolumen nur noch durch eine Herzfrequenzzunahme ansteigt. In diesem Belastungsbereich stehen somit Anstieg der Herzfrequenz und Schwere der Belastung in einem linearen Verhältnis. Da die maximale Herzfrequenz mit zunehmendem Alter abfällt, nimmt auch die maximale Leistungsfähigkeit beim Gesunden altersabhängig ab, wie dies in Abb. 7 dargestellt ist. Dabei liegen die Werte für die Frauen wegen des kleineren Schlagvolumens niedriger, verhalten sich jedoch bezüglich des Alters ähnlich; warum es zwischen 35 und 45 Jahren nicht zum im übrigen beobachteten Abfall kommt, ist nicht geklärt.

C. Nomenklatur, Definition und Messung hämodynamischer Größen

I. Beurteilung der globalen Pumpfunktion aufgrund von Druck- und Volumenmessungen

Die Erfassung der Herzfunktion mittels Druck- und Herzminutenvolumenbestimmung ist in der Klinik sehr verbreitet und soll deshalb entsprechend ausführlich dargestellt werden. Diese Methode erlaubt jedoch auch unter zusätzlicher ergometrischer Belastung nur eine indirekte Beurteilung der Kontraktilität wegen deren Abhängigkeit von Vor- und Nachlast. Die für die Erfassung der Kontraktilität notwendigen, in der Klinik weniger gebräuchlichen Messungen werden deshalb in einem nachfolgenden Abschnitt gesondert abgehandelt.

1. Volumina

a) Herzminutenvolumen (HMV) und kardialer Index (KI)

Unter Herzminutenvolumen verstehen wir die Blutmenge, welche pro Minute aus dem linken bzw. rechten Herzen in die großen Gefäße gepumpt wird. Das Herzminutenvolumen ist das Produkt aus Schlagvolumen und Herzfrequenz. Es entspricht dem venösen Rückfluß, welcher in der gleichen Zeiteinheit aus den Pulmonalvenen, bzw. aus den Hohlvenen, in die entsprechenden Vorhöfe fließt. Sofern keine intrakardialen Shunts bestehen, ist das Herzminutenvolumen des in Serie geschalteten linken und rechten Ventrikels praktisch identisch. Das gering größere Schlagvolumen des linken Ventrikels ist durch die direkte Einmündung der Bronchialvenen in den linken Vorhof bedingt; dieses Blut passiert deshalb den rechten Ventrikel nicht. Für praktische Belange wird jedoch das Herzminutenvolumen des großen Kreislaufs dem des kleinen gleichgesetzt.

Normalwerte: Die in der Literatur angegebenen Normalwerte sind in Tabelle 1a zusammengestellt. Nach eigenen Untersuchungen an 125 herzgesunden Personen beträgt das Herzminutenvolumen je nach Altersklasse zwischen 6,5 und 8 l/min, wie aus Tabelle 1b ersichtlich ist. Dabei zeigt sich bis zum 50. Altersjahr ein weitgehend stabiler Wert; erst über 50jährige weisen ein etwas geringeres Herzminutenvolumen auf (EHRSAM et al. 1983). Diese Ergebnisse werden durch die Untersuchungen von GUYTON (1975) bestätigt. Dabei ist die individuelle Schwankung ausgesprochen groß, und nach unseren Berechnungen ist das Alter für den Ruhewert gegenüber dem Geschlecht, der Körpergröße und dem Körpergewicht eine weniger wichtige Variable. Bei Frauen liegt das Herzminutenvolumen ca. 10% niedriger. Im Stehen nimmt gegenüber der Horizontallage das Herzminutenvolumen um ca. 20% ab, im wesentlichen wegen des verminderten venösen Rückflusses.

Beim gesunden Herzen wird die Größe des Herzminutenvolumens von der Peripherie bestimmt. Die Pumpreserve in Ruhe, welche das Herz fördern kann, ist deutlich größer als der venöse Rückfluß. Bei vorliegender Herzinsuffizienz wird das Herz zum begrenzenden Faktor für die Steigerung des Herzminutenvolumens.

Tabelle 1a. Vergleichende Literaturangaben der Normalwerte kardialer Volumina

		BRAUNWALD (1980)	GURTNER (1975)	HURST (1982)	JUST (1976)	MARSHALL (1968)	RIEKER (1982)
Herzminutenvolumen	l/min	6,25 l	6,9 ± 1,1	5 – 6	–	–	7,2 ± 0,5
Kardialer Index	l/min/m²	2,5– 4,2	3,74 ± 0,71	2,6– 4,2	3,0– 4,4	2,5– 4,5	4,0 ± 0,23
Schlagvolumen	ml	–	87 ± 22	–	–	–	107 ± 6
Schlagvolumenindex	ml/m²	–	48,7 ± 9,1	30 –65	30 – 65	45 –55	58 ± 4
Enddiastolischer Volumenindex	ml/m²	70 ± 20	–	50 –90	48 –113	–	81 ± 6
Endsystolischer Volumenindex	ml/m²	–	–	24 ± 10	9 – 32	–	24 ± 4
Austreibungsfraktion	%	60 –75	–	60 –75	63 – 86	–	70 –72

Tabelle 1b. Normalwerte kardialer Volumina in Ruhe und unter Belastung in den verschiedenen Altersgruppen. Das Herzminutenvolumen wird sowohl als Absolutwert wie auch korrigiert für Geschlecht, Gewicht, Körpergröße und Belastungsintensität angegeben. Alle Angaben sind Mittelwerte ± SEM

Alter (Jahre)	14–19	20–29	30–39	40–49	50–59	60–69
n	12	31	23	23	10	11
Ruhewerte						
Schlagvolumen (ml)	109 ± 12	104 ± 6	101 ± 7	107 ± 7	85 ± 8	95 ± 8
Absolutes Herzminutenvolumen in l/min	8,07 ± 0,66	8,56 ± 0,46	7,61 ± 0,56	8,04 ± 0,46	6,75 ± 0,65	6,46 ± 0,39
Korrigiertes Herzminutenvolumen in l/min	7,28	8,08	7,90	8,21	6,99	6,74
Absoluter kardialer Index in l/min/m²	4,55 ± 0,4	4,88 ± 0,29	4,48 ± 0,31	4,74 ± 0,30	3,96 ± 0,42	3,51 ± 0,61
Korrigierter kardialer Index in l/min/m²	4,20	4,73	4,57	4,74	4,05	4,02
Belastungswerte						
Schlagvolumen (ml)	118 ± 9	115 ± 8	111 ± 6	121 ± 7	101 ± 7	113 ± 4
Absolutes Herzminutenvolumen in l/min	16,36 ± 1,40	14,33 ± 0,76	13,30 ± 0,73	14,40 ± 0,70	11,80 ± 0,76	11,91 ± 0,50
Korrigiertes Herzminutenvolumen in l/min	14,82	13,66	12,90	14,82	12,68	13,53
Absoluter kardialer Index in l/min/m²	9,52 ± 0,94	8,48 ± 0,57	7,61 ± 0,35	8,28 ± 0,49	6,98 ± 0,53	6,64 ± 0,49
Korrigierter kardialer Index in l/min/m²	8,75	8,14	7,30	8,39	7,40	8,23

Unter Belastung steigt beim Gesunden das Herzminutenvolumen linear zu den metabolischen Anforderungen, d.h. zum erhöhten Sauerstoffverbrauch in der Peripherie, an. Als Maximalwerte werden 30–35 l/min angegeben, was dem 5- bis 6fachen Ruhewert entspricht. Der Hämoglobingehalt nimmt dabei unter Belastung zu.

Da eine Beziehung zwischen Körperoberfläche und Herzminutenvolumen besteht, wird das HMV häufig auf die Körperoberfläche reduziert als *kardialer Index* angegeben (TAYLOR u. TIEDE 1952). Damit werden Messungen von Personen mit verschiedener Größe und Gewicht besser vergleichbar. Wie aus Tabelle 1a ersichtlich, werden in der Literatur Größen zwischen 2,5 und 4,5 l/min/m^2 angegeben. Unsere Werte sind in Tabelle 1b eingetragen.

b) Schlagvolumen und Schlagvolumenindex

Unter dem Schlagvolumen verstehen wir die Menge Blut, welche während einer Systole durch den Ventrikel in die Blutbahn ausgeworfen wird. Im Liegen beträgt der Ruhewert zwischen 70 und 120 ml (s. Tabelle 1a und 1b). Im Stehen nimmt es gegenüber dem Ruhewert im Liegen um 40% ab (MARSHALL u. SHEPHERD 1968). Unter Belastung kommt es im Liegen zu einer 10- bis 20%igen Zunahme, während im Stehen die Zunahme entsprechend deutlicher bis zu 100% betragen kann (HURST 1982). Wird das Schlagvolumen ebenfalls auf die Körperoberfläche bezogen, so erhalten wir den *Schlagvolumenindex* mit Normwerten zwischen 40–70 ml/m^2.

c) Enddiastolisches und endsystolisches Volumen

Diese Volumina können mittels Kontrastmittelventrikulographie, Echokardiographie oder mit Radionuklidmethoden erfaßt werden. Das radiologisch bestimmte Gesamtvolumen des Herzens ist dagegen von limitiertem Wert, da es keine Auskunft über Größe der individuellen Herzkammern und über das Ausmaß der Füllung und Leerung pro Herzzyklus gibt (MARSHALL u. SHEPHERD 1968). Das enddiastolische Volumen des linken Ventrikels beträgt im Mittel 70 ml/m^2 mit einem Streubereich von 20 ml und einer oberen Normgrenze von 110 ml/m^2 (KENNEDY et al. 1966). Als absolute Normwerte werden entsprechend 120–150 ml angegeben (s. Tabelle 1a). Diese Größe ist ein wichtiges Maß für die Vorlast und wegen der entsprechenden Faserdehnung für die nachfolgende Kontraktionskraft. Im weiteren bestimmt sie den Radius des Ventrikels zu Beginn der Systole und die benötigte Wandspannung während der Austreibungsphase.

Das endsystolische Volumen ist sehr variabel und beträgt 20–40% des enddiastolischen Volumens. Da die Nachlast Geschwindigkeit und Ausmaß der Entleerung des Ventrikels bestimmt, wird das endsystolische Volumen direkt durch diese Größe beeinflußt. Bei eingeschränkter ventrikulärer Funktion kommt es zu einer ungenügenden systolischen Entleerung, zu einem abnormen Anstieg des endsystolischen Volumens und damit sekundär zu einem Anstieg des enddiastolischen Volumens mit entsprechender Änderung der Vorlast.

Unter der *Austreibungsfraktion* verstehen wir das Verhältnis des Schlagvolumens zum enddiastolischen Volumen bzw. den Prozentsatz des ausgeworfenen

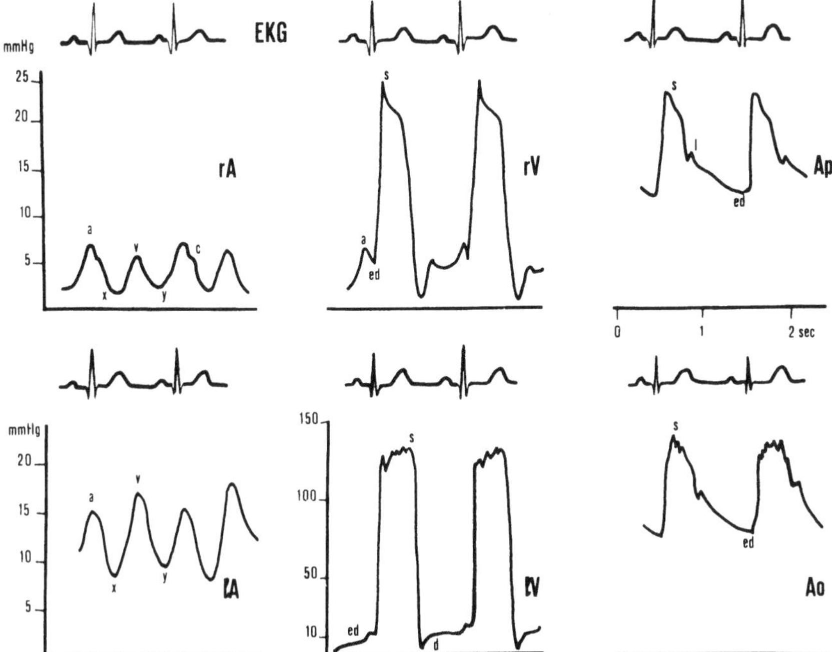

Abb. 8. Typische Druckkurven im rechten Vorhof (*rA*), rechten Ventrikel (*rV*), in der Pulmonalarterie (*Ap*), im Kapillargebiet bzw. linken Vorhof (*lA*), linken Ventrikel (*lV*) und in der Aorta (*Ao*). *a* Vorhofkontraktionswelle; *c* Trikuspidalklappenschluß; *d* diastolischer Druck; *ed* enddiastolischer Druck; *I* Inzisur; *s* systolischer Druck; *v* Druckanstieg während der Kammersystole im Vorhof; *x* systolischer Kollaps; *y* diastolischer Kollaps

enddiastolischen Volumens. Die Normwerte liegen zwischen 60 und 75%; ein verminderter Wert wird unter 55% angenommen (DODGE 1974). Eine abnehmende Nachlast führt zu einer Erhöhung der Austreibungsfraktion. Bei einer Zunahme der Vorlast innerhalb gewisser Grenzen nimmt die Austreibungsfraktion ebenfalls zu (DODGE 1974). Überschreitet die Vorlast jedoch ein gewisses Maß, kommt es zur Gefügedilatation und damit zur Abnahme der Austreibungsfraktion.

2. Druckwerte

Ein weiterer wesentlicher Funktionsparameter sind die intrakardialen Druckwerte. Dabei wird zwischen den über einen Herzzyklus gemittelten Druckwerten und den phasischen Druckveränderungen unterschieden. Die aus der Literatur zusammengestellten und die von uns erhobenen Mittelwerte in Ruhe und unter Belastung sind in Tabelle 2a und 2b zusammengestellt. In Abb. 8 sind typische Kurvenbeispiele der verschiedenen Vorhof- und Kammerdruckkurven dargestellt.

Der Mitteldruck im *rechten Vorhof* beträgt 4 mm Hg bei einem Bereich von −1 bis +8 mm Hg. Er entspricht dem Druck in den vorgeschalteten großen Hohlvenen. Bei phasischer Druckschreibung finden wir eine dominante a-Welle,

Tabelle 2a. Vergleichende Literaturangaben kardialer Drücke (in mm Hg)

		Braunwald (1980)	Gurtner (1975)	Hurst (1982)	Just (1976)	Rieker (1982)
Rechter Vorhof	$\bar{p}$	0– 8	4 ± 2	−1–(+8)	1 – 5	5,5 ± 0,5
Rechter Ventrikel	s	15– 30	29 ± 6	15– 28	20 – 30	28 ± 3,5
	d	0– 8	6 ± 3	0– 8	2 – 7	–
Pulmonalarterie	$\bar{p}$	9– 16	13 ± 4	10– 22	9 – 18	17 ± 2
	s	15– 30	19 ± 5	15– 28	16 – 30	27 ± 3,5
	d	3– 12	8 ± 3	5– 16	4 – 13	12,5 ± 2
Kapillargebiet	$\bar{p}$	1– 10	8 ± 3	6– 15	4,5– 12	–
Linker Vorhof	$\bar{p}$	1– 10	–	4– 12	6 – 11	6,5 ± 1
Linker Ventrikel	s	100–140	–	90–140	90 –140	124 ± 4
	ed	3– 12	–	4– 12	6 – 12	10 ± 1
Aorta	$\bar{p}$	70–105	89 ± 7	70–105	70 –110	–
	s	100–140	124 ± 16	90–140	90 –140	110 –140
	d	60– 90	70 ± 6	60– 90	70 – 90	70 – 90

Tabelle 2b. Normalwerte kardialer Drucke in Ruhe und unter Belastung in Abhängigkeit vom Alter. Mittelwerte ± SD

Alter (Jahre)		14–19	20–29	30–39	40–49	50–59	60–69
	n	15	35	24	24	10	11
Ruhewerte (mmHg)							
Rechter Vorhof	$\bar{p}$	2,7 ± 2,1	2,1 ± 1,9	3,0 ± 2,3	2,6 ± 1,7	3,1 ± 1,7	4,2 ± 2,0
Pulmonalarterie	$\bar{p}$	12,2 ± 2,9	12,1 ± 2,4	12,7 ± 2,7	12,6 ± 2,8	13,6 ± 3,3	15,6 ± 2,1
	s	20,7 ± 3,3	19,9 ± 3,5	21,0 ± 4,2	20,6 ± 4,6	21,3 ± 5,6	25,1 ± 3,5
	d	7,4 ± 2,3	7,2 ± 2,1	7,4 ± 2,9	7,3 ± 2,2	7,9 ± 3,6	10,7 ± 3,5
Kapillargebiet	$\bar{p}$	7,1 ± 3,1	7,4 ± 2,2	7,2 ± 2,2	6,8 ± 1,4	6,9 ± 2,9	8,5 ± 1,8
Belastungswerte (mmHg)							
Rechter Vorhof	$\bar{p}$	0,5 ± 2,2	1,3 ± 2,3	2,1 ± 2,5	2,8 ± 1,8	5,0 ± 3,1	5,7 ± 2,9
Pulmonalarterie	$\bar{p}$	19,0 ± 4,0	19,1 ± 4,5	20,2 ± 4,2	20,7 ± 4,7	26,3 ± 6,3	31,3 ± 6,5
	s	32,8 ± 6,5	29,7 ± 6,6	30,3 ± 5,7	32,0 ± 6,4	37,9 ± 6,9	45,9 ± 10,1
	d	11,3 ± 3,4	12,2 ± 4,2	12,1 ± 4,1	13,0 ± 3,6	16,3 ± 5,9	21,0 ± 7,2
Kapillargebiet	$\bar{p}$	8,4 ± 3,0	10,6 ± 3,6	10,4 ± 3,6	11,6 ± 3,4	13,1 ± 4,5	15,9 ± 3,8

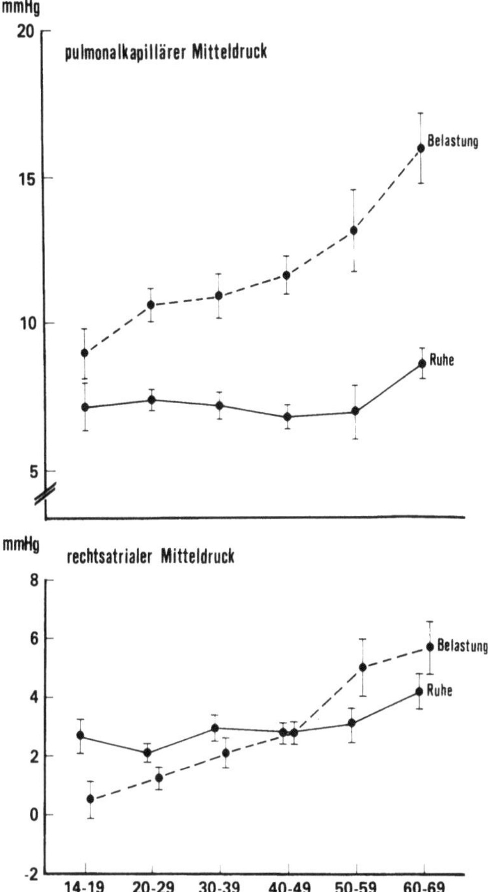

Abb. 9. Das Verhalten des rechtsaurikulären Mitteldrucks (*unten*) und des linksaurikulären Mitteldrucks (*oben*) in Relation zum Alter in Ruhe und unter Belastung

bedingt durch die Vorhofkontraktion, ein systolisches Druckminimum (x-Kollaps), bedingt durch die Relaxation des Vorhofs, und die gleichzeitige Abwärtsbewegung der Ventilebene zu Beginn der Systole, eine c-Welle im Moment des Trikuspidalklappenschlusses, eine v-Welle mit einem Maximum unmittelbar vor Öffnung der Trikuspidalklappe und einen y-Kollaps als frühdiastolisches Druckminimum am Ende der raschen Ventrikelfüllung.

Unter Belastung ist der rechtsaurikuläre Mitteldruck unverändert oder sinkt leicht ab; bei über 50jährigen kommt es zu einem geringen Anstieg (Ehrsam et al. 1982). Die Mittelwerte für die verschiedenen Altersgruppen in Ruhe und unter Belastung sind in Abb. 9 dargestellt.

Der Druck in der *rechten Kammer* beträgt systolisch 20–30 mm Hg und damit ungefähr 1/5 des linksventrikulären Drucks. Diastolisch liegt er zwischen 0 bis 8 mm Hg und damit auf der Hälfte des linksventrikulären diastolischen Drucks. Dem systolischen Steilanstieg geht die Vorhofkontraktionswelle (a-Welle) voraus.

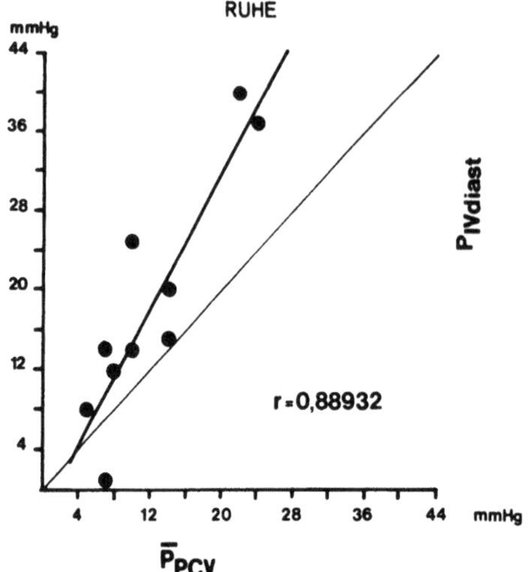

Abb. 10. Korrelation zwischen linksventrikulärem enddiastolischem Druck ($P_{lVdiast}$) und Kapillardruck ($\bar{P}_{PCV}$) (Korrelation: $y = -2{,}27 + 1{,}72\,x$)

In der *Arteria pulmonalis* unterscheiden wir einen systolischen und einen diastolischen Druck. Beide zeigen deutliche respiratorische Schwankungen und sollten deshalb über mehrere Herzzyklen gemittelt angegeben werden. Dabei entspricht der systolische Druck dem der rechten Kammer, wobei ein kleiner Druckgradient bis zu 5 mm Hg toleriert wird. Der Mitteldruck beträgt im Durchschnitt 15 mm Hg und soll im Einzelfall 20 mm Hg nicht übersteigen. Unter Belastung werden bei unter 50jährigen im Durchschnitt um 25 mm Hg, bei über 50jährigen bis zu 30 mm Hg registriert (EHRSAM et al. 1983).

Im *linken Vorhof* ist der mittlere Druck 7 mm Hg mit einem Bereich von 4–12 mm Hg. Beim Normalen entspricht er dem enddiastolischen Druck im linken Ventrikel. Es werden die gleichen formalen Druckkurven wie im rechten Vorhof gefunden, wobei jedoch wegen der geringeren venösen Kapazität im kleinen Kreislauf die v-Welle gegenüber der a-Welle dominant ist. Mittels Rechtsherzkatheter kann der linksaurikuläre Druck mit der Messung des Kapillardrucks im Lungengefäßgebiet indirekt erfaßt werden. Wir registrieren dabei eine formal leicht gedämpfte Kurve mit jedoch identischen Druckwerten, sofern keine wesentliche pulmonalarterielle Hypertension besteht (BURKART 1973). Der pulmonale diastolische Druck kann unter gewissen Einschränkungen ebenfalls als Ausdruck des mittleren linksaurikulären Drucks verwendet werden (BURKART 1973).

Unter Belastung steigt der Mitteldruck bei unter 50jährigen nicht über 12 mm Hg an, während bei älteren herzgesunden Personen Werte bis 16 mm Hg gefunden werden können (EHRSAM et al. 1983) (s. Abb. 9).

Im *linken Ventrikel* beträgt der systolische Druck zwischen 90 und 140 mm Hg. Der enddiastolische Druck soll 12 mm Hg in Ruhe nicht übersteigen. Bei einer abnormen Funktion des linken Ventrikels steigt der enddiastolische Druck an und übertrifft den Mitteldruck im linken Vorhof, wie aus Abb. 10 ersichtlich ist.

Der Normwert des systolischen *arteriellen Drucks* liegt ebenfalls zwischen 90 und 140 mm Hg. Bei einem Wert von 160 oder mehr wird von einer systolischen Hypertonie gesprochen. Der diastolische Druck beträgt 60–90 mm Hg;

ein diastolischer Wert von 95 oder mehr mmHg ist abnorm. Zur Berechnung des totalen peripheren Widerstands wird der mittlere aortale Druck benötigt. Dieser stellt den Druck als Integral über die Zeit dar. Bei nichtinvasiver Blutdruckmessung wird er aus der Formel

$$\frac{\text{systolischer Druck} + 2 \times \text{diastolischer Druck}}{3} \text{ berechnet.}$$

3. Widerstände im großen und kleinen Kreislauf

Die Kenntnis der verschiedenen Drücke und des Herzminutenvolumens ermöglicht es, die Widerstände in den beiden Kreisläufen zu berechnen. Dabei handelt es sich um eine Rechengröße, welche nur angenähert den wirklichen Werten entspricht, da dabei der diskontinuierliche Fluß, die Turbulenz des Blutes und die regional verschiedene Durchströmung der Organe nicht berücksichtigt werden. Wir unterscheiden zwischen einem Gesamtwiderstand, der wesentlich ist für die Beurteilung der Nachlast des entsprechenden Ventrikels und einem arteriolären Widerstand. Der Letztgenannte ist Ausdruck der Arteriolenweite und gibt damit über den Gefäßzustand des betreffenden Kreislaufs Auskunft. Bei der Berechnung des Gesamtwiderstands muß der venöse Druck zum arteriolären Widerstand hinzugerechnet werden. Im kleinen Kreislauf sind diese beiden Widerstände deutlich verschieden; im großen Kreislauf stellt der rechtsaurikuläre Druck nur einen kleinen Anteil der Nachlast des linken Ventrikels dar. Der Gesamtwiderstand des großen Kreislaufs wird deshalb häufig dem arteriolären gleichgesetzt.

Der periphere Widerstand im *großen Kreislauf* wird weitgehend durch den Gefäßtonus der Arteriolen bestimmt, deren Weite in den einzelnen Organen das Ausmaß der Durchblutung regional reguliert. Der Anteil der Kapillaren am peripheren Widerstand ist wegen des großen Gesamtdurchmessers wesentlich geringer. Die Normwerte sind in Tabelle 3 angegeben.

Tabelle 3. Die totalen und arteriolären Widerstände im großen und kleinen Kreislauf. Aus den Angaben von EHRSAM wurden die Werte für die 30- bis 50jährigen zum Vergleich mit den anderen Literaturangaben ausgewählt

Widerstand in $dyn \cdot s \cdot cm^{-5}$	BRAUNWALD (1980)	EHRSAM (1983)	GURTNER (1975)	HURST (1982)	JUST (1976)	RIEKER (1982)
Totaler peripherer Widerstand	1130 ± 178	–	1051 ± 164	900–1400	920–1300	1100–1600
Totaler pulmonaler Widerstand	–	140 ± 49	150 ± 59	150–250	120–270	–
Arteriolärer pulmonaler Widerstand	67 ± 23	64 ± 30	59 ± 27	45–120	45–100	80–150

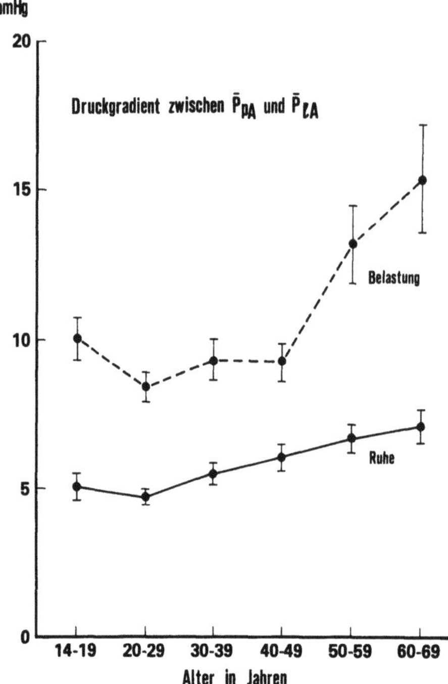

Abb. 11. Druckgradient im kleinen Kreislauf zwischen mittlerem pulmonalarteriellem Druck ($\bar{P}_{pA}$) und linksaurikulärem Mitteldruck ($\bar{P}_{lA}$) in Relation zum Alter in Ruhe und unter Belastung

Im *kleinen Kreislauf* beträgt der Widerstand bei gleichem Herzminutenvolumen nur $^1/_{10}$ des Widerstands im großen Kreislauf. Das pulmonale Gefäßbett enthält viele elastische Fasern, die Querschnittsfläche des Gefäßbettes variiert deshalb direkt mit dem transmuralen Druck und dem Fluß. Der arterioläre Widerstand gibt uns Auskunft über den pulmonalen Gefäßtonus. Im Alter nimmt die Gefäßelastizität ab, was zu einem Anstieg des Druckgradienten zwischen Arteria pulmonalis und linkem Vorhof führt, der besonders unter Belastung deutlich wird, wie Abb. 11 zeigt.

Während körperlicher Arbeit wird die Durchblutung der Muskulatur durch regionale Vasodilatation um ein Mehrfaches gesteigert. Trotz Vasokonstriktion in anderen Gebieten sinkt dabei der gesamte periphere Widerstand deutlich ab, so daß der arterielle Mitteldruck nicht proportional zur Vergrößerung des Herzminutenvolumens ansteigt und bei längerdauernder submaximaler Arbeit nach initialer Drucksteigerung sogar wieder den Ausgangsruhewert erreichen kann (s. auch Abb. 6) (BURKART 1973).

4. Einfluß von Alter und Geschlecht auf Druck und Volumina

Mit zunehmendem Alter nimmt die Elastizität der Gefäßwand ab. Im kleinen Kreislauf kommt es zu einem Anstieg des arteriolären Widerstands, während sich die Füllungsdrücke in *Ruhe* nicht wesentlich ändern. Die Zunahme der Blutdruckamplitude und damit die leichte Erhöhung des systolischen Aortendrucks bei unverändertem Mitteldruck sind ebenfalls Ausdruck der verminderten Elastizität. Das Schlagvolumen ändert sich nur unwesentlich, das Herzminutenvolumen nimmt wegen der niedrigeren Herzfrequenz im Alter ab.

Unter *Belastung* nimmt mit zunehmendem Alter der Mitteldruck im rechten Vorhof zu und liegt bei über 50jährigen höher als der Ruhewert. Auch der Druck in der Arteria pulmonalis, im Kapillargebiet und enddiastolisch im linken Ventrikel ist bei älteren Patienten unter Belastung höher im Vergleich zu einem jüngeren Patientenkollektiv. Die maximale Herzfrequenz nimmt linear mit dem Alter ab und damit auch das Herzminutenvolumen, da das Schlagvolumen im wesentlichen unverändert bleibt. Für die absoluten Werte wird auf Tabelle 1b und 2b verwiesen.

Bei Frauen liegt das Herzminutenvolumen in Ruhe, auch unter Berücksichtigung der verschiedenen Körpermaße, um 10% niedriger. Damit ist auch die maximale Leistungsfähigkeit bei Frauen gegenüber Männern deutlich niedriger, der Unterschied liegt nach ÅSTRAND (1956) bei 17%, in unserem Kollektiv um 20% (Abb. 7).

II. Die Kontraktilität

Wie schon im Abschnitt über die Hämodynamik des normalen Herzens erwähnt, verstehen wir unter Kontraktilität die Geschwindigkeit und Stärke der Muskelkontraktion bei einer gegebenen Vor- und Nachlast. Änderungen der Kontraktilität sind demnach solche, welche unabhängig von Vor- und Nachlast auftreten. Diese Bedingungen sind jedoch bei körperlicher Belastung oder bei Medikamentengabe häufig nicht erfüllt, und es ist deshalb schwierig, Kontraktilitätsänderungen direkt zu messen. Nachfolgend sollen einige der gebräuchlichen Größen zur Beurteilung der Kontraktilität vorgestellt werden.

1. Isometrische Indizes

a) Maximale Druckanstiegsgeschwindigkeit (max dp/dt)

Dabei wird die maximale Geschwindigkeit des isometrischen Druckanstiegs anhand der Ventrikelkurve gemessen, der Druck nach der Zeit differenziert und als Druckänderung pro Zeiteinheit direkt ausgeschrieben (Abb. 12) (MASON 1969). Um genaue Werte zu erhalten, sind zur Druckregistrierung mit Mikromanometer ausgerüstete Katheter notwendig. Die Normwerte zeigen eine große Variabilität; MASON gibt als Mittelwert für den linken Ventrikel 1000 mmHg/s, für den rechten Ventrikel 250 mmHg/s an. Außerdem besteht, wie schon erwähnt, eine Abhängigkeit von der Vorlast, indem ein Anstieg des enddiastolischen Drucks zu einem Anstieg des maximalen dp/dt führt, ohne daß die Kontraktilität verbessert wird. Normalerweise wird dp/dt_{max} zum Zeitpunkt der Öffnung der Aortenklappe gemessen und ist dann weitgehend unabhängig von der Nachlast. Da eine deutliche Erhöhung des diastolischen Aortendrucks, unabhängig von einer Veränderung der Kontraktilität, zu einer Zunahme von dp/dt führt, tritt das Maximum in diesem Fall vor Öffnung der Aortenklappe auf. Eine Abnahme des diastolischen Drucks, z.B. bei Aorteninsuffizienz, erniedrigt den Wert, da der Meßpunkt bereits in die Austreibungsphase fällt (MASON et al. 1971b).

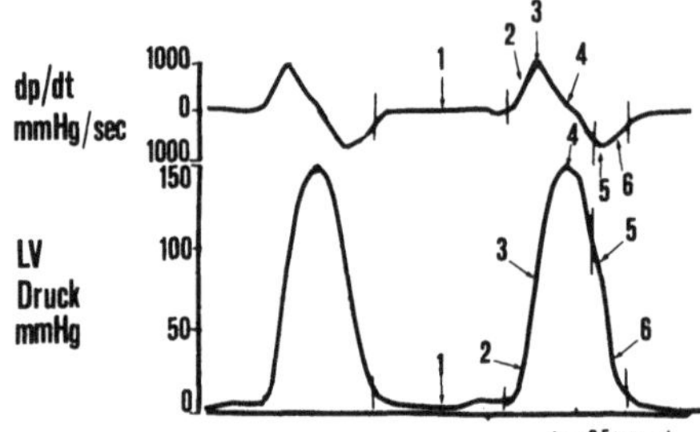

Abb. 12. Die linksventrikuläre Druckkurve (LVD in mm Hg) sowie deren erste Ableitung (dp/dt) in mm Hg/s). *1* Druck während der diastolischen Füllung ohne wesentliche Änderung; *2* Beginn der isometrischen Kontraktion; *3* Erreichen der maximalen Druckänderungsgeschwindigkeit; *4* Erreichen des systolischen Drucks ohne Druckänderung und damit Rückgang der ersten Ableitung auf null; *5* Relaxation der linken Kammer mit Druckabfall und negativem dp/dt; *6* Abnahme des Druckabfalls und Wiederanstieg von dp/dt zum Ausgangswert

Um diesen Schwierigkeiten zu begegnen und das maximale dp/dt trotz Änderung von Vor- und Nachlast als Kontraktilitätsparameter gebrauchen zu können, wurden verschiedene Quotienten vorgeschlagen (MASON et al. 1970a). Es sind dies das Verhältnis des maximalen dp/dt zur integrierten systolischen volumetrischen Spannung, zum maximalen isovolumetrischen Druck, zur maximalen isovolumetrischen Spannung und zum ventrikulären enddiastolischen Druck.

Weitere Möglichkeiten sind die Messung von dp/dt bei einem isovolumetrischen Ventrikeldruck von 50 mmHg und die Bestimmung von dp/dt und intraventrikulärem Druck während der ganzen isometrischen Phase (MASON et al. 1971b). Dabei spielt die Vor- und Nachlast praktisch keine Rolle, und akute Änderungen der Kontraktilität können damit gut erfaßt werden.

b) Faserverkürzungsgeschwindigkeit (V_{CE}, V_{max})

Die Bestimmung der Faserverkürzungsgeschwindigkeit bedingt eine aufwendige Untersuchung mit simultaner Registrierung von linksventrikulärer und arterieller Druckkurve, dp/dt und EKG. Unter V_{CE} verstehen wir die momentane Faserverkürzungsgeschwindigkeit eines kontraktilen Elements in Muskellängen pro Sekunde bei einem definierten Druck (Abb. 13). Die Formel lautet:

$$V_{Ce} = \frac{dp/dt}{K \times P}$$

(dp/dt = Differential des Drucks nach der Zeit in mmHg/s; K = Steifheitskonstante oder Elastizitätskoeffizient; P = isovolumetrischer ventrikulärer Druck; CE = kontraktiles Element).

Für die Konstante K wird meist die Größe 32 eingesetzt (KREULEN et al. 1975; MASON et al. 1970b).

Praktisch muß damit nur der entwickelte linksventrikuläre Druck pro Zeiteinheit gemessen werden, da Radius, Wanddicke und Volumen während der isometrischen Kontraktion weitgehend unverändert bleiben.

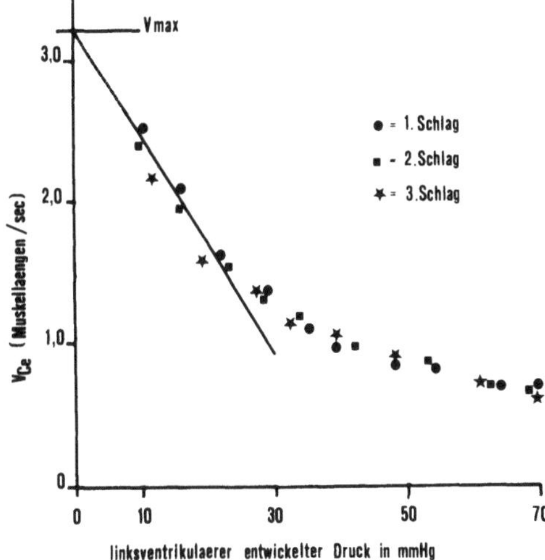

Abb. 13. Berechnung von Vmax mittels Messung der Verkürzungsgeschwindigkeit in Muskellängen pro Sekunde bei V_{CE10} anhand von 3 konsekutiven Herzschlägen. (Nach KREULEN et al. 1975, reproduziert mit Genehmigung des Autors)

V_{max} wird definiert als zur Nachlast 0 extrapolierte maximale Verkürzungsgeschwindigkeit eines kontraktilen Elements. V_{CE} und V_{max} sind weder von der enddiastolischen Faserlänge und damit der Vorlast noch vom arteriellen Druck, d.h. der Nachlast, beeinflußt. Experimentelle Arbeiten haben gezeigt, daß mit diesen Indizes Gruppen mit klar normaler bzw. abnormer linksventrikulärer Funktion als Folge verschiedenster Herzkrankheiten getrennt werden können. Als Normwerte sind für V_{CE} 1,5–2,4 ML/s, für V_{max} 1,8–2,7 ML/s, angegeben (KREULEN et al. 1975). Es besteht jedoch in allen Studien eine beträchtliche Überlappung der Daten, was die Aussagekraft für den individuellen Patienten relativiert und z.T. weniger zuverlässig macht als die Austreibungsphasen-Indizes (KRAYENBUEHL et al. 1978). Eine Zusammenstellung der Arbeiten, welche diese Kontraktilitätsparameter mit konventionellen der linksventrikulären Funktion vergleicht, ist in Tabelle 4 zusammengestellt.

2. Austreibungsindizes

Diese basieren auf einer Messung der ventrikulären Volumina oder Dimensionen bzw. deren Veränderung während der Austreibungsphase. Außer mit der Angiographie können sie auch durch nicht-invasive Methoden, wie der Echokardiographie oder Radionuklid Szintigraphie, bestimmt werden. Sie stellen ebenfalls einen Index der ventrikulären Kontraktilität dar, werden aber auch durch Vor- und Nachlast verändert. Der am häufigsten gebrauchte Parameter ist die systolische Austreibungsfraktion, welche in Abschnitt C.I.1 schon besprochen worden ist.

3. Vergleichende Beurteilung

Die Frage bleibt offen, ob isovolumetrische oder Austreibungsindizes sensitiver sind zur Erfassung einer eingeschränkten linksventrikulären Kontraktilität. Wahrscheinlich ist keine einzelne Methode bei allen hämodynamischen Bedin-

Tabelle 4. Beurteilung der Sensitivität der isometrischen Indizes gegenüber den konventionellen Parametern zur Erfassung der linksventrikulären Funktion in verschiedenen wissenschaftlichen Arbeiten (nach KREULEN et al. 1975). LVEDP = linksventrikulärer enddiastolischer Druck; EF = linksventrikuläre Austreibungsfraktion; V_{max} = maximale Faserverkürzungsgeschwindigkeit; peak V_{CE} = maximale gemessene Faserverkürzungsgeschwindigkeit; V_{CEx} = Faserverkürzungsgeschwindigkeit bei gegebenem Druck x; max dp/dt = maximale Druckanstiegsgeschwindigkeit

Autor	Isovolumetrischer Index	Ableitung	Beurteilung
SIMON et al. (1970)	peak V_{CE}	Gesamtdruck	LVEDP gleich sensitiv für linksventrikuläre Dysfunktion
LEVINE et al. (1970)	V_{max}	Gesamtdruck	Gleiche Beurteilung
GRABER et al. (1972)	V_{max}	Gesamtdruck	Gleiche Beurteilung und erst starke Abnahme von EF in V_{max} erkennbar
PARMLEY et al. (1979)	V_{CE5}	Entwickelter Druck	LVEDP und LV-Schlagarbeit besserer prognostischer Parameter bei Patienten nach akutem Myokardinfarkt
HUGENHOLTZ et al. (1970)	V_{max}	Kraft-Geschwindigkeitsdaten	Beurteilung der linksventrikulären Funktion mit Druck und Volumina zeigt beträchtliche Überlappung zwischen Normalität und Abnormität
MASON et al. (1971)	V_{max}	Gesamtdruck	Gleiche Beurteilung
KRAYENBUEL et al. (1973)	V_{max}	Gesamtdruck	Linksventrikuläre Dysfunktion mit Belastung hämodynamisch besser erfaßbar
FALSETTI et al. (1971)	V_{max}	Gesamtdruck flüssigkeitsgefüllter Katheter	EF weniger sensitiv
PETERSON et al. (1974)	V_{max} max dp/dt V_{CE5} V_{CE10} V_{CE40}	Gesamtdruck und entwickelter Druck	Austreibungsindizes sensitiver

gungen gleich aussagekräftig. Nach BRAUNWALD (1971) sind die Austreibungsindizes zur Beurteilung der basalen Kontraktilität nützlich, obwohl durch Vor- und Nachlast beeinflußbar. Zur Erfassung rascher Kontraktilitätsänderungen sind jedoch die isometrischen Indizes günstiger, da sie weniger sensitiv auf Veränderungen der Nachlast reagieren.

III. Methodik

1. Invasive Methoden

a) Herzkatheter

Seit FORSSMANN 1929 erstmals an sich selbst einen Rechtsherzkatheter durchgeführt hat und die Methode durch COURNAND u. RANGES (1941) routinemäßig entwickelt wurde, hat sie in den letzten 30 Jahren ein immer größer werdendes Anwendungsgebiet gefunden. 1950 wurde von ZIMMERMAN et al. und LIMON-LASON u. BOUCHARD die erste retrograde Katheterisierung des linken Ventrikels vorgenommen, 1959 katheterisierte SONES die Koronarien selektiv (SONES et al. 1959) und im Jahre 1970 wurde mit dem Swan-Ganz-Ballon-Katheter die hämodynamische Überwachung von Intensivpatienten zur Routine (SWAN et al. 1970). In den letzten Jahren schließlich wurden Katheter für spezielle Zwecke entwickelt, wie der Grüntzig-Katheter zur Dilatation von Koronarstenosen und der selektive Koronarinfusionskatheter zur Fibrinolyse bei akuter koronarer Herzkrankheit.

Als *arterieller* Zugang wird für eine Freilegung die Arteria brachialis, zur perkutanen Punktion die Arteria femoralis gewählt. Für die *venöse* Sondierung wird perkutan die Vena femoralis verwendet, bei der Freilegung und anschließenden Ligierung die Vena basilica in der Ellenbeuge. Bei den Kathetern zur Überwachung von Intensivpatienten und in Notfallsituationen wird zunehmend der Zugang über die Vena subclavia mittels Punktion gebraucht.

b) Druckregistrierung

Die Druckschwankungen im Kreislaufsystem werden durch das Blut als Druckwelle übertragen. Das Registrierungssystem soll alle vorkommenden Frequenzphasen und Amplituden getreu wiedergeben; auch darf der Eigenfrequenzbereich nicht in den zu registrierenden Frequenzbereich fallen, um Verfälschungen der Druckkurven zu vermeiden.

Bei mit Flüssigkeit gefüllten Kathetersystemen werden externe Druckwandler benützt. Diese bestehen aus einer Metallmembran, welche durch den Druck linear deformiert wird. Diese Deformation bewirkt proportionale Veränderungen der elektrischen Spannung, welche in elektrische Potentiale ungewandelt und verstärkt als analoges Signal registriert werden können. Der Nullpunkt, d.h. die Höhe, auf der der Druckwandler fixiert wird, sollte idealerweise der rechten Vorhofhöhe entsprechen. Eine gute Annäherung wird erreicht, wenn mittels Schubleere die 2/5-Grenze des Thoraxdurchmessers beim liegenden Patienten bestimmt wird (BURRI et al. 1966). Die mittels Herzkatheter gemessenen Drücke sind nicht ohne Einschränkung mit den wahren transmuralen Druckwerten gleichzusetzen, da wegen des wechselnden negativen intrathorakalen Drucks unter Inspiration Schwankungen entstehen können. Schließlich kann es durch Katheterbewegungen innerhalb der großen Gefäße, besonders in der Arteria pulmonalis, zu Schleuderartefakten bis zu 10 mmHg kommen. Diese Verfälschungen werden mit dem Kathetertip-Manometer eliminiert (GROSSMAN 1980). Für die formale Analyse der Kurven und die Normwerte verweisen wir auf Abschnitt C.I.2, für die Kathetertechnik im einzelnen auf MENDEL (1968).

c) Volumenbestimmung

Herzminutenvolumen

Wir unterscheiden dabei im wesentlichen drei verschiedene Methoden: die modifizierte *Methode nach Fick* (FICK 1870) beruht darauf, daß bei bekannter Sauerstoffkapazität des Bluts aus der in der Zeiteinheit transportierten Sauerstoffmenge auf die transportierte Blutmenge geschlossen werden kann, sofern Sauerstoffgehalt im arteriellen und venösen Blut und die Sauerstoffaufnahme bekannt sind. Die Formel lautet:

$$\text{HMV (l/min)} = \frac{\text{Sauerstoffaufnahme (ml/min)}}{\text{arterio-venöse Sauerstoffdifferenz (ml/L)}}.$$

Da zur Bestimmung der Sauerstoffsättigung im venösen Blut eine gleichmäßige Durchmischung des Bluts aus oberer Hohlvene, unterer Hohlvene und Sinus coronarius notwendig ist, sollte das Blut aus der Arteria pulmonalis entnommen werden.

Bei der *Farbstoffverdünnungsmethode* wird eine bekannte Menge eines nichttoxischen Farbstoffs (Indocyanin-Grün/Cardiogreen) mit definierter, vom Hämoglobin verschiedener Lichtabsorption in den Kreislauf injiziert (HEGGLIN et al. 1962). Zwischen Injektions- und Abnahmeort muß der Farbstoff mit Blut vollständig vermischt werden. Aus dem peripheren arteriellen Blut wird in Sekundenabständen die Konzentration der Testsubstanz photoelektrisch bestimmt und eine Zeitkonzentrationskurve aufgestellt, deren abfallender Schenkel exponentiell verläuft. Ein erneuter Konzentrationsanstieg erfolgt, wenn die Substanz zum zweiten Mal vorbeizirkuliert. Die Formel von Stewart-Hamilton zur Berechnung des Herzminutenvolumens (HMV) lautet:

$$\text{HMV (l/min)} = \frac{\text{I} \times 60}{\text{C} \times \text{T}}$$

(I = injizierte Farbstoffmenge in mg; C = mittlere Farbstoffkonzentration während der ersten Passage in mg/ml; T = Zeitintervall zwischen Erscheinen des Farbstoffs und dem Schnittpunkt der extrapolierten Verdünnungskurve mit der Nullinie in s).

Das rezirkulierende Blutfarbstoffgemisch beeinflußt den absteigenden Schenkel der Kurve. Dieser Abschnitt wird deshalb semilogarithmisch bis zur Nullinie extrapoliert und das HMV aus dem Integral der Konzentration/Zeit-Kurve des Indikators ermittelt.

Die *Thermodilution* beruht auf dem gleichen Prinzip wie die Farbstoffmethode, nur wird hier als Indikator auf 0 Grad gekühlte physiologische Kochsalzlösung verwendet. Die dafür verwendeten Katheter sind mit einem Thermistor ausgestattet und haben eine bis mehrere Öffnungen für die Injektion der Kältelösung und zur Druckmessung. Gewöhnlich wird der Katheter so in das rechte Herz eingeführt, daß die Injektionsöffnung im rechten Vorhof und der Thermistor in der Pulmonalarterie liegt. Durch Injektion von 4–6 ml Kochsalzlösung als Bolus erfolgt ein maximaler Temperaturabfall in der Arteria pulmonalis mit anschließendem Wiederanstieg während der nächsten Schläge. Auf der vom Thermistor registrierten Temperatur/Zeit-Kurve kann über ein Computerprogramm das HMV direkt abgelesen werden. Die Vorteile dieses Verfahrens gegenüber der Farbstoffinjektion liegen im Wegfallen der Rezirkulation und der praktisch unbeschränkten Wiederholbarkeit der Untersuchung.

Schließlich kann das HMV durch Bestimmung des Schlagvolumens im *Angiogramm* ermittelt werden aufgrund der enddiastolischen und endsystolischen Kammervolumina, multipliziert mit der Frequenz.

Bestimmung der Kammervolumina

Die Berechnung des Kammervolumens aus dem Angiogramm bedingt die Annahme einer idealisierten Ventrikelform. Beim normalen Ventrikelinnenlumen kann von einem Ellipsoid ausgegangen werden Aufgrund von einem langen und zwei kurzen Durchmessern wird nach der Längen-Flächen-Methode das Volumen aus dem biplanen Angiogramm berechnet (DODGE et al. 1966).
Die Formel lautet:

$$V = \frac{\pi}{6} \cdot D_{ap} \cdot D_{lat} \cdot L$$

(V = Kammervolumen; D_{ap} = kurzer Durchmesser in der ap-Projektion in cm; D_{lat} = kurzer Durchmesser in der lateralen Projektion in cm; L = längste Achse – ap oder lateral gemessen – in cm; F = planimetrierte Fläche in der jeweiligen Projektion).

Für die Berechnung von D_{ap} und D_{lat} wird die Formel $D = \frac{4F}{L \cdot \pi}$ in den entsprechenden Ebenen benützt.

Wird die Kammer während der Kontrastmittelinjektion nur in einer Ebene gefilmt, so ergibt sich in der rechtsanterioren Darstellung eine vernünftige Annäherung an den realen Wert. Es wird dabei von der vereinfachenden Annahme ausgegangen, daß die beiden kurzen Durchmesser gleich sind. Die vereinfachte Formel lautet:

$$V = \frac{\pi}{6} \cdot D^2 \cdot L,$$

wobei D = kurzer Durchmesser, L = langer Durchmesser bedeutet (GREENE et al. 1967).

Mit einem Korrekturwert, der die Volumenverdrängung durch die Papillarmuskeln berücksichtigt, sowie einem Korrekturwert für das jeweilige System, welcher aufgrund von geometrischen Körpern mit bekanntem Volumen bei jeder Anlage bestimmt werden muß, wird der erhaltene Wert korrigiert (RACKLEY 1976; LOERTSCHER et al. 1981). Unterschiede zwischen gemessenen und effektiven Volumina finden wir am häufigsten bei Vorliegen dyskinetischer oder akinetischer Areale bei Status nach Myokardinfarkt.

Im Angiogramm ist außerdem die *Wanddicke* des linken Ventrikels direkt meßbar; der Normwert beträgt im Mittel für Männer 12 mm, für Frauen 9 mm (KENNEDY et al. 1966).

d) Berechnete Meßgrößen

Der *Strömungswiderstand* wird mittels Herzminutenvolumen und der Druckdifferenz berechnet. Der so erhaltene Wert ist eine grobe Annäherung an die effektive Situation, da er weder das diskontinuierlich fließende Blut noch die regional stark unterschiedlichen Durchblutungsverhältnisse berücksichtigt. Trotzdem hat er sich zur Beurteilung des Kreislaufzustands praktisch bewährt. Als totaler Widerstand für den großen Kreislauf gilt:

$$\text{totaler Widerstand in Einheiten } (R_{tot}) = \frac{\text{mittlerer Aortendruck in mmHg}}{\text{Herzminutenvolumen in l/min}}.$$

Wird die Größe im CGS-System angegeben, so muß zur Umrechnung von mmHg in dyn/cm^2 und von l/min in cm^3/s ein Faktor 80 eingesetzt werden.

Für den kleinen Kreislauf gilt in Analogie:

$$R\ (\text{dyn}\cdot\text{s}\cdot\text{cm}^{-5}) = \frac{\text{mittlerer Pulmonalarteriendruck in mmHg}}{\text{Herzminutenvolumen in l/min}} \times 80.$$

Während der totale Widerstand für die Beurteilung der Nachlast des Herzens die wesentliche Größe ist, interessiert besonders im kleinen Kreislauf das Ausmaß der arteriolären Konstriktion. In diesem Fall muß der Vorhofdruck auf der venösen Seite berücksichtigt werden. Die Formel lautet entsprechend:

$$\begin{matrix}\text{Arteriolärer} \\ \text{Widerstand} \\ (R_{art})\end{matrix} = \frac{\text{mittlerer Pulmonalarteriendruck} - \text{mittlerer Kapillardruck}}{\text{Herzminutenvolumen}}$$

Herzarbeit

Sie wird gemessen als Produkt aus ausgeworfenem Blutvolumen und entwickeltem Druck, wozu sich die Beschleunigungsarbeit addiert. Da die letztere größenordnungsmäßig nur eine untergeordnete Rolle spielt, kann sie vernachlässigt werden. Die Formel für die Arbeit des linken Ventrikels lautet:

$$\text{Herzarbeit } (\text{m}\cdot\text{kg}\cdot\text{min}^{-1}) = (\bar{p}_{Ao} - \bar{p}_{lA})\cdot \text{HMV}\cdot 1{,}055\cdot 1{,}36\cdot 100$$

(1,055 = spezifisches Gewicht des Bluts; $\bar{p}_{Ao}$ = Mitteldruck in der Aorta; $\bar{p}_{lA}$ = Mitteldruck im linken Vorhof = diastolischer Ventrikeldruck; 1,36 = Umrechnungsfaktor von mmHg in cmH_2O).

2. Die Belastungsprüfung

Die Durchführung von Belastungsuntersuchungen hat zum Ziel, die Leistungsreserven des Herzens, welche normalerweise vorhanden sind und bei körperlicher Aktivität eingesetzt werden, zu testen.

Bei der *isometrischen Arbeit (hand-grip)* wird eine Druckbelastung des Kreislaufs provoziert, indem bei Entwicklung von 50% der maximalen Kraft der Hände ein Anstieg des systemischen vaskulären Widerstands erfolgt. Gleichzeitig kommt es zu einem geringen Anstieg der Herzfrequenz. Damit wird die Herzarbeit erhöht, bei dieser Belastung deutlich am Produkt von Blutdruck und Herzfrequenz erkennbar (KRAYENBUEHL 1969). Beim Gesunden steigt trotz dieser Erhöhung der Nachlast das Schlagvolumen an, bei nur geringer Veränderung der Vorlast. Beim Patienten mit verminderter kardialer Reserve braucht es eine wesentliche Steigerung der Vorlast, um das Schlagvolumen zu erhöhen; beim Patienten mit Herzinsuffizienz schließlich fällt das Schlagvolumen trotz Erhöhung der Vorlast ab. Der Vorteil dieser Belastung liegt darin, daß beim ruhigliegenden Patienten die Registrierung von Echokardiogramm und systolischen Zeitintervallen möglich ist. Unter Verabreichung von *vasopressorischen Substanzen* wie Phenylephrin oder Angiotensin kommt es ebenfalls zu einer deutlichen Zunahme der Nachlast, wobei normalerweise das Schlagvolumen bei dieser Form sich nur wenig ändert, die Vorlast leicht ansteigt und die Herzarbeit wegen der stark erhöhten Nachlast deutlich zunimmt (ROSS u. BRAUNWALD 1964). Bei eingeschränkter Kontraktionskraft kommt es trotz deutlichem Anstieg des Füllungsdrucks zu einem Abfall des Schlagvolumens. Mit der *dynamischen Belastung* (Ergometer, Laufband) wird die Leistungsreserve des Herzens intensiver getestet, da der Sauerstoffverbrauch stärker erhöht werden kann als mit der hand-grip-Methode oder mit vasopressorischen Substanzen. Auf dem Laufband können die höchsten Sauerstoffaufnahmen registriert werden (BRUCE et al. 1963); es eignet sich jedoch nicht für gleichzeitige weitere Untersuchungen. Bei der Fahrradergometrie im Liegen sind gleichzeitig Katheterdruckmessungen, szintigraphische und angiographische Untersuchungen möglich, weshalb wir diese Methode bevorzugen. Schließlich kann durch eine *Vorhofelektrode* der rechte Vorhof mit zunehmender Frequenz stimuliert werden. Beim Normalen führt die reine Frequenzzunahme ohne gleichzeitige Zunahme des Sauerstoffverbrauchs in der Peripherie zu einer Abnahme der Vorlast. Weiter ist bei einer Frequenz von 130–150 pro Minute physiologischerweise mit einem AV-Block höheren Grades zu rechnen, was den Test weiter einschränkt. Er wird deshalb im wesentlichen nur bei Patienten mit koronarer Herzkrankheit und Angina pectoris zur Beurteilung der Schmerzschwelle eingesetzt.

Häufig wird die *Herzfrequenz* als *Endpunkt einer Belastungsprüfung* festgelegt in Form der maximalen Herzfrequenz, der submaximalen Herzfrequenz oder einer festen Zahl von z.B. 130 oder 150 Schlägen pro Minute. Als maximale Herzfrequenz verwenden wir die Formel 215 minus das Alter in Jahren; sie

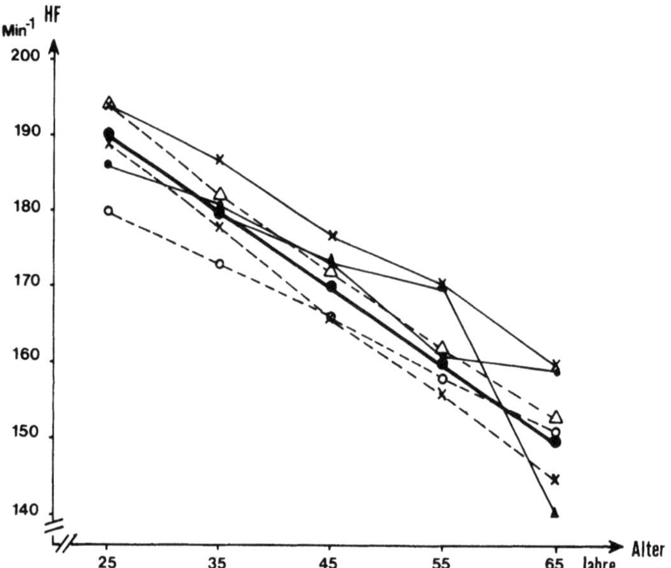

Abb. 14. Die maximale alterskorrelierte Herzfrequenz nach der Formel 215 minus Alter (●—●) im Vergleich mit Angaben aus der Literatur nach ÅSTRAND (1960) (○—○), BLACKBURN (1969) (△---△), BRUCE et al. (1965) (▲—▲), KÖNIG und MESSIN (1970) (x---x), ROBINSON (1938) (x—x) und SCHWEITZER et al. (1967) (○---○)

nimmt mit zunehmendem Alter ab. In Abb. 14 sind Literaturangaben mit der von uns angegebenen Formel verglichen. Für die Beurteilung der Herzfunktion bei Patienten wird in der Regel die submaximale Belastung bevorzugt (PFISTERER u. BURKART 1975). Dabei beträgt die Herzfrequenz 90% der alterskorrelierten maximalen Herzfrequenz. Schließlich kann die Belastung ohne Berücksichtigung der Herzfrequenz bis zum Auftreten von Symptomen durchgeführt werden, wobei das limitierende Symptom Dyspnoe, Angina pectoris oder Erschöpfung sein kann.

Am genauesten wird die körperliche Leistungsfähigkeit mit der Bestimmung der maximalen Sauerstoffaufnahme definiert. Dazu ist jedoch die Messung der Sauerstoffaufnahme und die Bestimmung des respiratorischen Quotienten notwendig.

3. Nichtinvasive Methoden

a) Systolische Zeitintervalle (Systolic Time Intervals/STI)

Die theoretische Basis der systolischen Zeitintervalle ist seit vielen Jahren bekannt. Sie haben in letzter Zeit wieder vermehrt Beachtung gefunden, da sie auf nicht-invasive Art eine Aussage über die Funktion des linken Ventrikels ermöglichen (LEWIS 1975).

Zur *Berechnung der STI* braucht es die simultane Registrierung von EKG, Karotispulskurve und Phonokardiogramm (s. Abb. 15).

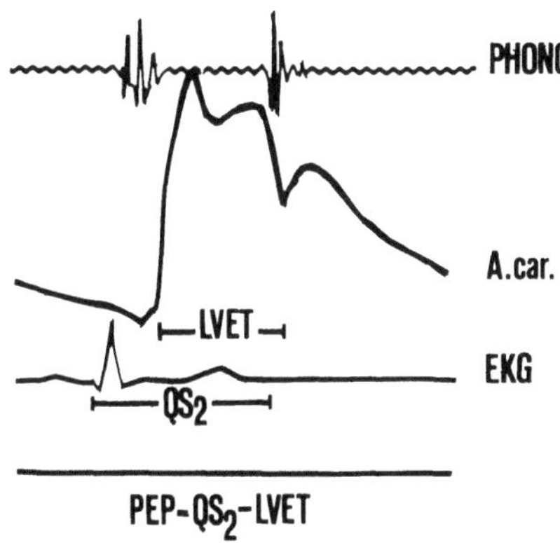

Abb. 15. Das Mechanokardiogramm mit simultaner Druckschreibung von Elektrokardiogramm, Karotispulskurve und Phonokardiogramm. *QS_2* Totale elektromechanische Systole; *LVET* linksventrikuläre Austreibungszeit; *PEP* „pre-ejection period" (Präsystole), berechnet aus totaler elektromechanischer Systole und linksventrikulärer Austreibungszeit

Die vier wichtigsten Parameter, die gemessen bzw. berechnet werden, sind:

QS_2 *totale elektromechanische Systole*, gemessen vom Beginn des QRS-Komplexes im EKG bis zur ersten hochfrequenten Schwingung der aortalen Komponente des zweiten Herztons.

LVET *linksventrikuläre Austreibungszeit*, gemessen vom Beginn des Steilanstiegs der Karotispulskurve bis zum Klappenschluß (Inzisur).

PEP (*Pre-Ejection-Period/Präsystole*) die Zeit der elektrischen Aktivierung und der isovolumetrischen Kontraktion bis zur Öffnung der Aortenklappe. Um die Pulswellenlaufzeit zu berücksichtigen, wird PEP aus der Differenz zwischen QS_2 und LVET berechnet: $PEP = QS_2 - LVET$.

PEP/LVET dieser Quotient hat bezüglich Herzfunktion die größte Aussagekraft. Der Normwert beträgt $0{,}34 \pm 0{,}04$.

Als Meßwerte sollten jeweils die Mittelwerte von 5–10 Komplexen genommen werden. Alle drei Parameter sind frequenzabhängig und müssen deshalb für die Herzfrequenz korrigiert werden (WEISSLER et al. 1969).

b) Echokardiographie

Die Echokardiographie erlaubt mit Hilfe von Ultraschall die Untersuchung kardialer Strukturen und Funktionen.

1953 durch HERTZ und EDLER in der kardiologischen Diagnostik eingeführt, blieb ihre Anwendung zunächst auf Erkrankungen der Mitralklappe beschränkt. Ab 1960 wurde das Anwendungsgebiet erweitert, u.a. um die Beurteilung der linksventrikulären Dimensionen und damit der Herzfunktion. In neuerer Zeit ist es mit der zweidimensionalen Echokardiographie möglich geworden, zusammenhängende Darstellungen größerer Herzanteile zu erhalten.

Prinzip

Bei den Ultraschallwellen handelt es sich um Schallwellen mit einer Frequenz von >20000 Hertz. Die Wellen können gebündelt werden, gehorchen den Gesetzen von Reflexion und Brechung und werden von sehr kleinen Objekten reflek-

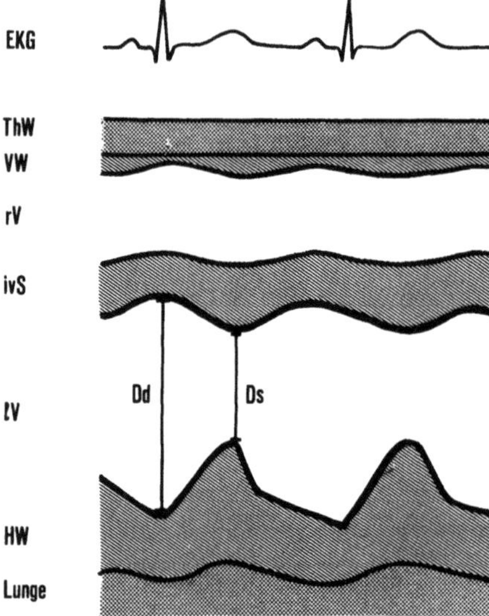

Abb. 16. Messung der enddiastolischen (*Dd*) und endsystolischen (*Ds*) Durchmesser der linken Kammer im Echokardiogramm. *ThW* Thoraxwand; *VW* Vorderwand des rechten Ventrikels; *rV* rechter Ventrikel; *ivS* interventrikuläres Septum; *lV* linker Ventrikel; *HW* Hinterwand des linken Ventrikels

tiert. An der Grenze zwischen zwei Medien mit verschiedener Dichte wird der Schall teils reflektiert, teils gebrochen. Je hochfrequenter der Ultraschall oder je kleiner die Wellenlänge ist, um so besser erfolgt die Reflexion bereits an kleinen Grenzflächen. Der Nachteil einer hohen Frequenz ist jedoch der verminderte Penetrationsgrad ins Gewebe. Für die M-mode-Echokardiographie werden Schallköpfe mit einem Frequenzbereich von 2,25–3,5 MHz verwendet. Der Schallkopf dient sowohl als Sender als auch als Empfänger des Ultraschalls und leitet die elektrisch konvertierten Echosignale an eine Verstärkereinheit weiter. Nach entsprechender Verstärkung erscheint der reflektierte Impuls auf einem Oszilloskop. Da die Fortleitungsgeschwindigkeit des Ultraschalls im Gewebe bekannt ist (Mittelwert 1540 m/s), ist die Zeit zwischen dem Startimpuls auf dem Oszilloskop und dem reflektierten Echo proportional der Entfernung zwischen Schallkopf und reflektierender Struktur, was Ausmessungen möglich macht. Als gebräuchlichste echokardiographische Bildwiedergabe dient die Motion-Modulation (M-mode); dabei wird senkrecht zum B-mode-Bild als zweite Dimension die Zeit eingesetzt, so daß bewegliche Strukturen als wellenförmige Linien und stationäre Echosignale als gerade Linien aufgezeichnet werden.

Bei der zweidimensionalen Echokardiographie werden mehrere Schallköpfe elektronisch in einer bestimmten Sequenz aktiviert und erlauben dadurch eine permanente Darstellung größerer Herzquerschnitte. Die Vorteile liegen in der Sichtbarmachung räumlicher Beziehungen verschiedener Herzabschnitte und der Erkennung regionaler Bewegungsstörungen der Ventrikel. Ihr Nachteil liegt vorläufig noch in einem relativ schlechten Auflösungsvermögen, das die genaue Abgrenzung des Endokards erschwert. Die linksventrikulären Funktionsparameter werden deshalb immer noch vorwiegend mittels M-mode-Bild bestimmt mit dem Nachteil, daß damit nur umschriebene Wandbezirke erfaßbar sind. Aus Abb. 16 ist ersichtlich, wie die Ausmessung des endsystolischen und enddiastolischen Durchmessers erfolgt. Aus diesen Durchmessern kann die *prozentuale Querschnittsverkürzung* berechnet werden nach der Formel

$$\text{Querschnittsverkürzung} = \frac{\text{Dd} - \text{Ds}}{\text{Dd}} \times 100\ (\%).$$

Der Normwert beträgt $36 \pm 4\%$. Nach Angaben aus der Literatur kommt ihr die gleiche Aussagekraft zu wie der Austreibungsfraktion (Knapp et al. 1975, 1976).

Bei der *zirkumferentiellen Faserverkürzungsgeschwindigkeit* wird zusätzlich die linksventrikuläre Austreibungszeit berücksichtigt. Die Formel lautet:

$$\text{VCF}_{\text{mean}} = \frac{\text{Dd} - \text{Ds}}{\text{Dd} \times \text{LVET}}\ (\text{s}^{-1})$$

(Dd = enddiastolischer Durchmesser; Ds = endsystolischer Durchmesser).
LVET = linksventrikuläre Austreibungszeit (Carotispulsschreibung)
Normwert: $1{,}27 \pm 0{,}16\ \text{s}^{-1}$

Diese Faserverkürzungsgeschwindigkeit ist ein geeigneter Kontraktilitätsindex (Cooper et al. 1972a, b).

c) Radionuklidmethoden

Eine weitere Möglichkeit, die ventrikuläre Funktion auf nicht-invasive Weise zu erfassen, ist die Verwendung von Radionukliden. Sie kann auf zwei verschiedene Arten durchgeführt werden: die Erst-Passage-Technik, welche im Prinzip der Farbstoffverdünnungsmethode entspricht, oder als „blood-pool"-Szintigraphie, die eher einer Kontrastmittel-Cineangiographie gleicht (Asburn et al. 1978). Bei der *Erst-Passage-Technik* wird nach Injektion von Technetium-99m in eine periphere Armvene die Passage der Aktivität durch beide Herzkammern mit der γ-Kamera verfolgt (Schelbert et al. 1975). Die über dem Herzen gemessene Aktivität, dargestellt über die Zeit, ergibt eine zweigipflige Kurve, deren erster Gipfel der Passage durch den rechten und deren zweiter Gipfel der Passage durch den linken Ventrikel entspricht. Wird nur einer dieser Gipfel berücksichtigt und wird nach Abzug der Hintergrundaktivität eine Hochfrequenzkurve zeitlich gestreckt dargestellt, so erkennen wir ein „Zick-Zack-Bild", bei dem die Werte höchster Aktivität zum Zeitpunkt der Enddiastole und die Werte niedrigster Aktivität je zum Zeitpunkt der Endsystole gemessen werden. Aus dem Verhältnis zwischen diesen Aktivitäten, gemittelt über mehrere Herzschläge, kann die Auswurffraktion bestimmt werden.

Bei der *Äquilibrium-Methode* wird die Aktivität nach Erreichen eines Gleichgewichtszustands mit Hilfe eines EKG-Triggers und eines Computerprogramms über viele Herzschläge gesammelt (Pfisterer et al. 1979). So können, ähnlich wie bei der Kontrastmittel-Angiographie, Aktivitätsbilder des rechten und linken Ventrikels angefertigt werden. Daraus kann eine zusammengesetzte Zeit-Aktivitäts-Kurve für einen repräsentativen Herzschlag berechnet werden. Diese Kurve entspricht hier einer effektiven Zeit-Volumen-Kurve, d.h. es können endsystolische und enddiastolische Volumina, Schlagvolumen und Auswurffraktion berechnet werden. Bei dieser Methode wird die Aktivität in allen drei Dimensionen erfaßt, womit im Gegensatz zum Echokardiogramm und zum Angiogramm auch Akinesien und Dyskinesien reell beurteilt werden können.

D. Hämodynamik bei Herzinsuffizienz

Kann das Herz unter Belastung oder schon in Ruhe die vom Organismus benötigte Blutmenge nicht mehr fördern, so besteht definitionsgemäß eine Belastungs- bzw. Ruheinsuffizienz. Der Körper hat nun die Möglichkeit, durch verschiedene Maßnahmen eine drohende Insuffizienz abzuwenden. Sofern ihm dies gelingt, wird wiederum ein genügendes Herzminutenvolumen mit genügendem Druck als Leistung erbracht; die dazu benötigten Mittel entsprechen jedoch nicht mehr der vorgeschriebenen Norm. In diesem Fall sprechen wir von einer *latenten* Herzinsuffizienz.

I. Kompensation bei beginnender Herzinsuffizienz

In Abb. 17 sind in Analogie zu den die Herzfunktion bestimmenden Parameter die entsprechenden Kompensationsmechanismen dargestellt.

1. Die erhöhte Vorlast

Wird bei einer Kontraktion vermindert Blut ausgeworfen, so vergrößert sich in der nächstfolgenden Diastole, bei zunächst unverändertem venösem Rückfluß, das enddiastolische Volumen der Kammer und somit auch der enddiastoli-

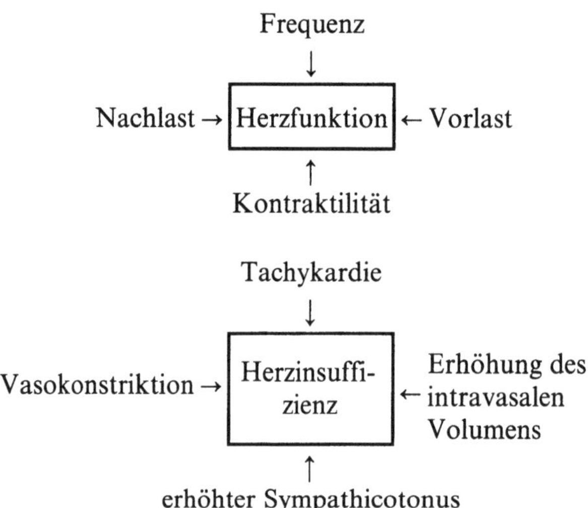

Abb. 17. Parameter, welche die Herzfunktion beeinflussen (*oben*) und Kompensationsmechanismen (*unten*), welche bei beginnender Herzinsuffizienz über diese Parameter die Herzinsuffizienz beheben können

sche Druck. Es kommt zur stärkeren Faserdehnung und damit zur Erhöhung der Kontraktilität. Auf diese Weise ist es dem Herzen möglich, das erhöhte enddiastolische Volumen zu normalisieren. Bleibt das Schlagvolumen längere Zeit unterhalb der Norm, verringert sich auch der venöse Rückfluß, und bei gleichbleibender Erhöhung des enddiastolischen Volumens stellt sich ein neues Gleichgewicht ein. Als Folge des erniedrigten Schlagvolumens nimmt die Nierenperfusion ab und es kommt zur Ausschüttung von Renin aus den juxtaglomerulären Zellen der Niere. Renin führt zu einer Erhöhung der Angiotensin-I-Produktion, welches schnell in das biologisch aktive Angiotensin II umgewandelt wird. Angiotensin II erhöht die Aldosteron-Sekretion und führt außerdem zu einer peripheren Vasokonstriktion, auf welche weiter unten eingegangen wird. Aldosteron erhöht in den distalen Tubuli der Niere die Resorption von Kochsalz. Dadurch nimmt der Natriumgehalt und sekundär das extrazelluläre Flüssigkeitsvolumen zu, und die Vorlast des insuffizienten Herzens wird erhöht. Es kann somit unter verstärkter Dehnung der Herzmuskelfaser und nach Frank-Starling-Gesetz verbesserter Kontraktilität ein wiederum normales Schlagvolumen erreicht werden. Die manifeste Herzinsuffizienz ist somit behoben; sie bleibt jedoch als latente Herzinsuffizienz an der erhöhten Vorlast erkennbar. Da das enddiastolische Volumen je nach Herzfrequenz und Herzminutenvolumen starke individuelle Schwankungen aufweist, wird als Maß der Volumenbelastung nicht das enddiastolische Volumen selbst, sondern die Austreibungsfraktion verwendet. Diese berücksichtigt zusätzlich das Schlagvolumen und sinkt bei latenter Herzinsuffizienz unter die Norm ab.

2. Die Steigerung der Kontraktilität

Die verminderte Kontraktilität kann außer durch Erhöhung der Vorlast auch durch Ausschüttung von Adrenalin verbessert, evtl. normalisiert werden. Auf die Bedeutung dieser körpereigenen Substanz für die Kontraktilität wurde im Abschnitt über die Funktion der Herzmuskelfasern schon eingegangen. Bei einem höheren adrenergen Tonus kann bei beginnender Herzinsuffizienz durch die Steigerung der Kontraktionskraft das Schlagvolumen wiederum normalisiert werden. Auch dieser Kompensationsmechanismus zur Behebung einer Herzinsuffizienz ist jedoch erkennbar. Die Serumkonzentration von Adrenalin und Noradrenalin bei Patienten mit Herzinsuffizienz ist gegenüber der Norm stark erhöht, wie eigene Untersuchungen bei chronisch insuffizienten Patienten gezeigt haben (BERTEL et al. 1982).

Bei chronisch erhöhter Herzmuskelarbeit, insbesondere bei erhöhter Druckbelastung, kommt es außerdem zur Entwicklung einer Hypertrophie, d.h. einer Vergrößerung der einzelnen Herzmuskelzelle. Damit wird es möglich, auch mit geringerer Kraftreserve eine erhöhte Herzarbeit zu leisten. Dabei steigt der enddiastolische Kammerdruck wegen verminderter Dehnbarkeit der verdickten Wand an. Im Angiogramm und im Echokardiogramm ist die Kammerwand in ihrer Dicke direkt meßbar. Eine verminderte Kontraktilität als erstes Zeichen einer Herzinsuffizienz kann mit den Kontraktilitäts-Indizes erfaßt werden, wobei jedoch für die verschiedenen Parameter, wie maximales dp/dt oder V_{max}, die in Abschnitt C.II.1 erwähnten Einschränkungen gelten.

3. Herzfrequenz

Adrenalin führt nicht nur zu einer Steigerung der Kontraktionskraft bei unveränderter Vorlast, sondern es erhöht auch die Herzfrequenz. Damit ist es möglich, das HMV durch eine höhere Schlagvolumenfolge zu normalisieren, falls das Schlagvolumen trotz gesteigerter Kontraktilität wegen Adrenalin und erhöhter Vorlast erniedrigt bleibt. Auch hier besteht wie bei der Kontraktilität die Schwierigkeit der Abgrenzung der Norm, da durch den individuell verschiedenen Sympathikotonus und die verschiedenen und dauernd wechselnden Erfordernisse der Peripherie die Herzfrequenz in einem weiten Bereich innerhalb der Norm schwanken kann. Obwohl die Erhöhung der Herzfrequenz bei einem zu niedrigen Schlagvolumen einen wesentlichen Kompensationsmechanismus darstellt, ist es im Einzelfall schwierig, aufgrund der Herzfrequenz allein die latente Herzinsuffizienz zu erkennen.

4. Die Nachlast

Genügen erhöhte Vorlast, gesteigerte Kontraktilität und Steigerung der Herzfrequenz nicht, das Herzminutenvolumen den Bedürfnissen des Organismus anzupassen, so hat dieser die Möglichkeit, durch erhöhte periphere Vasokonstriktion in einzelnen Regionen den Blutdruck trotz verminderter Förderleistung normal zu halten. Diese Aufrechterhaltung des Blutdrucks ist besonders für die Funktion der Niere, des Gehirns und schließlich des Herzens selbst notwendig. Bei der Niere führt ein Absinken des systolischen Drucks unter einen kritischen Wert zu einer bedrohlichen Situation, da der Filtrationsdruck für die Produktion des Primärharns nicht mehr erbracht werden kann. Die zerebrale Leistung ist von einer anhaltenden Blutperfusion mit genügendem Druck abhängig, andernfalls kommt es innerhalb von Sekunden zum Sistieren der normalen Hirnfunktion und damit zur Synkope. Für das Herz spielt der Druck eine wesentliche Rolle, da besonders bei schon erhöhter Vorlast die Perfusion des Myokards bei niederem systolischen Druck insuffizient wird. Die für die Aufrechterhaltung des Drucks notwendige Konstriktion im peripheren Kreislauf führt jedoch gleichzeitig zu einer Erhöhung der Herzarbeit. Es besteht damit die Gefahr, das initial leicht insuffiziente Herz weiter zu belasten, da ohne erhöhte Vorlast die gesteigerte Nachlast nicht überwunden werden kann.

5. Konklusionen

Zusammenfassend kann gesagt werden, daß die Herzfunktion im wesentlichen über vier Parameter gesteuert ist. Über die gleichen Parameter kann das Herz die Funktion bei beginnender Herzinsuffizienz beeinflussen. Durch erhöhte Natriumrückresorption kann die Vorlast gesteigert und damit über den Frank-Starling-Mechanismus die Kontraktionskraft erhöht werden. Durch Adrenalinausschüttung wird die Kontraktionskraft bei gegebener Vorlast in positivem Sinn verändert und die Herzfrequenz erhöht. Gelingt es mit diesen drei Maßnahmen nicht, das Herzminutenvolumen zu normalisieren, kann durch periphere Vasokonstriktion, besonders der Haut und der viszeralen Gewebe, der für die

Funktion der lebenswichtigen Organe notwendige systolische Druck aufrechterhalten werden.

6. Therapeutische Konsequenzen

Die Therapie der Herzinsuffizienz kann aufgrund dieses Schemas in Medikamente eingeteilt werden, welche diese Kompensationsmechanismen unterstützen oder die überschießende Reaktion dieser Mechanismen bekämpfen. Volumen führt zu einer Erhöhung der Vorlast und damit zu einer Verbesserung der Herzleistung. Die Diuretika reduzieren das bei chronischer Herzinsuffizienz über den Renin-Angiotensin-Aldosteron-Mechanismus erhöhte Blutvolumen, das zu einer Gefüge-Dilatation des Herzmuskels und zu einer Stauung des davor liegenden Kreislaufs führt sowie die Herzarbeit nach dem Laplace-Gesetz erhöht. Die Herzglykoside und andere positiv-inotrop wirkende Substanzen steigern bei gegebener Vorlast die Kontraktionskraft. Auch die Normalisierung einer abnorm niedrigen Herzfrequenz kann zur Behebung einer Herzinsuffizienz führen, wie dies mit einem Schrittmachereinbau bei totalem AV-Block oder bei krankem Sinusknoten mit langsamer Kammerfrequenz der Fall ist. Schließlich werden in den letzten Jahren zunehmend Vasodilatantien in der Behandlung der Herzinsuffizienz verwendet, um die erhöhte Herzarbeit infolge peripherer Vasokonstriktion zu vermindern und so das Schlagvolumen wieder zu steigern.

II. Definition der Herzinsuffizienz

Wir müssen zwischen verminderter Herzleistung, einem mit abnormen Mitteln erbrachten noch normalen Herzminutenvolumen und der normalen Herzfunktion unterscheiden. Hinzu kommt, daß die Herzfunktion sowohl in Ruhe als auch unter Belastung beurteilt wird. Diese für die Klinik schon lange gebräuchliche Differenzierung wurde für die hämodynamische Untersuchung erst in den letzten Jahren konsequent eingeführt. Wir unterscheiden demnach folgende Zustände:

normale Herzfunktion in Ruhe und unter Belastung
normale Herzfunktion und latente Herzinsuffizienz unter Belastung
latente Herzinsuffizienz in Ruhe
manifeste Herzinsuffizienz unter Belastung
manifeste Herzinsuffizienz in Ruhe

Dabei kann im Einzelfall die manifeste Herzinsuffizienz unter Belastung vor einer latenten Herzinsuffizienz in Ruhe auftreten oder umgekehrt, wobei in den häufigsten Fällen eine manifeste Herzinsuffizienz unter Belastung mit einer schon abnormen Funktion in Ruhe einhergeht.

1. Beurteilung aufgrund invasiver Untersuchungsmethoden

Eine Einteilung nach den angegebenen Kriterien ist mit den mittels Herzkatheter erhobenen Meßdaten möglich, wie sie in Tabelle 5 zusammengestellt sind. Bei *normaler Herzfunktion* ist das Schlagvolumen mit 70–120 ml und das Herzminutenvolumen entsprechend mit 5–8 l/min normal. Der enddiastolische Füllungs-

Tabelle 5. Einteilung der Herzfunktion aufgrund von Druck- und Volumenverhalten in Ruhe und unter Belastung. SV = Schlagvolumen, HMV = Herzminutenvolumen, EF = Austreibungsfraktion

	Ruhe					Belastung			
	SV	HMV	Enddiastolischer Druck		EF	SV	Enddiastolischer Druck		EF
			links	rechts			links	rechts	
Normale Funktion	70–120 ml	5–8 l/min	≦12 mm Hg	≦6 mm Hg	≧55 %	> Ruhe-wert	≦15 mm Hg	≦6(10[a]) mm Hg	> Ruhe-wert
Latente Herzinsuffizienz unter Belastung	normal	normal	normal		normal	*< Ruhe-wert*	*> normal*		*≦ Ruhe-wert*
Latente Herzinsuffizienz in Ruhe	*normal*	*normal*	*> normal*		*< normal*	≧ Ruhe-wert	> normal		< Ruhe-wert
Manifeste Herzinsuffizienz unter Belastung	normal	normal	≧ normal		≦ normal	*< Ruhe-wert*	*> normal*		*< Ruhe-wert*
Manifeste Herzinsuffizienz in Ruhe	*< normal*	*≦ normal*	*> normal*		*< normal*				
Compliancedefekt	normal	normal	> normal		normal	> Ruhe-wert	> normal		> Ruhe-wert

[a] Der rechtsaurikuläre Mitteldruck sinkt bei unter 50jährigen gegenüber dem Ruhewert ab oder bleibt unverändert, kann bei über 50jährigen Normalpersonen ansteigen

druck beträgt links weniger als 12, rechts weniger als 6 mmHg und die Austreibungsfraktion 55% oder mehr. Unter Belastung muß neben der Herzfrequenz das Schlagvolumen und entsprechend deutlich das Herzminutenvolumen ansteigen (BURKART 1973). Die Austreibungsfraktion nimmt ebenfalls zu (PFISTERER 1982), wobei diese Veränderungen bei einem nur geringen Anstieg des Füllungsdrucks erfolgen, welcher links 15 mmHg nicht übersteigen sollte und rechts beim jüngeren Patienten unverändert bleibt. Die Beurteilung der Kontraktilität ergibt normale Werte für das maximale dp/dt von >1000 mmHg/s und ein V_{max} von >3 ML/s.

Bei einer *latenten Herzinsuffizienz unter Belastung* finden wir in Ruhe eine normale Hämodynamik, sowohl was die Druckwerte als auch was die Volumina betrifft; unter Arbeit wird wohl noch ein Anstieg des Schlagvolumens erreicht, der dafür notwendige Füllungsdruck steigt jedoch über die Norm an. Um zwischen einer verminderten Dehnbarkeit infolge Fibrose und einer latenten Herzinsuffizienz unterscheiden zu können, genügt die Kenntnis von Schlagvolumen und Füllungsdruck nicht. Bei beiden verhalten sich diese Werte gleich, die latente Herzinsuffizienz läßt sich nur durch das Verhalten der Austreibungsfraktion aufgrund des erhöhten enddiastolischen Volumens vom Compliance-Defekt differenzieren, indem hier der Wert gegenüber der Ruhe unverändert bleibt oder abfällt, während beim Compliance-Defekt wie bei der normalen Herzfunktion die Austreibungsfraktion unter Belastung ansteigt. Eine verminderte Dehnbarkeit finden wir bei Hypertrophie des Herzmuskels, bei Fibrose nach Myokarditis oder nach Zelluntergang infolge Myokardinfarkt.

Bei der *latenten Herzinsuffizienz in Ruhe* sind Schlagvolumen und Herzminutenvolumen in Ruhe noch normal, der Füllungsdruck ist jedoch erhöht. Auch hier kann aufgrund dieses Werts zwischen einer abnormen Dehnbarkeit und einer latenten Herzinsuffizienz in Ruhe ohne Berücksichtigung der Austreibungsfraktion nicht differenziert werden, sofern zur Beurteilung der Herzfunktion nicht die Kontraktilitätsparameter herangezogen werden.

Bei der *Belastungsinsuffizienz* finden wir ein gegenüber der Ruhe vermindertes Schlagvolumen trotz erhöhtem Füllungsdruck. Bei der *Ruheherzinsuffizienz* ist das Schlagvolumen kleiner als 70 ml und der Füllungsdruck links höher als 12, rechts höher als 6 mmHg. Die Herzfrequenz wird wegen der großen Variabilität nicht als Kriterium für die Definition der Herzinsuffizienz herangezogen. Die Austreibungsfraktion ist erniedrigt, ebenso die Kontraktilitätsparameter dp/dt_{max} und V_{max}. Bei ausgeprägter Herzinsuffizienz ist der periphere Widerstand als Ausdruck der vaskulären Konstriktion erhöht und ergibt einen Wert über 1800 $dyn/s/cm^{-5}$. Zur differenzierten Einteilung sind somit Druckmessungen in den Kammern bzw. den Vorhöfen und die Volumenbestimmung notwendig. Mit direkter Druckmessung in der linken Kammer und Angiographie ist dann die Funktionseinteilung sowohl nach den obenerwähnten Kriterien als auch nach der Kontraktilität möglich. Eine Untersuchung mittels Linksherzkatheter unter Belastung ist jedoch methodisch aufwendig und birgt zusätzliche Risiken. Es wird deshalb häufig die Rechtsherzkatheter-Untersuchung bevorzugt, bei der die Füllungsdrücke über den Kapillardruck auch links bestimmbar sind und das Schlagvolumen mittels Fick-Prinzip oder Dilutionsmethoden gemessen werden kann. Bei dieser Untersuchung ist jedoch eine Abgrenzung zwischen verminderter Dehnbarkeit und latenter Herzinsuffizienz in Ruhe oder unter Belastung nicht möglich; es muß deshalb der Oberbegriff der *abnormen links- bzw. rechtsventrikulären Funktion* gebraucht werden. Nur durch zusätzliche Bestimmung der Austreibungsfraktion kann die vollständige Diagnostik durchgeführt werden. Dabei glauben wir mit Parmley (1975), daß der Messung der klassischen Größen Schlagvolumen und Füllungsdruck in Ruhe und unter Belastung gegenüber der Bestimmung der Kontraktilitätsparameter nur in Ruhe der Vorzug zu geben sei. Die Erarbeitung der letztgenannten Größen war sicher für das Verständnis der Pathophysiologie der Herzinsuffizienz sehr wesentlich, hat sich jedoch in der Klinik bei der Beurteilung herzkranker Patienten nicht allgemein durchsetzen können.

2. Die Beurteilung der Herzfunktion mittels nichtinvasiver Untersuchungsmethoden

a) Die Herzfunktion beurteilt mittels systolischer Zeitintervalle

Sie erlauben eine quantitative Aussage über die linksventrikuläre Funktion.

Die Präsystole (PEP) ist, bei normaler ventrikulärer Reizleitung, abhängig von der Geschwindigkeit des linksventrikulären isovolumetrischen Druckanstieges (dp/dt). Die Zunahme von PEP bei eingeschränkter linksventrikulärer Funktion ist im wesentlichen durch eine Abnahme des dp/dt bedingt. Die linksventrikuläre Austreibungszeit (LVET), also die Dauer, während der die Aortenklappe geöffnet ist, hängt direkt vom Schlagvolumen ab. Eine Abnahme des Schlagvolumens führt zu einer Verkürzung von LVET (Lewis 1975).

Das Ausmaß der Abweichung der systolischen Zeitintervalle von den Normwerten geht dem Schweregrad der Herzinsuffizienz, gemessen an der Abnahme des kardialen Index bzw. der Zunahme der NYHA-Klassifizierung, parallel.

Ein empfindlicheres Maß für eine verminderte Kontraktilität als PEP oder LVET allein ist der Quotient aus PEP/LVET. Er gilt als der beste Einzelparameter der linksventrikulären Funktion und wird nicht zusätzlich durch die Herzfrequenz beeinflußt. Ein Wert von $>0{,}44$ wird als Ausdruck einer verminderten linksventrikulären Funktion interpretiert (Weissler 1977). Vergleiche mit hämodynamischen Messungen zeigten, daß dieser Quotient bei einer Reihe chronischer Herzkrankheiten am besten mit der linksventrikulären Austreibungsfraktion korreliert.

b) Die Herzfunktion beurteilt im Echokardiogramm

Die Größe beider Kammern kann im Echokardiogramm grob geschätzt werden. Eine zusätzliche Beurteilung der linksventrikulären Funktion ist mit der prozentualen Querschnittsverkürzung möglich, welcher die gleiche Aussagekraft zukommt wie der Austreibungsfraktion (Knapp et al. 1975, 1976). Bei der *zirkumferentiellen Faserverkürzungsgeschwindigkeit* wird zusätzlich die linksventrikuläre Austreibungszeit berücksichtigt. Sie ist ein gutes Maß für die Kontraktilität (Cooper et al. 1972a, b).

Problematischer ist die Berechnung der endsystolischen und enddiastolischen Volumina und der daraus abgeleiteten Größen Schlagvolumen und Austreibungsfraktion (Linhart et al. 1975). Die Formel für die Volumenberechnung geht von der Annahme einer ellipsoiden Form des linken Ventrikels aus, was eine Vereinfachung darstellt, aber beim vergrößerten Ventrikel nicht mehr zutrifft. Außerdem wird eine einheitliche Kontraktion aller Wandabschnitte des linken Ventrikels vorausgesetzt, was bei der koronaren Herzkrankheit und bei Kardiomyopathien oft nicht der Fall ist. Es wurden verschiedene Regressionsgleichungen und Korrekturfaktoren vorgeschlagen, aber auch hier bleibt das Problem, daß eine dreidimensionale Größe aufgrund einer eindimensionalen Messung berechnet wird (FORTUIN et al. 1971; TEICHHOLZ et al. 1976). Die Volumenbestimmung mit der M-mode-Echokardiographie ist deshalb für differenziertere Untersuchungen an einem inhomogenen Patientengut wenig geeignet, sie ist jedoch zur individuellen Verlaufsbeobachtung von Patienten von klinischer Bedeutung. Die Ergebnisse mit der zweidimensionalen Echokardiographie haben bisher unterschiedliche Resultate ergeben, wenn sie mit der Angiokardiographie oder den nuklearmedizinischen Methoden verglichen wurden (CARR et al. 1979; SCHILLER et al. 1979; FOLLAND et al. 1979). Probleme bestehen in der sauberen Darstellung des Endokards und des Spitzenbereichs. Technische Modifikationen vor allem in bezug auf das Auflösungsvermögen dürften die Resultate der echokardiographischen Volumenberechnung in absehbarer Zeit verbessern.

c) Die Herzfunktion in der Radionuklid-Ventrikulographie

Mit der Radionuklid-Ventrikulographie ist es möglich, die Austreibungsfraktion sowohl in Ruhe als auch unter Belastung zu bestimmen. Absolute Werte der Kammervolumina und damit eine Berechnung des Schlagvolumens sind problematisch, die Erhebung der Drücke ausgeschlossen. Aufgrund dieser Einschränkung sind folgende Aussagen über die Funktion besonders des linken Ventrikels möglich:

- Bei einer normalen Austreibungsfraktion in Ruhe und einem Anstieg >5% unter Belastung ist eine manifeste oder latente Herzinsuffizienz ausgeschlossen; es besteht eine normale Herzfunktion oder ein Compliance-Defekt der linken Kammer mit erhöhtem Füllungsdruck.
- Bei einer normalen Auswurfsfraktion in Ruhe und einem Abfallen dieses Werts unter Belastung besteht eine manifeste oder latente Belastungs-Herzinsuffizienz.
- Bei einem erniedrigten Ruhewert, der unter Belastung weiter absinkt, besteht eine latente oder manifeste Herzinsuffizienz in Ruhe.

Es ist demnach möglich, besonders die normale Herzfunktion gegenüber der latenten und manifesten Herzinsuffizienz mit diesem Wert allein zu differenzieren, sofern die ergometrische Belastung berücksichtigt wird. Die Methode eignet sich unseres Erachtens besonders als Screening-Methode zur Auftrennung in normale oder latent insuffiziente Patienten (PFISTERER 1982). Auch können in Ruhe herzinsuffiziente Patienten erfaßt werden.

3. Klinische Beurteilung

Sie stützt sich auf die Anamnese, die klinischen, am Patienten erhobenen Befunde sowie auf die Interpretation von EKG und Thorax-Röntgen-Bild. Für die Klinik ist eine Trennung in Links- bzw. Rechtsherzinsuffizienz unumgänglich, da sowohl Anamnese als auch vorwiegend die objektiv erhobenen Befunde verschieden sind.

a) Anamnese

Diese muß besonders sorgfältig erhoben werden, da die Erfassung der Leistungsreserve des Herzens mit objektiven Befunden klinisch nur bedingt möglich ist. Das führende Symptom der Linksherzinsuffizienz ist die Atemnot. Durch die Rückstauung des Bluts vom linken Vorhof in die Lungenvenen nimmt der Flüssigkeitsgehalt im Lungenparenchym zu und damit die Lungen-Compliance ab. Diese sich ändernde Dehnbarkeit der Lunge ist der wahrscheinliche Grund für das subjektive Gefühl der Atemnot. Entsprechend der Schwere der Herzinsuffizienz tritt dieses Zeichen schon bei leichter oder erst bei schwerer Belastung ein. In den letzten Jahren hat sich zunehmend die Einteilung nach den Vorschlägen der New York Heart Association eingebürgert:

Grad 1: keine abnorme Anstrengungsdyspnoe
Grad 2: abnorm starke Atemnot bei größerer Belastung
Grad 3: abnorm starke Atemnot schon bei alltäglichen leichteren Belastungen, jedoch keine Atemnot in Ruhe
Grad 4: Atemnot auch in Ruhe

Trotz dieser Einteilung in Grade (Criteria Committee 1964) ist es im Einzelfall nicht möglich, den verschiedenen Schweregraden entsprechende hämodynamische Veränderungen zuzuordnen. Besonders bei chronischer Herzinsuffizienz können wir unter Belastung extrem hohe Druckwerte registrieren, ohne daß der Patient verstärkte Atemnot verspürt.

Die *paroxysmale nächtliche Dyspnoe* ist ein anamnestisch wertvolles Zeichen zur Erfassung einer Linksherzinsuffizienz. Dabei gibt der Patient an, daß ihn bei noch ordentlicher Anstrengungstoleranz während des Tages plötzliche Atemnot aus dem Schlaf weckt und zum Aufsitzen zwingt. Nach 10–15 min verstärkter Atmung normalisiert sich die Situation. Im Gegensatz zur Anstrengungsdyspnoe, welche auch bei pulmonalen Leiden vorkommt, ist die paroxysmale nächtliche Dyspnoe ein pathognomonisches Zeichen für die Linksherzinsuffizienz. Bedingt ist sie durch den bei der Herzinsuffizienz erhöhten Sympathikotonus. Kommt es während der Nacht zum Überwiegen des Vagotonus und fällt dieser positiv inotrope Stimulus dahin, sinkt das Schlagvolumen ab und der Füllungsdruck steigt zunehmend an, bis der Patient wegen Atemnot aufwacht. Mit dem Aufwachen setzt eine vermehrte Adrenalinausschüttung ein, wodurch sich der Zustand binnen Minuten normalisiert.

Unter *Orthopnoe* verstehen wir eine Intoleranz der flachen Körperlage. Wie schon erwähnt, wird bei erhöhter Vorlast und dadurch bedingter pulmonalvenöser Kongestion das Blut vermehrt durch die oberen Lungenpartien perfundiert, wo der Druck bei aufrechter Körperlage annähernd normal ist und der Gasaustausch damit ungehindert stattfinden kann. Bei horizontaler Körperlage steigt der Druck jedoch auch in den oberen Lungenpartien an, und es kann zum interstitiellen Ödem kommen. Auch dieses Zeichen ist immer Ausdruck einer Linksherzinsuffizienz, sofern ein Mitralklappenfehler ausgeschlossen worden ist. Weniger spezifische Symptome der Herzinsuffizienz sind rasche Ermüdbarkeit und Schlafstörungen. Bei schwerer Linksherzinsuffizienz fühlt sich der Patient auch bei leichter oder fehlender körperlicher Belastung vorzeitig erschöpft. Davon abzutrennen ist das häufige Gefühl der Abgeschlagenheit und Müdigkeit schon beim Aufwachen, welches meist Ausdruck einer funktionellen Störung ist.

Anamnestische Angaben der Rechtsherzinsuffizienz sind plötzliche Gewichtszunahme und periphere Ödeme. Bei schwerer Rechtsstauung werden unspezifische gastrointestinale Beschwerden angegeben; bei akuter Rückstauung kann es zu diffusen Schmerzen im rechten Epigastrum als Folge einer Leberstauung mit entsprechender Kapseldehnung kommen.

b) Klinische Befunde

Zusätzlich zur Auftrennung in Links- bzw. Rechtsherzinsuffizienz muß hier zwischen den Befunden unterschieden werden, welche durch die Stauung vor dem insuffizienten Ventrikel, und denen, welche durch das verminderte Schlagvolumen bedingt sind. Klinisch kann bei der *Linksherzinsuffizienz* ein leichter Abfall des Schlagvolumens (*forward failure*) nicht erfaßt werden. Nimmt das Herzminutenvolumen deutlich ab und kommt es als Kompensationsmechanismus zur peripheren Vasokonstriktion, kann beim Patienten eine vermindert perfundierte und deshalb kühle und feuchte Haut festgestellt werden. Die längere Verweildauer des Bluts in der Peripherie führt zu einer abnorm starken Ausschöpfung an Sauerstoff und damit zur Zyanose, besonders der Akren. Der Karotispuls hat als Folge eines kleinen Schlagvolumens Parvusqualität. Die Blutdruckamplitude ist wegen des niedrigen systolischen Drucks und dem durch Vasokonstriktion relativ erhöhten diastolischen Druck klein. Mit einer weiteren Abnahme des Schlagvolumens sinkt trotz Vasokonstriktion der systolische Druck; unterschreitet er einen Wert von 90 mmHg, so sprechen wir von einem kardiogenen Schock (s. Bd. IX/2 dieser Reihe). Ein pathophysiologisch letztlich nicht geklärtes Zeichen der schweren Linksherzinsuffizienz ist der *Pulsus alternans*. Dabei kann ein wechselnd starker Puls palpiert werden, ohne daß eine Arrhythmie vorliegt. Wird in dieser Situation der Druck in der linken Kammer registriert, so zeigt sich ein ebenfalls alternierendes Verhalten des enddiastolischen Drucks (s. Abb. 18). Besonders bei älteren Patienten kann als Ausdruck der verminderten zerebralen Perfusion eine *Cheynes-Stokes-Atmung* auftreten, bei der Hyperventilation mit abnorm langen Phasen von Apnoe wechseln.

Die Zeichen der Rückstauung bei Linksherzinsuffizienz (*backward failure*) sind durch das erhöhte enddiastolische Volumen und den zu hohen Füllungsdruck bedingt. Bei der *Palpation* ist der linke Ventrikel häufig außerhalb der Medioklavikularlinie gelegen und das normalerweise nur sehr kurz fühlbare Anschlagen der Herzspitze wegen der verminderten Kontraktionskraft verlängert. *Auskultatorisch* äußert sich die vermehrte Füllung der linken Kammer in einem deutlich hörbaren dritten Herzton zu Beginn der raschen diastolischen Füllung. Wegen der verminderten Kontraktionskraft ist die Systolendauer verlängert, und der normalerweise vor dem Pulmonalton einfallende Aortenton kommt verspätet und fällt mit dem Pulmonalton zusammen bzw. folgt diesem nach. Es besteht damit eine fehlende resp. paradoxe Spaltung des zweiten Herztons. Über den Lungenunterfeldern sind als Ausdruck des beginnenden alveolä-

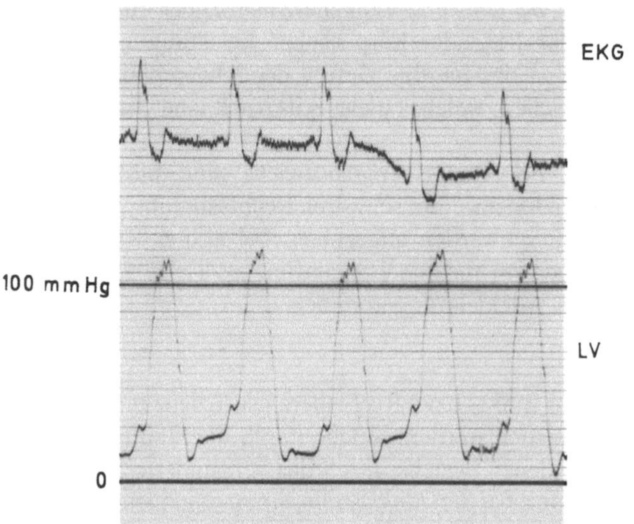

Abb. 18. Linksventrikuläre Druckkurve (*LV*) bei einem Patienten mit Linksherzinsuffizienz und ausgeprägtem Pulsus alternans. Jeder Systole mit höherem Druck geht ein erhöhter enddiastolischer Druck (höhere Vorlast) voraus

ren Ödems Rasselgeräusche hörbar. Dieses bei der akuten Herzinsuffizienz recht zuverlässige Zeichen verschwindet bei der chronischen Herzinsuffizienz, da durch Adaptation des Lungenkreislaufs die am meisten betroffenen unteren Lungengebiete vermindert perfundiert werden und zusätzlich durch eine Verdikkung der Gefäßwände auch akute Druckerhöhungen über 40 mmHg ohne alveoläres Ödem toleriert werden. Bei der chronischen Druckerhöhung im linken Ventrikel und linken Vorhof kommt es zu einer sekundären pulmonalen arteriellen Hypertension, welche klinisch an einem verstärkten Pulmonalton und einer abnormen Palpation der rechten Kammer erkennbar ist. Im *Thorax-Röntgen-Bild* kann eine Vergrößerung der linken Kammer und des linken Vorhofs sehr viel zuverlässiger als bei der klinischen Untersuchung erfaßt werden. Eine pulmonal-venöse Kongestion läßt sich an einer Verbreiterung der Venen besonders in den Oberfeldern erkennen. Bei einer chronischen Druckerhöhung über 25 mmHg, dem onkotischen Druck des Bluts, wird die interstitielle Flüssigkeit vermehrt über Lymphgefäße drainiert, die dann als Kerley-B-Linien in den Sinus phrenico-costales erkennbar werden. Die Linksherzinsuffizienz führt im *EKG* zu einem p-mitrale als Ausdruck der Druckerhöhung im linken Vorhof. Alle weiteren EKG-Veränderungen sind durch die Grundkrankheit und/oder die Medikamente und nicht durch die Herzinsuffizienz an sich bedingt.

Bei der *Rechtsherzinsuffizienz* ist das erniedrigte Schlagvolumen (*forward failure*) noch schwieriger erkennbar als links. Erst bei kritischem Abfall entwikkelt sich eine periphere Hypotonie, da auch der linke Ventrikel zu wenig Blut erhält. Besser zu sehen sind die Zeichen der Stauung (*backward failure*). Hier ist der erhöhte enddiastolische Druck rechts und damit der erhöhte rechtsaurikuläre Mitteldruck an den Halsvenen direkt ablesbar. Beim Liegen mit um 45°

erhöhtem Oberkörper ist bei normalem Füllungsdruck die Volumenschwankung der Vena jugularis im Jugulum eben erkennbar. Als einfacher Funktionstest für eine latente Rechtsherzinsuffizienz kann der hepato-juguläre Reflux gebraucht werden. Bei dieser Untersuchung wird durch Druck auf das Abdomen das Blutangebot an das rechte Herz vorübergehend erhöht, was bei einer latenten Insuffizienz zu einem abnormen Anstieg des Füllungsdrucks führt. Bei erhöhtem Füllungsdruck sind die Halsvenen über das Jugulum hinaus gestaut. Eine chronische Rückstauung führt zur Abflußbehinderung des Lebervenenbluts und somit zur Stauungsleber. Hält dieser Zustand über lange Zeit an, kann sich eine kardiale Zirrhose entwickeln. Im weiteren kommt es zum Austritt von Flüssigkeit in das Gewebe und damit besonders in den Unterschenkeln zum Ödem. Da jedoch bei der Mehrzahl der Patienten Unterschenkel- und Knöchelödeme durch periphere Venenleiden bedingt sind, sollte dieses Zeichen ohne gleichzeitig erhöhten Halsvenendruck nur mit Vorsicht als Ausdruck einer Rechtsherzinsuffizienz akzeptiert werden. Eine schwere Druckerhöhung in den Lebervenen kann zu einem Ikterus und über eine portale Hypertension auch zu einem Aszites führen.

Bei deutlicher Dilatation der Kammern wegen des erhöhten enddiastolischen Volumens kann es trotz normaler Klappenanatomie zur Schlußunfähgikeit der Atrioventrikulärklappen kommen. Damit tritt links eine Mitralinsuffizienz auf, welche an einem hochfrequenten holosystolischen Geräusch über der Spitze erkennbar ist. Auf der rechten Seite können wir die Trikuspidalklappeninsuffizienz am besten an der abnormen Pulsation der Halsvene erkennen. Normalerweise ist die Vorhofkontraktionswelle (a-Welle), unmittelbar vor der Karotispulswelle gelegen, gegenüber der v-Welle dominant (s. Abb. 8). Bei Auftreten einer Trikuspidalinsuffizienz kommt es zu einer Überhöhung der systolischen v-Welle und zu einem zunehmend geringeren x-Kollaps; bei schwerer Klappeninsuffizienz ist ein positiver Leberpuls palpabel.

E. Die koronare Durchblutung

I. Anatomie des koronaren Gefäßsystems

1. Die epikardialen Gefäße

Die Blutversorgung des Herzmuskels erfolgt über die linke und die rechte Koronararterie, welche den Sinus aortae unmittelbar oberhalb der Aortenklappe entspringen.

Die *linke Koronararterie* teilt sich nach einem Hauptstamm von 0,5–2 cm in zwei Hauptäste auf: in den *Ramus interventricularis anterior*, der die direkte Fortsetzung des Hauptstamms bildet und im interventrikulären Sulcus verläuft, und den *Ramus circumflexus*, der in einem Winkel von ungefähr 90° vom Hauptstamm abzweigt und im linken atrioventrikulären Sulcus eingebettet liegt. Die *rechte Koronararterie* verläuft im rechten atrioventrikulären Sulcus. In ungefähr 5% hat die rechte Koronararterie zwei Ostien, wobei von dem kleineren mit einem Durchmesser von ungefähr 1 mm die Conusarterie abgeht. Fehlt diese

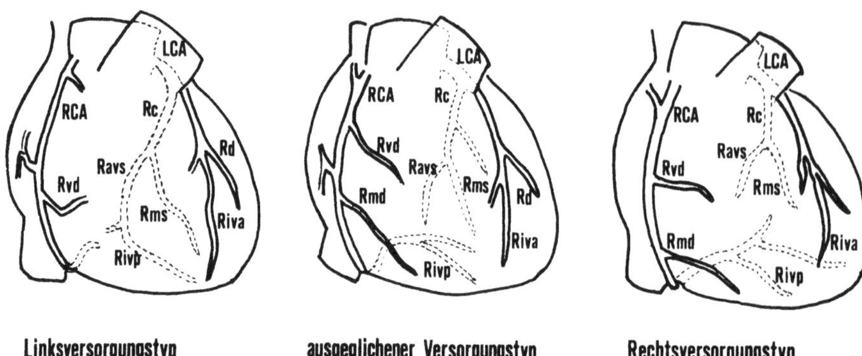

Abb. 19. Das arterielle koronare System: Linksversorgungstyp, ausgeglichener Versorgungstyp und Rechtsversorgungstyp. *RCA* Rechte Koronararterie; *Rvd* Ramus ventricularis dexter; *Rmd* Ramus marginalis dexter; *Rivp* Ramus interventricularis posterior. *LCA* Linke Koronararterie, *Rc* Ramus circumflexus; *Ravs* Ramus atrioventricularis sinister; *Rms* Ramus marginalis sinister; *Riva* Ramus interventricularis anterior; *Rd* Ramus diagonalis

zweite kleine Öffnung, ist die Conusarterie jeweils der erste abgehende Ast der rechten Koronararterie.

Nach BIANCHI und SPALTEHOLTZ wird ein Rechts- bzw. Linksversorgungstyp unterschieden, je nachdem, ob die rechte Koronararterie oder der Ramus circumflexus die Crux an der Herzhinterwand überschreitet; erreichen beide die Crux, ohne sie zu passieren, besteht ein ausgeglichener Versorgungstyp (BIANCHI 1904; SPALTEHOLTZ 1924). Heute wird die Klassifizierung nicht auf diese ursprüngliche Definition bezogen, sondern auf die gesamte arterielle Blutversorung des Herzens. In 18% entspringt der Ramus interventricularis posterior aus der linken Koronararterie, und wir sprechen von einem Linksversorgungstyp. Greift der Ramus interventricularis posterior auf die kaudalen Anteile der Hinterwand und der lateralen Wand über, sprechen wir von einem Rechtsversorgungstyp (48%), in den übrigen Fällen von einem ausgeglichenen Versorgungstyp (34%) (SCHLESINGER 1940) (s. Abb. 19).

Die venöse Drainage erfolgt über drei Systeme: den Koronarsinus, in welchen die Venen des linken Ventrikels münden, die vorderen Herzvenen des rechten Ventrikels und die thebesischen Venen, welche den rechten Vorhof und Teile des rechten Ventrikels drainieren.

2. Intramuraler Verlauf

Die großen Gefäße des Koronarsystems verlaufen epikardial; die intramurale Blutversorgung, vor allem des dickwandigen linken Ventrikels, erfolgt über zwei verschiedene Gefäßtypen, die *A- und B-Gefäße* (ESTES et al. 1966). Die A-Gefäße gehen in einem flachen Winkel ab, verzweigen sich und versorgen die äußere Hälfte des linksventrikulären Myokards, während die B-Gefäße in einem rechten Winkel von den epikardialen Ästen abgehen, das Myokard durchqueren, sich im subendokardialen Plexus verzweigen und derart die innere Schicht des Myokards mit Blut perfundieren. Aufgrund dieses Verlaufs ist es verständlich, daß die B-Gefäße für Veränderungen des intramyokardialen Drucks empfindlicher sind. Die dünnere Wand des rechten Ventrikels wird nur durch A-Gefäße versorgt.

3. Kapillaren

Diese Gefäße verlaufen parallel zu den Myokardfasern, wobei, im Querschnitt gesehen, jede Myokardfaser mit 3–4 Kapillaren in Kontakt steht (WEARN 1940). Das Verhältnis Kapillaren/Myokardfaser bleibt beim Erwachsenen konstant und ändert sich auch nicht bei Entwicklung einer Myokardhypertrophie. Als Folge davon nimmt die Kapillardichte mit Zunahme des Durchmessers der Myokardfasern ab, was zu einer relativen Myokardischämie führt. Die Kapillaren sind nicht gleichmäßig durchströmt, da durch präkapilläre Sphinkter der Fluß durch das Kapillarbett den metabolischen Bedürfnissen des Myokards angepaßt werden kann. Während der systolischen Kontraktion wird ihr Durchmesser auf ungefähr $^2/_3$ des diastolischen Werts verkleinert. Es besteht ein transmuraler Gradient, so daß normalerweise das Subendokard 20–40% mehr offene Kapillaren hat als das Subepikard (KLOCKE 1976). Die Messung des myokardialen pO_2 ergibt tiefere pO_2-Werte im Subendokard verglichen mit dem Subepikard. Die Sauerstoffextraktion scheint demnach in den subendokardialen Schichten größer zu sein.

4. Kollateralen

Sie kommen im ganzen kardialen Gefäßsystem vor, sind jedoch gehäuft im Septum, an der Herzspitze, an der Crux, an der Vorderseite des rechten Ventrikels sowie zwischen Sinusknotenarterie und den anderen Vorhofarterien zu finden. Zahlreich sind die Anastomosen vor allem zwischen den verschiedenen epikardialen Gefäßen, weniger häufig sind sie im subendokardialen Gebiet. Wahrscheinlich sind die Kollateralen unter gewöhnlichen Umständen an der Zirkulation nicht beteiligt. Bei eingeschränkter Myokardperfusion eines Gefäßes können sie sich jedoch im Lauf von Wochen erweitern und so das betroffene Muskelgebiet ausreichend perfundieren (GREGG 1974). Es kann damit das Auftreten einer Ischämie in Ruhe verhindert werden; in der Regel genügt jedoch die Versorgung durch die Kollateralen nicht, um unter Belastung den erhöhten Sauerstoffbedarf zu decken (SCHAPER et al. 1976). Kommt es zu einem akuten Verschluß eines größeren Gefäßes, so können die immer vorhandenen Kollateralen den Infarkt nicht verhüten.

Nach perkutaner transluminaler koronarer Angioplastie verschwanden in der Hälfte der Fälle die Kollateralen im Angiogramm. Es scheint demnach, daß die Kollateralzirkulation, wie sie im Koronarogramm sichtbar gemacht werden kann, beim Menschen sehr dynamisch ist und unmittelbar nach der Behebung einer Stenose verschwinden kann (GRÜNTZIG et al. 1980).

II. Regulation der koronaren Durchblutung

Da das Herz ein rhythmisch arbeitendes Organ ist, wird der Muskel, sowohl wegen des verschiedenen intraluminalen Drucks als auch wegen des verschiedenen Widerstands innerhalb des Herzmuskels selbst, ausgeprägt dyskontinuierlich durchblutet. Während der Systole übersteigt der intramurale Druck in der Wand des linken Ventrikels den intrakoronaren und führt so im Bereich der B-Gefäße zu einer weitgehenden systolischen Drosselung der Durchblutung. Dabei weist der intramurale Druck einen Gradienten vom Epikard zum Endokard hin auf (KIRK u. HONIG 1964). Die systolische Kompression ist subepikardial am schwächsten, am stärksten wirkt sie sich in den subendokardialen Schichten aus und stellt deshalb in dieser Region den limitierenden Faktor für die Koronardurchblutung dar (MOIR 1972). Auch unter maximaler Vasodilatation macht die extravaskuläre Komponente des koronaren Widerstands subendokardial 25–35% aus. Wegen einer Vasodilatation subendokardial und einer Vasokonstriktion subepikardial ist unter normalen Bedingungen das Verhältnis des endokardialen zum epikardialen Flow trotzdem 1:1 (RUBIO u. BERNE 1975). Die Möglichkeit zur Dilatation bei erhöhtem Sauerstoffbedarf ist jedoch in den subendokardialen Schichten geringer als in den subepikardialen. Infolge der geringen Druckentwicklung in der Wand des rechten Herzens ist der Flow gleichmäßiger, da der niedrigere rechtsventrikuläre intramurale Druck vom aortalen Druck immer überwunden werden kann.

1. Der Perfusionsdruck

Er wird definiert als Druckgradient zwischen Koronararterien und Koronarsinus. Da der Druck im rechten Vorhof niedrig ist, wird der Perfusionsdruck häufig dem mittleren diastolischen Aortendruck gleichgesetzt. Nach Öffnung der Aortenklappe nimmt er wegen des rasch an den Koronarostien vorbeifließenden Bluts (Venturi-Effekt) leicht ab. Im weiteren wird der Perfusionsdruck durch phasische Veränderungen im rechten Vorhofdruck modifiziert, die aber nur bei massiver Trikuspidalinsuffizienz von Bedeutung sind.

Trotzdem ist die koronare Durchblutung in einem weiten Druckbereich vom eigentlichen Perfusionsdruck unabhängig (MOSHER et al. 1964). Die dafür verantwortlichen Mechanismen sind wahrscheinlich die gleichen, welche den Gefäßtonus den wechselnden metabolischen Bedürfnissen anpassen.

2. Koronarer Gefäßwiderstand

Die genaue Berechnung dieser Größe ist wegen des wechselnden intramuralen Drucks nicht möglich. Empirisch werden der Druckgradient aus mittlerem diastolischem Aortendruck und Koronarsinusdruck, die diastolische Füllungszeit und der Koronarfluß berücksichtigt (GREGG u. FISHER 1963). Bei maximaler Belastung kann durch Dilatation der Gefäße der arterioläre Widerstand auf 20–25% des Ruhewerts abnehmen und zu einer bis zu 5mal größeren koronaren Durchblutung führen. In Ruhe kommt es wegen maximaler Dilatation auch bei einer Stenose bis zu 80% ebenfalls nicht zur Entwicklung einer Ischämie.

Ein Anstieg des diastolischen intraventrikulären Drucks hat eine Zunahme des extravasalen Widerstandes in den subendokardialen Schichten zur Folge, was bei der koronaren Herzkrankheit mit Herzinsuffizienz von Bedeutung ist.

Plötzliche Änderungen des Perfusionsdrucks führen zu raschen gleichsinnigen Veränderungen des Koronarflusses. Innerhalb sehr kurzer Zeit kommt es jedoch zur Rückkehr auf den Ausgangswert (steady state). Diese schnelle Adaption nennen wir *Autoregulation* (DRISCOL et al. 1964). Sie ermöglicht über einen großen Bereich eine vom Perfusionsdruck unabhängige koronare Durchblutung (MOSHER et al. 1964). Sinkt der koronare Perfusionsdruck jedoch unter 60–70 mmHg ab, ist eine weitere Regulation nicht mehr möglich, da die Koronargefäße schon maximal dilatiert sind und der Fluß druckabhängig wird (BRAUNWALD et al. 1976). Unter den möglichen metabolischen Regulatoren werden Sauerstoffspannung, H-Ionen, Osmolarität, Prostaglandine und Adenosin diskutiert. Am besten dokumentiert ist das letztgenannte (BERNE 1964). Adenosin ist ein potenter Vasodilatator. Es entsteht durch enzymatische Hydrolyse aus 5-AMP in der äußeren Zellmembran und gelangt deshalb rasch in den interstitiellen Raum, wo es einen direkten Effekt auf die glatte Muskulatur der Arteriolen ausüben kann. Die Entfernung von Adenosin aus dem Interstitium erfolgt auf folgende drei Arten:

1. Abbau zu Inosin und Hypoxanthin in den Erythrozyten und Gefäßendothelien;
2. Rücktransport in die Myokardzelle mit anschließender Desaminierung zu Inosin oder Rephosphorylierung zu 5-AMP;
3. unveränderter Abtransport via erhöhte Perfusion (KLOCKE 1976).

Nach der Hypothese von BERNE (1980) wird Adenosin ständig von den Myokardzellen in die interstitielle Flüssigkeit abgegeben und über die drei erwähnten Mechanismen wieder abtransportiert. Adenosin ist deshalb im Myokard normalerweise nur in sehr geringer Konzentration vorhanden. Wenn jedoch der ATP-Verbrauch höher wird als die Fähigkeit der Myokardzelle, energiereiche Phosphate zu resynthetisieren, steigt das Adenosin an und führt zu einer Abnahme des koronaren Widerstands und über eine Zunahme des Koronarflusses zur Wiederherstellung des Gleichgewichts von Sauerstoffzufuhr und Sauerstoffbedarf. Nimmt andererseits der koronare Fluß im Myokard über die Norm zu, wird das Adenosin ausgewaschen und die reduzierte Konzentration bewirkt eine Zunahme des koronaren Widerstands und damit eine Drosselung des Koronarflusses.

Bei einer gegebenen Konzentration von Adenosin ist die durch eine glatte Muskelzelle entwickelte Spannung direkt abhängig von der Sauerstoffkonzentration im Perfusat. Es könnte sein, daß Sauerstoff zusätzlich zur Regulation der Adenosinkonzentration einen direkten Effekt auf den koronaren Widerstand für jede gegebene Konzentration von Adenosin im interstitiellen Gewebe hat (GELLAI et al. 1973). Die Rolle der im Myokard und in den Arterienwänden synthetisierten Prostaglandine und des Thromboxans A_2 unter physiologischen und pathophysiologischen Situationen ist noch unklar (NEEDLEMAN u. KALEY 1978). Es gibt Anhaltspunkte, daß PGI_2 als Vasodilatator lokal in den Koronararterien gebildet wird. Sowohl die epikardialen Arterien als auch die Arteriolen besitzen Alpha- und Beta$_2$-Rezeptoren sowie parasympathische Rezeptoren (HAMILTON u. FEIGL 1976). Meistens wird die Koronarzirkulation über metabolische Mechanismen autoreguliert und diese lokalen Einflüsse überspielen die *neural vermittelten Änderungen* des arteriolären Vasotonus. Durch eine maximale neurale Stimulation kann der Widerstand um höchstens 30% verändert werden, im Gegensatz zu einer 5- bis 6fachen Änderung durch metabolische Einflüsse

(FEIGL 1967, 1969). Im weiteren kann ein neuraler konstringierender Effekt nicht aufrechterhalten werden, da es sofort zu metabolischer Gegenregulation kommt. Eine adrenerge Konstriktion der Arteriolen konnte deshalb bisher beim Gesunden als Ursache einer Ischämie nicht nachgewiesen werden. Anders verhält sich die Situation bei den großen epikardialen Gefäßen, die normalerweise nur wenig zum Widerstand beitragen und nicht direkt der metabolischen Autoregulation ausgesetzt sind. Dort kann eine neural vermittelte Vasokonstriktion – ein Spasmus – zur kritischen Abnahme des Koronarflusses führen und damit eine Ischämie induzieren, ohne daß diese durch eine metabolische Gegenregulation aufgehoben wird. Unter gewissen Umständen ist somit bei diesen Gefäßen sowohl in Gegenwart von atheromatösen Plaques als auch bei normaler Gefäßwand, ein längerdauernder Spasmus mit Ischämie möglich (D'HEMECOURT u. DETAR 1978).

3. Der myokardiale Sauerstoffverbrauch

Der Herzmuskel extrahiert aus dem arteriellen Blut bereits in körperlicher Ruhe im Gegensatz zur Skelettmuskulatur etwa 70% des angebotenen Sauerstoffs, so daß die venöse O_2-Sättigung noch 30% beträgt. Gleichzeitig ist der Myokardstoffwechsel weitgehend aerob; es kann somit nur eine kleine Sauerstoffschuld eingegangen werden, ohne daß es zum Funktionsausfall kommt.

Die Hauptfaktoren für den Sauerstoffverbrauch sind die myokardiale Masse, die Wandspannung bzw. der intramurale Druck, die Kontraktionskraft und die Frequenz; Nebenfaktoren sind die äußere Herzarbeit, der Basalstoffwechsel und die Aktivationsenergie. Bei Erhöhung der Kontraktionskraft und damit beschleunigter Verkürzung der kontraktilen Fasern wird vermehrt Sauerstoff verbraucht (SONNENBLICK et al. 1965). Die Menge Blut im linken Ventrikel am Ende der Diastole bestimmt den Radius des Ventrikels zu Beginn der Systole und damit nach dem Laplace-Gesetz die während der Austreibung benötigte Wandspannung. Eine Zunahme der Ventrikelgröße erhöht die Wandspannung und damit den Sauerstoffverbrauch. Der Sauerstoffbedarf nimmt umgekehrt proportional zur Wanddicke ab und ist damit bei Hypertrophie pro 100 g Muskel geringer, im Gesamtverbrauch bleibt er sich jedoch gleich. Der Basalstoffwechsel des Myokards verbraucht weniger als 1%, die Aktivierungsenergie, d.h. die elektrische Stimulation, weniger als 0,5% des gesamten O_2-Verbrauchs (KLOCKE et al. 1966).

4. Meßmethoden

a) Der Spannungszeitindex

SARNOFF hat als Maß für den Sauerstoffverbrauch des Myokards einen Index eingeführt, der den vom linken Ventrikel entwickelten systolischen Druck und die Dauer pro Minute, während der dieser Druck aufrechterhalten werden muß, berücksichtigt (SARNOFF et al. 1958). Die Formel lautet:

$$TTI = LVSP \times f \times LVET$$

(TTI = Spannungszeitindex in mmHg s/min; LVSP = mittlerer systolischer linksventrikulärer Druck (aortaler Druck) in mmHg; f = Herzfrequenz pro Minute; LVET = linksventrikuläre Austreibungszeit in s).

Dieser Index ist nur ein Äquivalent für den linksventrikulären Sauerstoffverbrauch. Dabei wird der Wechsel des Sauerstoffverbrauchs bei gleicher Förderleistung unter wechselnder Geometrie des linken Ventrikels (Laplace) nicht miteinbezogen. Auch wird die Sauerstoffkonsumption des rechten Ventrikels nicht berücksichtigt. Trotz dieser Mängel hat sich das Verfahren für eine einfache vergleichend Betrachtung von Änderungen des Sauerstoffverbrauchs beim gleichen Patienten unter verschiedenen Arbeitsbedingungen durchgesetzt (BURKART et al. 1967).

b) Direkte Messung des Koronarflusses

Die *Fremdgasmethoden* beruhen auf dem Fick-Prinzip. Testsubstanzen sind inerte Gase wir Argon und Lachgas, welche rasch ins Gewebe diffundieren, nicht metabolisiert werden und nicht rezirkulieren. Der Patient atmet mit der Luft die Testsubstanz ein, während gleichzeitig der Gehalt simultan im arteriellen und koronarvenösen Blut gemessen wird. Eine weitere Möglichkeit ist die Injektion von in Flüssigkeit gelöstem Xenon^{133} direkt in eine Koronararterie mit anschließender Messung der präkordialen Aktivität mit einer Szintillationskamera. Ein Nachteil dieser Methode ist die relativ hohe Lipidlöslichkeit von Xenon, da damit die Auswaschung verzögert und die Perfusion unterschätzt wird.

Für die Beschreibung dieser Methoden verweisen wir auf die ausführliche Übersichtsarbeit von Klocke (KLOCKE 1976).

ROWE et al. (1964) geben als Normwerte für den Koronarfluß 70–90 ml/min/100 g Myokard an. Dabei kann eine Zunahme von mehr als 300% unter Belastung gemessen werden (KITAMURA et al. 1972). Bei repetitiver Messung ist mit einer Streuung von 10–20% der Werte zu rechnen (JORGENSEN et al. 1971). Schließlich werden Koronarflußmessungen direkt mit dem *elektromagnetischen Flowmeter* durchgeführt (GREENE et al. 1972). Diese Methode wird beim Menschen peroperativ zur Beurteilung des aortokoronaren Bypass verwendet. Es kann damit sowohl die Größe des zu versorgenden Myokardgebiets als auch die Qualität der angelegten Anastomose bestimmt werden.

c) Indirekte Methode zur Beurteilung der Koronarperfusion

Thallium-201 kann Kalium ersetzen und reichert sich deshalb rasch in normalfunktionierenden Myokardzellen an. Die Thalliumverteilung im Myokard hängt sowohl von der regionalen myokardialen Perfusion wie auch von der Funktionstüchtigkeit der Zelle ab. Es wird rasch und effektiv durch das Myokard aufgenommen; die first-pass-Extraktion beträgt 88%. Bei ungleichmäßiger Durchblutung oder bei nicht mehr funktionstüchtigem Myokard zeigen sich entsprechende Defekte, sog. kalte Flecke („cold spots“). Bei devitalisiertem Gewebe wird auch bei genügender Perfusion wegen eines Versagens der Na-K-Pumpe das Thallium nicht mehr aufgenommen. Diese fehlende Aufnahme wird als

Narbe bezeichnet. Ist schon in Ruhe die Koronarperfusion hochgradig eingeschränkt und der Fluß um mehr als 50% vermindert, so entsteht szintigraphisch das gleiche Bild, obwohl diese Durchblutungsstörung potentiell reversibel ist und somit der Ausdruck Narbe an sich zu Unrecht gebraucht wird. Da die koronare Durchblutung in Ruhe bis zu einer Lumeneinengung von 80% noch normal sein kann, wird zur besseren Erfassung von Ischämien der Belastungsversuch eingesetzt. Kommt es bei normaler Aktivitätsaufnahme in Ruhe zu einem regionalen Defekt unter Belastung, so besteht eine in Ruhe noch genügende, unter Belastung jedoch insuffiziente Sauerstoffperfusion. Wir sprechen in diesem Fall von einer regionalen Ischämie. Da bei der Interpretation der Thallium-Szintigramme immer ein Myokard-Areal im Vergleich zu einem anderen Abschnitt beurteilt wird, kann eine ausgeglichene szintigraphische Darstellung nicht nur einer normalen, sondern auch einer allseits gleichmäßig verminderten Myokardperfusion entsprechen (PFISTERER 1982).

III. Koronardurchblutung bei der Herzinsuffizienz

Mit Ausnahme der koronarherzkranken haben die meisten Patienten mit einer Herzinsuffizienz in Ruhe eine regional ausgeglichene koronare Durchblutung. Der Sauerstoffbedarf kann jedoch stark ansteigen. Gründe hierfür sind die vermehrte totale Muskelmasse bei Hypertrophie infolge Druckbelastung der linken Kammer, eine Erhöhung der systolischen Wandspannung und eine Erhöhung der Herzfrequenz in Ruhe. Alle diese Faktoren führen zu einer größeren Sauerstoffextraktion aus dem koronar arteriellen Blut und zu einem Anstieg des koronaren Flusses. Bei Patienten mit schwerer Herzinsuffizienz wurde ein Sauerstoffverbrauch des linken Ventrikels von 16% der totalen Sauerstoffaufnahme im Gegensatz zu 5% bei Normalpersonen gemessen (LEVINE u. WAGMANN 1962).

Die Sauerstoffextraktion durch das Gewebe ist nicht vollständig und hängt im wesentlichen von der Affinität des Sauerstoffs an das Hämoglobin ab. Diese Affinität wechselt mit Änderung der H-Ionen-Konzentration, der CO_2-Konzentration und der Anwesenheit von 2,3-Diphosphoglyzerat (2,3-DPG). Die Konzentration von 2,3-DPG in den Erythrozyten steigt bei Anämie, Hypoxie und Azidose an. Die dadurch bedingte Verlagerung der Sauerstoff-Dissoziationskurve nach rechts erleichtert bei gleichem PO_2 die Sauerstoffabgabe an das Gewebe.

Trotz Verschiebung der Dissoziationskurve und damit besserer Sauerstoffausschöpfung ist bei deutlich erhöhtem Sauerstoffbedarf des insuffizienten Herzens eine höhere Koronarperfusion notwendig. Dieser erhöhte koronare Fluß kann über die vorher geschilderte Autoregulation bei Patienten mit normalen Koronargefäßen ohne weiteres erbracht werden. Anders stellt sich die Situation bei Patienten mit koronarer Herzkrankheit dar. Hier ist das Vorhandensein oder Fehlen einer zusätzlichen Herzinsuffizienz häufig ein kritischer Faktor. Die Behebung der Herzinsuffizienz führt bei diesen Patienten nicht nur zur Besserung der geschilderten Symptomatik, sondern beeinflußt direkt die kritische Bilanz von Sauerstoffverbrauch und Sauerstoffbedarf. Im Kapitel über die koronare Herzkrankheit wird auf die regional verschiedene Perfusion, die Bedeutung von in Serie geschalteten Stenosen und die dadurch bedingten Änderungen des Koronarflusses eingegangen.

Literatur

Allan DG, Blinks JR (1978) Calcium transience in equarin injected frog cardiac muscle. Nature 273:509

Ashburn WL, Schelbert HR, Verba JW (1978) Left ventricular ejection fraction: a review of several radionuclide angiographic approaches using the scintillation camera. Prog Cardiovasc Dis 20:267

Åstrand I (1960) Aerobic work capacity in men and women with special reference to age. Acta Physiol Scand [Suppl 169] 49:11

Åstrand PO (1956) Human physical fitness with special reference to sex and age. Physiol Rev 36:307

Beller GA, Konroy J, Smith TW (1976) Ischemia-induced alterations in myocardial $(Na^{+}K^{+})$-ATPase and cardiac glycoside-binding. J Clin Invest 57:341

Berne RM (1964) Regulation of coronary blood flow. Physiol Rev 44:1

Berne RM (1980) The role of adenosine in the regulation of coronary blood flow (61 references). Circ Res 47:807

Bertel O, Bühler FR, Burkart F (1982) Clinical and hemodynamic improvement of congestive heart failure by long-term vasodilator therapy with postjunctional α_1-adrenoceptor blockade. J Cardiovasc Pharmacol 4:S181

Bianchi A (1904) Morfologia delle arteriae coronariae cordis. Arch Ital Anat Embriol 3:87

Blackburn H (1969) Measurements in exercise electrocardiography. Thomas, Springfield, pp 284–289

Brady AJ (1965) Time and displacement dependance of cardiac contractility: problems in defining the active state and force velocity relations. Fed Proc 24:1410

Braunwald E (1971) On the difference between the heart output and its contractile state. Circulation 43:171

Braunwald E (1980a) Heart disease. A textbook of cardiovascular medicine. Saunders, Philadelphia

Braunwald E (1980b) Heart disease. A textbook of cardiovascular medicine. Saunders, Philadelphia, pp 413–450

Braunwald E, Frahn CJ (1961) Studies on Starling's law of the heart. Circulation 24:633

Braunwald E, Ross J, Sonnenblick EH (1956) Mechanisms of contraction of the normal and failing heart. Little, Brown, Boston

Braunwald E, Ross J Jr, Sonnenblick EH (1976) Regulation of coronary blood flow. In: Braunwald E (ed) Mechanisms of contraction of the normal and failing heart, 3rd edn. Little, Brown, Boston, p 200

Bruce RA, Blackmon JR, Jones JW, Strait G (1963) Exercise testing in adult normal subjects and cardiac patients. Pediatrics 32:742

Bruce RA, Rowell LB, Blackmon JR, Doan AE (1965) Cardiovascular function tests. Heart Bull 14:9

Burkart F (1973) Der Belastungsversuch zur besseren Beurteilung der Hämodynamik verschiedener Herzkrankheiten. Huber, Bern Stuttgart Wien, S 17–18

Burkart F, Pfisterer M (1979) Bicycle ergometry during the first weeks after early mobilisation in 600 patients with myocardial infarction. In: König K (ed) Early mobilisation and testing after myocardial infarction. Council on Rehabilitation ISFC, München

Burkart F, Barold S, Sowton E (1967) Hemodynamic effects of repeated exercise. Am J Cardiol 20:509

Burri C, Müller W, Kuner E, Allgöwer M (1966) Methodik der Venendruckmessung. Schweiz Med Wochenschr 96:624

Carr KW, Engler RL, Forsythe JR, Johnson AD, Gosink B (1979) Measurement of left ventricular ejection fraction by mechanical cross-sectional echocardiography. Circulation 59:1196

Chamber BM, Sonnenblick EH, Stann JF, Pool PE (1967) Association of depressed myofibrillar adenosine triphosphatase and reduced contractility in experimental heart failure. Circ Res 21:717

Cooper R, Karlinger JS, O'Rourke RA, Peterson KL, Leopold G (1972a) Ultrasound determination of mean fibershortening rate in man. Am J Cardiol 29:257

Cooper R, O'Rourke RA, Karlinger JS, Peterson KL, Leopold G (1972b) Comparison of ultrasound and cineangiographic measurements of the mean rate of circumferential fiber shortening in man. Circulation 46:914
Cournand A, Ranges HA (1941) Catheterization of the right auricle in man. Proc Soc Exp Biol Med 46:462
Criteria Committee, New York Heart Association (1964) Diseases of the heart and blood vessels. Nomenclature and criteria for diagnosis, 6th edn. Little, Brown, Boston
d'Hemecourt A, Detar R (1978) Possible physiological basis for locally induced "spasm" of large coronary arteries. In: Maseri A, Klassen GA, Lesch M (eds) Primary and secondary angina pectoris. Proceedings International Symposium, June 15–17, 1976. Grune & Stratton, New York, p 177
Dodge HT (1974) Hemodynamic aspects of cardiac failure. In: Braunwald E (ed) The myocardium: Failure and infarction. HP Publishing, New York, pp 70–79
Dodge HT, Sandler H, Baxley WA, Hawley RR (1966) Usefulness and limitations of radiographic methods for determining left ventricular volume. Am J Cardiol 18:10
Driscol TE, Moir TW, Eckstein RW (1964) Vascular effects of changes in perfusion pressure in the nonischemic and ischemic heart. Circ Res [Suppl 1] 94:14
Ehrsam R, Perruchoud A, Oberholzer M, Burkart F, Herzog H (1983) The influence of age on pulmonary haemodynamics at rest and during supine exercise. Clin Sci 65:653–660
Estes EH Jr, Entman ML, Dixon HB, Hackel DB (1966) The vascular supply of the left ventricular wall: anatomic observations, plus a hypothesis regarding acute events in coronary artery disease. Am Heart J 71:58
Fabiato A, Fabiato F (1979) Calcium and cardiac excitation contraction coupling. Annu Rev Physiol 41:473
Falsetti HL, Mates RE, Greene DG, Bunnell IL (1971) Vmax as an index of contractile state in man. Circulation 43:467
Feigl EO (1967) Sympathetic control of the coronary circulation. Circ Res 20:262
Feigl EO (1969) Parasympathetic control of coronary blood flow in dogs. Circ Res 25:509
Fick A (1870) Ueber die Messung des Blutquantums in den Herzventrikeln. Sitzungsber Phys - Med Ges, Würzburg, S 16
Folland ED, Parisi AF, Moynihan PF, Jones DR, Feldman CL, Tow DE (1979) Assessment of left ventricular ejection fraction and volumes by real time, two-dimensional echocardiography. Circulation 60:760
Ford LE, Podolsky RJ (1970) Regenerative calcium release within muscle cells. Science 67:58
Forssmann W (1929) Die Sondierung des rechten Herzens. Klin Wochenschr 8:2085
Fortuin NJ, Hood WP Jr, Sherman ME (1971) Determination of left ventricular volumes by ultrasound. Circulation 44:575
Frank O (1895) Zur Dynamik des Herzmuskels. Z Biol 32:770
Frommer PL, Robinson BF, Braunwald E (1966) Paired electrical stimulation. A comparison of the effects on performance of the failing and non-failing heart. Am J Cardiol 18:638
Gellai M, Norton JM, Detar R (1973) Evidence for direct control of coronary vascular tone by oxygen. Circ Res 32:279
Gibson K (1973) ($Na^{+}K$)-ATPase in the myocardium. Acta Cardiologica [Suppl] XVII:41
Gordon AM, Hucksley AF, Julian FJ (1966) The variation in isometric tension with sarcomer length in vertebrate muscle fibers. J Physiol (London) 184:170
Graber JD, Conti CR, Lappe DL, Ross RS (1972) Effect of pacing induced tachycardia and myocardial ischemia on ventricular pressure-velocity relationships in man. Circulation 46:74
Graham TP, Jarmakani JM, Canent RV, Anderson PAW (1971) Evaluation of left ventricular contractile state in childhood. Circulation 44:1043
Greaser ML, Jamaguchi M, Brekke C, Potter J, Gergely J (1973) Troponin subunit and their interactions. Cold Spring Harbor Symp Quant Biol 37:235

Greene DG, Carlisle R, Grant C, Bunnell IL (1967) Estimation of left ventricular volume by one-plane cineangiography. Circulation 35:61
Greene DG, Klocke FJ, Schimert GL (1972) Evaluation of venous bypass grafts from aorta to coronary artery by inert gas desaturation and direct flowmeter techniques. J Clin Invest 51:191
Gregg DE (1974) The natural history of collateral development. Circ Res 35:335
Gregg DE, Fisher LC (1963) Blood supply to the heart. In: Hamilton WF, Dow P (eds) Handbook of physiology, section 2: Circulation, vol 2. American Physiological Society, Washington DC, p 1517
Grossman W (1980) Cardiac catheterization and angiography, 2nd edn. Lea & Febiger, Philadelphia
Grüntzig A, Pyle R, Boebel N, Schlumpf M (1980) The fate of collaterals after percutaneous transluminal coronary angioplasty (abstract). Circulation [Suppl] III:161
Gurtner HP, Walser P, Fässler B (1975) Normal values for pulmonary hemodynamics at rest and during exercise in man. In: Prog Resp Res, vol 9. Karger, Basel, pp 295–315
Guyton A (1975) Textbook of medical physiology. Saunders, Philadelphia, pp 295–299
Hamilton FN, Feigl EO (1976) Coronary vascular sympathetic beta-receptor innervation. Am J Physiol 230:1569
Hegglin R, Rutishauser W, Kaufmann G, Lüthy E, Scheu H (1962) Kreislaufdiagnostik mit der Farbstoffverdünnungsmethode. Thieme, Stuttgart
Hicks MJ, Shigekawa M, Katz AM (1979) Mechanism by which cyclic adenosin-3′5′-monophosphate-dependent protein kinase stimulates calcium transport in cardiac sarcoplasmatic reticulum. Circ Res 44:384
Hoffman BF, Bindler E, Suckling AE (1956) Postextrasystolic potention of contraction in cardiac muscle. Am J Physiol 85:95
Hugenholtz PG, Ellison RC, Urschel CW, Mirsky I, Sonnenblick EH (1970) Myocardial force-velocity relationships in clinical heart disease. Circulation 41:191
Hurst JW (1982) The heart, 5th edn. McGraw-Hill, New York, p 93
Jamaguchi EN, Champlain J, Nadeau R (1975) Correlation between the response of the heart to symapthetic stimulation and the release of endogenous catecholamines into the coronary sinus of the dog. Circ Res 36:662
Jorgensen CR, Kitamura K, Gobel FL (1971) Longterm precision of the N_2O method for coronary flow during heavy upright exercise. J Appl Physiol 30:338
Just H (1976) Herzkatheterdiagnostik. Mannheimer Morgen, Mannheim
Katz AM (1970) Contractile proteins of the heart. Physiol Rev 50:63
Kennedy JW, Baxley WA, Figley MM, Dodge HT, Blackmon JR (1966) Quantitative angiocardiography I. The normal left ventricle in man. Circulation 34:272
Kirk ES, Honig CR (1964) Non-uniform distribution of blood flow and gradients of oxygen tension within the heart. Am J Physiol 207:661
Kitamura K, Jorgensen CR, Gobel FL (1972) Hemodynamic correlates of myocardial oxygen consumption during upright exercise. J Appl Physiol 32:516
Klocke FJ (1976) Coronary blood flow in man. Prog Cardiovasc Dis XIX/2:117–166
Klocke FJ, Braunwald E, Ross J Jr (1966) Oxygen cost of electrical activation of the heart. Circ Res 18:357
Knapp WH, Lorenz A, van Kaick G, Brinhus HB (1975) Herzdiagnostik mit Hilfe der M-Mode-Echokardiographie: Fortlaufende Registrierung transversaler linksventrikulärer innerer Durchmesser. I. Messung bei herzgesunden Personen. Z Kardiol 64:1095
Knapp WH, Ulmer H, Tillmanns H (1976) Herzdiagnostik mit Hilfe der M-Mode-Echographie: Fortlaufende Registrierung transversaler linksventrikulärer innerer Durchmesser. II. Messung an Patienten mit Myokardinsuffizienz ohne Berücksichtigung ischämischer Herzerkrankungen. Z Kardiol 65:997
König K, Messin R (1970) Methods of evaluation of the physical activity. Acta Cardiol [Suppl] 14:30
Krayenbühl HP (1969) Die Dynamik und Kontraktilität des linken Ventrikels. Karger, Basel New York

Krayenbühl HP, Rutishauser W, Wirz P, Amende I, Mehmel H (1973) High-fidelity left ventricular pressure measurements for the assessment of cardiac contractility in man. Am J Cardiol 31:415
Krayenbühl HP, Hess OM, Turina J (1978) Assessment of left ventricular function. Cardiovasc Med 3:883
Kreulen Th, Bove AA, McDonough MT, Sands MJ, Spann JF (1975) The evaluation of left ventricular function in man. A comparison of methods. Circulation 51:677
Levine HJ, Wagmann RJ (1962) Energetics of the human heart. Am J Cardiol 9:372
Levine HJ, McIntyre KM, Lipana JG, Bing OHL (1970) Forcevelocity relations in failing and nonfailing hearts of subjects with aortic stenosis. Am J Med Sci 259:79
Lewis RP (1975) Diagnostic value of systolic time intervals in man. Cardiovasc Clin 6:245
Limon-Lason R, Bouchard A (1950) El cateterismo intracardico: Cateterisation de las caridades izquierdas en el hombre. Arch Inst Cardiol Mex 21:271
Linden RJ, Mitchell JH (1960) Relationship between left ventricular diastolic pressure and myocardial segment length and observations on contribution of atrial systole. Circ Res 8:1092
Linhart JW, Mintz GS, Segal BL, Kawai N, Kotler MN (1975) Left ventricular volume measurements by echocardiography: Fact or fiction? Am J Cardiol 36:114
Lörtscher R, Emmenegger H, Burkart F, Schmitt H (1981) Reproduzierbarkeit von linksventrikulären Volumenbestimmungen mit dem semiautomatischen Komputersystem (abstract). Schweiz Med Wochenschr 111:1024
MacGregor DC, Covell JW, Mahler F, Dilley RB, Ross J Jr (1974) Relations between after-load, stroke volume and the discending limb of Starling's curve. Am J Physiol 227:884
Marshall RJ, Shepherd JT (1968) Cardiac function in health and disease. Saunders, Philadelphia London Toronto
Mason DT (1969) Usefulness and limitations of the rate of rise of intraventricular pressure (dp/dt) in the evaluation of myocardial contractility in man. Am J Cardiol 23:516
Mason DT, Spann JF Jr, Zelis R, Amsterdam EA (1970a) Alterations of hemodynamics and myocardial mechanics in patients with congestive heart failure: Pathophysiologic mechanisms and assessment of cardiac function and ventricular contractility. Prog Cardiovasc Dis XII/6:507
Mason DT, Spann JF Jr, Zelis R (1970b) Quantification of the contractile state of the intact human heart. Am J Cardiol 26:248
Mason DT, Spann JF Jr, Zelis R, Amsterdam EA (1971a) Comparison of the contractile state of the normal, hypertrophied, and failing heart in man. In: Alpert N (ed) Cardiac hypertrophy. Academic Press, New York
Mason DT, Braunwald E, Covell JW, Sonnenblick EH, Ross J Jr (1971b) Assessment of cardiac contractility. The relation between the rate of pressure rise and ventricular pressure during isovolumic systole. Circulation 44:47
Maughan DW, Low ES, Alpert NR (1978) Isometric force development, isotonic shortening and elasticity measurements from calcium activated muscle of the guinea pig. J Gen Physiol 71:431
Mendel D (1968) A practice of cardiac catheterisation. Blackwell, Oxford
Moir TW (1972) Subendocardial distribution of coronary blood flow and the effect of antianginal drugs. Circ Res 30:621
Monroe RG, Gamble WJ, Lafarge CG, Cumar AE, Manasek FJ (1970) Left ventricular performance at high end-diastolic pressures in isolated perfused dog hearts. Circ Res 26:85
Mosher P, Ross J Jr, McFate PA, Shaw RF (1964) Control of coronary blood flow by an autoregulatory mechanism. Circ Res 14:250
Nayler WG (1980) Calcium antagonists. Eur Heart J 1:225
Needleman P, Kaley G (1978) Cardiac and coronary prostaglandin synthesis and function. N Engl J Med 298:1122
Opie LH (1976) Effects of regional ischemia and metabolism of glucose and fatty acids:

relative rates of aerobic and anaerobic energy production during myocardial infarction and comparison with effects of anoxia. Circ Res 38:52
Page E, Polimeni PI, Zak R, Early J, Johnson M (1972) Myofibrillar mass in rats and rabbit heart muscle. Circ Res 30:430
Parmley WW (1975) Measurements of contractility during acute myocardial infarction and other stress. (abstract). International Symposium of the European Society of Cardiology, Geneva, October 15–17
Parmley WW, Tomoda H, Forrester JS, Swan HJC (1974) Dissociation of pump performance and contractility in patients with acute myocardial infarction. Clin Res 22:111
Peterson KL, Skloven D, Ludbrook P, Uther JB, Ross J Jr (1974) Comparison of isovolumic and ejection phase indices of myocardial performance in man. Circulation 49:1088
Pfisterer M, Burkart F (1975) Test zur Bestimmung der körperlichen Leistungsfähigkeit drei Wochen nach Myokardinfarkt. Z Kardiol 64:1143
Pfisterer M, Ricci D, Schuler G, Swanson S, Gordon D, Peterson K, Ashburn W (1979) Validity of left ventricular ejection fractions measured at rest and peak exercise by equilibrium radionuclide angiography using short acquisition times. J Nucl Med 20:484
Pfisterer M (1982) Nuklearmedizinische Herzdiagnostik. Springer, Berlin Heidelberg New York, S 40ff
Rackley CE (1976) Quantitative evaluation of left ventricular function by radiographic techniques. Circulation 54:862
Randall WC (1977) Neuronal regulation of the heart. Oxford University Press, New York, p 440
Rankin JS, McHale PA, Arentzen CE, Ling D, Greenfield JC Jr, Anderson RW (1976) The three-dimensional dynamic geometry of the left ventricle in the conscious dog. Circ Res 39:304
Riecker G (1982) Klinische Kardiologie. Springer, Berlin Heidelberg New York, S 73–77
Robinson S (1938) Experimental studies of physical fitness in relation to age. Arbeitsphysiologie 10:251
Ross J Jr, Braunwald E (1964) The study of left ventricular function in man by increasing resistance to ventricular ejection with angiotensin. Circulation 29:739
Rowe GG, Castillo CA, Afonso S (1964) Coronary flow measured by the nitrous-oxide method. Am Heart J 67:457
Rubio R, Berne RM (1969) Release of adenosine by the normal myocardium and its relationship to the regulation of coronary resistance. Circ Res 25:407
Rubio R, Berne RM (1975) Regulation of coronary blood flow. Prog Cardiovasc Dis 18/2:105
Sandler H, Alderman E (1974) Determination of left ventricular size and shape. Circ Res 34:1
Sarnoff SJ, Braunwald E, Welch GH, Case RB, Stainsby WN, Macruz R (1958) Hemodynamic determinants of oxygen consumption of the heart with special reference to the tension-time index. Am J Physiol 192:148
Schaper W, Flameng W, Winkler B, Wüsten B, Türschmann W, Neugebauer G, Carl M (1976) Quantification of collateral resistance in acute and chronic experimental coronary occlusion in the dog. Circ Res 39:371
Schelbert HR, Verba JW, Johnson AD, Brock GW, Alazrakin P, Rose FJ, Ashburn WL (1975) Nontraumatic determination of left ventricular ejection fraction by radionuclide angiocardiography. Circulation 51:902
Schiller NB, Acquatella H, Ports TA, Drew D, Goerke J, Ringertz H, Silverman NH, Brundage B, Botvinick EH, Boswell R, Carlsson E, Parmley WW (1979) Left ventricular volume from paired biplane two-dimensional echocardiography. Circulation 60:547
Schlesinger MJ (1940) Relation of anatomic pattern to pathologic conditions of the coronary arteries. Arch Pathol 30:403
Schwartz A (1974) Active transport in the mammalian myocardium. In: Langer GA, Brady AJ (eds) The mammalian myocardium. Wiley, New York, pp 81–104

Schweizer W, Bucher R, Widmer L (1967) Ueber das Elektrokardiogramm während und nach körperlicher Arbeit bei 1300 berufstätigen Männern. Basler Studie II. Schweiz Med Wochenschr 97:105
Simon H, Krayenbühl HP, Rutishauser W, Preter BO (1970) The contractile state of the hypertrophied left ventricular myocardium in aortic stenosis. Am Heart J 79:587
Sommer JR, Waugh RA (1976) The ultrastructure of the mammalian cardiac muscle cell with special emphasis on the tubular membrane system. Am J Pathol 82:192
Sones FM Jr, Shirey EK, Proudfit WL, Westcott RN (1959) Cine coronary arteriography. Circulation 20:773
Sonnenblick EH (1962) Force velocity relations in mammalian heart muscle. Am J Physiol 202:931
Sonnenblick EH (1964) Series elastic and contractile elements in heart muscle: changes in muscle length. Am J Physiol 207:1330
Sonnenblick EH, Ross J Jr, Covell JW, Kaiser GA, Braunwald E (1965) Velocity of contraction as a determinant of myocardial oxygen consumption. Am J Physiol 209:919
Spalteholtz W (1924) Die Arterien der Herzwand. Hirzel, Stuttgart
Starling EH (1918) The Linacre lecture on the law of the heart. Longmans Green, London
Stefan G, Most E (1981) Echocardiographie. Thieme, Stuttgart New York
Swan HJC, Ganz W, Forrester J, Marcus H, Diamond G, Chouette D (1970) Catheterization of the heart in man with the use of a flow-directed balloon-tipped catheter. N Engl J Med 283:447
Taylor HL, Tiede K (1952) A comparison of the estimation of the basal cardiac output from a linear formula and the "cardiac index". J Clin Invest 31:209
Teichholz LE, Kreulen T, Herman AV (1976) Problems in echocardiographic-angiographic correlations in the presence or absence of asynergy. Am J Cardiol 37:7
Vibert PJ, Haselgrove JC, Lowry J, Roulsen RF (1972) Structure changes in actine containing filaments of muscle. J Mol Biol 71:757
Wearn JT (1940) Morphological and functional alteration of the coronary circulation. Harvey Lect 35:243
Weber A, Mary JM (1973) Molecular control mechanisms in muscle contraction. Physiol Rev 53:612
Weber KT, Janicki JS (1978) Muscle pump function of the intact heart. In: Fischman AP (ed) Heart failure. Hemisphere, Washington DC, pp 29–42
Weissler AM (1977) Current concepts in cardiology: Systolic time intervals. N Engl J Med 296:321
Weissler AM, Harris WS, Schoenfeld CD (1969) Bedside technics for the evaluation of ventricular function in man. Am J Cardiol 23:577
Zimmermann HA, Scott RW, Becker ND (1950) Catheterization of the left side of the heart in man. Circulation 1:357

Echokardiographische Befunde bei der chronischen Herzinsuffizienz

G. AUTENRIETH

Mit 17 Abbildungen

A. Einleitung

Unter Herzinsuffizienz ist ganz allgemein eine abnorme Pumpfunktion des Herzens mit daraus resultierender Minderperfusion anderer Organe zu verstehen. Dabei manifestiert sich die Herzinsuffizienz im Beschwerdebild und klinischen Befundmuster meist deutlicher an diesen Organen als am Herzen selbst (SCHWIEGK u. RIECKER 1960). In diesem Zusammenhang ist daran zu erinnern, daß ja auch die erhöhte arteriovenöse Sauerstoffdifferenz das einzige gemeinsame und meßbare Kriterium aller Formen der Herzinsuffizienz darstellt (HIKKAM u. CARGILL 1948; EICHNA et al. 1953), was besonders unter Belastungsbedingungen zu tage tritt. Am Herzen selbst gibt es *keinen* einzelnen allgemein verbindlichen Befund für das Syndrom Herzinsuffizienz.

Einzelne invasiv gemessene Größen der myokardialen Mechanik oder der Pumpfunktion können bei Herzinsuffizienz unterschiedlich gerichtete Veränderungen erfahren, wie es besonders sinnfällig an der divergenten Veränderung des Herzminutenvolumens bei „low output failure“ und „high output failure“ evident wird. Die invasive Messung hämodynamischer und muskelmechanischer Parameter gestattet aber durch ihr Befund-*Muster* eine *ätiologisch* differenzierte Beurteilung der Faktoren, die einer Herzinsuffizienz zugrunde liegen. Leider unterbinden Belastung der Patienten und methodischer Aufwand, die zur Gewinnung dieser Meßwerte nötig sind, ihre Erfassung in der klinischen Routine. Schon in den dreißiger Jahren wurde daher angestrebt, über unblutige, also nicht invasive Methoden wie Analyse von EKG, Herzschall und Pulskurven zu Aussagen zu gelangen, welche eine Abschätzung myokardialer Funktionsgrößen gestatten sollten (BROEMSER u. RANKE 1930; WEZLER u. BÖGER 1939). Erst die Bemühungen um die klinische Anwendung solcher extern abgeleiteten Funktionsgrößen in neuerer Zeit haben den sog. systolischen Zeitintervallen zur korrelativen Abschätzung des Schlagvolumenindex (WEISSLER et al. 1969) oder der Auswurffraktion des linken Ventrikels (GARRARD et al. 1980) klinische Beachtung verschafft. Allerdings können Veränderungen der Kreislaufperipherie die kardialen Effekte stark modifizieren, ohne daß dies aus den Ergebnissen erkannt werden könnte. So gleicht die nicht quantifizierbare Erhöhung des Sympathikus-Tonus beim Myokardinfarkt die Auswirkung der infarktbedingten Funktionsminderung häufig aus (ENGELHARDT u. POSSINGER 1980).

Ein methodisch völlig neuartiger Zugang zur nicht invasiven Untersuchung des Herzens wurde durch die von EDLER und HERTZ 1954 eingeführte Ultra-

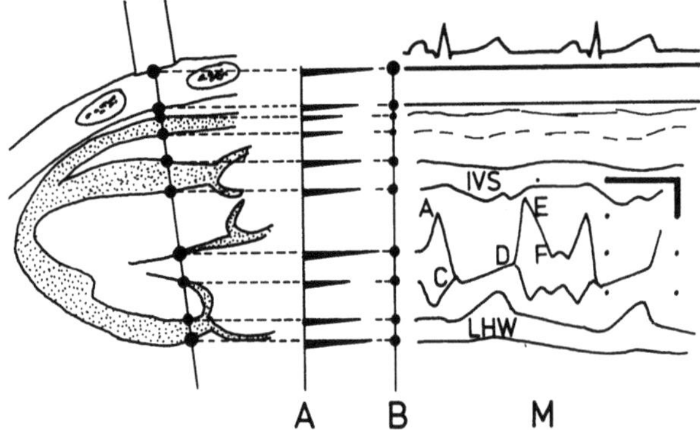

Abb. 1. Entstehung der M-Mode-Darstellung der Ultraschalluntersuchung des Herzens. Links im Schema sind die Reflexionspunkte eines Ultraschallstrahls im Herzen als Punkte gekennzeichnet. Die Echostärke kann als Amplitude des Signals wiedergegeben werden (Amplitude, „A-Mode“) oder als Helligkeit (Brightness, „B-Mode“). Die Bewegung der Echos (Motion, „M-Mode“) läßt sich als Darstellung der B-Mode-Punkte in ihrem zeitlichen Verlauf wiedergeben. *A*, *B*, *M* A-, B-, M-Mode; *IVS* interventrikuläres Septum; *LHW* linke Hinterwand; *A*, *C*, *D*, *E*, *F* am Mitral-Echogramm: markante Punkte der Bewegung; Abstände der Eichpunkte: horizontal 0,5 s, vertikal 1,0 cm

schall-Echokardiographie ermöglicht. Diesen Autoren gelang es, anatomische Position und Bewegung von Herzklappen und -wänden nach dem Prinzip der Echo-Ortung meßbar und „sichtbar“ zu machen. Die Laufzeit sehr kurzer Schallimpulse von der Aussendung bis zum Eintreffen des Echos wird dabei über ein Oszilloskop als räumliche Entfernung zwischen reflektierender Grenzfläche und Sendekristall dargestellt.

Wird ein Schallkopf mit fixierter Abstrahlrichtung verwendet, dann beträgt die Repetitionsfrequenz der Einzelimpulse bzw. Echos 1000/s, was zu hoher Echodichte und scharfer Darstellung der Grenzflächen und einer hohen zeitlichen Auflösung bei der Verfolgung von Bewegungen führt. Dieses Verfahren analysiert die Bewegung angeloteter Strukturen als Zeit-Abstands-Diagramm, wobei Bewegungslinien entstehen, die für die jeweiligen Strukturen (Klappen oder Wände) und ihren Funktionszustand charakteristisch sind. Wegen seiner hervorstechenden Fähigkeit der Bewegungsanalyse wird das Verfahren als „M-Mode-Technik“ bezeichnet (M von englisch „motion“), wie Abb. 1 schematisch verdeutlicht. Alternative Bezeichnungen für M-Mode sind Time-Motion-Verfahren (TM-Verfahren) oder eindimensionale Echokardiographie (1-D-E). Die Domäne dieser Technik liegt in der Exaktheit und Einfachheit der quantitativen Messung von Dimensionen und Bewegungen. Sie ist jedoch in der Exploration des Herzens regional limitiert, da sie im wesentlichen nur von parasternal her durchgeführt werden kann und nur Herzanteile erreicht, die in einem von dort ausgehenden Kegel anterior-posteriorer Strahlrichtungen liegen. Die Region der Herzspitze bleibt dabei meist unerreichbar. Die Anlotung vom Epigastrium her ist häufig möglich, in speziellen Fällen unentbehrlich, zur Funktionsbeurteilung des linken Ventrikels seltener ergiebig.

Wird dagegen mit einem Schallstrahl untersucht, der in möglichst schneller Folge durch eine sektorförmige Untersuchungsebene geschwenkt wird, dann

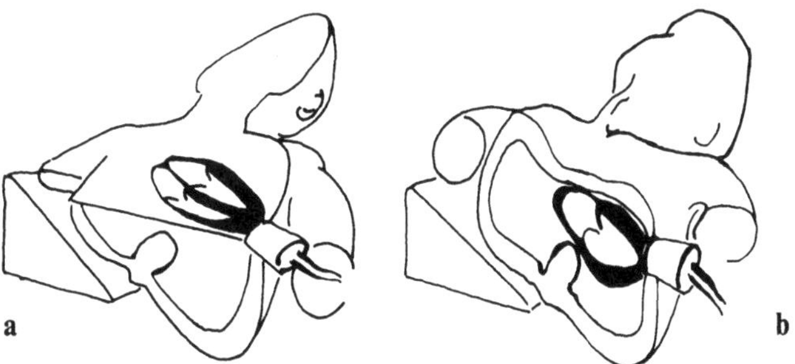

Abb. 2a, b. Apikale Darstellung des Herzens in der 2-D-E. **a** Vier-Kammer-Blick; **b** Zwei-Kammer-Blick

können die einzelnen punktförmigen Echosignale (entsprechend der Entstehungsweise des B-Mode in Abb. 1) zu Schnittbildern des Herzens zusammengesetzt werden. Die Repetitionsfrequenz des Bildaufbaus beträgt dann 25–30 Bilder pro Sekunde. Diese gebräuchlichste Form der zweidimensionalen Echokardiographie (2-D-E) wird als Sektor-Scan-Verfahren bezeichnet. Die Domäne dieser Technik liegt in einer nahezu kompletten Darstellung des Herzens in vielen Schnittebenen (Längs- und Querachsen) mit dem bedeutenden Gewinn der „Apexblicke", die aus der Region des Spitzenstoßes gewonnen werden können (Abb. 2). Dem immensen Zuwachs an räumlicher Information im Vergleich zur M-Mode-Echokardiographie steht eine Abnahme von Schärfe der Grenzflächen-Definition, von zeitlicher Auflösung und der Sicherheit der Bewegungsanalyse gegenüber. Zudem ist die Ausmessung zweidimensionaler Figuren komplexer und zeitaufwendig. Eine vollständige hämodynamische Beschreibung der Herzfunktion erfordert die Kenntnis der Absolutwerte und zeitlichen Änderungen von Volumina, Druckwerten und Flußgrößen. Ein Verfahren, das nur Struktur, Dimensionen und Bewegungen des Herzens erfassen kann, erlaubt nur in dem Maße Aussagen über Funktionsstörungen, als diese sich in abnormen Werten der erfaßbaren Qualitäten niederschlagen. Da Bau und Bewegung einen integralen Bestandteil der hämodynamischen Herzfunktion darstellen, erlaubt ihre Analyse eine Reihe wichtiger Aussagen über Störungen der Pumpfunktion des Herzens. Zwischen dem pathophysiologischen und klinischen Begriff der Herzinsuffizienz und den verschiedenen echokardiographisch darstellbaren Bewegungs- und Strukturänderungen des Herzens besteht allerdings nur eine lokkere Assoziation, was bereits im Thema dieses Beitrags mit der Formulierung „echokardiographische Befunde *bei* Herzinsuffizienz" ausgedeutet ist. Unabhängig von verwendeten Untersuchungsverfahren ist die Beziehung zwischen dem klinischen Grad der Herzinsuffizienz (eingeteilt in die Grade I bis IV nach der New York Heart Association 1949) und den objektivierenden Untersuchungsergebnissen sogar im Bereich der höheren Schweregrade sehr unscharf (Franciosa et al. 1981). Dies liegt zu einem wesentlichen Teil daran, daß technische Untersuchungen aus methodischen Gründen gewöhnlich in Ruhe vorgenommen werden, während sich die Symptome der leichten bis mittleren Herzinsuffizienz definitionsgemäß erst unter körperlicher Belastung einstellen. In klinisch relevantem Ausmaß wird jedoch die ergometrische Belastung nur zusammen mit dem EKG und in neuerer Zeit mit der szintigraphischen Untersuchung durchgeführt.

Für die echokardiographische Untersuchung scheidet die körperliche Belastung von Patienten mit Herzerkrankungen trotz mehrfacher Ansätze aus (WANN et al. 1979; CAHILL et al. 1979; MASON et al. 1979), weil eine stabile Lage von Patient von Schallkopf sowie eine möglichst ruhige und kontrollierbare Atmung unabdingbare Voraussetzung für qualitativ ausreichende Registrierungen darstellen. Aus diesen Gründen wurde von unserer eigenen Arbeitsgruppe ein pharmakologisch-isometrisches Belastungsverfahren entwickelt. Dabei sorgt die kontinuierliche Infusion von Angiotensin II in stufenweise ansteigender Dosierung (900 und 2000 ng/min) für eine Erhöhung des Blutdrucks und damit der linksventrikulären Nachlast. Jeweils nach Stabilisierung des minütlich kontrollierten Blutdrucks wird die Infusionsmenge gesteigert und als dritte Stufe wird zusätzlich vom Patienten isometrischer Faustschluß mit 50% der maximalen individuellen Kapazität ausgeführt (AUTENRIETH 1977b). Mit diesem Vorgehen war bei Normalpersonen eine signifikante Verminderung der echokardiographischen Funktionsparameter erreichbar, die bei Patienten mit koronarer Herzerkrankung wiederum signifikant deutlicher ausgeprägt war und zu regional begrenzten Änderungen der Wandmotilität führte.

Ein weiterführender Schritt liegt in der Einbeziehung des arteriellen Blutdrucks in die Beurteilung der linksventrikulären Funktionsreserve. Dabei kann entweder die ventrikuläre Wandspannung (RATSHIN et al. 1974) oder Änderung des endsystolischen Verhältnisses von Druck und Dimension bei steigender Nachlast untersucht werden (BOROW et al. 1982). So konnten wir selbst nachweisen, daß bei Hypertonikern ohne Herzinsuffizienz mit steigender Nachlast eine statistisch signifikant verminderte Kontraktionsreserve besteht (AUTENRIETH et al. 1979), während BOROW et al. eine verminderte Funktionsreserve bei Patienten mit länger bestehender Thalassaemia major nachwiesen.

B. Echokardiographische Kriterien der verminderten kardialen Funktion

I. Linker Ventrikel

Die häufigsten Ursachen einer Herzinsuffizienz liegen im Bereich des linken Ventrikels, wobei wiederum das Auftreten von Symptomen einer Herzinsuffizienz bei den meisten Grunderkrankungen auf einer Funktionsminderung des Myokards beruht. Aus diesem Grund sollen zunächst die echokardiographischen Funktionsparameter des linken Ventrikels und ihre Veränderungen bei eingeschränkter Funktion dargestellt werden. Die Darstellung angeborener oder erworbener Vitien per se muß dabei aus Platzgründen unterbleiben.

Ventrikuläre Funktionsparameter können entweder von den Ventrikelwänden selbst und ihren Bewegungen abgeleitet werden („direkte“ Funktionswerte) oder sie lassen sich indirekt aus Besonderheiten der Klappenbewegung erschließen („indirekte“ Funktionswerte) oder sie können aus einer kombinierten Be-

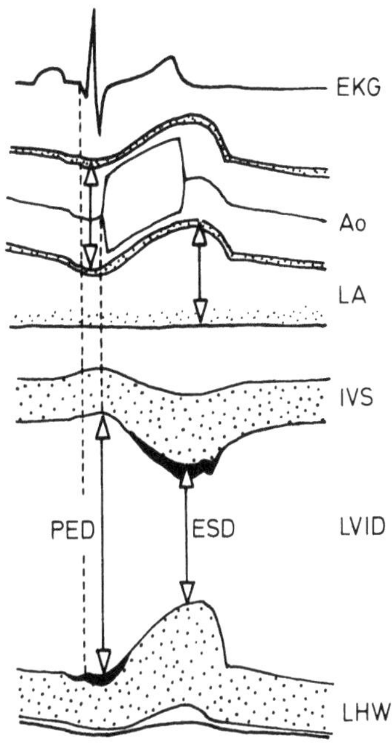

Abb. 3. Schema der simultanen Darstellung von Herzbasis mit Aorta (*Ao*) und linkem Atrium (*LA*) oben sowie dem linken Ventrikel zwischen interventrikulärem Septum (*IVS*) und linker Hinterwand (*LHW*). In der Aorta liegen die Echos der Klappentaschen, die sich systolisch (während QRS-T des EKG) öffnen, d.h. den Aortenwänden anlagern. Die Meßpfeile geben die Zeitpunkte und Endpunkte der Messungen an (*PED* Präejektionsdurchmesser; *ESD* endsystolischer Durchmesser; *LVID* linksventrikuläre Innendurchmesser). Die Meßpfeile reichen jeweils von der Vorderkante einer Echolinie zur Vorderkante der anderen Echolinie. Die gestrichelte Linie markiert den Beginn der elektrischen Systole

trachtung von Wand- und Klappenbewegungen gewonnen werden („komplexe" Funktionswerte).

1. Beurteilung der Ventrikelwände

(Direkte echokardiographische Parameter der linksventrikulären Funktion)

a) Methodik, Meßwerte, Methodenkritik

α) M-Mode-Echokardiographie

Die Gewinnung wichtiger Meßwerte ist schematisch in Abb. 3 dargestellt. Dieses Schema entspricht einem „dualen" Echokardiogramm, das die Herzbasis mit Aorta und linkem Vorhof (obere Hälfte des Schemas) simultan mit dem linken Ventrikel (untere Hälfte des Schemas) darstellt, wie dies technisch mit modernen Geräten tatsächlich möglich ist.

Wichtigste Dimensionen des linken Ventrikels sind größter (diastolischer) und kleinster (systolischer) Durchmesser. Nach Empfehlung der American Society of Echocardiography wird der diastolische Durchmesser zum Zeitpunkt des Erregungsbeginns im EKG gemessen (Sahn et al. 1978). Bei der üblichen Verwendung einer einzelnen EKG-Ableitung repräsentiert dieser Punkt nicht einmal den Beginn der Erregungsausbreitung eindeutig und noch weniger den Beginn der Ventrikelkontraktion. Eine sinnvolle Alternative stellt der Prä-Ejektionsdurchmesser dar (Abb. 3), von dem aus die systolische Durchmesserverkürzung bei der Kontraktion beginnt. Er markiert den Beginn der Austreibungszeit und fällt mit dem Öffnungszeitpunkt der Aortenklappe zusammen. Er ist aus dem Echogramm ohne zusätzliche Parameter bestimmbar und bildet den lo-

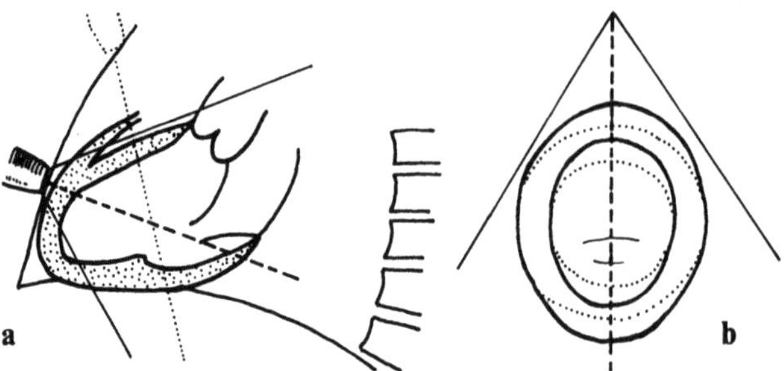

Abb. 4a, b. Verzerrung des Ventrikelquerschnittes durch schräge Anschallung. **a** Der sehr flach dem Zwerchfell aufliegende linke Ventrikel wird schräg (*gestrichelter Strahl*) und nicht ideal quer (*gepunkteter Strahl*) angelotet. **b** Dadurch entsteht im Schnittbild der kurzen Achse ein aufrecht bestehendes Oval statt des korrekten runden Querschnitts (*gepunktet*)

gischen Ausgangspunkt zur Bestimmung der prozentualen Durchmesserverkürzung und deren Geschwindigkeit. Das Ende der Durchmesserverkürzung markiert der endsystolische Durchmesser (ESD, Abb. 3), der zum Zeitpunkt des Tiefpunkts der Septumbewegung gemessen wird. Diese beiden Durchmesser stellen die Ausgangswerte zur Bestimmung der wichtigsten direkten Parameter der Ventrikelfunktion dar. Für Erwachsene liegen die Normalwerte für den größten diastolischen Durchmesser zwischen 35 und 57 mm, bei Umrechnung auf die Körperoberfläche zwischen 19 und 32 mm/m^2 (FEIGENBAUM 1981).

Die sicherste Verifizierung einer korrekten Ausrichtung des Schallstrahls zur Messung der linksventrikulären Durchmesser läßt sich durch gleichzeitige Betrachtung des zweidimensionalen Querschnitts in der kurzen Achse erreichen, wobei ein kreisrundes Querschnittsbild und ein im größten Durchmesser liegender Untersuchungsstrahl die korrekte Anlotung des linken Ventrikels anzeigen. Abbildung 4 soll schematisch verdeutlichen, wie die von zu weit apikal erfolgende Anschallung eines horizontal liegenden Herzens zu einer ovalen Querschnittsform des Ventrikels und zu einem falsch-großen Ventrikeldurchmesser führen kann.

Die echographischen Durchmesser des Ventrikels weisen eine enge Korrelation zu angiographischen Durchmessern (LUNDSTROM u. MORTENSSON 1974) auf und wurden vielfach zur Abschätzung des Volumens herangezogen. Die einfachste Volumenformel erhebt lediglich den echokardiographischen Durchmeser in die 3. Potenz, womit für die Korrelation zum enddiastolischen Ventrikelvolumen ein linearer Korrelationskoeffizient von r = 0,89 gefunden wurde (FEIGENBAUM et al. 1972). Die entsprechenden Korrelationen zu enddiastolischem Volumen und Schlagvolumen sind meist weniger eng. KRONIK et al. führten 1979b eine vergleichende Untersuchung über die Treffsicherheit verschiedener Formeln zur Abschätzung des Schlagvolumens im Vergleich zur invasiven Bestimmung durch. Die engsten Korrelationskoeffizienten ermittelten sie für die Volumenformeln nach TEICHHOLZ et al. (r = 0,86) und FORTUIN et al. (r = 0,84); diese Übereinstimmung gilt nur für Ventrikel mit symmetrischer oder nur minimal asynerger Kontraktion. Die echokardiographischen Volumenformeln lauten:

$$V = \frac{7}{2.4 + D} D^3 \quad \text{(TEICHHOLZ et al. 1976),} \qquad (1)$$

$V_d = 59\ D_d - 153$ (FORTUIN et al. 1971), (2)

$V_s = 47\ D_s - 120$ (FORTUIN et al. 1971), (3)

(dabei bedeuten V = Volumen, D = Durchmesser, s = systolisch, d = diastolisch. Die Meßwerte sind in cm einzusetzen.)

Grundsätzlich ist jedoch davon auszugehen, daß die M-Mode-Echokardiographie nur eine Methode zur Bestimmung von Durchmessern ist und daß im Einzelfall mit dieser Technik keine Möglichkeit besteht zu überprüfen, ob die dazu nötigen Voraussetzungen gegeben sind (normale Form und homogene Kontraktion des Ventrikels).

Der praktisch wichtigste aus den Durchmessern abgeleitete Funktionsparameter des linken Ventrikels ist die *systolische Durchmesserverkürzung*. Sie wird in Prozent des größten systolischen Durchmessers angegeben, indem ihr Absolutwert PED – ESD auf den PED bezogen und als Prozentzahl angegeben wird:

$$\frac{PED - ESD}{PED} \times 100.$$

Prinzipiell gibt dieser Wert lediglich die Verkürzung des Durchmessers entlang dem explorierenden Schallstrahl an, ist also ein regionaler Funktionsparameter. Unter Voraussetzung einer homogenen Kontraktion kann er jedoch als ein lineares Äquivalent der Austreibungsfraktion angesehen werden. Als unterer Normwert sind 30% anzusehen. Häufig werden auch die Bezeichnung Verkürzungsfraktion oder die Abkürzung FS für „fractional shortening“ verwandt.

Neben dem Ausmaß gibt auch die Geschwindigkeit der Ventrikelkontraktion Hinweise auf die systolische Ventrikelfunktion, wie dies erstmals von KARLINER et al. 1971 als mittlere Geschwindigkeit der Umfangsverkürzung beschrieben wurde. Das M-Mode-Echogramm des linken Ventrikels liefert die gleiche Information aus der Verkürzung des Innendurchmessers und der dafür benötigten Zeit:

$$\frac{PED - ESD}{PED \times AZ}.$$

Hierbei bedeutet AZ die Austreibungszeit in Sekunden, die simultan aus dem Intervall zwischen PED und ESD, oder der Öffnungszeit der Aortenklappe (s. Abb. 3) echokardiographisch gemessen werden kann. Die Maßeinheit für die mittlere Geschwindigkeit der Durchmesserverkürzung lautet Durchmesser pro Sekunde.

Die häufig verwendete Bezeichnung „mittlere Umfangsverkürzungs-Geschwindigkeit“, gelegentlich abgekürzt „Vcf“ (Velocity of circumferential fiber shortening) ist im Grunde irreführend, da der Wert nicht auf einer tatsächlichen Messung des Umfangs beruht. Messung und Zahlenwert sind mit der mittleren Geschwindigkeit der Durchmesserverkürzung identisch, da bei der Berechnung als Umfangsverkürzung lediglich die Zahl π als Faktor einzubeziehen ist, die dann im Verlauf der Berechnung herausgekürzt wird.

Neben der mittleren kann auch die maximale Geschwindigkeit der Durchmesserverkürzung ermittelt werden. Graphisch ist dies sehr umständlich, da die Durchmesseränderung in möglichst kurzen Abständen bestimmt werden müßte. Deshalb hat sich zur Gewinnung dieses Meßwerts die rechnergestützte Auswertung des M-Mode-Echogrammes bewährt (GIBSON u. BROWN 1975). Die Normalwerte für die mittlere Geschwindigkeit der Durchmesserverkürzung liegen zwischen 0,92 und 2,2 Durchmesser pro Sekunde (FEIGENBAUM 1981), für die maximale Geschwindigkeit wird ein Wert von $2{,}5 \pm 0{,}5$ Durchmesser pro Sekunde angegeben. Diese Geschwindigkeitsparameter sind jedoch deutlich von der Herzfrequenz abhängig, was ihre routinemäßige Verwendung erschwert.

Die gewichtigste methodische Einschränkung für die M-Mode-Untersuchung liegt in den beschränkten Zugangsmöglichkeiten zum Herzen. Nur etwa die basale Hälfte des linken Ventrikels kann im Bereich des vorderen Ventrikelseptums und der posterolateralen freien Ventrikelwand exploriert werden. Grundsätzlich müssen nachgewiesene Veränderungen der erfaßten Wände als regionale Befunde betrachtet werden, von denen aus auf die Gesamtfunktion des linken Ventrikels geschlossen wird. Das klinische Bild der Erkrankung spielt eine wichtige Rolle bei der Entscheidung, ob solche Schlüsse erlaubt sind oder nicht. Die *Reproduzierbarkeit* von Messungen in der M-Mode-Technik war Gegenstand mehrerer Untersuchungen. In einer über vier Wochen vorwiegend an gesunden Probanden durchgeführten Verlaufsstudie lag für drei Befunder von insgesamt 60 Echokardiogrammen der „mean coefficient of variation" bei Ventrikeldurchmessern zwischen 3,2 und 4,4%. Bei kleinen Absolutwerten wie z.B. Wanddicken wurde die Variabilität größer (LAPIDO et al. 1980). In einer über einen längeren Zeitraum von 6–36 Monaten an Herzkranken durchgeführten Studie ergab sich jedoch, daß für Ventrikeldurchmesser mit einer Variation von bis zu 3 mm und für die Durchmesserverkürzung mit spontanen Unterschieden von bis zu 5,5% zu rechnen ist (CLARK et al. 1980). Selbst bei dem „klinisch stabilen" Zustand dieser Patienten kann man nicht ausschließen, daß hier neben methodischer Variabilität auch eine gewisse physiologische Schwankung im Zustand der Patienten von Bedeutung ist. Jedenfalls läßt diese Studie erkennen, daß für die Verlaufsbeobachtung individueller Patienten bei kleinen Änderungen eine recht vorsichtige Interpretation zu fordern ist.

β) Zweidimensionale Echokardiographie (2-D-E)

Die beiden wichtigsten Bereicherungen der sonographischen Herzuntersuchung durch die 2-D-E liegen in der Gewinnung weiterer Zugangsmöglichkeiten zum Herzen mit Einbeziehung der distalen Ventrikelhälfte (s. Abb. 2) und in der räumlich korrekten Darstellung der Anatomie des jeweils eingestellten Schnittbilds. Letztere ermöglicht vor allem die Beurteilung von Strukturen und Bewegungen entlang der apikobasalen Längsachse des Herzens, was mit der eindimensionalen Technik nicht zu objektivieren war. Außerdem liefert die apikale Anlotung häufig auch dann noch brauchbare Bilder, wenn der klassische parasternale Zugang durch Emphysem oder andere anatomische Hindernisse keine sonographische Untersuchung gestattet. Natürlich bestehen auch für die 2-D-E Grenzen der Darstellbarkeit, die nach einer Untersuchung von KRONIK et al. (1980) vor allem im Bereich der apikalen Vorderwand bei einem Drittel der Patienten zu Ausfällen der Beurteilbarkeit führten. Dys- und Akinesien sind mit hoher Sicherheit, Hypokinesien dagegen nur unsicher zu erkennen, wenn der Vergleich zum

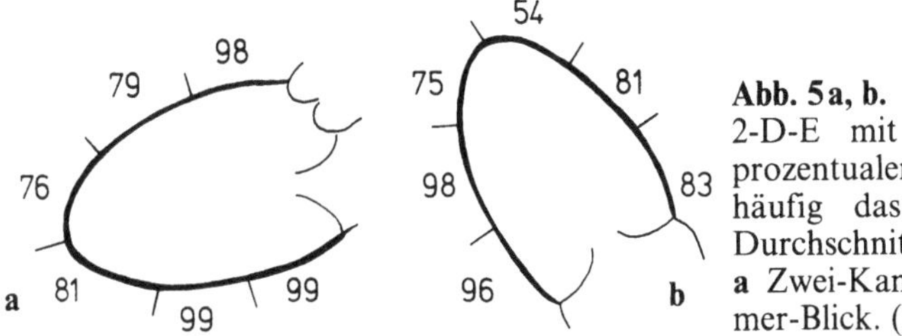

Abb. 5a, b. Linker Ventrikel in der 2-D-E mit Segmenteinteilung und prozentualer Zahlenangabe, wie häufig das jeweilige Segment im Durchschnitt dargestellt werden kann. **a** Zwei-Kammer-Blick; **b** Vier-Kammer-Blick. (Nach KRONIK et al. 1981)

Ventrikulogramm gezogen wird (Abb. 5). Da die endokardialen Echos im 2-D-E weitaus weniger genau identifizierbar sind als im M-Mode, ist sie lediglich für *qualitative* Analysen der Wandbewegung das Verfahren der Wahl, wenn regionale Kontraktionsstörungen des linken Ventrikels bestehen.

Andererseits hat die 2-D-E zu neuen, erfolgreichen Bemühungen um die *quantitative* Bestimmung der Ventrikelvolumina geführt. Dabei wurden im Prinzip die gleichen Methoden angewandt wie für die Ventrikulographie, da in beiden Fällen flächenhafte Darstellungen des Herzens in verschiedenen Projektionen vorliegen. Eine rechnergestützte Auswertung der sonographischen Schnittbilder ist hierbei sehr vorteilhaft. Die besten Korrelationen ergeben sich – insbesondere wenn asymmetrisch geformte Ventrikel einbezogen werden – bei Anwendung der Simpson-Regel, wo das Ventrikelvolumen bei Kenntnis der Längsachse und mehrerer Querachsen aus der Addition von Querschnittsscheiben gleicher Höhe errechnet wird. An fixierten isolierten Herzen fanden sich Volumenkorrelationen mit r-Werten über 0,9 (WYATT et al. 1980). Ebenso wurden bei Patienten ähnliche Korrelationskoeffizienten zwischen angiographischen und echographischen Volumenbestimmungen erzielt (SCHWEIZER et al. 1980), während frühere Untersucher etwas geringere Übereinstimmungen fanden (z.B. FOLLAND et al. 1979). Die Reproduzierbarkeit der sonographischen Messungen war nach SCHILLER et al. (1979) gut, da sich bei wiederholter Messung durch einen Untersucher ein Unterschied von $\pm 4\%$ ergab und zwischen verschiedenen Untersuchern hohe Korrelationskoeffizienten ermittelt wurden: für das enddiastolische Volumen von $r = 0{,}82$, für das endsystolische Volumen $r = 0{,}95$ und für die Auswurffraktion von $r = 0{,}95$. Neuerdings wurden auch einfachere Formeln zur Volumenbestimmung des linken Ventrikels angegeben, die eine apparative Rechenhilfe überflüssig machen und dennoch gute Korrelationen zu angiographischen Werten erzielen. Nach TORTOLEDO et al. (1981) zeigte die enddiastolische Fläche des Ventrikels eine gute Korrelation ($r = 0{,}82$) zum angiographischen, enddiastolischen Volumen wenn sie die Fläche (F) aus den größten enddiastolischen Werten des Querdurchmessers D_{ed} und der Länge (L) (aus dem apikalen 2-Kammerblick, entsprechend Abb. 2b) nach folgender Formel berechneten:

$$F = D_{ed} \times L \times \pi/4.$$

b) Regionale Bewegungsstörungen

Die heute nach Häufigkeit und Schwere wichtigste Herzerkrankung ist die koronare Herzkrankheit (KHK). Die von ihr verursachten Schädigungen des Myo-

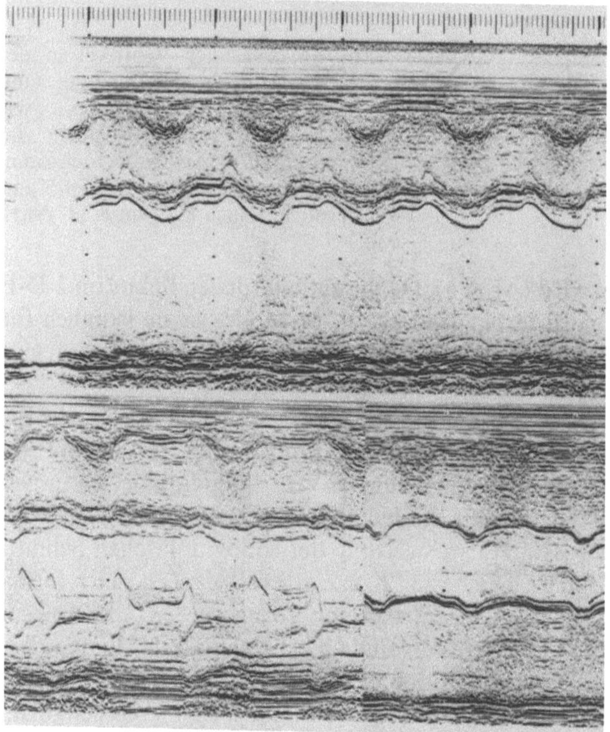

Abb. 6. M-Mode-Echokardiogramm bei Zustand nach Hinterwandinfarkt. Im oberen Streifen die Darstellung des Ventrikelkavums mit überhöhter Bewegungsamplitude des interventrikulären Septums und Akinesie der linken Hinterwand. Im unteren Streifen links die Mitralbewegung, rechts Aorta und linkes Atrium

kards betreffen jeweils das Perfusionsareal eines stenosierten Gefäßastes. Somit stellt sie den Prototyp der regionalen Myokarderkrankung dar. Die bei der chronischen KHK auftretenden Veränderungen in der Systole sind angiographisch als verminderte, aufgehobene oder nach außen gerichtete Bewegung des betroffenen Wandareals erkennbar.

Mit dem M-Mode-Verfahren können regionale Veränderungen nur im Bereich der laterobasalen Hinterwand, in den anterioren Anteilen der basalen Hälfte des Ventrikelseptums und mit weiter nach links verlagertem Schallkopf häufig auch von der freien Vorderwand des linken Ventrikels (Corya et al. 1974) beobachtet werden. Häufigster Befund ist eine Verminderung der Bewegungsamplitude, wobei die Amplitude des mittleren Septums unter 3 mm und die der Hinterwand unter 9 mm liegen muß (Feigenbaum 1981). Für die Vorhersage einer Stenose von mindestens 70% im Ramus descendens anterior fanden Dortimer et al. 1976 eine Sensitivität von 80% und eine Spezifität von 69%; für gleiche Stenosen der Hinterwandgefäße lag die Sensitivität bei 52, die Spezifität bei 67%. Andere Autoren haben über ähnliche Ergebnisse berichtet (Gordon u. Kerber 1977; Corya et al. 1974). Abbildung 6 zeigt ein Originalbeispiel

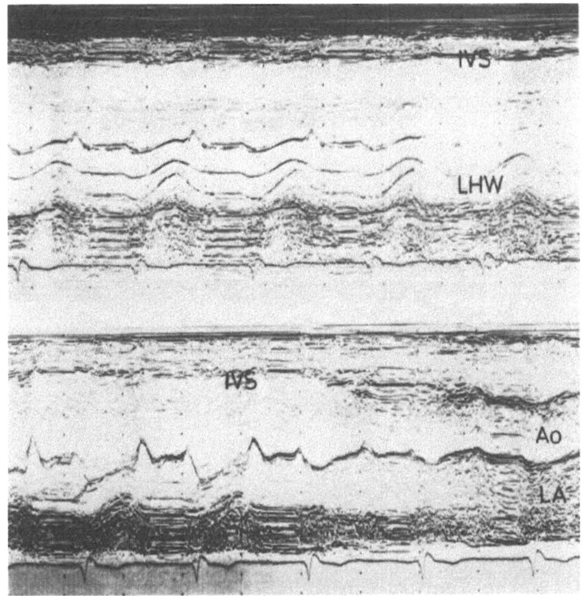

Abb. 7. M-Mode-Echokardiogramm bei Zustand nach Vorderwandinfarkt. Im oberen Streifen sieht man das verdünnte und akinetische interventrikuläre Septum (*IVS*) mit kräftigen Echolinien und eine normale linke Hinterwand (*LHW*). Im unteren Streifen links die Mitralbewegung, rechts die Aorta (*Ao*) und das linke Atrium (*LA*). Im Gegensatz zu Abb. 6 liegt das IVS weiter nach vorne verlagert als die Vorderwand der Aorta, da das Septum aneurysmatisch nach vorne ausgebeult ist

einer M-Mode-Registrierung bei einer Patientin mit Zustand nach Hinterwandinfarkt, wobei die Akinesie besonders gut unterhalb der Mitralklappe zu sehen ist. Die Diagnose eines abgelaufenen Infarkts mit Vernarbung und Funktionsverlust stützt sich auf Veränderungen der Reflexionseigenschaften narbigen Gewebes, welches kräftigere Echos produziert sowie auf Hinweise für Formveränderungen, die sich mit der M-Mode-Technik praktisch nur am Ventrikelseptum nachweisen lassen. Abbildung 7 zeigt hierfür ein Beispiel. Die Hyperkinesie eines isolierten Wandabschnitts rechtfertigt den Verdacht auf eine ausgedehnte Bewegungsstörung in einem anderen Ventrikelareal, besonders wenn dargestellte Wandabschnitte die verminderte Kontraktion direkt beobachten lassen (FEIGENBAUM et al. 1976). Man muß jedoch davon ausgehen, daß Patienten mit KHK in Ruhe gewöhnlich keine Symptome und auch keine Funktionsstörung des Herzens aufweisen. Nach invasiven Untersuchungen ist eine funktionswirksame Beeinträchtigung der Myokardfunktion erst bei sehr hochgradigen Stenosen von mehr als 85% zu erwarten (GOULD et al. 1978; ST JOHN SUTTON et al. 1978). Das Ruhe-Echogramm kann also bei KHK ebenso wie das Ruhe-EKG häufig völlig normal sein. Entsprechend ließ sich an 20 Patienten mit gesicherter KHK bei 60% eine für die KHK spezifische und in Ruhe nicht nachweisbare regionale Bewegungsstörung von Hinterwand oder Septum erzeugen, wenn sie der oben besprochenen pharmakologisch-isometrischen Belastung unterzogen

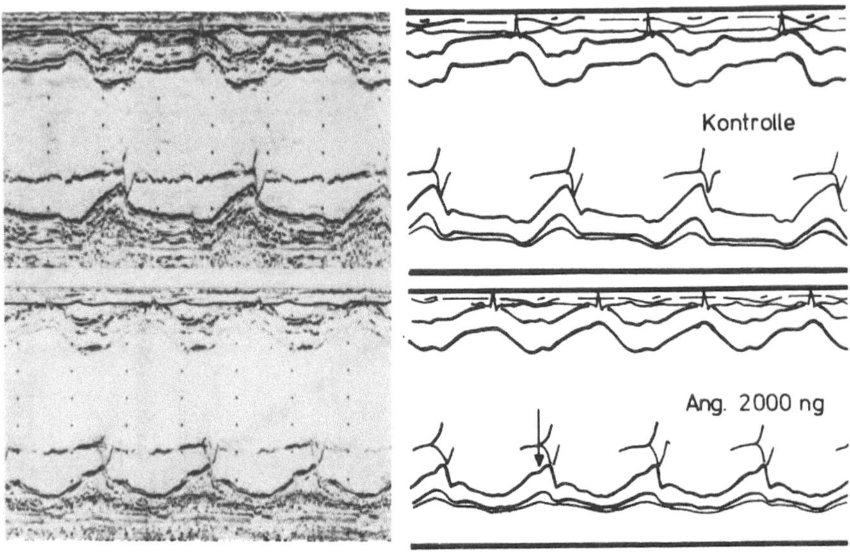

Abb. 8. M-Mode-Echogramm des linken Ventrikels in Ruhe (*oben*) und unter Infusion von Angiotensin II (2.000 ng/min, *unten*). Links im Bild die Originale, rechts Schemata der Registrierung. Die durch Druckbelastung induzierte Ischämie der linken Hinterwand führt zu einer Minderung ihrer Amplitude und zu einer verlängerten Einwärtsbewegung, die bis über die Öffnung der Mitralis (*Pfeil*) hinaus andauert

wurden. Beispiele hierfür zeigen Abb. 8 und 9. Wenn eine isolierte Verminderung der Bewegung an Septum oder Hinterwand in die Beurteilung mit einbezogen wurde, ergaben sich bei 75% der Patienten solche für eine KHK charakteristischen Befunde (regionale Bewegungsstörung). Weitere 15% der Patienten entwickelten Hypokinesien der dargestellten Wandabschnitte, was zwar im Sinne einer KHK nicht als spezifisch gewertet werden kann, jedoch die verminderte Myokardfunktion direkt nachweist. Der Normbereich des herzgesunden Vergleichskollektivs war für die maximale Belastung als Mittelwert plus oder minus der doppelten Standardabweichung definiert; für die Amplitude der Septumbewegung lag er bei 5–11 mm (Mittelwert 8 mm), für die Hinterwandamplitude unter 9 mm (Mittelwert 13 mm; ANGERMANN 1980).

Mit Einführung der zweidimensionalen Echokardiographie (2-D-E) wurde die sonographische Diagnostik der KHK auf eine völlig neue Basis gestellt, da nun insbesondere eine Erkennung regionaler Abweichungen der Form und häufig auch der Funktion zu einer hervorstechenden Leistung der Methode avancierte.

Denn durch die Apexblicke sind die von der KHK bevorzugt betroffenen Areale der apikalen Ventrikelhälfte echokardiographisch untersuchbar geworden. Besonders eindrücklich sind die regionalen Veränderungen der Wandbewegung im bewegten Bild während der Untersuchung, wobei Übereinstimmung in der Beurteilung von Bewegungsstörungen mit angiographischen Befunden um so leichter erzielt wird, je höhergradig der Befund ist (KRONIK et al. 1981).

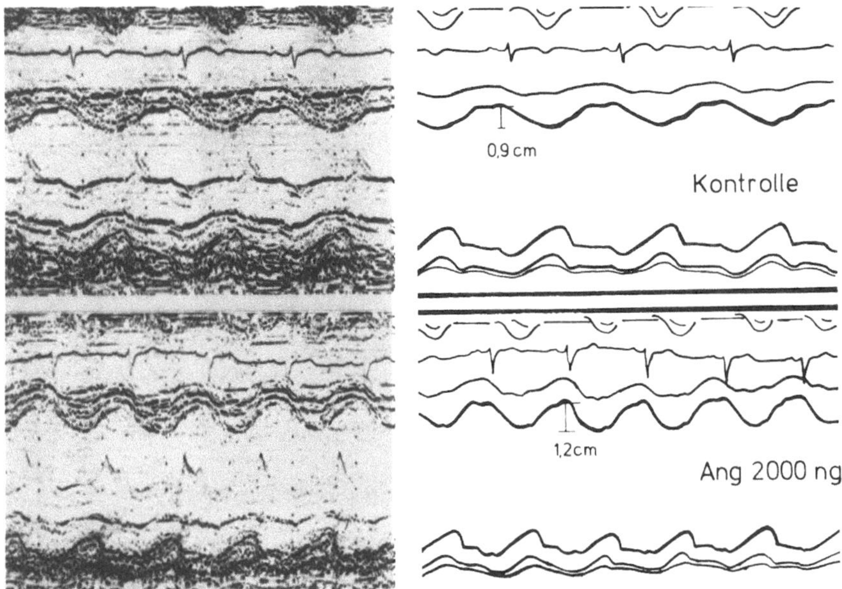

Abb. 9. M-Mode-Echogramm des linken Ventrikels wie in Abb. 8. Unter Infusion von Angiotensin II kommt es zu einem paradoxen Anstieg der Septumamplitude (von 0,9 auf 1,2 cm). Dies trat nur auf, wenn nach dem Angiogramm des linken Ventrikels Akinesien oder Dyskinesien außerhalb des Ventrikelseptums bestanden und der proximale Ramus descendens anterior keine Stenosen aufwies

Hierbei beträgt nach diesen Autoren die Sensitivität für die Erkennung einer Infarktnarbe (gemessen am Ventrikulogramm) 78% und die Spezifität 96%. Auch im Vergleich zum EKG schnitt die zweidimensionale Technik gut ab, da sie im Nachweis von Hinterwandnarben deutlich überlegen, bei Narben an der Vorderwand gleichwertig war. Im Vergleich zu pathologisch-anatomischen Infarktnarben führte die 2-D-E bei 96% der infarzierten Segmente zu korrekter Erkennung, überschätzte jedoch das Ausmaß der Bewegungsstörung, da sie bei 46% der morphologisch normalen Segmente Bewegungsstörungen zeigte (Weiss et al. 1981). Größtenteils grenzten diese Segmente an infarzierte Areale. Diese Diskrepanz ist auch aus experimentellen Infarktstudien bekannt, wo das Areal der gestörten Wandbewegung die Region der gestörten Perfusion deutlich überschreitet (Kerber et al. 1975), und wurde von Hutchins et al. 1977 ebenso deutlich für ventrikulographische Bewegungsanomalien nachgewiesen (71% der ventrikulographisch abnormen Segmente waren histologisch normal). Bei Hypokinesien im Echo besteht keine zuverlässige Kongruenz der Befunde, doch werden Akinesien und Dyskinesien mit großer Sicherheit erkannt. Bei der Dokumentation im stehenden Bild fallen dabei am leichtesten umschriebene Areale mit gestörter Funktion in den systolischen Bildern auf, weil sie nicht an der Verkleinerung des übrigen Ventrikelumfangs teilnehmen, sondern in der diastolischen Form stehen bleiben. Dies soll Abb. 10 demonstrieren, in der das diastolische Schnittbild des „Vier-Kammer-Blicks" in der Form lediglich eine leichte

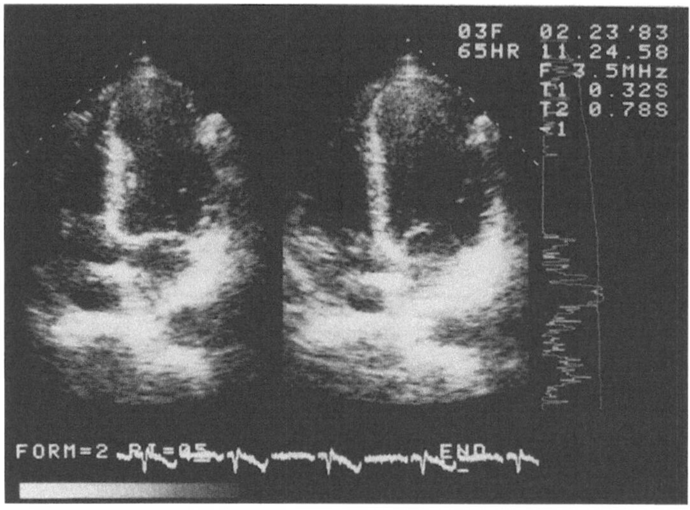

Abb. 10. Zweidimensionale Echokardiogramme im Vier-Kammer-Blick, *links* in der Systole, *rechts* in der Diastole bei Spitzenaneurysma. Der linke Ventrikel (jeweils rechts im Sektorbild) ist mit dem Apex nach oben dargestellt, das Septum liegt links (in der Mitte des Sektors), die freie Seitenwand rechts (rechter Rand des Sektors). Die Ventrikelspitze ist abnorm gerundet und zeigt eine Verdünnung der Wand. Sie nimmt nicht an der systolischen Verkleinerung und Wandverdickung teil. Sie ist deshalb systolisch deutlicher als aneurysmatischer Bezirk zu erkennen

Ausrundung der Herzspitze und bei Beurteilung des Myokards allenfalls eine geringgradige Verdünnung aufweist. Das systolische Schnittbild zeigt dagegen sowohl eine verminderte Myokarddicke wie auch die inhomogene Ausbuchtung der Ventrikelform viel deutlicher. Die M-Mode-Untersuchung dieses Patienten war normal, da die basalen Regionen des linken Ventrikels nicht betroffen waren. Bei großer Ausdehnung solcher Areale bleibt dagegen die Ventrikelform auch in der Systole ziemlich harmonisch, die Wanddicke weist keine deutlichen regionalen „Sprünge" auf, das Bild wird mit gleichzeitiger Dilatation einer dilativen Kardiomyopathie immer ähnlicher.

Die Quantifizierung regionaler Bewegungsstörungen läßt sich durch Messung von Halbachsenverkürzungen in verschiedenen Regionen des linken Ventrikels oder durch Radianten-Verkürzung (GRUBE 1980) bestimmen. Man muß jedoch berücksichtigen, daß die Umfahrung von Ventrikelsilhouetten für die Rechner-Auswertung den gleichen grundsätzlichen Irrtümern unterliegen muß wie die qualitative Betrachtung, so daß die erhaltenen Zahlenwerte zwar numerisch fixiert sind, in ihrer Bedeutung aber kritisch gewertet werden müssen. Auch bei derartigen Quantifizierungen bildet die Erkennung von Hypokinesien das schwierigste Problem. Auch eine hohe Anzahl von Segmenten ist aus diesen Gründen nicht sinnvoll. Klinisch brauchbar ist beispielsweise die von KRONIK et al. (1981) vorgenommene Einteilung in basale, mittlere und apikale Segmente für Vorderwand, Hinterwand, Lateralwand und Septum des linken Ventrikels (vgl. Abb. 5), was bereits zu zwölf verschiedenen Segmenten führt. Zur Befundsicherung müssen alle verfügbaren Schnitte von parasternal, apikal und evtl. subkostal her untersucht werden.

Auch beim zweidimensionalen Verfahren wäre eine Belastungsprüfung wünschenswert. Es gibt mehrere Studien, die Durchführbarkeit und Wert der dynamischen Belastung (Fahrrad-Ergometrie im Liegen) grundsätzlich nachgewiesen haben (WANN et al. 1979; MORGANROTH et al. 1980; LIMACHER et al. 1981). Technisch adäquate Ergebnisse werden für 70–100% der Patienten angegeben. Die Sensitivität für die Voraussage signifikanter Koronarstenosen (mindestens 50%-Stenosen) lag in den frühen Untersuchungen bei 50%, in den neueren (LIMACHER et al. 1981) bei 93%; die Spezifität lag zwischen 86 und 100%, wobei die niedrigsten Werte bei Stenosierung eines Gefäßes beobachtet wurden (50%, LIMACHER et al. 1981) und bei den gleichen Autoren für Zwei- und Drei-Gefäß-Erkrankungen bei 100% lag; dies war insgesamt etwas besser als für die Radionuklid-Methode mit Belastung. Der wesentliche Wert dieser Untersuchung liegt eher im Nachweis der hämodynamischen Wirksamkeit von Koronarstenosen. Die Aussage der Koronarangiographie über deren Lokalisation und anatomische Besonderheiten kann nicht ersetzt werden.

Bei Beurteilung des Erfolges einer koronaren Bypass-Operation spielt nach RUBENSOHN et al. (1982) der Zeitpunkt der zweidimensionalen Untersuchung eine Rolle, da bei einer Gruppe von 20 Patienten die Zahl der in ihrer Bewegung normalen bzw. gebesserten Wandareale nach 43 Tagen deutlich höher war als ca. eine Woche nach Operation. Die Besserung betraf vorwiegend Segmente der hinteren, seitlichen und inferioren Ventrikelwände. Am Septum fanden diese Autoren postoperativ eine größere Häufigkeit abnormer Bewegung als präoperativ, was möglicherweise mit der auch sonst bekannten echokardiographisch abnormen Septumbewegung nach Operation (BURGGRAF u. CRAIGE 1975) übereinstimmt. Nach AKINS et al. (1981) soll die postoperative Störung der Septumkontraktion nur bei Anwendung der extrakorporalen Zirkulation auftreten.

Ein ungelöstes Problem in diesem Zusammenhang bleibt die ätiologisch korrekte Einordnung regionaler Kontraktionsstörungen nach Myokarditis.

c) Globale Bewegungsstörungen

Unter der Annahme einer generalisiert und gleichmäßig über das linksventrikuläre Myokard verbreiteten Kontraktionsstörung kann man davon ausgehen, daß die mit der M-Mode-Technik erfaßbaren Wandabschnitte an Septum und Hinterwand für die Funktion des gesamten Ventrikels repräsentativ sind. Zu den hier in Frage kommenden Erkrankungen gehören alle Zustände myokardialer Dekompensation wie sie z.B. infolge von Vitien, Hypertonie und den Kardiomyopathien vom kongestiven Typ („dilative", „hypodyname" Kardiomyopathien) eintreten können (primär oder sekundär, z.B. nach Alkohol, Hämochromatose, Zytostatika u.v.a.). In der Echokardiographie ist all diesen Zuständen die Verminderung systolischer Funktionsparameter gemeinsam, welche wiederum auf der verminderten Bewegungsamplitude der Wände, der daraus resultierenden Verminderung und Verlangsamung der Durchmesserverkürzung sowie auf der verminderten Dickenzunahme des Myokards beruhen. Für die Diagnosen einer hypodynamen Kardiomyopathie sahen CORYA et al. (1974) als

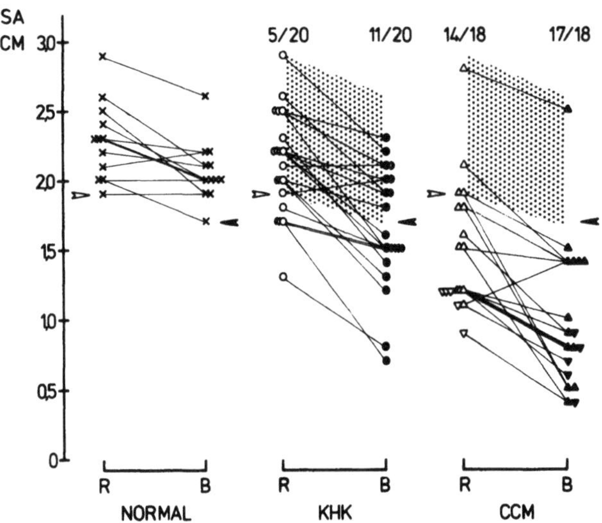

Abb. 11. Summe der Amplituden (*SA*) von Septum und Hinterwand im M-Mode-Echokardiogramm bei Normalpersonen (N = 12), Patienten mit koronarer Herzkrankheit (*KHK*, N = 20) und Kardiomyopathie vom kongestiven Typ (*CCM*, N = 18). Untersuchung in Ruhe (*R*) und bei Belastungen (*B*) mit Angiotensin II und isometrischem Faustschluß. Patienten mit CCM liegen im Gegensatz zu Patienten mit KHK besonders bei Belastung außerhalb des Normbereichs (*gepunktetes Areal*). Eine Patientin mit CCM und mittelgradiger Mitralinsuffizienz lag im obersten Normbereich

charakteristisch und diagnostisch brauchbar eine Verminderung der Summe aus Septum- plus Hinterwandamplitude auf weniger als 20 mm an. Dies wurde von anderen Autoren bestätigt (KRONIK et al. 1979a). Der Wert dieses Parameters wird jedoch dadurch eingeschränkt, daß die bei hypodynamen Kardiomyopathien nicht seltene Mitralinsuffizienz trotz abweichender Befunde von CORYA et al. zu hohen Bewegungsamplituden führen kann, auch wenn die Kontraktionsfähigkeit des Myokards gering ist (s. Abb. 11 und 12). Bestimmt man dagegen die Summe der endsystolischen Wanddicken (WD) sowie die Größe des endsystolischen Durchmessers (ESD) und bildet daraus den Quotienten WD: ESD, so wird der Effekt einer falsch-hohen Bewegungsamplitude eliminiert. Die in Abb. 8 mit hochnormalen Werten vertretene Patientin mit kongestiver Kardiomyopathie und Mitralinsuffizienz liegt bei Bestimmung der relativen endsystolischen Wanddicke (WD: ESD) mit diesem Meßwert eindeutig im pathologischen Bereich (Abb. 13) (AUTENRIETH 1978). Dieser Meßwert hat auch den weiteren Vorteil, daß er durch Bewegungsstörungen des Septums bei Linksschenkelblock im Gegensatz zur Durchmesserverkürzung nicht erkennbar beeinflußt wird, wie aus Abb. 14 hervorgeht, in der die Korrelation der relativen systolischen Wanddicke zur Auswurffraktion dargestellt ist und in der die Meßwerte der Patienten mit Linksschenkelblock (auf der Spitze stehende Dreiecke) nicht aus der Anordnung der übrigen Meßwerte herausfallen. Abbildung 12 läßt deutlich erkennen, daß bei dem dargestellten Patienten mit schwerer Kontraktionsstörung und Mitralinsuffizienz die systolische Dickenzunahme des Ventrikelseptums trotz der hohen Bewegungsamplitude gering ist und damit der

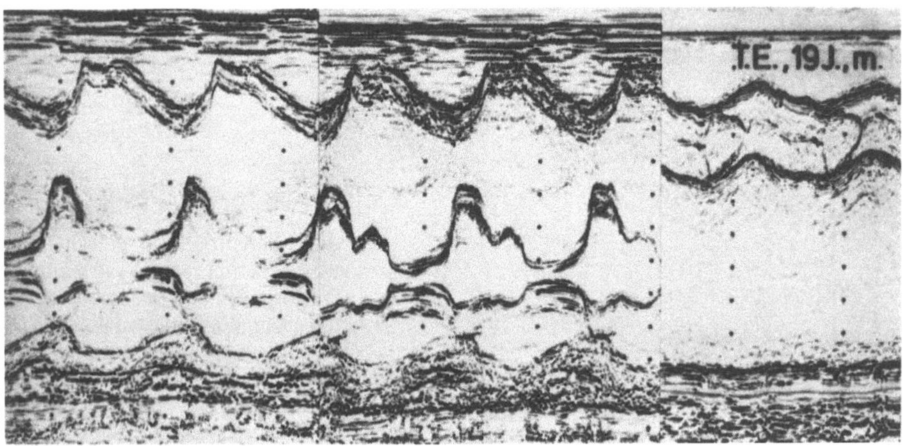

Abb. 12. M-Mode-Echokardiogramm bei hochgradiger Kardiomyopathie vom kongestiven Typ mit schwerer Mitralinsuffizienz. Der linke Ventrikel (*links*) ist hochgradig dilatiert (PED = 81 mm), die Durchmesserverkürzung ist leicht vermindert ($\Delta D_s = 27\%$), die relative systolische Wanddicke ist deutlich vermindert (WD:ESD = 0.38). Weitere pathologische Werte: hoher ES-Abstand (13 mm), Dilatation des linken Atriums (64 mm) und starke systolische Konvergenz der Aortenklappen (von 18 auf 13 mm)

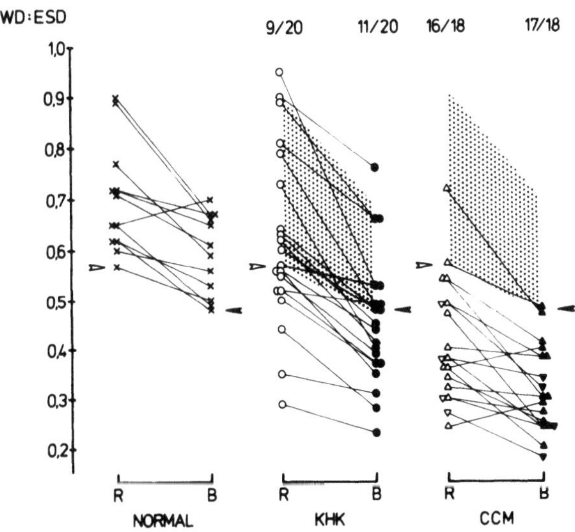

Abb. 13. Relative systolische Wanddicke in Ruhe und bei Belastung, Bildaufbau wie Abb. 11. Die Werte der Patientin mit CCM und Mitralinsuffizenz liegen bei diesem Meßwert nicht mehr im Normbereich, sondern waren schon in Ruhe pathologisch vermindert

Hinterwand ähnelt. Auch LEVISMAN beschrieb 1977 für die mittel- bis hochgradige Mitralinsuffizienz bei kongestiver Kardiomyopathie die Koinzidenz von normalen oder hohen Amplituden mit verminderter Verdickung am Ventrikelseptum bei verminderter Hinterwandbewegung. Grundsätzlich muß man jedoch davon ausgehen, daß für die Kardiomyopathien vom kongestiven Typ kein

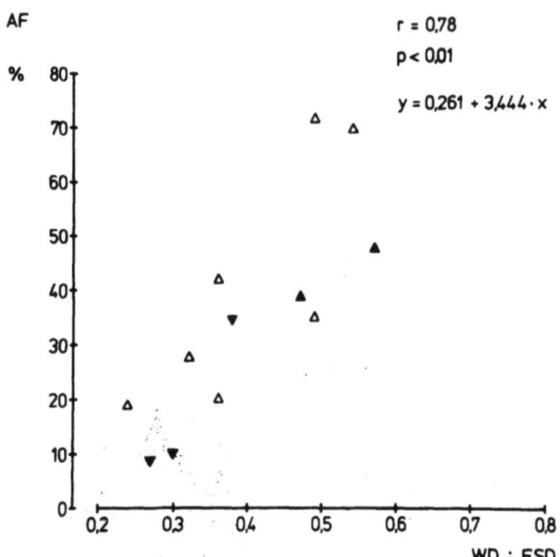

Abb. 14. Korrelation zwischen invasiv bestimmter Austreibungsfraktion (*AF*) und der relativen systolischen Wanddicke (*WD:ESD*) bei Patienten mit Kardiomyopathien vom kongestiven Typ. Ausgefüllte Symbole betreffen Patienten mit Linksschenkelblock

spezifischer echokardiographischer Befund existiert. Stattdessen festigt sich der Verdacht auf diese Erkrankung durch den Ausschluß von regionalen Veränderungen, die für eine koronare Herzkrankheit typisch wären (s. auch KRONIK et al. 1979). Hierbei leistet die 2-D-E ihren wichtigen Beitrag zur Diagnostik der globalen Kontraktionsminderung. Die echokardiographische Erkennung einer „ischämischen Kardiomyopathie“ als Endzustand nach diffuser ischämischer Schädigung oder nach multiplen Herzinfarkten ist nicht möglich. Die 2-D-E bietet also bei der globalen Funktionsminderung kein spezifisches Bild, sondern wiederholt in flächenhafter Darstellung die Befunde der M-Mode-Technik mit allseits hypodynamen Wandbewegungen und wechselnden linksventrikulären oder biventrikulären Graden der Dilatation.

Hierin ist die Untersuchungsmethode in Einzelfällen empfindlicher als die anamnestische und körperliche Untersuchung. Die Ergebnisse von MATHEWS et al. (1981) bei chronischen Alkoholikern liefern ein Beispiel dafür, daß abnorme echokardiographische Meßwerte des linken Ventrikels (M-Mode) nicht selten bei asymptomatischen Patienten ohne Zeichen der Herzinsuffizienz bei körperlicher Untersuchung auftraten. Andererseits illustriert dies auch für die Echokardiographie die mangelhafte Korrelation zwischen technischen Befunden und dem klinischen Syndrom der Herzinsuffizienz.

Die Symptome einer Herzinsuffizienz können außer durch die bisher berücksichtigten Einschränkungen der systolischen Funktion des Herzens auch auf eine Störung der diastolischen Füllung zurückgehen wie bei Erkrankungen des Perikards oder auch bei myokardial bedingter Füllungsbehinderung (z.B. bei exzessiver Hypertrophie des linken Ventrikels). Während die echokardiographische Feststellung eines Perikardergusses gewöhnlich einfach ist, läßt sich die Frage nach seiner tamponierenden Wirkung besser mit klinischen Kriterien als nach der Größe des Ergusses beantworten. Nach D'CRUZ et al. (1975) soll eine inspiratorisch deutliche Zunahme des rechtsventrikulären Durchmessers bei gleichzeitiger Verkleinerung des linken Ventrikels eine Tamponade oder Perikard-Konstriktion anzeigen, wobei gleichzeitig eine Verlangsamung der frühdiastolischen Mitralbewegung auftritt (s. unten, indirekte Parameter). Weiterhin geht die spätdiastolische Durchmesserzunahme des linken Ventrikels stark zurück oder verschwindet ganz, was besonders deutlich an einer horizontalen diastolischen Hinterwandbewegung ins Auge fällt (FEIGENBAUM 1981). Nach zweidimensionalen Untersuchungen entfällt bei Pericarditis constrictiva auf das erste Drittel der Diastole ein höherer Anteil an der Ventrikelfüllung (ca. 70%) als bei normalem Perikard (ca. 35%) (PANDIAN et al. 1981). Das Ventrikelseptum zeigt bei Perikardkonstriktion sowohl in der frühen Diastole wie auch im Anschluß an die P-Welle des EKG abnorme, schnelle Bewegungen zum linken Ventrikel hin, wobei die systolische Einwärtsbewegung fehlt oder vermindert ist (GIBSON et al. 1976; TEI et al. 1981). Eine verminderte oder fehlende Zunahme des Ventrikeldurchmessers nach der schnellen Füllungsphase bis zum Beginn der Vorhofkontraktion fällt auch bei stark ausgebildeter Hypertrophie des linken Ventrikels auf (z.B. bei Hypertonie, hypertrophischer Kardiomyopathie), wobei die Ätiologie der Hpyertrophie nicht entscheidend zu sein scheint. Wesentlich häufiger kommt jedoch eine Zunahme des linksatrialen Durchmessers bei Linkshypertrophie zur Beobachtung. Eingehende spezielle Studien liegen hierzu jedoch nicht vor.

2. Befunde an den Herzklappen

(Indirekte echokardiographische Parameter der linksventrikulären Funktion)

Bei Funktionsstörungen des Herzens treten nicht nur an den Ventrikelwänden, sondern auch an den Klappen Veränderungen ein. Sie können spezifisch sein, wenn die betreffende Klappe auch anatomischer Sitz der Erkrankung ist (z.B. bei Mitralstenose), sind jedoch unspezifisch, wenn sie als Folge myokardialer Veränderungen auftreten, gleichgültig ob diese nun global oder regional ausgebildet sind. Sie haben deshalb besonders bei regionalen Störungen am linken Ventrikel Bedeutung, da die eindimensionale M-Mode-Technik solche Störungen entweder nicht darstellen kann oder die erfaßte Bewegungsstörung einer Wand in ihrer Bedeutung für den gesamten Ventrikel nicht abschätzen läßt. Die 2-D-E erreicht nicht die zeitliche Auflösung, die zur Erfassung der indirekten Funktionsparameter nötig ist. Die speziellen echokardiographischen Muster angeborener oder erworbener Vitien sollen hier nicht dargestellt werden, da dies den Rahmen des Themas sprengen würde. Stattdessen soll dargestellt werden, wie sich eine gestörte Funktion des Ventrikels an anatomisch intakten Klappen auswirken kann.

a) Mitralklappe

α) Hämodynamische Determinanten der Mitralbewegung

Nach tierexperimentellen Befunden von POHOST et al. (1975) besteht ein eindeutiger und enger Zusammenhang zwischen den Zeitpunkten der Drucküberkreuzungen von linkem Vorhof und Ventrikel einerseits und dem echokardiographischen Zeitpunkt von Öffnung und Schließung der Mitralklappe andererseits. Dabei ist die Mitralbewegung gegenüber den Drucküberkreuzungen verspätet, bei der diastolischen Öffnung um 17–33 ms und bei der systolischen Schließung um ca. 25 ms. Verschiedene Klappenanteile können charakteristische Bewegungspunkte zu unterschiedlichen Zeitpunkten erreichen, weil sich die Segel inhomogen bewegen (Unterschiede bis 40 ms beim E-Punkt). Dieser Befund trägt zu den relativ großen Streuungen bei echokardiographischen Messungen an der Mitralbewegung bei. Für die Zuordnung der Drucküberkreuzungen zwischen linkem Vorhof und Ventrikel zur Mitralbewegung am Menschen fand die gleiche Arbeitsgruppe eine identisch enge Korrelatin ($r = 0{,}96$) wie im Tierversuch, ebenfalls mit vergleichbaren Verspätungen der Echobewegung im Verhältnis zum Druckverlauf. Bei Messung der Strömung durch das Mitralostium fanden LANIADO et al. (1975) ebenfalls eine enge zeitliche Korrelation zur Mitralbewegung mit großer qualitativer Ähnlichkeit zwischen dem Bewegungsmuster der Mitralis und den simultanen Werten der Strömung. Gleichzeitig bestand ein sehr enger Zusammenhang zwischen der echokardiographischen EF-Geschwindigkeit und dem Herzminutenvolumen. DE MARIA et al. hatten bereits 1974 bei Patienten ventrikulographisch eine enge Beziehung zwischen dem Gefälle der EF-Strecke und dem Volumeneinstrom in der frühen Diastole berichtet und eine Abnahme mit verminderter Compliance des linken Ventrikels festgestellt. Diese Ergebnisse bestätigten die schon vorher gemachten klinischen Erfahrungen, daß bei kleinem Minutenvolumen die frühdiastolische Bewegung des vorderen Mitralsegels eine stenoseähnliche Verlangsamung zeigt (MCLAURIN et al. 1973). Eine Verlangsamung der diastolischen Füllung muß angenommen werden, wenn die EF-Geschwindigkeit unter 80 mm/s liegt (DE MARIA et al. 1974).

β) Klinische Befunde

Klinische Studien zur Bestimmung der linksventrikulären Funktion bezogen sich auf die Abschätzung des Schlag- bzw. Minutenvolumens, der Auswurffraktion sowie des enddiastolischen Drucks im linken Ventrikel. Die Bestimmung des linksventrikulären Schlag- bzw. Minutenvolumens wurde von einer Reihe von Autoren aus „indirekten" Parametern versucht. Zur Auswertung herangezogen wurde die Mitralbewegung mit den maximalen Abständen der E-Punkte an vorderem und hinterem Mitralsegel, die DE-Steigung, das AC-Gefälle (vgl. Abb. 1), die Öffnungsweite der Aortenklappen sowie die Exkursionen der Aortenwurzel (YEH et al. 1973; LALAMI u. LEE 1976; RASMUSSEN et al. 1978). Der Vorteil solcher Formeln könnte zwar in ihrer Unabhängigkeit von regionalen Bewegungsstörungen des linken Ventrikels liegen. Diese Ansätze haben aber die ursprünglich engen Korrelationen zum Schlagvolumen ($r = 0{,}8$–$0{,}9$) bei Nachuntersuchungen nicht halten können. So fanden KRONIK et al. (1979b) keinerlei Korrelation zwischen diesen Echoformeln und dem invasiv gemessenen Minutenvolumen, während WILSON et al. (1981) immerhin lineare Korrelationskoeffizienten bis $r = 0{,}76$ fanden, wobei allerdings für eine Verwendung an einzelnen Patienten inakzeptable Abweichungen eintreten. Für die klinische Routine kann aus diesen Ergebnissen eine qualitative Einstufung von Befunden vorgenommen werden, wonach eine langsame Öffnung und Schließung der Mitralis, eine geringe Klappenseparation an Mitralis und Aorta sowie geringe Exkursio-

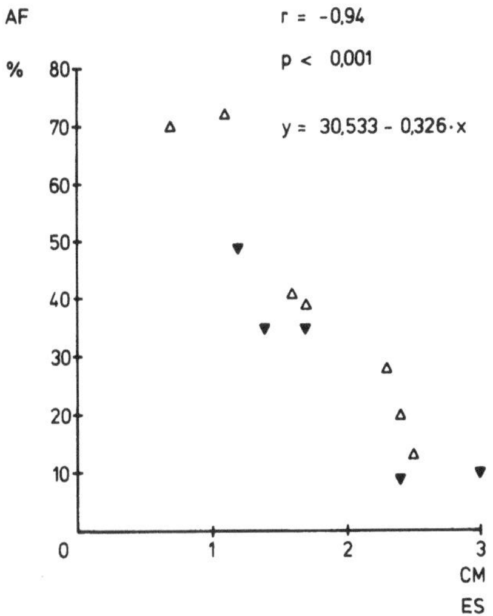

Abb. 15. Korrelation zwischen invasiv bestimmter Austreibungsfraktion (*AF*) und dem ES-Abstand. Ausgefüllte Symbole betreffen Patienten mit Linksschenkelblock

nen der Aortenwurzel Hinweise für eine verminderte globale Pumpfunktion liefern.

Eine Abschätzung der Auswurffraktion als einen der wichtigsten Kennwerte der systolischen Ventrikelfunktion läßt die Bestimmung des ES-Abstandes zu. Nach Massie et al. (1977) besteht zwischen der invasiv bestimmten Auswurffraktion des Ventrikels einerseits und dem vertikalen Abstand des E-Punkts der Mitralbewegung zum rückwärtigsten Punkt der Septumbewegung andererseits eine enge inverse Korrelation (r = −0,87), die in gleicher Weise bei globalen wie regionalen Kontraktionsstörungen nachweisbar ist. Je kleiner die Auswurffraktion des linken Ventrikels ist, desto höher wird der Wert dieses ES-Abstands; oberer Normwert sind 5 mm. Der weitest rückwärts gelegene Punkt der Septumbewegung und der E-Punkt der Mitralis im M-Mode werden zwar innerhalb eines einzigen Herzzyklus verglichen, treten jedoch (fast) nie simultan auf. Das heißt, es handelt sich hier nicht um einen tatsächlich existierenden anatomischen Meßwert – ein solcher setzt simultane Messung voraus –, sondern um eine nur im graphischen Zeit-Abstands-Diagramm des M-Mode-Echos bestimmbare Größe (vgl. Abb. 1). Als Determinanten dieses Parameters werden frühdiastolische Füllung und Größe des Ventrikels angesehen, eine Abhängigkeit von der Herzfrequenz besteht nicht. Der ES-Abstand hat selbst bei gestörter Septumbewegung wie etwa beim abnormen Bewegungsmuster des Septums infolge eines Linksschenkelblockes noch Gültigkeit. Abbildung 15 demonstriert dies anhand einer Serie von Patienten mit Kardiomyopathie vom kongestiven Typ, wo die Werte der Patienten mit Linksschenkelblock als ungekehrte Dreiecke dargestellt sind und gegenüber den Patienten mit normaler Erregungsausbreitung keine Abweichung von der Korrelationsgeraden erkennen lassen (Autenrieth 1978). Bei Patienten mit akutem Infarkt und chronischer koronarer Herzkrankheit fanden Lew et al. (1978) im Vergleich zur szintigraphisch bestimmten Auswurffraktion für diesen Meßwert eine hohe Spezifität (92%) für die richtige Erkennung einer verminderten Ventrikelfunktion (Auswurffraktion unter 52%), allerdings bei einer Sensitivität von nur 65%. In der Praxis

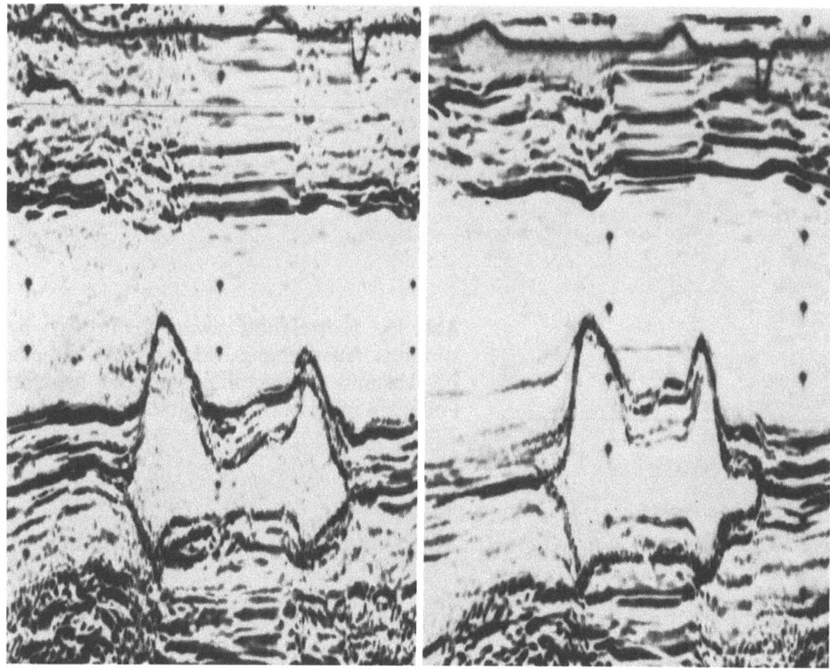

Abb. 16. Verlängerung des AC-Intervalls der Mitralklappe unter Belastung mit Angiotensin II. *Links*: In Ruhe normales Bewegungsmuster. *Rechts*: Ausbildung eines Plateaus zwischen den Punkten A und C; das Differenzintervall PQ-AC nimmt dadurch auf weniger als die Hälfte ab. Das Echogramm rechts läßt auf einen erhöhten enddiastolischen Druck im linken Ventrikel schließen

ist also in dieser Erkrankungsgruppe in einem Drittel der Fälle der ES-Abstand trotz bereits verminderter Auswurffraktion noch normal, insbesondere solange die Auswurffraktion nicht unter 43% vermindert ist (Abb. 2 bei LEW et al. 1978). Die große klinische Bedeutung dieses Meßwerts ergibt sich aus seiner Unempfindlichkeit gegen regionale Kontraktionsstörungen, dem hohen Prozentsatz seiner Registrierbarkeit und aus der Einfachheit seiner Bestimmung bei hoher Spezifität für den wichtigen Nachweis einer verminderten Auswurffraktion.

Der enddiastolische linksventrikuläre Druck ist ein wesentlicher Parameter der diastolischen Ventrikelfunktion. Er beeinflußt die Geschwindigkeit des Mitralklappenschlusses, d.h. das Intervall zwischen den Punkten A und C des Mitralechos (Abb. 1). Nach den Untersuchungen von KONECKE et al. (1973) nimmt das Intervall AC erstens bei hohem enddiastolischen Druck zu und variiert zweitens mit der Dauer des PQ-Intervalls im EKG. Bei einer Differenz der Intervalle PQ-AC von 60 ms (0,06 s) oder weniger lag ein enddiastolischer Ventrikeldruck von mindestens 20 mmHg und eine diastolische A-Welle im Ventrikel von mehr als 8 mmHg vor. Bei hohem frühdiastolischen Druck fand sich eine verlangsamte Öffnungsgeschwindigkeit der Mitralis (DE, s. Abb. 1). Der Zusammenhang zwischen dieser Intervalldifferenz und der Höhe des enddiastolischen Füllungsdrucks ist jedoch nicht eng genug, um den Druck korrelativ aus dem Echo-Wert zu bestimmen wie aus der Erstuntersuchung sowie aus Studien bei frischem Myokardinfarkt (HANRATH et al. 1977) und Patienten mit chronischen Herzerkrankungen (WILSON et al. 1981) hervorgeht. Wurden aber nur Patienten mit einer PQ-Dauer bis 0,2 s berücksichtigt, fanden WILSON et al. doch eine signifikante inverse Korrelation zwischen PQ-AC und dem enddiastolischen Ventrikeldruck ($r = -0{,}79$). Dabei zeigten 90% der Patienten mit einem enddiastolischen Druck von mindestens 14 mmHg einen pathologischen Wert unter 60 ms, während dies nur bei einem von zehn Patienten trotz normalen Füllungsdrucks auftrat. Abbildung 16 zeigt ein Beispiel für eine solche Veränderung der Mitralbewegung; es stammt von einem Patienten mit koronarer Herzkrankheit, der diese Störung während einer Belastungsuntersuchung mit Angiotensin II entwickelte. PALOMO et al. (1980) haben zu EKG und Echogramm der Mitralis noch phonokardiographisch den Zeitpunkt des Aortenschlusses bestimmt und die Intervalle QC und A_2E gemessen, wobei Q den Beginn des QRS-Komplexes im EKG, A_2 den Schluß der Aortenklappe (Phonokardiogramm) sowie C und E die entsprechenden Punkte der Mitralbewegung bedeuten (s. Abb. 1). Der Quotient QC/A_2E zeigte bei diesen Autoren eine Korrelation zum enddiastolischen Füllungsdruck ($r = 0{,}81$) und führte sowohl bei Patienten mit erhöhtem (>14 mmHg) wie normalen (<14 mmHg) Druck in jeweils 90% der Fälle zur korrekten Zuordnung des Patienten. Die klinische Bedeutung dieser Indices liegt nicht im Ersatz exakter Druckmessungen, sondern in der objektivierbaren Erhärtung des meist klinisch bereits bestehenden Verdachts auf eine erhöhte ventrikuläre Vorlast. Wegen der relativ einfachen Messung hat die Bestimmung des Intervalls PQ-AC weitere Verbreitung erlangt.

b) Aortenklappe

Die Bewegung der Aortenklappen zeigt eine durch die gesamte Systole hindurch gleichbleibende Separation der Klappentaschen. Meßtechnisch bedeutet dies, daß der Abstand zwischen den beiden im M-Mode dargestellten Klappenechos zu Beginn und am Ende der Austreibung gleich ist, wie im Schema der Abb. 3 dargestellt. Erfahrungsgemäß kann allerdings auch bei Normalpersonen im Verlauf der Systole die Separation bis zum Beginn der schnellen Schließungsbewegung um bis zu 2 mm abnehmen. Eine stärkere systolische Konvergenz der Klappenbewegung stellt einen qualitativen Hinweis auf eine im Verlauf der Systole abnehmende Durchströmung der Aortenklappe dar. Ursächlich kommen hierfür entweder eine verminderte Ventrikelfunktion oder eine höhergradige Mitralinsuffizienz in Frage. Bei der Mitralinsuffizienz entsteht die Konvergenz durch Regurgitation eines größeren Anteils des Schlagvolumens in den linken Vorhof (FEIGENBAUM 1981). Abbildung 12 zeigt den Befund bei einem Patienten mit schwerer relativer Mitralinsuffizenz, bei einer Kardiomyopathie vom kongestiven Typ, also einer Kombination beider ursächlicher Faktoren. Die Aortenklappe weist eine deutliche systolische Konvergenz auf, die prozentuale Verkürzung des erhöhten diastolischen Durchmessers ist infolge einer abnorm hohen Septumamplitude nicht vermindert, dagegen sind die systolischen Dicken der Wände und somit auch die relative endsystolische Wanddicke reduziert (0,38 statt $\geqq 0{,}6$). Bei normaler relativer endsystolischer Wanddicke hätte man eine Mitralinsuffizienz mit guter Ventrikelfunktion anzunehmen, hier muß wegen der verminderten Relation von Wanddicke zu Volumen auch eine verminderte myokardiale Funktion vorliegen. Wegen der exzessiven Mitralinsuffizienz erhielt der Patient eine Mitralprothese; die relative endsystolische Wanddicke blieb stark vermindert, die Durchmesserverkürzung nahm auf stark pathologische Werte ab und die systolische Konvergenz der Aortenklappen blieb weiterhin bestehen, weil die myokardiale Insuffizienz nicht behoben war. Die systolische Konvergenz der Aortenklappe ist somit ätiologisch mehrdeutig, kann aber als qualitativer Indikator für eine verminderte Auswurfmenge in die Aorta angesehen werden. In der zweidimensionalen Echokardiographie entspricht diesem Befund der M-Mode-Technik eine dreieckige Figur der unvollständig geöffneten Aortenklappe in der Systole, wenn sie parasternal in der kurzen Achse dargestellt wird (FEIGENBAUM 1981).

3. Komplexe Parameter

Als „komplexe Funktionsparameter" sollen Ergebnisse solcher Messungen bezeichnet werden, bei denen echokardiographische Meßwerte verschiedener kardialer Strukturen entweder untereinander in Verbindung gesetzt werden, oder bei denen die Echokardiographie mit anderen Untersuchungsmethoden kombiniert wird, z.B. mit Phonokardiographie oder Druckmessungen. Solche Ansätze sind zur Aufdeckung sowohl systolischer als auch diastolischer Funktionsstörungen unternommen worden.

a) Komplexe systolische Funktionswerte

Für die Analyse der systolischen Ventrikelfunktion spielt die Betrachtung der Wandspannung eine wesentliche Rolle, da sie ein integrierendes Konzept für das Zusammenspiel von Volumen, Muskelmasse und Druck des linken Ventrikels liefert. Einerseits ist die systolische Wandspannung eine wesentliche Determinante des myokardialen Sauerstoffverbrauchs (GRAHAM et al. 1968), andererseits bestimmt sie als ventrikuläre Nachlast wesentlich das Ausmaß und die Geschwindigkeit der Myokardkontraktion. Da die Echokardiographie wesentliche anatomische Komponenten zur Errechnung der Wandspannung wie Wanddicken und Querdurchmesser des linken Ventrikels zuverlässig und einfach liefert, eignet sie sich bei Kombination mit Druckmessungen besonders gut zur Bestimmung der Wandspannung.

Bereits 1974 stellten RATSHIN et al. eine echokardiographische Bestimmung der zirkumferentiellen Wandspannung mit invasiver Messung des Druckes im linken Ventrikel und der Aorta vor, mit der sie den enddiastolischen Wert (Vorlast) und den maximalen Wert bei Öffnung der Aortenklappe (als Nachlast) bestimmten und gute Korrelationen zu den entsprechenden ventrikulographisch ermittelten Werten fanden (lineare Korrelationskoeffiezienten für Vorlast $r = 0{,}98$ und für Nachlast $r = 0{,}86$). BRODIE et al. gaben 1976 der meridionalen, also längsgerichteten Wandspannung den Vorzug, weil zu ihrer Berechnung keine Annahmen über die Größe der linksventrikulären Längsachse nötig sind, die ja echokardiographisch nicht exakt gemessen werden kann. Die im Abstand von 36 ms über den gesamten Herzzyklus hinweg bestimmten Werte aus Echokardiographie und Ventrikulographie korrelierten bei den einzelnen Patienten sehr eng (r = 0,91–0,99).

Formeln zur Berechnung der Wandspannung:
Zirkumferentielle Wandspannung nach RATSHIN et al. (1974):

$$\sigma = \frac{P\,D/2}{h}\left[1 - \frac{D}{8\,(d+h)}\right].$$

Meridionale Wandspannung nach BRODIE et al. (1976):

$$\sigma = \frac{P\,D}{4\,h\,(1+h/D)}.$$

Bedeutung der Symbole; σ = Wandspannung (10^3 dyn/cm^2), P = Druck (dyn/cm^2), D = Innendurchmesser des linken Ventrikels (cm), h = linksventrikuläre Wanddicke (cm).

Da das Ausmaß der Myokard-Kontraktion von der Höhe der Nachlast abhängt, kann man sich bei Steigerung der Nachlast (z.B. durch Blutdrucksteigerung) anhand der Abnahme der echokardiograpischen Durchmesserverkürzung ein Bild über die Leistungsreserve des Myokards machen. So konnten wir beispielsweise zeigen, daß asymptomatische Patienten mit essentieller Hypertonie und geringgradiger Hypertrophie bei Infusion von Angiotensin II unter vergleichbarer zirkumferentieller Wandspannung gegenüber Normalpersonen eine statistisch signifikant verminderte systolische Durchmesserverkürzung aufwiesen (AUTENRIETH et al. 1979).

Eine methodische und rechnerische Vereinfachung zur Bestimmung der Nachlast führten QUINONES et al. 1980 ein, indem sie zur Berechnung eines „Wandspannungsindex" erstens den systolische Druck mit der Methode nach Riva-Rocci bestimmten und zweitens diesen Wert mit dem Quotienten aus Radius zu Wanddicke multiplizierten:

$$\sigma_{Index} = P \times \text{Radius/Wanddicke}.$$

Die beste lineare Korrelation zur invasiv bestimmten maximalen zirkumferentiellen Wandspannung ergab sich für den Index des „mittleren Streß", bei dem als Wanddicke der Mittelwert von systolischer und diastolischer Messung eingesetzt wurde, der Korrelationskoeffizienz betrug r = 0,88. Die potentielle klinische Bedeutung dieser Untersuchungen ist jedoch nocht nicht ausgelotet.

Die systolische Ventrikelfunktion läßt sich auch als Verhältnis von Druck zu Volumen am Ende der Systole beschreiben, da zwischen beiden Größen eine lineare Beziehung besteht. Das bedeutet, daß ein bestimmter endsystolischer Druck einem bestimmten endsystolischen Volumen zugeordnet ist, wobei höherer Druck einen linearen Anstieg des Volumens nach sich zieht. Diese Beziehung ist praktisch unabhängig von der Vorlast. Sie reagiert jedoch empfindlich auf Änderungen der Inotropie, indem bei positiv-inotroper Stimulation die endsystolisch erreichten Volumina gegenüber den Ausgangswerten bei vergleichbaren Drucken kleiner werden; dadurch wird die Druck-Volumen-Beziehung „nach links verschoben". Diese Zusammenhänge wurden im Tierversuch von SUGA et al. (1973) beschrieben und von GROSSMAN et al. (1977) am Menschen bestätigt. Für die Anwendung dieses Konzepts auf Untersuchungen mit der

Echokardiographie wird statt des endsystolischen Volumens der endsystolische Durchmesser herangezogen. Der endsystolische Druck ist jedoch mit nicht-invasiver Methodik nicht direkt meßbar. Da er dem Druck zum Zeitpunkt der Inzisur des Karotispulses entspricht, haben MARSH et al. (1982) den Druck zum Zeitpunkt der Inzisur durch Extrapolation aus systolischem und diastolischem Manschettendruck gewonnen und diesen Wert dem endsystolischen Durchmesser zugeordnet. Bei Erhöhung des Blutdrucks mit Methoxamin (einem alphaadrenergen Stimulator ohne positiv-inotrope Wirkung) ergaben sich dabei für die untersuchten Normalpersonen enge lineare Korrelationen zwischen Druck und Durchmesser mit r-Werten von 0,83–0,99. Bei Vereinfachung des Verfahrens durch Verwendung des maximalen systolischen Drucks (statt des endsystolischen Werts) erzielten sie bei den gleichen Personen eine ähnlich enge lineare Zuordnung ($r = 0{,}82$–$0{,}99$). Die Steigung der Korrelationsgeraden hat die Dimension mm Hg/cm und gibt an, bei wieviel mm Hg Druckanstieg der endsystolische Durchmesser um einen Zentimeter zunimmt. Bei Einsatz des *end*systolischen Drucks betrug die mittlere Steigung 62 ± 22 mm Hg/cm und bei Anwendung des maximalen systolischen Drucks 78 ± 26 mm Hg/cm. In einer klinischen Studie von BOROW et al. (1982) konnte mit gleicher Methodik an 20 Patienten mit Thalassaemia major gezeigt werden, daß trotz normaler Belastungsdauer auf dem Laufband unterschiedliche Steigungen der endsystolischen Druck-Dimensionsbeziehung bestanden. Alle Patienten über 15 Jahre – also langer Krankheitsdauer und größerer Wahrscheinlichkeit einer Transfusionshämosiderose – hatten signifikant verminderte Werte von 52–65 mm Hg/cm gegenüber dem Normalkollektiv von 95–142 mm Hg/cm (Mittelwert 121 ± 16). Zwei der sieben Patienten aus dieser Gruppe entwickelten nach 8 bzw. 9 Monaten eine manifeste Herzinsuffizienz, während alle anderen asymptomatisch blieben (nach 12 ± 3 Monaten). Diese Studie kann als Hinweis auf die klinische Anwendbarkeit dieses Konzepts betrachtet werden, wobei allerdings auffällt, daß die Normalwerte der einzelnen Arbeitsgruppen stark divergieren (MARSH et al.: 62 ± 22 mmHg/cm, BOROW et al.: 121 ± 16 mmHg/cm), daß also möglicherweise größere Streuungen zu erwarten sind. Außerdem sind Herzerkrankungen mit regionaler Funktionsstörung für diese Untersuchungsmethode nicht geeignet.

b) Komplexe diastolische Funktionswerte

Zur Analyse der diastolischen Funktion des linken Ventrikels können mit der M-Mode-Echokardiographie wegen ihres hohen zeitlichen und örtlichen Auflösungsvermögens die Phasen der isometrischen Relaxation, der initialen schnellen sowie der nachfolgenden langsamen Füllungsphase in Hinblick auf ihre jeweilige Dauer, ihren Beitrag zur diastolischen Durchmesserzunahme, zur Wandverdünnung und bezüglich der zeitlichen Abfolge von Bewegungen der Wände und der Mitralklappe gemessen werden. Zu diesem Zweck werden echokardiographisch die Wandbewegungen und der Beginn der Mitralöffnung durch Anlotung des Ventrikels in Höhe der Mitralspitzen simultan registriert, der Zeitpunkt des Aortenklappenschlusses wird aus dem Phonokardiogramm ermittelt (Schließungston der Aortenklappe, A_2). Die einzelnen Ereignisse laufen zu Beginn der Diastole in schneller zeitlicher Folge ab und sind an den Wänden durch

Erreichen des kleinsten Durchmessers (endsystolischer Durchmesser, ESD), die Dauer und Geschwindigkeit von Durchmesserzunahme und Wandverdünnung, durch den Schluß der Aortenklappe und die Öffnung der Mitralis charakterisiert. Wegen der Vielzahl der zu gewinnenden Werte werden solche Untersuchungen insbesondere bei Messung von instantanen Geschwindigkeitsgrößen durch rechnergestützte Auswertung analysiert (GIBSON u. BROWN 1973).

Nach bisherigen Ergebnissen vor allem der Arbeitsgruppe von GIBSON kommt diesen Untersuchungen besonders für die Beurteilung der koronaren Herzkrankheit und des hypertrophierten linken Ventrikels klinische Bedeutung zu. Bei Normalpersonen fanden diese Autoren einen praktisch simultanen Beginn von Auswärtsbewegung der Ventrikelwände und der Mitralklappenöffnung (Zeitunterschied 1,1 ± 9,3 ms) sowie eine Koinzidenz der Maxima von schneller Auswärtsbewegung der Wände und der Mitralöffnung (Zeitunterschied 2,0 ± 13 ms). Statistisch gleiche Verhältnisse bestanden bei Patienten mit koronarer Herzkrankheit ohne angiographisch nachweisbare regionale Kontraktionsstörungen. Bestanden dagegen regionale Störungen der Kontraktion im Angiogramm, so begann die Auswärtsbewegung der Wände schon 53 ± 31 ms *vor* der Mitralöffnung, so daß trotz geschlossenen Mitralsegeln bereits 31% der diastolischen Durchmesserzunahme im M-Mode-Echo erfolgte (UPTON et al. 1976). Dies ist als Ausdruck einer abnormen Formänderung des Ventrikels vor Beginn der eigentlichen Füllung aufzufassen. Bei angiographisch globaler Kontraktionsstörung war der Zeitunterschied statistisch dem des Normalkollektivs gleich (5 ± 13 ms). Wahrscheinlichste Erklärung dieser Diskrepanz zwischen regionaler Ventrikelerweiterung und verspäteter Mitralöffnung ist eine verzögerte Relaxation oder verlängerte Kontraktion in ischämischen Bereichen des Myokards außerhalb der explorierten Region, wodurch der Abfall des diastolischen Ventrikeldrucks verzögert wird. Die direkte Beobachtung einer solchen ischämisch verlängerten Kontraktion an der Hinterwand unter Belastung mit Angiotensin II aus eigenen Untersuchungen ist in Abb. 8 zu sehen. Entsprechend den Resultaten von UPTON et al. (1976) gelangten CHEN u. GIBSON 1979 bei Messung der Zeitabstände zwischen Aortenklappenschluß, kleinstem Ventrikeldurchmesser (ESD) und Mitralöffnung zu vergleichbaren Ergebnissen. Bei Normalpersonen erfolgte der Aortenklappenschluß A_2 stets *vor* Erreichen des ESD (Zeitunterschied 40 ± 10 ms, weitere Durchmesserverkleinerung 1–2 mm), die Mitralklappe öffnete sich 20 ± 10 ms nach dem ESD und die gesamte isovolumetrische Relaxation zwischen A_2 und Mitralöffnung dauerte 65 ± 15 ms. Bei Patienten mit regionalen Kontraktionsstörungen infolge koronarer Herzkrankheit erfolgte A_2 erst *nach* Erreichen des ESD und die isovolumetrische Relaxationszeit zwischen A_2 und der Mitralöffnung war wegen des späten Aortenklappenschlusses statistisch nicht vom Normalkollektiv verschieden, die Mitralklappe öffnete sich jedoch gegenüber dem ESD verspätet (80 ± 35 ms). Bei Patienten mit Hypertonie schloß sich die Aortenklappe *vor* Erreichen des ESD, im Mittel 25 ± 30 ms vorher, was statistisch nicht vom Normalkollektiv zu trennen war. Die gesamte isovolumetrische Relaxation (A_2 bis Mitralöffnung) war mit 105 ± 25 ms jedoch deutlich verlängert, was im wesentlichen Folge einer verzögerten Mitralöffnung war (A_2 bis Mitralöffnung 80 ± 25 ms). Dies stimmt mit Befunden einer verminderten Maximalgeschwindigkeit der Durchmesserzunahme in der frühen Füllungsphase bei sekundärer Hypertrophie überein (GIBSON et al. 1979). Ähnlich haben HANRATH et al. (1980) bei hypertrophischer Kardiomyopathie und Hypertrophie infolge Druckbelastung signifikant verlängerte Intervalle zwischen ESD und Mitralöffnung gefunden (93±37 ms bzw. 66±31 ms). Bei 142 Diabetikern ohne klinisch erkennbare Herzerkrankung fand SHAPIRO (1982) in Abhängigkeit von Dauer und Schwere der Grundkrankheit vor allem eine signifikant zunehmende Verlängerung des Abstands zwischen ESD und Mitralöffnung. In dieser Studie war die echokardiographische Messung diastolischer Zeitintervalle bei der Aufdeckung einer myokardialen Funktionsstörung empfindlicher als die üblichen klinischen Kriterien einer Herzinsuffizienz.

Eine quantitative Korrelation der Einzelwerte zur Störung der Ventrikelfunktion besteht nach den bisherigen Ergebnissen nicht und nach den relativ großen Standardabweichungen der veröffentlichten Werte muß im Einzelfall oft mit grenzwertigen Ergebnissen gerechnet werden. Der bereits früher angesprochene inhomogene Bewegungsbeginn der Mitralis dürfte hierbei eine Rolle spielen. Dennoch verspricht die echokardiographische Bestimmung komplexer diastolischer Parameter einen aussichtsreichen klinischen Einsatz, wobei die computerisierte Auswertung eine gewisse Hemmschwelle für die Verbreitung bedeutet. Allerdings ließe sich z.B. der Hinweis auf eine regionale Kontraktionsstörung aus der Verspätung von A_2 gegenüber dem ESD und der Hinweis auf eine Verlängerung der Relaxation ohne regionale Dyssynergie (A_2 *vor* ESD plus Verlängerung des isovolumetrischen Intervalls A_2 – Mitralöffnung) auch ohne Computerhilfe erbringen.

II. Rechter Ventrikel

Für den rechten Ventrikel existiert wegen seiner komplizierten Geometrie als direkter Parameter praktisch nur der vergrößerte Durchmesser, wenn er in Rükkenlage von parasternal aus mehr als ein Drittel des linksventrikulären Durchmessers beträgt. Dazu kommt noch die abnorme Septumbewegung bei rechtsventrikulärer Volumenbelastung (DIAMOND et al. 1971).

Indirekte Parameter der rechtsventrikulären Funktion lassen sich nach HIRSCHFELD et al. (1975) aus den an der Pulmonalklappe gemessenen systolischen Zeitintervallen gewinnen, wenn sich an der Pulmonalklappe Öffnungs- und Schließungszeitpunkt eindeutig darstellen lassen (s. Abb. 17). Die Präejektionsperiode (PEP) wird mit steigendem Druck in der Arteria pulmonalis länger, die rechtsventrikuläre Austreibungszeit (RVEZ) kürzer, so daß der Quotient PEP/RVEZ bei diastolischen Pulmonaldrücken über 25 mmHg in 90% der Fälle über 0,4 lag. Bei Abnahme der rechtsventrikulären Kontraktilität sind gleichgerichtete Änderungen zu erwarten, so daß die ätiologische Interpretation eines erhöhten Wertes ohne weitere Daten zunächst lediglich als Mißverhältnis zwischen Kontraktionskraft und Nachbelastung zu betrachten ist. Außerdem ließ sich eine ausreichende Darstellung des systolischen Pulmonalis-Echos bereits bei Kinder in nur 50–60% erreichen und dürfte bei Erwachsenen noch schwieriger und seltener zu erreichen sein.

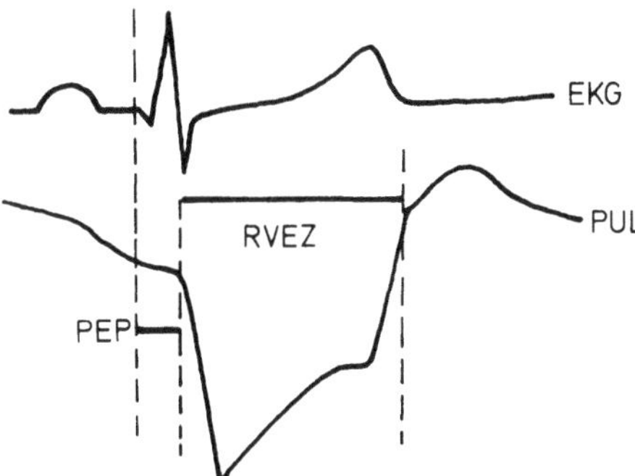

Abb. 17. Schematische Darstellung der Bewegung der Pulmonalklappe (*PUL*) und des EKG mit Darstellung der Meßwerte *PEP* (Prä-Ejektions-Periode) und *RVEZ* (rechtsventrikuläre Ejektionszeit)

Die Trikuspidalbewegung zeigt bei steigendem enddiastolischem Druck im rechten Ventrikel ähnlich der Mitralis eine Verlängerung des AC-Intervalls (Bezeichnung des Trikuspidalechos analog zur Mitralis). Nach STARLING et al. (1980) genügt zur Erkennung eines erhöhten enddiastolischen Drucks von über 9 mmHg bei normalem PQ-Intervall im EKG der Nachweis eines Plateaus oder Buckels zwischen den Punkten A und C (sog. Punkt B). Das Differenzintervall PQ-AC war an der Trikuspidalis ohne diagnostischen Wert. Bei akuter Rechtsherzbelastung infolge einer Lungenembolie entsteht nach den Befunden von IWASAKI et al. (1982) ein typisches Bewegungsmuster der Trikuspidalis mit trägem frühdiastolischen Ansteig (DE) und dreieckiger Form der diastolischen Trikuspidalbewegung mit Verkürzung der Öffnungsdauer gegenüber der Mitralis.

Bei konstriktiver Perikarditis oder stark erhöhtem diastolischen Druck des rechten Ventrikels aus anderer Ursache zeigt die Pulmonalklappe häufig eine präsystolische Öffnung vor Beginn des QRS-Komplexes im EKG, wenn der diastolische Ventrikeldruck den gleichzeitigen Druck in der Arteria pulmonalis übersteigt (WANN et al. 1977).

C. Zusammenfassung

Zusammenfassend läßt sich feststellen, daß die Echokardiographie bei der chronischen Herzinsuffizienz eine große Zahl einzelner Befunde erheben läßt. Neben der häufig möglichen Objektivierung und Quantifizierung der gestörten Ventrikelfunktion lassen sich auch oft wichtige Hinweise auf die Natur der zugrundeliegenden Erkrankung gewinnen, so daß die Echokardiographie als wichtigste und aussagefähigste Methode der nicht-invasiven Diagnostik der kardialen Mechanik einzustufen ist.

Literatur

Akins CW, Boucher CA, Pohost GM (1981) Preservation of interventricular septal function in patients having coronary artery bypass grafts without cardiopulmonary bypass (abstr). Am J Cardiol 47:394

Angerman Ch (1980) Echokardiographische Untersuchungen unter pharmaokologisch-induzierter Belastung bei koronarer Herzkrankheit. Dissertation, Universität München, S 47

Autenrieth G (1978) Pharmakologische Funktionsprüfungen bei Herzmuskelerkrankungen unter besonderer Berücksichtigung der Echokardiographie. Habilitationsschrift, Universität München

Autenrieth G, Angermann Ch, Goss F, Bolte H-D (1977a) Echocardiographic evaluation of myocardial performance during infusion of Angiotensin and handgrip-exercise. In: Riecker G, Weber A, Goodwin J (eds) Myocardial failure. Springer, Berlin Heidelberg New York, pp 220–238

Autenrieth G, Angerman Ch, Goss F, Bolte H-D (1977b) Belastungsechokardiographie zur Funktionsdiagnostik des linken Ventrikels. Verh Dtsch Ges Kreislaufforsch 43:83–85

Autenrieth G, Kment A, Antoni D, Angermann Ch, Höss D (1979) Ist die Funktion des linken Ventrikels bei der essentiellen Hypertonie normal, gesteigert oder vermindert? Z Kardiol 68:614

Borow KM, Propper R, Biermann FZ, Grady St, Inati A (1982) The left ventricular endsystolic pressure-dimension relation in patients with Thalassemia Major. A new non invasive method for assessing contractile state. Circulation 66:980–985

Brodie BR, McLaurin LP, Grossman W (1976) Combined hemodynamic-ultrasonic method for studying left ventricular wall stress. Comparison with angiography. Am J Cardiol 37:864–870

Burggraf GW, Craige E (1975) Echocardiographic studies of left ventricular wall motion and dimensions after ventricular wall motion and dimensions after valvular heart surgery. Am J Cardiol 35:473–480

Broemser P, Ranke OF (1930) Über die Messung des Schlagvolumens auf unblutigem Weg. Z Biol 90:467–475

Cahill NS, O'Brien M, Rodahl X, Allen JF, Knight D, Dolphin C (1979) A pilot study on left ventricular dimensions and wall stress before and after submaximal exercise. Br J Sports Med 13:122–129

Chen W, Gibson D (1979) Relation of isovolumic relaxation to left ventricular wall movement in man. Br Heart J 42:51–56

Clark RD, Korcuska K, Cohn K (1980) Serial echocardiographic evaluation of left ventricular function in valvular disease, including reproducibility guidelines for serial studies. Circulation 62:564–575

Corya BC, Feigenbaum H, Rasmussen S, Black MJ (1974) Echocardiographic features of congestive cardiomyopathy compared with normal subjects and patients with coronary artery disease. Circulation 49:1153–1159

Corya BC, Feigenbaum H, Rasmussen S, Black MJ (1974) Anterior left ventricular wall echos in coronary artery disease. Linear scanning with a single element transducer. Am J Cardiol 34:652–657

D'Cruz IA, Cohen HC, Prabhu R, Glick G (1975) Diagnosis of cardiac tamponade by Echocardiography. Changes in mitral valve motion and ventricular dimensions, with special reference to paradoxical pulse. Circulation 52:400–465

Diamond MA, Dillon JC, Haine CL, Chang S, Feigenbaum H (1971) Echocardiographic features of atrial septal defect. Circulation 43:129–135

Dortimer AC, De Joseph RL, Shiroff RA, Liedtke AJ, Zelis R (1976) Distribution of coronary artery disease. Prediction by echocardiography. Circulation 54:724–729

Edler I, Hertz CH (1954) The use of ultrasonic reflectoscope for the continuous recording of the movements of heart walls. K Fysiogr Saellsk Lund Foerh 24:40–48

Eichna LL, Farber SJ, Berger AR, Earle DP, Bader B, Pellegrino E, Albert RE, Alexander JD, Taube H, Youngwirth S (1953) Cardiovascular dynamics, blood volumes, renal function and electrolyte excretions in the same patients during congestive heart failure and after recovery of cardiac decompensation. Circulation 7:674–683

Engelhardt D, Possinger K (1980) Einfluß der Therapie auf die systolischen Herzintervalle bei Patienten mit akutem Myokardinfarkt. Intensivmed 17:241–245

Feigenbaum H (1981) Echocardiography, 3rd edn. Lea & Febiger, Philadelphia

Feigenbaum H, Popp RL, Wolfe SB, Pombo JF, Haine CL, Dodge HT (1972) Ultrasound measurement of the left ventricle: a correlative sutdy with angiography. Arch Intern Med 129:461–467

Feigenbaum H, Corya DC, Dillon JC, Weyman AE, Rasmussen S, Black MJ, Chory S (1976) Role of echocardiography in patients with coronary artery disease. Am J Cardiol 37:775–786

Folland ED, Parisi AF, Moynihan PF, Jones DR, Feldman CL, Tow DE (1979) Assessment of left ventricular ejection fraction and volumes by real-time, two-dimensional echocardiography. A comparison of cineangiographic and radionuclide techniques. Circulation 60:760–766

Fortuin NJ, Wood WP, Scherman ME, Craige E (1971) Determination of left ventricular volumes by ultrasound. Circulation 44:575–584

Franciosa JA, Park M, Levine TB (1981) Lack of correlation between exercise capacity and indices of resting left ventricular performance in heart failure. Am J Cardiol 47:33–39

Garrard CL Jr, Weissler AM, Dodge HT (1980) The relationship of alterations in systolic time intervals to ejection fraction in patients with cardiac disease. Circulation 42:455–462

Gibson DG, Brown D (1973) Measurement of instantaneous left ventricular dimension and filling rate in man, using echocardiography. Br Heart J 35:1141–1149

Gibson DG, Brown D (1975) Measurements of peak rates of left ventricular wall movement in man. Comparison of echocardiography with angiography. Br Heart J 37:677–683

Gibson TC, Grossman W, McLaurin LP, Moos S, Craige E (1976) An echocardiographic study of the interventricular septum in constrictive pericarditis. Br Heart J 38:738–743

Gibson DG, Traill TA, Hall RJC, Brown DJ (1979) Echocardiographic features of secondary left ventricular hypertrophy. Br Hear J 41:54–59

Gordon MJ, Kerber RE (1977) Interventricular septal motion in patients with proximal and distal left anterior descending coronary artery lesions. Circulation 55:338–341

Gould KL, Lipscomb K, Hamilton GW (1973) Physiologic basis for assessing critical coronary stenosis: instantaneous flow response and regional distribution during coronary hyperemia as measure of coronary flow reserve. Am J Cardiol 33:87–94

Graham TP Jr, Covell JW, Sonnenblick EH, Ross J Jr, Braunwald E (1968) Control of myocardial oxygen consumption: Relative influence of contractile state and tension development. J Clin Invest 47:375–385

Grossman W, Braunwald E, Maim T, McLaurin LP, Green LH (1977) Contractile state of left ventricle in man as evaluated from endsystolic pressure-volume relations. Circulation 56:815–852

Hanrath P, Bleifeld W, Effert S, Nowack H, Kupper W (1977) Relationship between pulmonary artery pressure and echocardiographic mitral valve closure in patients with acute myocardial infarction. In: Riecker G, Weber A, Goodwin J (eds) Myocardial failure. Springer, Berlin Heidelberg New York, pp 209–219

Hanrath P, Mathey DG, Siegert R, Bleifeld W (1980) Left ventricular relaxation and filling pattern in different forms of left ventricular hypertrophy: an echocardiographic study. Circulation 45:15–23

Henry WL, De Maria A, Gramiak R, King DL, Kisslo JA, Popp RL, Salm DJ, Schiller NB, Tajik A, Teichholz LE, Weymann AE (1980) Report of the American society of echocardiography committee on nomenclature and standards in two-dimensional echocardiography. Circulation 62:212–217

Hickam JB, Cargill WH (1948) Effects of exercise on cardiac output and pulmonary arterial pressure in normal persons and in patients with cardiovascular disease and pulmonary emphysema. J Clin Invest 27:10–17

Hirschfeld S, Meyer R, Schwarz DC, Korfhagen J, Kaplan S (1975) The electrocardiographic assessment of pulmonary artery pressure and pulmonary vascular resistance. Circulation 52:642–649

Hutchins GM, Bulkley BH, Ridolfi RL, Griffith LSC, Lohr FT, Pisaio MA (1977)

Correlation of coronary arteriograms and left ventriculograms with postmortem studies. Circulation 56:32–37

Iwasaki T, Tanimoto M, Yamamoto T, Makihata S, Kawai Y, Yorifuji S (1982) Echocardiographic abnormalities of tricuspid valve motion in pulmonary embolism. Br Heart J 47:454–460

Karliner JS, Gault JH, Eckberg D, Mullins CB, Ross J Jr (1971) Mean velocity of fiber shortening: A simplified measure of left ventricular myocardial contractility. Circulation 44:323–333

Kerber RE, Marcus ML, Erhardt J, Wilson R, Abboud FM (1975) Correlation between echocardiographically demonstrated segmental dyskinesia and regional myocardial perfusion. Circulation 52:1097–1104

Konecke LL, Feigenbaum H, Chang S, Corya BC, Fischer JC (1973) Abnormal mitral valve motion in patients with elevated left ventricular diastolic pressures. Circulation 47:989–995

Kronik G, Litpak V, Mösslacher H, Slany J, Ehrenböck R (1979a) Echokardiographische Kriterien für die Differentialdiagnose zwischen kongestiver Kardiomyopathie und koronarer Herzkrankheit bei Patienten mit Kardiomegalie. Herz/Kreisl 11:483–492

Kronik G, Slany J, Mösslacher H (1979b) Comparative value of M-mode echocardiographic formulas for determining left ventricular stroke volume. A correlative study with thermodilution and left ventricular single-plane cineangiography. Circulation 60:1308–1316

Kronik G, Slany J, Mösslacher H (1980) Die Beurteilung der regionalen Myokardfunktion im Schnittbildechokardiogramm. Z Kardiol 69:92–99

Kronik G, Hutterer B, Schmoliner R, Mösslacher H, Ehrenböck R (1981) Sensitivität und Spezifität der zweidimensionalen Echokardiographie bei der Diagnose von Herzinfarktnarben. Klin Wochenschr 59:187–195

Lalami AV, Lee SJK (1976) Echocardiographic measurement of cardiac output using the mitral and aortic root eco. Circulation 54:738–743

Laniado S, Yellin S, Kotler M, Levy L, Stadler J, Terdiman R (1975) A study of the dynamic relations between the mitral valve echogram and phasic mitral flow. Circulation 51:104–113

Lapido GOA, Dunn FG, Pringle TH, Bstian B, Lawrie TDV (1980) Serial measurements of left ventricular dimensions by echocardiography. Assessment of week-to-week, inter- and intraobserver variability in normal subjects and in patients with valvular heart disease. Br Jeart J 44:284–289

Levisman JA (1977) Echocardiographic diagnosis of mitral regurgitation in congestive cardiomyopathy. Am Heart J 93:33–39

Lew W, Henning H, Schelbert H, Karliner JS (1978) Assessment of mitralvalve E point-septal separation as an index of left ventricular performance in patients with acute and previous myocardial infarction. Am J Cardiol 41:836–843

Limacher MC, Poliner LR, Waggoner AD, Nelson JG, Miller RR, Quinones MA (1981) Comparison of exercise two-dimensional echocardiography with radionuclide angiography in the detection of coronary artery disease (abstr). Circulation 64:IV-46

Lundstrom NR, Mortensson W (974) Clinical applications of echocardiography in infants and children. III Estimation of left and right ventricular size: A comparison between echocardiography and angiocardiography. Acta Paediatr Scand 63:257–265

Maria A de, Miller RR, Amsterdam LP (1974) Mitral valve early diastolic closing velocity on echocardiograms: Relation to sequantial diastolic flow and ventricular compliance. Circulation 50:144–153

Marsh JD, Propper R, Bierman FZ, Grady S, Inati A (1982) The left ventricular endsystolic pressure dimension relation in patients with thalassemia major. A new noninvasive method for assessing contractile state. Circulation 66:980–985

Mason SJ, Weiss JL, Weisfeldt ML, Garrison JB, Fortuin NJ (1979) Exercise echocardiography: detection of wall motion abnormalities during ischemia. Circulation 59:50–59

Massie BM, Schiller NB, Ratshin RA, Parmley WW (1977) Mitral-septal separation: New echocardiographic index of left ventricular function. Am J Cardiol 39:1008–1016

Mathews EC Jr, Gardin JM, Henry WL, Del Negro AA, Fletcher RD, Snow JA, Epstein StE (1981) Echocardiographic abnormalities in chronics alcoholic with and without overt congestive heart failure. Am J Cardiol 47:570–577

McLaurin LP, Gibson TC, Waider W, Grossman W, Craige E (1973) An appraisal of mitral valve echocardiograms mimicking mitral stenosis in conditions with right ventricular overload. Circulation 48:801–809

Morganroth J, Chen ChC, David D, Sawin HS, Naito M, Parrotto C, Meixell L (1980) Exercise cross sectional echocardiographic diagnosis of coronary artery disease (abstr). Am J Cardiol 45:404

Palomo AR, Quinones MA, Waggoner AD, Kumpuris AG, Miller RR (1980) Echophonocardiographic determination of left atrial and left ventricular pressures with and without mitral stenosis. Circulation 61:1043–1047

Pandian N, Skorton D, Kieso R, Pai AL, Kerber R (1981) Characterization of left ventricular diastolic filling in constrictive pericarditic by two-dimensional echocardiography: experimental and clinical studies (abstr). Circulation 64:IV–204

Pohost GM, Dinsmore R, Rubenstein JJ, O'Keede DD, Grantham RN, Scully HE, Beierholm EA, Frederiksen JW, Weisfeldt ML, Dagget WM (1975) The echocardiogram of the anterior leaflet of the mitral valve. Correlation with hemodynamic and cineroentgenographic studies in dogs. Circulation 51:88–97

Quinones MA, Mokotoff M, Nouri R, Winters WL, Miller RR (1980) Noninvasive quantification of left ventricular wall stress. Validation of method and application to assessment of chronic pressure overload. Am J Cardiol 45:782–790

Rasmussen S, Corya GC, Feigenbaum H, Black MJ, Lovelace DE, Phillips JF, Noble RJ, Knoebel SB (1978) Stroke volume calculated from mitral valve echogram in patients with and without ventricular dyssynergy. Circulation 58:125–133

Ratshin RA, Rackley ChE, Russel RO (1974) Determination of left ventricular preload and afterload by quantitative echocardiography. Calibration of the method. Circ Res 34:711–718

Rubensohn DS, Tucker ChR, London E, Miller DC, Stinson EB, Popp RL (1982) Two-dimensional echocardiographic analysis of segmental left ventricular wall motion before and after coronary bypass surgery. Circulation 66:1025–1033

Sahn DJ, De Maria A, Kisslo JA, Weyman AE (1978) Recommendations regarding quantitation in M-mode echocardiography: results of a survey of echocardiographic measurements. Circulation 58:1072–1083

Schiller NB, Acquatella H, Ports TA (1979) Left ventricular volume from paired biplane two-dimensional echocardiography. Circulation 60:547–555

Schweizer P, Erbel R, Meyer J, Grenner H, Krebs W, Effert S (180) Möglichkeiten der Bestimmung von Volumina und Austreibungsfunktion der linken Kammer mit dem zweidimensionalen Ultraschallverfahren. Herz 5:291–299

Schwiegk H, Riecker G (1960) Pathophysiologie der Herzinsuffizienz. In: Bergmann G v, Frey W, Schwiegk H (Hrsg) Handbuch der inneren Medizin, 4. Aufl, Bd IX/1. Springer, Berlin Heidelberg New York, S 1

Shapiro LM (1982) Echocardiographic features of impaired ventricular function in diabetes mellitus. Br Heart J 47:439–444

Starling MR, Crawford MH, Walsh RA, O'Rourke RA (1980) Value of the tricuspid valve echogram for estimating right ventricular end-diastolic pressure during vasodilator therapy. Am J Cardiol 45:966–972

St John Sutton MG, Frye RL, Smith HC, Chesebro JH, Ritman EL (1978) Relation between left coronary artery stenosis and regional left ventricular function. Circulation 58:491–497

Suga H, Sagawa K, Shoukas AA (1973) Load independence of the instantaneous pressure-volume ratio of the canine left ventricle and effect of epinephrine and heart rate on the ratio. Circ Res 32:314–322

Tei Ch, Shah PM, Child JS (1981) Atrial systolic notch on the interventricular septum in constrictive pericarditis: A differentiating feature from restrictive cardiomyopathy (abstr). Circulation 64:IV–14

Teichholz LE, Kreulen T, Herman MV, Gorlin R (1976) Problems in echocardiographic volume determinations: echocardiographic-angiographic correlations in the presence or absence of asynergy. Am J Cardiol 37:7–11

Tortoledo FA, Quinones MA, Fernandez GC, Waggoner AD, Miller RR (1981) A simplified and accurate method for determining left ventricular volumes by two-dimensional echocardiography (abstr). Circulation 64:N–49

Upton MT, Gibson DG, Brown DJ (1976) Echocardiographic assessment of abnormal left ventricular relaxation in man. Br Heart J 38:1001–1009

Wann LS, Weyman AE, Dillon JC, Feigenbaum H (1977) Premature pulmonary valve opening. Circulation 55:128–133

Wann LS, Faris JV, Childras RH, Dillon JC, Weyman AE, Feigenbaum H (1979) Exercise cross-sectional echocardiography in ischemic heart disease. Circulation 60:1300–1308

Weiss JL, Bulkley BH, Hutchins GM, Mason SJ (1981) Two-dimensional echocardiographic recognition of myocardial injury in man: comparison with postmortem studies. Circulation 63:401–408

Weissler AM, Harris WS, Schoenfeld CD (1969) Bedside technics for the evaluation of ventricular function in man. Am J Cardiol 23:577–583

Wezler K, Boeger H (1939) Die Dynamik des arteriellen Systems. Der arterielle Blutdruck und seine Komponenten. Erg Physiol 41:291–302

Wilson JR, Robertson JF, Holford F, Reichek N (1981) Evaluation of M-mode echocardiographic estimates of left ventricular function: Relationship of selected ultrasonic and hemodynamic parameters. Am Heart J 101:249–254

Wyatt HL, Meerbaum S, Heng MK, Gueret P, Corday E (1980) Cross sectional echocardiography III. Analysis of mathematic models for quantifying volume of symmetric and asymmetric left ventricles. Am Heart J 100:821–828

Yeh H, Winsberg F, Mercer EN (1973) Echocardiographic aortic valve orifice dimension: Its use in evaluating aortic stenosis and cardiac output. J Clin Ultrasound 1:182–189

Chronische Herzinsuffizienz im Gefolge von Herzmuskelerkrankungen – Herzdynamik, Klinik und Therapie

H.-D. Bolte

Mit 10 Abbildungen und 16 Tabellen

A. Einleitung und Klassifikation

Das Syndrom der chronischen Herzinsuffizienz kann sehr vielfältige Ursachen haben, die nicht allein in Störungen der Myokardfunktion selbst zu suchen sind. So sind zahlreiche Störungen durch Druck- und Volumenbelastungen des Herzmuskels als Pumpe bedingt im Sinne von Erhöhungen der sog. Vorlast und Nachlast des Herzens, wobei zumindest im Beginn Störungen der Funktion des kontraktilen Myokards nicht anzunehmen sind. So ist z. B. eine chronische Herzinsuffizienz im Rahmen einer Perikardtamponade nicht als Störung einer Funktion des Herzmuskels im engeren Sinne aufzufassen. Außerdem ist z.B. bei Aortenstenose die Funktionsfähigkeit des Myokards im allgemeinen nicht eingeschränkt, wenn man einmal von Begriffen und Phänomenen der sog. inadäquaten Hypertrophie absieht. Im Unterschied zu Störungen der Pumpfunktion die durch chronische Überlastung (Druck oder Volumen) oder eingeschränkte ventrikuläre Füllung (Herzbeuteltamponade) hervorgerufen werden, sollen im folgenden Herzerkrankungen als Folgen einer Verminderung der kontraktilen Funktion der Muskulatur im Sinne von Herzmuskelerkrankungen erörtert werden.

In der Vergangenheit sind zahlreiche Bemühungen unternommen worden, eine Ordnung in die enorme Vielfalt der pathogenetisch und nosologisch unterschiedlichen Herzmuskelerkrankungen zu bringen. In Anlehnung an eine von Goodwin (1970) vorgeschlagene Einteilung in primäre und sekundäre Kardiomyopathien ist neuerdings eine nach hämodynamischen und ätiologischen Gesichtspunkten ausgerichtete Klassifikation weithin akzeptiert worden (WHO 1980). Sie sieht eine Unterscheidung von Kardiomyopathien und spezifischen Herzmuskelerkrankungen vor.

Entwicklungen einer Nomenklatur haben nicht selten ihre eigene Geschichte. Dies ist insbesondere bei der Begriffsbildung der dilativen Kardiomyopathie nachzuvollziehen. Wörtlich übersetzt heißt dilative Kardiomyopathie (= COCM = kongestive Kardiomyopathie): Herzmuskelerkrankung mit den Zeichen der Ventrikeldilatation. Diese deutsche Übersetzung des englischen "dilated cardiomyopathy" trifft aber leider nicht den Sinn der Bezeichnung, wie er in einem Vorschlag der WHO/ISFC veröffentlicht wurde (s. oben).

Diese Einteilung sieht vor, daß Kardiomyopathien im engeren Sinne unterschieden werden sollen von Herzmuskelerkrankungen. Dabei wird der Begriff Kardiomyopathie reserviert für Herzmuskelerkrankungen unbekannter Ätiologie, wohingegen Herzmuskelerkrankungen im engeren Sinne durch ätiologische Hinweise gekennzeichnet sein sollen.

Tabelle 1. Klassifikation der Herzmuskelerkrankungen nach nosologischen Gesichtspunkten (1980, WHO/JSFC)

I. Kardiomyopathien (ohne ätiologische Hinweise)
1. Dilative Kardiomyopathie
2. Hypertrophische Kardiomyopathien
   a) Obstruktiv
   b) Nicht obstruktiv
3. Restriktive Kardiomyopathien
   a) Endokardiale Fibroelastose
   b) Endomyokardfibrose

II. Spezifische Herzmuskelerkrankungen

A. Infektiös
1. Viren
2. Bakterien
3. Rickettsien
4. Protozoen
5. Metazoen

B. Toxisch
1. Pharmaka (z.B. Barbiturate, Analgetika, Anästhetika, Isoproterenol, Antrazykline)
2. Vergiftungen (z.B. Kobalt, Cadmium, Arsen)
3. Alkoholische Herzerkrankung

C. Allergisch-rheumatisch
1. Anaphylaxie, postvakzinal (Serumkrankheit, Nahrungsmittel- und Pollenallergien)
2. Rheumatische Karditis (Endo-, Myo-, Perikarditis)
3. Immunkardiomyopathien
   a) bei Kollagenosen: Erythematodes Dermatomyositis Sklerodermie Periarteriitis nodosa
   b) Bei Dressler-Syndrom
   c) Bei Postkardiotomiesyndrom

D. Endokrin
1. Hyperthyreose
2. Hypothyreose
3. Somatropismus
4. Karzinoid
5. Diabetes mellitus
6. Schwangerschaft, Puerperium
7. Bei Phäochromozytom

E. Metabolisch
1. Ischämische Herzerkrankung
2. Anämie
3. Chronische und akute Hypokaliämie
4. Glykogenspeicherkrankheiten
5. Hämochromatose
6. Xanthomatose
7. Amyloidose
8. Malnutrition
9. Urämie
10. Oxalose
11. Hypovitaminose (z.B. Thiaminmangel)
12. M. Fabry

F. Infiltrativ
1. Infiltrative Metastasen maligner Tumoren
2. Hämoblastose
3. Sarkoidose

G. Primäre Herztumoren

H. Herzerkrankungen bei neuromuskulären Störungen
1. Progressive Muskeldystrophie
2. Myotonische Dystrophie
3. Paroxysmale hypokaliämische Lähmung
4. Friedreich-Ataxie

J. Physikalische Einwirkungen
1. Thoraxkontusion
2. Elektroschock
3. Bei Strahlentherapie

K. Senile Herzerkrankungen (senile Polypathie)

Demzufolge werden unter dilativen Kardiomyopathien solche Herzmuskelerkrankungen verstanden, die mit einer Ventrikeldilatation einhergehen und bei denen eine Ursache nicht nachzuweisen ist. Durch das Beiwort dilativ werden sie abgegrenzt von hypertrophischen und restriktiven Kardiomyopathien. Zweifellos liegt diesen Bemühungen, Ordnung in die Vielfalt zu bringen, ein semantisches Prinzip zugrunde.

Tabelle 2. Klassifikation von Kardiomyopathien. *LVEDV*: Linksventrikuläres enddiastolisches Volumen, *LVAF*: linksventrikuläre Auswurffraktion

Klassifikation	LVEDV	LVAF	Mechanismus der Herzinsuffizienz
Dilative Kardiomyopathie	↑ ↑	<0,40	Verminderung der systolischen Kontraktion
Restriktive Kardiomyopathie	↓, NL, ↑	0,30–0,70	Verminderung der ventrikulären Dehnbarkeit
Hypertrophische Kardiomyopathie	↓, NL, ↑	0,45–0,95	Verminderung der ventrikulären Dehnbarkeit

NL: normal ↑: Zunahme ↓: Abnahme

Zur Einteilung s. Tabelle 1 (WHO/ISFC 1980). Während diese Einteilung mehr nach ätiologischen Gesichtspunkten geordnet ist, ergibt sich eine mehr pathophysiologisch orientierte Klassifikation der Kardiomyopathien aus Tabelle 2 (Johnson u. Palacios 1982).

B. Kardiomyopathien

I. Dilative Kardiomyopathie

Nach Erhebungen von Torp (1978) ist mit einer Inzidenz der dilativen Kardiomyopathie von 7,5 Fällen pro Jahr und 100000 Einwohnern zu rechnen. Bei Übertragung dieser Ziffern, die aus einer überschaubaren Population in Schweden stammen, ist mit einer Inzidenz von etwa 5000 Fällen in der Bundesrepublik Deutschland pro Jahr zu rechnen. Dabei ist nicht ganz klar, in welchem Ausmaß in dieser Gruppe bereits spezifische (sekundäre) Herzmuskelerkrankungen, wie z.B. bei Alkoholüberkonsum, enthalten sind.

1. Pathophysiologie

Bei dilativer Kardiomyopathie findet sich charakteristischerweise eine erhebliche Reduktion der linksventriklulären Auswurffraktion. Der Herzmuskel als Pumpe ist vorzugsweise in seiner systolischen Funktion beeinträchtigt. Zeichen der chronischen Herzinsuffizienz treten im allgemeinen nicht ein, bevor die linksventrikuläre Auswurffraktion auf weniger als 0,40 reduziert ist. Geringere Ausmaße der systolischen Funktionsstörung sind von geringer klinischer Relevanz und gehen im allgemeinen nicht mit einer ventrikulären Dilatation einher. Auch kann der rechte Ventrikel dilatiert und seine Auswurffraktion eingeschränkt sein. Diese Funktionsstörungen sind aber nicht regelhaft nachzuweisen.

Im Schrifttum sind Angaben über systematische Untersuchungen der Ventrikelfunktion bei dilativen Kardiomyopathien nicht sehr zahlreich. Eine Studie von Sauer et al. (1977) gibt auf dem Boden von insgesamt 10 Patienten mit dilativer Kardiomyopathie hämodynamische Daten wieder. Siehe hierzu Tabelle 3. Diese Angaben entsprechen Daten, die von Bolte et al. (1980b) mitgeteilt

Tabelle 3. Systolische und diastolische Ventrikel- und Myokardfunktion. Hämodynamische Daten (Sauer et al. 1977)

Patient	PLV (mm Hg)	PLVED (mm Hg)	EDV (ml/m^2)	ESV (ml/m^2)	SV (ml/m^2)	EF (%)	HR (min^{-1})	CI ($l/m^2 \cdot min$)	tej (s)
L.B.	102,0	15,0	122,0	69,0	53,0	43,0	77	4,08	0,23
H.B.	122,0	15,0	159,0	64,0	95,0	60,0	51	4,85	0,25
E.K.	131,0	20,0	188,0	100,0	88,0	47,0	62	5,43	0,29
W.P.	162,0	27,0	156,0	71,0	85,0	55,0	50	4,27	0,32
H.E.	119,0	16,0	167,0	107,0	60,0	36,0	80	4,80	0,24
A.H.	98,0	13,0	224,0	180,0	44,0	20,0	69	3,04	0,24
H.B.	129,5	22,5	242,0	183,0	59,0	24,5	94	5,55	0,26
D.C.	87,0	32,0	211,5	156,0	55,5	26,5	124	6,88	0,20
E.S.	128,0	9,5	164,0	131,5	32,5	19,5	110	3,58	0,20
H.T.	133,0	18,0	233,0	201,0	32,0	13,5	120	3,84	0,23
$\bar{x}$	121,2	18,8	186,7	126,3	60,4	34,5	83,7	4,63	0,25
s	21,3	6,8	39,5	51,5	22,4	16,1	27,3	1,12	0,04

PLV: systolischer Ventrikeldruck; PLVED: enddiastolischer Ventrikeldruck, EDV: enddiastolisches Volumen; ESV: endsystolisches Volumen; SV: Schlagvolumen; EF: Ejektionsfraktion; HR: Herzfrequenz; CI: cardiac index; tej: Austreibungszeit, dp/dt_{max}: maximale Druckanstiegsgeschwindigkeit im linken Ventrikel; $\frac{dp/dt_{max}}{P_i}$: Kontraktilitätsindex (P_i = Ventrikeldruck zum Zeitpunkt von dp/dt_{max}: maximale systolische Wandspan-

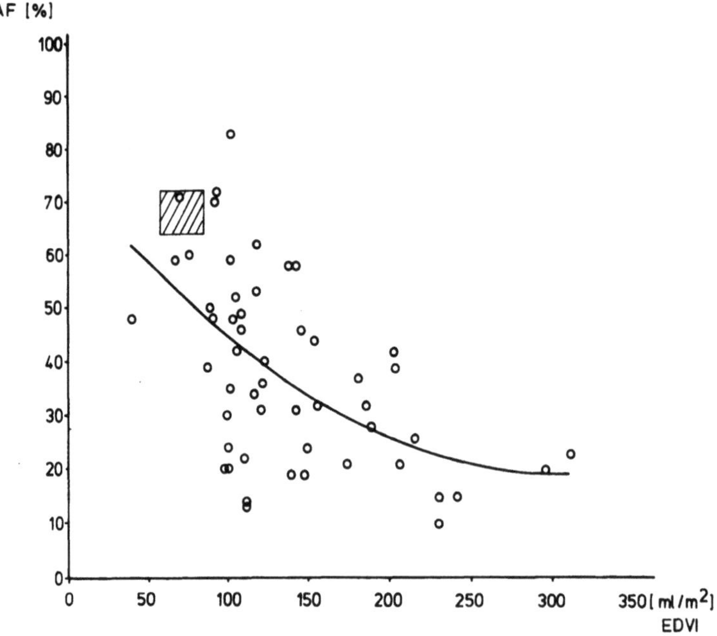

Abb. 1. Beziehung zwischen Auswurffraktion (*AF*) und enddiastolischem Volumenindex (*EDVI*) bei kongestiver Kardiomyopathie (COCM)

dp/dt_{max} (mm Hg·s^{-1})	$\frac{dp/dt_{max}}{P_i}$ (s^{-1})	σ_{max} (dyn·cm^{-2}) ×10^3	σ_{ed} (dyn·cm^{-2}) ×10^3	$\overline{\sigma_{tej}}$ (dyn·cm^{-2}) ×10^3	$\overline{V_{CF}}$ (circ·s^{-1})	$\overline{V_{MW}}$ (circ·s^{-1})	$\overline{\sigma_{tej}}\cdot\overline{V_{MW}}$ (dyn·cm^{-2}s^{-1}) ×10^3	MLI (dyn·cm^{-2}s^{-1}) ×10^3
1050	19,40	170,0	30,0	125,0	0,95	0,52	64,5	6,26
1500	21,70	175,0	35,0	137,5	1,30	0,87	119,9	11,46
870	13,40	205,0	52,0	185,0	0,73	0,35	64,2	5,91
1500	30,00	260,0	65,0	215,0	1,09	0,44	93,8	8,46
840	13,80	225,0	40,0	191,0	0,46	0,30	57,7	5,45
790	10,00	218,0	45,0	185,0	0,34	0,09	15,7	1,47
1200	21,70	233,5	41,0	190,0	0,12	0,15	27,2	2,56
700	11,60	201,0	86,5	179,5	0,29	0,22	41,5	3,65
1550	19,55	375,0	30,0	333,0	0,23	0,14	47,3	4,59
1050	11,95	290,0	47,5	262,0	0,01	0,09	23,8	2,21
1105	17,31	235,3	47,2	200,3	0,55	0,32	58,56	5,53
318,7	6,25	61,0	17,4	59,4	0,44	0,24	34,57	3,04

nung; σ_{ed}: enddiastolische Wandspannung; $\overline{\sigma_{tej}}$: mittlere Wandspannung während der Austreibungszeit; $\overline{V_{CF}}$: mittlere zirkumferentielle Verkürzungsgeschwindigkeit; $\overline{V_{MW}}$: mittlere Verkürzungsgeschwindigkeit einer repräsentativen äquatoriellen Muskelfaser in der Mitte der Ventrikelwand; $\overline{\sigma_{tej}}\ \overline{V_{MW}}$: systolische Leistung der äquatoriellen Muskelfaser; MLI: myokardialer Leistungsindex; $\bar{x}$: Mittelwert; s: Standardabweichung der Einzelwerte

wurden. Letztere Autoren fanden bei insgesamt 61 Patienten mit dilativer Kardiomyopathie ein enddiastolisches Volumen von 257 ml (SEM ± 12,7) eine linksventrikuläre Auswurffraktion von 36% (SEM ± 2) sowie einen Herzindex von 2,6 l/min (SEM ± 0,1), ferner einen enddiastolischen linksventrikulären Druck von 23 mm Hg (SEM ± 1). Die Beziehung zwischen enddiastolischem Volumenindex, d.h. das pro m^2 Körperoberfläche bezogene enddiastolische Volumen und linksventrikulärer Auswurffraktion zeigt Abb. 1. Dabei ist zu erkennen, daß bei niedrigen Auswurffraktionen das enddiastolische Volumen besonders ausgeprägt erhöht ist.

Die Einschränkung der Ventrikelfunktion mit erheblich vergrößertem Kammervolumen und reduzierter Auswurffraktion, ferner mit erhöhtem Füllungsdruck ist insgesamt Ausdruck der myokardialen Funktionsstörung. Das Ausmaß der myokardialen Funktionsstörung ist aber aus der Messung der globalen Ventrikelfunktion nicht unmittelbar zu entnehmen. Die Dilatation des Ventrikels, die bei der dilativen Kardiomyopathie erhebliche Ausmaße erreichen kann, läßt eine erhebliche Zunahme der myokardialen Wandspannung vermuten. Das bedeutet, daß bei im Vergleich zur Norm unveränderter linksventrikulärer Druckentwicklung infolge der Dilatation die myokardialen Lastfaktoren (Vorlast und Nachlast) erheblich zunehmen. Durch eine Vergrößerung der Wanddicke wird diesem Mechanismus aber z.T. entgegengewirkt. So ist bei hypertrophierter linksventrikulärer Wand trotz erheblicher Zunahme der Ventrikeldurchmesser die im Beginn der Auswurfphase auftretende maximale Wandspannung normal oder nur leicht erhöht (s. Abb. 2). Der bei normaler Ventrikelfunktion zu beob-

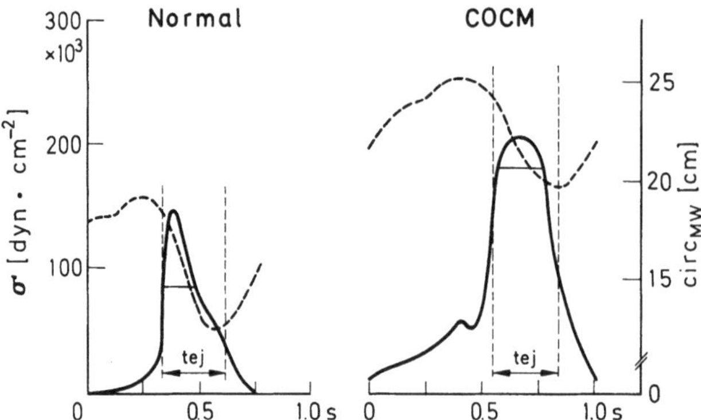

Abb. 2. Längen- und Spannungsänderung der „äquatoriellen Muskelfasermasse" bei Kardiomyopathie (COCM) (linker Ventrikel) im Vergleich zur Norm. σ Wandspannung am Äquator; $circ_{MW}$ Länge einer repräsentativen äquatoriellen Muskelfaser in der Mitte der Wand; --- Faserlänge; —— Wandspannung; *tej* Austreibungszeit (SAUER et al. 1977)

achtende rasche Abfall der Wandspannung während der Auswurfperiode bleibt bei der dilativen Kardiomyopathie wegen der geringen Änderung des Verhältnisses von Durchmesser zur Wanddicke aus. Entsprechend ist die myokardiale mittlere Nachlast bei dilativen Ventrikeln im Unterschied zur maximalen Wandspannung erheblich erhöht.

Um bei der Analyse der Myokardfunktion dilatierter Ventrikel diesen Verhältnissen Rechnung tragen zu können, sind überschlägige Berechnungen der Wandspannung erforderlich. Die Wandspannung während der Auswurfperiode gibt die Nachlast an, gegen die sich die äquatorielle Muskelfaser in einer bestimmten Geschwindigkeit verkürzt. Da die Bestimmung der Kraft-Geschwindigkeits-Beziehungen aus angiographischen Daten nicht sehr präzis möglich ist, hat sich als Maß der myokardialen Leistung ein Index (MLI) eingebürgert, der die myokardiale Nachlast, die äquatorielle Verkürzungsgeschwindigkeit in der Auswurfphase miteinander in Beziehung setzt:

$$\mathrm{MLI} = \frac{\overline{\sigma_{\mathrm{tej}}}\ \overline{\mathrm{V}_{\mathrm{MW}}}}{\ln \frac{\sigma_{\mathrm{ed}}}{\sigma_{\mathrm{o}}}},$$

wobei $\overline{\sigma_{\mathrm{tej}}}$ = mittlere myokardiale Nachlast, $\overline{\mathrm{V}_{\mathrm{MW}}}$ = mittlere Verkürzungsgeschwindigkeit (äquatoriell), σ_{ed} = enddiastolische Wandspannung.

Während die Wandspannung entsprechend der exponentiellen Spannung der Längenbeziehung mit zunehmender Ruhelänge der Myokardfaser steiler ansteigt, nimmt die systolische Leistung mit zunehmender Ruhelänge relativ gleichmäßig zu.

Damit für verschiedene Vordehnungen der Quotient aus systolischer Leistung und enddiastolischer Wandspannung möglichst konstant bleibt, wird die systolische Leistung auf den Logarithmus der enddiastolischen Wandspannung bezogen. Der oben genannte Index gibt an, ob die systolische Leistung für die systolische Vordehnung adäquat ist (zit. nach SAUER et al. 1977).

Vergleicht man nun Ventrikel- und Myokardfunktion, gemessen an der Auswurffraktion, mit den Werten des beschriebenen Index, der auf Größen der Auswurffraktion basiert, so findet sich erwartungsgemäß eine richtungsmäßige Übereinstimmung und Beziehung.

Die Arbeitsbedingungen des Myokards werden im wesentlichen durch die Ventrikelvolumina und die Wanddicke bestimmt. Im ersten Stadium der Erkrankung wird die Dilatation der Kammer durch die Zunahme der Muskelmasse z.T. kompensiert (GOODWIN 1970; ROBERTS u. FERRANS 1974). Das Verhältnis von linksventrikulärer Masse zu enddiastolischem Volumen (Bestimmung der linksventrikulären Masse nach TRENOUTH et al. 1976) beträgt bei Patienten mit einer Auswurffraktion von mehr ald 40% mehr als 1,3 $g \times ml^{-1}$. Im fortgeschrittenen Stadium der Erkrankung, entsprechend einer Auswurffraktion von weniger als 40%, ist trotz einer im Mittel dabei nicht zusätzlich erhöhten Muskelmasse der Quotient aus linksventrikulärer Masse und enddiastolischem Volumen kleiner als 1,3 $g \times ml^{-1}$. Das bedeutet: die Pumpfunktionsstörung ist zunehmend durch die Dilatation des linken Ventrikels bedingt und eine kompensatorisch entsprechende Vermehrung der Muskelmasse ist nicht erfolgt.

Diese Überlegungen erfahren eine Einschränkung dadurch, daß bei dilativen Herzerkrankungen die Herzmuskulatur durch eine Fibrose durchsetzt ist. Der Kollagengehalt der Herzmuskulatur kann nämlich um den Faktor 3–4 im Vergleich zur Norm zunehmen. Entsprechend findet sich auch auf der Basis von Myokardbiopsieuntersuchungen eine Beziehung des Kollagengehalts der Muskulatur zur linksventrikulären Dehnbarkeit des Myokards (FISCHER u. BOLTE 1982).

Allerdings sind die Angaben im Schrifttum über die diatolische Dehnbarkeit bei dilativer Kardiomyopathie unterschiedlich. Während GAASCH et al. (1972) eine Verminderung der Dehnbarkeit beobachteten, ist von GOTSMAN et al. (1974) bei allerdings differentem methodischen Ansatz keine einheitliche Änderung der Dehnbarkeit des linken Ventrikels beobachtet worden.

Außerdem ist in den späteren hämodynamischen Verlaufsstadien der dilativen Kardiomyopathie der enddiastolische Füllungsdruck im linken Ventrikel, einhergehend mit einer linksventrikulären Dilatation, erhöht. Ist die Pumpfunktion des Herzens in Ruhe oder bereits bei leichterer körperlicher Belastung eingeschränkt im Sinne eines klinischen Schweregrads III, dann treten alle Konsequenzen einer Störung der Volumenregulation des Kreislaufs hinzu und führen zum ausgeprägten Bild der hydropischen Herzinsuffizienz.

2. Klinische Diagnostik (nach BOLTE 1982)

Klinische Befunde: Richtungweisend im Sinne der diagnostischen Zuordnung ist bereits die Erhebung anamnestischer Angaben, die gezielt Krankheitsumstände zum Gegenstand hat. Eine rheumatische Vorgeschichte zusammen mit vitientypischem Auskultationsbefund sichert die Diagnose eines Herzklappenfehlers. Koronare Risikofaktoren zusammen mit Angina-pectoris-Symptomatik weisen auf eine koronare Herzerkrankung hin. Sekundäre Herzmuskelerkrankungen sind zu vermuten beim Gebrauch toxischer Agentien, (z.B. Äthylalkohol; Therapie mit Zytostatika, u.a. Adriamycin). Bei der sog. dilativen (kongestiven) Kardiomyopathie fehlen klinische Zeichen für Herzklappenfehler, wenn man einmal von den Geräuschen im Sinne einer meist hämodynamisch geringgradigen Mitralinsuffizienz absieht; ferner fehlen Zeichen für angeborene Vitien, eine koronare Herzkrankheit, eine Hypertonie, eine Perikarditis, Erkrankungen der Lungen. Häufig sind Präkordialschmerzen sowie Hinweise für Embolien (Ventrikelwand-adhärente Thromben) sowohl arteriell als auch venös (Lungenembolie). Die klinische Untersuchung ergibt Hinweise für Linksherzhypertrophie, pulmonale Hypertension, ferner Galopprhythmen (3. und 4. Herzton), ferner mesosystolische, meist kurze Geräuschphänomene.

Elektrokardiogramm: Die Befunde sind durchweg uncharakteristisch. Häufig sind Tachyarrhythmien mit Überleitungsstörungen (AV-Blockierungen bei Vorhoftachykardien, Astblockierungen), Linkstyp bzw. überdrehter Linkstyp, Linksschenkelblock, uncharakteristische Störungen der Erregungsrückbildung. Dem Auftreten eines Linksschenkelblocks kommt möglicherweise eine prognostische Bedeutung für den Verlauf der Erkrankung zu. Gelegentlich werden aber auch elektrokardiographische Normalbefunde bei dilativen Kardiomyopathien beobachtet.

Thorax-Röntgen: Beherrschendes Zeichen ist die Vergrößerung des Herzens, das Hinweise für Rechtsherz- und Linksherzhypertrophie aufweist. Hinzu kommen Zeichen einer chronischen Lungenstauung. Auch finden sich der linke sowie häufig auch der rechte Vorhof deutlich vergrößert.

Echokardiographie: Ist die Herzkonfiguration im Röntgenbild vergrößert (s. oben), kommt der echokardiographischen Diagnostik eine eminente Bedeutung zum Ausschluß eines Perikardergusses zu, da die klinische Symptomatik durchaus eine beginnende Tamponade vortäuschen kann. In typischer Weise finden sich bei dilativer Kardiomyopathie eine Vergrößerung des Ventrikeldurchmessers, eine Verminderung der Kontraktionsamplituden von Septum und Hinterwand, eine Vergrößerung des echokardiographischen ES-Abstands sowie eine verminderte Durchmesserverkürzung (AUTENRIETH et al. 1980). Gleichfalls mit echokardiographischen Methoden läßt sich in Abhängigkeit von der angiographisch gemessenen Auswurffraktion eine Abnahme der endsystolischen relativen Wanddicke bei niedriger Auswurffraktion beobachten (GOSS et al. 1982, unveröffentlicht).

Für die Verlaufsbeobachtung von dilativen Kardiomyopathien kommt der echokardiographischen Diagnostik eine nicht zu unterschätzende Bedeutung zu, da sie nicht-invasiv unter Berücksichtigung von Blutdruck und Herzfrequenz über den Funktionszustand des Myokards beim einzelnen Patienten im Verlauf Auskunft zu geben vermag.

3. Invasive Untersuchungen (nach GOODWIN et al. 1980)

Die Registrierung intrakardialer Druckwerte zeigt bei fortgeschrittenen dilativen Herzerkrankungen einen Anstieg des linksventrikulären enddiastolischen Drucks auf Werte von 20 mm Hg und mehr, ferner die Zeichen einer pulmonalen Hypertonie mit Erhöhung des rechtsatrialen und rechtsventrikulären Drucks sowie eine deutliche Abnahme des Herzzeitvolumens in Ruhe.

Bei nicht eindeutiger Symptom-Konstellation, d.h. bei bereits vorhandenen Beschwerden und nur geringer oder grenzwertiger röntgenologischer Herzvergrößerung, sind pharmakologische Funktionsprüfungen von Bedeutung, wie sie mit Hilfe von Kontrastmittelinjektionen zur vorzugsweisen Erhöhung von Vorlastgrößen und mit Angiotensin zur vorzugsweisen Erhöhung von Nachlastgrößen durch Erhöhung des arteriellen Drucks gebräuchlich sind. Das Ausbleiben eines unter diesen Maßnahmen adäquaten Anstiegs des Schlagarbeitsindex ist dann jeweils Zeichen der verminderten Pumpfunktion (Einzelheiten s. BOLTE 1977a).

Die Ventrikelangiographie erlaubt in Verbindung mit der Beobachtung einer gestörten Ventrikelwandbewegung die Beurteilung der Ventrikelwanddicke, außerdem wird das Ausmaß der myokardialen Funktionsstörung durch Bestimmung der Auswurffraktion quantifiziert (s. auch Tabelle 2).

4. Myokardbiopsie

Seit den Anfängen der endomyokardialen Myokardbiopsie sind zahlreiche methodische Modifikationen erprobt worden. Myokardbiopsien werden sowohl dem rechten (transvenös) als auch dem linken Ventrikel (transarteriell) entnommen.

Wir selbst bevorzugen den transvenösen Zugang von der Vena femoralis aus mit dem Kings-Hospital-Bioptom. Unter Verwendung eines Führungskatheters, der im rechten Ventrikel plaziert wird, und einer zweidimensionalen Röntgentechnik entnehmen wir 2–6 septumnahe Biopsieproben aus dem rechten Ventrikel. Dieses Verfahren wird meist vor Durchführung der angiographischen Untersuchung durchgeführt, um morphologische Verfälschungen durch das Kontrastmittel zu vermeiden.

Biopsieentnahmen sind auch aus dem linken Ventrikel möglich und scheinen nach dem Schrifttum keine verwertbar höhere Aussagefähigkeit gegenüber dem Vorgehen aus dem Ventrikel zu besitzen (Einzelheiten s. OLSEN 1980).

Mit Hilfe eines zangenähnlichen Schneideinstruments wird die Entnahme eines Herzmuskelgewebes in der Größe von 1–2 mg erreicht. Die Komplikationen durch dieses bioptische Verfahren sind bei kundiger Anwendung als geringfügig anzusehen, auch wenn man die Angaben aus dem Schrifttum mit Erfahrungen bei Hunderten von Patienten berücksichtigt. Lediglich vereinzelte Extrasystolen und das Auftreten von Rechtsschenkelblock im Zusammenhang mit der Biopsietechnik sind mitgeteilt (SEKIGUCHI u. TAKE 1980).

Die entnommenen Biopsieproben können zur morphologischen, feinstrukturellen, elektronenmikroskopischen Untersuchung verwendet werden, ferner für immunologische und biochemische Untersuchungsverfahren. Die Differentialdiagnose von Herzmuskelerkrankungen mit und ohne Ventrikeldilatation wird durch die Myokardbiopsietechnik in vielfältiger Weise bereichert. Die Möglichkeit der morphologischen Diagnostik erlaubt auch in Frühstadien bereits die Feststellung von charakteristischen Befundmustern, z.B. einer dilativen Kardiomyopathie. Nicht zu unterschätzen ist die Rolle der Elektronenmikroskopie. Zwar ist es umstritten, ob elektronenmikroskopische Befunde für den Schweregrad und für die Prognose von Bedeutung sind, aber zum Ausschluß und zur Diagnostestellung von Speicherkrankheiten und Enzymdefekten (z.B. Morbus

Tabelle 4. Transvenöse Endomyokardbiopsie. Indikationen

Kongestive Kardiomyopathien	Spezifische Herzmuskelerkrankungen
	Metabolisch-toxisch
Hypertrophische Kardiomyopathien	z. B. alkoholische Herzerkrankung
	Speicherkrankheiten
Restriktive Kardiomyopathien	z. B. Glykogenosen, primäre Oxalose
Endomyokardfibrose	Hämochromatose
Endocarditis fibroplastica (Löffler)	Amyloidose
	Autoimmunerkrankungen
	Karditiden
	z. B. viral, rheumatisch

Fabry, Glykogenosen, Hämochromatose, Amyloidose) kommt diesem Untersuchungsverfahren eine entscheidende Bedeutung zu (KALTENBACH et al. 1978; BOLTE 1980).

5. Immunologische Befunde

Eine weitere Differenzierung in diagnostischer Hinsicht scheint in der Verwendung immunologischer Verfahren am Biopsiegewebe zu bestehen. So wurde bei Patienten mit der typischen Symptomatologie einer dilativen Kardiomyopathie ohne ätiologische Hinweise in einem hohen Prozentsatz die Bindung von Immunglobulinen an Herzmuskelmembranen festgestellt (BOLTE u. SCHULTHEISS 1978, BOLTE et al. 1980b). Bei diesen Patienten handelt es sich um einen hohen hämodynamischen Schweregrad, entsprechend einer erniedrigten Auswurffraktion und hohem enddiastolischen Volumen. Der indirekte Immunfluoreszenztest zum Nachweis humoraler sarkolemmaler Antikörper war bei 43% der untersuchten Patienten positiv. In neuerer Zeit wurde nachgewiesen, daß dabei eine Korrelation zur Auswurffraktion besteht: Je niedriger die Auswurffraktion, um so größer ist die Anzahl der Patienten, bei denen die Immunglobuline ans Myokard gebunden wurden. Bei Patienten, bei denen eine Herztransplantation wegen einer dilativen Kardiomyopathie extremen Schweregrads vorgenommen wurde, zeigte sich bemerkenswerterweise am explantierten Myokard in einem ausgeprägten Maß die Bindung von Immunglobulin G (DAS et al. 1971).

In neuerer Zeit konnten wir in unserer Arbeitsgruppe die Lymphozytenfunktion von Patienten mit dilativen Kardiomyopathien näher untersuchen. Dabei fand sich in Übereinstimmung mit anderen Untersuchern (FOWLES et al. 1979) in der gemischten Lymphozytenkultur dieser Patienten eine im Vergleich zu einem Kontrollkollektiv niedrige T-Zell-Suppressor-Aktivität (Concanavalin-A-stimulierte Lymphozyten; H-3-Thymidin-Einbau). Das bedeutet, daß die physiologischerweise vorhandene Hemmung von Antikörperbildung aufgehoben wird, so daß möglicherweise zytotoxische Antikörper vermehrt gebildet werden. Auch ist auf diese Weise eine normalerweise vorhandene Hemmung der Produktion humoraler Antikörper wahrscheinlich aufgehoben. Es kommt hinzu, daß auch in einem Teil der Normalpersonen eine niedrige "T-Zell-Suppressor-Aktivität" nachzuweisen ist. Es liegt daher der Gedanke nahe, daß eine niedrige T-Zell-Suppressor-Aktivität ein prädisponierender Faktor für die Erkrankung

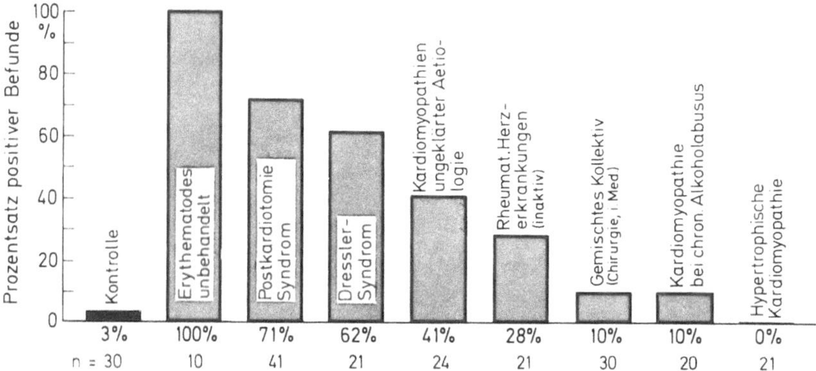

Abb. 3. Humorale Antikörper gegen Myokard (indirekter Immunfluoreszenztest) in prozentualer Inzidenz bei verschiedenen Herzerkrankungen (BOLTE 1979)

an einer dilativen Kardiomyopathie oder einer Myokarditis ist (ECKSTEIN et al. 1982). Außerdem machen diese Befunde unsere Hypothese wahrscheinlich, daß eine (virale) Myokarditis – wenigstens in einem Teil der Fälle – ein frühes Verlaufsstadium einer dilativen Kardiomyopathie darstellt (BOLTE et al. 1983).

Wie auch bei virusindizierten Herzmuskelerkrankungen zu erkennen, ist bei einigen Patienten eine Beziehung zwischen dilativer Herzmuskelerkrankung und einer Virusinfektion naheliegend. Dieser Gesichtspunkt wird unterstützt durch Untersuchungsbefunde von CAMBRIDGE et al. (1979) und WATERSON (1978). Diese Untersucher stellten bei insgesamt 50 Patienten mit kongestiver Kardiomyopathie eine höhere Koinzidenz von Coxsackie-B-Virus-Neutralisationstitern (höher als 1024) fest als bei einem Kontrollkollektiv. Hohe Titer waren dabei häufiger, wenn eine fieberhafte Erkrankung bei Beginn der Symptome vorlag, oder wenn die Krankheitsgeschichte der Patienten nicht länger als 1 Jahr war. Ein gleichzeitiger Nachweis von Virusantigen in Biopsiematerial des Herzens war nicht gegeben.

Im Einzelfall kommen beim Nachweis humoraler Antikörper gegen Myokardgewebe und beim Nachweis einer Bindung von Immunglobulinen gegen Myokard anhand von Herzmuskelbiopsiebefunden folgende Möglichkeiten einer Interpretation in Betracht:

1. Der Antikörper kann zytotoxisch für die Herzmuskelzelle sein.
2. Der Antikörper kann durch Bindung an das Herzmuskelsarkolemm eine antikörperabhängige lymphozytenvermittelte Zytotoxität hervorrufen.
3. Der Antikörper kann eine Maskierung der antigenen Determinanten an der Herzmuskelzelle sein und dadurch die Zellen vor der zytotoxischen Wirkung sensibilisierter Lymphozyten schützen.
4. Die Befunde könnten als Epiphänomene aufgefaßt werden.

6. Biochemische Untersuchungen

Mit Hilfe von Mikromethoden ist eine biochemische Untersuchung von Myokard-Biopsie-Proben möglich geworden.

In Beziehung zur Auswurffraktion wurde bei Patienten mit kongestiver Kardiomyopathie festgestellt, daß mit Abnahme der Auswurffraktion die H-Anteile

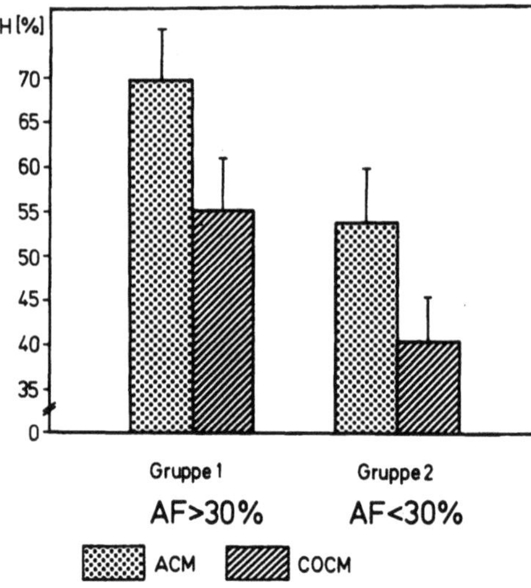

Abb. 4. H-Untereinheiten der LDH-Isoenzyme (Myokardbiopsie) bei Alkoholkardiomyopathie (ACM) im Vergleich zu kongestiver Kardiomyopathie (COCM)

der Laktat-Dehydrogenase-Isoenzyme von etwa 55 auf 40% abnehmen. Im Vergleich dazu ließ sich bei Patienten mit Akoholkardiomyopathie eine Abnahme der H-Anteile von normal 70 auf 50% beobachten (SCHULTHEISS et al. 1980) (s. Abb. 4).

Diese Untersuchungsbefunde lassen folgende Schlußfolgerungen zu: Da zwischen dem LDH-Isoenzym-Muster und der anaeroben Glykolyse eine direkte Beziehung besteht, ist anzunehmen, daß die kongestive Kardiomyopathie (ohne ätiologische Hinweise) mit einer Störung der oxydativen Phosphorylierung einhergeht. Die hierdurch bedingte Verminderung der mitochondrialen Energiebereitstellung führt dann zu einer Zunahme der anaeroben Glykolyse. Diese Störung des oxydativen Stoffwechsels könnte ein wichtiges Glied in der Pathogenese der kongestiven Kardiomyopathie sein. Neben diesen metabolischen Veränderungen ist es anhand der Bestimmung des LDH-Isoenzymmusters außerdem möglich, eine Unterscheidung von Alkoholkardiomyopathie und kongestiver Kardiomyopathie ohne ätiologische Hinweise vorzunehmen. Patienten mit Alkoholkardiomyopathie zeigten einen signifikant höheren Betrag an H-Anteilen als Patienten mit dilativer Kardiomyopathie unter Berücksichtigung einer gleich niedrigen Auswurffraktion.

II. Hypertrophische Kardiomyopathien

Hypertrophische Kardiomyopathien sind charakterisiert durch eine inadäquate Hypertrophie des Ventrikelmyokards, insbesondere des Kammerseptums. Dabei kann es während der Ventrikelsystole zu einer Obstruktion des Ausflußtrakts des linken, des rechten oder beider Ventrikel kommen. Ist die Ventrikelmuskulatur diffus hypertrophiert, so entstehen während der Kammersystole lediglich im Bereich der Ventrikelspitze Druckunterschiede (Katheterentrapent) (CRILEY et al. 1965), ohne daß es zu einer Obstruktion der Ausflußbahn kommt.

Über die historische Entwicklung der zahlreichen Bezeichnungen wird an anderer Stelle dieses Werks ausführlich berichtet. Diesbezügliches Schrifttum befindet sich insbesondere bei KOCHSIEK et al. (1971).

Hypertrophische Kardiomyopathien gehen zwar häufig mit einer Verminderung der körperlichen Leistungsfähigkeit einher, aber ein Übergang einer hypertrophischen obstruktiven Kardiomyopathie in eine sog. dilative Kardiomyopathie ist bisher nicht sicher dokumentiert worden. Treten bei Patienten mit hypertrophischer Kardiomyopathie die klinischen Symptome einer Rechtsherzinsuffizienz zutage, ist dennoch eine Dilatation der Herzventrikel so gut wie nie nachzuweisen. Zwar nimmt die Auswurffraktion des linken Ventrikels global ab, wird aber für die Symptomatologie bei hypertrophischer Kardiomyopathie nicht vital limitierend. Vielmehr sind Komplikationen durch Herzrhythmusstörungen mit der Folge eines plötzlichen Herztodes in den späteren Verlaufsstadien der Erkrankung anzutreffen.

Allerdings konnte gezeigt werden, daß bei hohem Hypertrophiegrad eine ausgeprägte Mitralklappeninsuffizienzkomponente hinzutreten kann. Die Schlußunfähigkeit der Mitralklappe ist dabei nicht im Zusammenhang mit einer so gut wie immer vorhandenen Verdickung der Mitralklappensegel mit eingeschränkter Schwingungsfähigkeit zu sehen, sondern mehr als Folge einer abnormen Verlagerung und Abknickung der Papillarmuskeln im Rahmen der Ventrikelhypertrophie. Durch diesen Mechanismus kommt es dann während der systolischen Kontraktion zu einem mehr oder weniger starken Auseinanderweichen der normalerweise in dieser Herzaktion verschlossenen Mitralklappensegel.

Wegen der Seltenheit einer chronischen Herzinsuffizienzsymptomatologie bei hypertrophischer Kardiomyopathie soll an dieser Stelle auf die diagnostischen Verfahren bei hypertrophischer Kardiomyopathie nur kurz eingegangen werden (Einzelheiten s. bei KOCHSIEK et al. 1971).

1. Klinik und Diagnostik

Beschwerdebild: Die Beschwerden der Patienten mit hypertrophischer obstruktiver Kardiomyopathie (HOCM) sind unterschiedlich. Am häufigsten werden Belastungsdyspnoe, Leistungsminderung, Müdigkeit, Schwindel und Tachykardie angegeben. Andere Fälle der HOCM werden erst kurz vor dem Tod der Patienten klinisch manifest und können erst bei der Sektion diagnostiziert werden.

Der Verlauf der Erkrankung ist, soweit beurteilbar, progredient, die Lebenserwartung ist eingeschränkt. Plötzliche Todesfälle, wahrscheinlich durch Rhythmusstörungen bedingt, sind nicht selten.

Klinische Untersuchungsbefunde: Die palpatorische Untersuchung zeigt eine Herzvergrößerung sowie einen hebenden und oftmals gedoppelten Spitzenstoß. Ein systolisches Schwirren wird häufig getastet, es setzt sich in der Regel nicht in die Karotiden fort. Bei der Auskultation läßt sich fast immer ein spätsystolisches Geräusch mit p.m. über die Spitze und im 3.–4. ICR links paraternal feststellen. Selten tritt ein diastolisches Geräusch auf. Häufig wird ein vierter Herzton, seltener ein dritter Herzton auskultiert. Ein frühsystolischer Extraton, als „ejection click“ bezeichnet, wird bei der hypertrophischen Kardiomyopathie (HCM) selten beobachtet. Die physikalischen Befunde der HCM können eine Mitralinsuffizienz oder einen Ventrikelseptumdefekt vortäuschen.

Röntgen: In der Thoraxübersichtsaufnahme ist eine Linksbetonung des Herzens zu sehen. Häufig sind der linke Vorhof und der linke Ventrikel, gelegentlich auch der rechte Ventrikel und der rechte Vorhof vergrößert. Im Fall einer Vergrößerung des linken Vorhofs ist diese durch eine mit der HCM kombinierte Mitralinsuffizienz bedingt. Die Aorta ist im Gegensatz zur valvulären oder supravalvulären Aortenstenose schmal und zeigt keine poststenotische Dilatation.

Elektrokardiogramm: Das Elektrokardiogramm zeigt einen abnormen Erregungsablauf. Am häufigsten ist die Erregungsrückbildung gestört. In der Regel finden sich Zeichen einer linksventrikulären, gelegentlich auch einer rechtsventrikulären Hypertrophie. Den auffälligsten elektrokardiographischen Befund stellen pathologische Q-Zacken in den rechts- und linkspräkordialen Ableitungen dar, wie sie auch bei Myokardinfarkt beobachtet werden können.

Karotispulskurve: Die Form der Karotispulskurve im ersten Teil der Auswurfphase ist charakterisiert durch einen schnellen steilen Anstieg der Kurve und den doppelgipfligen Verlauf, der durch einen Abfall der Pulskurve in der Systole bedingt ist. Der zweite Gipfel ist dabei niedriger als der erste.

Apexkardiogramm: Die für die HOCM typische Veränderung im Apexkardiogramm besteht in einer Erhöhung der Vorhofkontraktionswelle (a-Welle). Die systolische Welle im Apexkardiogramm zeigt häufig eine Doppelgipfligkeit, die mit der Obstruktion im Ausflußtrakt in Zusammenhang gebracht wird.

Echokardiogramm: Hypertrophische Kardiomyopathie und hypertrophisch-obstruktive Kardiomyopathie können mit der echokardiographischen Diagnostik mit hoher Zuverlässigkeit diagnostiziert werden. Als ein besonders typisches Zeichen gilt eine systolische Vorwärtsbewegung des vorderen Mitralsegels (systolic anterior motion, SAM). Das vordere Mitralsegel bewegt sich kurz nach Beginn der Systole nach vorn auf das Ventrikelseptum zu und kehrt eben vor Beginn der ventrikulären Diastole in seine normale Position zurück. Diese echokardiographische Beobachtung gilt als weiterer Hinweis darauf, daß die Mitralklappe beim Verschluß des linken Ausflußtrakts eine Rolle spielt und zur Entwicklung des Druckgradienten unterhalb der Aortenklappe beiträgt.

Umstritten ist, ob das Muster der systolischen Vorwärtsbewegung der Mitralklappe (SAM) den Grad der Obstruktion anzeigt. Provokatorische Manöver wie Valsalva-Preßversuch, Amylnitrit oder intravenöse Verabreichung von Isoproterenol können die systolische Vorwärtsbewegung der Mitralklappe dekuvrieren, wenn sie in Ruhe nicht vorhanden sein sollte.

Zweifellos wichtigstes Zeichen der Erkrankung ist die echokardiographisch nachzuweisende Verdickung des Ventrikelseptums, die, in Beziehung gesetzt zur oft gleichfalls verdickten Hinterwand des Ventrikels, dann beweisend ist, wenn der Quotient der Wanddicken (Septum/Hinterwand) den Faktor von 1,3 übersteigt.

Herzkatheteruntersuchung: Bei der Herzkatheterisierung läßt sich charakteristischerweise ein erhöhter enddiastolischer Druck im linken Ventrikel feststellen, der durch eine verminderte Dehnbarkeit der linken Kammer bedingt sein kann (KRASNOW 1965). Zwischen der linken Ventrikelhöhle und dem Ausflußtrakt, u.U. auch zwischen der rechten Ventrikelhöhle und dem Ausflußtrakt, findet sich bei der HOCM ein Druckgradient. Er ist quantitativ unterschiedlich und kann linksventrikulär bis auf 200 mm Hg ansteigen (BROCK 1957). Daneben gibt es intraventrikuläre Druckdifferenzen, die nicht durch Obstruktionen bedingt sind, sondern durch die Einschnürung der Katheterspitze in der hypertrophierten Ventrikelmuskulatur.

Geht einer Aktion eine Extrasystole voraus, so entsteht das bei der HOCM typische Brockenbrough-Phänomen. Hierbei tritt der steile Kurvenanstieg nicht auf bei einer Herzaktion, die auf die kompensatorische Pause nach einer Extrasystole folgt. Durch die verstärkte Kontraktion des Ventrikels nach der Extrasystole entsteht eine Zunahme des Ventrikeldrucks sowie eine Abnahme des Aortendrucks.

Angiokardiogramm: Bei der Angiokardiographie fallen die starke Verdickung der freien Wand des linken und manchmal auch des rechten Ventrikels sowie die engen Ventrikelhöhlen auf. Durch Hypertrophie der Trabekel- und Papillarmuskulatur erscheint die linke Ventrikelhöhle verformt (KOCHSIEK et al. 1971). Die Vorwölbung des Septums in den linken Ventrikel während der Systole gemeinsam mit der Verdickung der freien Ventrikelwand kann ein für die HOCM charakteristisches Bild mit einer langen, verengten Region zwischen Ventrikelhöhle und Ausflußtrakt bedingen („Sanduhrform“).

Einzelheiten s. bei KOCHSIEK et al. 1971.

2. Therapie

Therapeutisch werden β-Rezeptorenblocker mit Erfolg zur Linderung der Beschwerden verwendet, obwohl die Prognose quoad vitam wahrscheinlich nicht gebessert wird.

Bei ausgeprägter Septumhypertrophie wird auch ein operatives Vorgehen empfohlen. Die Indikationsstellung gilt dabei heute nur dann als gegeben, wenn die therapeutischen Möglichkeiten einer medikamentösen Behandlung mit β-Rezeptorenblockern und/oder Verapamil bzw. Nifedipin ausgeschöpft sind mit unzureichendem therapeutischen Resultat. Dabei wird der klinischen Symptomatik (intraktable Angina pectoris, Zeichen der Rechts- und Linksherzinsuffizienz, klinischer Schweregrad III–IV) für die Entscheidung zur Operation die wesentliche Bedeutung zugemessen, sofern die diagnostischen Resultate (s. oben) sinngemäß eine Interpretation dieser Symptome bedeuten. Herzglykoside sind möglichst zu vermeiden, da sie wie auch andere positiv-inotrope Pharmaka den intraventrikulären Druckgradienten steigern.

III. Restriktiv-obliterative Kardiomyopathien

1. Endocarditis fibroplastica (Löffler)

Die parietale fibroplastische Endokarditis (LÖFFLER 1936) ist pathologisch-anatomisch gekennzeichnet durch eine ausgedehnte Verdickung des linksventrikulären Endokards, besonders in der Nähe der Herzspitze, in Verbindung mit wandständigen Thromben und Herzdilatation ohne Klappenläsion. In Einzelfällen sind auch Myokard und Perikard betroffen. Das Herzgewicht überschreitet gewöhnlich die 400-g-Grenze.

Klinisch ist die Symptomatologie gekennzeichnet durch eine chronische Stauungsinsuffizienz, wobei die Patienten besonders unter paroxysmaler Dyspnoe und Angina pectoris leiden. Häufig wird das klinische Bild einer konstriktiven Perikarditis nachgeahmt, charakterisiert durch Tachykardie, Leber- und Milzvergrößerung, seröse Pleuralergüsse und Ödeme. Diagnostisch wichtiges Zeichen ist eine beträchtliche Eosinophilie (bis zu 70%) bei außerdem ausgeprägter Leukozytose. Es erkranken hauptsächlich Männer im 3.–5. Lebensjahrzehnt. Die Verlaufsdauer bis zum Tod beträgt einige Monate bis 3–4 Jahre, im Mittel sind es ~18 Monate.

Nicht immer sind die klassischen Zeichen einer Eosinophilie im Differentialblutbild bei restriktiven Herzmuskelerkrankungen, dann als sog. Endocarditis fibroplastica Löffler, vorhanden. Pathologisch-anatomisch ist die Erkrankung gekennzeichnet durch eine ausgedehnte Verdickung des meist linksventrikulären Endokards mit wandadhärenten Thromben.

Wir selbst haben bei einem Patienten mit ausgeprägter Eosinophilie und einer extrem ausgeprägten allergischen Diathese gegenüber multiplen Substanzen (Antibiotika, einschließlich Gentamycin) bei vorherrschender Asthama-bronchiale-Symptomatik und ausgeprägter Endomyokarditis mit Hilfe der rechtsventrikulären Myokardbiopsie diagnostiziert. Offensichtlich entsprach diese Erkrankung einer Reagin-vermittelten Hypersensitivität, die nur unter Einsatz von Steroiden und Antimetaboliten (Azathioprin) zu bessern war (BOLTE et al. unveröffentlicht).

So einheitlich die im Schrifttum mitgeteilten Fälle mit eosinophiler Endokarditis und Endomyokardfibrose sich darstellen lassen hinsichtlich der hämodynamischen und angiographischen Zeichen der Restriktion und des pathologisch-anatomischen Befundmusters (BROCKINGTON u. OLSEN 1973; CHEW et al. 1977), so scheint die Genese dieser Erkrankung doch sehr unterschiedlich zu sein. Allerdings ist in den Fällen mit Eosinophilie am ehesten eine Erkrankung zu vermuten, bei der den eosinophilen Blutzellen möglicherweise eine pathogenetische Bedeutung zukommt (s. unten).

Klinische Zeichen der Perikardkonstriktion mit der Symptomatik der Rechts- und Linksherzinsuffizienz machen aus differentialdiagnostischen Überlegungen heraus die Abgrenzung von einer restriktiven Kardiomyopathie im Sinne einer Endomyokardfibrose notwendig. Diese Erfahrung lehrt nämlich, daß bei fehlenden Perikardverkalkungen chirurgische Fensterungsoperationen nicht selten erfolglos waren hinsichtlich einer Verbesserung der Pumpfunktion des Herzens. Die Sicherung der Diagnose durch eine Myokardbiopsie als Endomyokardfibrose scheint ein zuverlässiges Verfahren zu sein, um zur Differentialdiagnose beizutragen. Gleichfalls ist die Technik der röntgenologischen Computertomographie des Herzens wahrscheinlich geeignet, perikardiale Erkrankungen als Ursachen einer Konstriktion des Herzmuskels abzugrenzen.

2. Hypereosinophiles Syndrom

Ausgehend von der Eosinophilie bei Endocarditis fibroplastica Löffler (LÖFFLER 1936) ist man in neuerer Zeit auf die pathogenetische Bedeutung der Vermehrung von eosinophilen Granulozyten (mehr als 1 500/mm^3) zunehmend aufmerksam geworden.

Nach Untersuchungen von SPRY et al. (1983) scheint die Freisetzung von eosinophilen Granula aus den eosinophilen Leukozyten mit der Ausbildung einer endomyokardialen fibrotischen Durchsetzung einherzugehen. Diese Granula enthalten ein basisches Protein, das erwiesenermaßen eine Schädigung von zellulären Grenzflächenfunktionen im Experiment hervorruft. Auch besteht eine Beziehung zwischen den Plasmakonzentrationen dieses basischen Proteins und der Intensität der myokardialen Erkrankung.

Eine Durchsicht des angloamerikanischen Schrifttums, betreffend insgesamt 65 Fälle mit derartiger Eosinophilie, hat eine beträchtliche Häufung kardiovaskulärer Manifestationen gezeigt: Dyspnoe (60%), Zeichen der dilativen Herzinsuffizienz (75%), systolisches Geräusch einer Mitralinsuffizienz (79%), Kardiomegalie (37%), T-Negativierungen im Elektrokardiogramm (37%) und pathologisch-anatomische Befunde von Endokardfibrose, Myokardentzündungen und muralen Thrombusbildungen (57%). Neuere Studien unter Verwendung moderner diagnostischer Methoden an insgesamt 22 Patienten (9 Jahre prospektive Analyse; 24 Jahre retrospektive Analyse) ergaben folgende Befunde: In 82% der Fälle waren echokardiographische Zeichen einer kardialen Funktionsstörung gegeben: Zunahme der linksventrikulären Wanddicke (68%), der linksventrikulären Masse (73%) und der linken Vorhofgröße (30%). Prospektive echokardiographische Studien an 18 Patienten ergaben, daß 7 von 8 unbehandelten oder unzureichend behandelten Patienten eine weitere Zunahme der linksventrikulären Wanddicke zeigten, wohingegen 8 von 10 behandelten Patienten eine Abnahme oder 2 von 10 eine Konstanz der linksventrikulären Wanddicke zeigten. Diese Untersucher, die zur Behandlung Prednisolon und/oder Hydroxyharnstoff anwendeten, vermuten, daß diese Behandlungsform eine Besserung der kardialen Manifestation des hypereosinophilen Syndroms herbeigeführt hat (PARILLO et al. 1979).

In pathogenetischer Hinsicht ist zu vermuten, daß die sog. Endocarditis fibroplastica Löffler gewissermaßen einen Endzustand eines hypereosinophilen Syndroms darstellt.

3. Endomyokardfibrose

Als eigenständige Erkrankung tritt eine Endomyokardfibrose vor allem im tropischen Afrika auf. In Uganda liegt sie etwa 15% aller durch Herzinsuffizienz bedingten Todesfälle zugrunde. Bei dieser eingehend untersuchten Form besteht meist eine hochgradige Verdickung des beiderseitigen Kammerendokards, vor allem im Spitzenbereich (Davies u. Ball 1955). Die Lichtung des rechten Ventrikels kann völlig obliterieren. Parietale Thromben findet man bevorzugt im linken Ventrikel. Ein Mitbefall der hinteren Papillarmuskeln und Sehnenfäden kann zu einer Klappeninsuffizienz führen. Die Gewichtsvermehrung des Herzens liegt im Durchschnitt bei gut $^1/_3$ (Shaper et al. 1968), die Dilatation ist unterschiedlich stark ausgeprägt.

Mikroskopisch sind das Endokard und das angrenzende Myokard durch ein Granulationsgewebe ersetzt. An der Basis liegt ein faserreiches Bindegewebe, das auf das Myokard übergreift. Weniger stark ausgeprägt ist die Endokardverdickung bei zwei weiteren, vor allem in Südafrika beschriebenen Formen der Endomyokardfibrose: Bei der kardiovaskulären Kollagenose treten als Frühveränderungen herdförmige Ansammlungen von sauren Mukopolysacchariden im endokardialen Bindegewebe und nachfolgende degenerative Veränderungen auf, und die sog. kryptogene Herzerkrankung (Higginson et al. 1960) ist der kardiovaskulären Kollagenose weitgehend ähnlich. Entsprechende Herzerkrankungen sind sporadisch auch in anderen Gebieten Afrikas und in anderen Kontinenten beobachtet worden. Auch erkrankten einige Europäer nach jahrelangem Aufenthalt in den Tropen. Die Ätiologie der afrikanischen Endomyokardfibrose ist noch ungeklärt. Diskutiert werden besonders bei der in Uganda und Westafrika gehäuft auftretenden Form Ernährungseinflüsse. Ob tatsächlich dem in Bananen und Feigen reichlich vorkommenden 5-Hydroxytryptamin oder einer proteinarmen Kost eine ursächliche Bedeutung zukommt, erscheint zweifelhaft. Ferner wird an einen Zusammenhang mit Filarien- oder anderen Infektionen, an Lymphabflußstörungen, pathogene Immunreaktionen oder Autoimmunphänomene gedacht.

Auch wird eine pathogenetische Verwandtschaft zur Endocarditis fibroplastica diskutiert, zumal wenn eine Eosinophilie beobachtet wird.

In Europa können selten einmal primäre Kardiomyopathien mit Myokardfibrosen von einer geringen fleckförmigen Endokardfibrose begleitet werden.

Schließlich lassen Spätstadien der parietalen fibroplastischen Endokarditis mit Bluteosinophilie eine große Ähnlichkeit mit manchen Formen der afrikanischen Endomyokardfibrose erkennen. Bei der Löffler-Endokarditis bestehen in Frühstadien (Remmele 1962) entzündliche Veränderungen im Endokard mit reichlich eosinophilen Granulozyten und Thrombenbildungen. Nach der Thrombenorganisation entwickeln sich herdförmig betonte Endokardverdickungen. Die Thromben können manchmal die Kammerlichtung beträchtlich einengen. Das Myokard läßt in Frühstadien eine eosinophile Myokarditis, in Spätstadien eine Fibrose erkennen.

4. Fibroelastose

Bei der Fibroelastose steht die Beteiligung des Endokards ganz im Vordergrund. Deshalb spricht man auch von einer Endokardfibroelastose. Sie kann isoliert oder kombiniert mit anderen Herzmißbildungen auftreten. Eine Kombination ist vor allem mit Aortenstenosen oder im Rahmen einer Linksherzhypoplasie mit Aorten- und Mitralstenosen bekannt (Goerttler 1969). Eine sekundäre

Endokardfibrose beim Fehlabgang der linken Koronararterie aus der Arteria pulmonalis oder an Stellen, an denen das Blut auf das Endokard aufprallt (Aufprall- oder Insuffizienzschwielen), ist überwiegend von pathologisch-anatomischem Interesse und tritt hinter den anderen Veränderungen am Herzen zurück.

Bei der primären Form steht die Endokardfibroelastose im Mittelpunkt. Sie führt in der Regel im Säuglings- oder Kindesalter zum Tod, im Erwachsenenalter wird sie seltener beobachtet. Makroskopisch findet sich – bevorzugt im linken Ventrikel – eine in der Regel diffuse, grauweißliche bis graugelbliche, mitunter auch porzellanartige Endokardverdickung (REMMELE 1962). Der linke Vorhof kann ebenfalls befallen sein, gewöhnlich in Kombination mit dem linken Ventrikel. Mikroskopisch liegen der Verdickung vermehrte kollagene und elastische Fasern zugrunde, die meist parallel zur endokardialen Oberfläche angeordnet sind. Daneben kommen auch glatte Muskelfasern vor. Ähnliche Veränderungen können in den Koronararterienwänden gefunden werden. Ein Übergreifen des Prozesses auf innere Wandschichten des Myokards kommt vor. In der Herzmuskulatur ist eine Faserhyperplasie beschrieben worden.

Die Ätiologie der angeborenen Endokardfibroelastose ist unklar. Diskutiert werden embryonale und fetale Entzündungen, Mißbildungen, Stoffwechselstörungen, Behinderung des Lymphabflusses, vermehrte Druckbeanspruchung, Anoxie und Kollagenkrankheiten. Beim Erwachsenen wird auch eine postmyokarditische Entstehung erwogen. Im Erwachsenenalter sind die Endokardveränderungen weniger eindrucksvoll, und sie werden nicht selten von parietalen Thromben überdeckt.

Die Diagnose einer Fibroelastose des Endokards muß, insbesondere bei einem Kleinkind, dann in Erwägung gezogen werden, wenn die Zeichen der Herzinsuffizienz ohne Herzgeräusche oder zentrale Zyanose bei einem vergrößerten Herzen, besonders mit Vergrößerung des linken Ventrikels und linken Vorhofs vorhanden sind und das EKG die Zeichen einer Linkshypertrophie zeigt.

5. Amyloidose des Herzens

Neuere Untersuchungsbefunde mit Hilfe der Myokardbiopsie-Technik haben restriktive Kardiomyopathien als Amyloidosen des Herzens ausgewiesen (CHEW et al. 1977, SCHROEDER et al. 1975). Dabei zählt eine Herzvergrößerung keineswegs zu den häufigen klinischen Zeichen. Hervorstechend ist eine Überempfindlichkeit gegenüber Digitalisglykosiden und deren therapeutische Ineffizienz, ferner eine bunte Symptomatologie von artrioventrikulären Leitungsstörungen und Herzrhythmusstörungen (BUJA et al. 1970). Nach einer Studie von BUJA et al. (1970) waren bei insgesamt 6 von 15 Patienten Einengungen der intramuralen Koronararterien nachzuweisen, wobei die Hälfte dieser 6 Patienten auch über Angina pectoris klagte und einer von diesen einen frischen Myokardinfarkt erlitten hatte. 14 der untersuchten Patienten zeigten elektrokardiographisch eine Niederspannung, was den differentialdiagnostischen Hinweischarakter dieses Symptoms bei gleichzeitig vorhandener Herzinsuffizienzsymptomatologie deutlich macht.

Die Immunpathogenese der kardialen Amyloidose ist im einzelnen unbekannt, wenngleich wegen des klinischen Zusammenhangs zu Paraproteinosen und chronischen entzündlichen Erkrankungen generell eine immunologische Ursache der Amyloidablagerungen anzunehmen ist.

6. Karzinoid-Herz

Beim metastasierenden Karzinoid kommt es vor allem am rechten Herzen zu Klappenveränderungen und zu herdförmigen oder diffusen, fibrösen oder knorpelähnlichen Verdickungen des Endokards, in denen elastische Fasern vermißt werden. Die Sehnenfäden können mitbefallen sein und schrumpfen. Als initiale Veränderungen sollen ein subendotheliales Ödem und eine Ansammlung saurer Mukopolysaccharide auftreten (Dirschmid 1969). Infolge der Klappenveränderungen stellen sich am häufigsten eine Pulmonalstenose und eine Trikuspidalinsuffizienz ein. Nach Wenger (1964) ist bei Karzinoidsyndrom die rechte Herzkammer in 80% allein befallen, in 15% gemeinsam mit der linken und nur in 5% ist der linke Ventrikel allein betroffen.

Der Entstehungsmechanismus der Endokard- und der Klappenveränderungen ist bisher noch nicht geklärt. Diskutiert wird Serotonin, aber auch Bradykinin.

C. Spezifische Herzmuskelerkrankungen

I. Alkohol-Herzerkrankung

Die Alkohol-Herzerkrankung oder sog. Alkoholkardiomyopathie gilt heute als Folge eines chronischen, d.h. über mehrere Jahre geübten Alkoholkonsums von mehr als 80 g Äthanol pro Tag.

Nach Schätzungen mit unterschiedlichen Methoden tritt die Erkrankung zwar nur bei etwa 1% der sog. Trinker auf (Parker 1974). Wenn man aber davon ausgeht – nach Schätzungen vom Jahre 1977 –, daß etwa 1,5 Millionen der Bevölkerung, das sind ca. 2%, Alkoholabhängige sind, die mehr als 80–100 g Alkohol pro Tag konsumieren, dann muß man in der Bundesrepublik mit einer Inzidenz von etwa 15000 Fällen von Alkohol-Herzerkrankung rechnen.

Außer dem Alkoholüberkonsum müssen also noch andere disponierende Faktoren ursächlich angeschuldigt werden, wie z.B. eine kardiale Vorerkrankung, Malnutrition, eine verminderte Infektabwehr als Ursache für die Vorerkrankung (Myokarditis). In dieser Hinsicht ist bemerkenswert eine hohe Inzidenz von etwa 40% eines Alkoholüberkonsums bei dilativer Kardiomyopathie ganz allgemein (Tabelle 5).

1. Symptomatologie

Die Alkoholkardiomyopathie ist hinsichtlich der kardialen Symptomatik nicht zu unterscheiden von anderen dilativen Herzerkrankungen. Allerdings zeigte sich bei einer von uns untersuchten Gruppe von 23 Patienten mit röntgenolo-

Tabelle 5. Inzidenz eines Alkoholüberkonsums bei dilativen Herzerkrankungen

FOWLER (1973)	~30%	
GOODWIN (1970)	30%	
TILLMANN et al. (1981)	40%	(>80 g Äthanol pro Tag)
BOLTE et al. (1981)	45%	(>100 g Äthanol pro Tag)

Tabelle 6. Alkoholkardiomyopathie: Kontraktilität und Pumpfunktion

Isometrische Kraftentwicklung ↘
Äthanolempfindlichkeit von Inotropiegrößen ↗
Maximale Druckanstiegsgeschwindigkeit ↘
Herzzeitvolumen ↘
Enddiastolisches Ventrikelvolumen ↗
Enddiastolischer Ventrikeldruck ↗
Auswurffraktion ↘

gischer Kardiomegalie eine Herzinsuffizienz hohen Schweregrads nach Ausschluß anderer Erkrankungen des Herzens, eine hohe Inzidenz einer erhöhten Immunoglobulin-A-Konzentration sowie im Vergleich zu anderen dilativen Herzerkrankungen eine deutlich erniedrigte Inzidenz von humoralen Antikörpern gegen Myokard im indirekten Immunfluoreszenztest (BOLTE 1975).

Größen der Kontraktilität und Pumpfunktion sind in gleicher Weise wie bei anderen dilativen Kardiomyopathien reduziert (Tabelle 6). Auch sind im gleichen Sinne kardio-depressive Effekte nach akuter Alkoholzufuhr sowohl in vivo mit nicht-invasiven Techniken der Echokardiographie und der Bestimmung systolischer Zeit-Intervalle (KUHN et al. 1976) als auch im Tierexperiment nachgewiesen worden.

Als morphologisches, allerdings unspezifisches Korrelat gelten anhand der Untersuchungen von Myokardbiopsien auch in unserem eigenen Krankengut eine interstitielle Fibrose, ein Kernpolymorphismus, Hypertrophiezeichen, Verdickung des Endokards und elektronenoptische Zeichen mit mitochondrialen Destruktionen sowie Anreicherung von Glykogen und Lipiden (OLSEN 1980).

2. Pathogenese

Für das Verständnis der myokardialen Funktionsstörungen ist es aber bedeutsam, daß nicht nur am ganzen Herzen Größen der Inotropie Äthanol-konzentrationsabhängig reduziert werden, auch am isolierten Papillarmuskel der maximal entwickelten Kraft. Außerdem ist im Experiment bei chronischem Alkoholüberkonsum (Äthanol 12%ig anstelle von Trinkwasser über Wochen) das Ausmaß der Kraftreduktion durch akut applizierten Alkohol wesentlich gesteigert. Dieser Befund, der sinngemäß auch bei Betrachtung der Geschwindigkeitsgrößen zu beobachten ist, erklärt zu einem wesentlichen Teil die klinische Erfahrung, daß bei Alkoholkardiomyopathie eine akute Alkoholzufuhr relativ brüsk zum Myokardversagen führt (BOLTE 1982).

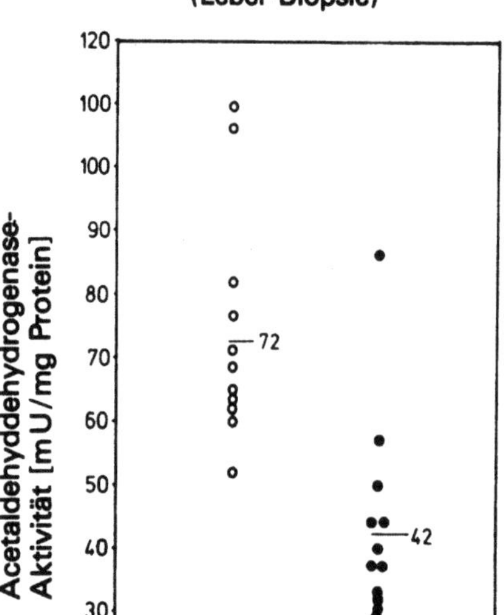

Abb. 5. Aktivität der Acetaldehyddehydrogenase bei Alkoholkardiomyopathie (JENKINS u. PETERS 1980)

So umstritten einerseits die direkte myokardial-toxische Wirkung von Äthanol ist, so ist außerdem die Toxizität von Acetaldehyd, das aus Äthanol durch die Alkoholdehydrogenase gebildet wird, als vorherrschend anzusehen. Hinzu kommt, wie kürzlich nachgewiesen: Bei Patienten mit Alkoholsucht ist gemessen an bioptisch gewonnenem Lebergewebe die Acetaldehyddehydrogenase-Aktivität reduziert (Abb. 5). Dieser Befund könnte eine zusätzliche Erhöhung der Acetaldehydanflutung bei Alkoholikern erklären.

Inzwischen haben die Kenntnisse über pathogenetisch bedeutsame Faktoren eine derartige Fülle erreicht, daß nur wenige hier gestreift werden können:

So ist u.a. eine Verminderung der Synthese kontraktiler myokardialer Proteine experimentell dokumentiert. Die Bindung von Kalzium an sarkoplasmatisches Retikulum und Mitochondrien ist bei chronischem Äthanolüberkonsum reduziert, ebenso der Kalziumtransport an diesen Membranen (TILLMANNS et al. 1980). Störungen des Energiestoffwechsels sind zu erkennen an einer Reduktion der H-Untereinheiten der Laktatedehydrogenase, die in unserer Arbeitsgruppe an Myokardbiopsien mit Hilfe der Mikrogelelektrophorese mit isoelektrischer Fokussierung gemessen wurde. Dieser Befund erlaubt eine differentialdiagnostische Unterscheidung zwischen Alkoholkardiomyopathie und anderen dilativen Herzerkrankungen. Das heißt, H-Untereinheiten sind bei Alkoholkardiomyopathie weniger stark reduziert, was gleichbedeutend ist mit einer relativ geringen Abnahme von LDH-1, möglicherweise Folge eines ausgeprägten Laktatangebots bei Alkoholüberkonsum (SCHULTHEISS et al. 1980; s. auch Abb. 4).

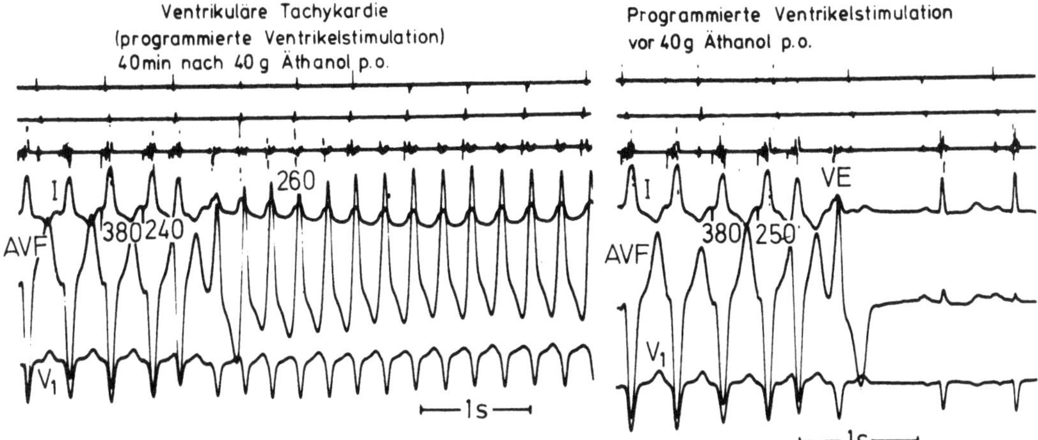

Abb. 6. Alkoholkardiomyopathie: Verhalten bei programmierter Ventrikelstimulation. Zu beachten ist die Auslösbarkeit einer Ventrikeltachykardie nach Alkoholkonsum

Andererseits weisen Untersuchungen mitochondrialer Enzyme auf eine deutliche Reduktion der oxydativen Phosphorylierung hin. Schließlich ist als Zeichen einer mitochondrialen Funktionsstörung ein tierexperimenteller Befund ebenfalls aus unserer Arbeitsgruppe zu erwähnen. Die oligomycinhemmbare ATPase-Aktivität ist bei chronischem Alkoholüberkonsum reduziert (SCHULTHEISS et al., unveröffentlicht).

Eine Reduktion der Natrium-Kalium-ATPase der Zellmembran sowie eine Störung der Permeabilität der Zellmembran für Ionen sind als wichtige pathogenetische Glieder für elektrokardiographische Befunde und Herzrhythmusstörungen anzusehen. So wurden in einer Gruppe von 18 Patienten mit Alkoholkardiomyopathie in Übereinstimmung mit dem Schrifttum in allen Fällen abnorme elektrokardiographische Befunde erhoben: Vorherrschend sind tachykarde Vorhof-Rhythmusstörungen. Aber auch die ventrikuläre Irritabilität ist gesteigert. Wie ein kürzlich publiziertes Beispiel zeigt, war durch programmierte Ventrikelstimulation 40 min nach einem Whiskygenuß eine Ventrikeltachykardie auslösbar, wohingegen dies zuvor nicht möglich war (GREENSPON et al. 1979) (Abb. 6).

In diesem Zusammenhang ist ein tierexperimenteller Befund (BOLTE u. TEBBE 1979) interessant: Konzentrationsabhängig werden an einer myokardialen Einzelfaser durch Äthanol, aber auch, wie wir zeigen konnten, durch Acetaldehyd die Aktionspotentialdauer und die Refraktärperiode reduziert.

Außerdem ist die Anstiegsgeschwindigkeit des Aktionspotentials bei höheren Alkoholkonzentrationen reduziert. Dies impliziert für die Wirkung von Antiarrhythmika spezielle Ausgangsbedingungen. So reduziert z.B. NPAB-Ajmalin-Bitartrat die Anstiegsgeschwindigkeit bei Alkoholkardiomyopathie weiter, wohingegen es die Refraktärperiode normalisiert.

3. Prognose

Über die Prognose der Alkoholkardiomyopathie herrscht bislang keine Klarheit. In fortgeschrittenen Stadien der Erkrankung sind Krankheitsumstände, die durch die Herzinsuffizienz hervorgerufen werden, impliziert, deren therapeutische Beeinflußbarkeit die Prognose dann bestimmt.

Nach den Angaben aus dem Schrifttum und der eigenen Erfahrung scheint eine Alkoholkarenz in einem frühen Stadium der Erkrankung am aussichtsreichsten quoad sanationem zu sein. Eine Studie von DEMAKIS et al. (1974) gibt diesen Sachverhalt klar wieder: 25% der Patienten konnten klinisch gebessert werden mit einer Rückbildung der Kardiomegalie in 17% der Fälle. 21% der Patienten blieben klinisch unverändert und 23% verschlechterten sich trotz der Behandlung. 42% aller Patienten verstarben und gehörten sämlich der letzteren Gruppe an.

4. Schlußfolgerungen

1. Die Alkoholkardiomyopathie ist eine dilative Kardiomyopathie mit einer uneinheitlichen Ätiologie, die vorwiegend Männer im 3.–5. Lebensjahrzehnt befällt, sofern sie mehr als 80–100 g Äthylalkohol pro Tag über viele Jahre zu sich genommen haben.

2. Diagnostisch ist diese Herzerkrankung abzugrenzen von anderen dilativen Kardiomyopathien durch eine relative Erhöhung von LDH-1 in Myokardbiopsien, ferner durch eine Erhöhung von IgA im Serum und durch einen meist negativen Ausfall des Immunfluoreszenztests gegen humorale Myokardantikörper.

3. Die Pathogenese der Erkrankung ist sehr vielfältig. Wahrscheinlich bestimmende Faktoren sind: eine Verminderung der Kalziumbindung im sarkoplasmatischen Retikulum und in Mitochondrien, eine Verminderung der Natrium-Kalium-ATPase der Zellmembran sowie eine Verminderung der myokardialen Proteinsynthese (TILLMANNS et al. 1979). Resultanten sind eine Verminderung der Kraftentwicklung sowie eine erhöhte Empfindlichkeit von Inotropiegrößen gegenüber Äthanol.

4. Die Prognose der Erkrankung wird bestimmt von der strikten Alkoholkarenz, ferner vom Stadium der Erkrankung in hämodynamischer Hinsicht und schließlich von der therapeutischen Beeinflußbarkeit (s. Tabelle 7). Außerdem

Tabelle 7. Therapeutische Konsequenzen bei Alkoholkardiomyopathie

Alkoholkarenz
a) Bei Alkoholkardiomyopathie
b) Bei myokardialen Vorerkrankungen

Verminderung von Lastfaktoren:
  Vasodilatantien (vorzugsweise solche, die die Nachlast senken)
  Diuretika

Betarezeptorenblocker:
  Besonders bei Sinustachykardie – Cave
  Dekompensation der Herzinsuffizienz

Positiv-inotrope Pharmaka:
  z.B. herzwirksame Glykoside

Antiarrhythmika (ggf.)

Schrittmachertherapie

Antikoagulantien

ist für die Prognose die Vermeidung von thrombo-embolischen Komplikationen entscheidend.

Bei der Vielfalt der negativen Auswirkung, die ein chronischer Alkoholkonsum mit sich bringen kann, mag es verwundern, daß es an Hinweisen nicht fehlt, die für eine Protektion des Koronarsystems bei Patienten mit jahrelangem Alkoholkonsum auch in nicht niedriger Menge sprechen. So ist in einer gut dokumentierten prospektiven Studie wahrscheinlich gemacht worden, daß in Abhängigkeit vom täglichen Alkoholkonsum über Jahre bei den Personen mit höherem Alkoholkonsum, d.h. mit täglichen Mengen von 40 g Äthanol und mehr eine deutlich geringere Inzidenz von koronarer Herzerkrankung und auch eine deutlich geringere Inzidenz von Myokardinfarkten zu verzeichnen war (YANO et al. 1979).

II. Adriamycin-Herzerkrankung

Die Abwägung von Nutzen und Risiko im Rahmen von Therapieformen, die einen längeren Zeitraum beanspruchen, kann unter klinischen Bedingungen sehr problematisch sein, weil sich häufig die Nebenwirkungen und die sich ergebenden Kontraindikationen schleichend und oft unbemerkt einstellen. Dies trifft besonders zu bei Tumorkranken, bei denen hochwirksame Zytostatika verabfolgt werden müssen. In neuer Zeit ist man besonders aufmerksam geworden auf Adriamycin, das wegen seiner hohen zytostatischen Effizienz in zahlreichen Therapie-Schemata zur Anwendung kommt, bei dem aber die Grenzen der Therapie in einer Kardiotoxizität liegen, die im Einzelfall schwer voraussehbar ist.

Tabelle 8 zeigt Pharmaka, die bei langfristiger Anwendung kardiale Nebenwirkungen hervorrufen können. Neben dem Adriamycin ist das Cyclophosphamid bemerkenswert, das ebenso wie das Ifosfamid, das als Holoxan im Handel ist, insbesondere in Kombination mit Adriamycin kardiotoxische Wirkungen hervorruft. Hinzu kommt, daß mitunter bei Tumorkranken, die unter einer solchen Kombinationsbehandlung stehen, Maßnahmen durchgeführt werden müssen, die als gefährdend anzusehen sind, etwa wenn eine Narkose mit Halothan durchgeführt wird. Halothan ist bekanntlich auch bei Herzgesunden mitunter toxisch und führt zu Herzrhythmusstörungen und akutem Myokardversagen.

Nicht zu vergessen sind in diesem Zusammenhang trizyklische Antidepressiva, die über einen anticholinergen Effekt Herzrhythmusstörungen hervorrufen

Tabelle 8. Langzeittherapie bei Tumorerkrankungen. Risiko einer sekundären Kardiomyopathie

Risiko	
Adriamycin (Doxorubicin)	Betarezeptorenblocker
Cyclophosphamid	Antiarrhythmika
Ifosfamid	Halothan-Narkose
Bestrahlung des Mediastinums	Trizyklische Antidepressiva
Zusammentreffen mit Kardiomyopathien anderer Genese, z.B. bei:	
rheumatischer Herzerkrankung	ischämischen Herzerkrankungen
Viruskarditis	Herzerkrankung bei Klappenfehlern

können, insbesondere bei Langzeitanwendung. Das bedeutet, daß Kombinationen der genannten Pharmaka beim einzelnen Patienten ein erhöhtes Risiko darstellen. Außerdem ist daran zu denken, daß Herzmuskelerkrankungen anderer Ätiologie von vornherein als Risikoindikatoren gelten müssen, z. B. eine Viruskarditis, ferner eine fortgeschrittene Herzerkrankung infolge einer koronaren Herzkrankheit oder einer Hypertonie, ferner nicht selten ein begleitender Alkoholabusus (Tabelle 8).

Es hat sich gezeigt, daß bei Patienten, die mit Adriamycin entsprechend einer Höchstdosis von 500–600 mg/m^2 Körperoberfläche behandelt werden, nur in etwa 1% der Fälle kardiotoxische Nebeneffekte, auch ernsterer Art, vorkommen. Hingegen findet sich eine derartige Komplikation weitaus häufiger – um den Faktor 30 –, sofern eine Grenzdosis von 600 mg/m^2 Körperoberfläche überschritten wird. Dabei sind toxische Wirkungen zu berücksichtigen, die bereits nach der einmaligen Applikation auftreten können (BRISTOW et al. 1978). Wir verstehen darunter das, wenn auch selten auftretende, dann aber besonders gravierende Zustandsbild eines Perikarditis-Myokarditis-Syndroms.

Unter diesem Bild sind insbesondere in der Anfangsphase dieser Therapieform, in der man verhältnismäßig hohe Einzeldosierung anwandte, Komplikationen aufgetreten. Ferner sind zu bedenken akute myokarddepressorische Effekte sowie Herzrhythmusstörungen, meist uncharakteristischer Art, aber im allgemeinen vergesellschaftet mit z. T. bedrohlichen Tachykardien. Demgegenüber ist die klinische Erscheinungsform nach chronischer Anwendung von Adriamycin different. Im ausgeprägten Fall findet sich das volle Symptombild einer dilativen Herzmuskelerkrankung mit Zeichen der Links- und Rechtsherzinsuffizienz pulmonaler Stauung, Hepatomegalie und Unterschenkelödemen. Nicht selten sind aber die Zeichen der Myokardinsuffizienz auch gegeben, ohne daß die Herzkonfiguration im Röntgenbild vergrößert ist (BOLTE, eigene Beobachtungen). Ferner finden sich ausgeprägt tachykarde Herzrhythmusstörungen, die aber nicht in engem Zusammenhang mit dem pharmakologischen Effekt zu sehen sind, sondern die bereits als Folge der ohnehin floriden Herzmuskelerkrankung angesehen werden können. In diesem Zusammenhang ist die Beobachtung von plötzlichen Todesfällen verständlich, insbesondere wenn Einzeldosierungen auf ein bereits durch chronische Behandlung vorgeschädigtes Myokard treffen (s. Tabelle 9).

Im Hinblick auf die Pathophysiologie sind in unserer Arbeitsgruppe in der letzten Zeit einige Untersuchungen durchgeführt worden. HÖFLING et al. (1978, 1979) konnten zeigen, daß entgegen früheren Vermutungen ein eindeutig dosisabhängiger myokarddepressorischer Effekt am Herzen in situ im Tierexperiment nachweisbar ist. Dabei nehmen die Inotropie und Pumpgrößen gleichsinnig dosisabhängig ab.

Die klinische Erfahrung lehrt, daß Frühsymptome klinischer Art verhältnismäßig diskret sein können. Aus diesem Grund haben wir versucht, durch pharmakologische Funktionsprüfungen eine bereits vorhandene Herzmuskelinsuffizienz zu dekuvrieren. Dies kann z. B. mit Dobutamin erreicht werden, einem nahezu selektiven Beta-Agonisten, d. h. also einer nahezu selektiv positiv-inotropen Substanz. Unter dem Einfluß einer chronischen Adriamycin-Anwendung zeigt sich, daß die Ansprechbarkeit des Herzmuskels auf diesen positiv-inotropen

Tabelle 9. Klinische Erscheinungsformen der Kardiotoxizität

a) Adriamycin nach Einzeldosis-Applikation
Perikarditis-Myokarditis-Syndrom
Myokarddepression bei vorgeschädigtem Myokard
Herzrhythmusstörungen

b) Nach mehrfacher Adriamycin-Applikation
Dilative Kardiomyopathie
Herzrhythmusstörungen, vorzugsweise tachysystolisch
Plötzliche Todesfälle

Reiz deutlich reduziert ist. Dies ist erkennbar an einer verminderten Kraftentwicklung und auch an einer verminderten Zunahme von Geschwindigkeitsindizes (HÖFLING et al. 1980). Von ZÄHRINGER u. HÖFLING (1980) sind am Herzmuskel im Experiment Befunde erhoben worden, die die Pathogenese dieser Kontraktionsstörung einem Verständnis näherbringen. Es konnte gezeigt werden, daß die Zahl der Polyribosomen bei chronischer Adriblastin-Anwendung deutlich reduziert ist. Aufgrund dieses Befunds, in Verbindung mit dem Nachweis von Kontraktionsstörungen, läßt sich die folgende Pathogenese im Sinne eines Vorschlags formulieren: Die Bindung von Adriamycin an die DNS bewirkt eine Abnahme der Synthese von DNS und RNS, so daß resultierend die Gesamt-RNS, die Messenger-RNS und die Polyribosomen abnehmen. Die Synthese und Konzentration myokardialer Proteine wird dadurch reduziert. Die Folge ist eine Schädigung der Myokardstruktur, wie sie elektronenmikroskopisch aufgrund von Myofilamentenbrüchen, Mitochondrien-Destruktionen und intrazellulären Vakuolisierungen, auch Vakuolisierungen der Kerne sowie Abnormitäten in der Kernstruktur nachgewiesen wurden. Folge dieser teils metabolischen, teils strukturellen Veränderung ist die Störung der Kontraktionsfunktion (HÖFLING u. BOLTE 1981).

Früherkennung der Schädigung (s. Tabelle 10): Welche Möglichkeiten bieten sich, um möglichst frühzeitig Schädigungen zu erkennen, die eine Modifikation der Therapie erforderlich machen, um etwaige Risiken möglichst zu vermeiden?

Es hat sich bewährt, die elektrokardiographische Auswertung der R-Zacke als Kriterium heranzuziehen. So ist berichtet worden, daß die Mortalität bei denjenigen Patienten deutlich höher war unter Adriamycin-Therapie, bei denen eine Reduktion der R-Vektorhöhe um mehr als 30% zu verzeichnen war (MINOW et al. 1975). Dieser Befund ist gleichbedeutend mit der Entwicklung einer peripheren und zentralen Niederspannung.

Wegen der Einfachheit des Zugangs hat man geglaubt, daß die Messung der systolischen Zeitintervalle im Verlauf ein Kriterium für eine Verschlechterung der Myokardfunktion sein kann. Abgesehen von meßtechnischen Unzulänglichkeiten hat diese Methode, die sich wesentlich orientiert an der Messung der linksventrikulären Austreibungszeit – bezogen auf die Karotispulskurve – und die sich außerdem bezieht auf die linksventrikuläre Präejektionszeit, derartig viele Einschränkungen, daß im Einzelfall eine Zuverlässigkeit der Aussage dieses Verfahrens sehr fraglich erscheint.

Tabelle 10. Untersuchungen zur Früherkennung einer Kardiotoxizität von Zytostatika

Nicht invasiv

Elektrokardiographie: R-Reduktion 30%

Systolische Zeitintervalle: verlängert
a) mit Phonokardiographie (BRISTOW et al. 1978b)
b) mit Echokardiographie (BLOOM et al. 1978; STEIN et al. 1978)

Echokardiographie
Geschwindigkeitsparameter: reduziert
Durchmesserverkürzung: reduziert

Radionuklid-Angiokardiographie (ALEXANDER et al. 1979)

Invasiv

Herzzeitvolumen	Funktionsprüfungen mit Angiotensin
Inotropieindizes	Ventrikelangiographie

Myokardbiopsie (BILLINGHAM et al. 1978): Interstitielle Fibrose, Kernanomalien

Eine wesentlich höhere Dignität haben echokardiographische Untersuchungsverfahren. Durch Messungen von STEIN et al. (1978) zeigte sich, daß insbesondere als Frühzeichen Geschwindigkeitsindizes der myokardialen Wandbewegung, als V_{max} bezeichnet, reduziert werden. Außerdem sind die Durchmesserverkürzung („EF") sowie einige andere Parameter, die als Verrechnungsgrößen mit ausgewertet werden können, deutlich reduziert (BLOOM et al. 1978).

Wir haben in unserer Klinik vor einiger Zeit Untersuchungen mit Hilfe des Angiotensin-Tests durchgeführt (CYRAN u. BOLTE 1978). Wie wir zeigen konnten, war unter Anwendung dieses Verfahrens der Schlagarbeitsindex bei Kardiomyopathien unterschiedlicher Ätiologie unter dem Einfluß einer Nachlasterhöhung mit Angiotensin deutlich reduziert, gleichbedeutend mit einer Belastung des Herzens durch eine höhere Druckarbeit. Durch Erhöhung des Blutdrucks nimmt selbst bei noch normaler Herzgröße zwar der linksventrikuläre enddiastolische Druck im Vergleich zur Norm erheblich zu, der Schlagarbeitsindex bleibt aber unverändert (s. Abb. 7). (Der Schlagarbeitsindex ist eine zusammengesetzte Größe aus dem Schlagvolumen und der Druckentwicklung.) Bei insgesamt 5 Patienten unter Adriamycin-Therapie konnte in mittleren Dosierungen ein ähnlicher Effekt beobachtet werden (BOLTE et al. 1980c, unveröffentlicht), wie wir ihn bei Patienten mit Kardiomyopathien unterschiedlicher Ätiologie festgestellt haben. Betrachtet man nur das Herzzeitvolumen bei gleicher Erhöhung der Nachlast durch eine entsprechende arterielle Blutdruckerhöhung, dann findet sich eine besonders ausgeprägte Senkung des Herzzeitvolumens unter dem Einfluß von Angiotensin bei den Patienten unter Adriamycin-Therapie. Dieses Phänomen kann als Frühzeichen einer Kardiotoxizität bei chronischer Zytostatika-Anwendung angesehen werden. In späteren Stadien kommt es dann auch in Ruhe zu dem ausgeprägten Bild einer Herzmuskelerkrankung mit den Zeichen der Dilatation und der Störung der Pumpfunktion. Eine röntgenologisch erfaßbare Vergrößerung des Herzens kann aber auch erstes Hinweis-

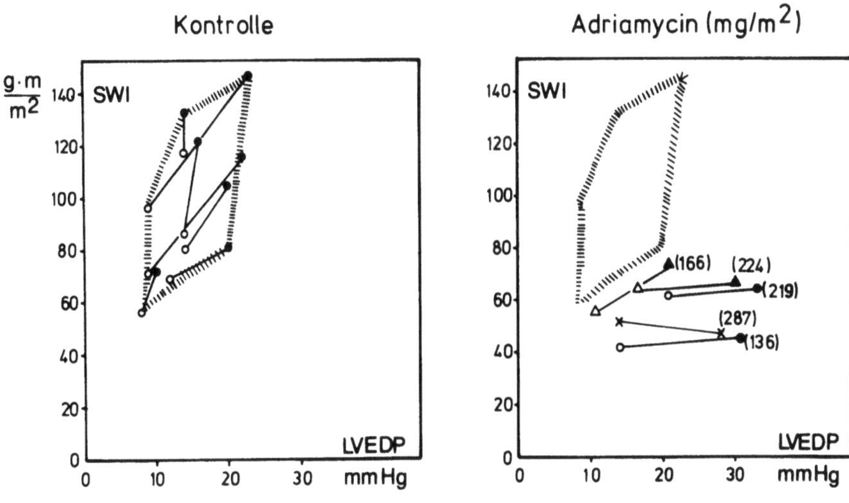

Abb. 7. Beziehungen zwischen linksventrikulärem Füllungsdruck (LVEDP) und Schlagarbeitsindex (SWI) unter dem Einfluß einer zytostatischen Therapie mit Adriamycin. Im Vergleich mit dem links dargestellten Kontrollkollektiv wird als Zeichen einer Pumpfunktionsstörung der niedrige Schlagarbeitsindex sowie das Ausbleiben eines Anstiegs unter Angiotensin deutlich (Bolte et al. 1980c, unveröffentlicht)

Tabelle 11. Tamponierender Perikarderguß. (Aus Bolte 1982)

Diagnostik
1. Klinische Hinweise Herzspitzenstoß nicht tastbar Herztöne sehr leise Perikardreiben Herzgrenzen perkutorisch verbreitert
2. Elektrokardiogramm periphere und zentrale Niederspannung elektrischer Alternans
3. Echokardiogramm Echofreie Zone zwischen Perikard und Epikard
4. Röntgen Randpulsation des Herzens aufgehoben Katheter im rechten Vorhof nicht randständig zu lokalisieren Ergußmantel erkennbar bei Angiographie in den rechten Ventrikel
5. Hämodynamik Blutdruck (arteriell) erniedrigt: <100 mm Hg systolisch Blutdruck (arteriell) sinkt inspiratorisch ab Venendruck (zentral) erhöht: >25 cm H_2O Lungenkapillardruck erhöht: >20 mm Hg
6. Szintigraphie fehlendes szintigraphisches Impulsmuster im Ergußbezirk

symptom für einen Perikarderguß sein (s. auch Tabelle 11). Dieser Umstand ist besonders dann zu befürchten, wenn eine Zytostatika-Therapie nach Bestrahlung notwendig wurde.

III. Virale Herzerkrankung

Virale Herzerkrankungen entziehen sich in der klinischen Praxis häufig einer eindeutigen Diagnose. Aufgrund zahlreicher klinischer Beobachtungen und experimenteller Untersuchungen ist es aber sehr wahrscheinlich, daß virale Herzerkrankungen für den Verlauf und vielleicht auch für die Entstehung anderer Herzerkrankungen, z. B. der dilativen Kardiomyopathie, von großer Bedeutung sind. So läßt sich im Schrifttum, erfaßt in großen Übersichtsarbeiten, z. B. von ABELMAN (1973), SCHÖLMERICH (1975), WOODRUFF (1981) wahrscheinlich machen, daß wenigstens für einen Teil der Fälle virale Herzerkrankungen ein Initialstadium dilativer Kardiomyopathien sind. Es kommt hinzu, daß virale Erkrankungen des Herzmuskels selbst eine chronische Herzinsuffizienzsymptomatologie zur Folge haben können, wobei nicht immer eine ventrikuläre Dilatation vorherrschendes Symptom zu sein braucht. Nicht selten wird auch die Symptomatologie begleitet von einem geringen bis mäßiggradigen Perikarderguß. Das Vorderbild der Perikardtamponade durch einen rasch zunehmenden und dann prävalierenden Perikarderguß zählt eher zu den Seltenheiten.

Die Schwierigkeit der Diagnose Virusmyokarditis besteht nicht nur darin, daß beweisende diagnostische Kriterien im Einzelfall nicht immer zu gewinnen sind, sondern auch darin, daß man bei Ermangelung von eindeutigen kausalen Kriterien für die Erkrankung geneigt ist, eine solche Erkrankung der großen Gruppe der ätiologisch nicht geklärten Herzmuskelerkrankungen, also den sog. Kardiomyopathien zuzuordnen.

In der Vergangenheit sind wahrscheinlich zahlreiche Fälle mit Virusmyokarditis klinisch nicht erfaßt worden. Es ist aufschlußreich, sich die Inzidenz im

Allgemeine Symptome
Hinweise für Infektionen der oberen Luftwege
Gastroenteritis
Lymphknotenvergrößerung
Myalgie
Fieber
Hypotonie

Kaardiale Funktionsstörungen
Myokardinsuffizienz
Pumpfunktion reduziert
Regionale Motilitätsstörungen
Rhythmusstörungen

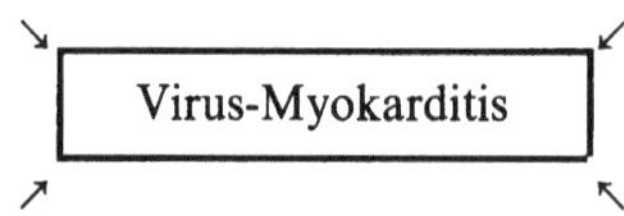

Serologische Befunde
IgM-Antikörper (Elisa-Test)
Neutralisationstest
Neutralisationstest
Komplement-Bindungsreaktion
Humorale Myokardantikörper

Myokardbiopsie
Histomorphologie
Bindung von Immunglobulinen
Bindung von Immunglobulinen
(Nachweis von Virus-Kapsid)

Abb. 8. Merkmalgruppen zur Diagnostik des Syndroms „Virusmyokarditis"

Autopsiegut zu vergegenwärtigen. So wurden nach einer Studie von GORE und SAPHIR bei 40000 Autopsien in 3% pathologisch-anatomisch eine Myokarditis diagnostiziert. In einem anderen Autopsiegut an insgesamt 5676 Fällen wurde die Diagnose Myokarditis bei etwa 1,2% der Fälle gestellt. Hinsichtlich der Verbreitung einer viralen Myokarditis in epidemiologischer Hinsicht sind exakte Zahlen nicht verfügbar. Nach Angaben von ABELMANN (1973) ist mit einer Prävalenz einer myokardialen Symptomatik bei akuten viralen Infektionen in einem Prozentsatz von etwa 1–5% zu rechnen.

Liegt bei Erfahrungen von Zentren zugrunde, die die Methode der Myokardbiopsie ausüben und histomorphologische Resultate in Zusammenarbeit mit pathologisch-anatomischen Instituten erarbeiten, relativiert sich die Häufigkeit der Diagnosen (z.B. einer Myokarditis oder einer dilativen Kardiomyopathie) nach dem Modus, nach dem Indikationen zur Myokardbiopsie gestellt werden. In der Arbeitsgruppe von BOLTE u. LUDWIG (1983) wurden bei insgesamt 250 Patienten in etwa 7% aller untersuchten Fälle Befunde erhoben, die für eine Myokarditis sprachen. In Übereinstimmung mit diesen Resultaten ist eine Studie von NIPPOLDT et al. (1982) zu sehen, wonach in 9% der Fälle histologisch eine Myokarditis diagnostiziert wurde.

1. Ätiologie und Pathogenese

Bei den Erkrankungen des Herzens durch Viren muß unterschieden werden zwischen direkten, durch die Inkorperation des Virus in die Zelle hervorgerufene Störung, meist einhergehend mit dem Zelluntergang und solchen Funktionsstörungen, die sekundär über immunologische Prozesse vermittelt sind. In dieser Hinsicht ist zu denken an autoimmunologische Vorgänge, die humorale und zelluläre Immunabwehr einschließen und die wahrscheinlich begründet sind im sog. Histokompatibilitätskomplex.

Die einzelne Viruseinheit, das sog. Virion, besteht aus einem zentralen Kern von infektiöser Nukleinsäure, der von einer Proteinhülle, dem sog. Kapsid umgeben ist. Die Funktion des Kapsids besteht dann u.a. darin, das Eindringen in die Wirtszelle zu erleichtern bzw. zu ermöglichen. Dabei wird die Wirtspezifität des Virus vom Kapsid bestimmt. Das Protein bzw. die Proteine des Kapsids oder seiner Untereinheiten, der sog. Kapsomeren, wirken als Antigen. Die Anordnung der Kapsomeren ergibt die für die einzelnen Virusarten unterschiedliche Form des Viriums. Als Nukleokapsid bezeichnet man die aus Nukleinsäure und Kapsid bestehende Einheit. Diese kann noch von Außenhüllen umgeben sein, die aus Protein, Kohlenhydraten und Lipoiden bestehen.

Im Hinblick auf die Immunpathogenese viraler Herzerkrankungen müssen wir nach unseren heutigen Kenntnissen unterscheiden zwischen viralbedingten zellulären Immunprozessen (B-T-Lymphozyten) und humoral vermittelten immunologischen Vorgängen.

So findet sich bei Virusmyokarditis in gleicher Weise wie bei dilativen Kardiomyopathien eine niedrige T-Zell-Suppressor-Aktivität, die auch bei einem Teil gesunder Probanden nachzuweisen ist (ECKSTEIN et al. 1982). Dieser Befund steht im Einklang mit dem Nachweis von humoralen Antikörpern gegen sarkolemmale Myokardstrukturen. T-Lymphozyten modifizieren die Immunglobulinsynthese, die sich in den B-Zellen vollzieht. Eine Suppression der T-Zellen-Aktivität hat demnach eine Steigerung der Immunglobulinsynthese durch die B-Zellen zur Folge.

Aus den genannten Untersuchungsergebnissen wird die Verflechtung von wahrscheinlich genetisch determierten Vorgängen der zellulären und humoralen Immunabwehr bei Myokarditis deutlich. Auch zeichnet sich die Möglichkeit ab, daß genetisch determinierte Funktionen des Immunsystems, wie sie im sog. Major-Histokompatibilitätskomplex zusammengefaßt sind, die eigentliche Voraussetzung und Ursache dafür sind, daß ein Patient nach einer Virusinfektion an einer Herzmuskelentzündung erkrankt.

2. Diagnostik

Kürzlich wurde ein Vorschlag erarbeitet um eine möglichst präzise und aussagefähige Diagnostik zu erarbeiten (Bolte et al. 1983). In einer Studie von insgesamt 91 Patienten wurde die Verdachtsdiagnose einer Virusmyokarditis anhand der folgenden Kriterien gestellt:

1. Zeichen einer myokardialen Pumpfunktionsstörung (Herzinsuffizienz) mit oder ohne Herzrhythmusstörung;
2. akuter Beginn der Symptomatik;
3. fieberhafter Nasen-, Rachen- oder enteritischer Infekt in der unmittelbaren Vorgeschichte;
4. humorale Entzündungszeichen.

Die weitere diagnostische Analyse zeigte bei etwa einem Drittel dieser Patienten (n = 28), daß entweder Titerverläufe im Neutralisationstest zu beobachten oder Zeichen einer Myokarditis in der Myokardbiopsie zu sehen oder diese beiden Merkmale simultan nachweisbar waren. In dieser Gruppe war in 47% der Fälle ein Titerverlauf zu beobachten (Coxsackieviren, Echoviren) und in 65% der Fälle ein bioptischer Befund, der morphologisch als ein Verlaufsstadium einer Myokarditis eingestuft wurde.

In diesem Vorschlag wurde eine Virusmyokarditis dann als gegeben angesehen, wenn eine Koinzidenz der folgenden Merkmalsgruppen nachzuweisen war:

1. Allgemeinsymptome: Zeitlicher Zusammenhang zu einem etwa 8–10 Tage zuvor begonnenen Nasen-, Rachen- oder enteralen Virusinfekt, Nachweis von dolenten Lymphknoten, Vaskulitis, Nachweis von Immunkomplexen im Serum.

2. Kardiale Funktionsstörungen (mit oder ohne Herzrhythmusstörung): Zeichen des myokardialen Pumpversagens mit konsekutiver Herzinsuffizienzsymptomatologie, regionale Motilitätsstörungen.

3. Virologische Labordiagnostik: Nachweis von antiviralen Antikörpern im Neutralisationstest, mit Nachweis eines Titerverlaufs (mindestens 2 Werte) von mindestens 2 Titerstufen.

4. Myokardbiopsie: Nachweis von entzündlichen Veränderungen im Myokard mit herdförmiger Akzentuierung von lymphozytären Infiltraten, Nachweis von Myozytolysen.

3. Therapie

Therapeutische Bemühungen zielen bei gegebenen diagnostischen Kriterien darauf ab, durch symptomatische Maßnahmen das Herz möglichst zu schonen und zu entlasten: körperliche Schonung, ggf. Bettruhe, Reduktion von myokardialen Lastfaktoren durch Vasodilatantien, Betarezeptorenblocker, ggf. Antiarrhythmika. Herzwirksame Glykoside sollten möglichst gemieden werden.

Kausale Maßnahmen stehen in ihrer Entwicklung erst am Anfang; so ist der Nutzen virostatischer Medikamente bisher noch nicht gesichert (z.B. Isoporenosine, Interferon). Trotz einiger Berichte über therapeutische Erfolge bei Anwendung von Prednison und Azathioprin kann diese Therapie noch nicht allgemein empfohlen werden, wenngleich eine tiefgreifende Beeinflussung dieses Vorgehens angenommen werden muß. Am ehesten erstrebenswert wäre eine Primärprävention, wie sie bei zahlreichen Viruserkrankungen (z.B. Poliomyelitis, Hepatitis) in Form einer aktiven Immunisierung schon etabliert ist.

Kontrollierte Studien und Verlaufsbeobachtungen bei viraler Herzerkrankung unter Einbeziehung moderner virologischer, immunologischer, herzmuskelbioptischer, klinischer Verfahren unter Benutzung von präzisen diagnostischen Kriterien, wie sie oben vorgeschlagen wurden, sind nötig, um weiteren Aufschluß über den natürlichen Verlauf und die therapeutische Beeinflußbarkeit zu gewinnen.

IV. Rheumatische Herzerkrankung

1. Ätiologie und Pathogenese (Tabelle 12)

Die rheumatische Karditis ist die folgenschwerste Manifestation des akuten rheumatischen Fiebers und für den Krankheitsverlauf entscheidend. Das Prädilektionsalter der erkrankten Patienten liegt zwischen dem 5. und 24. Lebensjahr mit einem Maximum zwischen dem 5. und 17. Lebensjahr. Nach übereinstimmenden Mitteilungen im Schrifttum liegt die Erkrankungshäufigkeit zwischen 2 und 4‰ im Alter zwischen 6 und 19 Jahren (ABLARD u. LARCHAN 1963; ALBAN et al. 1964).

Die *ätiologische Bedeutung,* β-hämolysierender Streptokokken der Gruppe A für die Entstehung der rheumatischen Karditis ist aufgrund klinischer, epidemiologischer, bakteriologischer und immunologischer Beobachtungen allgemein anerkannt. Die Primärinfektion spielt sich in der überwiegenden Zahl der Fälle im Nasen-Rachen-Raum ab. Eine Angina tonsillaris etwa 1–3 Wochen vor einem

Tabelle 12. Pathogenetische Faktoren der rheumatischen Karditis

β-hämolisierende Streptokokken Antigene: M(?)-Protein (KAPLAN 1965) C-Substanz (MCCARTHY 1964) N-Acetylglucosamin
Kreuzreagierende humorale Antikörper gegen Herzgewebe
Zelluläre immunologische Vorgänge (H3-Thymidin-Einbau immunkompetenter Lymphozyten, gesteigert)
Ablagerung von Immunkomplexen
Immunologische Reaktionslage (u.a. Erbfaktoren)
Virusinfekte als Manifestationsfaktor (BURCH u. GILES 1972)
Soziales Milieu

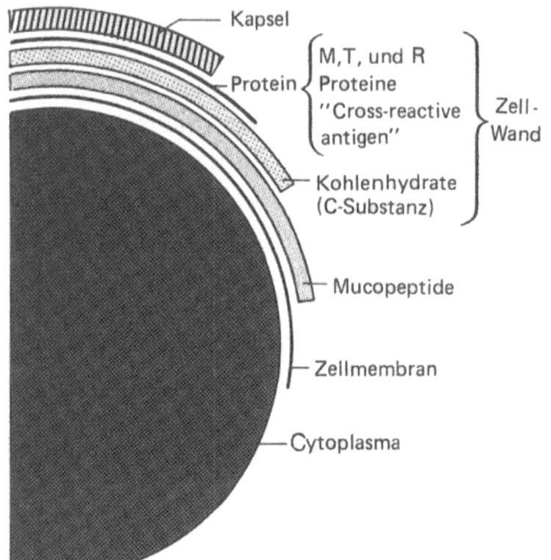

Abb. 9. Biochemische Matrix der Streptokokkenzellwand (schematisch)

rheumatischen Fieber ist typisch. Auch Rezidive eines rheumatischen Fiebers und einer rheumatischen Karditis entstehen häufig einige Wochen nach einer Pharynxinfektion mit hämolytischen Streptokokken. Patienten mit einer Streptokokkeninfektion (Kinder, Adoleszenten, junge Erwachsene) erkranken mit einer Häufigkeit von 0,5–3% an einem rheumatischen Fieber. Erkrankungen an rheumatischem Fieber sind zwischen 37 und 50% mit einer rheumatischen Karditis mit Klappenläsionen vergesellschaftet. Diese Zahlen lassen deutlich werden, daß eine bestimmte Konstellation gegeben sein muß, ehe eine Infektion mit β-hämolysierenden Streptokokken zu einer Erkrankung an rheumatischer Karditis führt. Eine schlüssige Klärung der Pathogenese ist bis heute nicht erfolgt. Außer Frage steht aber, daß immunologische Reaktionen im Zusammenhang mit einer Infektion mit β-hämolysierenden Streptokokken eine wichtige Rolle spielen.

Bestimmte Fraktionen der zellulären Membran der Streptokokken stellen nämlich Antigene dar für Antikörper, die im menschlichen Organismus nach einer Infektion mit Streptokokken gebildet werden. Die Untersuchungen von KAPLAN (1965) ergaben ein Protein, das ein Bestandteil der Streptokokkenzellwand ist. Es entspricht wahrscheinlich dem M-Protein (s. Abb. 9) und wurde *kreuzreagierendes* Antigen genannt, weil es zur Bildung von Antikörpern führt, die sowohl mit Herzmuskelsarkolemm als auch mit Streptokokkensubstanzen reagieren. Diese Antikörper können bei der Mehrzahl der Patienten mit rheumatischem Fieber nachgewiesen werden.

Durch andere Untersuchungen (MCCARTHY 1964) ist der antigene Charakter der C-Substanz β-hämolysierender Streptokokken untersucht worden. Einer der immunologisch wirksamen Komponenten dieser C-Substanz ist *N-Acetylglucosamin*. Diese Substanz ist ein wichtiger Bestandteil von Glukoproteinen und Mukopolysacchariden menschlichen Bindegewebes. Es zeigt eine positive Kreuzreaktion mit Antiseren gegen menschliches Bindegewebe. Demnach können auch auf diese Weise kreuzreagierende Antikörper für die Pathogenese der rheumatischen Karditis von Bedeutung sein. Es ist aber nicht gesichert, ob diese Immunreaktionen tatsächlich die Pathogenese bestimmen, oder ob sie lediglich Begleitphänomene der zugrundeliegenden Herzerkankung sind.

Die Vermutung, daß neben humoral erfaßbaren Antigen-Antikörper-Reaktionen auch eine Beeinflussung zellulär vermittelter Immunreaktionen bei rheumatischer Karditis abläuft, hat zu Versuchen mit Lymphozyten von Mäusen geführt, die mit Streptokokkenmembranen immunisiert waren. Die Lymphozyten solcherart vorbehandelter Mäuse zeigten eine erhöhte Einbaurate von H3-Thymidin in Desoxyribonukleinsäure. Dies zeigte sich sowohl bei Immunisierung mit autologer Herzmuskulatur als auch mit menschlicher Herzmuskulatur. Sinngemäß ähnliche Resultate wurden gewonnen bei Verwendung des sog. Makrophagen-Inhibitionstests (MIF). Dabei wurde die Migration von mit Streptokokkenmembranen sensibilisierten peritonealen Zellen inhibiert bei Zufügung einer zellulären myokardialen Membranfunktion des Menschen (CAFRUNY et al. 1975).

Wesentlich für die Entstehung der rheumatischen Karditis scheinen Ablagerungen von Antigen-Antikörper-Komplexen im Herzmuskel zu sein, wobei die Bindung von Antikörpern mit dem Verbrauch von Komplement ($Beta_1$-C-Globulin) (wesentlicher Repräsentant der C_3-Komplement-Komponente) einhergeht. Ort der Antikörperbindung ist nach fluoreszenzserologischen Untersuchungen (KAPLAN et al. 1961, HESS et al. 1964) das subendokardiale Gewebe, ferner arterielle Gefäße des Interstitiums, Strukturen des Aschoff-Knötchens und das Sarkolemm der Muskelfibrillen. – Das Antigen ist bisher chemisch nicht identifiziert. Immerhin sind aber korrespondierende Antikörper sowohl durch Extrakte aus menschlichem Herzgewebe als auch durch A-Streptokokken absorbierbar (KAPLAN 1965).

Darüber hinaus ist eine *erbliche Disposition* zu vermuten, weil Erkrankungen an rheumatischem Fieber sich in bestimmten Familien häufen. Dieser Umstand sowie die Bevorzugung des jüngeren Lebensalters bis etwa zum 25. Lebensjahr stehen im Einklang mit einer unterschiedlichen immunologischen Reaktion auf eine Infektion mit β-hämolysierenden Streptokokken. Schließlich ist auch an die Beteiligung von *Virusinfektionen* zu denken. So scheint nach den Untersuchungen von BURCH u. GILES (1972) ein Streptokokkeninfekt als konditionierender Faktor dafür angesehen werden zu können, daß eine klinisch latente Virusinfektion manifest wird.

Die Pathogenese der rheumatischen Karditis ist also offensichtlich ein komplexer Vorgang, der von zahlreichen Faktoren bestimmt wird, deren Prävalenz jeweils beim einzelnen Patienten nicht immer klar erkennbar wird.

Weniger für die Pathogenese als vielmehr für die Diagnostik bedeutsam ist eine weitere Eigenschaft hämolysierender Streptokokken: Hämolysierende Streptokokken führen im menschlichen Organismus zur Bildung von *Antistreptolysinen,* die als Antikörper gegen Streptolysin oder Streptohämolysin gerichtet sind. Diese Substanzen sind Enzyme, die von Streptokokken gebildet werden. Es sind zwei Varianten beschrieben worden: Streptolysin O (sauerstofflabil) und Streptolysin S (sauerstoffstabil).

Durch diese Substanzen entstehen auf Blutagarplatten klare hämolytische Zonen um die Kolonnen der hämolytischen Streptokokken. Nur das Streptolysin O wirkt als Antigen, und die Entwicklung der Antikörper auf Streptolysin O (Antistreptolysin O, ASLO) im menschlichen Serum wird als eigentliches spezifisches Zeichen einer vorausgegangenen Streptococcus-A-Infektion angesehen.

70–90% der Patienten, die an einem akuten rheumatischen Fieber leiden, weisen erhöhte Antistreptolysin-O-Titer im Serum auf. Das Fehlen des Antistreptolysins bei einigen Infektionen mit hämolytischen Streptokokken oder rheumatischem Fieber kann darauf beruhen, daß bestimmte dieser Streptococcus-A-Stämme kein Streptolysin O bilden. Andererseits sind andere Streptococcus-A-Antikörper wie das Antifibrinolysin (Antistreptokinase) oder die Antihyaluronidase häufig auch ohne den Anstieg des Antistreptolysin-O-Titers deutlich erhöht. Weitere nachweisbare Antikörper sind: Antidiphosphopyridinnucleotidase und Antidesoxyribonuclease.

Unterschiede in der Virulenz der Streptokokken und in den immunologischen Reaktionen, aber auch die unterschiedliche Anfälligkeit des Wirts begründen, daß auf viele Infektionen mit hämolytischen Streptokokken keine aktive rheumatische Erkrankung folgt.

2. Klinik und Diagnostik

Die kardialen Manifestationen des rheumatischen Fiebers sind entzündliche Veränderungen am Myokard, am Endokard, insbesondere an den Herzklappen, sowie am Perikard. Bei nur etwa der Hälfte der Patienten mit rheumatischem Fieber kommt es zur Ausbildung der rheumatischen Karditis, obwohl pathologisch-anatomisch häufiger Zeichen einer rheumatischen Karditis nachgewiesen werden können. Dabei besteht eine deutliche Altersabhängigkeit in der Weise, daß im Alter zwischen 15 und 25 Jahren die kardiale Manifestation bei etwa 90% liegt, während sie in den folgenden Jahrzehnten wesentlich hinter dem Prozentsatz der Patienten ohne Karditis zurücksteht (hierzu s. Abb. 10).

Die *klinische Symptomatologie* (s. Tabelle 13) der rheumatischen Karditis kann sehr wechselvoll sein, und auch die Schwierigkeit einer sicheren Erkennung des rheumatischen Fiebers erschwert die Diagnose erheblich. Das Zusammentreffen folgender Symptome kann die Diagnose erleichtern (modifizierte Jones-Kriterien) (American Heart Association 1955; Commitee Report 1965):

Hauptsymptome: Karditis, Polyarthritis, Chorea, subkutane Knötchen, Erythema marginatum.

Nebensymptome: Fieber, Arthralgie, Blutsenkungsreaktion beschelunigt, Leukozytose, C-reaktives Protein erhöht, verlängertes AV-Intervall im EKG, vorausgegangener Streptokokkeninfekt, rheumatischer Herzklappenfehler oder rheumatisches Fieber in der Vorgeschichte.

Diese Zusammenstellung von Symptomen, die als sog. Jones-Kriterien bekannt geworden sind, hat sich insofern als brauchbar erwiesen, als sich mit ihrer Hilfe die Diagnose eines akuten rheumatischen Fiebers sichern läßt, wenn folgendes Zusammentreffen gegeben ist:

Ein rheumatisches Fieber kann angenommen werden, wenn zwei Hauptkriterien oder ein Hauptkriterium zusammen mit zwei Nebenkriterien nachweisbar sind. So nützlich die Verwendung dieser diagnostischen Kriterien vor allem für Verlaufsbeobachtungen ist, so kann doch nicht bestritten werden, daß bei

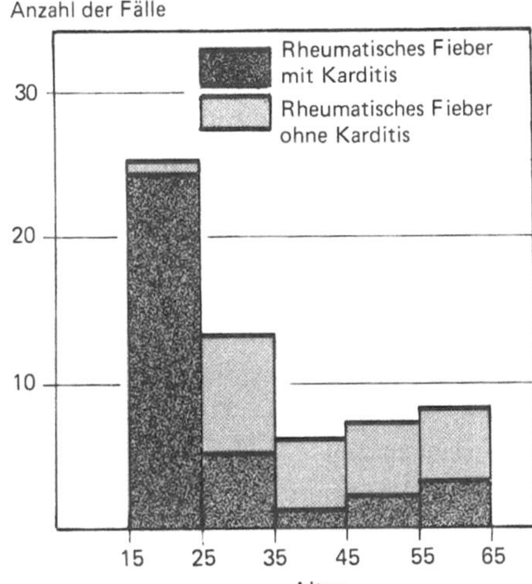

Abb. 10. Häufigkeit rheumatischer Karditis bei Patienten mit rheumatischem Fieber in Abhängigkeit vom Lebensalter (ANSCHÜTZ 1968)

Tabelle 13. Klinische Symptome bei rheumatischem Fieber

Fieber

Arthralgie mit Schwellung, Rötung

Karditis
Perikarditis (Perikardreiben!)
Myokarditis
Herzinsuffizienz
Tachykardie

Valvulitis
Pathologische Geräusche und Töne

Hautzeichen
Rötung
Erythema marginatum (~5%)
Rheumatische Knötchen
(Knöchel, Ellbogen, Knie, Fußrücken, Sehnen der Hand)

Chorea Sydenham (Spätmanifestation, nach 2–6 Monaten)

Abdominalschmerzen (~10%)

manchen Patienten mit rheumatischem Herzklappenfehler in der Anamnese weder ein akutes rheumatisches Fieber noch ein Streptokokkeninfekt nachgewiesen werden kann. Man muß annehmen, daß in solchen Fällen eine rheumatische Infektion vorlag, ohne daß es zu so ausgeprägten Symptomen gekommen ist, daß die modifizierten Jones-Kriterien als positiv bewertet werden konnten (ANSCHÜTZ 1968) (s. auch C.IV.1).

Der dringende Verdacht auf eine rheumatische Aktivität bei rheumatischem Herzfehler ist gegeben bei sich rasch verstärkender Herzinsuffizienz, einer Kardiomegalie, bei Neuauftreten von Herzgeräuschen sowie elektrokardiographischen Veränderungen. Es ist anzunehmen, daß eine rheumatische Aktivität subklinisch in der Mehrzahl der scheinbar inaktiven rheumatischen Herzfehler abläuft.

Laboratoriumsdiagnostik: Typische Untersuchungsbefunde beim akuten rheumatischen Fieber sind eine Erhöhung der Blutsenkungsreaktion um 70 mm in der ersten Stunde und eine Erhöhung der α_2-Globuline auf mehr als 0,6 g/100 ml. Diese Erhöhung der α_2-Globuline ist vorwiegend bedingt durch eine Vermehrung von α_2-Makroglobulin. Das Immunglobulin A (IgA) ist in der akuten Phase erhöht, während in dem subchronisch-chronischen Verlauf dann die Immunglobulin-A-Vermehrung durch eine Immunglobulin-G-(IgG-)Vermehrung abgelöst wird. Erhöhungen des Antistreptolysintiters auf mehr als 250 I.E. finden sich in 77–97% der Fälle mit rheumatischer Karditis, demgegenüber in 10–35% der Fälle ohne klinische Hinweise auf eine rheumatische Aktivität. Findet sich wiederholt ein Antistreptolysintiter im Normbereich, so schließt ein solcher Befund ein rheumatisches Fieber und eine rheumatische Karditis zu 80% aus (KINDLER 1972).

Unspezifisch erhöhte Antistreptolysintiterwerte können bedingt sein durch bakterielle Verunreinigungen der zu untersuchenden Seren, durch Hämolyse (Kälte, Wärme), durch eine Hyperlipoproteinämie sowie durch Hypercholesterinämie, beispielsweise bei Hepatitis oder nephrotischem Syndrom. Der Mechanismus dieser unspezifischen Titererhöhungen ist nicht geklärt. Es scheint aber sicher zu sein, daß Cholesterin in Verbindung mit Phosphatiden wesentlich ist (LOHNES 1967).

Ergeben sich Verdachtsmomente dafür, daß Antistreptolysintiterwerte unspezifisch erhöht sind, dann sind folgende diagnostische Möglichkeiten vorhanden, um eine Infektion mit Streptokokken festzustellen, sofern diese zur Bildung von entsprechenden Antikörpern geführt haben: 1. durch den Nachweis von Antikörpern gegen andere Streptokokkenantigene, z.B. die Antistreptokokken-NAD-ase-Reaktion (PETERSEN et al. 1966); 2. durch die von CABAU u. BADIN (1959) und CABAU (1961) empfohlene Albuminmethode (Zusatz einer bestimmten Menge von Humanalbumin in Form der Fraktion V nach COHN [2,4 mg/ml] zum Serum); 3. durch die Dextransulfat-Methode nach BURSTEIN und SAMAILLE (Fällung der β-Lipoproteide mit Dextransulfat und Calciumchlorid) (LOHNES 1967).

Nach klinischen Erfahrungen scheint das Dextransulfat-Verfahren das praktikabelste zu sein.

Die Antistreptolysin-O-Bildung kann durch Penicillinmedikation unterdrückt werden. Deshalb kann das rheumatische Fieber ohne Antistreptolysintiteranstieg bei gleichzeitiger Penicillinbehandlung verlaufen (SCHMIDT 1971).

Die *Aktivitätsbeurteilung* einer floriden rheumatischen Karditis kann außerdem durch die Bestimmung von Myokardantikörpern mittels der Immunfluoreszenztechniken erzielt werden (s. hierzu C.IV.1 und Tabelle 14). Im allgemeinen werden zur Beurteilung des Verlaufsstadiums einer rheumatischen Karditis unter Berücksichtigung der unspezifischen Wirkung der antirheumatischen Therapie auf serologische Meßgrößen die Blutsenkungsreaktion sowie die Bestimmung

Tabelle 14. Humorale Antikörper gegen Myokardsarkolemm bei rheumatischer Karditis (HESS et al. 1964)

	Zahl der Patienten	Positiver indirekter Immunfluoreszenztest (%)
Rheumatisches Fieber	171	41,5
a) Mit Karditis	71	63,5
b) Ohne Karditis	74	26,0
c) Fragliche Karditis	26	26,9

Tabelle 15. Serologische Diagnostik bei rheumatischer Karditis

Blutsenkung	Erhöht ~70 mm in der 1. Stunde
α_2-Globuline (α_2-Makroglobulin)	>0,6 g/100 ml
Immunglobulin G	Erhöht (>1670 mg-%)
Immunglobulin A	Erhöht (>360 mg-%)
Antistreptolysintiter	>1:250 O.E. (Cave: falsch-positive Resultate bei dekompensierter Rechtsinsuffizienz, Hepatitis, Hyperlipämie, nephrotischem Syndrom)
Myokardantikörpernachweis (indirekter Immunfluoreszenztest)	positiv bei 40–70% Sarkolemmaler Typ

des α_2-Globulins, insbesondere mit seiner Unterfraktion, dem α_2-Makroglobulin, herangezogen. Die Höhe des Antistreptolysintiters erlaubt einen zuverlässigen Schluß auf die Aktivität der rheumatischen Erkrankung. Die Erhöhung der Immunglobulin-A-Konzentration im Serum kann ein zusätzlicher Hinweis für ein Rezidiv sein (s. auch Tabelle 15).

Differentialdiagnose der rheumatischen Karditis: Die differentialdiagnostischen Überlegungen werden sich im Einzelfall jeweils nach dem Leitsymptom richten (z. B. Arthralgie, kardialer Auskultationsbefund, humorale Entzündungszeichen, Herzinsuffizienz). Im einzelnen sind abzugrenzen (in Stichworten): bakterielle Endokarditis, Lupus erythematodes, Vorhofseptumdefekt mit kongenitaler Mitralinsuffizienz, rheumatoide Arthritis, nichtrheumatische Myokarditis bzw. Kardiomyopathie, Papillarmuskeldysfunktion, Vorhofmyxom, Fibroeleastose, grippale Infekte, Gonorrhö, Erythema nodosum, chronische Anämien (Sichelzellanämie), Meningokokken-Meningitis.

Indirekter Immunfluoreszenztest zum Nachweis humoraler Antikörper gegen Myokard (BOLTE 1975): In der klinisch-immunologischen Diagnostik ist der Nachweis eines humoralen, im Blut zirkulierenden Antikörpers (Immunglobulin) zu erbringen, wenn ein bekanntes Antigen in vitro mit dem gesuchten Antikörper zur Reaktion gebracht wird. Je genauer das Antigen untersucht und damit definiert ist, um so exakter ist die Aussage über die Spezifität der dem

Nachweis dienenden Antigen-Antikörper-Reaktion. Dabei kann man sich folgender Nachweisreaktionen bedienen: Präzipitation (quantitative Präzipitinkurven, Präzipitation in Gelen, radiale Immunodiffusion, Immunelektrophorese), Antigenbindungsreaktionen (Antigenbindungskapazität, quantitative Immunabsorption, Radioimmunossay), Reaktionen mit zellulären Oberflächenantigenen (Bindung, Agglutination, zytotoxische Reaktion u.a.), Reaktionen mit Komplement (z.B. Komplementbindungsreaktion), Reaktionen mit markierten (Fluorescein-Isothiocyanat, Peroxadase, Ferritin) Antikörpern.

Zum Nachweis der humoralen Antikörper dient als Antigenmaterial ein 5-Mikron-Gefrierschnitt von Herzmuskulatur (Mensch, Meerschweinchen, Ratte). Das auf einem Objektträger befindliche Präparat wird mit dem Testserum (fraglich antikörperhaltig) überschichtet. Nach einer standardisierten Einwirkungszeit, während de sich Antikörpermoleküle an das Antigenmaterial binden, wird durch Phosphatpufferlösung nicht gebundenes Protein abgewaschen. Anschließend wird das Präparat überschichtet mit einem Fluorescein-markierten Antiimmunglobulin jeweils aus der IgG-, IgA- und IgM-Fraktion, wodurch erreicht wird, daß sich fluoreszierendes Material an den Myokard-Antigen-Antikörper-Komplex bindet. Diese Komplexe fluoreszieren im ultravioletten Licht und lassen sich mit Hilfe eines Fluroeszenzmikroskops sichtbar machen. Neben der Unterscheidung, ob es sich um eine positive oder negative Reaktion handelt, kann differenziert werden zwischen verschiedenen Lokalisationen. So unterscheiden wir Antikörper, die gegen sarkolemmale Strukturen gerichtet sind (sarkolemmaler Typ), solche, die gegen Kernmaterial gerichtet sind (nukleärer Typ) und solche, die gegen Myofibrillen gerichtet sind (myofibrillärer Typ). Darüber hinaus läßt sich gelegentlich auch eine intermyofibrilläre Lokalisation der fluoreszierenden Komplexe feststellen. Auch Mischtypen sind gelegentlich zu beobachten. Eine weitere Differenzierungsmöglichkeit ergibt sich aus der Tatsache, daß positive Reaktionen mit Fluorescein-konjugiertem Immunglobulin verschiedener Fraktionen (IgG, IgA, IgM) möglich sind.

Im Unterschied zu diesem oben beschriebenen indirekten Immunfluoreszenztest unterscheidet sich der direkte Immunfluoreszenztest dadurch, daß ein Fluorescein-markiertes Antiimmunglobulin direkt mit Myokard als Antigen reagiert. Dieser Test hat für die diagnostische Differenzierung unter Verwendung von Biopsiematerial wahrscheinlich eine praktische Bedeutung.

Zur Herstellung des fluoreszenzmarkierten Immunglobulins, das mit dem nachzuweisenden Antigen-Antikörper-Komplex reagieren soll, sind im Prinzip folgende Arbeitsschritte notwendig: Präparation des Antigens – Immunisierung (Ziege, Schaf, Kaninchen) – Bestimmung des Antikörpertiters – Reinigung des Antikörpers – Markierung mit Fluoreszenzfarbstoff (Fluorescein) – Reinigung des markierten Antikörpers (Sephadex-Gel-Filtration, Säulenchromatographie u.a.) – Bestimmung des Quotienten aus unspezifischer (Protein-)Fluoreszenz und spezifischer Immunfluoreszenz. Fluorescein-markierte Anti-(Mesnsch)-Immunglobuline sind im Handel erhältlich.

Dieses Verfahren der indirekten Immunfluoreszenz (COONS et al. 1941) gestattet also im Vergleich zu anderen Nachweisreaktionen nicht nur die Feststellung einer Antigen-Antikörper-Reaktion, sondern es erlaubt darüber hinaus auch deren morphologische Lokalisation.

Resultate bei Patienten (s. Abb. 3): Charakteristischerweise lassen sich bei Patienten mit der viszeralen Form des *Lupus erythematodes* humorale Antikörper gegen Kernsubstanzen (DNS, RNS) feststellen. Das hierzu in zahlreichen Tests verwendete Antigenmaterial ist meist heterologen Ursprungs (z.B. Hühnererythrozyten). Nach unseren (Bolte 1975) und den Untersuchungen anderer Autoren findet sich aber auch bei Verwendung menschlichen Myokards als Antigen in hohem Prozentsatz (~90%) eine positive Reaktion gegen Kernmaterial. Bei Patienten mit florider *rheumatischer Karditis* ist mit einer Koinzidenz von 60–80% ein positives Testergebnis mit sarkolemmaler Lokalisation nachzuweisen. Aber auch bei rheumatischen Karditiden, im Verlauf *rheumatischer Herzklappenfehler* ohne klinisch nachweisbare Aktivität des rheumatischen Prozesses finden sich in allerdings geringerem Prozentsatz (20–30%) im indirekten Immunfluoreszenztest humorale Antikörper vom sarkolemmalen Typ. Beim *Postkardiotomiesyndrom* ist der indirekte Myokardimmunfluoreszenztest in ca. 80–100% der Fälle positiv (sarkolemmaler Typ) und diagnostisch von hoher Treffsicherheit. Dabei steht ein positives Testergebnis in guter Übereinstimmung zur klinischen Symptomatologie und gestattet eine differentialdiagnostische Abgrenzung gegenüber anderen entzündlichen Erkrankungen. Ein Postkardiotomiesyndrom tritt auf bei etwa einem Drittel der Patienten nach kardiochirurgischen Eingriffen. Bei *Postmyokardinfarktsyndrom* ist in etwa 30–50% der Fälle mit einem positiven Testergebnis zu rechnen. Außerdem findet sich bei Patienten mit idiopathischer, *ätiologisch ungeklräter Kardiomyopathie* (primäre Kardiomyopathie) in etwa 30–50% der Fälle eine positive Reaktion (sarkolemmaler Typ). Korreliert man das klinische Bild bei primären Kardiomyopathien mit den Befunden des indirekten Immunfluoreszenztests, dann sind Symptome wie Herzrhythmusstörungen, Kardiomegalie sowie Links- und Rechtsherzinsuffizienz bei Myokardantikörperträgern häufiger und ausgeprägter. Durchschnittlich haben Patienten mit positiven Testbefunden einen längeren Krankheitsverlauf als diejenigen ohne Antikörpernachweis (Oevermann 1973).

Der hohe Prozentsatz, in dem gegen Myokard gerichtete Antikörper bei primären Kardiomyopathien nachzuweisen sind, läßt auf eine Beteiligung des Immunsystems bei dieser Erkrankung schließen. Dabei ist die Frage einer autoimmunologischen Reaktion im engeren Sinne unbeantwortet. Die Validität des indirekten Immunfluoreszenztests ist zur Abgrenzung einer *Viruskarditis* noch unbestimmt, da bisher eindeutige Kriterien für eine virusbedingte Herzmuskelerkrankung unter klinischen Bedingungen nur selten zu gewinnen sind. Bei Alkoholkardiomyopathie wurden in nur 10% der Fälle positive Befunde erhoben. Negative Immunfluoreszenzergebnisse (0% pos.) haben wir bei einem Kollektiv von Patienten mit hypertrophisch-obstruktiver Kardiomyopathie beobachtet.

Zur Beurteilung der Validität des indirekten Immunfluoreszenztests ist zu berücksichtigen, daß bei etwa 3% klinisch gesunder Personen (Blutspender) positive Testresultate bei Verwendung von Myokard als Antigen festzustellen sind und in etwa 10% bei einem gemischten chirurgisch-internistischen Krankheitskollektiv ohne Hinweise auf eine Immunkrankheit.

Schlußfolgerungen: Unter Voraussetzung der methodologischen Gegebenheiten ist die diagnostische Validität eines Tests ganz allgemein am größten, wenn einerseits ein hoher Prozentsatz positiver Resultate koindiziert mit einem klar definierten Krankheitsbild und wenn andererseits eine besonders geringgradige Koinzidenz mit einer ebenfalls klar definierten Erkrankung anzutreffen ist. Ersteres ist beim indirekten Immunfluoreszenztest der Fall bei Postkardiotomiesyndrom, rheumatischer Karditis im akuten Schub und Lupus erythematodes visceralis. Letzteres ist der Fall bei Alkoholkardiomyopathie. Für die diagnostische Differenzierung von primären, ätiologisch ungeklärten Kardiomyopathien ist ein positiver indirekter Immunfluoreszenztest in etwa ein bis zwei Drittel der Fälle nachweisbar, dem für die therapeutischen Maßnahmen eine Bedeutung zukommen kann. Ob aber bei solchen primären Kardiomyopathien mit nachgewiesenen Antikörpern gegen Myokardgewebe eine immunsuppressive Therapie erfolgreicher ist als bei den Patienten ohne Antikörpernachweis, ist die Frage und Aufgabe einer kontrollierten Studie.

Zweifellos gewinnt der indirekte Immunfluoreszenztest zum Nachweis von Antikörpern gegen Myokard im Serum von herzkranken Patienten erst seine volle diagnostische Wertigkeit unter Berücksichtigung des gesamten diagnostischen Befundmusters, bestehend aus Vorgeschichte, klinischem Untersuchungsbefund, Elektrokardiogramm, Herzkatheterisierung, Angiographie, Koronarangiographie, klinisch-chemischen Untersuchungsbefunden und zusätzlich klinisch-immunologischen Untersuchungen wie Antistreptolysintiter, quantitative Immunglobulinbestimmung, Luesreaktionen, Immunelektrophorese u.a.

3. Therapie (s. Tabelle 16)

Die Behandlung der rheumatischen Karditis ist von zwei Gesichtspunkten bestimmt: 1. soll der für die Endo- bzw. Myokarditis pathognomische Prozeß der streptokokkenallergischen Antigen-Antikörper-Reaktion gehemmt bzw. unterbunden werden; 2. soll durch die Hemmung des Streptokokkenwachstums die Produktion von Streptokokkenantigen verhindert werden.

Der *Behandlungsplan* (s. Tabelle 16) der rheumatischen Endokarditis unterscheidet sich in diesem frühen Stadium von dem der rheumatischen Myo- bzw. Perikarditis nicht. Er sieht vor: Koritikosteroide oder Salicylate oder Pyrazolonkörper. Die Anwendung von Steroiden hat vergleichsweise die geringste Quote an Unverträglichkeitserscheinungen bzw. Nebenwirkungen, sofern Kontraindikationen (Ulkuskrankheit, Diabetes mellitus, noch nicht abgeschlossenes Knochenwachstum) berücksichtigt werden. Beim Erwachsenen wird eine Therapie mit 50 mg Prednisolon täglich empfohlen unter langsamer Reduktion um 5 mg alle 4 Tage. Insgesamt sollte diese Behandlung mindestens 6 Wochen durchge-

Tabelle 16. Behandlungsprinzipien der rheumatischen Karditis

Kortikosteroide
z.B. Prednisolon 50 mg tgl. beginnend, alle 4 Tage reduzierend um 5 mg, insgesamt 6 Wochen
Acid. acetylosalicylicum
z.B. 3mal tgl. 1–2 g
Salicylate
Pyrazolonkörper
Penicillin
3mal tgl. 2 Mill. I.E. p.o. für 10 Tage, dann 3mal tgl. 1 Mill. IE.
Elimination von Infektionsquellen

führt werden. Bei erneutem Auftreten von Aktivitätszeichen muß die Dosis wieder erhöht werden.

Außerdem ist eine Behandlung mit Penicillin indiziert, entsprechend einer Dosierung von 3mal 2 Mill. I.E. täglich für 10 Tage und dann 3mal 1 Mill. I.E. täglich per os.

Nach dem Abklingen der floriden rheumatischen Zeichen ist eine prophylaktische Penicillinbehandlung bis zum 25. Lebensjahr mit einer täglichen Dosis von 2mal 1 Mill. I.E. per os oder einer i.m. Injektion von Depot-Penicillin 1,2 Mill. I.E. (z.B. Tardocillin 1200) im Abstand von 3 Wochen notwendig. Bei Erwachsenen (>25 J.) soll die Prophylaxe für 3 Jahre nach dem akuten rheumatischen Fieber durchgeführt werden (SCHÖLMERICH 1960). Außerdem ist für die Ausschaltung von Infektionen zu sorgen (z.B. Tonsillektomie, Zahnextraktion).

4. Prognose

Die *Häufigkeit* von Herzklappenfehlern wird beim Kind mit 60% (HOLLISTER u. ENGLEMANN 1958), beim Erwachsenen mit 18% bzw. 11,6% (ABLARD u. LARCHAN 1963) nach Abklingen des akuten rheumatischen Schubs beziffert. In der genannten Häufigkeit ist also mit einem das weitere Leben bestimmenden Herzklappenfehler zu rechnen.

Tödliche Verläufe in der akuten Phase des rheumatischen Fiebers haben sich in den letzten 40 Jahren von ca. 20% auf ca. 2% vermindert. Dabei ist die Todesursache eine akute Herzinsuffizienz, die sich infolge eines myogenen Herzversagens entwickelt oder im Rahmen von Herzrhythmusstörungen auftritt. Ehe aber die Diagnose einer myogenen Herzinsuffizienz gestellt wird, muß eine Herzbeuteltamponade bzw. ein Perikarderguß ausgeschlossen werden. Rezidive des rheumatischen Fiebers sind in 30–75%, vorwiegend bei Jugendlichen, zu erwarten. Die Spätprognose des rheumatischen Fiebers hängt in erster Linie davon ab, ob ein Klappenfehler entsteht oder nicht. Die Häufigkeit wird auf 30–40% geschätzt. Sie wird größer mit jedem Rezidiv, bis zu 90% nach zwei oder mehr Rückfällen. Diese Zahlen unterstreichen ganz besonders die Bedeutung der Penicillinprophylaxe.

V. Herzerkrankungen bei Kollagenosen

1. Erythematodes

Beim Erythematodes werden klinische Zeichen der Herzerkrankungen bei 55–60% der Patienten beobachtet. Die klinischen kardialen Manifestationen sind weniger deutlich ausgeprägt als die anderen Zeichen der Erythematodes wie Fieber, Arthritis, Hautsymptome, Nierensymptome und hämatologische Befunde.

Klinisch verläuft die Herzerkrankung als akute, subakute oder chronische Perikarditis mit Ergußbildung, Kardiomegalie und den Zeichen der Rechtsherzinsuffizienz. Im Beginn stehen ein protodiastolischer Galopprhythmus und eine Tachykardie im Vordergrund. Eine Rechtsherzinsuffizienz ist in etwa 10% der

Fälle vorhanden. Elektrokardiographische Veränderungen sind, abgesehen von den Zeichen der akuten Perikarditis, uncharakteristisch. Differentialdiagnostisch ist der indirekte Immunfluoreszenztest (s. BOLTE 1975) verwertbar. Es zeigt sich charakteristischerweise eine ausgeprägte Fluoreszenz von Kernmaterial als sog. nukleärer Typ der Immunfluoreszenz, ohne daß wie bei anderen Kardiomyopathien auch andere Strukturen das Fluoreszenzphänomen zeigen.

Der positive Ausfall des Immunfluoreszenztests ist dabei durch eine homogene Fluoreszenz des Kerns gekennzeichnet. Eine vorzugsweise am Kernrand lokalisierte Fluoreszenz soll für ein Überwiegen von Antikörpern gegen Desoxyribonukleinsäure sprechen. Eine fleckförmige Immunfluoreszenz findet sich bei dem Sharp-Syndrom (mixed connective tissue disease). Dabei findet sich außerdem charakteristischerweise eine Verhinderung des Fluoreszenzphänomens durch Vorbehandlung des Serums mit Ribonuclease.

Der Nachweis von nukleären Antikörpern korreliert anhand von Titerstufen mit der immunologischen Aktivität bei Erythematodes. Außerdem findet man bei aktivem Erythematodes eine Reduktion von T-Lymphozyten und eine verminderte Ansprechbarkeit auf Concanavalin A (H3-Thymidin-Einbau), außerdem eine niedrige Suppressor-T-Zell-Aktivität (Concanavalin-A-Stimulation) (zit. nach BOLTE et al. 1983).

Die Prognose wird durch eine Herzinsuffizienz bei Erythematodes zusätzlich belastet. Therapeutische Erfolge können erzielt werden, wenn die übliche Behandlung der Herzinsuffizienz (s. dort) mit Kortikoiden kombiniert wird.

Die autoptisch nachzuweisenden Veränderungen am Endokard, die als Libman-Sacks-Endokarditis bekannt sind, haben keinen sicheren Krankheitswert.

2. Periarteriitis nodosa und nekrotisierende Angiitis

Bei der Periarthritis nodosa und verwandten Formen der nekrotisierenden Angiitis (hyperergische Angiitis) mit Beteiligung der kleinen Koronargefäße kommt es zu Myokardläsionen und auch Myokardinfarkten. Eine Analyse von 60 autoptisch bestätigten Periarteriitis-nodosa-Fällen unter besonderer Berücksichtigung des Herzens ergab, daß Beschwerden und Symptome der Herzinsuffizienz die wesentlichen klinischen Zeichen waren (HOLSINGER et al. 1962). Herzinsuffizienz war bei 57% der Fälle aufgetreten; 44% waren daran verstorben. Bei nur 3 Fällen war klinisch ein Myokardinfarkt diagnostiziert worden.

Die Unterscheidung einer Periarteriitis nodosa von einer Hypersensitivitätsangiitis kann sich prämortal nur auf Vermutungen stützen. Als Hinweis kann lediglich dienen, daß bei der letzteren pulmonale pathologische Befunde im Röntgenbild verhältnismäßig häufig sind. Für die Therapie ist die Unterscheidung aber ohne Bedeutung, da bei beiden Erkrankungen eine hochdosierte Steroidbehandlung die Therapie der Wahl ist.

Diesen Gefäßerkrankungen des allergischhyperergischen Formenkreises steht die Wegener-Granulomatose nahe. Diese Erkrankung ist ausgezeichnet durch die klassische Trias: Granulome, meist blutend, im mittleren Nasenraum, Lungeninfiltrate und Nierensymptome wie bei subakuter Glomerulonephritis. Am Herzmuskel finden sich pathologisch-anatomisch eine fokale nekrotisierende Vaskulitis, Muskelfasernekrosen und entzündliche Zellinfiltrate, gelegentlich Riesenzellen. Das klinische Bild ist gekennzeichnet durch eine röntgenologische Vergrößerung des Herzens sowie durch die Symptomatik der Herzinsuffizienz mit Perikarditis und Perikarderguß.

3. Primär chronische Polyarthritis

Die Miterkrankung des Herzens bei primär chronischer Polyarthritis ist umstritten. Immerhin ist nachgewiesen worden, daß Herzklappenveränderungen entzündliche Ätiologie häufiger bei Erkrankungen mit primär chronischer Polyarthritis vorkommen, als dies bei einer gesunden Normalbevölkerung der Fall ist. Ein hämodynamisch wirksamer Herzklappenfehler ist nur selten nachweisbar. Relativ häufig hingegen ist die Perikarditis im Rahmen der primär chronischen Polyarthritis, die Häufigkeit des Auftretens wird mit 3–25% beziffert (ANSCHÜTZ 1968). Klinisch leichte Verlaufsformen der Perikarditis überwiegen.

Bei einer Dermatomyositis kommt es in etwa 30% der Fälle zu einer kardialen Begleiterkrankung. Das pathologisch-anatomische Substrat besteht in einer interstitiellen Myositis. Die Symptomatologie ist gekennzeichnet durch Tachykardie, Arrhythmie und Dilatation des Herzens, wobei als charakteristisch eine sog. Digitalis-refraktäre Tachykardie gilt.

Bei Sklerodermie ist das Herz in etwa einem Drittel der Fälle miterkrankt. Es werden interstitielle Infiltrate im Herzmuskel beobachtet, die fibrös umgewandelt werden und verkalken können. Koronararterien sind nicht befallen. Klinisch imponieren Herzrhythmusstörungen, insbesondere Überleitungsstörungen sowie uncharakteristische elektrokardiographische Befunde. Auch die Zeichen einer muskulären Herzinsuffizienz sind beobachtet worden.

VI. Immunvaskulitis

In neuerer Zeit ergeben sich Hinweise dafür, daß bei den Herzerkrankungen im Rahmen der Kollagenosen (s. oben), aber auch in einzelnen Fällen von virusinduzierten Immunopathien, sich Vaskulitiden entwickeln, die aufgrund einer möglichen Lokalisation an den kleinen Gefäßen des Herzens die koronare Durchblutung mitbetreffen. Klinische Hinweise ergeben sich dann, wenn die Patienten über Angina-pectoris-Beschwerden klagen und sich bei der Koronarangiographie an den Koronararterien keine Stenosierungen nachweisen läßt.

Ist in solchen Fällen, wie bei Patienten mit Erythematodes nachgewiesen (STRAUER et al. 1976), die Koronardurchblutung (Argon-Methode) nach intravenöser Injektion von Dipyridamol im Vergleich zur Norm nur unzureichend gesteigert (verminderte „Koronarreserve"), dann liegt eine Erkrankung der kleinen Gefäße des Myokards nahe. Ein solcher Verdacht wird unterstützt, wenn sich in anderen Geweben (z.B. Haut) Zeichen einer Ablagerung von Immunkomplexen in der Arteriolenwand ergeben. Außerdem sind bei Lupus erythematodes und Sklerodermie pathologisch-anatomische Stenosierungen an den kleinen Gefäßen des Koronarsystems beobachtet worden (FAUCI et al. 1978), wenngleich nicht gesichert ist, daß eine interstitielle Fibrose, wie sie bei den genannten Kollagenosen im Myokard des öfteren gefunden wird, vorzugsweise auf vaskulitische Veränderungen zurückzuführen ist.

VII. Postmyokardinfarktspätsyndrom (Dressler-Syndrom)

Im Anschluß an einen Myokardinfarkt kann im Verlauf von 8–10 Tagen nach dem Infarktereignis eine Symptomatologie auftreten, die als Dressler-Syndrom zusammengefaßt wird. Man findet bei diesen Patienten Pleuraschmerzen, Fieber, eine erhöhte Blutsenkungsreaktion sowie eine perisistierende Leukozytose in nahezu allen Fällen, ferner Hinweise für eine Pleuritis, gelegentlich Pneumonie und Eosinophilie. Ferner findet sich charakteristischerweise bei etwa 60% der Patienten, die klinische Hinweise im genannten Sinne zeigen, der Nachweis von humoralen myokardialen Antikörpern gegen sarkolemmale Strukturen.

Die Antikörperbefunde werden im zeitlichen Zusammenhang mit der Rückbildung der klinischen Symptomatik wieder negativ. Zwar ist nicht geklärt, ob den Antikörpern gegen Herzgewebe für die Pathogenese des Syndroms eine Bedeutung zukommt. Eigene klinische Beobachtungen haben aber gezeigt, daß sich während der vollen Ausbildung des Syndroms erniedrigt gemessene Herzzeitvolumina zur Norm zurückgebildet haben (Golden u. Hurst 1953). Ein Perikarderguß war bei diesen Patienten endokardiographisch nicht vorhanden gewesen. Ist eine Perikarditis nach Myokardinfarkt vorhanden, dann erlaubt die Bestimmung von Serum-Hemmfaktoren eine weitere immunologische Differenzierung (Löffler 1936). Hinsichtlich der diagnostischen Aussagefähigkeit humoraler Antikörper bei Dressler-Syndrom ist zu bemerken, daß ein negatives Testresultat zu differentialdiagnostischen Überlegungen in anderer Richtung Anlaß geben sollte, zumal auch bei Myokardinfarkt ohne Zeichen eines Postmyokardinfarktsyndroms in etwa 20% humoraler Antikörper gegen Myokardgewebe festgestellt worden sind. Zur Behandlung des Postmyokardinfarktsyndroms und des Postkardiotomiesyndroms werden mit Erfolg Steroide eingesetzt.

VIII. Postkardiotomiesyndrom

Unter einem Postkardiotomiesyndrom versteht man einen Symptomenkomplex, der dem Postmyokardinfarktsyndrom ähnlich ist, der anfangs als Postkommissurotomiesyndrom beschrieben wurde (Soloff): 4–21 Tage nach einem operativen Eingriff am Herzen kommt es unter retrosternalen Schmerzen zu den Zeichen einer Perikarditis mit Perikardreiben, gelegentlich auch Pleuraergüssen, ferner zu Gelenkbeschwerden, Temperaturerhöhungen, Tachykardie, Leukozytose und Anstieg der Blutsenkungsreaktion. Besonders charakteristisch ist auch für diese Symptomkonstellation ebenso wie für das Postmyokardinfarktsyndrom der Nachweis von zirkulierenden Myokardantikörpern, die in etwa 70–95% der Fälle nachgewiesen wurden (Bolte 1979).

Während bei Zustand nach Myokardinfarkt prospektive Studien hinsichtlich Häufigkeit des Auftretens von Dressler-Syndromen nicht vorliegen, ist nach den Untersuchungen von Read et al. (1975) in etwa 61% der Fälle mit ainer solchen Immunerkrankung zu rechnen.

Den zirkulierenden Antikörpern fehlt im Gegensatz zur rheumatischen Karditis die typische Kreuzreaktion mit A-Streptokokken-Antigen. Für die Differentialdiagnose zur postoperativ aktivierten rheumatischen Karditis haben der

Antistreptolysintiter sowie die Bestimmung der α_2-Globulinfraktion differentialdiagnostische Bedeutung.

Neuerdings sind nach akutem Myokardinfarkt zirkulierende Immunkomplexe im Serum beobachtet worden bei 56–66% der Patienten unter Verwendung eines Clq-(Komplement-)Bindungsassays. Daraus ergibt sich, wie auch aus den schon dargestellten immunologischen Befunden (Nachweis von sarkolemmalen Myokardantikörpern im indirekten Immunfluoreszenztest) ein weiteres wichtiges diagnostisches Merkmal für die Immunerkrankung nach Myokardinfarkt (BOLTE u. LUDWIG 1983). Es sei erwähnt, daß zirkulierende Immunkomplexe auch bei bakterieller Endokarditis nachgewiesen worden sind, denen ebenfalls eine pathogenetische Rolle am gesamten klinischen Bild dieser Erkrankung zugeschrieben wurde, zumal sich bei vermindertem Serumkomplement in den Komplexen Komplement nachweisen ließ (BOLTE et al. 1982).

Außerdem sind mit Hilfe von Messungen des H3-Thymidin-Einbaus in Lymphozyten von Gesunden unter Stimulation mit Phythämagglutinin Serum-Hemmfaktoren bei Postkardiotomiesyndrom beobachtet worden. Es ist bemerkenswert, daß diese Hemmfaktoren bei Dressler-Syndrom nicht nachzuweisen waren (MAISCH et al. 1977).

Therapeutisch haben sich bei Patienten mit Postkardiotomiesyndrom Kortikosteroide bewährt.

Literatur

Abelmann WH (1973) Viral myocarditis and its sequale. Annu Rev Med 24:145–152

Ablard G, Larchan A (1963) Der akute Gelenkrheumatismus des Erwachsenen. Acta Rheumatol 20:1

Alban B, Epstein JA, Feinstein AR, Gavrin JB, Jonas S, Kleinberg E, Simpson R, Spagnuolo M, Stollermann GH, Taranta A, Tursky E, Wood HF (1964) Rheumatic fever in children and adolescents. Am Intern Med [Suppl 5] 60:1964

Alexander J, Dainiak N, Berger HJ, Goldman L, Johnstone D, Reduto L, Duffy T, Schwartz P, Gottschalk A, Zaret BL (1979) Serial assessment of doxorubicin cardiotoxity with quantitive radionuclide angiocardiography. N Engl J Med 300:278

American Heart Association (1955) Report of committee on standards and criteria for programs of care of council on rheumatic fever: Jones criteria (modified) for guidance in diagnosis of rheumatic fever. – Modified concepts. Cardiovasc Dis 24:291

Anschütz F (1968) Endokarditis. Thieme, Stuttgart

Autenrieth G (1980) Der tamponierende Perikarderguß. Internist 21:17–24

Autenrieth G, Angermann C, Goss F, Bolte HD (1980) Echocardiographic evaluation of left ventricular performance by standardized afterload stress. In: Bleifeld W, Effert S, Hanrath P, Mathey D (eds) Evaluation of cardiac function by echocardiography. Springer, Berlin Heidelberg New York, p 52

Becker BJP, Chatigidakis CB, Lingen B van (1953) Cardiovasculär collagenosis with parietal endocardial thrombosis. A clinicopathologic study of forty cases. Circulation 7:345–356

Billingham ME, Mason JW, Bristow MR, Daniels JR (1978) Anthracycline cardiomyopathy monitored by morphologic changes. Cancer Treat Res 2:865

Black-Schaffer B, Turner ME (1958) Hyperplastic infantile cardiomegaly. Am J Pathol 34:745–765

Bloom KR, Bini RM, Williams CM, Sonley MJ, Gribbin MA (1978) Echocardiography in adriamycin cardiotoxicity. Am Cancer Soc 41:1265

Bolte HD (1975) Diagnostische Wertigkeit des indirekten Immunfluoreszenztestes zum Nachweis humoraler Antikörper gegen Myokard. Internist 16:180
Bolte HD (1977a) Pharmakologische Funktionsprüfungen des Herzens. Internist 18:571
Bolte HD (1977b) Therapie bei kardiogenem Schock-Syndrom. Med Welt 28:1710
Bolte HD (1979) Immunerkrankungen des Herzens. Internist 20:479
Bolte HD (ed) (1980) Myocardial biopsy. Diagnostic significance. Springer, Berlin Heidelberg New York
Bolte HD (1980) Langzeittherapie bei Tumorpatienten. Münch Med Wochenschr 122:1219–1222
Bolte HD (1981) Kardiale Schäden durch Alkoholüberkonsum. In: Olsen EGJ (ed) Verhandlungsberichte Cardiomyopathy and Therapy, Venice
Bolte HD (1982) Spezifische Herzmuskelerkrankungen und Kardiomyopathien. In: Riekker G (Hrsg) Klinische Kardiologie. Springer, Berlin Heidelberg New York
Bolte HD, Grothey K (1977) Cardiomyopathies related to immunological processes. In: Riecker G, Weber A, Goodwin J (eds) Myocardial failure. Springer, Heidelberg Berlin New York, p 266
Bolte HD, Schultheiß P (1978) Immunological results in myocardial diseases. Postkad Med J 54:500
Bolte HD, Tebbe U (1979) Elektrophysiologische Untersuchungen bei Alkoholkardiomyopathie. In: Antoni H, Bender F, Gerlach E, Schlepper M (Hrsg) Herzrhythmusstörungen. Schattauer, Stuttgart New York
Bolte HD, Schultheiß P, Fischer S, Goss F, Cyran J (1980a) Dilated cardiomyopathies: the ejection fraction related to immunoglobulin binding and lactate dehydrogenase isoenzyms in myocardial biopsies. In: Goodwin JF, Hjalmarson Å, Olsen EGJ (eds) Congestive cardiomyopathy. Astra, Mölndal, Sweden, pp 95–102
Bolte HD, Schultheiß P, Cyran J, Goss G (1980b) Binding of Immunglobulins in the myocardium (biopsies) of patients with cardiomyopathies. In: Bolte HD (Ed) Myocardial biopsy. Diagnostic significance. Springer, Berlin Heidelberg New York
Bolte HD, Hellwig H, Höfling B (1980c) Unveröffentlicht
Bolte HD, Ludwig B, Schultheiß HD (1983) Virusmyokarditis, Symptomatologie, klinische Diagnostik und Hämodynamik. Verh Dtsch Ges Kreislaufforsch 48:131–140
Bolte HD, Fischer S, Ludwig B (1983) Immunologische Befunde bei dilativen Kardiomyopathien. Z Kardiol 71:517–521
Bristow MR, Thompson PD, Martin RP, Mason JW, Billingham ME, Harrison DC (1978a) Early anthracycline cardiotoxicity. Am J Med 65:823
Bristow MR, Mason JW, Billingham ME, Daniels JR (1978b) Doxorubicin cardiomyopathy: Evaluation by phonocardiography, endomyocardial biopsy, and cardiac catheterization. Ann Intern Med 88:168
Brock R (1957) Functional obstruction of the left ventricle. Guy's Hosp Rep 106:221–238
Brockington JF, Olsen EGJ (1973) Löffler's endocarditis and Davies' endomyocardial Fibrosis. Am Heart J 85:308
Buja LM, Khol NB, Roberts WC (1970) Clinically significant cardiac amyloidosis. Am J Cardiol 26:394
Burch GE, Giles TD (1972) The role of viruses in the production of heart disease. Am J Med 29:231–240
Cabau N (1961) Study of non-specific serum inhibitors of streptolysin 0. Inhibition of streptolysin in pulmonary tuberculosis in relation to the evolution and nature of the lesions. Rev Tuberc Pneumol 25:75
Cabau N, Badin J (1959) Effects de l'addition d'albumine sur l'inhibition spécifique et non spécifique de la streptolysine 0 par le serum humain. (Effects of the addition of albumin on specific and nonspecific inhibition of streptolysin 0 by human serum). CR Soc Biol (Paris) 3:153
Cafruny WA, Freimer EH, Pansky B, Senitzer D (1975) Induction of cell-mediated immunity to cardiac determinants by group A streptococcal antigens. Circulation [Suppl II] 51/52:45, 170
Cambridge G, McArthur CGC, Waterson AP, Goodwin JF, Oakley CM (1979) Antibodies to coxsackie B viruses in congestive cardiomyopathy. Br Heart J 41:692–696

Chew CYC, Zlady GM, Raphael MJ, Nellen M, Oakley CM (1977) Primary restrictive cardiomyopathy. Br Heart J 39:399

Commitee Report (1965) Jones criteria (revised) for guidance in the diagnosis of rheumatic fever. Circulation 32:664

Coons AH, Creech HJ, Jones RN (1941) Immunological properties of an antibody containing a fluorescent group. Proc Biol Med 47:200–202

Criley JM, Lewis LB, White RJ (1965) In: Pressure gradients without obstruction. A new concept of hypertrophic aortic stenosis. Circulation 32:881–887

Cyran J, Bolte HD (1976) Angiotensinfusionstest als Funktionsprüfung des Ventrikelmyokards. Verh Dtsch Ges Kreislaufforsch 42:147

Das SK, Callen JP, Dodson VN, Cassidy JT (1971) Immunoglobulin binding in cardiomyopathic hearts. Circulation 44:612

Davies JNP, Ball JD (1955) The pathology of endomyocardial fibrosis in Uganda. Br Heart J 17:337–359

Demakis JG, Proskey A, Rahimtoola S, Jamil M, Sutton GC, Rosen KM, Gunnar RM, Tobin JR (1974) The natural course of alcoholic cardiomyopathy. Ann Intern Med 80:293–297

Dirschmid K (1969) Myokardmetastasen eines Karzionoids mit Endokardverdickung, Beitrag zur Genese der Bindegewebsveränderungen bei Karzinoiden. Wien Klin Wochenschr 81:940–941

Eckstein E, Mempel W, Bolte HD (1982) Reduced Suppressor cell activity in congestive cardiomyopathy and in myocarditis. Circulation 65:1224–1229

Ewy GA, Jones SE, Friedman MJ, Gaines J, Cruze D (1978) Noninvasive cardiac evaluation of patients receiving adriamycin. Cancer Treat Rep 62:915

Fauci AS, Haynes BF, Katz P (1978) The spectrum of vasculitis. Ann Intern Med 89: 660

Fischer S, Bolte HD (1982) Collagen content in myocardial biopsies in dilated cardiomyopathies. Circulation [Suppl II] 66:117

Flemming HA (1974) Sarcoid heart disease. Br Heart J 36:54

Fowler NO (1973) Classification and diagnosis of myocardial diseases. In: Fowler NO (ed) Myocardial diseases. Grune & Stratton, New York London, p 25

Fowles RE, Bieber CP, Stinson EB (1979) Detective in vitro suppressor cell function in idiopathic congestive cardiomyopathy. Circulation 59:483

Gaasch WH, Battle WE, Oboko AA, Banas JS. Levine HJ (1972) Left ventricular stress and compliance in man. Circulation 45:746

Goerttler K (1969) Die Mißbildungen des Herzens und der großen Gefäße. In: Staemmler M (Hrsg) Lehrbuch der speziellen pathologischen Anatomie, 11. und 12. Aufl. Erg-Bd I/1. de Gruyter, Berlin, S 301–464

Golden A, Hurst JW (1953) Alternations of the lesions of acute rheumatic myocarditis during cortisone therapy. Circulation 7:218–223

Goodwin JF (1970) Congestive and hypertrophic cardiomyopathies. Lancet I:731

Goodwin JF (1974) Cardiomyopathies in England. In: Bajusz E, Rona G (eds) Cardiomyopathies. Urban & Schwarzenberg, München Berlin Wien, p 79

Goodwin JF, Hjalmarson Å, Olsen EGJ (eds) (1980) Congestive cardiomyopathy. Astra, Mölndal, Sweden

Gotsman MSBS, Lewis M, Mitha AS, Bakst A (1974) Left ventricular performance in congestive cardiomyopathy. In: Bajusz E, Rona G (eds) Cardiomyopathy. Urban & Schwarzenberg, München Berlin Wien, p 677

Greenspon AJ, Stang IM, Lewis RL, Schaal SF (1979) Provocation of ventricular tachycardia after consumption of alcohol. N Engl J Med 301:1049

Hedinger C, Gloor R (1954) Metastasierende Dünndarmkarzinoide, Tricuspidalklappenveränderungen und Pulmonalstenose – ein neues Syndrom. Schweiz Med Wochenschr 84:942–946

Hess EV, Fink CW, Taranta A, Ziff M (1964) Heart muscle antibodies in rheumatic lever and other diseases. J Clin Invest 43:886–893

Higginson J, Isaacson C, Simson I (1960) The pathology of cryptogenic heart disease. Arch Pathol 70:497–507

Höfling B, Bolte HD (1978) The effect of adriamycin on the isometric concentration of guinea pig-papillary muscle. Naunyn Schmiedebergs Arch Pharmacol 302:116

Höfling B, Bolte HD, Zähringer J (1980) Dobutamin-Dosis-Wirkungskurve am intakten und vorgeschädigten Myokard der Ratte. In: Bleifeld. Gattiger, Schaper, Brade (Hrsg) Dobutamin-Symposium. Urban & Schwarzenberg, München Wien Baltimore, S 43

Hollister JE, Engleman EP (1958) Rheumatic fever in military personal. US Armed Forces Med J 9:1436

Holsinger DR, Osmundsoon RJ, Edwards UE (1962) The heart in periarteriitis nodosa. Circulation 25:610

Höfling B, Bolte HD (1981) Acute negative inotropic effect of Adriamycin (Doxorubicin). Naunyn Schmiedebergs Arch Pharmacol 31:252–256

Jenkins WJ, Peters TJ (1980) Selectively reduced hepatic acetaldehyde dehydrogenase in alcoholics. Lancet 22:628

Johnson RA, Palacios MD (1982) Dilated cardiomyopathies of the adult. N Engl J Med 307:1051

Kaltenbach N, Loogen F, Olsen EGJ (1978) Cardiomyopathy and myocardial biopsy. Springer, Berlin Heidelberg New York

Kaplan MH (1965) Autoantibodies to heart and rheumatic fever: The induction of autoimmunity to heart by streptococcal antigen cross-reactive with heart. Ann NY Acad Sci 124:903–915

Kaplan MH, Meyeserian M, Kushner J (1961) Immunologic studies of heart tissue as revealed by immunfluorescent methods: Isoimmune Wassermann and antiimmunic reactions. J Exp Med 113:17

Kindler U (1972) Zur serologischen Diagnostik der rheumatischen Karditis. Dtsch Med Wochenschr 21:850

Kirchheiner B (1960) Sarcoidosis cordis. Acta Med Scand 168:223–234

Kochsiek K, Larbig D, Harmjanz D (1971) Die hypertrophische obstruktive Kardiomyopathie. Springer, Berlin Heidelberg New York

Krasnow N (1965) Hypertrophic obstructive cardiomyopathy. Am Heart J 69:820–833

Kuhn H, Breithardt G, Knieriem HJ, Loogen F, Both A, Schmidt WAK, Strobandt R, Gleichmann U (1975) Die Bedeutung der endomyokardialen Katheterbiopsie für die Diagnostik und Beurteilung der Prognose der kongestiven Kardiomyopathie. Dtsch Med Wochenschr 100:717

Kuhn H, Hust MH, Breithardt G, Wiebringhaus E (1976) Zur Frage der kardiodepressiven Wirkung geringer Mengen von Alkohol bei Normalpersonen und Patienten mit koronarer Herzerkrankung. Z Kardiol 65:1071

Lefrak EA, Pitha J, Rosenheim S, Gottlieb JA (1973) A clinicopathologic analysis of adriamycin cardiotoxicity. Cancer 32:302–314

Löffler W (1936) Endocarditis parietalis fibroplastica mit Bluteosinophilie. Ein eigenartiges Krankheitsbild. Schweiz Med Wochenschr 66:817–820

Lohnes H (1967) Das ABC des Rheumatismus. Alma-Mater, Konstanz, S 139

Maisch B, Schnuff-Werner P, Berg PA (1977) Immunphänomene nach Kardiotomie und Herzinfarkt, Verh Dtsch Ges Inn Med 81:831

Mason JW, Bristow MR, Billingham ME, Daniels JR (1978) Invasive and noninvasive methods of assessing adriamycin cardiotoxic effects in man: Superiority of histopathologic assessment using endomyocardial biopsy. Cancer Treat Rep 62:857

McCarthy M (1964) Missing links in the steptococcal chain leading to rheumatic fever. Circulation 29:488

Minow RA, Benjamin RS, Gottlieb JA (1975) Adriamycin (NSC-123127) cardiomyopathy: an overview with determination of risk factors. Cancer Chemother Rep 6:195

Nippoldt TB, Edwards WD, Holmes DR, Reeder GS, Hartzler GO, Smith HC (1982) Right ventricular endomyocardial bisopsy. Clinicopathologic correlates in 100 consecutive patients. Mayo Clin Proc 57:407–418

Olsen EGJ (1980) Morphological evaluation on endomyocardial biopsies. In: Bolte HD (ed) Myocardial biopsy. Springer, Berlin Heidelberg New York, pp 13–20

Oevermann W, Bolte HD, Zwehi U (1973) Indirekter Immunfluoreszenztest und Antiglobulin-Konsumptionstest in der Diagnostik primärer Kardiomyopathien. Verh Dtsch Ges Inn Med 79:1121

Parillo JE, Borer JS, Henry WL, Wolff SM, Fauci AS (1979) The cardiovascular manifestations of the hypereosinophilie syndrome. Am J Med 67:572

Parker BM (1974) The effects of ethyl alcohol on the heart. JAMA 228:741

Petersen KF, Nowak P, Thiele OW (1966) Investigations concerning the action of streptolysin 0 and its unspecific inhibition by lipids. Int Arch Allergy Appl Immunol 29:69

Porter GH (1960) Sarcoid heart disease. N Engl J Med 263:1350

Read SE, Engle MA, Zabriskie JD (1975) Humoral and cellular studies in diseases with heart reactive, antibodies. In: Riecker G, Weber A, Goodwin J (eds) Myocardial failure. Springer, Berlin Heidelberg New York, p 201

Remmele W (1962) Die Erkrankungen des Wandendokards unter besonderer Berücksichtigung der pathologischen Anatomie. Klin Wochenschr 40:379–391

Richardson P (1980) Endomyocardial biopsy technics. In: Bolte HD (ed) Myocardial biopsy. Springer, Berlin Heidelberg New York

Roberts WC, Ferrans VJ (1974) Pathological aspects of certain cardiomyopathies. Circ Res [Suppl II] 34/35:II-128

Robinson J, Anderson T, Grieble H (1966) Serologic anomalies in idiopathic myocardial disease. Clin Res 14:355

Sack W, Sebening H, Wachsmut ED (1975) Auto-Antikörper gegen Herzmuskelsarkoleum im Serum von Patienten mit primärer Kardiomyopathie. Klin Wochenschr 35:103

Sauer G, Benn M, Kottutz HU, Neuhaus KL, Loogen F (1977) Systolische und diastolische Ventrikel- und Myokardfunktion bei kongestiven Kardiomyopathien. Z Kardiol 66:361

Schmidt K (1971) Die Serologie der Rheuma-Diagnostik. Therapiewoche 21:2943

Schölmerich P (1960) Erkrankungen des Endokard. In: Schwiegk H (Hrsg) Handbuch der inneren Medizin, Bd IX/II, Springer, Berlin Göttingen Heidelberg, S 543

Schölmerich P (1975) Diagnostik und Verlauf der Virusmyokarditis. Internist 16:508

Schultheiß HP, Bolte HD, Cyran J (1980) Lactate dehydrogenase isoenzyme pattern in myocardial biopsies. In: Bolte HD (ed) Myocardial biopsy – diagnostic significance. Springer, Berlin Heidelberg New York, pp 103–118

Schroeder JS, Billingham ME, Rider AK (1975) Cardiac amyloidosis. Am J Med 59:269

Schwaber JR, Lukas DS (1962) Hyperkinetic and cardiac failure in the carcinoid syndrome, Am J Med 32:846

Sekiguchi M, Take M (1980) World survey of catheter biopsy of the heart. In: Sekiguchi M, Olsen EGJ (eds) Cardiomyopathy. University of Tokyo Press, University Park Press, p 217

Shaper AG, Hutt MSR, Coles R (1968) Necropsy study of endomyocardial fibrosis and rheumatic heart disease in Uganda. Br Heart J 30:391–401

Spry ChJF, Poh-Chun Tai, Davies J (1983) Cardiotoxicity of eosinophils. Postgrad Med J 59:147

Stein E, Hanrath P, Bleifeld W, Garbrecht M, Müllerleile U, Salecker B (1978) Abnormes Kontraktions- und Füllverhalten des linken Ventrikels bei Tumorpatienten unter Adriamycin-Therapie. Dtsch Med Wochenschr 36:103, 1408

Strauer BE, Brune J, Schenk H, Knoll D, Perings E (1976) Lupus cardiomyopathy: Cardiac mechanics, hemodynamics and coronary blood, flow in uncomplicated systemic lupus erythematodes. Am Heart J 92:715

Tillmanns H, Zebe H, Mall G, Volk B, Kübler W, Burke JP, Rubin E (1979) The effects of ethanol and acetaldehyde on the products of protein synthesis by liver mitochondria. Lab Invest 41:393

Tillmanns H, Zebe H, Mall G, Volk D, Kübler W (1981) Die alkoholische Herzschädigung. Internistische Welt 1:40

Torp A (1978) Incidence of congestive cardiomyopathy. Postgrad Med J 54:435

Trenouth RSNC, Phelps WA, Neill RO (1976) Determinants of left ventricular hypertrophy and oxygen supply in chronic aortic valve disease. Circulation 53:644

Waterson AP (1978) Virological investigations in congestive cardiomyopathy. Postgrad Med J 54:501

Wenger R (1964) Endokardfibrosen. Klinik, Therapie, Pathologie. Thieme, Stuttgart

Woodruff JF (1981) Viral myocarditis. Am J Pathol 101:427–482

World Health Organization (1980) Report of WHO/JSFC Task force on the definition and classification of cardiomyopathies. Br Heart J 44:672

Yano K, Rhoads G, Kagan A (1977) Coffee, alcohol and risk of coronary heart disease among japanese men living in Hawai. N Engl J Med 297:406

Zähringer J, Höfling B (1980) Adriamycin-cardiomyopathy: Changes in myocardial polyribosoms and mRNA levels. In: Bolte HD (ed) Myocardial biopsy – diagnostic significance. Springer, Berlin Heidelberg New York, pp 119–130

Dynamik, Diagnostik und Therapie des Hochdruckherzens

B.E. STRAUER

Mit 12 Abbildungen und 12 Tabellen

A. Einleitung

I. Definitionen

Der arterielle Bluthochdruck ist aufgrund seiner hohen Inzidenz und Morbiditätspotenz die häufigste Ursache einer Druckbelastung des linken Ventrikels mit konsekutiver, hypertensiver Herzhypertrophie, Herzdilatation und Herzinsuffizienz (KANNEL u. DAWBER 1973; KANNEL u. SORLIE 1981; SCHETTLER 1978; SCHÖLMERICH 1960; SIEGENTHALER et al. 1976). Neben der Auslösung myokardialer Organmanifestationen stellt er einen der gravierenden Risikofaktoren der koronaren Herzkrankheit dar (KANNEL u. DAWBER 1973; SCHETTLER 1978; KANNEL u. SORLIE 1981). In Anbetracht der multifaktorillen Herzbeteiligung und der hohen Gesamtmortalität der kardialen Hochdruckfolgen gewinnt die Erkennung und therapeutische Beeinflußbarkeit einer hypertensiven Herzerkrankung besondere klinische Bedeutung (WHO 1959, 1962). Eine wirksame Diagnostik und Behandlung der essentiellen Hypertonie ist somit gleichbedeutend mit einer wirksamen Prophylaxe und Therapie der hypertensiven kardialen und extrakardialen Organmanifestationen.

Entsprechend den kardialen Auswirkungen sind prinzipiell der Grad der Hypertonie, das Ausmaß, die Lokalisation und die Schwere der resultierenden Herzmuskelhypertrophie (= Myokardfaktor) sowie andererseits die Summe der koronaren Manifestationsmöglichkeiten (= Koronarfaktor) voneinander abzugrenzen (Abb. 1). Beide Faktoren können sich unabhängig entwickeln, führen allerdings bei länger dauernder und höhergradiger hypertensiver Herzbeteiligung fast stets zu gegenseitigen ventrikelmechanischen und koronaren Auswirkungen (STRAUER 1979c, 1980, 1981).

II. Epidemiologische Kenndaten des Hochdruckherzens

In der Bundesrepublik Deutschland wurde die Zahl der Hypertoniker auf ca. 9 Mio. geschätzt, entsprechend 15% der Gesamtbevölkerung. Davon dürften $^{2}/_{3}$ bekannt und ca. $^{1}/_{3}$ dürfte Dunkelziffer sein. Nahezu alle Hypertoniker weisen eine Herzbeteiligung im Sinne einer hypertensiven Hypertrophie auf, und etwa jeder 2. Hypertoniker hat eine kardiale Organmanifestation von Krankheitswert. Die Gesamtletalität an Bluthochdruck betrug 1979 etwa 25%.

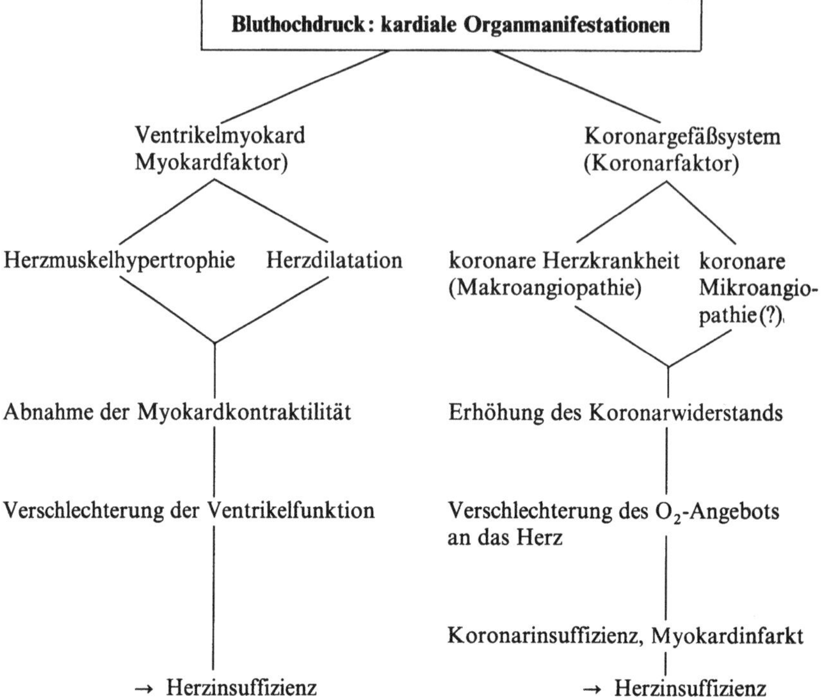

Abb. 1. Kardiale Organmanifestationen des arteriellen Bluthochdrucks

Damit ist der Bluthochdruck mit seinen Folgeerkrankungen eine der häufigsten Erkrankungen bzw. Todesursachen überhaupt.

Wie lebenswichtig bzw. krankheitswertig die Herzbeteiligung bei Hochdruck ist, verdeutlichen Zahlen (SIEGENTHALER et al. 1976), nach denen bei nicht ausreichend therapierter Hypertonie 43% der Hypertoniker am globalen myogenen Pumpversagen und 36% an den Folgen der Koronarinsuffizienz starben, d.h. $^4/_5$ der Hypertoniker starben am Herzen. Demgegenüber waren die Letalitätsraten aus zerebralen (14%) und renalen Ursachen (7%) deutlich geringer.

B. Kardiale Organmanifestationen

I. Ventrikelmasse und Hypertrophieentwicklung

Morphologisch zeigt das Hochdruckherz ein kompensatorisches Myokardwachstum, das nach dem Konzept von LINZBACH (1951, 1960, 1981) bis zu einem Gewicht des linken Ventrikels von etwa 200–250 g als harmonisch einzustufen ist. Makroskopisch ist die kompensierte Druckhypertrophie durch eine dicke Kammerwand, ein verdicktes Kammerseptum, ein normales oder kleines Kammerinnenvolumen (hohe Masse-Volumen-Relation) und eine verlängerte Ausflußbahn des linken Ventrikels gekennzeichnet. Dagegen treten im dekompensierten Stadium große Ventrikel mit hohem enddiastolischen Volumen und konsekutiv abnehmender bzw. numerisch normalisierter Masse-Volumen-Relation auf.

Ausmaß, Art und Dauer der Druckbelastung des linken Ventrikels sowie humorale, Herzfrequenz- und Kontraktilitätseinflüsse und genetische Determinanten sind wesentliche Faktoren der Hypertrophieentwicklung. Bei lange bestehendem und stabil erhöhtem Blutdruck ist eine stärkere Massenzunahme als bei labilem Bluthochdruck mit kurzer Hochdruckperiode zu erwarten. Darüber hinaus nimmt die absolute Ventrikelmasse mit zunehmenden kardialen Hochdruckmanifestationen (koronare Herzkrankheit, Ventrikeldilatation) zu.

II. Symptomatik des Hochdruckherzens

Das führende klinisch-kardiale Symptom des symptomatischen arteriellen Bluthochdruckes ist die Angina pectoris, der führende klinisch-kardiale Befund ist die Herzmuskelhypertrophie (STRAUER 1979c, 1980). Aus einer von uns konsekutiv nachuntersuchten Gruppe von insgesamt 113 essentiellen Hypertonikern waren 81 Patienten, entsprechend 72%, d.h. mehr als $^{2}/_{3}$ des gesamten Patientenguts, aufgrund der Beschwerdensymptomatik koronartherapiepflichtig. An klinisch-kardialen Befunden prävalierte die linksventrikuläre Hypertrophie mit 83% bzw. die Vorhofhypertrophie mit 74%. Abnorme Herzgeräusche kamen in mehr als der Hälfte vor. Herzrhythmusstörungen, ältere Myokardinfarkte, Herzvergrößerungen und abnorme Herztöne fanden sich in 15–42%.

III. Ventrikelgröße und Ventrikelfunktion

Wie aufgrund umfangreicher Herzkatheterstudien an über 900 Patienten gezeigt werden konnte (STRAUER 1976, 1977a), besteht für die Mehrzahl angeborener und erworbener Herzerkrankungen eine inverse Beziehung zwischen Herzgröße und Herzfunktion: Mit zunehmender Herzgröße nimmt die Herzfunktion ab. Dies trifft in ganz besonderem Maß für das Hochdruckherz zu. Werden als quantifizierbarer Parameter der Herzgröße das enddiastolische Volumen und als Parameter der Herzfunktion die Auswurffraktion des linken Ventrikels herangezogen (SCHERPE u. STRAUER 1976), so zeigt sich, daß die Auswurffraktion des linken Ventrikels auch bei schwerer arterieller Hypertonie mit linksventrikulärer Hypertrophie so lange normal bleiben kann, wie eine Zunahme des enddiastolischen Volumens nicht einsetzt (kompensierte arterielle Hypertonie mit oder ohne Koronarstenosen). Dagegen ist bereits bei beginnender Ventrikeldilatation mit einer deutlichen Abnahme der Auswurffraktion entsprechend einer Regression wie bei Patientengruppen mit koronarer Herzkrankheit und Aortenstenosen zu rechnen (Abb. 2, 3). Damit gehört die essentielle Hypertonie gemeinsam mit der Aortenstenose und der koronaren Herzkrankheit zu den Herzerkrankungen, die bei zunehmender Linksherzvergrößerung mit einer im Vergleich zum volumenbelasteten Herzen (Mitral- und Aortenvitien, Ventrikelseptumdefekt u.a.) ausgeprägteren und empfindlichen Abnahme der Pumpfunktion und Kontraktilität, meßbar an der Änderung der linksventrikulären Auswuffraktion und geschwindigkeitsbezogener Auswurfgrößen, einhergehen. Die standardisierte Erfassung der Größe des linken Ventrikels ist somit für die Funktions- und Thera-

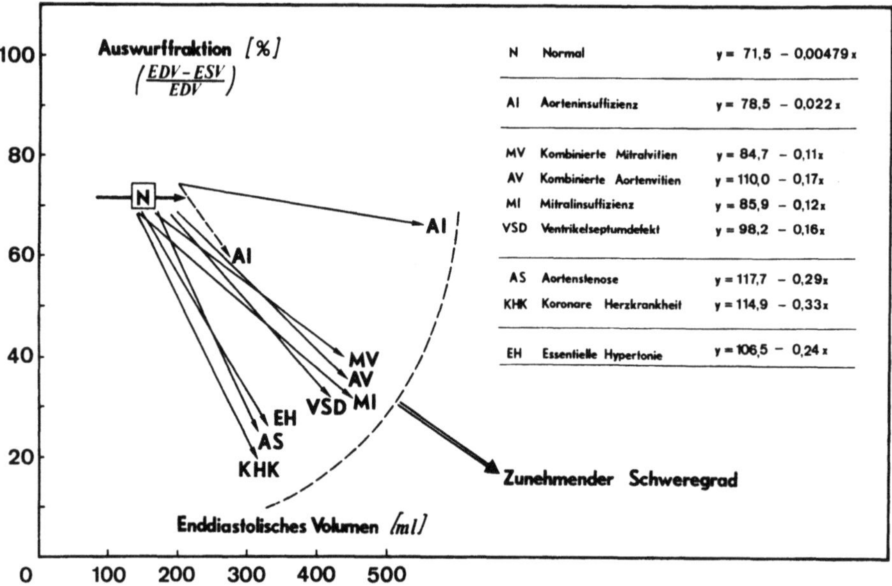

Abb. 2. Beziehung zwischen dem enddiastolischen Volumen und der Auswurffraktion des linken Ventrikels bei Druck- und Volumenbelastungen des linken Herzens. Beachte die starke Abnahme der Auswurffraktion mit steigendem enddiastolischen Volumen bei Druckbelastung (Aortenstenose, arterielle Hypertonie) und bei koronarer Herzkrankheit, während volumenbelastete Herzen Ventrikelgrößenzunahmen mit weitaus geringeren Abnahmen der Auswurffraktion tolerieren

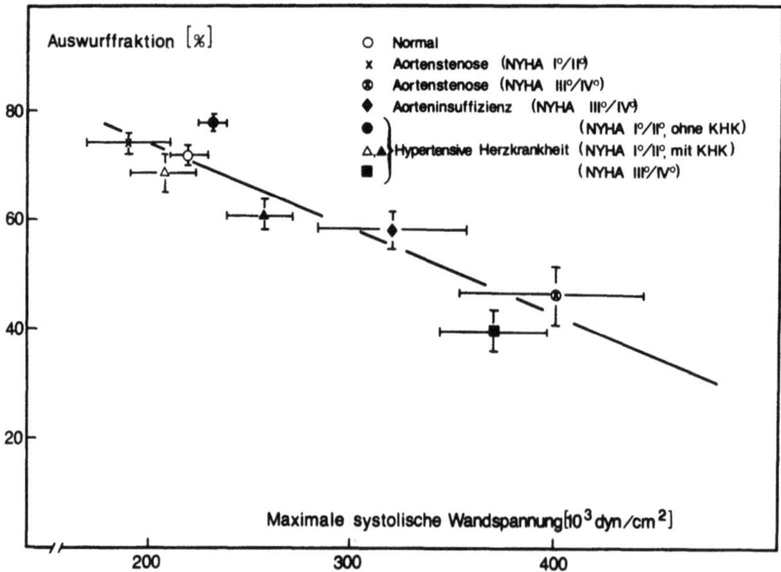

Abb. 3. Beziehung zwischen der systolischen Wandspannung und der Auswurffraktion des linken Ventrikels. Beachte die Abnahme der Auswurffraktion mit steigender systolischer Wandspannung

piebeurteilung des Hochdruckherzens von klinisch-praktischer Bedeutung. Methodologisch werden physikalische (Perkussion, Palpation), röntgenologische (standardisierte Thorax-Röntgenaufnahmen) und echokardiographische Verfahren (qualitative sowie quantitative Echokardiographie) verwendet.

IV. Ventrikelfunktion unter Ruhebedingungen

Enddiastolischer Druck und enddiastolisches Volumen des linken Ventrikels sind bei der kardial kompensierten essentiellen Hypertonie mit und ohne Koronarstenosierungen (Gruppen I und II) normal und bei der essentiellen Hypertonie mit regionalen sowie globalen Kontraktionsstörungen (Gruppen III und IV) deutlich erhöht (Tabelle 1). Die auf das enddiastolische Volumen bezogene Muskelmasse, d.h. die Masse-Volumen-Relation, ist bei den kompensierten Hypertonikern zugunsten einer beträchtlichen Massenzunahme pro Volumen vermehrt (STRAUER 1979a, b). Herzindex, Schlagindex und Auswurffraktion des linken Ventrikels sind bei der kardial kompensierten essentiellen Hypertonie mit und ohne Koronarstenosierungen normal und in den Gruppen mit regionalen und globalen Wandkontraktionsstörungen signifikant herabgesetzt. Die maximale Druckanstiegsgeschwindigkeit im linken Ventrikel ist in allen Hypertonikergruppen druckabhängig erhöht (Tabelle 2).

Die Befunde zeigen, daß die kompensierte essentielle Hypertonie ohne koronare Herzkrankheit auch bei schwerer Linksherzhypertrophie durch eine normale oder gering gesteigerte Ventrikelfunktion gekennzeichnet ist. Die kompensierte essentielle Hypertonie mit koronarer Herzkrankheit kann eine normale Ventrikelfunktion aufweisen, solange regionale Wandkontraktionsstörungen fehlen. Bei Zunahme des enddiastolischen Volumens und bei Auftreten regionaler Kontraktionsanomalien ist bereits in Ruhe mit einer deutlichen Kontraktilitätsstörung des gesamten linken Ventrikels zu rechnen. Entsprechend kardial quantifizierbaren Kriterien liegt eine dekompensierte essentielle Hypertonie vor,

Tabelle 1. Arterieller Mitteldruck ($\bar{P}_{art}$), linksventrikuläre Muskelmasse (LVMM), enddiastolischer Druck im linken Ventrikel (P_{LVED}) und enddiastolisches Volumen (EDV) bei Normalpatienten sowie bei 4 Patientengruppen mit essentieller Hypertonie; Gruppe I: kardial kompensierte essentielle Hypertonie ohne Koronarstenosen; Gruppe II: kardial kompensierte essentielle Hypertonie mit signifikanten Koronarstenosen, ohne regionale Wandkonstraktionsstörungen; Gruppe III: essentielle Hypertonien mit regionalen Wandkontraktionsstörungen (Hypokinesie, Akinesie); Gruppe IV: dekompensierte essentielle Hypertonie

	$\bar{P}_{art}$ (mm Hg)	LVMM (g/m^2)	LVMM/$\bar{P}_{art}$ (g/m^2·mm Hg)	P_{LVED} (mm Hg)	EDV (ml/m^2)	LVMM/EDV (g/ml)
Normal	91±9	92± 6	1,01	10±1	81± 6	1,14
Gruppe I	136±9[d]	122±11[b]	0,90	12±2	74± 6	1,65
Gruppe II	128±6[d]	129±14[c]	1,01	15±4	80± 5	1,61
Gruppe III	131±3[d]	168±16[d]	1,28	19±7[a]	112±16	1,50
Gruppe IV	146±4[d]	192±15[d]	1,32	23±6[b]	147±17[b]	1,31

[a] $p<0,05$ [b] $p<0,01$ [c] $p<0,005$ [d] $p<0,001$

Tabelle 2. Maximale Druckanstiegsgeschwindigkeit im linken Ventrikel (dp/dt_{max}), Herzindex, Auswurffraktion (AF), mittlere normalisierte systolische Auswurfrate (MNSER) und mittlere zirkumferentielle Verkürzungsgeschwindigkeit des linken Ventrikels (V_{CF}) bei Patienten mit Normalfunktion und essentieller Hypertonie, vgl. Tabelle 1

	dp/dt_{max} (mm Hg/s)	Herzindex (l/min·m²)	AF (%)	MNSER (vol/s)	V_{CF} (circ/s)
Normal	1690 ± 90	3,82 ± 0,09	72 ± 2	2,52 ± 0,18	1,62 ± 0,13
Gruppe I	2460 ± 110[d]	3,95 ± 0,08	78 ± 5	2,68 ± 0,21	1,71 ± 0,12
Gruppe II	2400 ± 94[d]	3,93 ± 0,09	69 ± 5	2,50 ± 0,20	1,36 ± 0,11
Gruppe III	2310 ± 88[c]	3,22 ± 0,10[c]	61 ± 6[a]	1,98 ± 0,38[a]	0,74 ± 0,14[c]
Gruppe IV	2190 ± 102[b]	3,24 ± 0,11[c]	40 ± 8[b]	1,21 ± 0,44[b]	0,44 ± 0,14[c]

[a] $p<0{,}05$ [b] $p<0{,}01$ [c] $p<0{,}005$ [d] $p<0{,}001$

wenn sich der linke Ventrikel in Relation zum Hypertrophiegrad überproportional vergrößert, so daß die Auswurffraktion mit steigendem enddiastolischen Volumen progredient abnimmt. Die normalen Werte für Herzindex, Auswurffraktion, maximale Druckanstiegsgeschwindigkeit und auxotone Geschwindigkeits- bzw. Auswurfparameter lassen erkennen, daß trotz erheblicher linksventrikulärer Hypertrophie (mit einer Massenzunahme um 40–50%) eine normale oder gesteigerte Ventrikelfunktion vorliegen kann. Dies bedeutet, daß die Druckhypertrophie bei der kompensierten essentiellen Hypertonie mit normaler Herzgröße nicht mit einer Abnahme der Ventrikelfunktion einhergeht. Die Druckhypertrophie bei der essentiellen Hypertonie unterscheidet sich somit wesentlich von anderen Druckhypertrophieformen, z.B. infolge Aortenstenosen, bei denen eine signifikante Massenzunahme regelhaft mit einer Abnahme der Ventrikelfunktion und Kontraktilität bereits im kompensierten Stadium einherzugehen scheint. Neben den experimentell induzierbaren Druckhypertrophieformen durch Hyperthyreose und Goldblatt-Hochdruck repräsentiert die kompensierte essentielle Hypertonie somit eine klinische Erkrankung, die von dem Konzept einer Kontraktilitätsabnahme im Gefolge einer druckinduzierten Ventrikelhypertrophie abweicht (SPANN et al. 1967; MEERSON 1969; HOOD 1971; HORT 1971; COHN et al. 1973; FROHLICH 1973, 1981; STRAUER 1975; LIMBOURG et al. 1976; BÜRGER et al. 1978; BÜRGER u. STRAUER 1981a, b; JUST u. LIMBOURG 1981). Ausschlaggebend könnte sein, daß die individuelle hämodynamische Vorgeschichte, d.h. die Art, Dauer und Ausmaß der Druckbelastung des linken Ventrikels, bei Patienten mit essentieller Hypertonie von den hämodynamischen und anamnestischen Vorbedingungen bei Patienten mit andersartigen Druckbelastungen des linken Ventrikels differiert. Die generelle Annahme einer Kontraktilitätsabnahme im Gefolge einer Druckhypertrophie ist somit nicht gerechtfertigt.

Eine klinisch relevante Beeinträchtigung der Ventrikelfunktion und Kontraktilität kann bei der essentiellen Hypertonie auftreten, wenn

a) Koronarstenosierungen (Stenosegrad >75%) mit oder ohne abgelaufenen Myokardinfarkt,

b) regionale Wandkontraktionsstörungen (Hypo- und Akinesien) im Gefolge einer koronaren Herzkrankheit oder zusätzlichen Herzmuskelerkrankung und
c) eine Dilatation des linken Ventrikels als Folge einer koronaren oder nichtkoronaren Organmanifestation der essentiellen Hypertonie vorhanden sind (STRAUER 1979c, 1980).

Da die koronaren Organmanifestationen der essentiellen Hypertonie in der überwiegenden Mehrzahl für die Ventrikeldilatation, Abnahme der Ventrikelfunktion und kardialen Dekompensationsbereitschaft verantwortlich sind, kommt dem Koronarfaktor, d.h. der koronaren Makro- oder Mikroangiopathie bei Hochdruck, ein wesentlicher potentieller Krankheitswert zu. Allerdings können Hypertoniker mit erheblichen Koronarstenosierungen auch bei schwerer Druckhypertrophie eine normale Ventrikelfunktion aufweisen, so daß die alleinige Existenz von Koronarstenosierungen für die Ventrikelfunktion des Hypertonikers nicht limitierend zu sein braucht. Dagegen sind die genannten Konstellationen
a) Koronarstenosierungen und abgelaufener Myokardinfarkt,
b) Koronarstenosierungen und regionale Wandkontraktionsstörungen und
c) abgelaufener Myokardinfarkt und/oder regionale Wandkontraktionsstörungen auch ohne koronarangiographisch erkennbare Koronarstenosierungen

bei der essentiellen Hypertonie meist gleichbedeutuend mit einer klinisch manifesten Störung der Ventrikelfunktion (STRAUER 1979c, 1980).

V. Ventrikelfunktion unter körperlicher Belastung

Messungen der Ventrikelfunktion unter körperlicher Belastung (Ergometrie im Liegen, Belastung: 1 W/kg) zeigen, daß bei weitgehend gleichaltrigen und kardial kompensierten Hypertonikern mit normalem Koronarangiogramm und unterschiedlicher linksventrikulärer Hypertrophie (Wanddicke des linken Ventrikels: Gruppe A: 0,69 cm/m^2, Gruppe B: 0,86 cm/m^2) auch bei sehr starker Ventrikelmassenvermehrung weitgehend normale Ventrikelgrößen vorliegen können (Tabelle 3). So ist der Anstieg des enddiastolischen Drucks im linken Ventrikel in Gruppe A normal und in Gruppe B nur geringfügig erhöht (LUND-JOHANSEN 1967; STRAUER 1977a). Der Herzindex wird bei mittelgradiger Hypertrophie (Gruppe A) über die Norm gesteigert und beträgt bei schwerer Linksherzhypertrophie 90% der Norm. Quantitativ ähnliche Befunde ergeben sich für die Änderungen des Schlagindex und der maximalen Druckanstiegsgeschwindigkeit (STRAUER 1977a). Dies bedeutet, daß auch unter körperlichen Belastungsbedingungen mit einer normalen Herzleistung zu rechnen ist und daß eine signifikante Druckhypertropie des linken Ventrikels nicht auch gleichzeitig eine Belastungsinsuffizienz zu implizieren braucht. Als ableitbare therapeutische Konsequenz ist anzunehmen, daß positiv-inotrop wirkende Maßnahmen, z.B. Digitalisglykoside, bei der kompensierten essentiellen Hypertonie unter dem Gesichtspunkt einer Verbesserung der Ventrikelfunktion und Kontraktilität nicht indiziert sind, da eine Einschränkung der Ruhe- und Belastungsfunktion des linken Ventrikels, die eine Anwendung von Digitalisglykosiden rechtfertigen

Tabelle 3. Enddiastolischer Druck im linken Ventrikel, maximale Druckanstiegsgeschwindigkeit, Herzindex und Schlagindex bei Patienten mit Normalfunktion und bei 2 Gruppen mit essentieller Hypertonie; Gruppe A: linksventrikuläre Wanddicke 0,69 cm/m²; Gruppe B: linksventrikuläre Wanddicke 0,86 cm/m²

	P_{LVED} (mm Hg)		dp/dt_{max} (mm Hg/s)		Herzindex ($l/min \cdot m^2$)		Schlagindex ($ml/Schlag \cdot m^2$)	
	Ruhe	Belastung	Ruhe	Belastung	Ruhe	Belastung	Ruhe	Belastung
Normal								
9,5	12,5	1680	2590	4,02	8,6	51	68	
Essentielle Hypertonie								
A:	10	12	2190	3130	4,21	9,1	48	72
B:	11,5	16,5	2150	2990	3,88	8,2	49	69

könnte, nicht nachweisbar ist (LIMBOURG et al. 1976; STRAUER 1977a; JUST u. LIMBOURG 1981). Ob durch die Anwendung von Digitalisglykosiden und anderen positiv-inotrop wirksamen Substanzen bei der kompensierten essentiellen Hypertonie die Entwicklung einer Belastungsinsuffizienz verzögert werden kann, ist offen.

VI. Ventrikeldynamik und Hypertrophiegrad

Das Hochdruckherz manifestiert sich ventrikeldynamisch, funktionell, diagnostisch und damit dem klinischen Untersucher in prinzipiell drei unterschiedlichen Hypertrophieformen (Abb. 4). Im Gefolge der arteriellen Druckbelastung kommt es zunächst zu einer konzentrischen Myokardhypertrophie mit Vermehrung der Wanddicke, der linksventrikulären Muskelmasse, mit Zunahme der Masse-Volumen-Relation des Ventrikels bei konsekutiver Konstanz der systolischen Wandspannung (Afterload). Herzindex und Auswurffraktion sind normal. Signifikante Änderungen des myokardialen Sauerstoffverbrauchs treten nicht auf. Allerdings ist bereits der Koronarwiderstand erhöht und die Koronarreserve auch beim jugendlichen hypertrophierten Hochdruckherzen deutlich eingeschränkt (STRAUER 1977a).

Bei 14% aller Hypertoniker entwickelt sich eine irreguläre Hypertrophie mit asymmetrischen Hypertrophiearealen, die im Bereich der Vorderwand, Hinterwand, Herzspitze, Herzbasis und des Septums lokalisiert sein können (STRAUER 1977a). Die Wand ist regional erheblich verdickt, die Masse-Volumen-Relation ist erheblich vermehrt und die systolische Wandspannung ist erniedrigt. Ventrikuläre Funktionsgrößen bleiben weitgehend normal, der pro Gewichtseinheit relativierte myokardiale Sauerstoffverbrauch ist normal oder herabgesetzt. Wie bei der harmonischen konzentrischen Hypertrophie ist der Koronarwiderstand erhöht und die Koronarreserve erniedrigt. Beiden Formen (konzentrische Hypertrophie, irreguläre Hypertrophie) ist eine Konstanz (konzentrische Hyper-

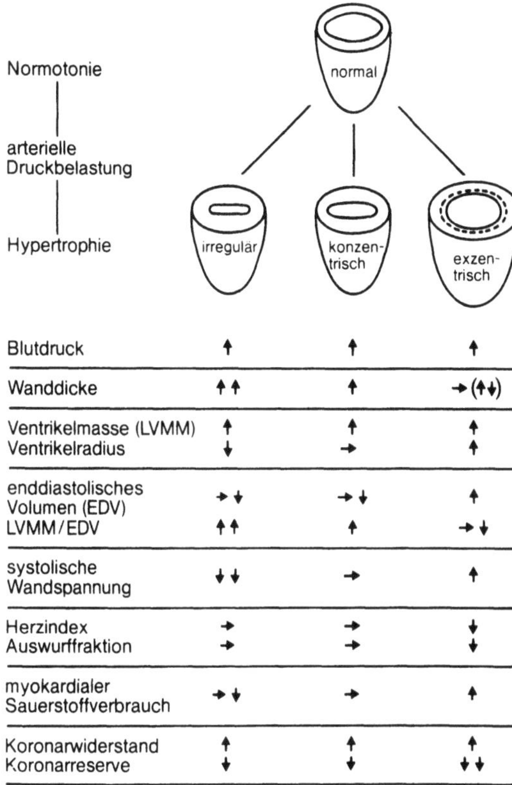

	irregulär	konzentrisch	exzentrisch
Blutdruck	↑	↑	↑
Wanddicke	↑↑	↑	→(↑↓)
Ventrikelmasse (LVMM)	↑	↑	↑
Ventrikelradius	↓	→	↑
enddiastolisches Volumen (EDV)	→↓	→↓	↑
LVMM/EDV	↑↑	↑	→↓
systolische Wandspannung	↓↓	→	↑
Herzindex	→	→	↓
Auswurffraktion	→	→	↓
myokardialer Sauerstoffverbrauch	→↓	→	↑
Koronarwiderstand	↑	↑	↑
Koronarreserve	↓	↓	↓↓

Abb. 4. Diagrammatische Darstellung der drei möglichen prinzipiellen Hypertrophieformen des Hochdruckherzens (irregulär, konzentrisch, exzentrisch). Die 3 Hypertrophieformen können sich sowohl primär (normal-irregulär, normal-konzentrisch, normal-exzentrisch) als auch konsekutiv (normal-irregulär-exzentrisch, normal-konzentrisch-exzentrisch) entwickeln. → normal, ↑ erhöht, ↓ erniedrigt

trophie) oder gar Abnahme (irreguläre Hypertrophie) der globalen bzw. regionalen Wandspannung (Afterload) gemeinsam.

Bei starker und langdauernder Druckbelastung mit fortschreitender Herzmuskelhypertrophie und interstitieller Bindegewebsvermehrung, bei koronaren und extrakardialen Zweiterkrankungen sowie bei begleitender Myokarditis und pharmakologisch-toxischen Wirkungen kann es zu einer myokardialen Schädigung mit Zunahme des Ventrikelradius, Zunahme des enddiastolischen Volumens und Zunahme der systolischen Wandspannung kommen (WEBER et al. 1981). Der Ventrikel dilatiert definitionsgemäß exzentrisch. Die ventrikulären Pumpgrößen (Herzindex, Auswurffraktion) nehmen ab, und der myokardiale Sauerstoffverbrauch pro Gewichtseinheit ist gesteigert. Wie bei den anderen hypertensiven Hypertrophieformen ist der Koronarwiderstand infolge Zunahme der vasalen Komponente (hypertensive Makro- und Mikroangiopathie) erhöht, die Koronarreserve ist jetzt allerdings, infolge zusätzlicher Erhöhung der myokardialen Komponente des Koronarwiderstandes (BRETSCHNEIDER 1967), beträchtlich eingeschränkt.

Die drei Hypertrophieformen können sich konsekutiv entwickeln, (z.B. konzentrisch → irregulär; konzentrisch → exzentrisch; irregulär → exzentrisch), sie können aber auch jeweils primär entstehen, so daß gerade in Anbetracht der diagnostischen und therapeutischen Konsequenzen stets mit einer Existenz einer dieser drei Hypertrophieformen bei jedem Hypertoniker zu rechnen ist.

VII. Regionale Motilität des Hochdruckherzens

Die essentielle Hypertonie geht in 14% der Fälle mit einer asymmetrischen bzw. irregulären Ventrikelwandhypertrophie einher (STRAUER 1977a) (s. oben). Die maximalen enddiastolisch-endsystolischen Wanddickenzunahmen sind in den irregulär hypertrophierten Ventrikelabschnitten mit im Mittel 133% gegenüber der Norm (58%) deutlich vermehrt. Formal lassen sich ventrikulographische Bilder wie bei hypertrophischer obstruktiver Kardiomyopathie nachweisen, jedoch ist eine intraventrikuläre oder Ausflußbahnobstruktion (negatives Amylitrit-, Valsalva- und Brockenbrough-Phänomen) in der Regel nicht vorhanden. Die systolischen Wandspannungen sind in den irregulär hypertrophierten Ventrikelwandsegmenten gegenüber regulär hypertrophierten Hypertonikern und im Vergleich zur Norm deutlich herabgesetzt. In der Mehrzahl bestehen signifikante Koronarstenosierungen. Es ist anzunehmen, daß die essentielle Hypertonie in Anbetracht ihrer klinischen Häufigkeit die häufigste Form einer irregulären bzw. asymmetrischen Ventrikelwandhypertrophie darstellt.

VIII. Ventrikeldehnbarkeit

Die myokardiale Dehnbarkeit (Compliance) ist bei der kompensierten essentiellen Hypertonie im Unterschied zur globalen, durch die Druck-Volumen-Beziehung repräsentierten Ventrikeldehnbarkeit, auch bei schwerer Ventrikelhypertrophie normal, während bei koronarer Zweiterkrankung und beim dekompensierten Hypertonus eine deutliche myokardiale Dehnbarkeitsabnahme auftritt (STRAUER 1977a, 1980, 1981; HANRATH et al. 1981). Die Hypertrophie des linken Ventrikels bei der essentiellen Hypertonie impliziert somit nicht auch selbst eine myokardiale Dehnbarkeitsänderung. Mit abnehmender Ventrikeldehnbarkeit erfolgt eine Abnahme der Vorwärts-Pumpfunktion, während die Ventrikelleistung (Produkt aus systolisch entwickelter Wandspannung und dem Schlagvolumen) ansteigt. Dieses Mißverhältnis zwischen äußerer und innerer Ventrikelleistung nimmt mit zunehmender Ventrikeldilatation zu und ist bei der dekompensierten essentiellen Hypertonie am größten. Die dekompensierte essentielle Hypertonie weist somit die größte Ventrikelleistung und die niedrigste Vorwärts-Pumpleistung im Vergleich zu den anderen Hypertonikergruppen aus. Ursächlich kommen eine hypertrophieabhängige Steigerung der Serienelastizität (MIRSKY 1976) der kontraktilen Einheiten wie auch eine abnorme Zunahme der parallel-elastischen Komponente (interstitielle Bindegewebsvermehrung) in Betracht (GAASCH et al. 1972, 1976; GROSSMAN et al. 1974).

IX. Kontraktilitäts- und Wandspannungsreserve

Die Kontraktilitätsreserve des druckbelasteten linken Ventrikels wird in erster Linie durch seine Fähigkeit zur Erzeugung und Aufrechterhaltung der systolischen Wandspannung bestimmt. Die Kontraktilitätsreserve ist demzufolge von der systolischen Wandspannungsreserve des linken Ventrikels abhängig (STRAUER 1979c, 1980; BÜRGER u. STRAUER 1981a, b). Letztere wiederum läßt sich als das Verhältnis der maximal erreichbaren systolischen Wandspannung

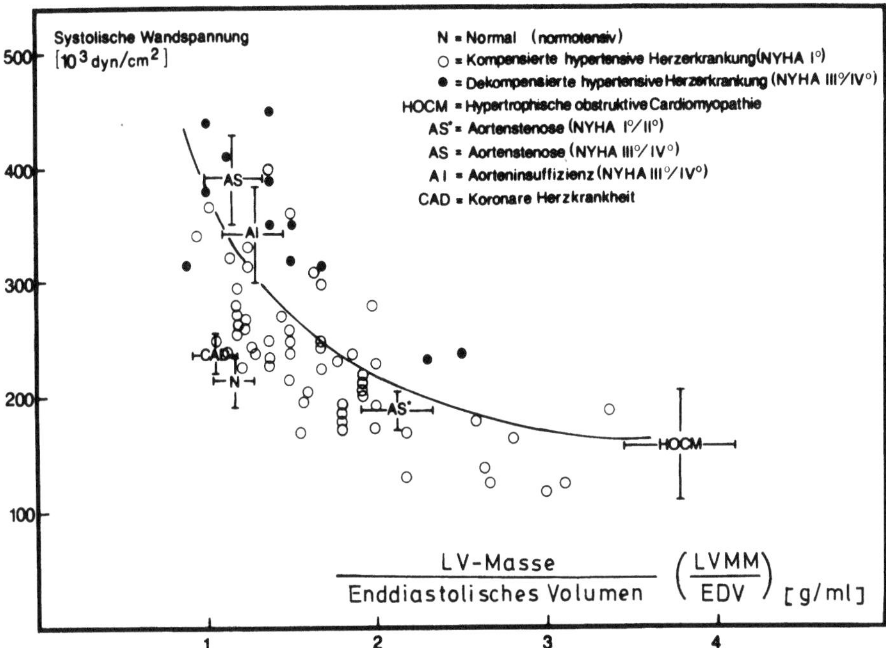

Abb. 5. Beziehung zwischen der Masse-Volumen-Relation des linken Ventrikels und der systolischen Wandspannung. Beachte, daß die systolische Wandspannung (Nachlast) mit steigender Masse-Volumen-Relation abnimmt. Die höchsten Masse-Volumen-Relationen und niedrigsten Wandspannungen waren für konzentrisch hypertrophierte Hochdruckherzen und Aortenstenosen sowie für schwer hypertrophierte hypertrophische obstruktive Kardiomyopathien nachweisbar, während die niedrigsten bzw. erniedrigte Masse-Volumen-Relationen und die höchsten Wandspannungen für dilatierte Hochdruckherzen und dekompensierte Aortenklappenvitien meßbar waren

(T_{max}) zur instantanen systolischen Wandspannung (T_{syst}) definieren. Mit zunehmender systolischer Wandspannung (T_{syst}) und abnehmender Masse-Volumen-Relation nimmt die Wandspannung des druckhypertrophierten linken Ventrikels ab (Abb. 5). Akute Spitzendruckbelastungen können somit beim Hochdruckherzen in Abhängigkeit von der instantanen systolischen Wandspannung zur Myokardinsuffizienz führen. Die ventrikeldynamische Ausgangslage, charakterisiert durch die Wandspannungsreserve, und das Ausmaß akuter Druckbelastungen determinieren somit Funktion und Kontraktilitätsreserve des linken Ventrikels bei der hypertensiven Herzerkrankung.

Die systolische Wandspannungsreserve läßt sich durch positiv inotrope Eingriffe verbessern (Strauer 1979c, 1980; Bürger u. Strauer 1981a, b). Dadurch kann der linke Ventrikel bei gleicher ventrikeldynamischer Ausgangslage mehr Wandspannung bzw. bei zunehmender Ventrikeldilatation mit Zunahme der instantanen systolischen Wandspannung einen gleich hohen Wandspannungszuwachs erzeugen. Durch Drucksenkung, Vasodilatatoren und inotrope Maßnahmen ist eine Zunahme der Kontraktilitätsreserve bzw. der linksventrikulären Leistungsfähigkeit des dilatierten linken Ventrikels zu erwarten (Abb. 6). Therapeutisch läßt sich die reduzierte Ventrikelfunktion neben dem Einsatz positiv-

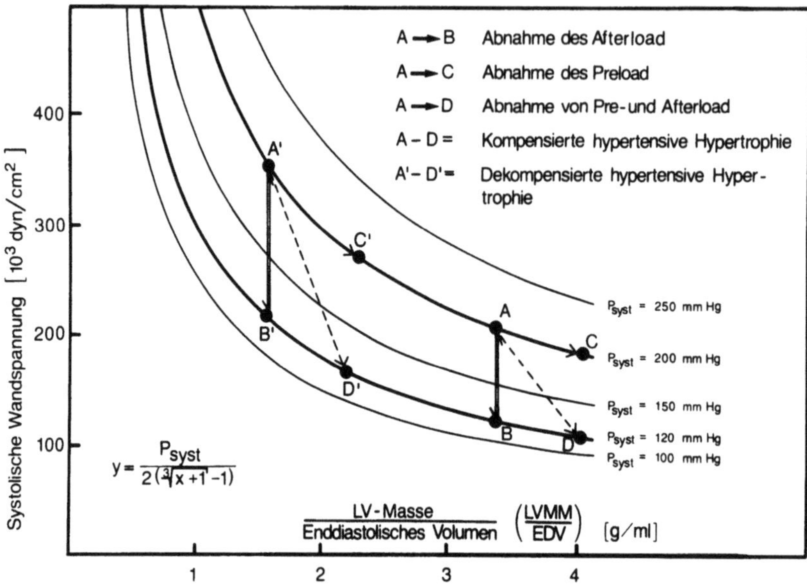

Abb. 6. Beziehung zwischen der Masse-Volumen-Relation des linken Ventrikels und der systolischen Wandspannung. Beachte die inverse, unlineare Beziehung beider Variablen, indem mit steigender Masse-Volumen-Relation (Hypertrophiegrad) die systolische Wandspannung (Nachlast) konsekutiv abnimmt. Die Regressionskurven für verschiedene Isobaren wurden unter Einbeziehung von Originaldaten an 400 Patienten ermittelt. Beachte, daß der Verlauf der Isobaren nicht parallel, sondern mit abnehmender Masse-Volumen-Relation und niedrigerem Druck zunehmend steiler wird. Daraus resultiert eine unterschiedliche Wandspannungsänderung bei vergleichbarer Druckänderung in Abhängigkeit vom Hypertrophiegrad, so daß unter Änderung von preload (A → C), afterload (A → B) und pre- sowie afterload (A → D) unterschiedliche geometrische und Funktionsänderungen in Abhängigkeit von der ventrikeldynamischen Ausgangslage auftreten

inotroper Maßnahmen durch Eingriffe auf Vor- und Nachlast des linken Ventrikels verbessern. Eine alleinige Verminderung der Nachlast (Afterload) führt über eine Abnahme der instantanen systolischen Wandspannung (T_{syst}) und Zunahme der Wandspannungsreserve (T_{max}/T_{syst}) zu einer Senkung des myokardialen Energiebedarfs und Verbesserung der Ventrikelfunktion. Dabei wirkt sich eine gleich starke Druck- bzw. Wandspannungssenkung bei hoher Ausgangswandspannung quantitativ wesentlich mehr auf die therapeutisch angestrebte Nachlastminderung aus als eine gleich starke Wandspannungssenkung bei niedrigerer Ausgangswandspannung des linken Ventrikels (Abb. 6). Eine alleinige Verminderung der Vorlast (Preload) führt auch bei unveränderter arterieller bzw. systolischer Druckbelastung über eine Zunahme der Masse-Volumen-Relation mit Änderung der Ventrikelgeometrie zu einer Abnahme der systolischen Wandspannung (Nachlast). Eine Kombination beider Maßnahmen, z.B. durch vor- und nachlastsenkende Pharmaka, ist somit neben positiv-inotropen Eingriffen als eine wesentliche therapeutische Möglichkeit zur Behandlung des akuten Myokardversagens bei der dekompensierenden Druckbelastung des linken Ventrikels einzustufen.

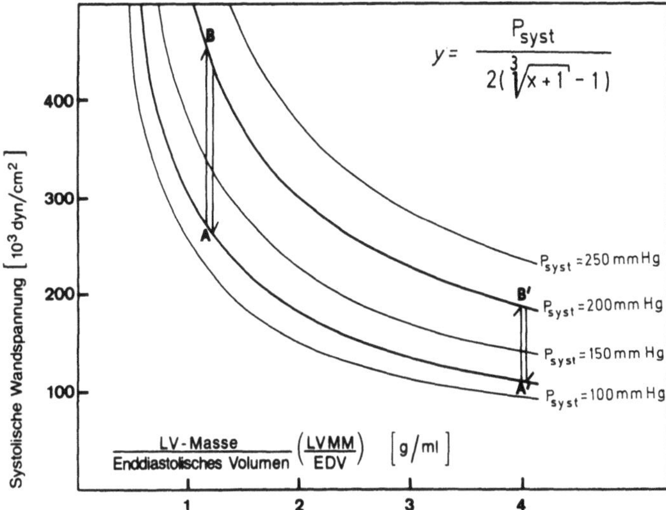

Abb. 7. Beziehung zwischen der Masse-Volumen-Relation und der systolischen Wandspannung. Isobaren entsprechend Abb. 6. Die Pfeile (A → B; A' → B') kennzeichnen akute Hochdruckkrisen (120 mm Hg → 200 mm Hg) bzw. entsprechende reziproke Drucksenkungen bei 2 unterschiedlichen Hypertrophieformen: Masse-Volumen-Relation 4 g/ml (A' → B'), Masse-Volumen-Relation 1,2 g/ml (A → B). Beachte, daß ein gleich starker Druckzuwachs bei einem stark hypertrophierten Herzen (A' → B') eine Wandspannungszunahme um 80 (10^3 dyn/cm^2) bewirkt, während der gleiche Druckzuwachs beim dilatierten Hochdruckherzen mit niedriger Masse-Volumen-Relation einen mehr als doppelt so hohen Wandspannungszuwachs erfährt (A → B). Entsprechendes gilt für therapeutisch induzierte Drucksenkungen

X. Kardiale Auswirkungen bei Hochdruckkrisen

Die Hochdruckkrise gehört u.a. wegen ihrer myokardialen (akute Linksherzinsuffizienz) und koronaren Auswirkungen (Koronarinsuffizienz, Myokardinfarkt) zu einem der bedrohlichsten Krankheitsbilder der inneren Medizin. Die hohe Krankheitswertigkeit resultiert aus der im Gefolge der akuten Blutdruckerhöhung resultierenden Steigerung der ventrikulären Nachlast (Afterload). Abnorme Änderungen der Nachlast (abschätzbar aus der Ventrikelgröße und meßbar durch Bestimmung der systolischen Wandspannung) verursachen im Gefolge abnormer intra- und extrakardialer Druckbelastungen sowie inadäquater Myokardhypertrophie eine durch Drucküberlastung induzierte Myokardinsuffizienz. Klinischer Prototyp ist die hypertensive Herzkrankheit auf dem Boden chronischer Druckbelastung und akuter Hochdruckkrisen.

Wie im Rahmen unserer Studien über das Hochdruckherz und die nichthypertensiven Hypertrophien an über 400 Patienten gezeigt werden konnte, nimmt die systolische Wandspannung, das Äquivalent der myokardialen Nachlast, mit steigender Masse-Volumen-Relation, d.h. mit steigendem Hypertrophiegrad des linken Ventrikels, ab (Abb. 7). Diese inverse, unlineare Beziehung bleibt auch für Bereiche unterschiedlicher systolischer Drücke (Isobaren) qualitativ erhalten. Die systolische Wandspannung ist bei vergleichbarer Masse-Volumen-Relation bei höherem systolischen Druck größer, so daß eine Aufwärtsverlagerung der

Isobaren resultiert. Dieser quantitativ unterschiedliche Isobarenverlauf, der jedoch nicht parallel, sondern bei abnehmender Masse-Volumen-Relation wandspannungsbezogen ausgeprägter als mit zunehmender Masse-Volumen-Relation erfolgt, hat erhebliche klinische Konsequenzen (Hochdruckherz, Hochdruckkrise, Therapie der hypertensiven Herzerkrankung): Ein gleich starker Anstieg des systolischen Drucks, z.B. um 80 mm Hg, d.h. von 120 auf 200 mm Hg (im Rahmen einer Hochdruckkrise), führt bei einem konzentrisch oder überproportional hypertrophierten Herzen (A' → B') zu einem Anstieg der systolischen Wandspannung um 80 Einheiten (10^3 dyn/cm^2), während der gleich hohe Blutdruckanstieg bei einem dilatierten Hochdruckherzen (A → B) zu einem weitaus größeren Wandspannungsanstieg führt, in dem gezeigten Beispiel um 180 Einheiten. Daraus folgt, daß ein gleich hoher Blutdruckansteig bei einem bereits dilatierten Herzen (hohe Ausgangswandspannung, niedrige Masse-Volumen-Relation) zu einer weitaus höheren Zunahme der systolischen Wandspannung und konsekutiv zu einer stärkeren Abnahme der Ventrikelfunktion führt als bei einem nichtdilatierten konzentrisch hypertrophierten Herzen mit niedriger Ausgangswandspannung und hoher Masse-Volumen-Relation. Ebenso steigt der myokardiale Sauerstoffverbrauch bei bereits bestehender Herzdilatation unter vergleichbarer Druckbelastung wesentlich stärker als bei konzentrisch hypertrophierten, nichtdilatierten Herzen.

Die ventrikeldynamische Ausgangslage (Masse-Volumen-Relation, systolische Wandspannung) ist somit für die Entstehung einer Myokardinsuffizienz und ihre differentialdiagnostische Schweregradeinstufung unter veränderter Nachlast von wesentlicher Bedeutung. Entsprechendes gilt umgekehrt für therapeutisch induzierte Drucksenkungen, da ein dilatiertes Hochdruckherz bei gegebener Durcksenkung eine wesentlich stärkere Wandspannungsabnahme und Verbesserung der Ventrikelfunktion erreicht als ein konzentrisch hypertrophierter Ventrikel.

XI. Koronare Hämodynamik

Der koronarwirksame Perfusionsdruck (+56%), der Koronarwiderstand (+38%) und die Koronardurchblutung des linken Ventrikels (+16%) sind gegenüber der Norm bei weitgehend normaler arteriokoronarvenöser Sauerstoff-

Tabelle 4. Koronare Hämodynamik des Hochdruckherzens. Koronarer Perfusionsdruck (P_{cor}), arterio-koronarvenöse Sauerstoffdifferenz ($avDO_2$), Koronardurchblutung des linken Ventrikels ($\dot{V}_{cor}$) und Koronarwiderstand (R_{cor}) bei Normalpatienten, essentieller Hypertonie (EH) und koronarer Herzkrankheit (KHK)

	P_{cor} (mm Hg)	$avDO_2$ (Vol%)	$\dot{V}_{cor}$ (ml/min·100 g)	R_{cor} (mm Hg·min·100 g·ml^{-1})
Normal (n=12)	82±2	12,2±0,1	71±3	1,15±0,04
EH (n=63)	129±8[c]	12,9±0,2	83±2[b]	1,57±0,06[c]
KHK (n=38)	87±5	12,8±0,6	64±3[a]	1,36±0,09

[a] $p<0,02$ [b] $p<0,005$ [c] $p<0,001$

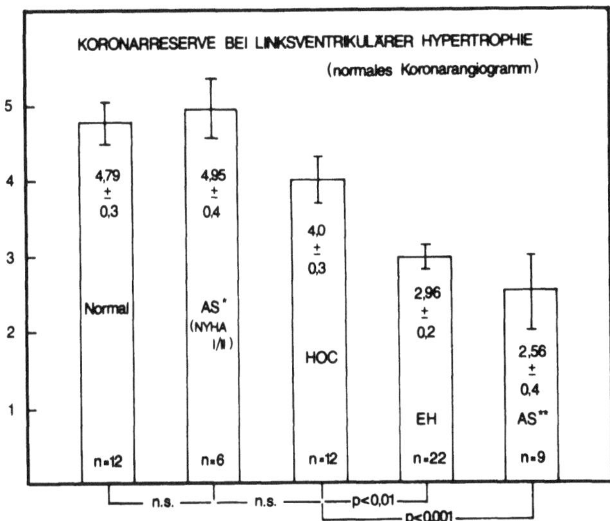

Abb. 8. Koronarreserven des linken Ventrikels bei Normalfunktion und linksventrikulärer Hypertrophie. Beachte die deutliche Einschränkung der Koronarreserve bei essentieller Hypertonie, die trotz normalem Koronarangiogramm mehr als 30% der Norm beträgt. Bezüglich der möglichen Ursachen vgl. Tabelle 5. *EH* Essentielle Hypertonie, *AS** kompensierte Aortenstenose, *AS*** dekompensierte Aortenstenose, *HOC* hypertrophische obstruktive Kardiomyopathie

Tabelle 5. Mögliche Ursachen der Einschränkung der Koronarreserve bei der hypertensiven Herzkrankheit mit normalem Koronarangiogramm. d/r = Wanddicke-Radius-Relation

Mediahypertrophie der Arteriolen (erhöhte d/r-Relation)
Elongierte Arteriolenstrombahn
Verminderte Arteriolen- und Kapillarendichte pro Myokard
Vermehrter Wassergehalt der Arteriolenwand
Veränderte Gefäßansprechbarkeit auf vasoaktive Transmitter
Erhöhte Blutviskosität

differenz signifikant erhöht (Tabelle 4). Die Koronarreserve des linken Ventrikels ist bei Hypertonikern mit signifikanten Koronarstenosen hochgradig [von 4,8 ± 1,99 (normal) auf 2,01 ± 0,12 ($p < 0,001$)], d.h. wie bei normotoner koronarer Herzkrankheit mit vergleichbaren Koronarstenosen, eingeschränkt (Abb. 8). Allerdings zeigen bereits jugendliche und kardial kompensierte essentielle Hypertoniker mit normalem Koronarangiogramm eine deutliche Einschränkung der Koronarreserve des linken Ventrikels [von 4,8 ± 1,99 (normal) auf 3,2 ± 0,31 ($p < 0,01$)], ein Befund, der das koronare Risiko bereits beim normal großen Hypertonikerherzen mit normalem Koronarangiogramm demonstriert und möglicherweise auf eine organisch fixierte oder funktionelle Einbeziehung der kleinen, im Koronarangiogramm nicht erkennbaren Herzkranzgefäße entspre-

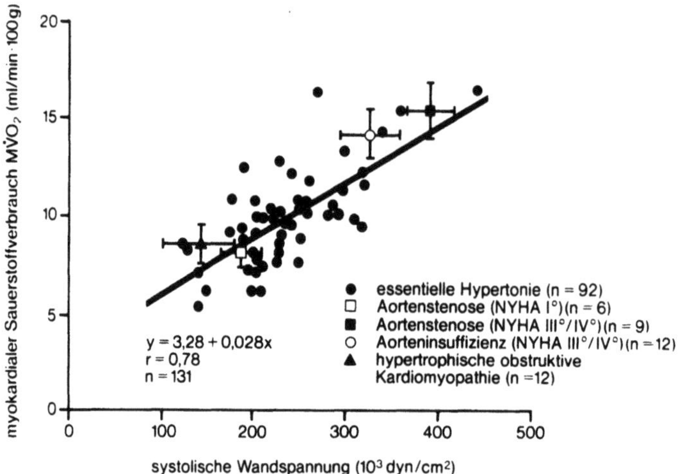

Abb. 9. Beziehung zwischen der systolischen Wandspannung und dem myokardialen Sauerstoffverbrauch. Beachte, daß der myokardiale Sauerstoffverbrauch mit steigender Wandspannung zunimmt

chend einer hypertensiven Mikroangiopathie zurückzuführen ist (KATHKE 1955; JAMES 1977; STRAUER 1979b; HORT 1981; RAHLF 1981).

Als Ursache der bereits bei jugendlichen Hypertonikern eingeschränkten Koronarreserve des linken Ventrikels kommen u.a. eine druckinduzierte Mediahypertrophie der arteriolären Widerstandsgefäße mit konsekutiver Zunahme der Wanddicke-Radius-Relation der Koronararteriolen, ein vermehrter intramuraler Wassergehalt (10–15%) der Arterien und Arteriolen, eine abnorm elongierte Arteriolenstrombahn und eine veränderte Vasoreaktivität auf physiologisch relevante Transmitter der Koronarregulation in Betracht (Tabelle 5).

XII. Myokardialer Sauerstoffverbrauch

Der Sauerstoffverbrauch des linken Ventrikels pro Gewichtseinheit ist bei der Gesamtgruppe der Hypertoniker im Mittel um 21% erhöht. Es besteht eine lineare Beziehung zur systolischen Wandspannung, die die wesentliche Determinante des myokardialen Sauerstoffverbrauchs darstellt (Abb. 9). Da die systolische Wandspannung mit zunehmender Ventrikeldilatation zunimmt, stellt die Ventrikelgröße beim essentiellen Hochdruck nicht nur ein klinisch brauchbares Korrelat zur Erfassung der Ventrikelfunktion dar, sondern repräsentiert darüber hinaus einen Index zur Abschätzung des myokardialen Sauerstoffverbrauchs und der Ischämiegefährdung des linken Ventrikels (STRAUER 1979a).

C. Klinische Schweregradeinteilung des Hochdruckherzens

Nach symptomatologischen und diagnostischen Kriterien läßt sich das Hochdruckherz in vier klinisch unterscheidungswürdige Stadien einteilen:

Stadium I: Selten Herzbeschwerden, Herzsilhouette, Ventrikelfunktion und Koronarangiogramm normal. Bereits deutliche Einschränkung der Koronarreserve.

Stadium II: Häufig Herzbeschwerden (Angina pectoris), Herzsilhouette und Ventrikelfunktion (Ruhe, Belastung) noch normal.

Stadium III: Häufig Beschwerden (Angina pectoris, Belastungsdyspnoe), Herzsilhouette vergrößert, Einschränkung der Ventrikelfunktion und Kontraktilität unter körperlicher Belastung.

Stadium IV: Klinische Zeichen dekompensierter Herzinsuffizienz, Herzsilhouette deutlich vergrößert, Einschränkung der Ventrikelfunktion in Ruhe.

Durch die Erfassung der genannten Symptomatolie und Befundkonstellation ist auf der Basis von Funktion und Arbeitsweise des Hochdruckherzens eine klinisch relevante Grundlage für eine Stadieneinteilung und rationale Differentialtherapie gegeben.

D. Diagnostik des Hochdruckherzens

Praktische Möglichkeiten der Funktionsdiagnostik

Für die Diagnostik resultiert, daß der Ermittlung der Größe des linken Ventrikels eine erhebliche diagnostische Bedeutung in der quantitativen Beurteilung der Herzfunktion zukommt. Die Diagnostik der Herz- bzw. Ventrikelgröße erfolgt meist röntgenologisch (p.a. Thorax-Röntgenaufnahme, standardisiert), echokardiographisch (M-mode, Sektorscan) und nuklearmedizinisch („first-pass"-Verfahren, „MUGA") u.a. Durch die standardisierten röntgenologischen und echokardiographischen Verfahren ist eine nicht-invasive Bestimmung von Ventrikelgröße und Ventrikelfunktion möglich. Bei Verfügbarkeit zweidimensionaler, echokardiographischer Verfahren kann zudem, unter Einbeziehung des systolischen Drucks, die Ventrikelgeometrie und die systolische Wandspannung, das ventrikuläre „afterload", nicht-invasiv ermittelt werden. Nicht unerwähnt bleiben sollte, daß auch mittels der finanziell aufwendigen, allerdings nicht-invasiven Computertomographie des Herzens, eine quantitativ genaue Beurteilung der Ventrikelgeometrie (Volumen, Wanddicke u.a.) möglich ist.

Neben der Erfassung der „statischen" Ventrikelgröße bieten sich weitergehende Verfahren zur linksventrikulären Funktionsdiagnostik an (Tabelle 6–10), durch die das Kontraktionsverhalten des Ventrikels während der Systole erfaßt wird. Zu den einfachsten und in der täglichen Praxis geübten Möglichkeiten gehören die Prüfung der körperlichen Belastbarkeit mittels niedrig dosierter Fahrradergometrie (ca. 1 W/kg Körpergewicht; cave! Blutdruckspitzen), die Erfassung der systolischen Zeitintervalle sowie die echokardiographische Beurteilung der auxotonen Ventrikelfunktion (prozentuale Durchmesserverkürzung, Verkürzungsfunktion u.a.).

Als in der internistischen Praxis praktikable und aussagefähige Verfahren zur *Diagnostik* der Herzfunktion bei der hypertensiven Herzkrankheit können somit vorrangig die standardisierte *Thorax-Röntgen-Aufnahme* sowie die *echo-*

Tabelle 6. Diagnostische Zielsetzungen bei hypertensiver Herzkrankheit

I. Ventrikelfunktion
- Ventrikelgröße
- Ventrikelvolumina (enddiastolisches und endsystolisches Volumen), Schlagvolumen
- Auswurffraktion (global, regional)
- Herzachsenverkürzungen (global, regional)

II. Ventrikelgeometrie
- Wanddicke (circumferentiell, regional)
- Ventrikelradien
- Wanddicke-Radius-Relation (Masse-Volumen-Relation)
- Wandspannung

III. Myokardperfusion
- Myokarddurchblutung (quantitativ)
- Regionale Myokardperfusion (in Ruhe, unter körperlicher Belastung, nach pharmakologischen Stress-Tests u.a.)
- Nachweis metabolischer Störungen

Tabelle 7. Diagnostik der Ventrikelgröße bei hypertensiver Herzkrankheit

- Klinisch-physikalische Untersuchungstechniken (Auskultation, Palpation, Perkussion u.a.)
- Standardisierte Thorax-Röntgen-Aufnahme (p.a. Hartstrahlaufnahme 2M u.a.)
- Echokardiographische Ventrikelgrößenbestimmung (Herzachsen, enddiastolische, endsystolische Ventrikellumenindizes u.a.)
- Nuklearmedizinische Verfahren (Erste-Pasage-Methoden, Gleichverteilungsmethoden u.a.)
- Kardiale Computertomographie (Ermittlung enddiastolischer und endsystolischer Ventrikelvolumina u.a.)
- invasive Ventrikulographische Techniken (Ventrikelvolumen, ventrikelgeometrische Parameter u.a.)

kardiographische Funktionsbeurteilung herangezogen werden. Damit sind Kontrollen des natürlichen Verlaufs sowie insbesondere auch Therapiekontrollen möglich. Aus Gründen der Realisierbarkeit und Kosten-Nutzen-Relation ist die Durchführung beider Verfahren je nach Art und Schwere des Krankheitsbildes in 2- bis 4monatigen Abständen wünschenswert, zumal durch die allgemein-physikalischen Untersuchungstechniken (3. Herzton, Rasselgeräusche, Herzdämpfung, Ödeme, Lebergröße u.a.) brauchbare Möglichkeiten zur Feststellung einer Änderung des Befundbildes und Therapieverlaufs jederzeit und zwischenzeitlich verfügbar sind. Es ist somit meist auch der Kenntnis über den jeweiligen Patienten und der Beurteilungsfähigkeit des behandelnden Arztes vorbehalten, wie oft und in welchem Umfang von den (a) einfachen physikalischen Untersuchungstechniken (Perkussion, Auskultation, Palpation u.a.) zu den (b) nicht-invasiven quantitativen Verfahren (Thorax-Röntgen-Aufnahmen, Echokardio-

Tabelle 8. Diagnostik der Herzhypertrophie bei hypertensiver Herzkrankheit

Elektrokardiographische Diagnostik (Standard-Extremitäten- und Brustwandableitungen, Vektorkardiographie, Frank-Ableitungen u.a.)
- Diagnostik der linksatrialen Hypertrophie (P-Wellen-Veränderungen: biphasisches P $\geqq$ 0,04 s biphasisch-negatives P (V_1) $\leqq -0{,}04$ mm; $P_{II} \geqq 0{,}3$ mV oder 0,12 s u.a.)
- Diagnostik der linksventrikulären Hypertrophie (abnorme Lagetypen; präkordiale Hochspannung $R_I + S_{III} \geqq 2{,}5$ mV; $RV_5 + SV_1 \geqq 3{,}5$ mV; QT-Verlängerung; ST-U-Veränderungen u.a.)

Thorax-Röntgen-Aufnahme, standardisierte p.a. Aufnahme (Ermittlung der Ventrikel- und Aortenkonfiguration, Vorhof- und Ventrikelgröße u.a.)

Zweidimensionale Echokardiographie (quantitative Bestimmung regionaler Ventrikelwanddicken, der Ventrikelradien und der Wanddicke-Radius-Relation; Bestimmung der systolischen Wandspannung, Ermittlung von Vorhof- und Ventrikelhypertrophie und Dilatation u.a.)

Kardiale Computertomographie (quantitative Ventrikelmassenbestimmung, Analyse der linksventrikulären Geometrie einschließlich der Masse-Volumen-Relation, Wanddicken, Wandspannungen u.a.)

201-Thallium-Szintigraphie (nicht-invasive Ermittlung der linksventrikulären Muskelmasse)

Quantitative Ventrikulographie bei gegebener Indikation zur Herzkatheteruntersuchung (quantitative Bestimmung der Ventrikelwanddicken, der Ventrikelmasse, Masse-Volumen-Relation u.a.)

Tabelle 9. Diagnostik der Ventrikelfunktion bei hypertensiver Herzkrankheit

Systolische Zeitintervalle (Präejektionsperiode = PEP; linksventrikuläre Auswurfzeit = LVET; PEP/LVET; Q-S2 u.a.)

Echokardiographische Funktionsbestimmungen
- M-mode-Echokardiographie (prozentuale Durchmesserverkürzungen, Verkürzungsfraktion, ventrikuläre Volumenindizes u.a.)
- Zweidimensionale Echokardiographie (quantitative Ermittlung von globalen und regionalen Ventrikelachsen, Kinesiestörungen, Auswurffraktion, Wanddicken, Wandspannung u.a.)

Nuklearmedizinische Verfahren
- Erste-Passage-Methoden (ventrikuläre Dimensionsgrößen, Auswurffraktion, segmentale Herzwandbewegung u.a.)
- Gleichverteilungsmethoden (globale und regionale Ventrikelbewegung, globale und regionale Auswurffraktion, Ermittlung der Funktionsgrößen vor und nach pharmakologischen Tests u.a.)

Kardiale Computertomographie (Ermittlung ventrikulärer Dimensionsgrößen u.a.)

Invasive Bestimmung von Größen der isovolumetrischen und auxotonen Kontraktionsphasen bei gegebener Indikation zur Herzkatheteruntersuchung (maximale Druckanstiegsgeschwindigkeit und abgeleitete Indizes, auxotone Pump- und Geschwindigkeitsparameter u.a.)

Ferner:
Herzminutenvolumenbestimmung vor und nach pharmakologischen und ergometrischen Belastungstests (Einschwemmkatheter u.a.)

Dosierte Ergometrie (1 W/kg Körpergewicht) zur Abschätzung der kardialen und körperlichen Leistungsfähigkeit (cave! Hochdruckspitzen)

Tabelle 10. Diagnostik der Myokardperfusion bei hypertensiver Herzkrankheit

---

Nuklearmedizinische Verfahren [Myokardszintigraphie mit 201-Tl, radioaktiv markierten (125-J) Fettsäuren u.a.]
- Erfassung der globalen und regionalen Myokarddurchblutung
- Nachweis minderperfundierter Areale bei begleitender koronarer Herzkrankheit; in Ruhe, unter körperlicher Belastung, nach pharmakologischen Tests u.a.
- Nachweis irregulär hypertrophierter Ventrikelwandareale (201-Thallium-Szintimetrie)

Inertgasmethoden zur Messung der Koronardurchblutung (Argon, Helium, Stickoxydul u.a.)
- Messung der globalen Koronardurchblutung des linken Ventrikels
- Bestimmung des myokardialen Sauerstoffverbrauchs
- Bestimmung der Koronarreserve des linken Ventrikels
- Quantitativer Nachweis myokardwirksamer Metaboliten im Sinus coronarius

Koronanarangiographie bei gegebener klinischer Indikation
- Nachweis von Koronarstenosierungen, Kollateralen u.a.

---

graphie, systolische Zeitintervalle, nuklearmedizinische Verfahren u.a.) und schließlich zu den (c) aufwendigen und nur bei spezieller Indikation gerechtfertigten Verfahren (Computertomographie des Herzens, Einschwemmkathetertechnik, Kontrastmittelventrikulographie u.a.) übergegangen wird. Aufgrund der guten Meßgenauigkeit und diagnostischen Aussagefähigkeit ist zu erwarten, daß durch kostenreduzierende Weiter- und Neuentwicklungen die beiden derzeit mit hoher diagnostischer Treffsicherheit einsetzbaren, nicht-invasiven Verfahren der Herzfunktionsdiagnostik, d.h. die Echokardiographie (eindimensional, zweidimensional) und Radionuklidventrikulographie zukünftig weitgehende Verbreitung finden werden.

E. Therapie des Hochdruckherzens

I. Basistherapie des Hochdruckherzens

Die Kausaltherapie des Hochdruckherzens besteht in der konsequenten, individuell regulierten Blutdrucksenkung. Damit wird die Rückbildung der durch die Blutdruckerhöhung induzierten myokardialen und koronaren Hochdruckauswirkungen angestrebt. Unter der Voraussetzung der Durchsetzbarkeit einer Kausaltherapie überhaupt, impliziert dieses therapeutische Vorhaben den Einsatz der verfügbaren diätetischen, medikamentösen und ggf. invasiven therapeutischen Maßnahmen zur Blutdrucknormalisierung. Dadurch wäre einerseits die Therapie des Symptoms „Bluthochdruck“ und andererseits die Therapie der multiplen hypertensiven Organmanifestationen der hypertensiven Organerkrankungen realisierbar. Da die Systematik der Hochdruckbehandlung Thema eines weiteren Beitrags darstellt, soll im folgenden auf die für die Therapie der hypertensiven Herzkrankheit wichtigen Grundlagen, Möglichkeiten und Therapieerneuerungen eingegangen werden. Demzufolge werden die aus kardialer Sicht wesentlichen pharmakotherapeutischen Maßnahmen, wie sie durch

Digitalisglykoside
Betarezeptorenblocker
Diuretika
Vasodilatatoren

verfügbar sind, bevorzugt dargestellt.

II. Digitalisglykoside

Digitalisglykoside gehören zu den weitestgehend akzeptierten und wirksamsten pharmakologischen Maßnahmen zur symptomatischen Behandlung der Myokardinsuffizienz. Therapeutisches Ziel ist es, die aus der positiv-inotropen Digitaliswirkung resultierende myokardiale Kontraktilitätssteigerung in eine Verbesserung der ventrikulären Pumpfunktion umzusetzen. Eine Kausaltherapie wird dadurch allerdings nicht erreicht. Wenn es gelänge, die einer Herzinsuffizienz zugrundeliegende Grunderkrankung durch eine gezielte medikamentöse Kausaltherapie zu behandeln, dann wären Digitalisglykoside zur Therapie der Herzinsuffizienz entbehrlich.

Digitalisglykoside wirken am kompensierten und am dekompensierten Herzen positiv-inotrop. Dies äußert sich in der Zunahme von Kontraktionsamplitude, myokardialer Kraft- bzw. Spannungsentwicklung und Kontraktionsgeschwindigkeiten unterschiedlichen Ausmaßes:

Am *kompensierten*, normal großen Herzen wie auch am konzentrisch hypertrophierten Hochdruckherzen kommt es zu einer erheblichen Steigerung der isovolumetrischen Druckanstiegsgeschwindigkeit im linken Ventrikel, während die für die Förderleistung wesentlichen Pumpgrößen, wie Herzminutenvolumen, Herzindex und Schlagvolumen, normal bleiben und nicht übernormal gesteigert werden können (Tabelle 11). Dies bedeutet, daß sich die signifikante positiv-inotrope Wirkung am kompensierten Myokard nicht als Maßnahme zur Verbesserung der ohnehin normalen Ventrikelfunktion nutzen läßt. Der myokardiale Sauerstoffverbrauch bleibt bilanzmäßig unverändert; dagegen steigen wie bei potentiell ischämiegefährdenden Pharmakawirkungen (z.B. Vasopressin) Koronarwiderstand und arterio-koronarvenöse Sauerstoffdifferenz als Zeichen vermehrter myokardialer Sauerstoffextraktion an. Daraus folgt, daß Digitalisglykoside am suffizienten bzw. kompensierten Herzen mit und ohne Hypertrophie trotz erheblicher Kontraktilitätssteigerung weder eine Verbesserung der Ventrikelfunktion noch eine metabolische Entlastung des linken Ventrikels erzeugen, die durch eine Senkung des myokardialen Sauerstoffverbrauchs quantifizierbar wäre.

Im Unterschied zum kompensierten Herzen kommt es am *insuffizienten* Myokard unter Digitalisglykosiden zu einer Zunahme der bereits eingeschränkten Muskelverkürzung, zu einer Steigerung von Schlagvolumen, Herzminutenvolumen und Herzindex, d.h. zu einer Verbesserung der Pumpfunktion, mit konsekutiver Verlagerung der sog. Ventrikelfunktionskurve zu höheren Auswurfvolumina bei vergleichbarem enddiastolischen Füllungsdruck. Klinisch bes-

Tabelle 11. Wirkung von Digoxin (0,01 mg/kg i.v.) auf die Funktion, Dynamik und den Koronarkreislauf des hypertrophierten Hochdruckherzens. P_{LV} = Endsystolischer Druck im linken Ventrikel, P_{LVED} = enddiastolischer Druck im linken Ventrikel, dp/dt_{max} = maximale Druckanstiegsgeschwindigkeit, TTI = Druckfrequenzprodukt aus mittlerem systolischen Druck und der Herzfrequenz, $\dot{V}_{cor}$ = Koronardurchblutung des linken Ventrikels, R_{cor} = Koronarwiderstand, $avDO_2$ = arterio-koronarvenöse Sauerstoffdifferenz, $M\dot{V}O_2$ = myokardialer Sauerstoffverbrauch des linken Ventrikels

	Digoxin		P	%
	Vorher	Nachher		
P_{LV} (mm Hg)	196 ±23	198 ±21	n.s.	+1,1
P_{LVED} (mm Hg)	15,9 ±3,8	15,7 ±3,1	n.s.	−1,2
dp/dt_{max} (mm Hg/s)	2250 ±287	2687 ±243	p<0,001	+19,4
Herzfrequenz (l/min)	74 ±13	71 ±12	n.s.	−5,2
Herzindex ($l/min \cdot m^2$)	3,67±0,57	3,26±0,58	p<0,001	−11,2
Schlagindex ($ml/Schlag \cdot m^2$)	50,9 ±12,5	47,6 ±12	n.s.	−6,5
Herzarbeit ($mm\ Hg \cdot ml/min \cdot m^2$)	675 ±86	610 ±91	p<0,005	−9,7
~TTI ($\sim \bar{P}_{syst} \cdot n$)	13828 ±2927	13296 ±2652	n.s.	−3,8
$\dot{V}_{cor}$ (ml/min·100 g)	74,4 ±14,2	67,8 ±13,1	p<0,01	−8,8
R_{cor} ($mm\ Hg \cdot min \cdot 100\ g \cdot ml^{-1}$)	1,54±0,21	1,71±0,19	p<0,001	+11
$avDO_2$ (Vol%)	12,15±1,29	12,95±1,17	p<0,001	+5,9
$M\dot{V}O_2$ (ml/min·100 g)	9,03±2,14	8,82±1,83	n.s.	−2,1

$\bar{x} \pm SD$, n = 12

sern sich Lungenstauung, Dyspnoe, Leberdämpfung, Ödeme u.a. Die Herzgröße nimmt ab. Der myokardiale Sauerstoffverbrauch des linken Ventrikels bleibt konstant und wird wirksam gesenkt, so daß die infolge Steigerung von Kontraktilität und Pumpfunktion zu erwartende Steigerung des myokardialen Sauerstoffverbrauchs infolge Abnahme der Herzgröße und damit der für die myokardiale Energiebilanz wesentlichen Größe der systolischen Wandspannung bilanzmäßig kompensiert wird.

Die Befunde zeigen, daß sich die durch Digoxin verursachte Inotropiezunahme beim kardial *kompensierten* Hochdruckherzen nicht nur nicht in eine therapeutisch nutzbare Verbesserung der Pumpfunktion umsetzen läßt, sondern daß darüber hinaus mit einer potentiell koronarkonstriktorischen Wirkung am Koronargefäßsystem zu rechnen ist. Die Indikation zur Anwendung von Digoxin bei der kompensierten Hypertonie sollte daher zurückhaltend gestellt werden.

Am *dekompensierten* Hochdruckherzen ist die Digitaliswirkung günstig. Die Verbesserung der Myokardkontraktilität geht mit einer deutlichen Verbesserung der linksventrikulären Pumpfunktion einher. Die abnorm erhöhten Füllungsdrucke werden gesenkt. Bilanzmäßig wird der myokardiale Energiebedarf nur geringgradig gesteigert. Die Indikation für Digitalisglykoside ist daher für das dilatierte Hochdruckherz aus kardialer Sicht gegeben.

III. Digitalistoleranz und Digitalisbedarf

Allgemeinerkrankungen, Arzneimittelinteraktionen und Wechselwirkungen zwischen Organfunktionen können zur Änderung von Glykosidtoleranz und Glykosidbedarf führen. Ein erhöhter Glykosidbedarf besteht u.a. bei Fieber, Hyperthyreose, Hyperkaliämie, absoluter Tachyarrhythmie, bei Malabsorptions-Syndromen, während ein erniedrigter Bedarf bei Hypothyreose, beim Hypoparathyreoidismus, bei Hypophysen-Vorderlappeninsuffizienz, bei Aldosteronismus und Hypoxämie sowie bei Azidose auftreten kann. Dem entspricht jeweils eine Änderung der Glukosidempfindlichkeit, wenn man die globale Dosis-Wirkung-Relation aus verabfolgter Digitalismenge und klinisch faßbarer Rekompensierungspotenz (z.B. beurteilbar aus Herzgrößenabnahme, Ödemausschwemmung, Besserung von Dyspnoe) zu grundelegt. Insofern gibt es eine Vielfalt von Erkrankungen mit sog. Digitalisresistenz. Werden dagegen alle jene Faktoren berücksichtigt, die über Veränderungen von Resorption, Transport, Metabolismus, Elimination und Zellinteraktionen, speziell mit Pharmaka und Hormonen, eine Änderung der sog. Digitalisempfindlichkeit auszulösen vermögen, dann verringert sich die Anzahl der tatsächlichen, zellulären Digitalisresistenzen proportional zur Aufdeckung zwischengeschalteter Faktoren:

a) Durch zahlreiche Medikamente werden die Resorption, der Metabolismus und die Bioverfügbarkeit vermindert (Verminderung der Resorption durch Neomycin, Cholestyramin, Kohle u.a.; gesteigerter Digoxinmetabolismus nach Rifampicin; mikrosomale Enzyminduktion durch Barbiturate, Diphenylhydantoin).

b) Bei Hyperkaliämie (Erniedrigung der Affinität der Digitalisbindung = Abdissoziation des gebundenen Digoxins vom Zellmembranrezeptor), Hyperthyreose (Zunahme der zellmembranständigen Glykosidrezeptoren = geringe Rezeptorenbesetzung) und unter Canrenoat sowie auch unter Diphenylhydantoin (Glykosidverdrängung am Rezeptor) scheint es tatsächliche Änderungen der Digitalisbindungskinetik mit pharmakokinetisch begründbarer Digitalisresistenz zu geben. Gelegentlich kombinieren sich unterschiedliche pharmakodynamische Wirkungen: erniedrigte Digitalisserumkonzentration und geringere Rezeptorbesetzung bei der Hyperthyreose, die auch unter hoher therapeutischer Digitalisdosis, einhergehend mit normalen Serumdigoxinkonzentrationen, eine verminderte Digoxinansprechbarkeit des Myokards aufweist.

c) Schließlich kann sich die Digitalisempfindlichkeit während des therapeutischen oder Spontanverlaufs einer Erkrankung ändern und mit einem vermehrten oder verminderten Glykosidbedarf einhergehen. Dies ist meist Folge der gezielten Therapie der Grundkrankheit, die im Rahmen von Zweiterkrankungen mit arteriellem Hochdruck stets zu berücksichtigen ist (Hyperthyreose, Paraproteinämie, Polyglobulie, Polyzythämie, Niereninsuffizienz u.a.)

IV. Betarezeptorenblocker

Die zweite wichtige Substanzgruppe in der Behandlung des Hochdruckherzens sind Betarezeptorenblocker. Sie werden beim arteriellen Bluthochdruck mit den Zielen einer Blutdrucksenkung, Abnahme einer erhöhten Herzfrequenz, Hypertrophieregression, eines erhöhten myokardialen O_2-Verbrauchs und einer antianginösen Wirkung eingesetzt. Durch ihre negativ-inotrope, negativ-chronotrope und antihypertensive Wirkung wird eine linksventrikuläre Entlastung mit Senkung des myokardialen Energiebedarfs angestrebt. Therapeutisch sollte die geringste, noch wirksame Dosis ausgetestet werden. Unter den zahlreichen, im

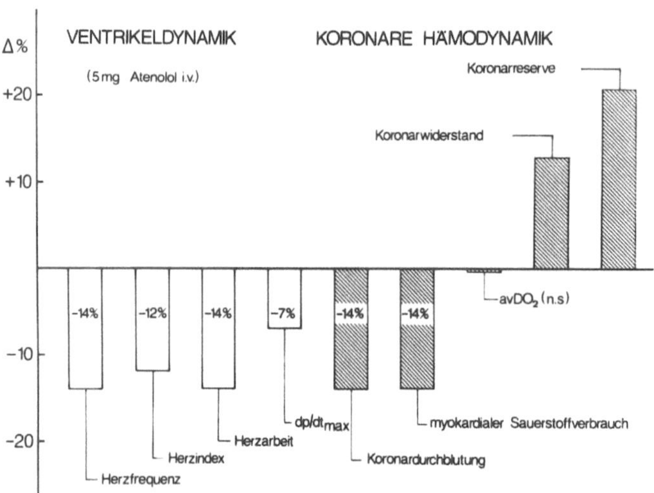

Abb. 10. Wirkungen einer Betarezeptorenblockade am kardial kompensierten Hochdruckherzen. Nach 5 mg Atenolol i.v. resultieren Abnahmen von Herzfrequenz, Herzindex, Herzarbeit und maximaler Druckanstiegsgeschwindigkeit. Von seiten der koronaren Meßparameter werden der myokardiale Sauerstoffverbrauch und die Koronardurchblutung gesenkt, während Koronarwiderstand und Koronarreserve ansteigen. Beachte, daß die arterio-koronarvenöse Sauerstoffdifferenz ($avDO_2$) unverändert bleibt

Handel befindlichen Betarezeptorenblockern haben sich u.a. Propranolol, Pindolol, Oxprenolol, Metoprolol und Atenolol bewährt. Bei kardial voll kompensierten Koronarkranken werden vornehmlich Präparate mit deutlich negativinotroper Eigenwirkung Anwendung finden, da eine Inotropieabnahme mit einer effektiven Senkung des myokardialen Energiebedarfs einhergeht. Dafür kommt z.B. Propranolol in Betracht. Bei latent oder manifest herzinsuffizienten Patienten hingegen ist der Einsatz von Betarezeptorenblockern erforderlich, die eine meßbare Inotropieabnahme nicht aufweisen. Dazu gehören u.a. Oxprenolol, Atenolol, Metoprolol und Pindolol.

Die myokardialen und koronaren Wirkungen eines kardioselektiven Betarezeptorenblockers lassen sich am Beispiel der Atenololwirkung wie folgt darstellen. Bei Patienten mit kardial, d.h. funktionell kompensierten Hochdruckherzen kommt es unter therapeutischer Atenololdosis (5 mg i.v.) zu herzfrequenzbedingten Abnahmen der Ventrikelfunktion (Herzindex, Herzarbeit, maximale Druckanstiegsgeschwindigkeit u.a.). Zeichen einer direkt negativ-inotropen Wirkung von Atenolol finden sich nicht. Die Abnahmen von Herzfrequenz, Herzindex, dp/dt_{max}, Herzarbeit und „tension time index“ zeigen eine wirksame systolische Entlastung des linken Ventrikels. Die Veränderungen der koronaren Hämodynamik sind durch eine ausgeprägte Abnahme von Koronardurchblutung und myokardialem Sauerstoffverbrauch bei unveränderter arterio-koronarvenöser Sauerstoffdifferenz gekennzeichnet. Der Koronarwiderstand nimmt erheblich zu. Die systolische Entlastung des linken Ventrikels geht somit mit einer deutlichen metabolischen Entlastung bzw. Abnahme des myokardialen Energiebedarfs einher (Abb. 10, 11).

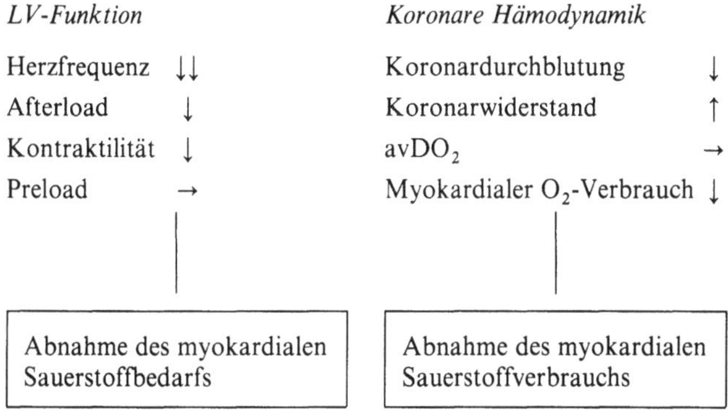

Abb. 11. Darstellung der Wirkung einer Betarezeptorenblockade (Atenolol) auf die linksventrikulären Funktionsgrößen und die koronare Hämodynamik. Unter einer wirksamen Betarezeptorenblockade kommt es zur Abnahme von Herzfrequenz, Nachlast und Kontraktilität, während Koronardurchblutung und myokardialer Sauerstoffverbrauch gesenkt werden, der Koronarwiderstand ansteigt und die arterio-koronarvenöse Sauerstoffdifferenz unverändert bleibt

Atenolol, wie auch Metoprolol und Pinolol, können als weitgehend kardioselektiver Betarezeptorenblocker eingestuft werden, der unter chronischer Anwendung bei der arteriellen Hypertonie mit einer deutlichen arteriellen Drucksenkung einhergeht. Neben der antihypertensiven Wirkung ist eine ihrer ausgeprägtesten Wirkungen die Verlangsamung der Herzfrequenz, die unter chronischer Applikation und bereits als Akuteffekt manifest wird und als Ursache für die Abnahmen von Herzindex, Herzarbeit, „tension time index" und maximaler Druckanstiegsgeschwindigkeit in Betracht kommt. Einer Abnahme der Herzfrequenz bei akuter intravenöser Anwendung von 5 mg Atenolol um 13,8% steht eine Frequenzabnahme bei chronischer, oraler Anwendung von 75–100 mg um etwa 15–18% gegenüber, so daß die Frequenzeffekte unter diesen Bedingungen quantitativ vergleichbar sind. Allerdings differiert die Blutdruckwirkung bei akuter (−5,4%) und chronischer Anwendung (−14%) deutlich. Demzufolge ist bei chronischer Anwendung mit einer noch stärkeren Abnahme der Herzleistung und des „tension time index" und konsekutiv mit noch ausgeprägteren Abnahmen von Faktoren zu rechnen, die den Sauerstoffverbrauch des linken Ventrikels bestimmen, so daß die durch Atenolol einsetzende Druck- und Frequenzabnahme als wirksames Korrelat einer systolischen Entlastung des linken Ventrikels anzusehen ist. Für die praktisch-therapeutische Anwendung von Atenolol bei der essentiellen Hypertonie ist allerdings anzumerken, daß als Folge der ausgeprägten Frequenzabnahme hämodynamische Nebenwirkungen, wie bradykardiebedingte Hochdruckspitzen, nicht auszuschließen sind.

Für die Abnahme der Koronardurchblutung und Zunahme des Koronarwiderstands unter akuter Betarezeptorenblockade kommen unter anderem die ventrikeldynamischen und metabolischen Atenolol-Auswirkungen, die Veränderungen der Betarezeptoraktivitäten und direkte Atenololwirkungen auf die glatte Gefäßmuskulatur des Koronargefäßsystems in Betracht. Da die arterio-koronarvenöse Sauerstoffdifferenz im Unterschied zur Digitaliswirkung unverändert bleibt, ist eine primäre Koronarkonstriktion, vermittelt durch α-adrenerges

Überwiegen oder durch direkte koronarkonstriktive Atenolol-Einflüsse, weitgehend auszuschließen. Vielmehr ist die Abnahme des myokardialen Sauerstoffverbrauchs infolge Abnahme seiner ventrikeldynamischen Determinanten bei gleich hoher koronarer Sauerstoffextraktion verursacht. Demzufolge geht die Abnahme des myokardialen Energiebedarfs unter Atenolol mit einer konsekutiven Abnahme der Koronardurchblutung und Zunahme des Koronarwiderstands einher. Insofern ist die Veränderung von Koronardurchblutung und Koronarwiderstand als metabolisch, d.h. vorrangig als Folge des veränderten myokardialen Energiebedarfs unter Betarezeptorenblockade anzusehen.

Unter Betarezeptorenblockern kann die Koronarreserve des linken Ventrikels bilanzmäßig gesteigert werden, unter Atenolol (5 mg i.v.) im Mittel um 21%. Dabei ist der minimal erreichbare Koronarwiderstand mit und ohne Atenolol annähernd gleich hoch, während der Koronarwiderstand unter Atenolol deutlich erhöht ist. Die koronare Leitfähigkeit selbst bleibt somit unbeeinflußt. Wahrscheinlich findet diese Zunahme der Koronarreserve ihr klinisches Korrelat in der verbesserten Belastungstoleranz und reduzierten Schmerzanfälligkeit bei mit Betarezeptorenblockern behandelten koronarkranken Patienten mit oder ohne arterielle Hypertonie. Es ist vorstellbar, daß auch andere metabolisch entlastende Eingriffe, die mit einer Abnahme von Koronardurchblutung und myokardialem Sauerstoffverbrauch und einer Erhöhung des Koronarwiderstands einhergehen, wie negativ-inotrope, negativ-chronotrope und blutdrucksenkende Pharmaka, zu einer Zunahme der Koronarreserve und damit der koronaren Belastbarkeit der Patienten führen können. Insofern ist eine Verbesserung der Koronarreserve des Herzens durch eine Herabsetzung der mechanischen und hämodynamischen Determinanten des myokardialen Energiebedarfs über negativ-chronotrope Maßnahmen zu erwarten, während umgekehrt Eingriffe mit Steigerung des myokardialen Sauerstoffverbrauchs im allgemeinen auch mit einer Abnahme der Koronarreserve einhergehen können.

V. Diuretika

Für den kardialen Mechanismus der Diuretikawirkung ergeben sich qualitativ drei wesentliche Angriffspunkte. Diese sind:

1. Änderungen der Ventrikeldynamik über eine Änderung der Ventrikeldimensionsgrößen;
2. peripher-vaskuläre Angriffspunkte und
3. inotrope Eigenwirkungen.

Diuretika führen am dilatierten und insuffizienten menschlichen Herzen zu einer *Änderung der Ventrikeldimensionen* mit Abnahme des ventrikulären Füllungsvolumens und Füllungsdrucks (Preload-Senkung). Demzufolge nimmt die Masse-Volumen-Relation bzw. die Wanddicke-Radius-Relation zu. Auch ohne Änderung der systolischen Nachlast kommt es somit indirekt zu einer Abnahme der systolischen Wandspannung (Afterload-Abnahme) mit nachfolgender Verbesserung der myokardialen Energiebilanz und einer Zunahme der Wandspannungsreserve.

Bei gleichzeitiger Abnahme des systolischen Drucks und des peripheren arteriellen Widerstands ist mit einer zusätzlichen, quantitativ erheblichen Afterload-Abnahme und Verminderung des myokardialen Energiebedarfs zu rechnen.

Unabhängig von der Höhe der Ausgangswerte nehmen die Füllungsdrücke innerhalb der ersten Stunde im Mittel zwischen 24 und 46% vom Ausgangswert ab. Bei dekompensierten Hypertonikern geht damit eine systematische Besserung der Dyspnoe einher.

Ist in der Gesamtbilanz die Abnahme des Preload unbestritten, so ist die Quantifizierung des „venösen pooling" insbesondere durch den Nachweis peripher-vaskulärer Angriffspunkte bislang offen. Neuere Mitteilung über die Wirkung von Furosemid lassen auf eine zweiphasische Wirkung schließen. Dem renalen Angriffspunkt mit Abnahme des Plasmavolumens und Extrazellulärvolumens geht zusätzlich eine direkte Weitstellung der venösen Kapazitätsgefäße voran, so daß Furosemid eine zumindest vorübergehende preloadsenkende Wirkung mit Verbesserung der Herzfunktion und Abnahme der Dyspnoe bei akuter Linksherzinsuffizienz anurischer und nephrektomierter Patienten aufweisen kann. Demnach kann unter Furosemid schon vor dem Einsetzen der Diurese eine Abnahme der intrapulmonalen Stauung mit Besserung des Symptoms Dyspnoe erwartet werden.

Neben der ausgeprägten Abnahme des Füllungsdrucks führt der akute Einsatz von Diuretika inkonstant zu einer leichten Abnahme des arteriellen Drucks bis zu 14%. Dies dürfte zumindest einer quantitativ vergleichbaren Abnahme des Afterload entsprechen. Da die Herzfrequenz in allen Fällen praktisch unverändert bleibt, ist demnach nur eine leichte Abnahme des Herzzeitvolumens zu erwarten. Mehrheitlich vermindert sich jedoch das Herzzeitvolumen zwischen 8 und 25% bezogen auf den Ausgangswert.

Klinische Untersuchungen über die *inotropen Eigenwirkungen* von Diuretika zeigen eine positiv-inotrope Wirkung von Canrenoat-Kalium mit Anstieg von Herzindex und maximaler Druckanstiegsgeschwindigkeit. Dieser Befund wurde unter besonderen experimentellen Bedingungen bestätigt. Wegen der strukturellen Ähnlichkeit mit Digitalisglykosiden geht Canrenoat-Kalium, wie diese, eine Bindung mit Glykosidrezeptoren ein und hemmt die Na^+-K^+-ATPase. Im Gegensatz zu Herzglykosiden kommt es allerdings erst bei hohen unspezifischen Konzentrationen ($>10^{-5}$ Mol) zu einer ausreichenden Bindung an den Rezeptor. Auch für Amilorid wurde in einem hohen Konzentrationsbreich ($>10^{-6}$ Mol) ein leichter positiv-inotroper Effekt nachgewiesen. Da diese Wirkungen erst bei sehr hohen Konzentrationen nachweisbar waren, dürfte daher in beiden Fällen einer effektiven inotropen Wirkung in therapeutischen Dosierungen eher eine untergeordnete Bedeutung zukommen. Für Furosemid, Etacrynsäure und Triamteren lassen sich am Ventrikelmyokard keine inotropen Eigenwirkungen nachweisen. Die Unbeeinflußbarkeit der Ventrikelkontraktilität durch Furosemid wurde ebenfalls tierexperimentell und klinisch bestätigt.

Die *Langzeitbehandlung der essentiellen Hypertonie* mit einer Monotherapie mit Diuretika führt zur Senkung des arteriellen Blutdrucks bis zu einem Viertel der Ausgangswerte. Eine parallel dazu verlaufende Abnahme des peripheren arteriellen Widerstands ohne wesentliche Abnahme des Herzzeitvolumens erscheint gut gesichert. Diese Wirkung ist im wesentlichen unabhängig von der Wahl des eingesetzten Diuretikums und führt damit bei der Hochdruckbehandlung zu einer quantitativ wirksamen Senkung des Afterload. Das zu Beginn der Therapie mit Diuretika reduzierte Herzzeitvolumen kehrt nach mehrwöchiger Behandlung wieder zum Ausgangswert zurück. Umgekehrt verhält sich der arterielle Gefäßwiderstand, der nach anfänglicher Erhöhung wieder abnimmt.

Therapeutisch wichtig ist das Verhalten der zentralen und peripheren Hämodynamik unter Belastungsbedingungen. Erste Untersuchungen zeigen nach mehrmonatiger diuretischer Therapie und ergometrischer Belastung einen abgeschwächten Anstieg des arteriellen Blutdruckes sowie eine leichte Abnahme des arteriellen Gefäßwiderstandes. Dies dürfte einer wirksamen linksventrikulären Entlastung und nachfolgend einer verbesserten Energiebilanz gleichkommen.

Ohne an dieser Stelle auf die der Afterload-Senkung zugrunde liegenden Mechanismen näher einzugehen, sollte auf das ähnliche hämodynamische Verhalten nach Betarezeptorenblockade hingewiesen werden. Die Langzeitbehandlung führt hier gleichfalls nach anfangs erhöhtem arteriellen Widerstand zu einer Abnahme des arteriellen Widerstandes. Dieses ähnliche hämodynamische Verhalten zeigt, daß einer spezifischen pharmakologischen Wirkung einzelne Funktionsparameter nicht zugrunde gelegt werden können, ohne die möglichen Effekte der kardiovaskulären Adaption an die längerdauernde Abnahme des Herzindex einzubeziehen.

VI. Vasodilatatoren

Neben positiv-inotrop wirksamen Eingriffen (Digitalisglykoside; Prenalterol; Spironolactone u.a.), die mit einer Aufwärtsverlagerung der Ventrikelfunktionskurve und demzufolge mit einer Steigerung der Schlagarbeit bei gleich hohem Füllungsdruck einhergehen, gibt es prinzipiell zwei therapeutische Ansätze, um durch „inotrop-neutrale" Maßnahmen eine Verbesserung der Ventrikelfunktion zu erreichen:

1. Verminderung der diastolischen Ventrikelfüllung und Vorlast (preload) mit Abnahme des linksventrikulären Durchmessers und damit indirekt auch der systolischen Wandspannung.
2. Direkte Verminderung der linksventrikulären Nachlast durch Senkung des arteriellen Drucks, des arteriellen Gefäßwiderstands und der systolischen Wandspannung des Herzens.

Die Senkung einer abnormen Erhöhung der Vorlast ist durch Diuretika realisierbar, die Normalisierung einer abnormen Nachlasterhöhung durch arteriolär angreifende Vasodilatatoren. Dazu gehören u.a. Hydralazin, Prazosin, Minoxidil, Na-Nitroprussid u.a. Zu den praktisch wichtigsten nachlastsenkenden Vasodilatatoren gehört Hydralazin, da es neben der therapeutisch nutzbaren Drucksenkung eine kalkulierbare Wirkung auf die Ventrikelfunktion bei vertretbaren Nebenwirkungen besitzt und auch oral einsetzbar ist.

Am kardial *kompensierten* und dekompensierten Hochdruckherzen bewirkt Hydralazin in therapeutischer Dosierung (20 mg i.v.) eine arterielle Drucksenkung und eine leichte Zunahme der Herzfrequenz (Abb. 12). Die ventrikulären Pumpgrößen werden wirksam verbessert mit Zunahmen von Herzminutenvolu-

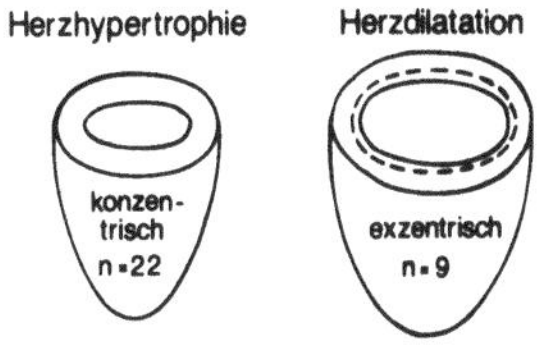

	Herzhypertrophie konzentrisch n = 22	Herzdilatation exzentrisch n = 9
Systolischer Blutdruck	−16 % ($p<0{,}001$)	−19,6% ($p<0{,}001$)
Enddiastolischer Druck	−21 % ($p<0{,}001$)	−29,3% ($p<0{,}001$)
Herzfrequenz	+6,8%	+4,2%
Herzindex	+24,4% ($p<0{,}001$)	+29,3% ($p<0{,}001$)
Schlagindex	+18,4% ($p<0{,}001$)	+20,6% ($p<0{,}001$)
Maximale Druckanstiegsgeschwindigkeit	+8,3%	+6,2%
Koronardurchblutung	+41,3% ($p<0{,}001$)	+32,4% ($p<0{,}02$)
Koronarwiderstand	−36,1% ($p<0{,}001$)	−29,1% ($p<0{,}01$)
Koronare O_2-Differenz	−18,6% ($p<0{,}001$)	−14,4% ($p<0{,}01$)
Myokardialer Sauerstoffverbrauch	+7,5%	+4,1%

Abb. 12. Wirkungen von Hydralazin (20 mg i.v.) am kompensierten und dekompensierten Hochdruckherzen

men und Schlagvolumen zwischen 12 und 29%. Die Koronardurchblutung nimmt um 41% zu, die koronare Sauerstoffextraktion nimmt deutlich ab, und der Koronarwiderstand wird bei der Anwendung benigner Koronardilatatoren um 36% gesenkt. Der myokardiale Sauerstoffverbrauch wird nur geringgradig gesteigert, da die Sauerstoffverbrauchs- und einsparenden Wirkungen bilanzmäßig ausgeglichen sind. Noch günstigere, qualitativ aber gleichgerichtete Effekte sind am *dekompensierten* Hochdruckherzen nachweisbar. Die Resultate zeigen, daß durch die Afterload-Reduktion, die nicht nur eine reine Drucksenkung darstellt, eine über die Drucksenkung hinausgehende, primär nicht myokardiale Verbesserung der Ventrikelfunktion über eine Verbesserung der systolischen Auswurfbedingungen zu erreichen ist. Darüber hinaus ist ein Therapiekonzept realisierbar, das die für den Kreislauf entscheidende Verbesserung der Pumpfunktion des Herzens auch ohne nennenswerte Steigerung des myokardialen Energiebedarfs erreicht. Damit scheint durch den Einsatz Afterload-reduzierender Vasodilatatoren eine wirksame adjuvante Therapiemaßnahme zur Glykosid- und Diuretikatherapie des dekompensierten Hochdruckherzens und auch der normotensiven, digitalisrefraktären Herzinsuffizienz gegeben.

Die Vielzahl der derzeit verfügbaren, überwiegend arteriolär angreifenden Vasodilatatoren bietet gegenüber dem Hydralazin keine hämodynamischen und ventrikeldynamischen Vorteile. Zudem ist die Hydralazin-Toxizität gut bekannt, dosisabhängig begrenzt, meist reversibel, überwiegend bei Langsamazetylierern (niedrige Aktivität der hepatischen Acetyl-N-Transferase) vorhanden und meist bei Patienten mit längerer Überlebensrate als ohne Hydralazintherapie nachweisbar.

Tabelle 12. Standardisierte Therapie des Hochdruckherzens

Kompensiertes Hochdruckherz: → Hochdruckbehandlung + Prävention myokardialer und koronarer Organmanifestationen (Hypertrophieregression)	(1) Betarezeptorenblocker (z.B. 2×40 bis 3×80 mg Dociton) (2) Betarezeptorenblocker plus Saluretika (z.B. Torrat 1–2 Tbl/die) (3) Betarezeptorenblocker plus Vasodilatatoren plus Saluretika (z.B. Dociton + Nepresol bzw. Adelphan-Esidric)
Dekompensiertes Hochdruckherz Hochdrucksenkung + Kardiale Rekompensierung	(1) Digitalisglykoside (z.B. 2–3 × $\frac{1}{8}$ mg Lanicor) (2) + Saluretika (z.B. 2–3 × 50 mg Aldactone-Saltucin) (3) + Vasodilatatoren (z.B. 3×20 bis 3×100 mg Hydralazin) (4) + inotrope Pharmaka (z.B. 3×10 bis 3×30 mg Prenalterol) (5) + Alpha-Methyl-Dopa, Guanethidin u.a.

F. Standardisierte Therapie des Hochdruckherzens

Die derzeit standardisierte Therapie der hypertensiven Herzkrankheit beinhaltet – additiv zur allgemein-antihypertensiven Behandlung – (a) die bevorzugte Anwendung von Betarezeptorenblockern, allein oder in Kombination mit Saluretika und/oder Vasodilatatoren (kompensiertes Hochdruckherz), (b) die Anwendung von Digitalisglykosiden, Saluretika, Vasodilatatoren und positiv-inotrop wirksamen Substanzen. Durch diese Therapieprinzipien werden eine ventrikeldynamische Entlastung des linken Ventrikels (Saluretika, Vasodilatatoren (Tabelle 12), Betarezeptorenblocker), eine Verbesserung des myokardialen O_2-Angebots infolge arteriolärer Koronardilatation (Hydralazin) sowie eine direkte Steigerung der Myokardkontraktilität (Prenalterol u.a.) angestrebt. Eine Hypertrophieregression kann therapeutisch nur sinnvoll sein, wenn eine konsequente Blutdrucksenkung erreicht wird. Die genannten Therapieziele lassen sich durch die kommerziell bislang verfügbaren Pharmaka, abgesehen von den oral einsetzbaren, positiv-inotropen Substanzen, realisieren.

G. Neue Entwicklungen in der Pharmakotherapie des Hochdruckherzens

Für die chronische Therapie der hypertensiven Herzkrankheit (kompensiertes/dekompensiertes Hochdruckherz) lassen sich aufgrund neuerer Vorstellungen über die Entwicklung und Regression der hypertensiven Herzhypertrophie einerseits und neuerer Pharmakaentwicklungen andererseits folgende therapeutische Weiterungen umreißen (Bock 1969; Weiss et al. 1974; Vaughn Williams et al. 1975; Page et al. 1976; Klaus u. Güttler 1977; Kübler et al. 1977; Rahn 1977; Strauer 1977b; Tarazi u. Sen 1981; Meurer et al. 1981):

1. Positiv-inotrop wirkende β_1-Adrenozeptor-Agonisten beim dekompensierten Hochdruckherzen (z.B. Prenalterol),
2. Converting-enzyme-Inhibitoren bei therapierefraktärer Hypertonie und Herzinsuffizienz (z.B. Captopril),
3. Kalzium-Antagonisten in der antihypertensiven Behandlung des kompensierten Hochdruckherzens (z.B. Nifedipine),
4. Mono- und Kombinationstherapie eines β-Blockers und Vasodilatators zur Induktion einer Hypertrophieregression am kompensierten und dekompensierten Hochdruckherzen, z.B. Hydralazin plus Metoprolol (MOTZ et al. 1981).

Die Voraussetzung für eine praktikable Langzeitbehandlung ist die Wirksamkeit bei oraler Applikation. Diese ist für die unter 1–4 genannten Substanzen gegeben. β_1-Adrenozeptor-Agonisten führen meist zu einer deutlichen und langanhaltenden Verbesserung der linksventrikulären Pumpfunktion und Kontraktilität, ohne in therapeutischer Dosierung die erwünschte Wirkungsbreite beeinträchtigende Nebenwirkungen auf Blutdruck (leichte Zunahme des systolischen Drucks) und Herzfrequenz (leichte positive chronotrope Wirkung) auszuweisen. Die Wirkung ist additiv zu einer bereits bestehenden Glykosidwirkung.

Converting-enzyme-Inhibitoren sind bei therapierefraktärer Hypertonie und Herzinsuffizienz (dekompensiertes Hochdruckherz) im Einzelfall unter Abwägung der Nebenwirkungen (Veränderungen an Blutbild, Leber- und Nierenfunktion u.a.) gerechtfertigt. In letzter Zeit ist auch über deren erfolgreicher Einsatz bei normotensiver, refraktärer Herzinsuffizienz berichtet worden.

Nifedipine besitzt in sehr hoher Dosierung (40–160 mg/Tag) deutlich drucksenkende Wirkungen, die mit einer Zunahme der Ventrikelfunktion einhergehen können. Die Gefahr eines signifikanten und den therapeutischen Einsatz in Frage stellenden negativ-inotropen Effekts ist bei Unterlassen einer gleichzeitigen Therapie mit Betarezeptorenblockern gering. Zudem wird für die hypertensive Herzhypertrophie bei Langzeittherapie eine Hypertrophieregression diskutiert.

Die Kombinationstherapie bestehend aus einem β-Blocker und einem Vasodilatator scheint nach experimentellen und ersten klinischen Studien eine deutliche Verhinderung bzw. Rückbildung der hypertensiven Herzhypertropie aufzuweisen. Diese Wirkung ist nicht unbedingt mit dem Ausmaß der arteriellen Drucksenkung korreliert. Die wesentlichen Ventrikelfunktionsgrößen einschließlich der Wandspannungsreserve bleiben unter der Voraussetzung gut eingestellter systolischer Blutdruckwerte weitgehend unverändert, so daß eine antihypertensive Wirkung parallel zu einer ventrikeldynamischen Verbesserung langanhaltend erreichbar ist.

Die aufgezeigten pharmakotherapeutischen Neuerungen mögen demonstrieren, daß es neben dem „gesicherten" therapeutischen Wissen in der Behandlung der hypertensiven Herzkrankheit zahlreiche neue Wege mit dem teilweise bereits jetzt vielversprechenden Ziel gibt, neben einer „kausalen" Blutdrucksenkung auch die kardialen Auswirkungen, d.h. die myokardialen und koronaren Hochdruckmanifestationen wirksam zu behandeln.

H. Zusammenfassung

Funktionsdiagnostik und Funktion des Hochdruckherzens lassen sich zusammenfassend wie folgt darstellen:

1. Die kompensierte essentielle Hypertonie ohne koronare Herzkrankheit ist auch bei schwerer Linksherzhypertrophie in Ruhe und unter körperlicher Belastung durch eine normale oder gesteigerte Ventrikelfunktion gekennzeichnet. Die kompensierte essentielle Hypertonie mit koronarer Herzkrankheit kann eine normale Ventrikelfunktion aufweisen, solange regionale Wandkontraktionsstörungen fehlen. Bei Zunahme des enddiastolischen Volumens und bei Auftreten regionaler Kontraktionsanomalien ist bereits in Ruhe mit einer deutlichen Kontraktilitätsstörung des gesamten linken Ventrikels zu rechnen. Entsprechend kardial quantifizierbaren Kriterien liegt eine dekompensierte essentielle Hypertonie vor, wenn sich der linke Ventrikel in Relation zum Hypertrophiegrad überproportional vergrößert, so daß die Auswurffraktion mit steigendem enddiastolischen Volumen progredient abnimmt.

2. Die Beziehung zwischen dem enddiastolischen Volumen und der Auswurffraktion ergibt eine für die essentielle Hypertonie typische Kennlinie, die eine funktionelle Kontraktionsbewertung des linken Ventrikels ermöglicht. Zur klinischen Schweregradeinstufung der essentiellen Hypertonie und zur Therapiebeurteilung kommt der röntgenologisch faßbaren Größe des linken Ventrikels eine vorrangige Bedeutung zu, da aufgrund der inversen Beziehung zwischen Herzgröße und Auswurffraktion durch Bestimmung der Herzgröße ein zuverlässiger Parameter zur indirekten Ermittlung der Ventrikelfunktion gegeben ist.

3. Der koronarwirksame Perfusionsdruck (+56%), der Koronarwiderstand (+38%) und die Koronardurchblutung des linken Ventrikels (+16%) sind gegenüber der Norm bei weitgehend normaler arterio-koronarvenöser Sauerstoffdifferenz signifikant erhöht. Die Koronarreserve des linken Ventrikels ist bei Hypertonikern mit signifikanten Koronarstenosen hochgradig, d.h. wie bei normotoner koronarer Herzkrankheit mit vergleichbaren Koronarstenosen eingeschränkt. Allerdings zeigen bereits die kompensierten essentiellen Hypertoniker mit normalem Koronarangiogramm eine deutliche Einschränkung der Koronarreserve des linken Ventrikels, ein Befund, der das koronare Risiko bereits beim normal großen Hypertonikerherzen mit normalem Koronarangiogramm demonstriert.

4. Der Sauerstoffverbrauch des linken Ventrikels pro Gewichtseinheit ist bei der Gesamtgruppe der Hypertoniker im Mittel um 21% erhöht. Es besteht eine deutliche Abhängigkeit von der systolischen Wandspannung, die eine wesentliche Determinante des myokardialen Sauerstoffverbrauchs bei der essentiellen Hypertonie darstellt. Da die systolische Wandspannung mit zunehmender Ventrikeldilatation zunimmt, stellt die Linksherzgröße beim essentiellen Hochdruck nicht nur ein klinisch brauchbares Korrelat zur Erfassung der Ventrikelfunktion dar, sondern repräsentiert darüber hinaus einen Index zur Abschätzung der Ischämiegefährdung des linken Ventrikels.

5. Die essentielle Hypertonie geht in 14% der Fälle mit einer asymmetrischen bzw. irregulären Ventrikelwandhypertrophie einher. Die maximalen enddiastolisch-endsystolischen Wanddickenzunahmen waren in den irregulär hypertrophierten Ventrikelabschnitten mit 133% gegenüber der Norm (58%) deutlich

vermehrt. Formal ließen sich ventrikulographische Bilder wie bei hypertrophischer obstruktiver Kardiomyopathie nachweisen, jedoch bestand in keinem dieser Fälle eine intraventrikuläre oder Ausflußbahnobstruktion. Die systolischen Wandspannungen waren in den irregulär hypertrophierten Ventrikelwandsegmenten gegenüber regulär hypertrophierten Hypertonikern und im Vergleich zur Norm deutlich herabgesetzt. Alle Patienten waren kardial kompensiert, in der Mehrzahl bestanden signifikante Koronarstenosierungen. Es ist anzunehmen, daß die essentielle Hypertonie die häufigste Form einer irregulären bzw. asymmetrischen Ventrikelwandhypertrophie darstellt.

6. Die Ventrikeldehnbarkeit ist bei der kompensierten essentiellen Hypertonie ohne koronare Herzkrankheit auch bei schwerer Ventrikelhypertrophie normal, während bei koronaren Zweiterkrankungen und beim dekompensierten Hypertonus eine deutliche Dehnbarkeitsabnahme auftritt. Die Hypertrophie des linken Ventrikels bei der essentiellen Hypertonie impliziert somit nicht auch selbst eine ventrikuläre Dehnbarkeitsänderung. Mit abnehmender Ventrikeldehnbarkeit erfolgt eine Abnahme der Vorwärtspumpfunktion, während die Ventrikelleistung (Produkt aus systolisch entwickelter Wandspannung und Schlagvolumen) ansteigt. Dieses Mißverhältnis zwischen äußerer und innerer Ventrikelleistung nimmt mit zunehmender Ventrikeldilatation zu und ist bei der dekompensierten essentiellen Hypertonie am größten. Die dekompensierte essentielle Hypertonie weist somit die größte Ventrikelleistung und die niedrigste Vorwärtspumpleistung im Vergleich zu allen anderen Hypertonikergruppen auf.

7. Die maximale systolische Wandspannung repräsentiert eine wesentliche Resultante des Hypertrophiegrades und bestimmt ihrerseits die Ventrikelfunktion und den myokardialen Energiebedarf. In Abhängigkeit vom Hypertrophiegrad bzw. von der Proportionalität der Hypertrophie lassen sich drei prinzipiell unterschiedliche Hypertrophieformen des linken Ventrikels bei der essentiellen Hypertrophie abgrenzen:

a) eine überproportionale Hypertrophie mit hoher Masse-Volumen-Relation und erniedrigter Wandspannung,
b) eine proportionale Hypertrophie und
c) eine unterproportionale Hypertrophie mit normaler oder erniedrigter Masse-Volumen-Relation und mit erhöhter Wandspannung.

Auf der Basis des Hypertrophiegrads und der funktionellen Einstufung des Hochdruckherzens werden therapeutisch-medikamentöse Konsequenzen, wie Betarezeptorenblocker bei der überproportionalen Hypertrophie und Digitalisglykoside bei der unterproportionalen Hypertrophie dargestellt.

8. Die Wirkung von intravenös verabreichtem Digoxin (0,01 mg/kg Körpergewicht) ist bei der kardial kompensierten essentiellen Hypertonie durch eine deutliche, geschwindigkeitsbezogene Inotropiezunahme des linken Ventrikels um 19,4% gekennzeichnet, während Größen der Pumpfunktion (Herzindex, Herzarbeit, Schlagindex) zwischen 6,5 und 11,2% abnehmen. Die Koronardurchblutung des linken Ventrikels wurde um 8,8% gesenkt. Dagegen steigen Koronarwiderstand und arterio-koronarvenöse Sauerstoffdifferenz um 11 bzw. 5,9% an. Der Sauerstoffverbrauch blieb im wesentlichen unbeeinflußt (−2,1%).

Die Befunde zeigen, daß sich die durch Digoxin intravenös verursachte Inotropiezunahme bei der kardial kompensierten essentiellen Hypertonie nicht nur nicht in eine therapeutisch nutzbare Verbesserung der linksventrikulären Pumpfunktion umsetzen läßt, sondern daß darüber hinaus mit einer leichten koronarkonstriktorischen und potentiell ischämiegefährdenden Wirkung am Koronargefäßsystem zu rechnen ist. Die Indikation zur Anwendung von Digoxin bei der kompensierten essentiellen Hypertonie sollte daher zurückhaltend gestellt werden.

9. Eine Betarezeptorenblockade mittels Atenolol (5 mg i.v.) geht bei der kardial kompensierten essentiellen Hypertonie mit einer leichten arteriellen Drucksenkung (−5,4%), einer unveränderten Inotropie und einer deutlichen Abnahme von Herzfrequenz (−13,8%), Herzindex (−11,5%) und Herzarbeit (−14,3%) einher. Die Veränderungen der koronaren Hämodynamik waren durch eine ausgeprägte Abnahme von Koronardurchblutung (−14,5%) und myokardialen Sauerstoffverbrauch (−13,6%) bei normaler arterio-koronarvenöser Sauerstoffdifferenz gekennzeichnet. Der Koronarwiderstand nahm erheblich zu (+12,7%). Durch Atenolol wurde die an fünf Patienten bestimmte Koronarreserve des linken Ventrikels um ca. 16% gesteigert.

Die Befunde zeigen, daß es unter akuter Betarezeptorenblockade bei der essentiellen Hypertonie zu einer wirksamen systolischen Entlastung des linken Ventrikels kommt, die mit einer äquivalenten Abnahme des myokardialen Energiebedarfs einhergeht. Es wird geschlossen, daß die Änderungen der Koronarwiderstände und Zunahme der Koronarreserve des linken Ventrikels als Folge der metabolischen Auswirkungen einer Betarezeptorenblockade anzusehen sind.

Die Untersuchungsergebnisse zeigen, daß das Herz bei der essentiellen Hypertonie, der häufigsten Form der Druckbelastung des linken Ventrikels, in Abhängigkeit von der Hypertrophie und den Hypertrophiefolgen (Myokardfaktor) sowie von den koronaren Organmanifestationen der essentiellen Hypertonie (Koronarfaktor) eine für den jeweiligen kardialen Schweregrad spezifische Befundkonstellation von Ventrikelfunktion, Hypertrophiegrad, koronarer Hämodynamik und myokardialer Energiebilanz aufweist.

Diese Befundkonstellationen ermöglichen erstmals eine diagnostische Einstufung des hypertrophierten und dilatierten Hochdruckherzens unter physiologischen Ruhe- und Arbeitsbedingungen. Entsprechend den erarbeiteten klinischen Befundkonstellationen läßt sich die essentielle Hypertonie vom Standpunkt der Ventrikelfunktion, Hypertrophie, koronaren Hämodynamik und zentralen Kreislauffunktion in vier Stadien einteilen:

Stadium I: Selten Herzbeschwerden
Herzsilhouette, Ventrikelfunktion und Koronarangiogramm normal
Irreguläre Ventrikelwandhypertrophie möglich
Einschränkung der Koronarreserve (+)

Stadium II: Häufig Herzbeschwerden bei koronarer Herzkrankheit (Angina pectoris)
Herzsilhouette und Ventrikelfunktion (Ruhe, Belastung) noch normal
Irreguläre Ventrikelwandhypertrophie häufig
Einschränkung der Koronarreserve (+ + +)

Stadium III: Häufig Beschwerden (Angina pectoris, Belastungsdyspnoe)
Herzsilhouette vergrößert

Einschränkung der Ventrikelfunktion und Kontraktilität unter körperlicher Belastung
Gelegentlich irreguläre Ventrikelwandhypertrophie
Stadium IV: Klinische Zeichen dekompensierter Herzinsuffizienz
Herzsilhouette deutlich vergrößert
Einschränkung der Ventrikelfunktion in Ruhe
Keine irreguläre Ventrikelwandhypertrophie

Durch die Erarbeitung von Funktion und Arbeitsweise des Hochdruckherzens ist damit eine klinisch brauchbare Grundlage für eine Schweregradeinteilung und rationale Differentialtherapie der essentiellen Hypertonie gegeben.

Literatur

Bock KD (1969) Medikamentöse Therapie der Hypertonie. In: Heintz R, Losse H (Hrsg) Arterielle Hypertonie. Thieme, Stuttgart, S 346

Bretschneider HJ (1967) Aktuelle Probleme der Koronardurchblutung und des Myokardstoffwechsels. Jahrb Ärztl Fortbild 1:11

Bürger S, Strauer BE (1981a) Left ventricular hypertrophy in chronic pressure load due to spontaneous essential hypertension. I. Left ventricular function, left ventricular geometry, and wall stress. In: Strauer BE (ed) The heart in hypertension. Springer, Berlin Heidelberg New York, pp 13–36

Bürger S, Strauer BE (1981b) Left ventricular hypertrophy in chronic pressure load due to spontaneous essential hypertension. II. Contractility of the isolated left ventricular myocardium and left ventricular stiffness. In: Strauer BE (ed) The heart in hypertension. Springer, Berlin Heidelberg New York, pp 37–52

Bürger S, Meinardus A, Strauer BE (1978) Hypertrophiegrad und Dynamik des linken Ventrikels bei der spontanen essentiellen Hypertonie der Ratte. Klin Wochenschr 56:207

Cohn JN, Rodriguera E, Guiha NH (1973) Left ventricular function in hypertensive heart disease. In: Onesti G, Kim KE, Moyer JH (eds) Hypertension: Mechanism and management. Grune & Stratton, New York, p 191

Frohlich ED (1973) Clinical-physiologic classification of hypertensive heart disease in essential hypertension. In: Onesti G, Kim KE, Moyer JH (eds) Hypertension: Mechanism and management. Grune & Stratton, New York, p 181

Frohlich ED (1981) Beta-adrenergic receptor blockade in the treatment of essential hypertension. In: Strauer BE (ed) The heart in hypertension. Springer, Berlin Heidelberg New York, pp 425–436

Gaasch WH, Battle WE, Oboler AA, Banas JS, Levine HJ (1972) Left ventricular stress and compliance in man. Circulation 45:746

Gaasch WH, Levine HJ, Ouinones MA, Alexander JK (1976) Left ventricular compliance: mechanisms and clinical implications. Am J Cardiol 38:645

Grossman W, McLaurin LP, Moos SP, Stefadouros M, Young DT (1974) Wall thickness and diastolic properties of the left ventricle. Circulation 49:129

Hanrath P, Mathey D, Kremer P, Bleifeld W (1981) Left ventricular relaxation and filling pattern in different forms of left ventricular hypertrophy. In: Strauer BE (ed) The heart in hypertension. Springer, Berlin Heidelberg New York, pp 377–386

Hood WP (1971) Dynamics of hypertrophy in left ventricular wall of man. In: Alpert NR (ed) Cardiac hypertrophy. Academic Press, New York, p 445

Hort W (1971) Quantitative morphology and structural dynamics of the myocardium. Methods Achiev Exp Pathol 5:3

Hort W (1981) Microscopic pathology of heart muscle and of coronary arteries in arterial hypertension. In: Strauer BE (ed) The heart in hypertension. Springer, Berlin Heidelberg New York, pp 183–192

James T (1977) Small arteries of the heart. Circulation 56:2

Just H, Limbourg P (1981) Arterial hypertension: Left ventricular function at rest and during exercise. In: Strauer BE (ed) The heart in hypertension. Springer, Berlin Heidelberg New York, pp 333–344

Kannel WB, Dawber TR (1973) Hypertensive cardiovascular disease. The Framingham Study. In: Onesti G, Kim KE, Moyer JH (eds) Hypertension: Mechanism and management. Grune & Stratton, New York, p 93

Kannel WB, Sorlie P (1981) Left ventricular hypertrophy in hypertension: Prognostic and pathogenetic implications (The Framingham Study). In: Strauer BE (ed) The heart in hypertension. Springer, Berlin Heidelberg New York, pp 223–242

Kathke N (1955) Die Veränderungen der Koronararterienzweige des Myokards bei Hypertonie. Beitr Pathol Anat 115:405

Klaus W, Güttler K (1977) Alternativen zur Digitalis-Therapie? Pharmakologische Grundlagen. Verh Dtsch Ges Inn Med 83:127

Kübler W, Manthey J, Mäurer W, Mehmel HC (1977) Alternativen zur Digitalistherapie: Metabolische Aspekte. Verh Dtsch Ges Inn Med 83:140

Limbourg P, Just H, Lang KF, Schölmerich P (1976) Ventricular function at rest and during exercise in the hypertensive heart. In: Roskamm H, Hahn C (eds) Ventricular function at rest and during exercise. Springer, Berlin Heidelberg New York, p 83

Linzbach AJ, Linzbach M (1951) Die Herzdilatation. Klin Wochenschr 29:40

Linzbach AJ (1960) Heart failure from the point of view of quantitative anatomy. Am J Cardiol 5:370

Linzbach AJ (1981) Structural adaptation of the heart in hypertension and the physical consequences. In: Strauer BE (ed) The heart in hypertension. Springer, Berlin Heidelberg New York, pp 243–250

Lund-Johansen P (1967) Hemodynamics in early essential hypertension. Acta Med Scand [Suppl] 482:183

Meerson FS (1969) Hyperfunktion, Hypertrophie und Insuffizienz des Herzens. VEB Volk und Gesundheit, Berlin

Meurer KE, Feltkamp H, Bönner G, Konrads A, Lang R, Helber A, Kaufmann W (1981) Pathophysiologic basis of antihypertensive therapy in man. In: Strauer BE (ed) The heart in hypertension. Springer, Berlin Heidelberg New York, pp 401–412

Mirsky J (1976) Assessment of passive elastic stiffness of cardiac muscle: mathematical concepts, physiological and clinical consideration, directions of future research. Prog Cardiovasc Dis 28:277

Motz W, Göldel N, Bürger S, Strauer BE (1981) Der Einfluß von Hydralazin und Metoprolol auf die Ventrikelfunktion und Hypertrophie des Hochdruckherzens. Z Kardiol 70:281

Page LB, Yager HM, Sidd JJ (1976) Drugs in the management of hypertension. Am Heart J 92:252

Philipp T, Cordes K, Distler A (1977) Sympathikusaktivierbarkeit und blutdrucksenkende Wirkung einer Beta-Rezeptorenblockade bei essentieller Hypertonie. Dtsch Med Wochenschr 102:569

Rahlf G (1981) Microscopic pathology of intramural coronary arteries and arterioles of the left ventricle in arterial hypertension. In: Strauer BE (ed) The heart in hypertension. Springer, Berlin Heidelberg New York, pp 193–208

Rahn KH (1977) Alternativen zur Digitalistherapie: Diuretika. Verh Dtsch Ges Inn Med 83:148

Scherpe A, Strauer BE (1976) Untersuchungen über die hämodynamischen Determinanten der Auswurffraktion des Herzens. Verh Dtsch Ges Inn Med 82:1109

Schettler G (1978) Angina pectoris und Arteriosklerose. In: Gill E (Hrsg) Angina pectoris. Fischer, Stuttgart, S 227–247

Schölmerich P (1960) Klinik der Hochdruckkrankheit. Nauheimer Fortbild Lehrgänge 25:1

Siegenthaler W, Veragut U, Werning C (1976) Blutdruck. In: Siegenthaler W (Hrsg) Klinische Pathophysiologie. Thieme, Stuttgart, S 617

Spann JF, Buccino RA, Sonnenblick EH, Braunwald E (1967) Contractile state of cardiac muscle obtained from cats with experimentally produced ventricular hypertrophy and heart failure. Circ Res 21:341

Strauer BE (1975) Dynamik, Koronardurchblutung und Sauerstoffverbrauch des normalen und kranken Herzens. Karger, Basel
Strauer BE (1976) Änderungen der Kontraktilität bei Druck- und Volumenbelastungen des Herzens. Verh Dtsch Ges Kreislaufforsch 42:69
Strauer BE (1977a) Ventrikelfunktion und koronare Hämodynamik bei der essentiellen Hypertonie. Verh Dtsch Ges Kreislaufforsch 43:91
Strauer BE (1977b) Die quantitative Bestimmung der Koronarreserve in der Diagnostik koronarer Durchblutungsstörungen. Internist 18:579
Strauer BE (1979a) Myocardial oxygen consumption in chronic heart disease: role of wall stress, hypertrophy and coronary reserve. Am J Cardiol 44:730
Strauer BE (1979b) Ventricular function and coronary hemodynamics in hypertensive heart disease. Am J Cardiol 44:999
Strauer BE (1979c) Das Hochdruckherz. Springer, Berlin Heidelberg New York
Strauer BE (1980) Hypertensive heart disease. Springer, Berlin Heidelberg New York
Strauer BE (ed) (1981) The heart in hypertension. Springer, Berlin Heidelberg New York
Tarazi RC, Sen S (1981) Reversal of cardiac hypertrophy by antihypertensive therapy. In: Strauer BE (ed) The heart in hypertension. Springer, Berlin Heidelberg New York, pp 74–88
Vaughn Williams EM, Raine AEG, Cabrera HA, Whyte JM (1975) The effects of prolonged beta-adrenoreceptor blockade on heart size and cardiac intracellular potentials in rabbits. Cardiovasc Res 9:579
Weber KT, Reichek N, Janicki JS, Shroff S (1981) The pressure-overloaded heart: physiological and clinical correlates. In: Strauer BE (ed) The heart in hypertension. Springer, Berlin Heidelberg New York, pp 287–306
Weiss L, Lundgren Y, Folkow B (1974) Effects of prolonged treatment with adrenergic betareceptor antagonists on blood pressure, cardiovascular design and reactivity in spontaneously hypertensive rats (SHR). Acta Physiol Scand 91:447
World Health Organisation (1959) Hypertension and coronary heart disease: Classification and criteria for epidemiological studies. First report of the expert committee on cardiovascular disease and hypertension. WHO Tech Rep Ser 168
World Health Organisation (1962) Arterial hypertension and ischemic heart disease, preventive aspects. Report of an expert committee. WHO Tech Rep Ser 231

Globale und regionale Kontraktionsstörungen des Herzens bei koronarer Herzkrankheit

J. CYRAN

Mit 21 Abbildungen und 8 Tabellen

Zur quantitativen und qualitiven Beurteilung der Funktion des linken Ventrikels stehen verschiedene Untersuchungsverfahren zur Verfügung. An nicht invasiven Verfahren sind dies die zweidimensionale Echokardiographie sowie die Binnenraumszintigraphie. Zusätzlich eignen sich zur Beurteilung der regionalen Wandbewegung die Videodensidometrie und die Kymographie. Als invasives Untersuchungsverfahren, welches innerhalb der präoperativen Diagnostik der koronaren Herzkrankheit noch unverzichtbar erscheint, steht die biplane oder monoplane Cine-Angiokardiographie an erster Stelle. Koronarangiographie und Ventrikelangiographie sind noch immer die Techniken mit der größten Sensitivität zum Nachweis einer Koronarsklerose und einer dadurch bedingten Kontraktionsstörung der Ventrikelwand (BAILEY et al. 1977; BOHRER et al. 1977; JENGO et al. 1979).

A. Grundlagen

I. Koronarsklerose, Koronardurchblutung

Der koronaren Herzkrankheit liegt pathologisch-anatomisch meist eine stenosierende oder okkludierende Koronarsklerose zugrunde. Auch funktionelle Faktoren wie koronare Spasmen oder die Änderung der Determinanten des myokardialen Sauerstoffangebots (koronarer Perfusionsdruck, Hämoglobingehalt, Sauerstoffsättigung) oder der des myokardialen Sauerstoffbedarfs (Herzfrequenz, Kontraktilität, myokardiale Wandspannung) können die klinischen Symptome der koronaren Herzkrankheit hervorrufen. Im Regelfall ist eine Koronarinsuffizienz in Folge eines Mißverhältnisses von Sauerstoffangebot zu myokardialem Sauerstoffbedarf poststenotischer Myokardbezirke durch die Trias Angina pectoris, ischämische ST-Strecken-Senkung im EKG und diastolischer Druckanstieg im linken Ventrikel gekennzeichnet.

Die myokardiale Manifestation der koronaren Herzkrankheit bestimmt die linksventrikuläre Funktion. Hochgradige Koronararterienstenosen führen zu myokardialer Ischämie und konsekutiv zu regionalen und schließlich globalen Kontraktionsstörungen des Ventrikelmyokards, welche zunächst zu einer Belastungsinsuffizienz und mit Fortschreiten der stenosierenden Koronarsklerose zu einer Ruheinsuffizienz des Herzens führen. Als Kompensationsmechanismen für eine eingeschränkte Ventrikelfunktion stehen myokardiale Faktoren wie Ventrikeldilatation und Myokardhypertrophie sowie koronare Faktoren wie Widerstandsverminderung im poststenotischen Gefäßbereich und Kollateralenbildung zur Verfügung (Rackley et al. 1970).

Die Koronardurchblutung weist bei Herzgesunden hohe Reserven (4- bis 5faches der Ruhedurchblutung) auf, die nach Untersuchungen von Heiss (1976) und Behrenbeck et al. (1976) auch bei großer körperlicher Belastung nicht vollständig ausgeschöpft werden. Geringgradige Stenosen (<50%) beeinflussen die Ruhedurchblutung des Herzens nicht. Beim Menschen beschrieb Asokan et al. (1975) eine kritische Herabsetzung der Koronardurchblutung in Ruhe erst, wenn die Lumeneinengung mehr als 90% beträgt. Koronarographisch kann erst dann eine retrograde Auffüllung eines Gefäßes über Kollateralen beobachtet werden, wenn die Lumeneinengung mehr als 90% beträgt.

Bei der Bewertung von Koronarangiographien muß berücksichtigt werden, ob es sich um eine einzelne Stenose oder um nacheinandergeschaltete Stenosen handelt. Gould et al. (1974) wiesen nach, daß sich nacheinandergeschaltete Stenosen stärker auf den koronaren Durchfluß auswirken als Einzelstenosen. Die Begrenzung des maximalen Koronarflusses ist abhängig vom Ausmaß der Stenose, da der Gefäßradius mit der vierten Potenz in das Hagen-Poiseuille-Gesetz eingeht. Daraus wird verständlich, daß schon eine geringe Zunahme einer höhergradigen Stenose zu einer weiteren erheblichen Einschränkung des maximalen Koronarflusses bzw. der Koronarreserve führt.

Nach dem angiographischen Erscheinungsbild lassen sich kurzstreckige, langstreckige und diffuse stenosierende Wandveränderungen unterscheiden. Stenosen können konzentrisch von allen Seiten das Gefäßlumen einengen und nur ein zentrales Restlumen offenlassen. Exzentrische Stenosen, die meistens durch größere Plaques hervorgerufen werden, können einen erheblichen Teil des Lumens einengen. Hierdurch entstehen Stenosen mit schlitzförmigem Restlumen, das je nach Projektionsebene im Angiogramm als subtotaler Gefäßverschluß oder als nur mittelgradige Stenose imponiert. Der Schweregrad exzentrischer Stenosen wird häufig unterschätzt. Die Klassifizierung muß immer nach der Projektionsebene mit dem höchsten Stenosierungsgrad erfolgen.

Gelegentlich wird eine diffuse, das gesamte Koronarsystem einschließende Koronarsklerose beobachtet. Angiographisch lassen sich hierbei häufig keine sicheren höhergradigen Stenosen ausmachen, wodurch eine genaue Klassifizierung der koronaren Herzkrankheit erschwert wird.

II. Klassifikation und Prognose der koronaren Herzkrankheit

Aus pathophysiologischen Gründen haben proximale Gefäßstenosen wegen der Größe des poststenotischen myokardialen Versorgungsgebiets eine weitaus größere funktionelle Bedeutung als periphere Stenosen. Nach Lokalisation der Gefäßstenosen wird in 1-, 2- und 3-Gefäß-Krankheit unterschieden. Hierunter versteht man den Befall eines oder mehrerer Hauptäste des Koronargefäßsystems (Ramus interventricularis anterior, Ramus circumflexus sinister, rechte Koronararterie) mit Stenosen über 50%.

Zum Zeitpunkt der Erstmanifestation von Angina pectoris ist die koronare Herzkrankheit in der Regel schon weit fortgeschritten. AMSTERDAM u. MASON (1978) wiesen bei 42% der Patienten mit neuaufgetretener Angina pectoris eine 3-Gefäß-, bei 34% eine 2-Gefäß- und bei 22% eine 1-Gefäß-Krankheit nach. Ihre angiographischen Untersuchungen zeigten, daß bei 83% der Patienten mit typischer Angina pectoris Koronarstenosen von über 75% Durchmessereinengung nachweisbar sind. GRÜNTZIG et al. (1972) fanden in einer prospektiven Untersuchung bei 80% der Patienten mit typischer Angina pectoris eine 3-Gefäß-, bei 16% eine 2-Gefäß- und nur bei 4% eine 1-Gefäß-Krankheit. Überdies waren bei 71% der Patienten mit typischer Angina pectoris ein oder mehrere Gefäße total verschlossen.

Zwischen dem Schweregrad der koronaren Herzkrankheit und der kumulativen jährlichen Mortalitätsrate besteht eine feste Beziehung (AMSTERDAM u. MASON 1978). Bei 3-Gefäß-Krankheit beträgt die jährliche Mortalitätsrate 12–13%, bei 2-Gefäß-Krankheit 6–7% und bei 1-Gefäß-Krankheit 3–4%. Bei Hauptstammstenose beträgt die Mortalitätsrate im ersten Jahr nach Diagnosestellung 22–32%. Sie geht in den folgenden Jahren auf 10–13% zurück, möglicherweise infolge effektiverer Kollateralisierung. Bei 1-Gefäß-Krankheit liegt die jährliche Mortalitätsrate des Ramus interventricularis anterior mit 4–6% höher als bei Stenosen der rechten Kornararterie oder des Ramus circumflexus sinister, bei denen die jährliche Mortalitätsrate bei 2–3% liegt.

Für die Beurteilung der koronaren Herzkrankheit, vor allem für die Wahl des therapeutischen Vorgehens, – medikamentös oder operativ – sind der koronarographische Schweregrad und das Ausmaß der linksventrikulären Funktionsstörung von wesentlicher prognostischer Bedeutung (BRUSCHKE et al. 1973; BURGGRAF u. PARKER 1975; STEINBRUNN u. LICHTLEN 1977). Vor allem die Kenntnis pathologisch veränderter Ventrikelvolumina, einer verminderten Auswurffraktion sowie einer regional eingeschränkten Ventrikelwandbewegung sind für die Beurteilung der koronaren Herzkrankheit von Wichtigkeit.

III. Kollateralen und Anastomosen

Nicht jede stenosierende oder okkludierende Koronarsklerose führt zu einer myokardialen Durchblutungsstörung. Ein poststenotisches Myokardareal kann genügend Blut über andere Koronaräste erhalten. Diese Versorgung erfolgt über Anastomosen und Kollateralen.

Schon im gesunden Herzen sind Kollateralen und Anastomosen präformiert. Diese englumigen (20–300 μm) präformierten Kollateralen und Anastomosen reichen für einen funktionell wirksamen Kollateralkreislauf nicht aus, weshalb man beim Menschen unter physiologischen Bedingungen Koronararterien als funktionelle Endarterien bezeichnet. Unter pathologischen Bedingungen, bei Koronarsklerose, können sich diese präformierten Verbindungen zu funktionell wirksamen Koronargefäßen umwandeln. Nach SCHAPER (1971) handelt es sich um Arteriolen, die zu kleinen Arterien auswachsen. Dieser Vorgang wird ausgelöst durch mechanische (Wandspannung, Koronarfluß) und chemische Faktoren (Hypoxie, Metaboliten) und ist damit zeitabhängig (SCHAPER 1971; SCHAPER

u. Remijsen 1974). Die Kollateralenbildung ist Spezies-abhängig und innerhalb einer Spezies mutmaßlich genetisch verschieden. Die Induktion einer Kollateralenbildung durch körperliches Training oder Medikamente ist eher unwahrscheinlich (Ferguson et al. 1974).

Eine Beziehung zwischen dem Ausmaß der koronaren Herzkrankheit und der Häufigkeit von Kollateralen ist gesichert (Harris et al. 1972). Neuere Untersuchungen lassen eine protektive Bedeutung von Kollateralen für die Strukturerhaltung des Myokards erkennen. Danach können Kollateralen den Myokardinfarkt bei einem Koronarverschluß zwar nur selten völlig verhindern, wohl aber die Größe des infarzierten Myokardareals einschränken. Diese Aussage gilt auch für Untersuchungen am Menschen (Banka et al. 1974; Hamby et al. 1976; Scherer et al. 1973). Wenn bei langsamer Progredienz einer Koronarstenose ausreichend Zeit für die Entwicklung funktionsfähiger Kollateralen zur Verfügung steht, kommt den Kollateralen eine protektive Bedeutung für ein Myokardareal zu (Schaper u. Remijsen 1974).

Ob Kollateralen neben dem Einfluß auf die Strukturerhaltung des Myokards eine darüber hinausgehende funktionelle Bedeutung zukommt, ist bisher nicht gesichert. Leistungsfähigkeit, Häufigkeit von Angina pectoris, Ischämiereaktionen im EKG und linksventrikuläre Funktion unter Belastung scheinen nur wenig durch das Vorhandensein von Kollateralen beeinflußt zu werden (Miller et al. 1972; Vismara et al. 1975).

Kollateralen unterliegen einer Dynamik. So sind präoperativ nachweisbare Kollateralen schon wenige Tage nach erfolgreicher aorto-koronarer Venen-Bypass-Operation nicht mehr oder deutlich weniger ausgeprägt nachweisbar.

IV. Myokardfunktionsprüfung (Interventionsventrikulographie)

Mit Einführung der Cine-Angiokardiographie wurde eine quantitative Beurteilung der dynamischen regionalen Myokardfunktion möglich (Herman et al. 1967). Pathologische Veränderungen der regionalen linksventrikulären Wandbewegung sind häufig belastungsabhängig und vergleichbar der Koronarreserve des Ventrikelmyokards in Ruhe nicht nachweisbar. Im Ruheventrikulogramm können reversible, funktionelle Kontraktionsstörungen nicht von irreversiblen Kontraktionsstörungen unterschieden werden. Reversible, funktionelle, regionale Kontraktionsstörungen können ischämisch, frequenzbedingt, druckbedingt oder medikamentös induziert sein. Morphologische und funktionelle Einflüsse bestimmen damit das Kontraktionsverhalten des linken Ventrikels.

Myokardfunktionstests dienen nicht nur zur Unterscheidung, ob regionalen Kontraktionsstörungen reversibel oder irreversibel geschädigtes Myokard zugrunde liegt, sondern sie geben bei Verwendung inotroper Substanzen zusätzlich Aufschluß über die Kontraktionsreserve des nicht kontraktionsgestörten Restmyokards. Histologische (Bodenheimer et al. 1976a) und postoperative Nachuntersuchungen bestätigten, daß sich während pharmakologischer Intervention reversible asynerge Myokardareale nach erfolgreicher aorto-koronarer Bypass-Operation verbessert kontrahieren (Horn et al. 1974; Cohn et al. 1975; McAnulty et al. 1975).

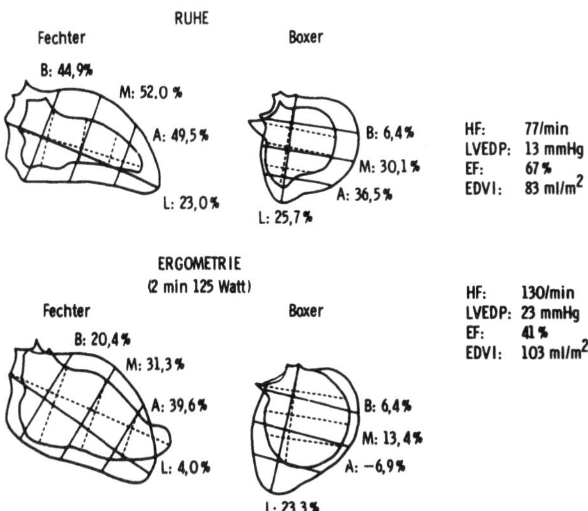

Abb. 1. Belastungsinduzierte regionale Kontraktionsstörung des linken Ventrikels. Hypokinesie der infero-diaphragmalen sowie der postero-lateralen Segmente und Dyskinesie des Ventrikelapex unter Belastung mit 125 Watt für 2 min. Enddiastolisches Volumen und linksventrikulärer enddiastolischer Druck steigen unter Belastung an, die Auswurffraktion nimmt ab. (Aus KRAYENBÜHL 1981)

Ventrikelfunktionstests können mittels Änderung der Vorlast (Nitroglyzerin, HELFANT et al. 1974; BANKA et al. 1976; RAFFLENBEUL et al. 1976), der Nachlast (Angiotensin, CYRAN u. BOLTE 1976b), körperlicher Belastung (SHARMA et al. 1976; HESS et al. 1978; BUSSMANN et al. 1979), mit atrialer Frequenzstimulation (DWYER 1970; KRAYENBÜHL et al. 1975), mit postextrasystolischer Potenzierung (BANKA et al. 1976; MEHMEL et al. 1977; KOBER et al. 1977) oder als Inotropietest (HORN et al. 1974; CYRAN et al. 1977; CYRAN 1980) durchgeführt werden. Beim Herzgesunden steigt die Auswurffraktion unter Belastung an (Abb. 1).

Von wichtigem Interesse ist die Frage nach der Verbesserung der regionalen Wandbewegung des linken Ventrikels nach aorto-koronarer Venen-Bypass-Operation. Untersuchungen von CHATTERJEE et al. (1973, 1975), BOURASSA et al. (1976), FISCHER et al. (1976), BUSSMANN et al. (1978), CYRAN (1980) zeigten, daß nur bei etwa 25–35% der Patienten postoperativ eine Verbesserung der regionalen Wandbewegung nachzuweisen ist. Die präoperative Unterscheidung reversibler von irreversiblen regionalen Kontraktionsstörungen hat deshalb sowohl Bedeutung für die differentialtherapeutische Indikationsstellung zur aortokoronaren Bypass-Operation wie auch prognostische Bedeutung. Von irreversibel geschädigten Narbenbezirken ist nach revaskularisierenden Operationen keine Besserung des regionalen Kontraktionsverhaltens des linken Ventrikels zu erwarten. Ebenso ist die Überlebensrate von Patienten mit irreversiblen Asynergien im Vergleich zur Überlebensrate von Patienten mit reversiblen regionalen Kontraktionsstörungen vermindert (COHN et al. 1975). Prä- und postoperative Untersuchungen nach aorto-koronarer Bypass-Operation zeigten übereinstimmend, daß nur bei Patienten mit präoperativ reversiblen regionalen Myokardarealen nach Revaskularisation mit einer Besserung der linksventrikulären Funktion zu rechnen ist (HORN et al. 1974; HELFANT et al. 1974; COHN et al. 1975; KOBER et al. 1977).

B. Globale Ventrikel- und Myokardfunktion (methodische Grundlagen)

Der Begriff Ventrikelfunktion beinhaltet im wesentlichen die Funktion des Herzens als Pumpe und wird vor allem durch Meßgrößen, welche die Austreibungsdynamik des Ventrikels charakterisieren, beurteilt. Die Austreibungsdynamik der Ventrikel wird durch die Kontraktilität (inotroper Zustand des Myokards), das Ausmaß von Vorlast und Nachlast, den Funktionszustand der Herzklappen, die Reizleitung und das Perikards beeinflußt.

Eine ideale, beim Menschen bestimmbare Meßgröße zur quantitativen Beurteilung des Myokards, die unabhängig ist von den aktuellen Belastungsbedingungen, wurde bisher nicht beschrieben.

Meßgrößen zur Erfassung der globalen Ventrikelfunktion

1. Pumpfunktionsgrößen

Neben den Drücken im linken und rechten Herzen, den Drücken in der Aorta und der Lungenstrombahn sind Herzindex, Schlagvolumenindex und Schlagarbeitsindex klassische Meßgrößen der Pumpfunktion. Obwohl bei der Beurteilung der Einzelparameter nur mit Vorbehalt Rückschlüsse auf die Myokardfunktion gezogen werden können, kann davon ausgegangen werden, daß eine starke Verminderung dieser Pumpfunktionsgrößen in der Regel mit einer Verminderung des kontraktilen Myokardzustands einhergeht.

Ein prognostisch relevanter hämodynamischer Parameter ist bei Myokardinfarkt der Schlagarbeitsindex (PARMLEY 1976).

Eine höhere Aussagekraft haben hämodynamische Funktionsgrößen, wenn sie in einer Ventrikelfunktionskurve der Vorlast des linken Ventrikels gegenübergestellt werden. Die Steilheit einer Ventrikelfunktionskurve ist ein Maß der Ventrikelfunktion. Zusätzlich zum Ausgangswert kann ein zweites Meßgrößenpaar mit Hilfe pharmakologischer Funktionstests (Angiotensin, Dobutamin, Nitroglyzerin), dynamischer Belastung (Ergometrie), isometrischer Belastung (Handgrip), atrialer Stimulation oder durch interne Volumenbelastung nach Kontrastmittelgabe gewonnen werden. Eine Rechtsverschiebung der Ventrikelfunktionskurve zeigt eine verminderte Ventrikelfunktion an. Die Abhängigkeit dieser Ventrikelfunktionskurven von der Nachlast muß berücksichtigt werden. Bei Verwendung des enddiastolischen Ventrikeldrucks muß die diastolische Druck/Volumenbeziehung unverändert bleiben. GLANTZ u. PARMLEY (1978) haben gezeigt, daß eine Linksverschiebung der diastolischen Druck/Volumenbeziehung bei konstanter Myokardkontraktilität eine Rechtsverschiebung der systolischen Ventrikelfunktionsbeziehung bewirkt (Abb. 2).

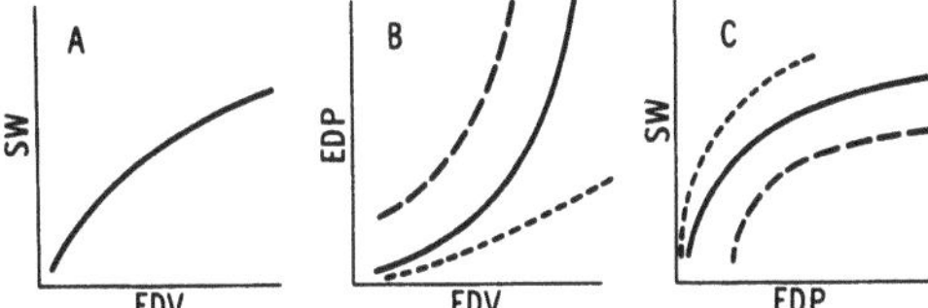

Abb. 2. Beziehung zwischen Schlagarbeitsindex und linksventrikulärem enddiastolischem Volumen (*A*). In Abhängigkeit von der diastolischen Druck-Volumen-Beziehung (*B*), ergeben sich verschiedene Ventrikelfunktionskurven (*C*) bei unveränderter Myokardkontraktilität. (Nach GLANTZ u. PARMLEY 1978, aus KRAYENBÜHL 1981)

2. Isovolumetrische Funktionsgrößen

Die maximale Druckanstiegsgeschwindigkeit im linken Ventrikel dP/dt_{max} stellt bei konstanten Ausgangsbedingungen ein indirektes Maß der Verkürzungsgeschwindigkeit des kontraktilen Elements während der isovolumetrischen Kontraktionsphase dar (GLEASON u. BRAUNWALD 1962; MASON 1969). Eingeschränkt wird die Aussagefähigkeit von dP/dt_{max} durch ihre Abhängigkeit von Änderungen derVorlast, der Nachlast, der Herzfrequenz, von Änderungen der Inotropie sowie der Muskelmasse.

Aus der instantanen Druck/Geschwindigkeitsbeziehung werden die am häufigsten verwendeten isovolumetrischen Kontraktilitätsgrößen abgeleitet. Keines der bisher entwickelten Muskelmodelle, wie das Maxwell-Modell oder das Zwei-Element-Modell nach HILL, kann sämtliche Verhaltensweisen des menschlichen Herzmuskels umfassend erklären (PARMLEY et al. 1972; SONNENBLICK 1962).

Unter der Annahme, daß während der isovolumetrischen Kontraktionsphase keine Faserverkürzung auftritt, kann die Verkürzungsgeschwindigkeit des kontraktilen Elements V_{ce} berechnet werden (MASON et al. 1970):

$$V_{ce}\,(\mathrm{msl/s}) = \frac{dP/dt}{K \times P}$$

wobei $K = 30$ der Steifigkeitskonstante der in Serie geschalteten elastischen Elemente (YEATMAN et al. 1969), P dem absoluten instantanen Druck der dem zeitlich entsprechendem dP/dt zugeordnet wird, entspricht.

Unabhängig davon, daß verschiedene Untersuchergruppen unterschiedliche Steifigkeitskonstanten K verwenden, ist ein reduziertes V_{ce} im Vergleich zu V_{ce}-Werten Herzgesunder, bei denen die Verkürzungsgeschwindigkeit des kontraktilen Elements mit der gleichen konstanten K berechnet wurde, als pathologisch zu werten.

Wichtige Kontraktilitätsgrößen, die auf der Berechnung von V_{ce} beruhen, sind die größte gemessene Verkürzungsgeschwindigkeit des kontraktilen Elements V_{pm} (MIRSKY et al. 1971) und die durch Extrapolation gewonnene maximale Verkürzungsgeschwindigkeit des kontraktilen Elements V_{max} (MASON et al. 1970). Eine wesentliche Voraussetzung für die Berechnung von V_{ce} ist die Annahme konstanter Ventrikeldimensionen während der isovolumetrischen Phase der Systole. Nur unter dieser Voraussetzung ist der systolische Druck der myokardialen Wandspannung direkt proportional. Beim Fehlen einer eigentlichen isovolumetrischen Phase der linksventrikulären Systole (z.B. bei Mitralinsuffizienz) wird V_{ce} unterschätzt. Ebenso führt eine asynchrone Kontraktion des Ventrikels zu einer Abnahme von V_{pm} und V_{max}.

Als weiterer isovolumetrischer Geschwindigkeitsindex kann das Zeitintervall vom Beginn des Ventrikeldruckanstieges bis zum Erreichen der maximalen Druckanstiegsgeschwindigkeit ($t - dP/dt_{max}$) bestimmt werden.

3. Ventrikulographische Funktionsgrößen

a) Bestimmung des Ventrikelvolumens

Ventrikelvolumina können über den gesamten Herzzyklus oder nur an ausgewählten Punkten der Herzaktion bestimmt werden.

DODGE u. TANNENBAUM (1956) schlugen eine Methode zur Bestimmung des linksventrikulären Volumens vor. Inzwischen wurde eine Vielzahl von weiteren Verfahren publiziert (Übersicht bei LICHTLEIN 1979). Vor allem die Flächen-Längen-Methode von DODGE et al. (1960), Modifikationen der Drei-Achsen-Methode von ARVIDSSON (1958, 1961), und die Scheibchen-Summations-Methode unter Einbeziehung der Simpson-Regel von CHAPMAN et al. (1958) haben praktische Bedeutung und weite Verbreitung erlangt.

Die von verschiedenen Autoren erarbeiteten Normalwerte für die Volumina des linken Ventrikels, der Auswurffraktion sowie der linksventrikulären Muskelmasse zeigt Tabelle 1.

In eigenen Untersuchungen haben wir mit Hilfe eines Rechner-Systems (Hewlett-Packard-5600B) globale und regionale Ventrikelfunktionsgrößen bestimmt. Die ventrikulographische Auswertung erfolgte mit Hilfe eines von unserem Labor entwickelten Echtzeit-Betriebssystems auf der Basis eines Hewlett-Packard-RTE 2. Die Cine-Filme wurden mit einem Vanguard-Left-Ventricular-Volume-System mit einem Ultraschallschreiber, dessen Abtastfrequenz 50 Hz beträgt, digitalisiert. Das Auflösungsvermögen des Ultraschallgriffels (Draf-Pen) beträgt 0,4 mm. Die Digitalisierung der Umrisse der kontrastmittelgefärbten Ventrikel erfolgte intersubjektiv durch voneinander unabhängige Beobachter. Die Rohdaten der Ventrikelumrisse wurden mit dem Computersystem in ein XY-Koordinatensystem übertragen, mit 128 Punkten pro Ventrikelumriß (s. Abb. 6). Der Abstand zweier aufeinanderfolgender Punkte beträgt dann selbst bei stark dilatierten Ventrikeln nicht mehr als 5 mm. Die Validität der digitalisierten Koordinaten ist abhängig von der Genauigkeit der Übertragung der Ventrikelumrisse vom Cine-Film in das Betriebssystem und von der Anzahl der digitalisierten Koordinaten.

Die Berechnung der Ventrikelvolumina aus der biplanen Ventrikulographie erfolgt mit einer modifizierten Scheibchen-Summations-Methode unter Einbeziehung der Simpson-Regel (HACKER 1980). Im Unterschied zu der von CHAPMAN et al. (1958) vorgeschlagenen Scheibchen-Summations-Methode wird bei diesem Verfahren die Fläche der in 60°-LAO-Projektion erhaltenen Ventrikelkontur im gleichen Verhältnis verkleinert oder vergrößert, wie die auf der längsten RAO-Achse errichteten Querachsen zueinander stehen (Abb. 3). Dabei müssen diese Querachsen nicht notwendigerweise orthogonal auf dieser längsten RAO-Achse stehen. Auf diese Weise läßt sich der Ventrikel aus zentrischen Abbildungen der LAO-Fläche entlang der längsten Achse in RAO konstruieren. Die Berechnung des linksventrikulären Volumens ist eine Summation der Zylinderelemente, deren Genauigkeit durch die gewählte Schrittweise bedingt ist. Die Schrittweite wurde so gewählt, daß die größte in 30°-RAO gewonnene Längsachse jeweils in 50 Scheibchen geteilt wurde. Im Gegensatz zu dem von CHAPMAN (1958) angegebenen Verfahren unter-

Tabelle 1. Normalwerte für ventrikulographische Funktionsgrößen des linken Ventrikels. F/L = Flächen/Längen-Methode

Autor	Methode	EDV (ml/m²)	ESV (ml/m²)	AF (%)	LVMM (g/m²)
ARVIDSSON (1961)	biplan AP/LAT	53±13	15±7	72±12	
BUNNEL et al. (1965)	biplan Arvidsson	95±14	35±11	63±6	
KENNEDY et al. (1966)	biplan AP/LAT F/L (Dodge)	70±20	20±8	67±8	92±16
HOOD et al. (1968)	biplan AP/LAT F/L (Dodge)	79±11	26±7	67±4	93±20
HERMANN u. BARTLE (1968)	biplan AP/LAT F/L (Dodge)	71±20	30±11	58±5	
FALSETTI et al. (1971)	monoplan RAO Arvidsson	104±17	31±12	70±7	
SIMON et al. (1974)	monoplan RAO F/L (Dodge)		70±8		
JOHNSON et al. (1975)	monoplan RAO F/L (Dodge)		66±7		
JUST (1976)	monoplan RAO Achsen (Greene)	48–113	9–32	63–86	43–113
MORASKI et al. (1975)	biplan AP/LAT F/L (Dodge)	71±13	32±8	55±4	92±21
GOULD et al. (1976)	biplan AP/LAT F/L (Dodge)			58±6	
WYNNE et al. (1978)	biplan RA/LAO F/L (Dodge)	72±15	21±6	72±8	
LICHTLEN (1979)	monoplan RAO F/L (Dodge)	72±26	22±8	68±8	87±33
KENNEDY et al. (1979)	biplan AP/LAT F/L (Dodge)	71±16	27±11	63±9	93±18
STRAUER (1979)	monoplan RAO Achsen (Greene)	81±6	24±8	70–72	92±6
GROSSMAN (1980)	monoplan RAO F/L (Dodge)	70 50–90	33 25–57	67 61–79	
CYRAN (1980)	biplan RAO/LAO Scheibchen/Flächen	67±11	16±4	76±6	75±7

liegt diese Methode nicht der Prämisse, daß die längste Ventrikelachse in beiden Ebenen getroffen werden muß, sondern nur 30°-RAO-Position.

Untersuchungen von GOERKE u. CARLSSON (1967) und LANGE et al. (1978) zeigten, daß mit der von CHAPMAN et al. (1958) angegebenen Methode die Ventrikelvolumina um 15–20% überschätzt werden.

Zur Überprüfung der Validität des von uns verwendeten Verfahrens zur Volumenbestimmung wurde von zehn verschieden großen Herzmodellen, deren Konfiguration asynerg kontrahierenden Ventrikeln mit unterschiedlich ausgeprägten regionalen Kontrak-

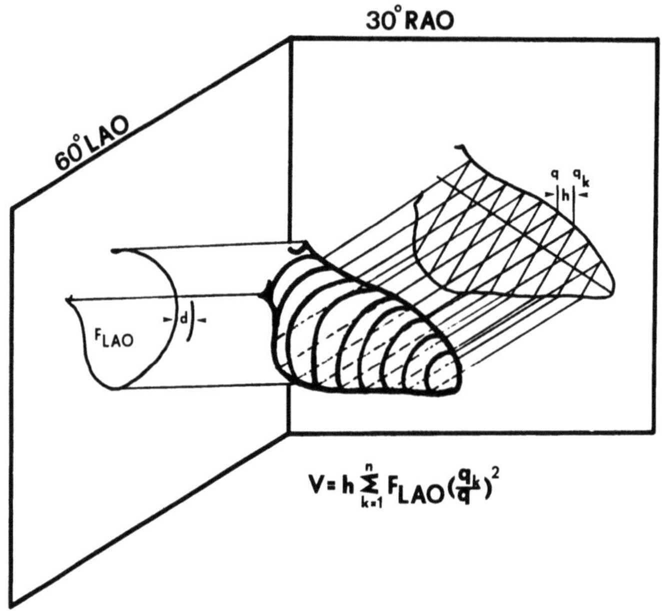

Abb. 3. Berechnung des linksventrikulären Volumens nach der Scheibchen-Flächen-Methode. Die Längsachse in 30° RAO wird in 50 Scheibchen mit der Höhe h unterteilt. Die Fläche L_{LAO} aus der 60°-LAO-Ebene, wird entsprechend dem Verhältnis der Querachsen q_k/q verkleinert oder vergrößert

tionsstörungen nachempfunden waren, das Volumen bestimmt. Verglichen wurde das durch Volumenverdrängung ermittelte Volumen mit der von CHAPMAN et al. (1958) angegebenen Methode (Abb. 4). Das Verdrängungsvolumen der Modelle lag zwischen 95 und 244 ml. Beide Verfahren zeigen mit dem Verdrängungsvolumen eine hohe Korrelation von r = 0,99. Der Nachteil der Chapman-Methode besteht darin, daß die Volumina um durchschnittlich 20% überschätzt werden, was vor allem bei dilatierten Ventrikeln zu einer Überschätzung der echten Ventrikelvolumina führt.

Im Unterschied zu den rechnerisch einfacheren Methoden zur Volumenbestimmung (ARVIDSSON 1958; DODGE et al. 1960; GREENE et al. 1967) eignet sich eine Scheibchen-Methode oder die von uns verwendete Scheibchen-Flächen-Methode besser zur Volumenbestimmung *asynerg kontrahierender Ventrikel* bei koronarer Herzkrankheit.

b) Auxotone Volumen- und Geschwindigkeitsgrößen

Zur Quantifizierung der linksventrikulären Funktion bei koronarer Herzkrankheit können ventrikelgeometrische Größen aus der quantitativen Ventrikulographie bestimmt und mit der simultan durchgeführten Druckmessung verrechnet werden.

Die Auswurffraktion wird ventrikulographisch aus dem enddiastolischen und endsystolischen Volumen berechnet:

$$AF = \frac{EDV - ESV}{EDV} \times 100\%.$$

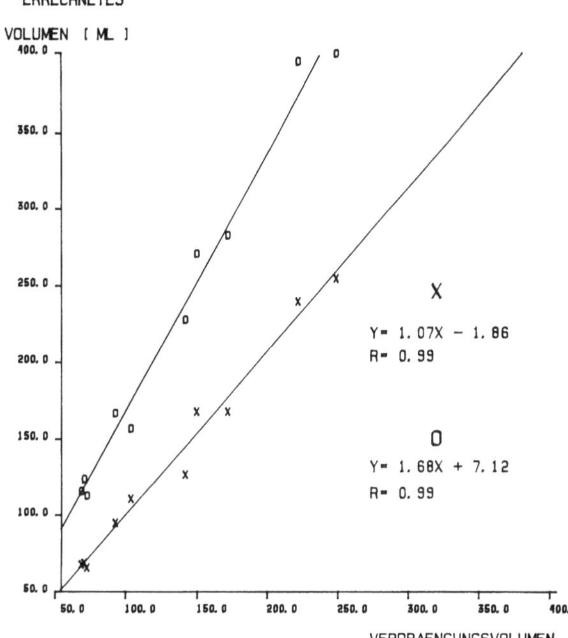

Abb. 4. Vergleich der Scheibchen-Summations-Methode nach Chapman mit der Scheibchen-Flächen-Methode. Als Referenzmethode dient das Verdrängungsvolumen der Ventrikelmodelle. Beide Methoden weisen einen Korrelationskoeffizienten von $r = 0{,}99$ zum Verdrängungsvolumen auf. Die mit der Chapman-Methode (o) bestimmten Volumina überschätzen das Verdrängungsvolumen um etwa 15–20%

Die mittlere zirkumferentielle Verkürzungsgeschwindigkeit V_{cf} (KARLINER et al. 1971; HINDS u. HAWTHORNE 1975) wird aus enddiastolischen und endsystolischen Querachsen (D) sowie der ventrikulären Auswurfzeit (ET) berechnet (Abb. 5).

Bei Patienten mit regionalen Kontraktionsstörungen, wie sie bei koronarer Herzkrankheit typisch sind, eignet sich die mittlere normierte systolische Auswurfrate (MNSER) besser zur Beschreibung einer global gestörten Myokardfunktion als V_{cf} (CHATTERJEE et al. 1971; PETERSON et al. 1974). Die MNSER errechnet sich aus systolischer Auswurffraktion und Austreibungszeit:

$$\text{MNSER} = \frac{\text{EDV} - \text{ESV}}{\text{EDV} \times \text{LVET}} \ (\text{EDV/s}).$$

Im Unterschied zur Auswurffraktion, berücksichtigt MNSER die ventrikuläre Auswurfzeit, was mit dem Vorteil der Frequenzunabhängigkeit einhergeht. Diese Frequenzunabhängigkeit ist besonders bei der pharmakologischen Interventionsventrikulographie von Vorteil (PETERSON et al. 1974; VASU et al. 1975).

c) Zirkumferentielle Wandspannung

Die mittlere zirkumferentielle Wandspannung kann Bild für Bild, alle 20 ms, aus simultan aufgezeichnetem intraventrikulärem Druck, ventrikulärem Krümmungsradius und instantaner Ventrikelwanddicke aus der von BADEER (1963) angegebenen Formel für dickwandige Rotationskörper entsprechend dem La-

Normalwerte von linksventrikulären regionalen Verkürzungsgrößen (Fechterprojektion)

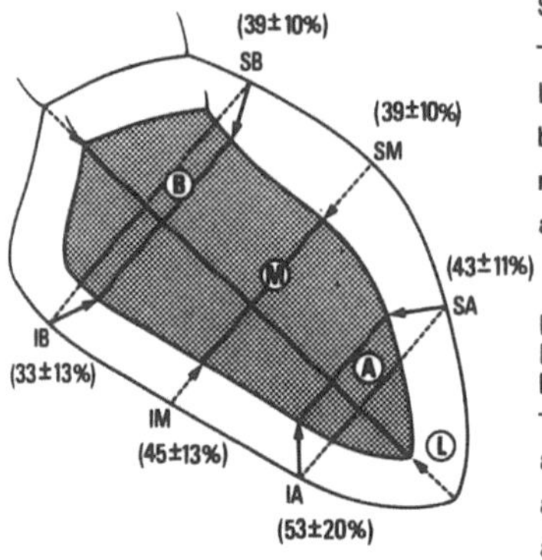

Systolische Verkürzung (%)	Mittelwert	Streubreite
Längsachse (L)	18%	9–24%
basale Querachse (B)	37%	23–48%
mittlere Querachse (M)	41%	27–52%
apikale Querachse (A)	47%	33–69%
Mittlere zirkumferentielle Faserverkürzungsgeschwindigkeit (circ/sec)		
am Orte von B ($\bar{V}_{CF}$ B)	1,27	0,87–1,76
am Orte von M ($\bar{V}_{CF}$ M)	1,43	1,00–1,92
am Orte von A ($\bar{V}_{CF}$ A)	1,65	1,06–2,37

Die systolischen Verkürzungen der superioren (SB, SM, SA) und inferioren (IB, IM, IA) Halbachsen sind angegeben als Mittelwerte ± 1 SD

$\bar{V}_{CF} = (D_{ed} - D_{es})/D_{ed} \cdot ET$;

D_{ed} = **enddiastolische Querachse**
D_{es} = **endsystolische Querachse**
ET = **Ausbreitungszeit**

Abb. 5. Mittlere zirkumferentielle Wandspannung (*T*), linksventrikulärer Druck (*P*) und Ventrikelwanddicke (*h*) während eines Herzzyklus. Die Berechnung der zirkumferentiellen Wandspannung erfolgt Bild für Bild alle 20 ms aus simultan aufgezeichnetem Druck im linken Ventrikel, ventrikulärem Krümmungsradius (*r*) und instantaner Ventrikelwanddicke

place-Gesetz errechnet werden (LINZBACH 1960; BURTON 1967; GAULT et al. 1968; GAASCH et al. 1972; STRAUER 1979a):

$$T = \frac{P \times r}{2h} \; (\mathrm{dyn/cm^2}).$$

Die myokardiale Wanddicke nimmt proportional zur *chronischen* Druck- und Volumenbelastung zu, um so die maximale systolische Wandspannung innerhalb physiologischer Grenzen zu halten (HOOD et al. 1968).

Der linksventrikuläre Krümmungsradius kann Bild für Bild aus den Volumenbestimmungen unter Zugrundelegen eines sphärischen Modells nach der Formel

$$r = \sqrt[3]{\frac{4V}{3\pi}} \; (\mathrm{cm})$$

berechnet werden.

Die Ventrikelwanddicke h wird aus dem Mittelwert eines 4 cm langen äquatornahen, anterioren und posterioren Ventrikelsegments bestimmt (RACKLEY et al. 1964; WONG u. RAUTAHARJA 1968; KENNEDY et al. 1970).

Als maximale systolische zirkumferentielle Wandspannung (T_{peak}) wird der Maximalwert der fortlaufend ermittelten zirkumferentiellen Wandspannung bezeichnet, als mittlere endsystolische zirkumferentielle Wandspannung (T_{syst}) die Wandspannung zum Zeitpunkt des Aortenklappenschlusses und als enddiastolische Wandspannung diejenige unmittelbar vor Beginn des raschen Druckanstiegs der Ventrikeldruckkurve.

Unter Berücksichtigung, daß der endo-epikardiale Wandspannungsgradient an dickwandigen Systemen relativ konstant ist, dürfte dieser im Vergleich zu dünnschaligen Modellen 10–15% nicht überschreiten (HOOD et al. 1968, 1969; WONG u. RAUTAHARJA 1968). Bei dickschaligen Systemen, wie auch beim menschlichen Herz ist daher eine sichere Aussage über die Verteilung der Wandspannung innerhalb der Ventrikelwand nicht möglich. Änderungen der myokardialen Wandspannung vor und während einer Interventionsventrikulographie sind jedoch zu verwerten, da jeder Patient als seine eigene Kontrolle dient. Mit einer quantitativen Überbewertung der systolischen Wandspannung ist vor allem bei sehr hohen systolischen Wanddicken und kleinem intraventrikulären Volumen sowie bei zeitlichen Verschiebungen des systolischen Maximalwerts der Wandspannung bei nicht genügend hoher Cine-Filmfrequenz (Auflösungsvermögen) zu rechnen (SCHELBERT et al. 1973). Ein weiterer limitierender Faktor bei der Beurteilung der systolischen zirkumferentiellen Wandspannung bei koronarer Herzkrankheit ist, daß bei Ventrikeln mit Dyskinesien, d.h. paradoxer systolischer Ventrikelauswärtsbewegung, regionale Phasenverschiebungen der systolischen Wandspannung auftreten können. Für die Berechnung der diastolischen Wandspannung gelten diese Einschränkungen nicht.

d) Linksventrikuläre Muskelmasse

Die linksventrikuläre Muskelmasse wird aus enddiastolischem Volumen und enddiastolischer Ventrikelwanddicke unter Zugrundelegen des spezifischen Gewichts des Myokards von 1,05 g/cm³ berechnet (BARDEEN 1918):

$$\mathrm{LVMM} = \left[\left(h \sum_{K=1}^{n} F^{1}_{LAO} \left(\frac{q_k^2}{q}\right) - \mathrm{EDV}\right] \times 1{,}05 \quad (\mathrm{g}),$$

wobei h = Scheibchenhöhe, n = Anzahl der Scheibchen, F^{1}_{LAO} = Fläche der linksventrikulären Silhouette in 60° LAO-Projektion einschließlich Ventrikelwand, q = Querachse auf der Längsachse in 30° RAO, q_k = k-te Querachse auf der Längsachse in 30° RAO, EDV = enddiastolisches Volumen, 1,05 g/cm³ = spezifisches Gewicht des Myokards.

Der durchschnittliche linksventrikuläre Muskelmassenindex (LVMMI) von 75 ± 14 g/m², der in den eigenen Untersuchungen für Herzgesunde gefunden wurde, steht in guter Übereinstimmung mit den autoptisch gesicherten Werten für die linksventrikuläre Muskelmasse (RACKLEY et al. 1964; KENNEDY et al. 1967). Bei nur monoplaner Ventrikulographie wird die linksventrikuläre Muskelmasse um etwa 20% überschätzt (Tabelle 1).

C. Regionale Ventrikel- und Myokardfunktion (methodische Grundlagen)

Für die Beurteilung der linksventrikulären Funktion bei koronarer Herzkrankheit ist die regionale Wandbewegung im poststenotischen, minderperfundierten Myokardareal und im nicht ischämischen Restmyokard wichtig. Nach Cannon et al. (1977), Engel et al. (1977), Maseri et al. (1977) darf als gesichert gelten, daß als erste Manifestation einer kritischen koronaren Minderperfusion Störungen der regionalen Kontraktion und Relaxation auftreten. Zur Beurteilung der regionalen Wandbewegung wurde von nahezu allen Arbeitsgruppen die von Herman et al. (1967) zur qualitativen Charakterisierung der linksventrikulären Funktion vorgeschlagene Nomenklatur übernommen. Von der Normokinesie, der normalen systolischen Einwärtsbewegung mit normaler diastolischer Auswärtsbewegung, werden Hyperkinesie, Hypokinesie, Akinesie und Dyskinesie unterschieden. Bei Hypokinesie ist die Kontraktionsamplitude eingeschränkt. Bei der Akinesie fehlt die Kontraktion vollständig. Unter Dyskinesie versteht man eine paradoxe systolische Auswärtsbewegung eines Myokardareals. Ein Ventrikelaneurysma ist eine große akinetische Aussackung oder ein größeres dyskinetisches Areal mit paradoxer Pulsation. Es ist in der Regel auch diastolisch gut abgrenzbar und weist eine dünne Wand auf. Regionale Hyperkinesien werden bei koronarer Herzkrankheit als kompensatorische Mehrbewegung des nicht ischämischen Restmyokards beobachtet.

Die Kenntnis des Ausmaßes einer linksventrikulären Kontraktionsstörung ist nicht nur unerläßlich für die klinische und prognostische Beurteilung der koronaren Herzkrankheit, sondern auch von wesentlicher Bedeutung für die Indikationsstellung und Effektivität operativer revaskularisierender Maßnahmen (Bruschke et al. 1973; Burggraf u. Parker 1975; Steinbrunn u. Lichtlen 1977; Murphy et al. 1977; McIntosh u. Garcia 1978; Lichtlen 1979; Strauer 1979).

Regionale Kontraktionsstörungen können visuell und damit qualitativ oder genauer quantitativ beurteilt werden. Für die qualitative Beurteilung ist die Dokumentation einer enddiastolischen und endsystolischen Ventrikelkontur ausreichend. Bei Fehlen einer rechnergestützten quantitativen Beurteilung der regionalen Ventrikelfunktion kann als halbquantitative Bewertung der von Kaltenbach (1975) vorgeschlagene Ventrikel-Score verwendet werden. Der Schweregrad der segmentalen Kontraktionsstörung wird hierbei mit 1 Punkt für Hypokinesie, 2 Punkten für Akinesie und 3 Punkten für Dyskinesie belegt.

Für die qualitative Beurteilung haben Vergleichsstudien geringe Übereinstimmung selbst zwischen erfahrenen Untersuchern bei der Interpretation von Wandbewegungsstörungen ergeben (Zir et al. 1976). Auch der Vergleich subjektiver qualitativer und objektiver quantitativer Methoden zeigte wenig Übereinstimmung (Chaitman et al. 1975), was die Notwendigkeit quantitativer Verfahren zur Beurteilung der regionalen Ventrikelfunktion unterstreicht.

Methoden zur Beurteilung der regionalen linksventrikulären Funktion

Keines der vorgeschlagenen Verfahren zur Beurteilung der regionalen Wandbewegung erreichte allgemeine Anerkennung, was auf das Fehlen eines gesicherten systolischen Kontraktionszentrums sowie systolisch und diastolisch identischer Myokardareale zurückzuführen ist.

Die Wandbewegung des linken Ventrikels während der systolischen Kontraktion ist die Resultante aus Längsachsenverkürzung, Einwärtsbewegung entsprechender Wandareale auf ein fiktives Kontraktionszentrum und einer Kipp- und Rotationsbewegung des ganzen Herzens während der Systole. Die einzelnen Komponenten dieser komplexen systolischen Bewegung sind inter- und intraindividuell verschieden.

Zur Abbildung der systolischen und diastolischen Ventrikelkontur in einer Abbildung ist daher ein extrakardiales oder ein internes, ventrikelbezogenes Referenzsystem notwendig.

Zur Beurteilung der regionalen Wandbewegung wurden bislang drei grundsätzlich verschiedene Methoden eingesetzt: die Perimetermethode, die Querachsenmethode und die Radialachsenmethode.

1. Perimetermethode

Systolische und diastolische Ventrikelkontur werden so übereinander projiziert, daß die Längsachsen unter Berücksichtigung eines extrakardialen oder ventrikelbezogenen, internen Referenzsystems zur Deckung kommen. Akinetische und dyskinetische Wandareale werden daran erkannt, daß sich systolische und diastolische Ventrikelkontur decken bzw. überschneiden. Hypokinetische Ventrikelanteile können mit dieser Methode nicht erfaßt werden. Aus dem prozentualen Anteil des bewegungsgestörten Segments an der Gesamtzirkumferenz des linken Ventrikels errechnet sich das akinetische Segment.

2. Querachsenmethode

Die bisher am häufigsten verwendete Methode zur Beurteilung der linksventrikulären Wandbewegung ist die Querachsenmethode. Die Querachsenmethode erlaubt auch hypokinetische Wandareale zu erfassen, vorausgesetzt, daß ein mit der gleichen Methode bearbeitetes Kontrollkollektiv zur Verfügung steht.

Alle mit der Querachsenmethode beschriebenen Techniken, die sich in erster Linie nur durch Referenzpunkte und zusätzliche Achsen unterscheiden, gehen auf die von Herman et al. (1967) vorgeschlagene Methode zurück. Mit der Querachsenmethode werden nur monoplane Beurteilungen der Ventrikelwandbewegung in rechts schräger Projektion (RAO) oder anterior-posteriorer Projektion vorgenommen, so daß nur eine Beurteilung der anterioren, apikalen und inferioren bzw. diaphragmalen Ventrikelsegmente möglich ist, aber posterolaterale und septale Bewegungsstörungen nicht erfaßt werden.

Simon et al. (1974) wiesen darauf hin, daß bei Herzgesunden eine Symmetrie der linksventrikulären Wandbewegung in 30° bis 45° RAO-Projektion vorhanden ist, wenn die Ventrikellängsachse von der Ventrikelspitze zum Übergang zwischen Aorten- und Mitralklappe gezogen wird und nicht von der Ventrikelspitze zur Mitte der Aortenklappenebene.

Bei der Querachsenmethode muß immer berücksichtigt werden, daß diese von einer Kontraktion der Querachsen vertikal zur Längsachse ausgeht, was besonders für die apexnahen und basisnahen Ventrikelbereiche sicher nicht zutreffend ist.

3. Radialachsenmethode – Methodenvergleich

Eine mit der physiologischen Kontraktion besser übereinstimmende konzentrische Kontraktion des linken Ventrikels wird mit radial auf einen Punkt zulaufenden Achsen wiedergegeben (Heintzen et al. 1974; Rickards 1977). Harris et al. (1974) und Mathes et al. (1979) verwendeten als Kontraktionszentrum den Mittelpunkt der aorto-apikalen Längsachse. Da Lage und Mittelpunkt der Längsachse abhängig sind von der Größe und Form des linken Ventrikels, wählten Heintzen et al. (1974) und Rickards et al. (1977) den systolischen Flächenschwerpunkt als Kontraktionszentrum. Die Wahl des Flächenschwerpunkts als Kontraktionszentrum hat den Vorzug, daß dieser von Kontraktionsstörungen der Ventrikelspitze, die die räumliche Lage des Mittelpunkts der Längsachse und damit die des Kontraktionszentrums beeinflussen, weniger abhängig ist.

Benützt man den systolischen und diastolischen Flächenschwerpunkt als Referenzpunkte, kann dies bei Ventrikeln mit großen akinetischen oder dyskinetischen Bezirken zu einer Verfälschung der quantitativen Beurteilung der regionalen Wandbewegung in diesen Bereichen führen, da die Verschiebung des Schwerpunkts der diastolischen Ventrikelkontur auf den systolischen Schwerpunkt zu, einer Pseudokontraktion dieser a- bzw. dyskinetischen Bereiche führen kann. Die Durchführung einer Rotationskorrektur kann besonders bei asynerg kontrahierenden Ventrikeln mit ausgedehnten regionalen Kontraktionsstörungen zu einer Verfälschung im Sinne von „Pseudokontraktionen“ führen.

Rickards et al. (1977) schlugen vor, als Referenzpunkt für die ventrikuläre Kontraktion eine Kombination aus Aufeinanderprojektion der Aortenklappenebene und der systolischen Schwerpunktmethode einzuführen.

Unberücksichtigt blieb bei diesem Vorschlag das Tiefertreten der Aortenklappe während der Systole infolge Kontraktion der basisnahen Myokardregionen.

Papapietro et al. (1978) beschrieben die segmentale Austreibungsfraktion von in jeder Ebene (RAO und LAO) fünf definierten Winkelsegmenten (prozentuale Änderung der Fläche während der Systole). Als Kontraktionszentrum definierte er den diastolischen Flächenschwerpunkt, als externes Referenzsystem wurden Röntgenmarker verwendet.

Bisher hat sich noch keine der aufgezeigten Techniken zur Beurteilung der regionalen Ventrikelwandbewegung als allgemein verbindlich und als allgemein anerkannt durchgesetzt. Die Perimetermethode wird als wenig sensibles Verfahren kaum noch geübt. Die Querachsenmethode ist das noch am häufigsten angewendete Verfahren. Die Querachsenmethode hat den Vorteil, daß sie ohne großen apparativen Aufwand und ohne Rechnerunterstützung durchführbar ist, Nachteil der Querachsenmethode sind die hohen Standardabweichungen, die schon für normokinetisch kontrahierende Ventrikel gefunden werden, so daß mit dieser Methode der Übergang ins Pathologische – die beginnende Hypokinesie – nur unzureichend dargestellt werden kann (Clayton et al. 1978). Ebenso ist der als normokinetisch angegebene Bereich der Ventrikelwandbewegung abhängig von der Wahl der Projektionen und der Modifikation des Referenzsystems. Daraus wird verständlich, daß Ergebnisse, die mit unterschiedlicher Methode erarbeitet wurden, nicht vergleichbar sind. Clayton et al. (1978) konnten in einer vergleichenden Studie zeigen, daß die Radialmethode der Querachsenmethode überlegen ist. Gelberg et al. (1979) kamen zu demselben Schluß, doch fanden sie bei einem in die Studie einbezogenen Area-Hemiachsenverfahren den kleinsten Fehler und die höchste Trennschärfe zwischen normaler und pathologischer Wandfunktion. Demgegenüber beschrieben Karsch et al. (1980) bei einem Vergleich 19 verschiedener Modelle zur Erfassung der regionalen

Wandfunktion des linken Ventrikels die höchste Sensitivität bei vorgegebener 90% Spezifität bei einem Radialachsenverfahren. INGELS et al. (1980) verglichen ihre Radialachsenmethode (INGELS et al. 1978) mit den Halbachsenmethoden von HERMAN et al. (1967) und LEIGHTON et al. (1974) und den Radialachsenmethoden von HARRIS et al. (1974) und RICKARDS et al. (1977). Als Referenzmethode hatte INGELS bei 58 Patienten intramurale, myokardiale, röntgendichte Marker implantiert, so daß er die systolische regionale Ventrikelwandbewegung genau analysieren konnte. INGELS verwendete als fiktives Kontraktionszentrum den 69%-Punkt der Längsachse, anteriore Aortenklappe – systolischer Ventrikelapex. Als extrakardiales, externes Referenzzentrum verwendete er Rippen, Diaphragma oder extrathorakale Röntgenmarker (INGELS et al. 1978).

INGELS et al. (1980) Untersuchungen ergaben, daß im Vergleich mit den Querachsen- und Radialmethoden mit internem Referenzsystem, seine Radialmethode mit externem Referenzsystem die beste Übereinstimmung mit der geringsten Fehlerbreite und der höchsten Trennschärfe mit seinen Referenzmethode (intramurale, myokardiale Röntgenmarker) ergab. Gleichzeitig zeigten INGELS et al. (1980), daß die Wahl des Kontraktionszentrums 69%-Punkt, Halbierung der Längsachse oder Variation des Ausgangspunkts der Längsachse die Fehlerbreite nur unwesentlich beeinflußt (<2,5%).

a) Methodik zur Bestimmung der regionalen Wandbewegung

Für die eigenen Untersuchungen verwendeten wir eine Radialachsenmethode mit externem Referenzsystem, wobei der systolische Flächenschwerpunkt als Kontraktionszentrum des linken Ventrikels angenommen wurde (CYRAN 1980) (Abb. 6). Grundsätzlich kann die Schrittweite der radialen Abtastung beliebig gewählt werden, im Normalfall wurden 40 bzw. 80 Radialachsen verwendet. Die Schnittpunkte der enddiastolischen bzw. endsystolischen Ventrikelkontur wurden als identisch angesehen.

Für die vergleichende Beurteilung wurde die prozentuale Radialachsenverkürzung in ein Koordinatensystem übertragen (Abb. 6). Der Winkel zwischen dem Aortenklappenreferenzpunkt A und dem Apex wurde je nach Ventrikelgeometrie auf 180° korrigiert. Die Korrektur des Winkels zwischen Aortenklappenreferenzpunkt A und Ventrikel-Apex auf 180° hat den Vorzug, daß der anatomische Referenzpunkt Ventrikel-Apex beim Vergleich mehrerer Patienten auf einen Punkt und nicht auf eine Region verteilt wird. In 30° RAO werden dementsprechend im Bereich der positiven Y-Achse die Ventrikelanteile zwischen Aortenklappenreferenzpunkt A und Ventrikel-Apex und im Bereich der negativen Y-Achse die Ventrikelanteile zwischen Ventrikel-Apex und Aortenklappenreferenzpunkt B aufgetragen. Um ein möglichst hohes Maß an Ähnlichkeit der Darstellung mit den Cine-Ventrikulographien zu gewährleisten, wurde die Verkürzung zentripetal aufgetragen, d.h. Akinesien finden sich außen auf der 0%-Kontraktionslinie, während sich Ventrikelanteile mit zunehmender Kontraktion dem Mittelpunkt des Koordinatensystems nähern.

b) Motilitätsindex

Um die Korrelation zwischen globalen Parametern der Ventrikelfunktion mit der regionalen Wandbewegung herstellen zu können, wurde ein Motilitätsindex der linksventrikulären Kontraktionsbewegung berechnet (Abb. 7). Dieser Motilitätsindex errechnet sich aus der Summe der arithmetischen Mittel der prozentualen Radialachsenverkürzung jeweils zweier benachbarter Radialachsen, bezogen auf das zur Darstellung gewählte Kreissystem. Dieser Motilitätsindex kann

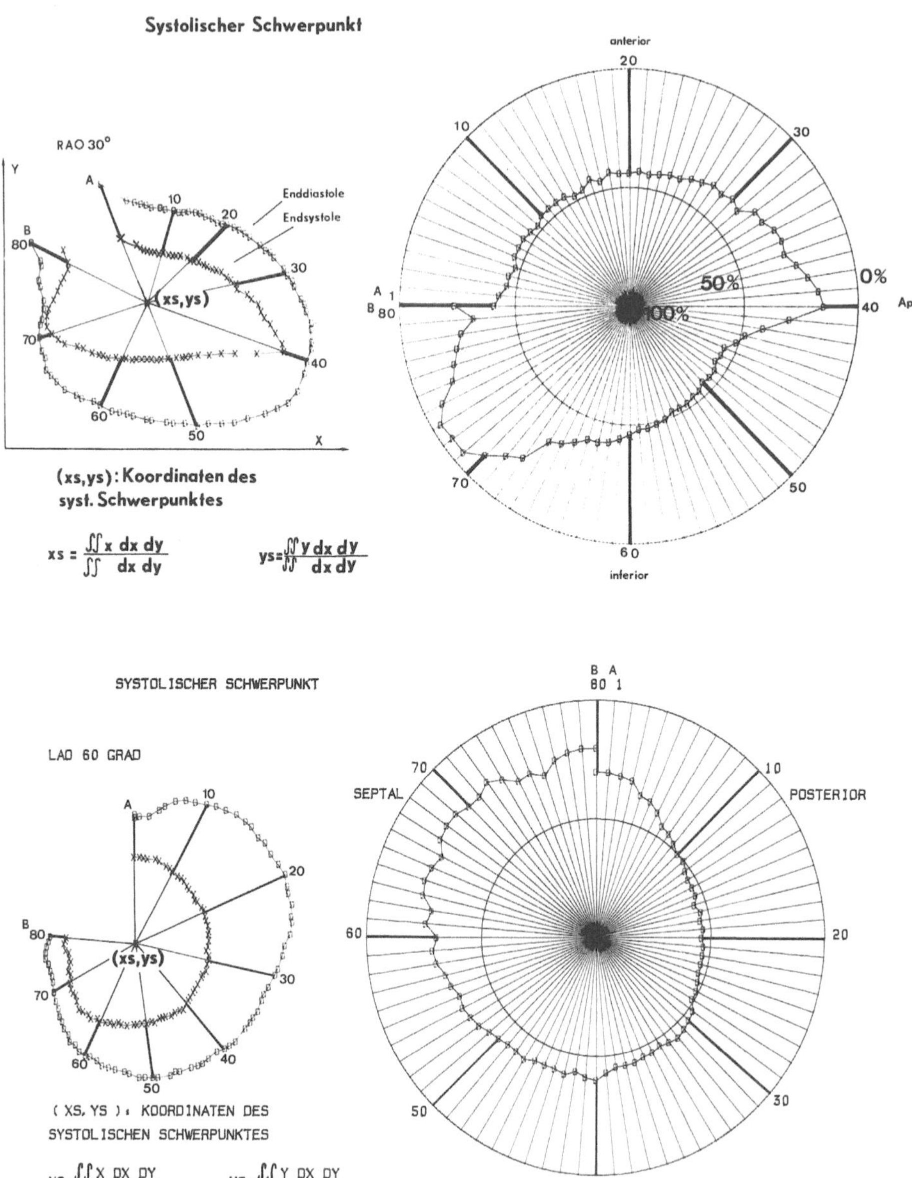

Abb. 6. Bestimmung des systolischen Flächenschwerpunkts in 30°-RAO- und 60°-LAO-Projektion aus den XY-Koordinaten der Bildpunkte des systolischen Ventrikelumrisses. Auf der rechten Bildhälfte ist die prozentuale Radialachsenverkürzung (o–o) in ein Koordinatensystem zentipetal übertragen

für beide Ebenen, 30° RAO und 60° LAO berechnet werden, aus deren arithmetischem Mittel sich der globale Motilitäts-Index ergibt.

Im Unterschied zur prozentualen Radialachsenverkürzung erlaubt die Bestimmung des Motilitätsindex auch das Erfassen von Motilitätsänderungen innerhalb der definierten Bereiche Hyperkinesie, Normokinesie und Asynergie.

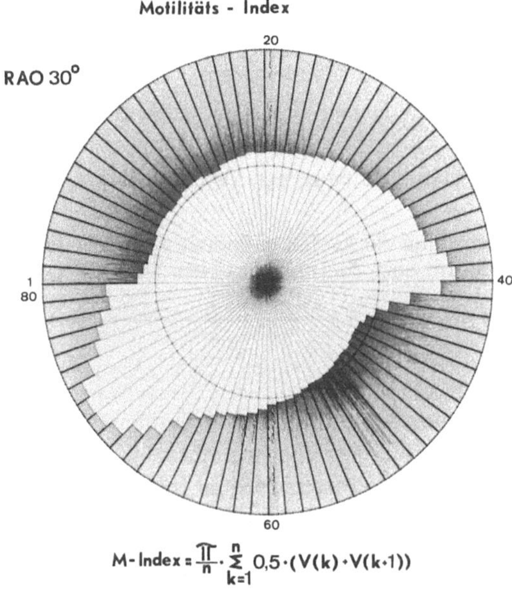

V(k) = Verkürzung der Radialachse (k)

n = Anzahl der Radialachsen

Abb. 7. Der regionale Motilitäts-Index errechnet sich aus dem arithmetischen Mittel der prozentualen Radialachsenverkürzung zweier benachbarter Radialachsen bezogen auf das zur Darstellung gewählte Kreissystem. Aus der Summe der regionalen Motilitäts-Indizes errechnet sich der globale linksventrikuläre Motilitäts-Index

Entsprechend einer segmentalen Einteilung in je 5 Segmente in 30° RAO und 60° LAO-Projektion kann für 10 Segmente ein anteiliger segmentaler Motilitätsindex berechnet werden (Abb. 7). Durch Vergleich der segmentalen Motilität vor und während einer Interventionsventrikulographie kann die Reversibilität asynerger Myokardareale geprüft werden. Ebenso ermöglicht der Vergleich der segmentalen Motilität vor und nach aorto-koronarer Bypass-Operation eine Beurteilung der Effizienz revaskularisierender Operationen unter Berücksichtigung der Funktionsfähigkeit der aorto-koronaren Venentransplantate.

D. Globale Ventrikelfunktion bei koronarer Herzkrankheit

Entscheidend für das therapeutische Vorgehen bei koronarer Herzkrankheit sind die genaue Kenntnis des koronarographischen Schweregrads und das Ausmaß der myokardialen Funktionseinschränkung. Zur Steigerung der diagnostischen Aussagefähigkeit werden daher Herzkatheteruntersuchungen mit Myokardfunktionstests ergänzt.

In eigenen Studien wurden 74 Patienten mit koronarer Herzkrankheit im Vergleich zu einem Normalkollektiv 18 Herzgesunder untersucht. Nach dem Schweregrad der koronaren Herzkrankheit (Tabelle 2) wurden die Koronarpatienten in 3 Gruppen unterteilt. Bei allen Patienten wurde die globale und regionale Funktion des linken Ventrikels vor und während einer Infusion mit 5 µg/min/kg Dobutamin beurteilt.

Da jeweils eine der ersten 3 Herzaktionen während der Ventrikulographie ausgewertet wurde, und das 2. Ventrikulogramm frühestens 30 min nach der

Tabelle 2. Einteilung der koronaren Herzkrankheit nach koronarographischen Schweregraden (LICHTLEN et al. 1969)

I.	Minimale Stenosen: Gefäßlumen um weniger als 50% eingeengt
II.	Partielle Stenosen: Gefäßlumen um 50–75% eingeengt, Kontinuität des Gefäßes gut sichtbar
III.	Subtotale Stenosen: Gefäßlumen um über 75% eingeengt, Gefäß fadenförmig eingeengt
IV.	Totale Stenose: vollständige Unterbrechung der Gefäßkontinuität mit fehlender distaler Füllung oder retrograder Perfusion über Anastomosen resp. antegrader Füllung über Kollateralen

1. Ventrikulographie erfolgte, kann eine Änderung der Volumenparameter durch eine kontrastmittelbedingte Abnahme der Kontraktilität (ZELIS et al. 1970), oder eine Zunahme des intravasalen Volumens infolge Injektion hyperosmolaren Kontrastmittels vernachlässigt werden (FRIESINGER et al. 1965; ISERI et al. 1965; KARLINER et al. 1972; CYRAN u. BOLTE 1976a).

I. Hypertrophiegrad und Ventrikeldilatation

Hypertrophiegrad und Ventrikeldilatation sind wichtige Determinanten der myokardialen Wandspannung. Die myokardiale Wandspannung ist ein entscheidender Faktor des myokardialen Sauerstoffverbrauchs (BRAUNWALD 1971; STRAUER 1979b), was besonders bei Patienten mit koronarer Herzkrankheit von Bedeutung ist. Tabelle 3 zeigt für Patienten mit koronarer Herzkrankheit die Änderung der zirkumferentiellen Wandspannung und der systolischen Wanddicke vor und während Dobutamin.

1. Myokardiale Wandspannung

Die maximale systolische zirkumferentielle Wandspannung (T_{peak}) ist nur bei koronarer Herzkrankheit IV erhöht (um 28% des Ausgangswerts). Systolischer Ventrikeldruck und Ventrikelwanddicke zum Zeitpunkt von T_{peak} sind bei allen 4 Patientengruppen nicht verschieden. Deshalb resultiert diese Zunahme der maximalen systolischen zirkumferentiellen Wandspannung aus dem nur bei koronarer Herzkrankheit IV erhöhten enddiastolischen Volumen, da das systolische Wandspannungsmaximum noch in der isovolumetrischen Phase erreicht wird. Stark erhöhte Werte für die systolische maximale zirkumferentielle Wandspannung finden sich nur bei Koronarkranken mit dekompensierter Herzinsuffizienz. Dieser Befund verdeutlicht, daß trotz eingeschränkter Pumpfunktion (verminderte Auswurffraktion, MNSER, V_{pm} und V_{cf}) eine im Normbereich gelegene maximale systolische zirkumferentielle Wandspannung vorhanden sein kann. Während der Dobutamin-Infusion nimmt die maximale systolische Wandspannung entsprechend der intrakavitären Druckzunahme zu.

Die Ausgangswerte der endsystolischen und der diastolischen zirkumferentiellen Wandspannung steigen proportional dem Schweregrad der koronaren

Tabelle 3. Mittlere zirkumferentielle Wandspannung, Ventrikelwanddicke und Krümmungsradius bei koronarer Herzkrankheit 0–IV vor und während Dobutamin (5 µg/min/kg) (N = 57). Die mit [a] gekennzeichneten Signifikanzen beziehen sich auf das Kontrollkollektiv

	Gruppe 1 Kontrollkollektiv N=5		Gruppe II KHK I/II N=13		Gruppe III KHK III N=12		Gruppe IV KHK IV N=27	
	V. DB	W. DB	V. DB	W. DB	V. DB	W. DB	V. DB	W. DB
T_{peak} 10^3 dyn/cm²	264±31	312±41	270±84	323±106	311±72	318±87	339±106[b]	370±91
	p<0,05		p<0,05		NS		p<0,02	
$T_{endsyst}$ 10^3 dyn/cm²	73±14	75±21	81±26	87±36	120±54[a]	105±41	162±69[b]	145±61
	NS		NS		NS		NS	
T_{diast} 10^3 dyn/cm²	31±7	33±11	36±18	41±16	100±11	50±14	57±36[b]	61±38
	NS		NS		NS		NS	
H_{diast} cm	0,93±0,1		0,95±0,2		0,87±0,13		0,87±0,21	
H_{syst} cm	1,8±0,3	1,9±0,5	1,8±0,4	1,9±0,5	1,5±0,4	1,6±0,5	1,5±0,45	1,6±0,5
	p<0,05		p<0,05		NS		NS	
R_{diast} cm	3,3±0,3		3,3±0,3		3,2±0,3		3,6±0,4	
R_{syst} cm	2,1±0,4	1,9±0,4	2,2±0,4	1,85±0,3	2,25±0,4	2±0,4	2,81±0,5	2,7±0,6
	p<0,01		p<0,01		p<0,04		NS	

[a] $p<0,05$ [b] $p<0,01$ [c] $p<0,001$

Herzkrankheit an. Bei koronarer Herzkrankheit IV liegt die endsystolische zirkumferentielle Wandspannung um 100% höher ($162 \pm 69 \times 10^3$ dyn/cm²) als bei den Patienten des Kontrollkollektivs ($73 \pm 14 \times 10^3$ dyn/cm²). Während der Dobutamin-Infusion tritt keine signifikante Änderung der endsystolischen zirkumferentiellen Wandspannung auf. Berechnungen des Wandspannungs-Zeit-Integrals vor und während Dobutamin haben ergeben, daß die Nachlast während Dobutamin in einer Dosierung von weniger als 7,5 µg/min/kg nicht ansteigt (Cyran 1979).

Die diastolische zirkumferentielle Wandspannung nimmt mit der myokardialen Manifestation der koronaren Herzkrankheit zu. Bei koronarer Herzkrankheit IV liegt die diastolische zirkumferentielle Wandspannung um 84% und bei koronarer Herzkrankheit III um 61% über der diastolischen zirkumferentiellen Wandspannung Herzgesunder. Während Dobutamin ändert sich die diastolische zirkumferentielle Wandspannung nicht.

Aus der mit dem Schweregrad der koronaren Herzkrankheit steigenden diastolischen zirkumferentiellen Wandspannung kann geschlossen werden, daß bei koronarer Herzkrankheit mit zunehmender myokardialer Schädigung eine hö-

Tabelle 4. Ventrikulographische Funktionsgrößen bei koronarer Herzkrankheit, vor und während Dobutamin (5 µg/min/kg) (N = 57). Die mit [a] gekennzeichneten Signifikanzen beziehen sich auf das Kontrollkollektiv

	Gruppe I Kontrollkollektiv N=5		Gruppe II KHK I/II N=13		Gruppe III KHK III N=12		Gruppe IV KHK IV N=27	
	V. DB	W. DB	V. DB	W. DB	V. DB	W. DB	V. DB	W. DB
EDVI ml/m²	67±11	67±10	70±24	69±16	67±17	66±17	94,9±33[b]	94±34
	NS		NS		NS		NS	
ESVI ml/m²	16±4	9±3	20±9	12±5	20±6	19±6	48±26[b]	43±26
	p<0,01		p<0,01		p<0,03		p<0,001	
AF %	76±6	87±4	72±7	83±5	70±6	79±8	49±16[a]	54±19
	p<0,01		p<0,01		p<0,01		p<0,03	
MNSER EDV/s	3,15± 0,5	3,7± 0,45	2,94± 0,9	3,35± 1,1	2,39± 0,45[a]	2,93± 0,85	1,88± 0,69[b]	2,1± 0,11
	p<0,01		p<0,05		p<0,05		NS	
SEP ms	241± 34	235± 38	245± 55	248± 57	293± 89	269± 61	261± 51	257± 56
	NS		NS		NS		NS	
V_{cf} circ/s	1,99± 0,6	2,71± 0,7	1,96± 0,7	2,64± 0,71	1,57± 0,37[a]	1,86± 0,54	0,92± 0,4[b]	1,05± 0,43
	p<0,01		p<0,01		p<0,03		p<0,05	
SVI ml/m²	51±7	58±6	50±15	57±11	48±12	52±11	47±19	51±21
	p<0,01		p<0,01		p<0,05		p<0,04	
LVMMI g/m²	75±7		77±21		68±18		94±27[b]	
LVMN/EDV g/ml	1,12±0,23		1,1±0,43		1,0±0,25		0,98±0,39[a]	

[a] $p<0,05$ [b] $p<0,01$ [c] $p<0,001$

here diastolische Wandspannung, eine höhere Vorlast, zur Aufrechterhaltung einer ausreichenden systolischen Wandspannung notwendig wird. Das bedeutet, daß bei gleicher äußerer Herzarbeit mit zunehmendem Insuffizienzgrad der Anteil der inneren, nicht in Bewegungsenergie umgesetzten Herzarbeit steigt.

2. Linksventrikuläre Muskelmasse und enddiastolisches Volumen

Die linksventrikuläre Muskelmasse (Tabelle 4, Abb. 8) ist nur bei koronarer Herzkrankheit IV im Vergleich zu Herzgesunden erhöht (125%). Betreffs der diastolischen Ventrikelwanddicke besteht bei den 4 Patientengruppen kein Unterschied. Die linksventrikuläre Dilatation bei koronarer Herzkrankheit IV

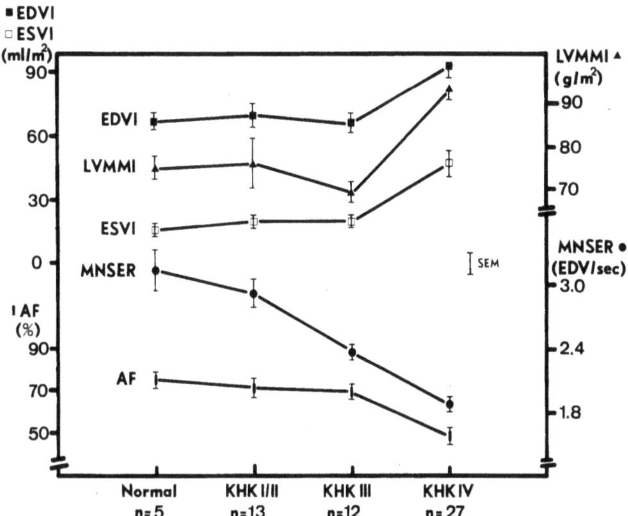

Abb. 8. Enddiastolisches (EDVI) und endsystolisches (ESVI) Volumen, mittlere, normierte systolische Aufwurfrate (MNSER) und linksventrikuläre Muskelmasse (LVMMI) bei Patientengruppen mit koronarer Herzkrankheit verschiedenen Schweregrads. Erst bei Patienten mit ausgedehnten regionalen Kontraktionsstörungen nehmen EDVI, ESVI und die LVMMI zu, und die AF und MNSER ab. Die MNSER differenziert in Ruhe die Patientengruppen besser als die Auswurffraktion

wird von einer Vermehrung der linksventrikulären Muskelmasse begleitet, da trotz der Ventrikeldilatation keine Verminderung der diastolischen Wanddicke nachweisbar ist. Das Ausmaß dieser linksventrikulären Myokardhypertrophie reicht bei den Patienten mit koronarer Herzkrankheit IV jedoch nicht aus, um die linksventrikuläre Dilatation voll zu kompensieren, so daß bei dieser Patientengruppe (KHK IV) der Quotient aus linksventrikulärer Muskelmasse und enddiastolischem Volumen mit zunehmender Ventrikeldilatation abnimmt.

Erhöhung des enddiastolischen Volumens und Zunahme der linksventrikulären Muskelmasse – Dilatation und Hypertrophie – stellen wichtige Kompensationsmechanismen zur Aufrechterhaltung einer normalen globalen Ventrikelfunktion dar (Hood et al. 1968).

Zwischen linksventrikulärer Muskelmasse und enddiastolischem Volumen besteht keine enge Beziehung. Der obere Normwert des enddiastolischen Volumens reicht in unserem Labor bis 78 ml/m^2 (67 ± 11 ml/m^2), der der linksventrikulären Muskelmasse bis 82 g/m^2 (75 ± 7 g/m^2). Vergleichbare Normalwerte wurden von Kennedy et al. (1966), Rackley et al. (1970); Rackley (1976), Lichtlen (1979) und Strauer (1979a) mitgeteilt.

Bei 14 der 27 Patienten mit koronarer Herzkrankheit IV waren enddiastolisches Volumen und linksventrikuläre Muskelmasse über den Normbereich erhöht. Dabei überwiegt bei der Mehrzahl dieser Patienten die Ventrikeldilatation, die Vermehrung der linksventrikulären Muskelmasse, als Ausdruck dafür, daß bei schwerer koronarer Herzkrankheit die Ventrikeldilatation von keiner adäquaten Linksherzhypertrophie begleitet wird.

Bei den Patienten mit koronarer Herzkrankheit I/II und III ist weder eine Ventrikeldilatation noch eine Wandhypertrophie mit konsekutiver Vermehrung der linksventrikulären Muskelmasse nachweisbar.

Eine Zunahme des enddiastolischen Volumens (Ventrikeldilatation) und eine Vermehrung der linksventrikulären Muskelmasse (Hypertrophie) ist erst bei Patienten mit koronarer Herzkrankheit hohen Schweregrads mit myokardialer Schädigung und Pumpfunktionseinschränkung zu finden. Eine dekompensierte Herzinsuffizienz ist erst dann zu erwarten, wenn mit zunehmender koronarer Herzkrankheit und zunehmender Größe des asynerg kontrahierenden Myokardanteils eine unproportionale Ventrikeldilatation von keiner adäquaten Hypertrophie der linksventrikulären Muskelmasse begleitet wird (FORD 1976). Mit zunehmendem Schweregrad der koronaren Herzkrankheit nimmt deshalb der Quotient aus linksventrikulärer Muskelmasse und enddiastolischem Volumen ab (Tabelle 4).

Bei 18 der 27 Patienten mit koronarer Herzkrankheit IV war anamnestisch eine Herzinsuffizienz nachweisbar. Bei jedem dieser Patienten war die Auswurffraktion vermindert und das enddiastolische Volumen erhöht. Nur bei 8 dieser 18 Patienten war aber eine vermehrte ventrikuläre Muskelmasse nachweisbar.

Das kombinierte Auftreten eines erhöhten enddiastolischen Volumens zusammen mit einer vermehrten linksventrikulären Muskelmasse bei gleichzeitig verminderter Auswurffraktion unterstützt die Theorie, daß Myokardveränderungen (EYSTER 1928) und Herzinsuffizienz (LINZBACH 1960) zu einer Vermehrung der myokardialen Muskelmasse führen können. Dabei kann der Anstoß zur Vermehrung der linksventrikulären Muskelmasse sowohl von den myokardialen Veränderungen, z.B. einer Narbe nach Herzinfarkt, wie auch von einer erhöhten systolischen Wandspannung bei Ventrikeldilatation kommen (LINZBACH 1960; HOOD et al. 1968; FORD 1976).

Das Masse-Volumenverhältnis, der Quotient aus linksventrikulärer Muskelmasse und enddiastolischem Volumen, ist bei den Patienten mit koronarer Herzkrankheit I/II und der Gruppe mit koronarer Herzkrankheit III im Vergleich zum Kontrollkollektiv nicht verschieden. Bei 14 der 27 Patienten mit koronarer Herzkrankheit IV liegt der Quotient aus linksventrikulärer Muskelmasse und enddiastolischem Volumen als Ausdruck der höhergradigen Herzinsuffizienz unterhalb des Normbereichs. Die Beobachtung, daß der Quotient aus linksventrikulärer Muskelmasse und enddiastolischem Volumen bei schwerer koronarer Herzkrankheit mit Herzinsuffizienz vermindert ist, stimmt mit den Untersuchungen von GOULD et al. (1973) und PECH et al. (1974) überein.

II. Globale Pumpfunktion bei koronarer Herzkrankheit vor und während Dobutamin

1. Pumpfunktionsgrößen

In der Ausgangsfrequenz sowie dem linksventrikulären systolischen Druck unterscheiden sich die 4 Kollektive (KHK I–IV) nicht. Mit zunehmendem Schweregrad der koronaren Herzkrankheit nimmt der linksventrikuläre enddiastolische Druck zu, der Herzindex und der Schlagvolumenindex ab (Tabelle 5).

Tabelle 5. Pumpfunktionsgrößen bei koronarer Herzkrankheit, Schweregrad I–IV, im Vergleich zu einem Kontrollkollektiv Herzgesunder, vor und während Dobutamin (5 µg/min/kg) (N = 92). Während Dobutamin steigen die Pumpfunktionsgrößen in Abhängigkeit vom Schweregrad der koronaren Herzkrankheit an. Die mit [a] gekennzeichneten Signifikanzen beziehen sich auf das Kontrollkollektiv

	Gruppe I Kontrollkollektiv N = 18		Gruppe II KHK I/II N = 21		Gruppe III KHK III N = 26		Gruppe IV KHK IV N = 27	
	V. DB	W. DB	V. DB	W. DB	V. DB	W. DB	V. DB	W. DB
HF min^{-1}	76±11	76±16	78±12	73±12	74±9	74±13	73±13	75±14
	NS		NS		NS		NS	
LVSP mmHg	132±20	167±28	130±18	161±28	139±19	158±28	135±22	154±28
	$p<0{,}001$		$p<0{,}001$		$p<0{,}001$		$p<0{,}001$	
LVEDP mmHg	11,8±4	13,2±5	13,2±7	15,8±6	17,8±6[b]	19,6±12	28,6±9[c]	28,4±13
	NS		NS		NS		$p<0{,}01$	
$\bar{P}_{AO}$ mmHg	103±13	108±16	104±13	108±17	106±17	107±16	103±14	106±17
	NS		NS		NS		NS	
HI $l/min/m^2$	3,5±0,7	4,5±0,8	3,3±0,4	4,1±0,5	3,1±0,6	3,7±0,9	2,7±0,2[b]	3,2±0,4
	$p<0{,}001$		$p<0{,}01$		$p<0{,}01$		$p<0{,}04$	
SVI ml/m^2	46±7	59±7	42±8	56±9	42±9	52±13	37±11[b]	43±12
	$p<0{,}001$		$p<0{,}01$		$p<0{,}01$		$p<0{,}04$	
dp/dt_{max} mmHg/s	1415±296	1951±466	1456±248	1863±377	1266±304[a]	1524±535	1155±287[b]	1475±446
	$p<0{,}001$		$p<0{,}01$		$p<0{,}01$		$p<0{,}03$	
V_{pm} msl/s	1,05±0,25	1,39±0,4	1,04±0,2	1,32±0,5	0,92±0,2	1,12±0,3	0,81±0,16[a]	0,94±0,24
	$p<0{,}001$		$p<0{,}01$		$p<0{,}01$		$p<0{,}03$	

[a] $p<0{,}05$ [b] $p<0{,}01$ [c] $p<0{,}001$

Während der Dobutamin-Infusion ändert sich die Herzfrequenz bei allen 4 Gruppen nicht. Der linksventrikuläre systolische Druck steigt während Dobutamin unabhängig vom Schweregrad der koronaren Herzkrankheit an. Die Zunahme von Herzindex und Schlagindex während des Inotropietests mit Dobutamin ist abhängig vom Schweregrad der koronaren Herzkrankheit und nimmt mit deren zunehmender myokardialer Manifestation ab.

2. Isovolumetrische Inotropiegrößen

Als isovolumetrische Inotropiegrößen wurden die maximale Druckanstiegsgeschwindigkeit, dP/dt_{max} und die größte gemessene Verkürzungsgeschwindigkeit

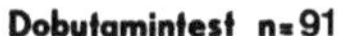

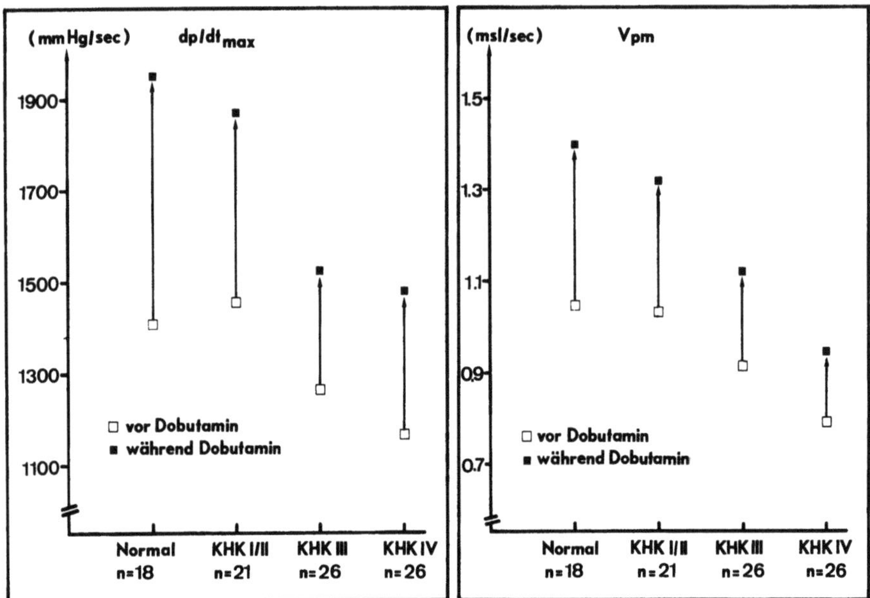

Abb. 9. Maximale Druckanstiegsgeschwindigkeit (dP/dt_{max}) und größte Verkürzungsgeschwindigkeit (V_{pm}) bei koronarer Herzkrankheit verschiedenen Schweregrades vor und während Dobutamin (5 μg/min/kg). Ausgangswert und Anstieg von dP/dt_{max} und V_{pm} korrelieren umgekehrt proportional mit dem Schweregrad der koronaren Herzkrankheit

des kontraktilen Elements V_{pm} bestimmt (Tabelle 5). dP/dt_{max} und V_{pm} stehen in umgekehrter Korrelation zum Schweregrad der koronaren Herzkrankheit (Abb. 9). Bei allen 4 Patientengruppen ist eine Zunahme von dP/dt_{max} nachweisbar, die mit zunehmendem Schweregrad der koronaren Herzkrankheit geringer wird. Ein im Vergleich zum Kontrollkollektiv verminderter Anstieg von dP/dt_{max} kann als Zeichen einer eingeschränkten Kontraktionsreserve des Myokards interpretiert werden.

V_{pm}, die größte gemessene Verkürzungsgeschwindigkeit des kontraktilen Elements, ist im Vergleich zu dP/dt_{max} weniger abhängig von Vorlast und Nachlast (NEJAD et al. 1971). Die Ausgangswerte von V_{pm} lassen infolge eines großen Überlappungsbereichs, abgesehen von Patienten mit Asynergien im Ruhe-Ventrikulogramm (KHK IV), keinen eindeutigen Rückschluß auf eine verminderte myokardiale Kontraktilität zu (Abb. 9).

Besonders wenn die Kontraktilitätsbestimmungen in Ruhe erfolgen, erklärt sich beim interindividuellen Vergleich die eingeschränkte Aussagefähigkeit isovolumetrischer Inotropiegrößen dadurch, daß bei koronarer Herzkrankheit nicht alle der für die Ableitung dieser Parameter notwendigen Annahmen in idealer Weise zusammentreffen: Bei koronarer Herzkrankheit ist das Myokard weder homogen, noch unterliegt es einer gleichmäßigen synergen Ventrikelkontraktion. Pathohistologisch können auf engstem Raum hypertrophierte Myokardzellen neben ischämisch geschädigten Myokardzellen und fibrotischem Narbengewebe liegen. Dadurch können Sarkomerlänge sowie Richtung und Stärke der Kraftentwicklung der Myokardfaser erheblich differieren (MIRSKY et al. 1971; KREULEN et al. 1975; GOODYER et al. 1977). Vergleiche isovolumetrischer Kontraktilitätsgrößen bei verschiedenen Patienten sind deshalb problematischer als Inotropiebestimmungen bei demselben Patienten vor und während eines Myokardfunktionstests. Voraussetzung für die Beurteilung der Inotropiegrößen ist, daß keine zusätzlichen Ischämien durch das Test-Pharmakon auftreten, da diese zu einer veränderten Myokardelastizität führen (KRAYENBÜHL et al. 1973).

3. Ventrikulographische Funktionsgrößen

Als ventrikulographische Funktionsgrößen wurden enddiastolisches (EDVI) und endsystolisches (ESVI) Volumen, die Auswurffraktion (AF), die mittlere normierte systolische Auswurfrate (MNSER), die zirkumferentielle Verkürzungsgeschwindigkeit (V_{cf}), die Auswurfzeit (SEP), die linksventrikuläre Muskelmasse (LVMMI) sowie die maximale, die endsystolische und die enddiastolische zirkumferentielle Wandspannung vor und während Dobutamin bestimmt (Tabellen 3, 4).

Nur bei Patienten mit KHK IV findet sich ein erhöhtes enddiastolisches und endsystolisches Volumen. Das enddiastolische Volumen als Determinante der Vorlast ändert sich während Dobutamin in der Regel nicht. Nur einzelne Patienten mit KHK IV reagieren auf die Dobutamin-Infusion mit einer geringen Zunahme des enddiastolischen Volumens und erhöhen ihr Schlagvolumen über den Frank-Starling-Straub-Mechanismus mittels Zunahme der Muskelfaservordehnung. Eine Zunahme der Auswurffraktion, die während inotroper Stimulation mit einer Zunahme des enddiastolischen Volumens einhergeht, entspricht einer pathologischen Belastungsreaktion (DWYER 1970).

Der linksventrikuläre enddiastolische Druck kann als indirekter Parameter der Vorlast interpretiert werden, vorausgesetzt, daß sich die Compliance des Myokards während der Dobutamin-Infusion nicht ändert. Bei Patienten mit schwerer koronarer Herzkrankheit muß berücksichtigt werden, daß zwischen dem enddiastolischen Volumen und dem linksventrikulären enddiastolischen Druck keine lineare Beziehung vorhanden sein muß, da bei erhöhter Myokardsteifigkeit nur geringe Volumenveränderungen zu erheblichen Zu- oder Abnahmen des linksventrikulären enddiastolischen Drucks führen (DAVILA u. SANMARCO 1966; STRAUER et al. 1975). Linksventrikulärer enddiastolischer Druck und enddiastolisches Volumen sind deshalb keine austauschbaren Parameter der Vorlast (DIAMOND u. FORRESTER 1972; GAASCH et al. 1972).

Die mittlere normierte systolische Auswurfrate MNSER berücksichtigt im Unterschied zur Auswurffraktion zusätzlich die Austreibungszeit. Ebenso wie die Auswurffraktion ist die MNSER auch zur Beurteilung der myokardialen Kontraktionsreserve bei inhomogenen Funktionsstörungen geeignet (PETERSON 1974). Die MNSER ist im Vergleich zum Kontrollkollektiv nicht nur bei KHK IV, sondern auch bei KHK III vermindert (Abb. 10). Der Anstieg der MNSER während Dobutamin steht in umgekehrt proportionaler Korrelation zum Schweregrad der koronaren Herzkrankheit, als Ausdruck der verminderten Kontraktionsreserve bei zunehmender myokardialer Schädigung.

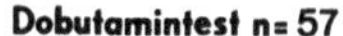

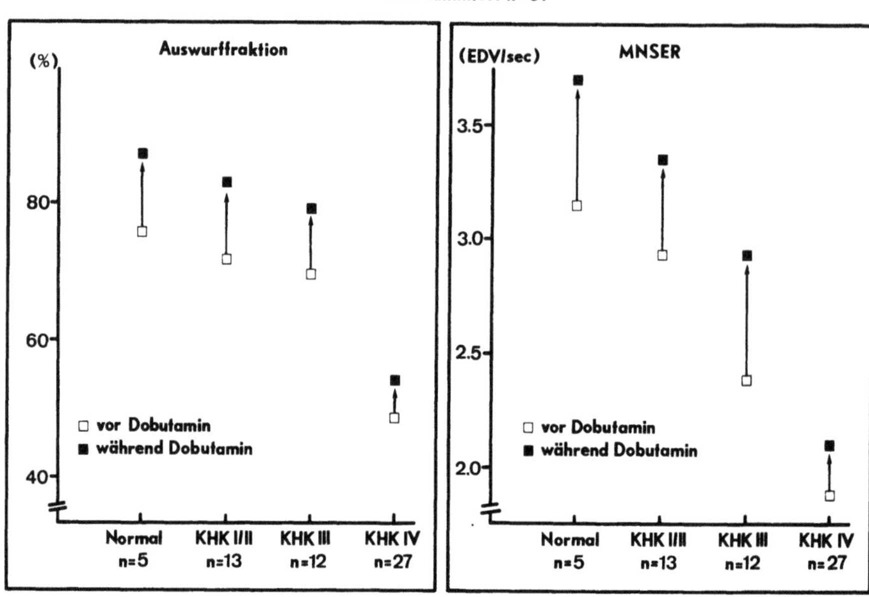

Abb. 10. Auswurffraktion (AF) und mittlere normierte systolische Auswurfrate (MNSER) bei koronarer Herzkrankheit I–IV vor und während einer Dobutamin-Infusion (5 μg/min/kg). In Ruhe differenziert die MNSER die einzelnen Patientengruppen besser als die AF. Schweregrad der KHK und Anstieg von AF und MNSER korrelieren umgekehrt proportional mit dem Schweregrad der koronaren Herzkrankheit

Die mittlere zirkumferentielle Verkürzungsgeschwindigkeit V_{cf} korreliert umgekehrt proportional mit dem Schweregrad der koronaren Herzkrankheit (Tabelle 4). Im Vergleich zum Kontrollkollektiv (1,99 ± 0,6 circ/s) waren V_{cf} bei KHK III (1,57 ± 0,37 circ/s) und bei KHK IV (0,92 ± 0,4 circ/s) vermindert. Der Anstieg von V_{cf} während Dobutamin nimmt mit steigendem Schweregrad der koronaren Herzkrankheit ab.

Die Zunahme von Schlagvolumen und Auswurffraktion wird durch eine Abnahme des endsystolischen Volumens bei gleichbleibendem enddiastolischen Volumen bedingt, was der Mobilisierung einer Kontraktionsreserve des linken Ventrikels und nicht einem Anstieg dieser Größen über den Frank-Starling-Straub-Mechanismus entspricht. Auch bei KHK IV ist mit Dobutamin eine Kontraktionsreserve mobilisierbar. Im Vergleich zu Herzgesunden ist diese Kontraktionsreserve jedoch mit zunehmendem Schweregrad der koronaren Herzkrankheit eingeschränkt. Zu berücksichtigen ist, daß mit Dobutamin in der gewählten Dosierung nicht die gesamte Kontraktionsreserve des Myokards ausgetestet wird.

Abbildung 8 zeigt die Abhängigkeit von Auswurffraktion, MNSER, enddiastolischem Volumen und linksventrikulärer Muskelmasse vom Schweregrad der koronaren Herzkrankheit. Mit zunehmender myokardialer Manifestation der KHK nehmen Auswurffraktion und MNSER ab und das enddiastolische Volumen sowie die linksventrikuläre Muskelmasse zu. Die MNSER erweist sich in Ruhe als der empfindlichere Parameter im Vergleich zur Auswurffraktion.

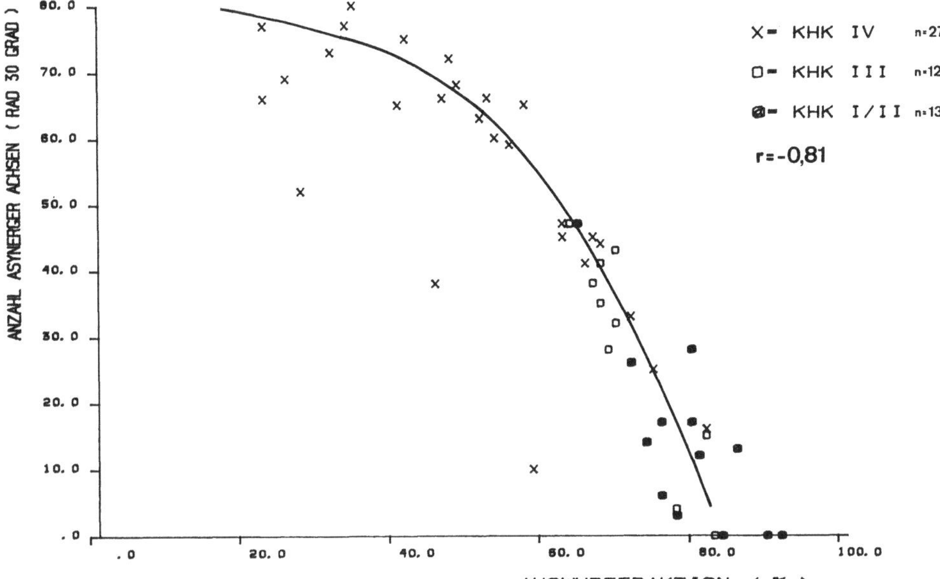

Abb. 11. Beziehung zwischen der Anzahl asynerg kontrahierender Radialachsen und der Auswurffraktion bei koronarer Herzkrankheit. Wenn 20–25% der Gesamtachsen des linken Ventrikels asynerg kontrahieren, ist eine Abnahme der Auswurffraktion nachweisbar

Die Auswurffraktion ist nur bei KHK IV mit 49 ± 16% im Vergleich zum Kontrollkollektiv (76 ± 6%) vermindert.

Eine globale Beeinträchtigung der Ventrikelfunktion, gemessen an der Auswurffraktion wird erst nachweisbar, wenn regionale Kontraktionsstörungen als myokardiale Manifestation der koronaren Herzkrankheit vorhanden sind. Die Zunahme der Auswurffraktion ist während Dobutamin bei Patienten mit KHK IV geringer (5%) als bei dem Kontrollkollektiv (11%) oder Patienten mit KHK I/II (11%) (Abb. 10). Eine Zunahme der Auswurffraktion um weniger als 6% während Infusion von Dobutamin muß als pathologisch und als Ausdruck einer eingeschränkten Kontraktionsreserve gewertet werden. Lebenserwartung und postoperativer Verlauf nach aorto-koronarer Bypass-Operation sind bei Patienten, die im Interventionsventrikulogramm einen Anstieg der Auswurffraktion von über 10% zeigen, günstiger zu beurteilen, als bei Patienten mit einem Anstieg der Auswurffraktion von weniger als 6% im Interventionsventrikulogramm (Helfant et al. 1974; Cohn et al. 1975; Popio et al. 1977).

Eine Dilatation des linken Ventrikels schließt kompensatorische Mehrbewegungen (Hyperkinesien) jedoch nicht aus. Entscheidend für die globale Funktion des linken Ventrikels ist nicht nur der Anteil asynerg kontrahierender Myokardareale, sondern auch die Funktion des Restmyokards, die individuell verschieden von einer kompensatorischen Mehrbewegung bis zu einer im unteren Normbereich liegenden Kontraktionsbewegung reichen kann.

Zwischen der Auswurffraktion und der Anzahl kontraktionsgestörter Radialachsen besteht eine enge Korrelation (r = 0,81) (Abb. 11). Die Auswurffraktion nimmt mit steigender Anzahl asynerg kontrahierender Achsen ab. Erst wenn 20–25% der Radialachsen asynerg, hypo-, a- oder dyskinetisch kontrahieren, ist eine Einschränkung der Auswurffraktion nachweisbar.

FEILD et al. (1972) teilten mit, daß die Auswurffraktion auf 50% und weniger absinkt, wenn 10% der Ventrikelzirkumferenz akinetisch oder dyskinetisch sind. Der Unterschied in den Ergebnissen ist darauf zurückzuführen, daß FEILD et al. (1972) zur Bestimmung der Auswurffraktion nur die rechts schräge Projektion heranzogen (30° RAO) und mit der von ihm verwendeten Perimetermethode nur A- oder Dyskinesien nachgewiesen werden können. Bei Ventrikeln mit großer Asynergie wird die Auswurffraktion bei ausschließlich monoplaner Auswertung um bis zu 50% zu niedrig bestimmt (NEUHAUS et al. 1978).

Zwischen der Anzahl asynerg kontrahierender Achsen und dem endsystolischen Volumen besteht eine Beziehung.

E. Regionale Myokardfunktion bei koronarer Herzkrankheit vor und während Dobutamin

I. Radialachsenverkürzung bei koronarer Herzkrankheit vor und während Dobutamin

Zur Definition einer normokinetischen Wandbewegung des linken Ventrikels bestimmten wir bei 17 Herzgesunden die prozentuale Verkürzung von je 80 Radialachsen in rechts schräger (30° RAO) und links schräger (60° LAO) Projektion.

Die normokinetische prozentuale Radialachsenverkürzung steigt bei den Patienten des Kontrollkollektivs von der Herzbasis bis zur Mitte der Ventrikelvorderwand (30° RAO-Projektion) von 30±9% auf 46±7% Radialachsenverkürzung und nimmt bis zur Ventrikelspitze auf 20±7% Verkürzung ab. Von der Ventrikelspitze bis zur Mitte der inferioren Segmente nimmt die prozentuale Verkürzung auf 52±9% zu und im Mitralklappenbereich wieder ab. In LAO-Projektion ist die Radialachsenverkürzung mit 42±7% im Bereich der posterioren Ventrikelanteile ähnlich ausgeprägt, wie im Bereich der apikalen und septalen Ventrikelbereiche, wo die Verkürzung durchschnittlich 34–38±9% beträgt. Infolge einer systolischen Ventralbewegung des linken Ventrikels ist bei dem von uns verwendeten externen Referenzsystem die Streuung im septalen Bereich größer als in dem übrigen Ventrikelanteil.

Die von uns bestimmte prozentuale Verkürzung der Radialachsen stimmt mit den von RICKARDS et al. (1977), INGELS et al. (1978) und GELBERG et al. (1979) angegebenen Zahlen gut überein. Ein echter Vergleich ist jedoch nicht möglich, da sich die verschiedenen Methoden, vor allem in den gewählten Referenzpunkten unterscheiden.

Während Dobutamin nimmt bei Herzgesunden die Radialachsenverkürzung im Mittel um 22±8% zu (Abb. 12).

Bei koronarer Herzkrankheit lassen sich im Ruhe-Ventrikulogramm differente regionale Kontraktionsmuster erkennen. Außer Hypo-, A- und Dyskine-

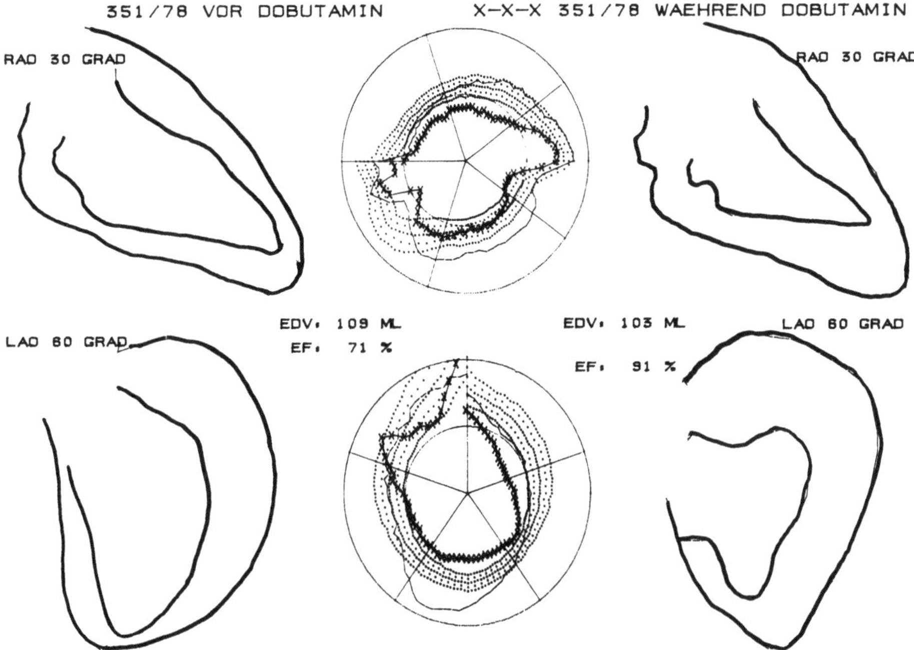

Abb. 12. Prozentuale Radialachsenverkürzung vor (—) und während (× — ×) Dobutamin bei einem Herzgesunden. Dobutamin (5 µg/min/kg) führt zu einer prozentualen Radialachsenverkürzungszunahme von im Mittel 22±8%. *Links* sind die systolischen und diastolischen Ventrikelumrisse biplan vor Dobutamin und *rechts* während Dobutamin aufgetragen

sien sind bei Patienten mit koronarer Herzkrankheit regional Hyperkinesien nachweisbar. Auch bei KHK II und Patienten mit KHK III sind bei quantitativer Beurteilung der Ventrikelwandbewegung regional Kontraktionsstörungen vorhanden, die bei qualitativer Beurteilung zum Teil nicht erkannt werden. Mit steigendem Schweregrad der koronaren Herzkrankheit und Zunahme der myokardialen Schädigung nehmen regionale Kontraktionsstörungen zu und regional hyperkinetische Myokardareale ab. In unserem Untersuchungsgut kontrahierten sich bei Patienten mit KHK I/II im Ruhe-Ventrikulogramm 20%, bei KHK III 14% und bei KHK IV nur 7% aller Radialachsen hyperkinetisch. Experimentelle Untersuchungen an partiell ischämischen Katzenventrikeln und klinische Untersuchungen bei Patienten nach Myokardinfarkt unterstützen die Hypothese, daß regional kompensatorische Mehrbewegungen nicht ischämischen Restmyokards in Ventrikeln mit regionalen Kontraktionsstörungen eine normale globale Ventrikelfunktion aufrecherhalten (Mathes et al. 1979; Cyran 1980).

Eine Normalisierung der prozentualen Radialachsenverkürzung während der Interventionsventrikulographie mit Dobutamin findet sich gehäuft bei im Ruhe-Ventrikulogramm hypokinetischen Radialachsen. Akinetische Myokardareale werden unter Dobutamin in Einzelfällen normokinetisch. Im Ruhe-Ventrikulogramm akinetische Myokardareale dürfen deshalb nicht in jedem Fall als irrever-

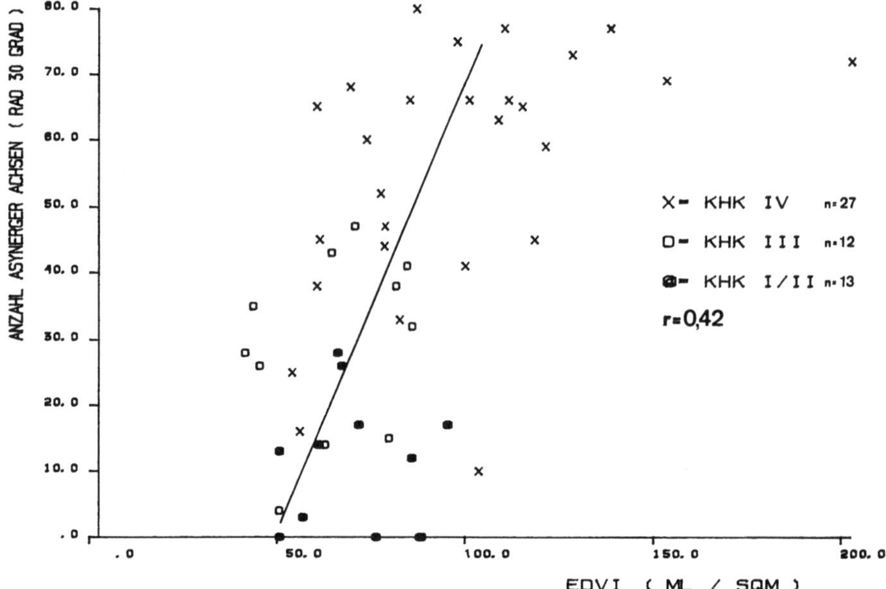

Abb. 13. Beziehung zwischen der Anzahl asynerg kontrahierender Radialachsen und dem enddiastolischen Volumen bei koronarer Herzkrankheit. Bei Patienten mit regional kompensatorischer Hyperkinesie bleibt das enddiastolische Volumen trotz hoher Anzahl asynerg kontrahierender Radialachsen im Normbereich

sible Asynergie bezeichnet werden. Bei KHK I/II wurden 85% der im Ruhe-Ventrikulogramm asynergen Radialachsen normo- oder hyperkinetisch, bei KHK III 39% und bei KHK IV nur 18%. Daraus folgt, daß die Reversibilität einer regionalen Kontraktionsstörung entscheidend vom Schweregrad der koronaren Herzkrankheit und deren myokardialer Manifestation abhängt.

Größe des asynergen Myokardareals und Pumpfunktion

Zwischen der Anzahl asynerg kontrahierender Radialachsen und dem enddiastolischen Volumen besteht keine enge Korrelation (r = 0,42), (Abb. 13). Das enddiastolische Volumen nimmt mit der Anzahl kontraktionsgestörter Radialachsen zu. Bei einzelnen Patienten ist diese Zunahme des enddiastolischen Volumens trotz einer hohen Anzahl kontraktionsgestörter Radialachsen nicht nachweisbar. Diese Beobachtung findet sich vor allem bei Patienten mit regional hyperkinetischen Myokardarealen. Endsystolisches und enddiastolisches Volumen steigen mit dem Schweregrad der koronaren Herzkrankheit und dem Ausmaß der regionalen Kontraktionsstörung an. Erst wenn 20–25% der Ventrikelzirkumferenz asynerg kontrahieren, nimmt die globale Pumpfunktion, gemessen an Auswurffraktion und MNSER ab. Zwischen der Einschränkung der Auswurffraktion und dem endsystolischen Volumen besteht bei koronarer Herzkrankheit eine enge Beziehung (r = 0,88), solange das endsystolische Volumen nicht erhöht ist, bleibt die Auswurffraktion im Normbereich (Abb. 14).

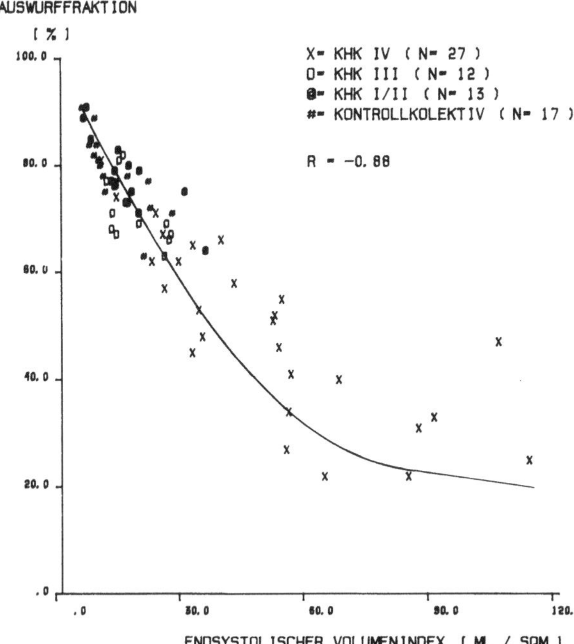

Abb. 14. Beziehung zwischen Auswurffraktion und endsystolischem Ventrikelvolumen. Mit abnehmender Auswurffraktion steigt das endsystolische Volumen bei koronarer Herzkrankheit an

II. Linksventrikuläre Motilität bei koronarer Herzkrankheit vor und während Dobutamin

Bei Herzgesunden nimmt unter Dobutamin die Motilität des linken Ventrikels gleichmäßig zu (Abb. 15). In Abb. 16 ist der globale Motilitätsindex für Patientengruppen mit unterschiedlichem Schweregrad der koronaren Herzkrankheit vor und während Dobutamin aufgetragen. Als Ausdruck der verminderten linksventrikulären Motilität liegt der globale Motilitätsindex bei KHK IV um 78% unter dem globalen Motilitätsindex Herzgesunder. Mit zunehmender myokardialer Manifestation der koronaren Herzkrankheit nimmt die Zunahme des Motilitätsindex entsprechend dem Verhalten der Auswurffraktion ab.

Unter Dobutamin steigt der globale Motilitätsindex in umgekehrter Korrelation zum Schweregrad der koronaren Herzkrankheit: bei Herzgesunden um 35%, bei Patienten mit KHK IV um 11%. Bei KHK IV liegen die während Dobutamin erreichten globalen Motilitätsindex noch um 50% unter den Ruhewerten des Kontrollkollektivs, um 33% unter denen mit KHK II und 27% unter den Ruhewerten der Patientengruppe mit KHK III. Die Zunahme des globalen Motilitätsindex während Dobutamin korreliert umgekehrt proportional mit dem Schweregrad der KHK und ist Ausdruck einer verminderten Kontraktionsreserve bei Koronarkranken mit myokardialer Schädigung.

Beziehung zwischen Motilitätsindex und ventrikulärer Pumpfunktion

Der globale Motilitätsindex korreliert mit dem enddiastolischen Volumen nur mäßig (r = 0,55). Mit zunehmender Ventrikeldilatation nimmt die linksventriku-

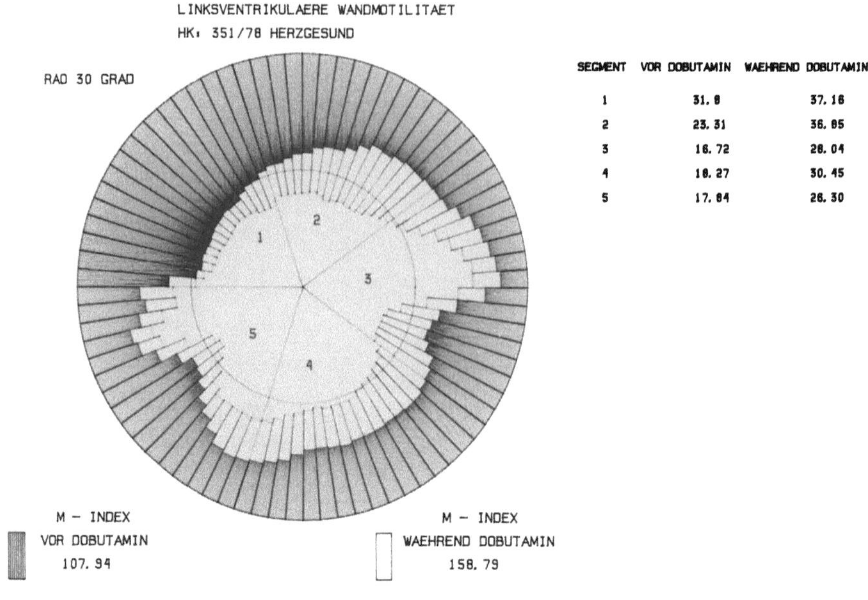

SEGMENT	VOR DOBUTAMIN	WAEHREND DOBUTAMIN
1	31.8	37.16
2	23.31	36.85
3	16.72	28.04
4	18.27	30.45
5	17.84	26.30

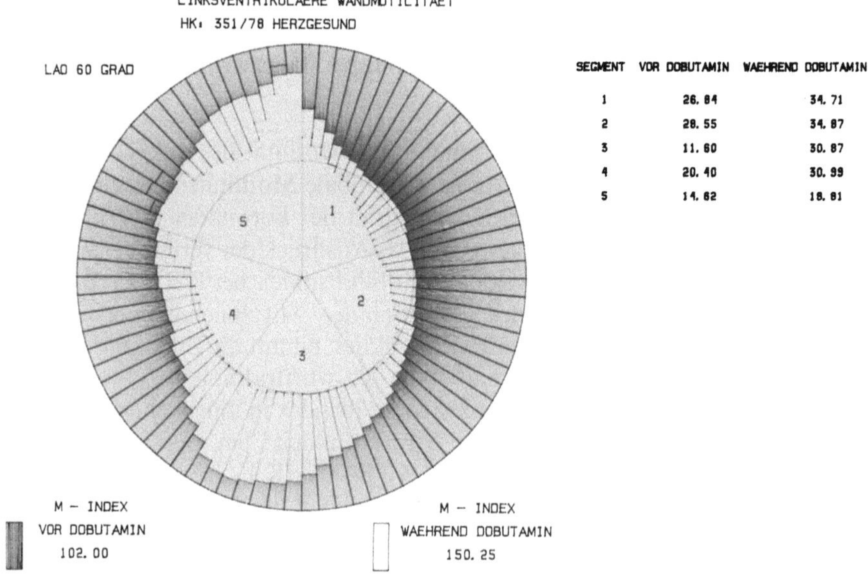

SEGMENT	VOR DOBUTAMIN	WAEHREND DOBUTAMIN
1	26.84	34.71
2	28.55	34.87
3	11.60	30.87
4	20.40	30.99
5	14.62	18.81

Abb. 15. Linksventrikuläre Motilität bei Herzgesunden vor und während einer Dobutamin-Infusion (5 µg/min/kg) in 30°-RAO- und 60°-LAO-Projektion. Die *hellen Säulen* entsprechen der regionalen Motilitätszunahme unter Dobutamin, die *dunklen Säulen* dem Ausgangswert. Die Ausgangswerte und der Anstieg des segmentalen Motilitäts-Index sind tabellarisch aufgetragen

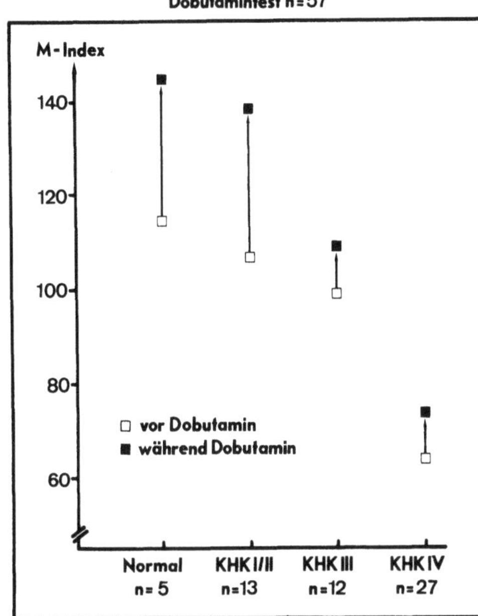

Abb. 16. Globaler Motilitäts-Index bei koronarer Herzkrankheit I–IV vor und während einer Dobutamin-Infusion (5 μg/min/kg). Der globale Motilitäts-Index in Ruhe und der Anstieg unter Dobutamin nehmen mit zunehmendem Schweregrad der koronaren Herzkrankheit ab

läre Motilität und damit die linksventrikuläre Funktion ab. Bei Patienten mit KHK IV mit normalem enddiastolischem Volumen, aber vermindertem globalen Motilitätsindex sind keine kompensatorischen Hyperkinesien nachweisbar.

Zwischen dem linksventrikulären Motilitätsindex und dem endsystolischen Volumen besteht eine enge Beziehung (Abb. 17). Deutlicher als bei Betrachtung des enddiastolischen Volumens zeigt sich, daß bei den 14 herzinsuffizienten Patienten (Schweregrad III/IV, NYHA) der insgesamt 27 Patienten mit KHK IV das endsystolische Volumen über den Normbereich erhöht ist. Die obere Grenze des Normalbereiches für das endsystolische Volumen beträgt in unserem Labor 20 ml/m^2 (16 ± 4 ml/m^2). Die Kenntnis des endsystolischen Volumens erweist sich damit als wertvoller Parameter zur Beurteilung der linksventrikulären Funktion bei koronarer Herzkrankheit. Auswurffraktion und Motilitätsindex korrelieren eng (Abb. 18).

Die Beziehung zwischen globalem linksventrikulärem Motilitätsindex und Auswurffraktion einerseits und dem enddiastolischen Volumen sowie endsystolischen Volumen, der Auswurffraktion und MNSER andererseits zeigen, daß mit zunehmender myokardialer Manifestation der koronaren Herzkrankheit die linksventrikuläre Funktionseinschränkung zunimmt. Außerdem wird bestätigt, daß sich die ventrikulographisch leicht bestimmbaren Größen wie Auswurffraktion, enddiastolisches und endsystolisches Volumen für die Beurteilung der linksventrikulären Funktion gut eignen.

Als Kompensationsmechanismen zur Aufrechterhaltung einer suffizienten Ventrikelfunktion sind bei koronarer Herzkrankheit Dilatation und Hypertrophie des linken Ventrikels nachweisbar, wobei die Masse-Volumen-Relation des

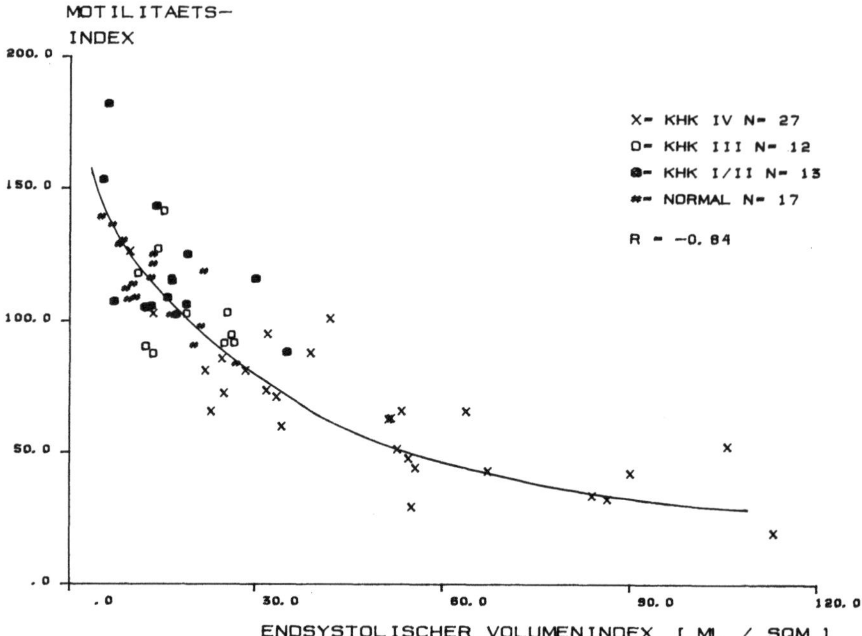

Abb. 17. Beziehung zwischen dem globalen Motilitäts-Index und dem endsystolischen Volumen bei koronarer Herzkrankheit (n = 57). Mit zunehmender myokardialer Manifestation der koronaren Herzkrankheit nimmt der myokardiale Motilitätsindex ab und das endsystolische Volumen zu

linken Ventrikels über einen weiten Bereich unverändert bleibt. Erst wenn die linksventrikuläre Dilatation nicht mehr von einer adäquaten Vermehrung der linksventrikulären Muskelmasse begleitet wird, tritt bei koronarer Herzkrankheit eine manifeste Herzinsuffizienz auf. Im Gegensatz dazu kann bei Kardiomyopathien (GROSSMAN 1975) oder bei Patienten mit essentieller Hypertonie (STRAUER 1979a) eine inadäquate Hypertrophie mit Zunahme der Masse-Volumen-Relation auftreten. Experimentelle Untersuchungen der Muskelfunktion bei inadäquater Linksherzhypertrophie haben gezeigt, daß diese hypertrophierte Muskulatur sowohl bei Kardiomyopathien (BUJA et al. 1970) als auch bei druckinduzierter Hypertrophie weniger effizient arbeitet als normale Myokardfasern (SPANN 1967; BING et al. 1971; COOPER et al. 1973). Druckinduziert hypertrophiertes Myokard kontrahiert sich langsamer und entwickelt weniger Spannung als normale Muskulatur (COOPER et al. 1973). Bei Kardiomyopathien, z.B. bei Amyloidose, bestimmt das Ausmaß der Infiltration den Hypertrophiegrad (BUJA et al. 1970).

Bei KHK III und KHK II fanden wir keine Änderung der Masse-Volumen-Relation im Vergleich zu Herzgesunden, währenddessen die Masse-Volumen-Relation bei KHK IV vermindert ist. PECH et al. (1974) und GOULD et al. (1973) beschrieben, daß bei Patienten mit koronarer Herzkrankheit ohne Hypertrophie und ohne Herzinsuffizienz die Masse-Volumen-Relation allein durch Hypertrophie des linksventrikulären Myokards ohne gleichzeitige Zunahme des enddiastolischen Volumens ansteigt, währenddessen bei Patienten mit Herzinsuffizienz

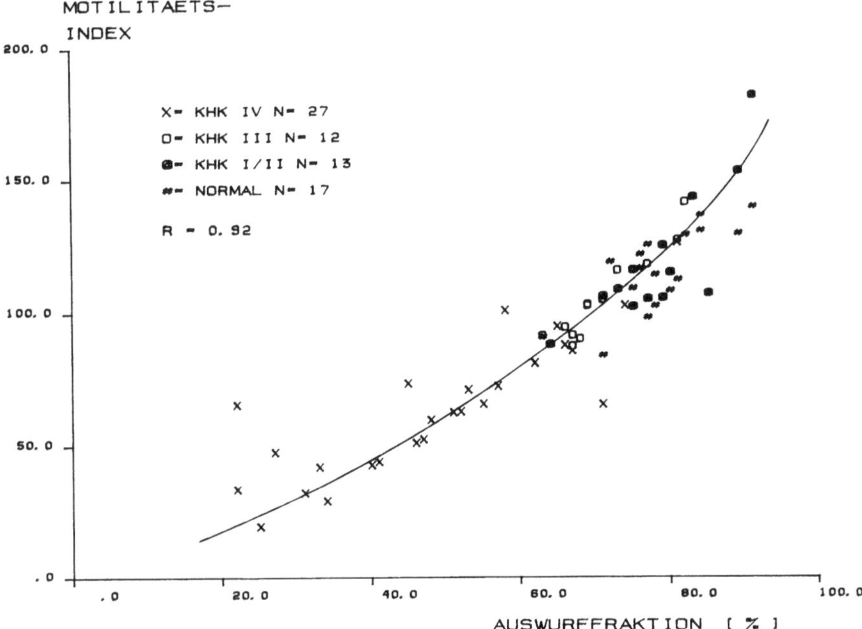

Abb. 18. Beziehung zwischen globalem Motilitäts-Index und Auswurffraktion. Mit zunehmender Motilitätsstörung des linken Ventrikels nimmt die Auswurffraktion ab. Erst wenn die ventrikuläre Motilität um 25% vermindert ist, nimmt die Auswurffraktion ab

die Masse-Volumen-Relation infolge zunehmender Dilatation abnimmt. Eine kardiale Dekompensation tritt so lange nicht ein, wie das Ausmaß der linksventrikulären Hypertrophie durch den Schweregrad der myokardialen Manifestation der koronaren Herzkrankheit bestimmt wird. Hierfür sprechen auch Untersuchungen von Moraski et al. (1975), die bei Patienten mit 3-Gefäß-Krankheit eine Vermehrung der linksventrikulären Muskelmasse beschrieb, unabhängig davon, ob das enddiastolische Volumen erhöht oder im Normbereich war.

Während der Interventionsventrikulographie mit Dobutamin ist die Zunahme von Auswurffraktion und Motilitätsindex abhängig von der Reversibilität kontraktionsgestörter Myokardareale und der Kontraktionsreserve des nicht ischämischen Restmyokards. Wenn im Ruhe-Ventrikulogramm umschriebene kompensatorische Hyperkinesien nachweisbar sind, ist unter Dobutamin in diesen hyperkinetischen Arealen mit einer geringeren Kontraktionszunahme zu rechnen, als in Myokardarealen die vor Dobutamin normokinetisch kontrahieren.

Einer regionalen linksventrikulären Kontraktionsstörung kann entweder eine reversible funktionelle Störung oder eine irreversible Veränderung im Sinne einer Myokardnarbe zugrunde liegen. Reversible funktionelle regionale Kontraktionsstörungen können ischämisch, frequenzbedingt, druckbedingt oder medikamentös induziert sein. Morphologische und funktionelle Einflüsse bestimmen das Kontraktionsverhalten des linken Ventrikels. Die Unterscheidung reversibler von irreversiblen regionalen Kontraktionsstörungen hat deshalb sowohl Bedeutung für die differentialtherapeutische Indikationsstellung zur aorto-koronaren Bypass-Operation wie auch prognostische Bedeutung. Von irreversibel geschädigten Narbenbezirken ist nach revaskularisierenden Operationen keine Besserung des regionalen Kontraktionsverhaltens des linken Ventrikels zu erwarten, ebenso ist die perioperative Mortalität von Patienten mit irreversiblen Asynergien im Vergleich zu der perioperativen Mortalität von Patienten mit reversiblen regionalen Kontraktionsstörungen erhöht (COHN et al. 1975). Die Langzeitprognose Bypass-operierter Patienten dagegen soll unabhängig vom Schweregrad der koronaren Herzkrankheit und unabhängig von der präoperativen Ventrikelfunktion sein (HALL 1980). Untersuchungen nach aorto-koronarer Bypass-Operation zeigten übereinstimmend, daß nur bei Patienten mit präoperativ reversibel kontraktionsgestörten Myokardarealen nach Revaskularisation mit einer Besserung der regionalen linksventrikulären Funktion zu rechnen ist (HORN et al. 1974; HELFANT et al. 1974; COHN et al. 1975; KOBER et al. 1977).

F. Globale und regionale Myokardfunktion nach aorto-koronarer Bypass-Operation

Nachdem FAVALORO (1967) die aorto-koronare Bypass-Operation als operatives Routineverfahren einführte, besteht heute Übereinstimmung, daß bei etwa 80–87% aller koronar operierten Patienten die Angina-pectoris-Symptomatik gebessert ist (MATLOFF et al. 1973; KOUCHOUKOS et al. 1974; LOOGEN et al. 1975; MUNDTH u. AUSTEN 1975; SHELDON et al. 1975; LAWRIE 1976; ROTHLIN u. SENNING 1977; LICHTLEN et al. 1978; JEHLE et al. 1979). Unverändert wird aber die Frage diskutiert, ob und unter welchen Voraussetzungen eine Besserung der linksventrikulären Pumpfunktion nach aorto-koronarer Venen-Bypass-Operation zu erwarten ist (ANDERSON 1972; BOURASSA et al. 1972; ARBOGAST et al. 1973; CHATTERJEE et al. 1973; LAPIN 1973; HAMMERMEISTER et al. 1974; SHEPARD et al. 1974; LEVINE et al. 1975; NEUHAUS et al. 1976; APSTEIN et al. 1977; AMENDE et al. 1978; BUSSMANN et al. 1978; WOLF et al. 1978; CYRAN 1980).

Eine Zunahme der Überlebensrate ist im Vergleich zu medikamentös behandelten Patienten nur bei Patienten mit Hauptstammstenose der linken Koronararterie (TAKARO et al. 1976), für Patienten bei denen gleichzeitig eine proximale Stenose des Ramus interventricularis anterior sowie ein Verschluß der rechten Koronararterie vorhanden ist (MITTLER et al. 1975) sowie für Patienten mit 3-Gefäß-Erkrankung gesichert (MATTHUR et al. 1980).

I. Postoperativer koronarographischer Befund, Verschlußrate, Revaskularisationsgrad

Der postoperative koronarographische Befund ist abhängig von der Verschlußrate der angelegten Venen-Bypässe, dem Revaskularisationsgrad sowie dem Zustand des nativen Koronarsystems. Die Verschlußrate entspricht dem prozentualen Verhältnis aus der Anzahl okkludierter Anastomosen zu der Gesamtzahl aller angelegten Anastomosen. Der Revaskularisationsgrad entspricht dem Ver-

Tabelle 6. Verteilung und Verschlußrate der aorto-koronaren Venentransplantate. Die Verschlußrate ist abhängig vom anastomosierten Koronargefäß und ist im Bereich des R. interventricularis anterior niedriger als im Bereich des R. circumflexus sinister (N = 38). *RIVA* R. interventricularis anterior; *1. D.-Ast* 1. Diagonalast; *R. circ.* R. circumflexus sinister; *RCA* rechte Koronararterie

Lokalisation	Anzahl der Grafts	Offene Grafts				Total		Okkludierte Grafts Verschlußrate	
		Gute Funktion		Stenose > 50%					
	(N)	(N)	(%)	(N)	(%)	(N)	(%)	(N)	(%)
RIVA	32	26	81	1	3	27	84	5	16
1. D.-Ast	18	17	94	–	–	17	94	1	–
R. circ.	12	5	42	2	17	7	58	5	42
1. M.-Ast	14	7	50	1	14	8	57	6	43
RCA	16	11	69	1	6	12	75	4	25
Andere	3	3	100	–	–	3	100	–	–
Total	95	69	73	5	5	74	78	21	22

hältnis offener Anastomosen zur Gesamtzahl der mehr als 75% stenosierten großen Koronaräste (Ramus interventricularis anterior, Ramus circumflexus sinister, rechte Koronararterie, 1. Diagonalast und 1. Marginalast) (Ramus marginalis obtusus).

Bei 38 von uns nachuntersuchten Patienten wurden insgesamt 68 Vena-saphena-Transplantate mit 95 Anastomosen angelegt. Pro Patient entspricht das 1,8 Venentransplantaten und 2,5 Anastomosen. Nach durchschnittlich 1 Jahr waren noch 78% aller Venentransplantate und 78% aller Anastomosen funktionsfähig. Entsprechend beträgt die Verschlußrate 22% (Tabelle 6). Die Verschlußrate der Venentransplantate ist abhängig von der Lokalisation des Koronargefäßes, das mit einem Bypass versorgt wurde. Die niedrigste Verschlußrate weisen Venentransplantate zum Ramus interventricularis anterior (16%) und zum 1. Diagonalast (6%) auf, die höchste Verschlußrate Venentransplantate zum Ramus circumflexus sinister (41%).

Der bei der Rekoronarographie bestimmte Revaskularisationsgrad ist abhängig von den operativ-technischen Möglichkeiten zur Revaskularisation, da sich nicht alle stenosierten Gefäße infolge Koronarsklerose als anastomosenfähig erweisen und zweitens von der Verschlußrate der angelegten Venentransplantate. Die Anzahl der angelegten Anastomosen pro Patient (2,5), wie auch die Verschlußrate (22%), sind mit den von anderen Untersuchergruppen mitgeteilten Ergebnissen vergleichbar (Bussmann et al. 1978; Lichtlen et al. 1978; Jehle et al. 1979; Kouchoukos et al. 1980). Kouchoukos et al. (1978) teilten eine Verschlußrate von 21% bei 871 Anastomosen mit, Bourassa et al. (1976) gaben eine Verschlußrate von 21% für 395 Venentransplantate bei der Rekoronarographie 1 Jahr nach aorto-koronarer Bypass-Operation an. Sheldon et al. (1975) berichtete eine Verschlußrate von 23% für 708 Anastomosen 16,2 Monate nach aorto-koronarer Bypass-Operation. Lawrie (1976) teilte eine Verschlußrate von 16% bei 596 Venengrafts mit.

Verlaufsuntersuchungen über mehr als 5 Jahre berichten übereinstimmend, daß die Mehrzahl der bei der Nachuntersuchung verschlossen gefundenen Anastomosen innerhalb der ersten 6 postoperativen Monate thrombosiert (ITSCOITZ et al. 1975; SHELDON et al. 1975; BOURASSA et al. 1977; KOUCHOUKOS et al. 1978; MCINTOSH u. GARCIA 1978).

Als wichtige Determinanten, die einen Verschluß eines aorto-koronaren Venentransplantats begünstigen, werden der Gefäßdurchmesser des Venentransplantats, der distal der Anastomose vorhandene arterielle Blutabfluß im nativen Koronarsystem und die Anastomosentechnik angegeben (WALKER et al. 1972; MCINTOSH u. GARCIA 1978). Beobachtungen über 5–7 Jahre ergaben übereinstimmend, daß nach dem ersten Jahr nach aorto-koronarer Bypass-Operation mit einer jährlichen Verschlußrate von 1,5–2,5% gerechnet werden muß (LESPERANCE et al. 1973; ITSCOITZ et al. 1975; LAWRIE et al. 1976; KOUCHOUKOS et al. 1978).

Häufigste Ursache der Okklusion eines Venentransplantats sind Intima-Wucherungen und arteriosklerotische Veränderungen (BARBORIAK et al. 1976). Wesentliche Bedeutung für die Funktionsfähigkeit eines Venentransplantats hat außerdem die Flußrate, die vom Zustand des nativen Koronarsystems und vom Venentransplantat selbst bestimmt wird.

Im eigenen Krankengut war postoperativ die Angina-pectoris-Symptomatik bei 87% der Patienten gebessert, bei 63% sistierte die Angina pectoris vollständig. Zwischen Revaskularisationsgrad und Besserung der Angina-pectoris-Symptomatik bestand ein eindeutiger Zusammenhang. Bei allen Patienten mit einem Revaskularisationsgrad über 66% war die Angina pectoris um 1–2 Schweregrade (NYHA) gebessert. Nur ein Patient mit einem Revaskularisationsgrad von 60% klagte über auch in Ruhe auftretende Angina pectoris. Bei 5 Patienten mit postoperativ persistierender Schmerzsymptomatik bestand ein Revaskularisationsgrad $<30\%$. Diese Befunde stimmen mit den Untersuchungsergebnissen von LICHTLEN et al. (1978) überein.

Als Ursache einer postoperativen Besserung der Angina-pectoris-Symptomatik wird eine gesteigerte Durchblutung im präoperativ minderperfundierten, ischämischen Myokard angenommen (LICHTLEN et al. 1978; KOLIBASH et al. 1979). Als weitere Ursachen wurden diskutiert perioperative Myokardinfarkte, die partielle Denervierung der Koronararterien im Bereich der distalen Anastomose, aber auch ein Placeboeffekt (ROSS 1975). LICHTLEN et al. (1978) stellten fest, daß Patienten mit einem Revaskularisationsgrad unter 33% dann beschwerdefrei sind, wenn der Bypass zum Ramus interventricularis anterior funktionsfähig ist. JEHLE et al. (1979) fanden in seinem Krankengut 4 beschwerdefreie Patienten, deren Bypass zum Ramus interventricularis anterior verschlossen war. Eine Korrelation zwischen postoperativer Angina pectoris und Revaskularisationsgrad fanden auch HARTMANN et al. (1976), ROTHLIN u. SENNING (1977), KOUCHOUKOS et al. (1978) und CYRAN (1980).

II. Progredienz der koronaren Herzkrankheit

ALDRIDGE u. TRIMBLE (1971) beschrieben erstmals, daß nach aorto-koronarer Bypass-Operation eine Beschleunigung der Progredienz der koronaren Herz-

Tabelle 7. Progredienz der koronaren Herzkrankheit nach aorto-koronarer Bypass-Operation. Verteilung und Lokalisation der postoperativ progredienten Stenosen. Pro Patient werden 5 Gefäße beurteilt: Riva, R. circumflexus sinister, RCA, 1. Diagonalast, 1. Marginalast

	Gefäße (N)	Nativ (N)	Progredienz	Bypass offen (N)	Progredienz			Bypass okklud. (N)	Progredienz	
					Prox.	Anast.	Dist.		Prox.	Dist.
3-G-Kh. N=26	130	60	16 27%	56	32 57%	4 7%	9 16%	14	6 43%	1 7%
2-G-Kh. N=8	40	23	5 22%	11	6 55%	–	–	6	2 33%	1 17%
1-G-Kh. N=4	20	16	1 6%	3	2 66%	–	–	1	1 100%	2 10%
	190	99	22 22%	70	40 57%	4 6%	9 13%	21	9 43%	2 10%

krankheit in den anastomosierten Koronargefäßen auftritt. Zwischenzeitlich wurde dieser Befund von zahlreichen Untersuchergruppen bestätigt (Bourassa et al. 1978; McIntosh u. Garcia 1978; Cyran 1980). Diese Progredienz der koronaren Herzkrankheit ist proximal der Anastomose des Venentransplantates zwei- bis fünffach häufiger nachweisbar, als in nicht operierten Gefäßen oder in den distalen Abschnitten anastomosierter Gefäße. Auch in operierten Koronargefäßen mit verschlossenem Bypass ist die Progredienz der koronaren Herzkrankheit in den proximal der jeweiligen Anastomose gelegenen Abschnitten signifikant häufiger (Tabelle 7).

Mutmaßlich sind die veränderten Druck/Flußverhältnisse im proximalen Anteil anastomosierter Koronararterien Ursache für die 1 Jahr nach aorto-koronarer Bypass-Operation nachweisbare raschere Progredienz der koronaren Herzkrankheit im Bereich operierter Gefäße (Rees 1976; Bourassa et al. 1978; McIntosh u. Garcia 1978). Rees (1976) prägte den Begriff des „Wasserscheidenphänomens“ als Folge der konkurrierenden Blutströme im proximal der Anastomose gelegenen Anteile operierter Koronargefäße. Diese proximal der Anastomose gelegenen Gefäßanteile sind mit dem poststenotischen Segment dieser Koronargefäße identisch. Der poststenotische antegrade, natürliche Blutfluß steht in diesen Gefäßanteilen in Konkurrenz zu dem über den Bypass partiell retrograd geführten Blutfluß und begünstigt auf diese Weise den kompletten Verschluß präoperativ hochgradig stenosierter Gefäße. Diese Hypothese wird durch die Tatsache unterstützt, daß distal der Anastomose nicht häufiger, sondern seltener eine Progredienz der koronaren Herzkrankheit gefunden wird als in nicht operierten, aber präoperativ stenosierten Koronargefäßen.

Wegen dieser unerwünschten Nebenwirkung der aorto-koronaren Bypass-Operation, einer rascheren Progredienz der koronaren Herzkrankheit, sind Untersuchungen von Bourassa et al. (1978) von besonderem Interesse, der 108 Patienten 1 Jahr und 5–7 Jahre nach aorto-koronarer Bypass-Operation rekoronarographierte. Im Bereich der operierten Gefäße war bei der postoperativen Zweituntersuchung keine weitere Progredienz der koronaren Herzkrankheit im Vergleich zu den Ergebnissen der Einjahresstudie nachweisbar. Im Bereich der nicht operierten Gefäße stieg die Progredienz von 9,5% nach 1 Jahr, auf 46% nach 6 Jahren. Die Sechsjahresergebnisse entsprachen damit den Ergebnissen von Studien über den natürlichen Verlauf der koronaren Herzkrankheit bei nicht operierten Patienten (Ben-Zvi et al. 1974; Gensini et al. 1974).

Es ist festzustellen, daß in operierten Koronargefäßen die Progredienz der koronaren Herzkrankheit rascher abläuft als in nicht operierten Gefäßen mit vergleichbarem Stenosegrad. Präoperative Stenosen über 75% sind 1 Jahr nach aorto-koronarer Bypass-Operation in 53% der Fälle total verschlossen (Bourassa et al. 1978). In unserem Krankengut waren 1 Jahr nach aorto-koronarer Venen-Bypass-Operation 57% der präoperativ über 75% stenosierten Koronargefäße okkludiert. 6 Jahre nach aorto-koronarer Bypass-Operation ist eine raschere Progredienz operierter Koronargefäße im Vergleich zu nicht operierten Koronargefäßen nicht mehr nachweisbar (Bourassa et al. 1978). Die raschere Progredienz der koronaren Herzkrankheit ist abhängig vom Schweregrad der präoperativ nachweisbaren Stenosen. Operierte und nicht operierte Gefäße mit präoperativ über 75%iger Stenose zeigen 6 Jahre nach aorto-koronarer Bypass-Operation in vergleichbarem Anteil (46–63%) einen kompletten Gefäßverschluß. Daraus ist zu folgern, daß Gefäße mit einer Stenosierung über 75% rechtzeitig und möglichst umfassend revaskularisiert werden, um die myokardiale Perfusion poststenotischer Myokardareale auf lange Sicht zu garantieren.

III. Globale linksventrikuläre Funktion nach aorto-koronarer Bypass-Operation

In unserem Krankengut ist nach aorto-koronarer Bypass-Operation eine Zunahme der Herzfrequenz, eine Abnahme des enddiastolischen Volumens und eine Abnahme des Schlagvolumens nachweisbar (Tabelle 8). Die übrigen von uns bestimmten Parameter der linksventrikulären Funktion blieben unverändert. Vergleichbare Befunde liegen von anderen Arbeitsgruppen vor (Hammermeister et al. 1974; Mundth u. Austen 1975; Apstein et al. 1977; Amende et al. 1978; Bussmann et al. 1978). Jehle et al. (1979) wiesen darauf hin, daß mit einem Anstieg der globalen linksventrikulären Pumpfunktion nach aorto-koronarer Bypass-Operation nur zu rechnen ist bei Patienten ohne stattgehabten Myokardinfarkt, aber mit präoperativ eingeschränkter Auswurffraktion. Für den Einzelfall dürfen entscheidende Bedeutung haben der präoperative Zustand des Myokards, reversibel asynerges vitales Myokardareal oder irreversibel, asynerges narbiges Myokardareal und der operativ mögliche bzw. bei der Nachuntersuchung vorhandene Revaskularisationsgrad.

Bei 10 von 38 Patienten (26%) stieg postoperativ die Auswurffraktion an. Bei 8 dieser 10 Patienten lag die Auswurffraktion präoperativ unter 62% (Normalwert $76 \pm 6\%$). Bei 4 dieser 10 Patienten nahm postoperativ das enddiastolische Volumen ab, bei 4 Patienten blieb es unverändert und bei den restlichen 2 Patienten stieg das enddiastolische Volumen an. Entsprechend der Auswurffraktion verhielt sich auch der globale Motilitätsindex, der bei allen 10 Patienten

Tabelle 8. Globale Pumpfunktions- und Kontraktilitätsgrößen vor und nach aorto-koronarer Bypass-Operation

		Vor AKBO	Signifikanz	Nach AKBO
HF	min^{-1}	73 ± 13	$p < 0{,}04$	79 ± 15
LVSP	mmHg	145 ± 20	NS	145 ± 20
LVEDP	mmHg	17 ± 7	NS	20 ± 7
HI	$1/min/m^2$	$3{,}11 \pm 1{,}1$	NS	$2{,}73 \pm 1{,}0$
SVI	ml/m^2	$42{,}3 \pm 13$	$p < 0{,}01$	$34{,}7 \pm 12$
dP/dt_{max}	mmHg/s	1320 ± 337	NS	1378 ± 304
V_{pm}	msl/s	$0{,}96 \pm 0{,}4$	NS	$1{,}01 \pm 0{,}3$
EDVI	ml/m^2	$67{,}4 \pm 23$	$p < 0{,}002$	58 ± 21
ESVI	ml/m^2	25 ± 18	NS	23 ± 19
AF	%	66 ± 16	NS	63 ± 20
MNSER	EDV/s	$2{,}6 \pm 1{,}25$	NS	$2{,}6 \pm 1{,}1$
V_{cf}	circ/s	$1{,}24 \pm 0{,}7$	NS	$1{,}21 \pm 0{,}6$

anstieg. Bei 5 dieser Patienten bestand ein Zustand nach Myokardinfarkt. Ausgenommen ein Patient, lag die Verschlußrate der Venen-Bypässe bei diesen Patienten unter 33%. Eine Progredienz der koronaren Herzkrankheit, jedoch ohne neuauftretenden kompletten Gefäßverschluß, war bei 5 der 10 Patienten mit verbesserter Pumpfunktion nachweisbar.

Die bei 26% der Patienten nachweisbare Zunahme der globalen Pumpfunktion nach aorto-koronarer Bypass-Operation stimmt von den von FISCHER et al. (1976) und ROSKAMM et al. (1976) mitgeteilten Ergebnissen überein. Beide Untersuchergruppen teilten eine Besserung der globalen Pumpfunktion nach aorto-koronarer Bypass-Operation bei 25–30% ihrer Patienten mit.

Eine Verbesserung der globalen linksventrikulären Funktion kann nur erwartet werden, wenn die angelegten Venentransplantate voll funktionsfähig sind und gleichzeitig postoperativ keine neuen kompletten Gefäßverschlüsse im nativen Koronarsystem aufgetreten sind.

Bei Patienten mit ausgedehnten Akinesien im Vorderwand-Spitzenbereich zeigte sich in keinem Fall eine Verbesserung der linksventrikulären Funktion. Dieser Befund wird von LICHTLEN et al. (1978) bestätigt.

IV. Regionale Ventrikelfunktion nach aorto-koronarer Bypass-Operation

Neben der Änderung globaler linksventrikulärer Funktionsgrößen wie Auswurffraktion oder MNSER, interessiert bei der postoperativen Nachuntersuchung das Kontraktionsverhalten präoperativ asynerger Myokardareale, die im Perfusionsgebiet aorto-koronarer Venentransplantate liegen. Gleichermaßen ist das Kontraktionsverhalten von Myokardsegmenten im Bereich eines okkludierten Venen-Bypass oder im Versorgungsgebiet nicht revaskularisierter Koronargefäße von Interesse.

Nach unseren Untersuchungen wird die postoperative linksventrikuläre Funktion bestimmt von der Funktionsfähigkeit der angelegten aorto-koronaren

Venentransplantate, von der Reversibilität präoperativ asynerger Myokardareale, von der Progredienz der koronaren Herzkrankheit in operierten und nicht operierten Koronargefäßen und von der Anzahl postoperativ neu auftretender asynerger Myokardareale.

Funktionsfähige aorto-koronare Venentransplantate führen zu einer regionalen myokardialen Perfusionssteigerung (Lichtlen et al. 1972, 1976; Priest et al. 1978; Kolibash et al. 1979). Kolibash et al. (1979) fanden nur in Myokardsegmenten, deren Perfusion nach aorto-koronarer Bypass-Operation zugenommen hatte, eine Steigerung der linksventrikulären Wandbewegung. Unabhängig von der Zunahme der regionalen Perfusion nahmen bei 13 seiner 14 untersuchten Patienten die pektanginösen Beschwerden ab.

Bei funktionsfähigem Venen-Bypass kontrahieren sich postoperativ überwiegend präoperativ hypokinetische Myokardareale vermehrt. Auch präoperativ akinetische oder dyskinetische Myokardareale zeigen in Einzelfällen bei funktionsfähigem Bypass eine Zunahme der regionalen Wandbewegung (Abb. 19–21).

Ursache einer postoperativ normalisierten Wandbewegung dürfte die Beseitigung einer präoperativ vorhandenen regionalen Minderperfusion mit konsekutiv ischämischer Kontraktionsstörung sein (Bodenheimer et al. 1976; Jehle et al. 1979; Kolibash et al. 1979). Eine Verbesserung der globalen Pumpfunktion nach aorto-koronarer Bypass-Operation ist vor allem bei Patienten mit präoperativ eingeschränkter Pumpfunktion, aber ohne Zustand nach transmuralem Myokardinfarkt zu erwarten.

Aus dem Vorhandensein von Q-Zacken im Elektrokardiogramm und einer entsprechend lokalisierten Akinesie im präoperativen Ruhe-Ventrikulogramm kann nicht mit letzter Sicherheit auf infarziertes Narbengewebe geschlossen werden (Chatterjee et al. 1973; Hamby et al. 1974; Bodenheimer et al. 1976; Helfant 1976; Kolibash et al. 1979). Conde et al. (1975) und Zeft et al. (1975) wiesen nach, daß elektrokardiographische Q-Zacken nach aorto-koronarer Bypass-Operation verschwinden können.

Zur Unterscheidung zwischen vitalem Myokard und Narbengewebe werden bevorzugt nuklearmedizinische Methoden wie die Belastungs-Talliumszintigraphie neben der Interventionsventrikulographie mit Pharmaka wie Nitroglyzerin (Helfant et al. 1974; McAnulty et al. 1975), Epinephrin (Horn et al. 1974) und Dobutamin (Cyran et al. 1977) oder der postextrasystolischen Potenzierung (Banka et al. 1976) benützt. Bei instabiler Angina pectoris ist mit myokardszintigraphischen Methoden keine sichere Trennung zwischen hochgradig ischämischem und Narbengewebe möglich (Kolibash et al. 1977).

Postoperative Nachuntersuchungen von Helfant et al. (1974) für Nitroglyzerin sowie von Horn et al. (1974) für Epinephrin zeigten, daß präoperativ als vital angesprochene Asynergien sich nach aorto-koronarer Bypass-Operation vermehrt kontrahieren.

Bei 4 der 38 von uns untersuchten Patienten wurde präoperativ ein Dobutamin-Test durchgeführt. Von den unter Dobutamin reversibel asynergen Segmenten wurden 3 mit einem bei der Rekoronarographie funktionsfähigen Bypass versorgt. In allen 3 Segmenten hatte bei der postoperativen Nachuntersuchung die regionale Wandbewegung zugenommen.

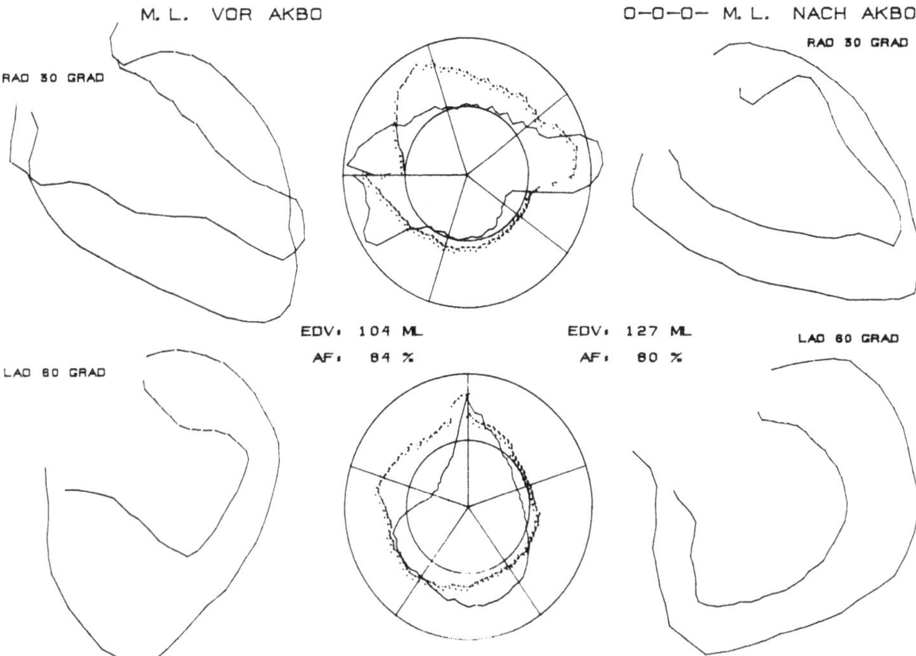

Abb. 19. Prozentuale Radialachsenverkürzung vor (—) und nach (o—o) aorto-koronarer Bypass-Operation. Neu aufgetretene Hypokinesie in den anterioren und septalen Segmenten trotz voll funktionsfähigem Bypass auf den Ramus interventricularis anterior. Die präoperativ vorhandene 75%ige Stenose des R. interventricularis anterior war bei der Rekoronarographie total okkludiert. Besserung der Kontraktion, reversible Dyskinesie des Apex

Bei der Beurteilung von Myokardsegmenten mit verschlossenem Venentransplantat muß die Lokalisation des Venentransplantates berücksichtigt werden. Die Okklusion eines Bypass auf den Ramus interventricularis anterior führt häufiger zu einer Abnahme der regionalen und globalen Ventrikelfunktion als der Verschluß eines Venentransplantates auf die rechte Koronararterie (ARBOGAST et al. 1973).

Im Unterschied zu diesen Befunden fanden wir bei 2 Patienten, deren Bypass auf den Ramus interventricularis anterior verschlossen war, eine Zunahme der Motilität der anterioren und apikalen Segmente. Beide Patienten hatten gleichzeitig ein Venentransplantat auf den 1. Marginalast erhalten, so daß mutmaßlich über Kollateralen ein im Vergleich zu präoperativ gesteigertes Sauerstoffangebot auch für die anterioren und apikalen Segmente vorhanden ist. Aus dieser Annahme ist zu schließen, daß die regionale linksventrikuläre Wandbewegung eines Myokardareals nach aorto-koronarer Bypass-Operation nicht nur abhängig ist vom Funktionszustand eines dieses Myokardareal direkt versorgenden aortokoronaren Venentransplantats, sondern entscheidend auch vom Ausmaß des dieses Myokardareal erreichenden Kollateralflusses.

In 26% der Myokardareale, die einem verschlossenen Venen-Bypass zugeordnet wurden, blieb die regionale Wandbewegung unverändert, in 42% nahm

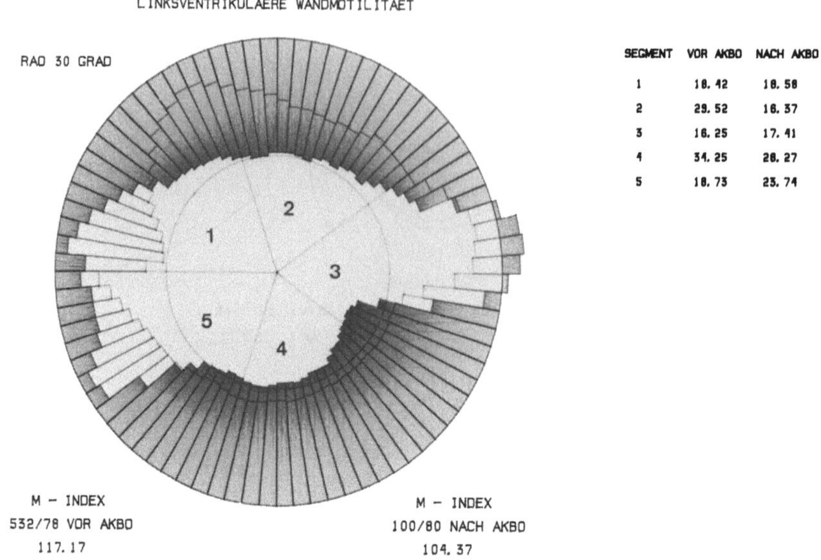

SEGMENT	VOR AKBO	NACH AKBO
1	18.42	18.58
2	29.52	16.37
3	16.25	17.41
4	34.25	28.27
5	18.73	23.74

Abb. 20. Linksventrikuläre Motilität (30° RAO) vor und nach aorto-koronarer Bypass-Operation. Zu beachten ist die Motilitätszunahme apikal und die Motilitätsabnahme in den anterioren Segmenten (Segment 1 und 2). Gleicher Patient wie Abb. 19

die Motilität trotzdem zu und in 32% nahm die regionale Motilität ab. Eine Abnahme der globalen Ventrikelfunktion war nur bei den Patienten mit verschlossenem Bypass vorhanden, bei denen die regionale Motilität in den zugeordneten Ventrikelsegmenten abnahm. Eine Zunahme des enddiastolischen Volumens resultierte postoperativ nur bei den Patienten, bei denen zusätzlich zu verschlossenen Venentransplantaten eine Abnahme der Motilität in Segmenten, die keinen Bypass erhalten hatten, auftrat.

Von den meisten Untersuchergruppen wird eine direkte Beziehung zwischen der Funktionsfähigkeit des Venentransplantates und der Änderung der regionalen Wandbewegung beschrieben (BOURASSA et al. 1972; ARBOGAST et al. 1973; NEUHAUS et al. 1976; WOLF et al. 1978). KOLIBASH et al. (1979) beschrieben 3 Patienten mit verbesserter Ventrikelwandbewegung trotz okkludiertem Bypass. Bei allen 3 Patienten hatte die regionale Perfusion trotz Verschluß des Venentransplantats im Vergleich zur präoperativen Untersuchung zugenommen.

Als Ursache einer regionalen Motilitätssteigerung nach aorto-koronarer Bypass-Operation, trotz verschlossenem Bypass, ist in erster Linie eine gesteigerte Perfusion infolge eines erhöhten Kollateralflusses von zusätzlich revaskularisierten Gefäßen zu diskutieren, was die Notwendigkeit eines möglichst hohen operativ anzustrebenden Revaskularisationsgrades unterstreicht.

Wie Abb. 19–21 beispielhaft zeigen, hat die Progredienz der koronaren Herzkrankheit wesentliche Bedeutung für die linksventrikuläre Funktion nach aortokoronarer Bypass-Operation. Trotz der Reversibilität der apikalen Dyskinesie nach Implantation eines funktionsfähigen Bypass auf den Ramus interventricu-

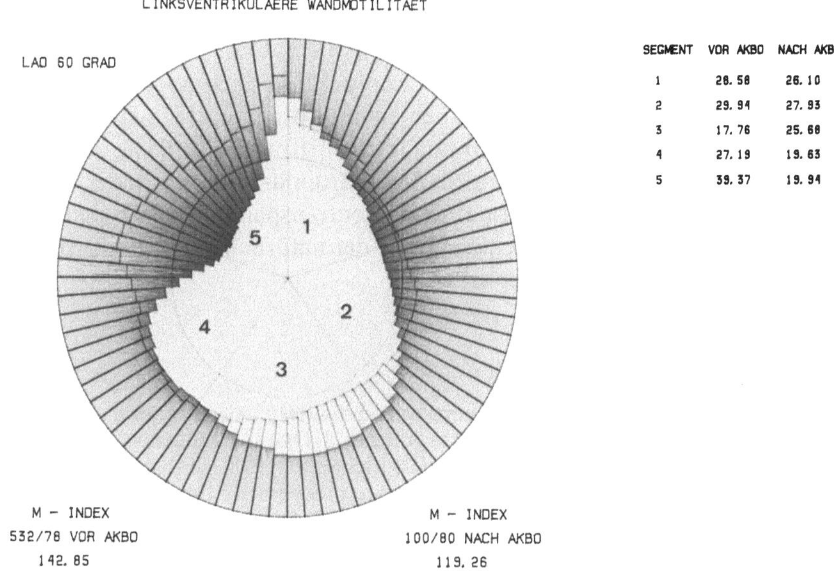

Abb. 21. Linksventrikuläre Motilität (60° LAO) vor und nach aorto-koronarer Bypassoperation. Zunahme der segmentalen Motilität im apikalen Segment und Abnahme der segmentalen Motilität im oberen Septumbereich (Segment 5). Gleicher Patient wie Abb. 19

laris anterior, nahm die globale linksventrikuläre Funktion deutlich ab. Ursache dieser Abnahme der Auswurffraktion ist eine erst postoperativ aufgetretene, ausgedehnte anteriore Hypokinesie nach komplettem Verschluß des Ramus interventricularis anterior im Bereich der präoperativ nachweisbaren 75%igen Stenose.

APSTEIN et al. (1977) fanden bei allen Patienten mit neu aufgetretenem komplettem Gefäßverschluß proximal einer Bypass-Anastomose eine deutliche Verschlechterung der linksventrikulären Funktion, gemessen an Auswurffraktion und mittlerer zirkumferentieller Verkürzungsgeschwindigkeit. BRUNDAGE et al. (1977) führten eine postoperativ aufgetretene Verschlechterung der linksventrikulären Funktion auf perioperativ aufgetretene Myokardinfarkte, verschlossene Venentransplantate und die Progredienz der koronaren Herzkrankheit zurück. Wie in unseren Untersuchungen, war auch in seiner Studie der Koronarbefund zum Zeitpunkt der Nachuntersuchung eine wichtige Determinante der linksventrikulären Funktion.

Die wesentlichen Determinanten der linksventrikulären Funktion nach aorto-koronarer Bypass-Operation sind die Funktionsfähigkeit der Venentransplantate, die Reversibilität präoperativ asynerger Myokardareale, die Progredienz der koronaren Herzkrankheit und das Auftreten neuer, asynerger Myokardareale. Nicht in jedem Fall führt eine Progredienz der koronaren Herzkrankheit zu einer Verschlechterung der linksventrikulären Funktion. Nur im Fall eines totalen Gefäßverschlusses, vorwiegend im Bereich von schon präoperativ nachweisbaren Stenosen, ist mit einer myokardialen Manifestation im Sinne einer neu auftretenden, regionalen Motilitätsverschlechterung zu rechnen. Dabei spielt keine Rolle, ob dieser Gefäßverschluß in einem anastomosierten, operierten Gefäß oder in einem nicht operierten Gefäß auftritt.

Eine Zunahme der linksventrikulären Pumpfunktion nach aorto-koronarer Bypass-Operation ist vor allem bei Patienten mit präoperativ mäßig eingeschränkter linksventrikulärer Pumpfunktion (Auswurffraktion <65%, >50%), jedoch ohne Zustand nach transmuralem Myokardinfarkt zu erwarten, wenn gleichzeitig eine niedrige Verschlußrate der Venentransplantate, ein hoher Revaskularisationsgrad und keine Beschleunigung der natürlichen Progredienz der koronaren Herzkrankheit vorhanden ist.

Literatur

Aldridge HE, Trimble AS (1971) Progression of proximal artery lesions to total occlusion after aorto-coronary saphenous vein bypass grafting. J Thorac Cardiovasc Surg 62:7

Amende I, Simon R, Hood W, Liese W, Borst HG, Lichten P (1978) Global and regional postoperative left ventricular function in relation to preoperative function and degree of revascularisation. In: Rosskam H, Schmuziger M (eds) Coronary heart surgery. Springer, Berlin Heidelberg New York, p 340

Amsterdam EA, Mason DT (1978) Current medical management of angina pectoris. In: Haft JJ, Bailey CP (eds) Advances in management and clinical heart disease. Future, Mount Kisco NY, p 237

Anderson RP (1972) Effect of coronary bypass graft occlusion on left ventricular performance. Circulation 46:507

Apstein CS, Kline SA, Levin DC, Baltaxe HA, Killip T (1977) Left ventricular performance and graft patency after coronary artery-saphenous vein bypass surgery: Early and late follow-up. Am Heart J 93:547

Arbogast R, Solignac A, Bourassa MG (1973) Influence of aortocoronary vein bypass surgery of left ventricular volumes and ejection fraction: comparison before and one year after surgery in 51 patients. Am J Med 54:290

Arvidsson H (1958) Angiographic observations in mitral disease, with special reference to volume variations in the left atrium. Acta Radiol Scand [Suppl] 158:123

Arvidsson H (1961) Angiocardiographic determination of left ventricular volume. Acta Radiol Scand 56:321

Asokan SK, Fraser RC, Kolbeck RC, Frank MJ (1975) Variations in right and left coronary blood flow in man with and without occlusive coronary disease. Br Heart J 37:604

Badeer H (1963) Contractile tension in the myocardium. Am Heart J 66:432

Bailey JK, Griffith LSC, Rouleau S, Strauss HW, Pitt B (1977) Thallium-201 myocardial perfusion imaging at rest and during exercise. Comparative sensitivity to electrocardiography in coronary artery disease. Circulation 55:79

Banka VS, Bodenheimer MM, Helfant RH (1974) Determinants of reversible asynergy. Effect of pathologic Q waves, coronary collaterals and anatomic location. Circulation 50:714

Banka VS, Bodenheimer MM, Shah R, Helfant RH (1976) Intervention ventriculography. Comparative value of nitroglycerin. Post-extrasystolic potentiation and nitroglycerin plus post-extrasystolic potentiation. Circulation 53:632

Barboriak JJ, Batayias GE, Pintar K, Korns ME (1976) Pathological changes in surgically removed aortocoronary vein grafts. Ann Thorac Surg 21:524

Bardeen CR (1918) Determination of the size of the heart by means of X-rays. Am J Anat 23:423

Behrenbeck DW, Tauchert B, Niehues B, Hilger H (1976) Ventricular function, coronary blood flow and myocardial oxygen consumption at rest, during exercise and influenced by nitrates. In: Roskamm H, Hahn Ch (eds) Ventricular function at rest and exercise. Springer, Berlin Heidelberg New York, p 21

Ben-Zvi J, Hildner FL, Javier RP, Fester A, Samet P (1974) Progression of coronary artery disease. Cinearteriographic and clinical observations in medically and surgically treated patients. Am J Cardiol 34:295

Bing OHL, Matsushita S, Fanburg BL, Levine HJ (1971) Mechanical properties of rat cardiac muscle during experimental hypertrophy. Circ Res 28:234

Bodenheimer MM, Banka VS, Herman GA, Trout RG, Pasdar RG, Helfant RH (1976) Reversible asynergy: Histopathologic and electrographic correlations in patients with coronary artery disease. Circulation 53:792

Bohrer JS, Bacharach LS, Green MV, Kent KM, Epstein SE, Johnston GS (1977) Real time radionaclid cineangiography in the non-invasiv evaluation of the global and regional left ventricular function at rest and during exercise in patients with coronary disease. N Engl J Med 296:839

Bourassa MG, Lesperance J, Campeau L, Saltiel J (1972) Fate of left ventricular contraction following aortocoronary venous grafts: early and late postoperative modifications. Circulation 46:724

Bourassa MG, Lesperance J, Campeau L, Grondin CM (1976) Serial angiographic studies after coronary bypass surgery. Postoperative patency pates. In: Lichtlen P (ed) Coronary angiography and angina pectoris. Thieme, Stuttgart, p 176

Bourassa MG, Campeau L, Lesperance J (1977) Effects of bypass surgery on the coronary circulation: Incidence and effects of vein graft occlusion. In: Rahimtoola SH, Brest AN (eds) Cardiovascular clinics (coronary bypass surgery). Davisco, Philadelphia, p 107

Bourassa MG, Lesperance J, Corbara F, Saltiel J, Campeau L (1978) Progression in obstructive artery disease 5 to 7 years after aortocoronary bypass surgery. Circulation [Suppl I] 58:1–100

Braunwald E (1971) Control of myocardial oxygen consumption. Physiological and clinical considerations. Am J Cardiol 27:416

Brundage BH, Anderson WT, Davia JE, Cheitlin M, Castro CM de (1977) Determinants of left ventricular function following aortocoronary bypass surgery. Am Heart J 93:687

Bruschke AVG, Proudfit WL, Sones FM (1973) Progress study of 590 consecutive nonsurgical cases of coronary disease followed 5–9 years. I. Arteriographic correlations. Circulation 47:1147

Buja LM, Khai NB, Roberts WC (1970) Clinically significant cardiac amyloidosis. Am J Cardiol 26:394

Bunnel IL, Grant C, Greene DG (1965) Left ventricular function derived from the pressure-volume diagram. Am J Med 39:881

Burggraf GW, Parker JO (1975) Prognosis in coronary artery disease. Angiographic, hemodynamic and clinical factors. Circulation 51:146

Burton AC (1967) The importance of the shape and size of the heart. Am Heart J 54:801

Bussmann WD, Mayer V, Kober G, Kaltenbach M (1978) Regionale Ventrikelfunktion in Ruhe, unter Volumen- und körperlicher Belastung vor und nach aorto-koronarer Bypass-Operation. Z Kardiol 67:384

Bussmann WD, Mayer V, Kober G, Kaltenbach M (1979) Ventricular function at rest during leg raising and physical exercise before and after aortocoronary bypass surgery. Am J Cardiol 43:488

Cannon PJ, Weiss MB, Sciaccia RR (1977) Myocardial blood flow in coronary artery disease: studies at rest and during stress with inert gas washout techniques. Prog Cardiovasc Dis 20:95

Chaitman BR, Mots H De, Bristow JD, Rösch J, Rahimtoola SH (1975) Objective and subjective analysis of left ventricular angiograms. Circulation 52:420

Chapman CB, Baker O, Reynolds J, Bonte FJ (1958) Use of biplane cinefluorography for measurement of ventricular volume. Circulation 18:1105

Chatterjee K, Sacoor M, Sutton GC, Miller GAH (1971) Angiographic assessment of left ventricular function in patients with ischemic heart disease without clinical heart failure. Br Heart J 33:559

Chatterjee K, Swan HJC, Parmley WW, Sustaita H, Marcus HS, Matloff J (1973) Influence of direct myocardial revascularisation on left ventricular asynergy and function in patients with coronary heart disease with and without previous myocardial infarction. Circulation 47:276

Chatterjee K, Matloff JM, Swam HJC, Ganz W, Kausnik VS, Magnusson P, Henis MM, Forrester JS (1975) Abnormal regional metabolism and mechanical function in patients with ischemic heart disease. Improvement after successfull revascularisation by aortocoronary bypass. Circulation 52:390

Clayton PD, Bulawa WF, Urie PM, Marshall HW, Warner HR (1978) Quantitating left ventricular dynamics from single plane videometry. In: Heintzen PH, Bürsch HJ (eds) Roentgen-video-techniques for dynamic studies of structure and function of the heart an circulation. Thieme, Stuttgart, p 203

Cohn PF, Gorlin R, Herman MV, Sonnenblick EH, Horn HR, Cohn LH, Collins JJ (1975) Relation between contractile reserve and prognosis in patients with coronary artery disease and depressed efection fraction. Circulation 51:414

Conde CA, Miller J, Espinoza J, Donoso E, Dack S (1975) Disappearance of normal Q waves after aortocoronary bypass surgery. Am J Cardiol 36:889

Cooper G IV, Satava RM, Harrison CE, Coleman HN III (1973) Mechanism for the abnormal energetics of pressure-induced hypertrophy of cat myocardium. Circ Res 33:213

Cyran J (1979) Dobutamin-Vetrikulogramm bei koronarer Herzkrankheit. Fortschr Med 97:1995

Cyran J (1980) Die linksventrikuläre Funktion bei koronarer Herzkrankheit: Pharmakologische Myokardfunktionsprüfung mit Dobutamin, und regionale Motilität vor und nach aortokoronarer Bypass-Operation. Habilitationsschrift, Universität München

Cyran J, Bolte H-D (1976a) Kontrastmittelbedingte Änderung der Myokardfunktion bei Kardiomyopathien und koronarer Herzkrankheit. Z Kardiol [Suppl 1] 65:102

Cyran J, Bolte H-D (1976b) Zur diagnostischen Aussagefähigkeit des Angiotensininfusionstestes als Funktionsprüfung des Ventrikelmyokards. Verh Dtsch Ges Kreislaufforsch 42:147

Cyran J, Bolte H-D, Bach P (1977) Messungen der Ventrikelfunktion bei koronarer Herzkrankheit unter dem Einfluß von Dobutamin (Dobutamintest). Verh Dtsch Ges Kreislaufforsch 43:317

Cyran J, Bolte H-D, Bach P (1980) Funktionsprüfung des Ventrikelmyokards mit Dobutamin (Dobutamintest). In: Bleifeld W, Gattiker R, Schaper W, Brade W (Hrsg) „Internationales Dobutamin Symposion. Verhandlungsberichte". München 1979. Urban & Schwarzenberg, München Wien Baltimore, S 89

Davila JC, Sanmarco ME (1966) An analysis of the fit of mathematical models applicable to the measurement of left ventricular volume. Am J Cardiol 18:31

Diamond G, Forrester JS (1972) Effect of coronary artery disease and acute myocardial infarction on left ventricular compliance in man. Circulation 45:11

Dodge HT, Tannenbaum HL (1956) Left ventricular volume in normal man and alterations with disease. Circulation 14:927

Dodge HT, Sandler H, Ballew DW, Lord JD (1960) The use of biplane angiocardiography for the measurement of left ventricular volume in man. Am Heart J 60:762

Dwyer EM (1970) Left ventricular pressure-volume alterations and regional disorders of contraction during myocardial ischemia induced by atrial pacing. Circulation 42:1111

Engel H-J, Hundeshagen H, Lichtlen P (1977) Auswirkungen von Koronarstenosen und ventrikulären Funktionsstörungen auf die regionale Myokarddurchblutung bei koronarer Herzkrankheit. Schweiz Med Wochenschr 107:1920

Eyster JAE (1928) Experimental and clinicals studies in cardiac hypertrophy. JAMA 91:1881

Falsetti HL, Mates RE, Greene DG, Bunell IL (1971) V_{max} as an index of contractile state in man. Circulation 43:467

Favaloro RG (1968) Saphenous vein autograft replacement of severe segmental coronary artery occlusion: Operation technique. Ann Thorac Surg 5:334

Feild BJ, Russell RO, Dowling JT, Rackley ChE (1972) Regional left ventricular performance in the year following myocardial infarction. Circulation 46:679

Ferguson RJ, Petitclerc R, Choquette G, Chaniotis L, Gauthier P, Huo R, Allard C, Jankowski L, Campeau L (1974) Effect of physical training on tredmill exercise capacity, collateral circulation and progression of coronary disease. Am J Cardiol 34:764

Fischer E, Rutishauser W, Steiger U, Aigner A, Senning A (1976) Linksventrikuläre Funktion in Ruhe und während dynamischer Belastung vor und nach aortokoronarer Bypass-Operation. Schweiz Med Wochenschr 106:1586

Ford LE (1976) Heart size. Circ Res 39:297

Friesinger GC, Schaffer J, Criley JM, Gartner RA, Ross RS (1965) Hemodynamic consequences of the injection of radiopaque material. Circulation 31:730

Gaasch WH, Battle WE, Oboler AA, Banas JS Jr, Levine HJ (1972) Left ventricular stress and compliance in man. Circulation 45:746

Gault JH, Ross J, Braunwald E (1968) Contractile state of the left ventricle in man. Instantaneous tension-velocity-length relations in patients with and without disease of the left ventricular myocardium. Circ Res 22:451

Gelberg HJ, Bruce H, Brundage BH, Glantz S, Parmley WW (1979) Quantitative left ventricular wall motion analysis: A comparison of area, chord and radial methods. Circulation 59:991

Gensini GG, Esente P, Kelly A (1974) Natural history of coronary disease in patients with and without coronary bypass surgery. Circulation [Suppl II] 49/50:II-98

Glantz SA, Parmley WW (1978) Factors which affect the diastol pressure-volume curve. Editorial. Circ Res 42:171

Gleason WL, Braunwald E (1962) Studies on the first derivate of the ventricular pressure pulse in man. J Clin Invest 41:80

Goerke J, Carlsson E (1967) Calculation of right and left cardiac ventricular volumes. Method using standard computer equipment and biplane angiocardiograms. Invest Radiol 2:360

Goodyer AVN, Wong BY, Langou R (1977) Effect of regional myocardial ischemia on left ventricular isovolumic contraction. Cardiovasc Res 11:299

Gould KL, Lipscomb K, Hamilton GW, Kennedy JW (1973) Left ventricular hypertrophy in coronary artery disease. Am J Med 55:595

Gould KL, Lipscomb K, Hamilton GW (1974) Physiologic basis for assessing critical coronary stenosis. Am J Cardiol 33:87

Gould KL, Kennedy JW, Frimer M, Pollack GH, Dodge HT (1976) Analysis of wall dynamics and directional components of left ventricular contraction in man. Am J Cardiol 38:322

Greene DG, Carlisle R, Grant C, Bunnell IL (1967) Estimation of left ventricular volume by one-plane cineangiography. Circulation 35:61

Grossman W (1980) Cardiac catheterisation and angiography, 2nd edn. Lea & Felbinger, Philadelphia, p 182

Grosman W, Jones D, McLaurin LP (1975) Wall stress and pattern of hypertrophy in the human left ventricle. J Clin Invest 56:56

Grüntzig A, Schönbeck M, Winzeler A, Lichtlen P, Rutishauser W (1972) Die Treffsicherheit einer Fragebogendiagnose bei koronarer Herzkrankheit mit der selektiven Koronarographie als Referenztest. Verh Dtsch Ges Inn Med 78:1017

Hacker H (1980) Vergleichende Untersuchungen zur Methodik der Bestimmung der regionalen Wandbewegung des linken Ventrikels. Inauguraldissertation, Universität München

Hall RS, Mathur VS, Garcia E, Gastro CM de (1980) The prolongation of life by bypass surgery. In: Hurst JW (ed) The heart, update II. McGraw-Hill, New York Düsseldorf London, p 1975

Hamby RJ, Tabrah F, Aintablian A, Hartstein ML, Wisoff BG (1974) Left ventricular hemodynamics and contractile pattern after coronary bypass surgery: factors affecting reversibility of abnormal ventricular function. Am Heart J 88:149

Hamby RJ, Aintablian A, Schwartz A (1976) Reappraisal of the functional significance of the coronary collateral circulation. Am J Cardiol 38:305

Hammermeister KE, Kennedy JW, Hamilton GW, Steward DK, Gould KL, Lipscomb K, Murray JA (1974) Aortocoronary saphenous-vein bypass: failure of succesfull grafting to improve resting left ventricular function in chronic angina. N Engl J Med 290:186

Harris CN, Kaplan MA, Parker DP, Aronow WS, Ellestad MH (1972) Anatomic and functional correlates of intercoronary collateral vessels. Am J Cardiol 30:611

Harris LD, Clayton PD, Marshall HW, Warner HR (1974) A technique for the detection of asynergic motion in the left ventricle. Comput Biomed Res 7:380

Hartmann CW, Kong Y, Margolis JR, Warren StG, Peter RH, Behar VS, Newland Oldham H (1976) Aortocoronary bypass surgery: Correlation of angiographic, symptomatic and functional Improvement at 1 year. Am J Cardiol 37:352

Heintzen PH, Moldenhauer K, Lange PE (1974) Threedimensional computerized contraction pattern analysis. Eur J Cardiol 1:229

Heiss HW (1976) Coronary blood flow at rest and during exercise. In: Roskamm H, Hahn Ch (eds) Ventricular function at rest and during exercise. Springer, Berlin Heidelberg New York, p 17

Helfant RH (1976) Q waves in coronary heart disease: newer understanding of their clinical implications. Am J Cardiol 38:662

Helfant RH, Pine R, Meister SG, Feldman MS, Trout RG, Banka VS (1974) Nitroglycerin to unmask reversible asynergy. Correlation with post-coronary-bypass ventriculography. Circulation 50:108

Herman HJ, Bartle SH (1968) Left ventricular volumes by angio cardiography: comparison of methods and simplification of techniques. Cardiovasc Res 4:404

Herman MV, Heinle RA, Klein MD, Gorlin R (1967) Localized disorders in myocardial contraction. Asynergy and its role in congestive heart failure. N Engl J Med 227:222

Hess OM, Goebel NH, Grüntzig AR, Krayenbühl HP (1978) Linksventrikuläre Funktion bei Patienten mit koronarer Herzkrankheit vor und während Ergometrie. Schweiz Med Wochenschr 108:1726

Hinds JE, Hawthorne EW (1975) Comparative cardiac dynamic effects of dobutamine and isoproterenol in conscious instrumented dogs. Am J Cardiol 36:894

Hood WP, Rackley ChE, Rolett EL (1968) Wall stress in the normal and hypertrophied human left ventricle. Am J Cardiol 22:550

Hood WP, Thomson WJ, Rackley ChE, Rolett EL (1969) Comparison of calculation of left ventricular wall stress in man from thin-walled and thick-walled ellipsoidal models. Circ Res 24:575

Horn HR, Teichholz LE, Cohn PF, Herman MV, Gorlin R (1974) Augmentation of left ventricular contraction pattern in coronary artery disease by an inotropic catecholamine. The epinephrine ventriculogramm. Circulation 49:1063

Ingels NB Jr, Mead CW, Daughters GT, Stinson EB, Alderman EL (1978) A new method for assessment of left ventricular segmental wall motion. Comput Cardiol 57:372

Ingels NB Jr, Daughters GT II, Stinson EB, Alderman EL (1980) Evaluation of methods for quantitating left ventricular segment wall motion in man using myocardial markers as a standard. Circulation 61:966

Iseri LT, Kaplan MA, Evans MJ, Nickel ED (1965) Effect of concentrated contrast media during angiography on plasma osmolality. Am J Cardiol 69:154

Itscoitz SB, Redwood DR, Stinson EB, Reis RL, Epstein SE (1975) Saphenous vein bypass grafts: Long-term patency and effect on the native coronary circulation. Am J Cardiol 36:739

Jehle J, Benesch L, Neuhaus KL, Rönsberg D, Spiller P, Wolter C, Loogen F, Bircks W (1979) Klinische, angiographische und hämodynamische Befunde vor und nach koronarer Revaskularisation. Z Kardiol 68:839

Jengo JA, Cren V, Conant R, Brizendine M, Nelson T, Uszler JM, Mena I (1979) Effects of maximal exercise stress on left ventricular function in patients with coronary artery disease using first pass radionuclide angiography. Circulation 59:60

Johnson LL, Ellis K, Schmidt D, Weiss MB, Cannon PJ (1975) Volume ejected in early systole. A sensitive index of left ventricular performance in coronary heart disease. Circulation 52:378

Just HJ (1976) Herzkatheterdiagnostik. Boehringer, Mannheim, S 173
Kaltenbach M (1975) Quantitative Bewertung koronarographischer Befunde mit Hilfe eines Punktesystems (Score). Z Kardiol 64:597
Karliner JS, Bouchard RJ, Gault JH (1971) Dimensional changes in the human left ventricle prior to aortic valve opening. A cineangiographic study in patients with and without left heart disease.
Karliner JS, Bouchard RJ, Gault JH (1972) Hemodynamic effects of angiographic contrast material in man. Br Heart J 34:347
Karsch KR, Lamm K, Banke H, Rentrop KP (1980) Comparison of nineteen models for assessment of localized left ventricular wall motion abnormalities. Clin Cardiol 3:123
Kennedy JW, Baxley WA, Figley MD, Dodge HT, Blackmon JR (1966) Quantitative angiography: I. The normal left ventricle in man. Circulation 34:272
Kennedy JW, Reichenbach DD, Baxley WA, Dodge HT (1967) Left ventricular mass. A comparison of angiographic measurements with autopsy weight. Am J Cardiol 19:221
Kennedy JW, Trenholme SE, Kasser IS (1970) Left ventricular volume and mass from single plane cineangiograms. A comparison of anterior posterior and right anterior oblique methods. Am Heart J 80:343
Kennedy JW, Doces JG, Stewart DK (1979) Left ventricular function before and following surgical treatment of mitral valve disease. Am Heart J 97:592
Kober G, Bussmann WD, Mayer V, Thaler R, Hopf R, Kaltenbach M (1977) Die Kontaktionsreserve des linken Ventrikels bei der koronaren Herzerkrankung: Erkennung, Quantifizierung und prognostische Bedeutung. Z Kardiol 66:420
Kolibash AJ, Goodenow JS, Bush ChA, Tetalman RR, Lewis RP (1979) Improvement of myocardial perfusion and left ventricular function after coronary bypass grafting in patients with instable angina. Circulation 59:66
Kouchoukos NT, Kirklin JW, Obermann A (1974) An appraisal of coronary bypass grafting. Circulation 50:11
Kouchoukos NT, Karp RB, Oberman A, Russell RO, Alison HW, Holt JA (1978) Long term patency of saphenous veins for coronary bypass grafting. Circulation [Suppl 1] 58:I-96
Kouchoukos NT, Oberman A, Kirklin JW, Russell RO, Karp RB, Pacifico AD, Zorn GL (1980) Coronary bypass surgery: Analysis of factors affecting hospital mortality. Circulation [Suppl I] 62:I-80
Krayenbühl HP, Rutishauser W, Wirz P, Amende I, Mehmel H (1973) High-fidelity left ventricular pressure measurements for the assessment of cardiac contractility in man. Am J Cardiol 31:415
Krayenbühl HP, Schönbeck M, Rutishauser W, Wirz P (1975) Abnormal segmental contraction velocity in coronary artery disease produced by isometric exercise and atrial pacing. Am J Cardiol 35:785
Kreulen TH, Bove AA, McDonough MT, Sands MJ, Spann JF (1975) The evaluation of left ventricular function in man. Circulation 51:677
Lange P, Onnasch D, Farr FL, Straume B, Heintzen PH (1978) Factors affecting the accuracy of angiographic volume determination: Left ventricle. In: Heintzen PH, Bürsch HJ (eds) Roentgen-video-techniques for dynamic studies of structure and function of the heart and circulation. Thieme, Stuttgart, p 184
Lapin ES, Murray JA, Bruce RA, Winterscheid L (1973) Changes in maximal exercise performance in the evaluation of saphenous vein bypass surgery. Circulation 47:1164
Lawrie GM, Lie JT, Morris GC, Beazley HL (1976) Vein graft patency and intimal proliferation after aorto-coronary bypass. Early and long term angiopathological correlation. Am J Cardiol 38:856
Leighton RF, Wilt SM, Lewis RP (1974) Detection of hypokineses by a quantitative analysis of left ventricular cineangiograms. Circulation 50:121
Lesperance J, Bourass MG, Saltiel J, Campeau L, Grondin CM (1973) Angiographic changes in aortocoronary vein grafts: progression beyond the first year. Circulation 48:633

Levine JA, Bechtel DJ, Cohn PF, Herman MV, Gorlin R, Cohn LH, Collins JJ Jr (1975) Ventricular function before and after direct revascularisation surgery: a proposoul for an index of vascularisation to correlate angiographic and ventriculographic findings. Circulation 51:1071

Lichtlen P (1979) Koronare Herzkrankheit – chirurgische oder konservative Therapie. Operative Behandlung durch Bypass-Chirurgie. Internist 20:115

Lichtlen P, Moccetti T, Halter J, Schönbeck M, Senning A (1972) Postoperative evaluation of myocardial blood flow in aortocoronary vein bypass grafts using the Xenon-residue detection technic. Circulation 46:445

Lichtlen P, Engel H-J, Hundeshagen H (1976) Regional myocardial blood flow in patients without coronary artery disease, yet proven myocardial infarctions. Am J Cardiol 37:151 (abstr)

Lichtlen P, Lies W, Leitz K, Borst HG (1978) Postoperative Klinik nach aorto-koronarem Venen-Bypass in Relation zum Ausmaß der Revaskularisation. Z Kardiol 67:83

Linzbach AJ (1960) Heart failure from the point of view of quantitative anatomy. Am J Cardiol 5:370

Loogen F, Bornikol K, Krelhaus W (1975) Indikation zur Koronarchirurgie unter Berücksichtigung hämodynamischer Resultate. Z Kardiol 64:254

Maseri A, L'Abbate A, Pesola A, Michelassi C, Marzilli M, De Nes M (1977) Regional myocardial perfusion in patients with atherosclerotic coronary artery disease, at rest and during angina pectoris induced by tachycardia. Circulation 55:432

Mason DT (1969) Usefullness and limitation of the rate of rise of intraventricular pressure (dp/dt) in the evaluation of myocardial contractility. Am J Cardiol 23:516

Mason DT, Spann JF Jr, Zelis R (1970) Quantification of the contractile state of the intact human heart. Am J Cardiol 26:248

Mathes P, Bayley WA, Neiß A, Kreuz D, Sebening H, Delius W, Blömer H (1979) Ventrikelfunktion nach abgelaufenem Herzinfarkt in Abhängigkeit vom Kontraktionsverhalten des überlebenden Herzmuskels. Dtsch Med Wochenschr 104:175

Mathur VS, Hall RJ, Garcia E, De Castro CM, Cooley DA (1980) Prolonging life with coronary bypass surgery in patients with three vessel disease. Circulation [Suppl I] 62:I-90

Matloff HJ, Aldermann EL, Wexler L (1973) What is the relationship between the response of angina to coronary surgery and anatomical sucess? Circulation 48-III:168

McAnulty JH, Hattenhauer MT, Rösch J, Kloster FE, Rahintoola SH (1975) Improvement in left ventricular wall motion following nitroglycerin. Circulation 51:140

McIntosh HD, Garcia JA (1978) The first decade in aorto-coronary bypass grafting, 1967–1977. A review. Circulation 57:405

Mehmel HC, Katus H, Bassemir KR, Mäurer W, Zebe H, Opherek D, Kübler W (1977) Die Überlegenheit der postextrasystolischen Potenzierung gegenüber der Nitratwirkung bei der Diagnostik linksventrikulärer Dyskinesien. Z Kardiol 66:528 (Abstr)

Miller RR, Mason DT, Salel A, Zelis RF, Massumi RA, Amsterdam EA (1972) Determinants and functional significance of the coronary collateral circulation in patients with coronary artery disease. Am J Cardiol 29:281

Mirsky I, Ellison RC, Hugenholtz PG (1971) Assessment of myocardial contractility in children and young adults from ventricular pressure recordings. Am J Cardiol 27:359

Mittler BS, Lee KL, Rosati RA (1975) Surgical vs medical treatment in patients with totally occluded right and subtotally-occluded left/anterior descending coronary arteries. Circulation [Suppl II] 51/52:II-91

Moraski RE, Russel RO Jr, Smith McK, Rackley EC (1975) Left ventricular function in patients with one- two- or three-vessel coronary artery disease. Am J Cardiol 35:1

Mundth ED, Austen WG (1975) Surgical measures for coronary heart disease. N Engl J Med 293:75

Murphy ML, Hultgreen H, Detre K, Thomson J, Takaro T (1977) Treatment of chronic stable angina – a preliminary report of survival data of the randomized Veterans Administration Cooperative study. N Engl J Med 297:621

Nejad NS, Klein MD, Mirsky I, Lown B (1971) Assessment of myocardial contractility from ventricular pressure recordings. Cardiovasc Res 5:15
Neuhaus KL, Bornikoel K, Kreuzer H, Niessen W (1976) Left ventricular myocardial function before and after coronary surgery. In: Lichtlen PR (ed) Coronary angiography and angina pectoris. Thieme, Stuttgart, p 249
Neuhaus KL, Bornikoel K, Rönsberg D, Schrage F-J, Loogen F (1978) Funktionsanalyse des linken Ventrikels mit Aneurysma. Z Kardiol 67:335
Papapietro SE, Smith LR, Hood WP Jr, Russel RO Jr, Rackley C, Rogers WJ (1978) An optimal method for angiographic definition and quantification of left ventricular contraction. Comp Cardiol Computer Society, Rotterdam, p 293
Parmley WW (1976) Measurements of contractility during acute myocardial infarction and other stress. In: Rosskamm H, Hahn Ch (eds). Ventricular function at rest and exercise. Springer, Heidelberg New York, p 31
Parmley WW, Chuck L, Sonnenblick EH (1972) Relation of V_{max} to different models of cardiac muscle. Circ Res 30:34
Pech HJ, Witte J, Romaniak R, Parsi RA, Portsmann W (1974) Left ventricular mass in coronary artery disease without hypertension. Br Heart J 36:362
Peterson KL, Skloven D, Ludbrook P, Uther JB, Ross J (1974) Comparison of isovolumetric and ejection phase indices of myocardial performance in man. Circulation 49:1088
Popio KA, Gorlin R, Bechtel D, Levine A (1977) Postextrasystolic potentiation as a predictor of potential myocardial viability: Preoperative analyses compared with studies after coronary bypass surgery. Am J Cardiol 39:944
Priest MF, Curry GC, Smith RL, Rogers WJ, Mantle JA, Rackley ChE, Kouchoukos NT, Russel RO (1978) Changes in left ventricular segmental wall motion following randomization to Medicine or surgery patients with unstable angina. Circulation [Suppl I] 58:I-62
Rackley ChE (1976) Quantitative evaluation of left ventricular function by radiographic techniques. Circulation 54:862
Rackley ChE, Dodge HT, Coble YD, Hay RE (1964) A method for determining left ventricular mass in man. Circulation 29:666
Rackley ChE, Dear HD, Baxley WA, Jones WB, Dodge HT (1970) Left ventricular chamber volume, mass and function in severe coronary artery disease. Circulation 41:605
Rafflenbeul W, Amende I, Simon R, Engel H-J, Lichtlen R (1976) Qualitative and quantitative angiography before and after nitroglycerin. In: Roskamm H, Hahn Ch (eds) Ventricular function at rest and during exercise. Springer, Berlin Heidelberg New York, p 53
Rees S (1976) The watershed: A watersheed: A factor in coronary vein graft occlusion. Br Heart J 38:197
Rickards A, Seabra-Gomes R, Thuston P (1977) The assessment of regional abnormalities of the left ventricle by angiography. Eur J Cardiol 5:167
Roskamm H, Rentrop P, Schnellbacher K, Lönne E, Hahn Ch, Schmuziger M, Faidutti B (1976) Factors influencing hemodynamic improvement after aortocoronary bypass surgery. In: Lichtlen PR (ed) Coronary angiography and angina pectoris. Thieme, Stuttgart, p 235
Ross RS (1975) Ischemic heart disease: An overview. Am J Cardiol 36:496
Rothlin M, Senning A (1977) Indikationen, Risiko und Spätergebnisse der Koronarchirurgie. Internist 18:322
Schaper W (1971) The physiology of the collateral circulation in the normal and hypoxic myocardium. Ergeb Physiol 63:102
Schaper W, Remijsen P (1974) Die Entstehung eines Kollateralkreislaufes bei Koronararterienverschlüssen. Dtsch Med Wochenschr 99:2299
Schelbert HR, Kreuzer H, Nauhaus KD, Spiller P (1973) Die Bestimmung der lokalen Myokardfunktion aus dem Cineventrikulogramm bei Hergesunden und Patienten mit koronarer Herzkrankheit. Klin Wochenschr 51:511
Scherer JL, Goldstein RE, Stinson EB, Seningen RP, Grehl TM, Epstein SE (1973) Correlation of angiographic and physiologic assessment of coronary collaterals in patients receiving bypass grafts. Circulation [Suppl IV] 47/48:88

Sharma B, Raina S, Goodwin F, Raphael MJ, Steiner RE (1976) Stress ventriculography in coronary heart disease. A comparative assessment of left ventricular function and wall motion during angina induced by exercise and atrial pacing. In: Lichtlen PR (ed) Coronary angiography and angina pectoris. Thieme, Stuttgart, p 133

Sheldon WC, Rincon G, Pichard AD, Razavi M, Cheanvechai Ch, Loop D (1975) Surgical treatment of coronary artery disease: Pure graft operations, with a study of 741 patients followed 3–7 years. Prog Cardiovasc Dis 18:237

Shepard PL, Itscoitz SB, Glancy DL, Stinson EB, Reis RL, Olinger GN, Clark CE, Epstein SE (1974) Deterioration of myocardial function following aorto-coronary bypass operation. Circulation 49:467

Simon R, Krayenbühl HP, Rutishauser W, Steiger U, Brunner HH, Schönbeck M (1974) Evaluation of contraction performance in the normal human left ventricle. Eur J Invest 4:358

Sonnenblick EH (1962) Implications of muscle mechanics in the heart. Fed Proc 21:975

Spann JF, Buccino RA, Sonnenblick EH, Braunwald E (1967) Contractile state of cardiac muscle obtained from cats with experimentally produced ventricular hypertrophy and heart failure. Circ Res 21:341

Steinbrunn W, Lichtlen PR (1977) Complete 5-year cumulative survival rates in 244 unselected, unoperated coronary patients undergoing angiography. Circulation 55/56:III-174

Strauer BE (1979a) Das Hochdruckherz. Springer, Berlin Heidelberg New York, S 19

Strauer BE (1979b) Myocardial oxygen consumption in chronic heart disease. Role of wall stress, hypertrophy and coronary reserve. Am J Cardiol 44:730

Strauer BE, Bolte H-D, Heimburg P, Riecker G (1975) Zur koronaren Herzkrankheit, II. Eine Analyse diastolischer Druck-Volumen-Beziehungen und linksventrikulärer Dehnbarkeit an 110 Patienten. Z Kardiol 64:311

Takaro T, Hultgren HN, Lipton MJ, Detre KM (1976) The VA cooperative randomized study of surgery for coronary occlusive disease. II. subgroups with significant left main lesions. Circulation [Suppl III] 54:III-107

Vasu MA, O'Keefe DD, Kapellakis GZ, Dagett WM, Powell J Jr (1975) Myocardial oxygen consumption and hemodynamic effects of dobutamine, epinephrine and isoproterenol. Fed Proc 34 (435):1215

Vismara LA, Miller RR, Maria AN de, Foerster J, Amsterdam EA, Mason DT (1975) Collateral circulation in chronic coronary disease: Effects on segmental left ventricular contractile function. Am J Cardiol 35:174

Walker JA, Friedberg HD, Flemma RJ, Johnson WD (1972) Determinants of angiographic patency of aortocoronary vein bypass grafts. Circulation [Suppl I] 45/46:I-86

Wolf NM, Kreulen ThH, Bove A, McDonough MT, Kessler KM, Strong M, Le Mole G, Spann JF (1978) Left ventricular function following coronary bypass surgery. Circulation 58:63

Wong AYK, Rautaharja RH (1968) Stress distribution within the left ventricular wall approximated as a thick ellipsoidal shell. Am Heart J 75:649

Wynne J, Green LH, Mann T, Levin D, Grossman W (1978) Estimation of left ventricular volumes in man from biplane cineangiograms filmed in oblique projections. Am J Cardiol 41:726

Yeatman LA, Parmley WW, Sonnenblick EH (1969) Effects of temperature on series elasticity and contractile element motion in heart muscle. Am J Physiol 217:1030

Zeft HJ, Friedberg HD, King JF, Manley JC, Huston JH, Johnson WD (1975) Reappearance of anterior QRS forces after coronary bypass surgery: an electrovectorcardiographic study. Am J Cardiol 36:163

Zelis R, Mason DT, Spann JF, Amsterdam EA (1970) The effects of angiographic dye on contractility and the peripheral circulation in man. Am J Cardiol 25:137

Zir LM, Miller SW, Dinsmore RE, Gilbert JP, Harthorne JW (1976) Interobserver variability in coronary angiography. Circulation 53:627

Das chronische Cor pulmonale

D. W. Behrenbeck

A. Definition

Nach der heute gültigen Definition eines Expertenkomitees der Weltgesundheitsorganisation von 1961 ist das Cor pulmonale eine Hypertrophie des rechten Ventrikels als Folge einer die Funktion und Struktur der Lunge verändernden Erkrankung. Nicht zum Krankheitsbild des Cor pulmonale werden Rechtsherzhypertrophien gerechnet, die durch eine Erkrankung des linken Herzens oder angeborene Herzfehler bedingt sind.

Die ersten Beschreibungen eines Cor pulmonale erfolgten durch pathologisch-anatomische Studien von Kirch (1924) und White (1931). Nach ersten Beobachtungen über eine Rechtsherzhypertrophie und erste experimentelle Untersuchungen über die Induktion einer langdauernden Dilatation und Hypertrophie des rechten Herzens durch *Histamin* wurde der Begriff Cor pulmonale von White 1935 und Kirch 1955 definiert.

Andere Autoren benutzten unter Berücksichtigung der ätiologischen Faktoren Bezeichnungen wie „pulmonary failure" (Fulton 1953) oder „pulmonary heart failure" (Stuart Harris u. Henley 1957) sowie „emphysema heart failure". Andere Autoren bezogen auch Folgezustände von Linksherzinsuffizienz sowie Linksherzklappenfehler und angeborene Vitien mit sekundärer pulmonaler Hypertonie in den Formenkreis des Cor pulmonale ein (Griffith 1956; Hecht 1956; Brill 1958). Dagegen wurde von Strong (1949) sowie Fishman u. Richards (1956), Mack u. Snider (1956), Oram (1956), Friedberg (1956), Harvey u. Ferrer (1960) und Rubin et al. (1961) das Cor pulmonale als Folge ausschließlich von Lungenerkrankungen definiert. Über die seit 1961 geltende Definition der WHO hinaus wollte Evans (1964) auch solche Erkrankungen, die direkt das Herz befallen und zur Hypertrophie des rechten Ventrikels führen können, wie Perikarditis, Morbus Hodgkin und Tuberkulose, als Ursachen des Cor pulmonale unter dem Begriff „pulmonary heart disease" eingeschlossen wissen. Die Definition der WHO von 1961 ist heute allgemein gültig unumstritten anerkannt.

B. Erscheinungsformen und Ätiologie

Das Cor pulmonale als Rechtsherzhypertrophie infolge Lungenerkrankungen wird nach den klinischen Erscheinungsformen nach akutem Cor pulmonale und chronischem Cor pulmonale unterschieden. Während das akute Cor pulmonale ausschließlich durch plötzliche Widerstandserhöhungen im kleinen Kreislauf infolge massiver Embolisierungen der Lungenstrombahn entsteht und nur in solchen Fällen klinische Erscheinungsformen beschrieben werden, finden sich eine Vielzahl von ätiologischen Faktoren für das chronische Cor pulmonale.

I. Cor pulmonale bronchiale

Zu den häufigsten Ursachen des Cor pulmonale zählen die Atemwegserkrankungen, insbesondere die chronisch-obstruktiven Lungenerkrankungen (COLE) wie die chronisch-spastische Bronchitis überwiegend mit sekundärem Emphysem und das Asthma bronchiale. In der Pathogenese dieses bronchial bedingten Cor pulmonale spielt die alveoläre Hypoventilation eine entscheidende Rolle. Bei alveolärer Hypoventilation einzelner oder größerer Lungenareale kommt es zur alveolären Hypoxie und abgestuft nach Ausdehnung der betroffenen Areale auch zur arteriellen Hypoxie und Hyperkapnie. Die Hypoxie führt regional oder total zur Gefäßkonstriktion und damit zur Widerstandserhöhung im kleinen Kreislauf, die ihrerseits die Entwicklung der Rechtsherzhypertrophie auslöst. Ausmaß und Dauer der obstruktiven Veränderungen bestimmen den Schweregrad der Rückwirkung auf den kleinen Kreislauf.

II. Cor pulmonale parenchymale

Beeinträchtigungen des Lungenparenchyms führen zur Verminderung der Atemoberfläche und damit zur arteriellen Hypoxie. Das Lungenemphysem, meistens Folge chronisch-obstruktiver Lungenerkrankungen führt zur Behinderung des alveolären Gasaustauschs durch Rarefizierung der alveolären Septen. Lungenfibrosen und -granulomatosen sowie Zystenlungen, Wabenlungen und alle infiltrativen Prozesse bei Neoplasien reduzieren gleicherweise die Atemoberfläche und damit den alveolären Gasaustausch. Teilweise reflektorisch über die alveoläre Hypoxie, teilweise aber auch durch unmittelbare Einschränkung des pulmonal-arteriellen Gefäßquerschnitts kommt es zur Widerstandsbelastung des rechten Herzens und damit zur Ausbildung des Cor pulmonale.

III. Cor pulmonale vasculare

Das klassische Bild des chronischen Cor pulmonale finden wir bei den vaskulären Erkrankungen der Lungen. Bei der vaskulär bedingten pulmonalen Hypertonie finden wir zu 100% die Ausbildung eines Cor pulmonale. Unter dem Begriff der primär vaskulären pulmonalen Hypertonie finden wir sowohl die postfetal persistierende pulmonale Hypertonie mit Entwicklung der primären Pulmonalsklerose, wobei Systemdrücke im kleinen Kreislauf herrschen, als auch solche Formen der pulmonal-vaskulären Erkrankung, die erst im 2.–4. Lebensdezennium festgestellt werden. Hierfür sind die Verlegung der Lungenstrombahn durch rezidivierende Mikro- und Makroembolien als auch entzündliche bzw. immunologische Gefäßprozesse verantwortlich zu machen. Als Ursachen der Vaskulitiden im Lungenkreislauf werden der Lupus erythematodes, die Sklerodermie, die rheumatoide Arthritis, die Periarteritis nodosa, die Dermatomyesitis und Sarkoidose genannt. Auch medikamentös induzierte Ursachen, wie z.B. Appetitzügler, werden als Ursache der Entwicklung einer Gefäßbahneinengung mit pulmonaler Hypertonie und Rechtsherzbelastung diskutiert.

IV. Cor pulmonale thoracale

Thoraxdeformitäten können eine erhebliche Behinderung der Atembewegungen und damit alveoläre Hypoxie auslösen. Insbesondere die schwere Kyphoskoliose führt zur Widerstandserhöhung im kleinen Kreislauf und damit zur Entwicklung des Cor pulmonale. Außerdem können neuromuskuläre Erkrankungen (Myopathien und Myasthenia gravis sowie Myotonia dystrophica) durch Reduktion der thorakalen Atemexkursionen eine alveoläre Hypoxie und daher Cor pulmonale verursachen.

C. Häufigkeit

In pathologisch-anatomischem Autopsiematerial schwankt die Häufigkeit des Cor pulmonale zwischen 0,7 und 2,3% (LASCH u. NOLTE 1971). Unter den klinisch behandelten Herzpatienten wird das chronische Cor pulmonale in 5% der Fälle beobachtet und ist für 5–15% der durch Herzkrankheiten bedingten Todesfälle und für 2–6% der Gesamtmortalität verantwortlich (WOOD 1956).

WALZER u. FROST (1954) zeigten, daß eine pulmonal bedingte Rechtsherzhypertrophie pathologisch-anatomisch häufiger nachweisbar war, als nach den vorausbekannten klinischen Befunden zu erwarten war. Bei 54 Fällen mit autoptisch gesichertem Cor pulmonale war dieses nur in 40% der Fälle aufgrund der klinischen Symptomatik vorher diagnostiziert worden. BERNSMEIER (1966) berichtete über 202 autoptisch verifizierte Fälle mit rechtsventrikulärer Hypertrophie pulmonaler Genese. Unter Auswertung klinischer, röntgenologischer und elektrokardiographischer Symptomatik wiesen 80% dieser Fälle lediglich eine positive Befundgruppe, 68% zwei und nur 18% drei positive Befundgruppen auf, d.h. klinische, röntgenologische und elektrokardiographische Hinweise für das Cor pulmonale als Symptomkomplex einer pulmonalen Widerstandserhöhung. Elektrokardiographische Zeichen der Rechtsherzbelastung allein waren in 41%, röntgenologische Symptome des Cor pulmonale in 51% der Fälle erfaßt worden. Elektrokardiographische und röntgenologische Zeichen gleichzeitig waren jedoch nur in 9% der 202 Patienten vorhanden. Erst unter Verwertung weiterer klinischer Symptome vorwiegend der primär auslösenden Lungenerkrankungen und sekundären Symptome der Rechtsherzüberlastung, wie Tachykardien, Rhythmusstörungen und Rechtsherzinsuffizienzzeichen, ließ sich in einem höheren Prozentsatz ein Cor pulmonale klinisch erfassen. Nach REINDELL et al. (1964) macht das Cor pulmonale 4% aller Herzerkrankungen aus.

Aufgrund der Geschlechtsverteilung der pulmonalen Grundkrankheiten, speziell durch stärkere berufliche Disposition bedingt, überwiegen die männlichen Patienten beim chronischen Cor pulmonale bei weitem. Nach HERBERG (1964) waren unter 6870 Patienten mit chronischem Cor pulmonale 71% männlichen Geschlechts. Nach LASCH u. NOLTE (1971) ist das Cor pulmonale bei Männern 3- bis 10mal häufiger als bei Frauen. Der Altersgipfel der Manifestation des Cor pulmonale liegt im 6. und 7. Dezennium.

D. Morphologie und Physiologie des Lungenkreislaufs und rechten Herzens der gesunden und kranken Lunge

I. Morphologie

Der Lungenkreislauf wird im Gegensatz zum großen Kreislauf als Niederdrucksystem bezeichnet. Sein Perfusionsdruck beträgt bei gleichem Perfusionsvolumen ein Sechstel des Drucks im Systemkreislauf. Der Lungenkreislauf hat wesentlich vom großen Kreislauf zu unterscheidende Funktionen. Das Versorgungssystem ist das einheitliche Stromgebiet des alveolären Kreislaufs. Die Anpassung des Systems an größere Änderungen des Kreislaufminutenvolumens unter Ruhe- und Belastungsbedingungen muß sichergestellt sein. Regulationsmechanismen haben die Perfusion an die Ventilationsänderungen in Teilgebieten so anzupassen, daß eine funktionelle arterio-venöse Kurzschlußdurchblutung vermieden wird. Da die Kapillaren unmittelbar an die luftgefüllten Alveolen angrenzen, muß eine intrakapilläre Drucksteigerung über den kolloidosmotischen Druck zur Vermeidung einer Transsudation und damit Lungenödembildung regulativ vermieden werden. Die funktionellen Aufgaben der regulierenden Einheiten sind im Gegensatz zum großen Kreislauf und seinen unterschiedlich zu versorgenden Teilstromgebieten verhältnismäßig uniform und bestimmen die Eigenart des pulmonalen Gefäßsystems in morphologischer und physiologischer Hinsicht.

Die Lungenarterien sind bis zu einem Durchmesser von 1,8 mm vom sog. elastischen Typ und in ihrer Struktur derjenigen der Aorta vergleichbar (v. Hayek 1935; Giese 1956). Bei normalen Druck- und Strömungsverhältnissen im kleinen Kreislauf unterscheiden sich diese im wesentlichen von einer Elastica gebildeten Gefäße histologisch dadurch von elastischen Gefäßen des großen Kreislaufs, daß die elastischen Fasern wesentlich kürzer, netzförmiger und weniger zirkulär angeordnet sind (Heath et al. 1959b). Die Dehnbarkeit dieser Gefäße beträgt 2,5% des Volumens pro cm H_2O intravasaler Drucksteigerung (Piiper 1959).

Auf einer nur sehr kurzen Wegstrecke des arteriellen Kreislaufschenkels finden sich die Gefäße muskulären Typs, die mit einem Durchmesser unter 1,9 mm bis 0,1 mm als die Arteriae praelobulares und terminales bezeichnet werden (v. Hayek 1970). Mit der Terminalarterie und ihren Aufzweigungen in die Arteriolen beginnt die Endstrombahn, die in das respirierende Lungenparenchym eingefügt ist (Giese 1961).

Die Lungenkapillaren liegen nach Abgang aus den Präkapillaren netzförmig direkt der Alveolarwand an. Das Kapillarnetz wird unter Bedingungen körperlicher Ruhe nicht gleichmäßig durchströmt (Giese 1957; Junghans 1958). Nach Befunden von postmortalen Angiographien wird das Kapillarnetz in sog. Stromkapillaren mit einer Weite von 20–40 μ und die kleineren Netzkapillaren mit 6–11 μ unterteilt (Giese 1961). Beide Kapillarsysteme weisen elektronenmikroskopisch die gleiche Wandbeschaffenheit und somit gleiche Bedingungen für die Gasdiffusion auf. In Perfusionsversuchen wurde nachgewiesen, daß in der Expirationslage vornehmlich nur die Stromkapillaren und in der Inspirationsphase die Strom- und Netzkapillaren durchströmt werden (Backmann 1969). Das Kapillarnetz mündet in die Postkapillaren und mit der Einmündung der

Venolen in die Interlobularvene endet die terminale Lungenstrombahn (v. HAYEK 1953; GIESE 1961). Der wesentlich regulative Teil der Lungenstrombahn ist der Gefäßabschnitt der kurzen muskulären Arterien mit einem Durchmesser von 0,1–1,8 mm, die allein zur aktiven Änderung des Gefäßquerschnitts einzelner Gefäße und des gesamten Gefäßquerschnitts in der Lage sind (v. HAYEK 1953). Experimentell wurden Gefäßweitenänderungen im Abschnitt der muskulären Lungenarterien von 90 μ auf 30 μ beobachtet, was einer Steigerung des Gefäßwiderstands um das 27fache bedeuten würde. Andererseits wurde nachgewiesen, daß durch Blockade eines Astes der Pulmonalarterien nur eine Drucksteigerung von 5 mm Hg in der arteriellen Lungenstrombahn zustande kommt (KARLENS et al. 1952). Daraus läßt sich ableiten, daß generalisierte Gefäßprozesse erst im fortgeschrittenen Stadium zu einer wesentlichen Widerstandserhöhung und damit meßbaren Hypertonie im kleinen Kreislauf führen können. Entsprechend dem Gefäßaufbau kommt es bei der pulmonalen Hypertonie zu einer funktionellen oder obliterativen Engstellung der muskulären Gefäßabschnitte und Erweiterung der vorgeschalteten elastischen Gefäße.

II. Hämodynamik

Die Hämodynamik des kleinen Kreislaufs ist gekennzeichnet durch einen niedrigen Druck mit geringem peripheren Gefäßwiderstand bei hohem Durchströmungsvolumen. Die Normalwerte für die Drücke in der Arteria pulmonalis betragen systolisch 19–28 mm Hg, diastolisch 6–12 mm Hg und im Mitteldruck 12–20 mm Hg (DEXTER et al. 1950). Der Druck im venösen Schenkel des kleinen Kreislaufs liegt normalerweise zwischen 6 und 12 mm Hg. Eine pulmonale Hypertonie liegt vor, wenn der Pulmonalarteriendruck dauerhaft einen Wert von systolisch 30 mm Hg, von diastolisch 15 mm Hg und im Mitteldruck von 20–22 mm Hg überschreitet (WOOD 1958). Entsprechend den ursächlichen Erkrankungen, die zur pulmonalen Hypertonie führen, beträgt der Lungenvenendruck bei der pulmonalen Hypertonie des präkapillären Typs weniger als 12 mm Hg. Der Gefäßwiderstand im kleinen Kreislauf liegt beim gesunden Erwachsenen zwischen 60 und 100 $dyn \cdot s \cdot cm^{-5}$, wobei 80 $dyn \cdot s \cdot cm^{-5}$ als Normalwert angesetzt werden (DEXTER et al. 1950; WOOD 1952). Der arterielle Gefäßwiderstand im großen Kreislauf beträgt dagegen 1000–2500 $dyn \cdot s \cdot cm^{-5}$. Bei Kindern beträgt der pulmonale Gefäßwiderstand 150–200 $dyn \cdot s \cdot cm^{-5}$.

Die unterschiedliche Durchströmung der Netz- und Stromkapillaren bedeutet eine erhebliche Reservekapazität, die eine adäquate Regulation auf Veränderungen des Herzminutenvolumens ermöglicht. Das Minutenvolumen des kleinen Kreislaufs kann um das 6fache des normalen Ruhewerts bis auf 40 l/min gesteigert werden, ohne daß es zu einer wesentlichen Drucksteigerung im Lungenkreislauf kommt (ULMER et al. 1970; HICKAM et al. 1948; DEXTER et al. 1950). Das Druckverhalten im kleinen Kreislauf wird unter physiologischen Bedingungen von dem beschriebenen großen Kapillarquerschnitt, von dem niedrigen peripheren Widerstand, von der kurzen zur aktiven Gefäßkonstriktion befähigten arteriellen Wegstrecke von hoher Flexibilität und von einer wenig druckwirksamen Volumenspeicherkapazität der Lungengefäße bestimmt. Zusätzlich wirken

Entfaltungszustand der Lungen und der negative Intrathroakaldruck auf die Zirkulation ein.

Wichtigste Funktion einer Regulation der Lungendurchblutung ist die Einhaltung eines bestimmten regional unterschiedlichen Ventilations-Perfusions-Verhältnisses zur Aufrechterhaltung physiologischer endkapillärer Gasdrücke für Sauerstoff und Kohlensäure. In engen Grenzen konstante Ventilations-Perfusions-Verhältnisse sind nur dann zu erwarten, wenn über einen intrapulmonalen Steuermechanismus die Koordination der beiden regional differierenden und ständig wechselnden Größen erfolgt. Einen solchen intrapulmonalen Steuermechanismus entdeckten v. EULER u. LILJESTRAND (1946) durch Versuche an anästhesierten Katzen. Wenn der Sauerstoffgehalt der Inspirationsluft gesenkt oder ihr Kohlensäuregehalt erhöht wurde, beobachteten sie eine Drucksteigerung in der Arteria pulmonalis und eine entsprechende Erhöhung des pulmonalen Gefäßwiderstands. Sie leiteten daraus den sog. alveolo-vaskulären Reflex ab, über den die gesamte Lungendurchblutung und die regionale Durchblutungsverteilung den wechselnden Bedingungen der alveolären Belüftung angepaßt werden. Der alveolo-vaskuläre Reflex wurde auch in zahlreichen Untersuchungen am Menschen überprüft und bestätigt. Dabei wurde festgestellt, daß hypoxiebedingte Drucksteigerungen nicht auf einer Steigerung des Herzminutenvolumens, sondern auf einer vaskulären Widerstandserhöhung beruhen (MOTLEY et al. 1947; ATWEL et al. 1951; PETERS u. ROOS 1952; HERTZ 1956; VENTRATH et al. 1955; LÖHR 1956; HERTZ 1956b, 1966; ULMER u. WENKE 1957; BORST et al. 1957; HIMMELSTEIN et al. 1958; DEFARES et al. 1960; ARBORELIUS 1965; FELIX et al. 1967). Der alveolo-vaskuläre Reflex ist die Basis eines sinnvollen homöostatischen Mechanismus, der die regionale Durchblutung an eine infolge der pathologischen Lungenveränderungen reduzierte alveoläre Ventilation anpaßt und damit bei regionaler alveolärer Hypoxie einen funktionären Rechts-Links-Shunt und damit arterielle Hypoxämie vermeidet. Eine Erhöhung des Sauerstoffgehalts der Inspirationsluft und damit Erhöhung des alveolären Sauerstoffpartialdrucks löst eine Gefäßerweiterung unter pathologischen Bedingungen mit erhöhtem Gefäßtonus der muskulären Lungengefäße aus (BURCHELL et al. 1953). Die durch funktionelle Vasokonstriktion reduzierte Durchblutung von den Lungenarealen mit schlecht belüfteten Alveolen kann um 30% erhöht werden (GURTNER 1968).

Neben den von alveolären Sauerstoff- und Kohlensäurepartialdrücken gesteuerten Regulationsmechanismen bestehen auch nervös-vegetative Einflüsse auf die Lungenstrombahn. Durch Reizung des Ganglion stellatum im Tierversuch konnten z.B. sowohl vasokonstriktorische als auch vasodilatatorische Nervenfasern nachgewiesen werden, deren Reizung eine aktive Änderung der Gefäßquerschnitte ergab (HICKAM u. CARGILL 1948).

III. Pathophysiologie des Lungenkreislaufs

Restriktive und obstruktive Lungenerkrankungen führen zu einer leichten bis mittelschweren pulmonalen Hypertonie, die z.T. auf eine Verminderung des pulmonalen Gefäßbettes und vorwiegend durch funktionelle Vasokonstriktion über den alveolo-vaskulären Reflex erklärt werden kann (BÜHLMANN et al.

1955). Die primär-vaskulären pulmonalen Hypertonien können auf eine primäre Gefäßsklerose oder sekundäre, meist thrombo-embolische und seltene arteriitische Prozesse zurückgeführt werden und verursachen schwere pulmonale Hypertonie, da sie meist generalisiert sind und eine erhebliche Einengung des Gesamtgefäßquerschnitts verursachen. Im Gegensatz zu bronchopulmonalen Erkrankungen und thorakalen Deformitäten führt die primär-vaskuläre pulmonale Hypertonie daher immer zum Cor pulmonale.

Folgende Gefäßerkrankungen des kleinen Kreislaufs werden als Ursache einer primär-vaskulären Hypertonie angesehen. Eine primäre Pulmonalsklerose, eine Periarteriitis nodosa und andere Arteriitiden verursachen eine primäre Gefäßwandschädigung. Primäre Thrombosen und Hämoglobinopathien obliterieren das Gefäßvolumen wie auch rezidivierende Mikroembolien nach extrapulmonaler Thrombosierung und Lungenembolisierung. Auch eine Bilharziose und Embolien anderer in die Blutbahn verschleppter Bestandteile obliterieren die Gefäßlumina.

Zu den seltenen Ursachen der vaskulären pulmonalen Hypertonie gehört die Beteiligung der kleinen Lungengefäße bei Endangiitis obliterans. NAEYE (1963) beobachtete bei Sklerodermie eine progressive fibröse Endarteriitis, die der Lungenfibrose vorangeht. KÖNN (1958) beobachtete einen Fall von Panarteriitis nodosa mit Befall der Lungengefäße und 5 Fälle mit isolierter Arteriitis nodosa der Lungengefäße. HAEGELIN u. MURAY (1968) beobachteten auch bei Lupus erythematodes Gefäßwandveränderungen der arteriellen Lungenstrombahn. Die als Embolie verschleppten Schistosomeneier verursachen bei der Bilharziose in den Lungenarterien eine nekrotisierende und später obliterierende Arteriolitis. Primäre pulmonale Thrombosierungen als Folge von Hämoglobinopathien zählen nach Untersuchungen von KÖNN (1958) und UZSOY (1964) zu den seltenen ätiologischen Ursachen einer vaskulären pulmonalen Hypertonie.

Als häufigste Ursache der primär-vaskulären pulmonalen Hypertonie gilt die rezidivierende Lungenembolie (CASTELMAN u. BLAND 1946; OWEN et al. 1953; GOODWIN 1958; ELLISON u. BROWN 1965; FOWLER et al. 1966; WIDIMSKY et al. 1966; STORSTEIN et al. 1966; LENÈGRE 1966; MAHAIM 1968). Mechanische Lumenverlegungen und reflektorische Vasokonstriktionen werden dabei als pathogenetische Grundmechanismen angesprochen. Die bei der Resorption der Embolie entstehenden Gefäßwandnarben führen zur Elastizitätsverminderung der betroffenen präkapillären Gefäßstrecke (KÖHLER 1968). Die funktionelle Bedeutung einer lokalen Serotoninfreisetzung aus den Emboli mit konsekutiver Vasokonstriktion wird neben der mechanischen Obturation durch eine Embolie diskutiert. Diese zusätzliche funktionelle Enstellung der Gefäße wird durch eine reaktive Mediahypertrophie und Intima-Proliferation schließlich fixiert. Die Serotoninfreisetzung dürfte insbesondere bei den rezidivierenden Thromboembolien aus der Lebervene mit erhöhtem Serotoningehalt eine Rolle spielen. Rezidivierende Thromboembolien müssen immer dann als ätiologische Faktoren einer primär-vaskulären pulmonalen Hypertonie berücksichtigt werden, wenn chirurgische Eingriffe im Bereich des Abdomens und kleinen Beckens, periphere Thrombophlebitiden, Varizenverödungen und Graviditäten vorausgegangen sind (CASTELMAN u. BLAND 1946; OWEN et al. 1953; GOODWIN 1958;

Rosenberg 1964; Brand u. Preussler 1969; Gurtner 1969). Während die chronischen embolischen Gefäßobstruktionen der großen Gefäße im kleinen Kreislauf schubweise verlaufen, klinisch jeweils faßbar sind, verlaufen die rezidivierenden Mikroembolien der kleinen Lungenarterien unbemerkt (Haegelin u. Muray 1968). Erst im Spätstadium relevant, sind sie klinisch und pathologisch-anatomisch nicht von der primär-vaskulären pulmonalen Hypertonie zu differenzieren. Histologisch bieten sie nebeneinander frische, organisierte und rekanalisierte Thromben sowie Intimaproliferationen und entzündliche Infiltrate als Folge einer embolischen Obturation.

Eine primäre Pulmonalsklerose wird in jenen Fällen anzunehmen sein, wenn alle vorgenannten Ursachen einer pulmonalen Hypertonie ausgeschlossen werden konnten. Entsprechend einer morphologischen Betrachtungsweise werden die Gefäßwandveränderungen als primäre Ursache und die Hypertonie als Folge der Strombahneinengung angesehen (Backmann 1970). Jedoch können auch funktionelle Vasokonstriktionen als pathogenetischer Faktor einer pulmonalen Hypertonie mit nachfolgenden anatomischen Gefäßwandveränderungen diskutiert werden (Delius u. Witzenhausen 1949), ohne daß ein nervaler oder humoraler, endogener oder exogener Einfluß für die primäre funktionelle Vasokonstriktion bisher nachgewiesen werden konnte. Aufgrund von familiär gehäuftem Auftreten der primären Pulmonalsklerose werden Erbfaktoren diskutiert und Analogieschlüsse zur essentiellen Hypertonie des großen Kreislaufs gezogen (Rogge et al. 1966; Kingdon 1966; Wood 1958; Delaye et al. 1969). Wolman (1950) und später andere Autoren erörtern die Möglichkeit einer Persistenz der fetalen Mediahypertrophie. Die sog. Glomangiose ist nach Ansicht von Moshkowitz et al. (1961) eine kongenitale Gefäßmißbildung, die zur Gefäßbahneinengung und pulmonalen Hypertonie führt. Man findet eine solche Glomangiose vorwiegend im Säuglings- und Kindesalter. Brewer (1955) und Aars (1965) deuten glomusartige Veränderungen als rekanalisierte Thromben.

IV. Pathomorphologie der Lungenstrombahn

Durch mikroskopische Untersuchungen der elastischen Faserstruktur des Truncus pulmonalis soll nach Heath et al. (1959b) eine Differenzierung zwischen erworbener und angeborener pulmonaler Hypertonie möglich sein, da Form und Anordnung der elastischen Fasern einer Arterie vom intravasalen Druck abhängen. Findet sich ein aortenähnlicher Aufbau des Truncus pulmonalis, so besteht nach Heath et al. (1959b) die Hypertonie im kleinen Kreislauf seit Geburt. Sind die Fasern mit Kollagen in den Zwischenräumen aufgelockert und an ihren Enden aufgetrieben, ist eine erworbene pulmonale Hypertonie anzunehmen.

Die wesentlichen pathomorphologischen Veränderungen spielen sich jedoch bei der pulmonalen Hypertonie an den kleinen kurzen muskulären Arterien der Lungenstrombahn ab. Heath et al. (1959b) unterschieden erstmals 6 typische Stadien der Gefäßveränderungen:

Stadium 1: Mediahypertrophie der muskulären Arterien und Arteriolen, dicke fibröse Adventitia. Keine Intimaproliferationen.

Stadium 2: Mediahypertrophie und zellige Intimaproliferationen der kleinen Arterien. Zirkuläre Intimapolster aus plumpen Endothelzellen, die z.T. die Gefäßlichtung verschließen.

Stadium 3: Obliteration der muskulären Pulmonalarterien und Arteriolen durch lockeres, zellreiches mit feinen elastischen Fasern durchsetztes Bindegewebe. Häufig bleibt ein kleiner aus Endothel bestehender Kanal offen. Ausgeprägte fibrotische Intimaveränderungen vor dem Übergang in die Arteriolen. Die Media beträgt 30% des äußeren Gefäßdurchmessers.

Stadium 4: Fortgeschrittene Gefäßerweiterungen der großen Gefäße und Lumenverschluß der nachgeschalteten Gefäße durch Fibroelastose. Vereinzelte sog. plexiforme Läsionen sind Dilatationsläsionen. Distal von Stenosen entstehen diese als Mikroaneurysmen auf dem Boden eine Wandverdünnung durch Inaktivitätsatrophie. Proximal von Stenosen und Verschlüssen finden sich diese plexiformen Läsionen als Dekompensationserscheinungen der unter hohem Druck stehenden Gefäßwand. Die plexiformen Läsionen sind sackförmige, mit zellig-fibrösen Proliferationen ausgekleidete Ausstülpungen der muskulären Arterien und Arteriolen. Kleine Kanälchen verlassen diese Ausstülpungen und enden schließlich als Kapillaren.

Stadium 5: Ausgeprägte und zahlreiche plexiforme Läsionen als Dilatationsläsionen kavernöser und angiomatöser Art. Zusätzlich Lungenhämosiderose.

Stadium 6: Nekrotisierende Arteriitis, glasige Muskelfasern, Kernschwund, entzündliche polymorphkernige Infiltrate.

Die Stadien 2–6 können unabhängig von der Ätiologie bei allen Formen der pulmonalen Hypertonie auftreten. Die histologischen Befunde sind nicht spezifisch. Es läßt sich auch nach dieser Einteilung nicht entscheiden, ob die Veränderungen Folge einer zusätzlich funktionellen vasokonstriktorischen pulmonalen Hypertonie oder Folge einer Thromboembolie in situ sind. Histologisch scheint nur bei ausgeprägten entzündlichen Gefäßprozessen eine ätiologische Klärung möglich zu sein. WHITTACKER u. HEATH (1959) sehen eine Abhängigkeit zwischen dem Mitteldruck in der Arteria pulmonalis und dem nach den genannten 6 Stadien festgelegten Grad der morphologischen Veränderungen. Stadium 1 und 2 kennzeichnen dabei die Phase des noch reversiblen Hochdrucks, während im Stadium 3 bereits eine Fixierung erfolgt. Bioptische Untersuchungen können daher u.U. prognostische Hinweise geben.

V. Epidemiologie zur Prüfung der ätiologischen Faktoren der primär-vaskulären pulmonalen Hypertonie

Bis 1967 galt die primär-vaskuläre pulmonale Hypertonie als Seltenheit. BÄRLOCHER et al. (1958) fanden in vier Jahren unter 56000 hospitalisierten Patienten 4 Fälle. GURTNER (1969, 1970a, b) beobachtete in Bern eine Zunahme der Fälle mit primär-vaskulärer pulmonaler Hypertonie auf 15,4% der kardiologischen Patienten gegenüber 0,9% bis 1966. NAGER u. BÜHLMANN (1970) beobachteten auch in Zürich 1967 eine Zunahme der primär-vaskulären pulmonalen Hypertonie auf das Doppelte mit 0,23% der internistischen Patienten gegenüber 0,1% bis 1966. Bis 1970 wurden in der Schweiz 308 Fälle registriert. Zeitlich wenig später berichteten Arbeitsgruppen aus Österreich und der Bundesrepublik Deutschland über entsprechende Zunahmen der primär-vaskulären pulmonalen Hypertonie (KAINDL 1969; DIENSTL 1969; RAU 1969; v. SMEKAL et al. 1970; HARMS 1969; STEIN 1969; GAHL u. GREISER 1970).

Zunächst wurde die beobachtete Zunahme der Erkrankungen auf die nach der Einführung der Einschwemmkathetertechnik von GRANDJEAN (1967a, b) verbesserte und somit auch poliklinisch anwendbare Diagnostik mit intrapulmonalen Druckmessungen zurückgeführt. Die regional umschriebene und gleichmäßige Zunahme der primär-vaskulären pulmonalen Hypertonie sprach für einen möglicherweise exogenen ursächlichen Faktor. GURTNER (1970) machte erstmalig auf die Zusammenhänge mit einem Appetitzügler Aminorexfumarat (Menocil) aufmerksam. Von 92% ihrer Patienten mit primär-vaskulärer pulmonaler Hypertonie wurde die vorherige Einnahme des genannten Appetitzüglers zur Gewichtsreduktion angegeben. Insbesondere fand sich eine zeitliche Koinzidenz der Häufigkeitszunahme der Erkrankungen mit dem Vertrieb des Medikaments, wie Autoren aus der Schweiz, Österreich und der Bundesrepublik Deutschland bestätigen. In Ländern, in denen kein Aminorexfumarat vertrieben wurde, fand sich keine zunehmende Häufigkeit der primär-vaskulären pulmonalen Hypertonie. Nach Rücknahme des Appetitzüglers vom Markt ging die Erkrankungshäufigkeit 1969 und später wieder deutlich zurück (WIRZ u. ARBENZ 1970).

Vor 1968 wurde eine Erkrankungshäufigkeit der Frauen gegenüber Männern von 3 bis 4:1 beobachtet. Diese Dominanz nahm bei den Beobachtungen nach 1968 auf 8 bis 9:1 zu (WIRZ u. ARBENZ 1970; KAINDL 1969). Die höchste Erkrankungshäufigkeit fanden die Berichterstatter im 3. und 4. Dezennium der Patienten.

Nach epidemiologischen Studien von GAHL et al. (1970b) betrug die Wahrscheinlichkeit, nach Einnahme des Appetitzüglers Aminorexfumarat zu erkranken, 1,2‰. Ein sicher kausaler Zusammenhang zwischen der Einnahme des Appetitzüglers und der Ausbildung einer primär-vaskulären pulmonalen Hypertonie ließ sich aus allen vorliegenden Untersuchungen nicht ableiten. Ein konditionaler Zusammenhang ist eher wahrscheinlich, so daß die Frage nach dem Wirkungsmechanismus der Appetitzügler möglicherweise Aufschlüsse über den Pathomechanismus der Erkrankung selbst gibt.

Die Anorektika leiten sich pharmakologisch von den sympathikomimetischen Aminen Amphertermin und Ephedrin ab. Die Derivate, u.a. Aminorexfumarat und Chlorphentermin, wirken nicht nur anorektisch, sondern vorwiegend sympathikomimetisch und zentralerregend. Es wird daher eine sympathikomimetische und damit drucksteigernde Wirkung auf den Lungenkreislauf diskutiert. Auch eine indirekte Wirkung über Freisetzung der biogenen Amine und eine direkte vasokonstriktorische und intimaschädigende Wirkung wird diskutiert (KRAUP et al. 1970). Vasokonstriktionen und Intimaläsionen des ersten Stadiums können dabei fließend in eine posthypertonische Mediahypertrophie und Intimafibrose einer irreversiblen Gefäßsklerose übergehen. Eine zusätzliche intimaschädigende Wirkung der Anorektika bei präexistenten Intimaläsionen z.B. nach Mikroembolien kann durch eine autoradiographisch und gaschromatographisch nachweisbare Konzentration der Substanzen mit verlängerter Halbwertzeit im Lungengewebe gegenüber anderen Organen begründet werden (DENGLER 1970).

Die kumulative Konzentration der Medikamente im Lungengewebe könnte die pharmakodynamische und gefäßwandschädigende Wirkung der Anorektika gerade in der Lungenstrombahn erklären (DENGLER 1970). Da sich histologisch keine pathognomonisch verwertbaren Hinweise für eine Abgrenzung der pulmonalen Widerstandserhöhung nach Aminorexfumarat und anderen Formen der primär-vaskulären pulmonalen Hypertonie ergaben, ist auch in Fällen einer Appetitzüglerbehandlung eine möglicherweise andere prädisponierende und potenzierende Noxe zu unterstellen.

VI. Pathophysiologie des Cor pulmonale

Pathomechanismus der Entwicklung eines Cor pulmonale ist die Druck- bzw. Widerstandsbelastung des rechten Ventrikels. Häufigste Ursache des akuten Cor pulmonale ist eine Lungenembolie mit plötzlicher Verlegung auch großer Lungengefäße mit mehr als 50% Ausfall des Gesamtquerschnitts. Die akute Druckbelastung des rechten Herzens führt bei mangelnder Adaptation an Druckbelastungen unmittelbar zur Dekompensation und myokardialen Dilatation. Neben der akuten Druckbelastung des rechten Herzens ist eine zusätzliche koronare Minderperfusion des Myokards verantwortlich für das akute Versagen des rechten Herzens.

Beim chronischen Cor pulmonale führt eine allmähliche, ständig sich steigernde oder phasenweise überhöhte pulmonale Hypertonie zur Adaption des rechten Herzens an die vermehrte Druck- und Widerstandsbelastung. Es kommt zu einer konzentrischen Hypertrophie der rechtsventrikulären Muskulatur, die erhebliche Ausmaße erreichen kann. Die Lumeneinengung des rechten Herzens bei vollkompensiertem Cor pulmonale kann ein solches Maß erreichen, daß trotz Vollkompensation infolge Lumenminderung des rechten Ventrikels und damit bedingter Schlagvolumenverminderung eine Reduzierung des Kreislaufminutenvolumens resultiert. Die konzentrische Hypertrophie des rechten Ventrikels führt nicht zu einer Vergrößerung des rechten Herzens. Erst mit Beginn der Dekompensation und Dilatation des hypertrophierten rechten Ventrikels kommt es zu einer entsprechenden Rechtsherzvergrößerung. Allerdings muß zwischen der konzentrischen Hypertrophie des gesamten rechten Ventrikels und der isolierten Veränderung im Ausflußtrakt des rechten Ventrikels unterschieden werden (MORITZ 1935). Da der Ausflußtrakt des rechten Ventrikels unterhalb der Pulmonalklappen relativ dünnwandig ist, kommt es bereits in frühen Stadien des chronischen Cor pulmonale im noch kompensierten Zustand zu einer geringen Vergrößerung und insbesondere Elongation des Ausflußtrakts (MATHES et al. 1956; GIESE 1956). Die koronaren Perfusionsbedingungen des rechten Herzens sind unter normalen Bedingungen überproportioniert. Der koronare Perfusionsdruck, der vom mittleren diastolischen Aortendruck bestimmt wird, liegt immer wesentlich über dem systolischen Pumpdruck und damit auch über dem diastolischen Füllungsdruck des rechten Ventrikels. Der systolische Druck des rechten Ventrikels überschreitet nur bei extremen pulmonalen Hypertonien den diastolischen Perfusionsdruck der Koronararterien, so daß dem chronischen Cor pulmonale von der Hämodynamik des Koronarkreislaufs her weniger Gefahren drohen. Erst wenn infolge der Muskelmassenzunahme die Diffusionsstrecken innerhalb der kapillären Versorgung zu groß werden, kommt es entsprechend den Bedingungen der Linksherzhypertrophie auch für das rechte Herz zur relativen Koronarinsuffizienz. Pathologisch-anatomisch wäre für das rechte Herz das kritische Herzgewicht überschritten (LINZBACH 1956). Entsprechend der Definition des chronischen Cor pulmonale wird die Entwicklung des Cor pulmonale von den zur pulmonalen Hypertonie führenden Grundprozessen bestimmt.

Das chronische Cor pulmonale wird klinisch nach drei Stadien unterteilt, die im wesentlichen vom Ausmaß der pulmonalen Hypertonie bestimmt werden. Im ersten sog. latenten Stadium des chronischen Cor pulmonale finden sich unter Ruhebedingungen noch normale Druckverhältnisse im kleinen Kreislauf und rechten Herzen. Erst nach Belastungsbedingungen kommt es zu einem erheblichen Druckanstieg im kleinen Kreislauf, jedoch ohne wesentliche diastolische Druckerhöhung im rechten Ventrikel und im rechten Vorhof. Im zweiten Stadium, dem manifesten chronischen Cor pulmonale, findet sich neben der deutlichen pulmonalen Hypertonie unter Ruhebedingungen ein geringgradig erhöhter Füllungsdruck des rechten Herzens, d.h. unter Ruhebedingungen liegt der enddiastolische Druck des rechten Ventrikels und der Druck im rechten Vorhof im oberen Grenzbereich der Norm. Unter Belastungsbedingungen kommt es neben der Druckerhöhung im kleinen Kreislauf auch zur diastolischen Druckerhöhung im rechten Herzen.

Im dritten Stadium, dem dekompensierten chronischen Cor pulmonale, findet sich neben der pulmonalen Hypertonie bereits unter Ruhebedingungen ein deutlich erhöhter Füllungsdruck des rechten Herzens und ein deutlich vermindertes Kreislaufminutenvolumen jeweils als Ausdruck der kardialen Dekompensation im Vorwärts- und Rückwärtsversagen.

E. Diagnostik

Die Vorfelddiagnostik hat trotz Erweiterung der Indikation und methodischen Vereinfachung der Herzkatheterdiagnostik für die klinische Medizin ihre nicht unerhebliche Bedeutung behalten. Das klinische Bild des chronischen Cor pulmonale wird im wesentlichen bestimmt durch die ursächlichen Lungenerkrankungen und deren Folgen, insbesondere bezüglich der respiratorischen Funktion. Für die zur Rechtsherzbelastung führende pulmonale Hypertonie finden sich klinisch nur wenige Hinweise. Die Rechtsherzhypertrophie ist ohne elektrokardiographische, röntgenologische und echokardiographische Untersuchungen nicht feststellbar. Erst im Stadium der Dekompensation sind auch klinisch manifeste Zeichen des Cor pulmonale erkennbar. Dagegen finden sich klinisch keine Hinweise für ein kompensiertes Cor pulmonale.

I. Klinik

Unmittelbar klinisches Zeichen der pulmonalen Hypertonie ist die Akzentuierung des zweiten Pulmonaltons, dessen Intensität eine gewisse Abhängigkeit von der Druckerhöhung in der Arteria pulmonalis aufweist (GROSSE-BROCKHOFF et al. 1956). Dieses Symptom erfährt jedoch eine Relativierung durch physikalisch begründbare Abschwächungen infolge Thoraxdeformitäten und Emphysemlungen. Parasternale und epigastrische Pulsationen sind erst bei zunehmender Ventrikelvergrößerung deutlich nachweisbar. Ein erhöhter diastolischer Druck und Füllungsdruck des rechten Herzens im Stadium II oder III des Cor pulmonale ist klinisch nur aus einer zentralvenösen Druckerhöhung mit pathologischer Füllung peripherer Venen faßbar. Andere Ursachen einer venösen Druckerhöhung sind dabei differentialdiagnostisch auszuschließen.

Der Grad einer peripheren Zyanose ist ohne respiratorische Insuffizienz und ohne arterielle Hypoxie abhängig von der Reduzierung des Kreislaufminutenvolumens. Eine Dyspnoe unter Ruhe- und Belastungsbedingungen ist erst bei starker pulmonaler Hypertonie und erheblicher Verminderung des Herzminutenvolumens kreislaufdynamisch erklärbar. Tachykardien und Rhythmusstörungen sind Zeichen einer beginnenden, intermittierenden oder manifesten Dekompensation des chronischen Cor pulmonale nach Überschreiten des kritischen Herzgewichts. Eine venöse Stauung, Lebervergrößerung mit portaler Hypertension, Stauungsgastritiden, Aszitis und Meteorismus sind Folgeerscheinungen. Renale Funktionsstörungen durch chronisch-venöse Stauungen mit konsekutiver, durch sekundären Hyperaldosteronismus ausgelöster Flüssigkeitsretention sind Hinweise für eine manifeste Dekompensation. Lungenstauung und Verminderung des Kreislaufminutenvolumens sind bei präkapillären Ursachen der pulmonalen Hypertonie Zeichen einer sekundären Linksherzinsuffizienz.

II. Elektrokardiogramm

Elektrokardiographische Symptome der Rechtsherzbelastung: Elektrokardiographisch werden die hämodynamischen Belastungen des Myokards mit Folgen der Hypertrophie sowie sekundärer Herzmuskelschädigungen nachweisbar, nicht jedoch die pulmonale Hypertonie. Pathophysiologisch begründbar finden sich daher elektrokardiographisch die Zeichen der Herzmuskelhypertrophie mit entsprechenden Potentialerhöhungen und verzögerten Erregungsausbreitungen. Das klinisch-elektrokardiographische Bild der Rechtsherzhypertrophie wird daher durch folgende Kriterien bestimmt (ROSSIER u. BÜHLMANN 1954):

a) Abweichung des Hauptvektors in der Frontalebene nach rechts als obligates, aber unspezifisches Zeichen. Eine im Verlauf feststellbare zunehmende Rechtsdrehung des Hauptvektors des QRS-Komplexes in der Frontalebene kann jedoch als sicheres Zeichen einer Rechtsherzbelastung angesehen werden.
b) Pathologisches Verhältnis von R zu S in den Ableitungen Wilson-V1 und -V6. Eine Zunahme der rechtsventrikulären Potentiale ist erkennbar in einer Erhöhung des Sokolow-Lyon-Index auf über 1,05 mV.
c) Die verzögerte Erregungsausbreitung im hypertrophierten rechten Ventrikel zeigt sich in einer verspäteten endgültigen Negativitätsbewegung rechtspräkordial im Sinne eines inkompletten oder kompletten Rechtsschenkelblocks.
d) Die rechtsventrikuläre Hypertrophie führt sekundär zur Irregularität der Repolarisation meistens mit T-Negativierung und deszendierenden ST-Streckensenkungen im rechtspräkordialen Bereich.
e) Die rechtsatrialen Druckbelastungen führen zu einer rechtsatrialen Potentialvermehrung infolge Myokardhypertrophie. Es finden sich daher die Potentialerhöhungen des rechten Atriums als Zeichen des P-Pulmonale mit überhöhten P-Potentialen in den Ableitungen Einthoven II und III.

Eine enge Korrelation zwischen der Höhe des Lungengefäßwiderstands und dem Grad der elektrokardiographischen Abweichungen ergab sich lediglich für den Hauptvektor des QRS-Komplexes in der Frontalebene. Die Zuverlässigkeit der elektrokardiographischen Diagnose ist jedoch eingeschränkt, da nur in wenigen Fällen alle genannten Zeichen der Rechtsherzbelastung nachweisbar sind (ROSSIER u. BÜHLMANN 1955). Bei negativem elektrokardiographischem Befund ist ein Cor pulmonale nicht auszuschließen, da fortgeschrittene Fälle des Cor pulmonale nur zwischen 30 und 80% erfaßt werden (JOHNSON et al. 1950; BERNSMEIER 1966; REINDELL et al. 1966).

III. Röntgenologische Symptome

Die Röntgenaufnahmen des Thorax können eine Reihe von Hinweisen auf eine pulmonale Hypertonie und auch Rechtsherzveränderungen geben. Als Zeichen der pulmonalen Hypertonie im Röntgenbild gelten (HEGGLIN 1956; ESCH u. THURN 1959; MOORE et al. 1959; ROUSSEL et al. 1959; JOHNSON et al. 1961; SCHWEDEL et al. 1962; SCHERMULY et al. 1969):

a) Prominenz des Pulmonalis-Segments im AP-Strahlengang und Verbreiterung der retrosternalen Kontaktfläche im Seitenbild durch Erweiterung des Ausflußtrakts des rechten Ventrikels (Conus pulmonalis).

b) Erweiterung der Hauptstämme der Arteria pulmonalis, insbesondere der Pars descendenz der rechten Pulmonalarterie.
c) Kalibersprung zwischen den zentralen und peripheren Gefäßen bei vasokonstriktorischen Veränderungen der Ateriolen.
d) Verminderung der peripheren Lungengefäßzeichnung (helle Lunge).
e) Bei der Durchleuchtung fallen pulsatorische Gefäßphänomene auf.
f) In der Verlaufsbeobachtung zeigen sich zunehmende Zeichen der Erweiterung der zentralen Gefäße.

Als röntgenologische Zeichen des Cor pulmonale selbst finden sich folgende röntgenologische Symptome:
a) Erweiterung des Ausflußtrakts des rechten Ventrikels (Conus pulmonalis) mit entsprechender Verbreiterung der retrosternalen Kontaktfläche.
b) Rechtsdrehung des Herzens und Anhebung der Herzspitze durch die Hypertrophie des kaudal und rechts vom linken Ventrikel gelegenen rechten Ventrikels.
c) Bei Füllungsdruckerhöhung des rechten Ventrikels findet sich eine zunehmende Vergrößerung des rechten Vorhofs und eine Erweiterung des kranialen Hohlvenenschattens.

Bei zusätzlicher durch Hypoxie bedingter Linksherzschädigung finden sich dann auch zunehmende Zeichen der pulmonal-venösen Druckerhöhung und Stauungszeichen der Lunge einschließlich Kerley-B-Linien.

Quantitative Auswertungen im Röntgenbild haben gezeigt, daß der Abstand des linken Randes des Pulmonalis-Segments von der durch die Processus spinales vertebrae markierten Medianlinie in Relation zum Thoraxquerdurchmesser einen erhöhten Quotienten aufweist (Moore et al. 1959). Die zum elastischen Gefäßtyp gerechneten zentralen Lungengefäße zeigen im Bereich der Pars descendens der rechten Pulmonalarterie eine Erweiterung des Gefäßlumens über 1,5 cm (Esch u. Thurn 1959; Schermuly et al. 1969; Chang 1962). Alle röntgenologischen Symptome der pulmonalen Hypertonie und des Cor pulmonale gewinnen an diagnostischer Bedeutung, wenn sie im Ablauf einer entsprechenden ursächlichen Erkrankung neu oder verstärkt nachweisbar werden (Thurn 1956). Die röntgenologischen Symptome des Cor pulmonale selbst sind im wesentlichen Spätsymptome und werden meistens nur im Zusammenhang mit der pulmonalparenchymalen und bronchialen Veränderung differentialdiagnostisch erfaßt. Erst im Stadium III des dekompensierten chronischen Cor pulmonale finden sich auch Zeichen der Rechtsherzvergrößerung.

IV. Echokardiographie

Die echokardiographische Untersuchung des rechten Ventrikels ist schwierig, da ein großer Teil des rechten Ventrikels direkt hinter dem Sternum liegt und diese Herzkammer asymmetrisch konfiguriert und durch die Trabekularmuskulatur unregelmäßig gestaltet ist (Feigenbaum 1978).

Gelingt es, die Vorderwand des rechten Ventrikels im M-Mode-Verfahren aufzuzeichnen, kann man die Dicke der rechtsventrikulären Wand messen. Bei rechtsventrikulärer Hypertrophie ist die Vorderwandschicht des rechten Ventrikels deutlich vergrößert (Goldberg et al. 1975).

Bei Dilatation des rechten Ventrikels liegt ein größerer Teil der Kammer im Ultraschallfeld. In solchen Fällen findet sich eine größere Distanz zwischen der Vorderwand des rechten Ventrikels und dem Ventrikelseptum. Bei Volumenbelastungen ist die Dilatation mit erhöhter systolisch-diastolischer Wandbewegung verknüpft und daher einer solchen Volumenbelastung zuzuordnen. Das Ventrikelseptum als gemeinsame Wand für den rechten und linken Ventrikel zeigt sowohl bei Hypertrophie des rechten Ventrikels als auch für die Hypertrophie des linken Ventrikels eine Verstärkung. Bei Rechtsherzhypertrophie kann eine Septumhypertrophie als falsch-positiver Befund eeiner linksventrikulären Hypertrophie fehlgedeutet werden. Im M-Mode zeigt das Ventrikelseptum bei rechtsventrikulärer Druckbelastung und Hypertrophie eher paradoxe Kontraktionsbewegungen zum rechten Ventrikel (FEIGENBAUM 1978).

Im zweidimensionalen Echokardiogramm kann eine Vergrößerung des rechten Ventrikels und rechten Vorhofs bei myogener Dilatation im Stadium II und III des chronischen Cor pulmonale erkennbar werden. Bei optimaler zweidimensionaler Darstellung im 4-Kammerblick kann im Vergleich zum linken Ventrikel auch eine Rechtsherzhypertrophie dokumentiert werden (WEYMAN 1982).

Bei der pulmonalen Hypertonie finden sich bei Darstellung der Pulmonalklappe typische Veränderungen im M-Mode. Die systolische Bewegung der Pulmonalklappe zeigt eine typische W-Form in der Öffnungsbewegung der Pulmonalklappen, der durch einen sog. A-Dip charakterisiert ist (BIAMINO u. LANGE 1983).

V. Rechtsherzkatheteruntersuchungen

Der Begriff pulmonale Hypertension findet sich erstmals im angelsächsischen Schrifttum bei EAST (1940). Nach einer ersten Sondierung des rechten Herzens mittels eines Katheters von einer peripheren Vene aus durch FORSSMANN (1929) wurden mit den ersten klinischen Anwendungen der Rechtsherzkatheteruntersuchung durch COURNAND (1947) Einblicke in die Hämodynamik und Pathophysiologie des Lungenkreislaufs des Menschen möglich. Nachdem COURNAND (1950) über Zwischenfälle bei Herzkatheteruntersuchungen von Patienten mit einem Cor pulmonale berichtet hatte, blieben diese diagnostischen Maßnahmen wegen der damit verbundenen Risiken für die Patienten und wegen des großen Aufwands sowie der zeitlich ausgedehnten röntgenologischen Durchleuchtungszeit allein der Herzfehlerdiagnostik vorbehalten. Nur wenige experimentell angelegte Studien konnten bei Lungenerkrankungen hämodynamische Untersuchungsergebnisse der Rechtsherzkathetertechnik zusammen mit den klinischen, elektrokardiographischen, röntgenologischen und spirometrischen Symptomen vorlegen. Die Sondierung des rechten Herzens und der Pulmonalarterie mit Hilfe eines sog. Einschwemmkatheters hat eine wesentliche erweiterte Indikation, insbesondere aber die Möglichkeit erschlossen, auch Lungenerkrankungen in die routinemäßigen Untersuchungen einzubeziehen. DOTTER u. STRAUBE gelang 1962 erstmals die Sondierung der Arteria pulmonalis und des Pulmonalkapillarbereichs mit einem dünnen perkutan eingeführten Silastik-Katheter ohne Röntgenkontrolle. GRANDJEAN (1967a, b) entwickelte einen in seinen elastischen Eigenschaften günstigeren und daher leichter einschwemmbaren Polyäthylen-

Katheter mit einem Außendurchmesser von 0,85 mm und einem Innendurchmesser von 0,5 mm. Der Katheter ist zunächst nicht röntgenkontrastgebend gewesen, so daß die Positionskontrolle jeweils nur über die ozsilloskopisch kontrollierten Druckkurven erfolgen konnte. Um einer raschen Thrombosierung des engen Katheterlumens entgegenzuwirken, wurde eine Meßeinrichtung entwikkelt, die es erlaubt, den Katheter während der Druckmessung kontinuierlich seitenständig zu perfundieren, ohne die Druckkurve zu beeinflussen. Ein absolut starr und dämpfungsfreies Stahlkapillar-System erlaubte eine solche Spülung ohne Beeinflussung der Druckkurve. Pro Stunde wurden etwa 4 ml der Spüllösung infundiert. Derartige Einschwemmkatheteruntersuchungen können seit vielen Jahren komplikationsfrei auch bei ambulanten Untersuchungen von Patienten angewendet werden (BOTH et al. 1969).

Die Sondierung des rechten Herzens und kleinen Kreislaufs wird insbesondere bei sehr großem rechten Vorhof und rechten Ventrikel des dekompensierten Cor pulmonale durch Schlingenbildung des Katheters erschwert. Eine Erweiterung der Untersuchung ist mit der Verwendung des sog. Ballonkatheters nach Entwicklung von SWAN möglich. Durch einen an der Katheterspitze aufblasbaren Ballon wird die Katheterspitze mit dem Blutstrom rascher und sicherer in die Arteria pulmonalis eingeschwemmt. Der kontrastgebende Katheter ist dabei röntgenologisch zu verfolgen. Mit Hilfe des Ballons kann gleichzeitig zuverlässiger ein Okklusionsdruck in der Arteria pulmonalis zur Messung des Pulmonal-Kapillar-Drucks durchgeführt werden. Derartige Einschwemmballonkatheter wurden inzwischen mit Thermistoren für die Kälteverdünnungsmethode zur Bestimmung des HZV kombiniert. Außerdem ermöglichen derartige Katheter auch langfristige Untersuchungen im intensiv-medizinischen Bereich.

Die Entwicklung derartiger Einschwemmkatheter hat die Diagnostik der pulmonalen Hypertonie wesentlich verbessert und objektiviert. Es ist nunmehr auch möglich, das chronische Cor pulmonale bereits im ersten Stadium sicher nachzuweisen, indem eine Einschwemmkatheteruntersuchung Druckmessungen unter Ruhe- und Belastungsbedingungen ermöglicht. Die Bestimmung des Herzminutenvolumens nach der Fick-Methode sowie mit der Farbstoffverdünnungsmethode oder Kälteverdünnungsmethode ist ohne Schwierigkeiten möglich. Eine derartige komplette Funktionsdiagnostik des rechten Herzens und kleinen Kreislaufs läßt eine sichere Beurteilung von Schweregrad und hämodynamischer Bedeutung einschließlich der Leistungsfähigkeit des Patienten zu. Die Methoden ermöglichen außerdem Verlaufsbeobachtungen durch Mehrfachmessungen zur Therapiekontrolle oder eine kontinuierliche Überwachung der Druckverhältnisse unter intensiv-therapeutischen Maßnahmen. Im gleichen Untersuchungsgang können objektiv Shunt-Vitien, Klappendysfunktionen und Druckerhöhungen im linken Herzen differentialdiagnostisch ausgeschlossen werden.

VI. Pulmonalis-Angiographie

Die Pulmonalis-Angiographie und Dextrokardiographie dienen der morphologischen Analyse des Lungenkreislaufs und der Rechtsherzvitien. Bei akutem Cor pulmonale kann durch Pulmonalis-Angiographie eine Pulmonalarterienembolie lokalisiert und in ihrer Ausdehnung bestimmt werden. Bei primär-vaskulärer Hypertonie nicht embolischer Genese ist eine Pulmonalis-Angiographie wegen einer sehr hohen Komplikationsrate kontraindiziert. In diesen Fällen führt die Kontrastmittelinjektion zu einer akuten und sehr erheblichen Widerstandserhöhung im Lungenkreislauf, die zu einem plötzlichen Rechtsherzversagen führen kann. Bei der generalisierten, alle Gefäßgebiete betreffenden und fixierten Widerstandserhöhung im kleinen Kreislauf wirkt die Viskositätserhöhung des Blutes durch Kontrastmittel exponentiell auf den vaskulären Widerstand. Bei der primär-vaskulären pulmonalen Hypertonie empfiehlt es sich durch in die Peripherie vorgeführte endständige Katheter eine selektive Pulmonalarteriographie von verschiedenen peripheren Arealen nacheinander durchzuführen. Die Befunde zeigen dann die Rarefizierung der Peripherie.

Beim akuten Cor pulmonale ist zu empfehlen, den Angiographiekatheter von einer Kubitalvene oder perkutan durch Punktion der Vena subclavia in den Truncus pulmonalis vorzuführen. Eine Einführung des Katheters von kaudal ist zwar einfacher, jedoch besteht die Möglichkeit, durch den Katheter erneut Emboli aus dem fast immer kaudal gelegenen thrombosierten Venengebiet zu verschleppen.

Die Indikation zur Pulmonalis-Angiographie bei Lungenembolie sollte immer von der Indikation zur Embolektromie und Fibronolysetherapie abhängig gemacht werden.

VII. Lungenszintigraphie

Für die Differentialdiagnose der Lungenembolie ist die Pulmonalis-Szintigraphie hilfreich, da sie bei segmentalen Ausfällen des Pulmonalis-Gefäßbaums typische keilförmige Aussparungen im Lungenszintigramm aufweisen. Zur Differenzierung der primär-vaskulären pulmonalen Hypertonie und der pulmonalen Hypertonie bei chronisch-obstruktiven Lungenerkrankungen ist diese weniger indiziert, da sich immer eine diffuse und sehr ungleichmäßige Perfusionsstörung im Szintigramm ohne pathognomonischen Aussagewert zeigt.

VIII. Neuere bildgebende Verfahren

Die *Subtraktionsangiographie* ist eine heute in wenigen Orten bereits zur Verfügung stehende radiologische Methode zur Darstellung von Gefäßgebieten und auch Organveränderungen. Sie hat sich nach ersten Beobachtungen auch für die nicht invasive Pulmonalis-Angiographie bewährt. Mit Rechner Unterstützung wird zunächst von Herz und Lungen ein Leerbild fixiert und elektronisch gegen ein phasenentsprechendes Bild des gleichen Areals nach peripherer Kontrastmittelinjektion in die Vena cubitalis verrechnet. Der Subtraktionsbefund zeigt dann bei entsprechender Triggerung der zur Verrechnung gelangenden Bilder ein relativ scharfes Bild der Lungenarterien. Größere Lungenembolien können auf diese Weise in jedem Fall erfaßt werden.

Die *Computertomographie* eignet sich bei relativ raschen Scannern bereits zur Darstellung der Herzkammer und des Septums, so daß bei chronischem Cor pulmonale eine Rechtsherzhypertrophie dargestellt werden kann. Die Größe des rechtsventrikulären Cavums kann ebenso wie die des linken Ventrikels dargestellt werden. Auch die Erweiterung der zentralen Pulmonalis-Gefäße kann im Computertumogramm des Thoraxbildes dargestellt und gegenüber anderen Gefäßanomalien abgegrenzt werden. Zur Bestätigung eines klinischen Verdachts auf das Vorliegen einer pulmonalen Hypertonie und eines Cor pulmonale ist diese Methode jedoch zu aufwendig, so daß sie für andere Fragestellungen bevorzugt wird.

IX. Lungenfunktion und Blutgasanalyse

Lungenfunktion und blutgasanalytische Befunde werden im wesentlichen durch die pulmonalen Grunderkrankungen, die zum chronischen Cor pulmonale führen, bestimmt. Ausmaß und Ausdehnung der obstruktiven und restriktiven Veränderungen beeinflussen die Funktionsparameter der Respiration. Es wird daher auf die entsprechenden Kapitel über obstruktive und restriktive Lungenerkrankungen verwiesen.

Die primär-vaskuläre pulmonale Hypertonie wird im Rahmen von Lungenerkrankungen weniger in das Betrachtungsfeld des Pneumologen einbezogen, so daß eine kurze Darstellung der Funktionsparameter bei primär-vaskulärer pulmonaler Hypertonie an dieser Stelle angezeigt ist. Die atemphysiologischen Untersuchungen zeigen eine wenig pathognomonisch verwertbare Tendenz. Einheitlich wird von allen Untersuchern eine Hyperventilation in Ruhe festgestellt. Blutgasanalystisch finden sich entsprechend einer alveolären Hyperventilation ein verminderter CO_2-Partialdruck und eine respiratorische Alkalose. Überwiegend wird eine Verminderung des Sauerstoffpartialdrucks festgestellt. Die Partialinsuffizienz wird auf Diffusions- und Verteilungsstörungen sowie vermehrte arterio-venöse Kurzschlußdurchblutungen zurückgeführt. Eine reaktive Polyglobulie wird erst im Spätstadium der primär-vaskulären pulmonalen Hypertonie gefunden.

F. Therapie des Cor pulmonale

Die Vielfalt der ursächlichen Faktoren und die zahlreichen ineinandergreifenden sekundären pathophysiologischen Veränderungen des Cor pulmonale verlangen häufig eine mehrgleisige Therapie. Gelingt es noch ätiologisch pulmonal-respiratorische und kardiovaskuläre Formen des Cor pulmonale zu unterscheiden, so ist therapeutisch bei den pulmonal-respiratorischen Störungen auch eine Behandlung der kardiovaskulären Veränderungen notwendig und umgekehrt.

I. Therapie der pulmonal-respiratorischen Störungen

Die Behandlung der pulmonal-respiratorischen Ursachen des Cor pulmonale ist wegen der Häufigkeit dieser ursächlichen Erkrankungen an erster Stelle zu nennen. Ziel der therapeutischen Bemühungen ist eine verbesserte alveoläre Belüftung und Vermeidung von Kurzschlußdurchblutungen. Dies ist durch effektive Behandlungen, insbesondere der bronchitischen und pneumonischen Veränderungen, der Verminderung der obstruktiven Störung und Vermeidung eines Fortschreitens restriktiver Veränderungen zu erreichen. Zur Therapie der obstruktiven und restriktiven Lungenerkrankungen wird auf die entsprechenden Kapitel verwiesen. Meistens ist erst eine bronchitische Komplikation oder ein erneuter bronchitischer Schub Anlaß zur Dekompensation eines Cor pulmonale, da die chronisch-spastische Bronchitis auch in Kombination mit einem Emphysem in seltenen Fällen unmittelbar zur Dekompensation führt. Das Hinzutreten bronchitischer Veränderungen verursacht eine plötzlich zunehmende alveoläre Minderbelüftung mit rascher Abnahme des alveolären Sauerstoffpartialdrucks. Damit wird zusätzlich eine funktionell bedingte Vasokonstriktion mit wesentlicher Druckerhöhung im kleinen Kreislauf ausgelöst, die eine entsprechende zusätzlicher Rechtsherzbelastung bedeutet. Der Einsatz von Antibiotika, Skretolytika, Bronchio-Spasmolytika und Antiphlogistika sowie insbesondere atemgymnastische Übungen sind in Kombination erforderlich.

II. Sauerstofftherapie

Bei akut dekompensiertem Cor pulmonale ist wegen der Hypoxie häufig eine Sauerstofftherapie erforderlich. Leitlinie einer Sauerstofftherapie kann nur eine regelmäßige blutgasanalystische Kontrolle darstellen. Andernfalls ist eine intranasale Applikation von Sauerstoff nur kurzzeitig ohne Gefährdung des Patienten möglich. Wichtig ist die Beobachtung des Kohlensäurepartialdrucks, da durch Sauerstoffatmung der Sauerstoffmangelreiz aufgehoben wird und die alveoläre Belüftung weiter abnimmt. Der arterielle CO_2-Partialdruck steigt dann an und führt unter zunehmender Azidose zum Coma hyperkapnicum, das sich klinisch durch zentrale Unruhe und sogar Krämpfe äußert. Nicht selten hat ein Coma hyperkapnicum eines dekompensierten Cor pulmonale zur Einweisung des Patienten als Epileptiker in eine neurologische Klinik geführt. Der Einsatz von Sedativa, insbesondere der Morphine, löst in einer solchen Situation eine weitere Atemdepression aus und führt zu einer lebensgefährlichen Situation. Eine Intubation oder Tracheotomie vermögen oft schlagartig die Situation auch kardial zu verbessern, da die Verminderung des Totraums sowie die Möglichkeit einer sorgfältigen und vollständigen Bronchialtoilette die Ursachen der alveolären Minderbelüftung erheblich vermindert und durch die künstliche Beatmung eine Normalisierung der Blutgase und des Säurebasenstatus erreicht werden kann. In einigen Fällen kann eine künstliche kontrollierte Beatmung über Tage und Wochen notwendig werden. Sie sollte jedoch nur aufgenommen werden, wenn die Gesamtsituation des Patienten eine Überwindung des akuten Dekompensationszustands erwarten läßt.

Bei den pulmonal-respiratorischen Störungen ist neben der Therapie auch den prophylaktischen Maßnahmen besondere Beachtung zu schenken. Dazu gehört die Ausschaltung der mechanischen, thermischen, chemischen oder allergischen Reize, insbesondere aber der Nikotineinwirkung. Rezidivierende Infekte der oberen Luftwege sollten zu einer intensiven Fokussuche, insbesondere im Bereich der Nasen-Nebenhöhlen, veranlassen. Eine prophylaktische Behandlung des pulmonal-respiratorischen Infekts bei chronischem Cor pulmonale ist konsequent durchzuführen. Dazu gehört auch eine dauerhafte antibiotische Therapie der chronischen Bronchitis, die u. U. einen mehrjährigen Einsatz von Tetrazyklinen notwendig macht.

III. Therapie der pulmonalen Hypertonie

Das wichtigste therapeutische Ziel zur Behandlung des chronischen Cor pulmonale ist die Verminderung des erhöhten vaskulären Widerstands im Lungenkreislauf als Ursache der Rechtsherzbelastung. Eine Widerstandserhöhung im kleinen Kreislauf ist fast immer zunächst funktionell durch eine Vasokonstriktion bei alveolärer Hypoventilation bedingt (HAUCH 1961; HILGER et al. 1963). Nur bei andauerndem Krankheitsverlauf wird die funktionelle Vasokonstriktion organisch fixiert und irreversibel. Die dabei entstehenden Intimaproliferationen und thrombotischen Veränderungen stehen im Vordergrund. Nicht selten findet man im späteren Krankheitsverlauf funktionelle Vasokonstriktionen und organisch fixierte Gefäßwandveränderungen nebeneinander.

Eine dem großen Kreislauf entsprechende direkte pharmakologische Beeinflussung des Gefäßtonus kann anhand der vasokonstriktorisch wirkenden Substanzen nachgewiesen werden. Sowohl Adrenalin als auch Noradrenalin haben dosisabhängig eine vasokonstriktorische Wirkung im kleinen Kreislauf (FORMANN et al. 1953; YU et al. 1958; ROSE et al. 1955; BORST et al. 1957; DEGERING 1970). Bei geringer Dosierung von Adrenalin findet sich allerdings die bekannte Steigerung des Herzminutenvolumens und der Herzfrequenz bei konstantem Gesamtstrombahnwiderstand. Es wird daraus geschlossen, daß bei entsprechend geringer Dosierung des Adrenalins der vasodilatorische Einfluß der betaadrenergen Rezeptoren überwiegt (DEGERING 1970). Eine medikamentös niedrig dosierte Betarezeptoren-Stimulation müßte daher eine therapeutisch nutzbare Vasodilatation auslösen. Vom Serotonin (5-Hydroxytryptamin) wurde ebenfalls eine drucksteigernde Wirkung im Lungenkreislauf nachgewiesen (ROSE et al. 1955; RUDOLPH u. PAUL 1957). Entsprechend der sympathikotonen Vasokonstriktion im kleinen Kreislauf liegt es nahe, eine pulmonale Hypertonie mit Sympathikolytika zu behandeln (DRESDALE et al. 1954; GROVER et al. 1961). Eine vasodilatatorische Wirkung von Ganglienblockern wurde ebenfalls von zahlreichen Untersuchern im akuten Experiment nachgewiesen (FOWLER et al. 1950; WERKÖ et al. 1950; GILMORE et al. 1952; STORSTEIN u. TWETEN 1954; SANCETTA 1955; WADE et al. 1956; MALAMOS et al. 1957; YU et al. 1958). Die Wirkung der Sympathikolytika, Ganglienblocker sowie von Dopa und Reserpin auf den kleinen Kreislauf sind jedoch so gering und die gleichzeitige Drucksenkung im großen Kreislauf so stark, daß eine Dauerbehandlung selten sinnvoll erscheint (ANGELINO u. LEVI 1956; HALMAGIYI et al. 1957; SCHUMANN 1956; HEIMBURG u. NEUBAUER 1971; KÖHLER 1968). Zahlreiche experimentelle Ergebnisse liegen über eine widerstandsmindernde Wirkung des Parasympathikomimetikums Azetylcholin vor (COURNAND et al. 1956; HARRIS et al. 1956; WOOD et al. 1957; BORST et al. 1957; WOOD 1958; SHEPERD et al. 1959; MARSHALL et al. 1959; FRITS et al. 1960). Azetylcholin hat eine flüchtige vasodilatierende Wirkung im kleinen Kreislauf für die Zeit der Infusion, wenn eine wenigstens zu einem Teil auf funktioneller Vasokonstriktion beruhende pulmonale Hypertonie besteht. Das Azetylcholin muß zur Vermeidung von Bronchospasmen allerdings mit 5 mg/min so dosiert werden, daß durch rasche Hydrolyse der Substanz bei der Passage durch den Lungenkreislauf eine zusätzliche Wirkung auf den großen Kreislauf vermieden wird. Dazu empfiehlt sich eine Infusion über zentralvenöse Katheter. Da die Wirkung des Azetylcholins auch gleichzeitig nur für die Dauer der Infusion begrenzt ist, ist die Behandlung mit Azetylcholin nur unter klinischen Bedingungen möglich.

1. Nitrate

Nitroglycerin (TNG), Isosorbid-Dinitrat (ISDN) und Isosorbid-Mononitrat (ISMN) sind als Antiangionosa unverzichtbarer Bestandteil in der Therapie der koronaren Herzkrankheit. Sie werden heute unter dem Begriff der Vasodilatatoren mit überwiegend venösem Wirksprofil gewertet. Unter den Nitraten kommt es zur Senkung der Nachlast des linken Herzens mit geringem arteriellen Druckabfall (MASON u. BRAUNWALD 1965; AVIADO et al. 1968; ZELIS u. MASON 1975) und zur deutlichen Senkung der Vorlast durch eine Dilatation der präkapillaren Widerstandsgefäße und einer Kapazitätszunahme im venösen Schenkel (HAGEMANN et al. 1973a, b; BUSSMANN u. SCHUPP 1977). Das Herzminutenvolumen sinkt unter dieser Therapie gering ab (HAGEMANN et al. 1973a, b; MOOKHERJEE et al. 1978). Der Sauerstoffverbrauch des Herzmuskels nimmt durch Einfluß der Nitrate infolge der Änderung der Vor- und Nachlast der Ventrikel und der myokardialen Wandspannung ab (STRAUER 1971; BEHRENBECK et al. 1976). Bei akuter Linksherzinsuffizienz konnte unter Nitraten eine klinische Besserung mit Erhöhung des Herzminutenvolumens erreicht werden, so daß die Nitrate als adjuvante Therapie der Herzinsuffizienz empfohlen wurde (BUSSMANN 1975).

Der Druck in der Arteria pulmonalis sinkt nach TNG (AUVIADO 1960; HILGER u. BEHRENBECK 1961; BEHRENBECK u. SCHAEDE 1969; BEHRENBECK et al. 1969; BEHRENBECK 1970a, b; BOTH 1970; HAGEMANN et al. 1973a, b; HEINECKER u. NANEY 1973; MOOKHERJEE et al. 1978; NIEHUES et al. 1979) und auch nach ISDN (BUSSMANN 1975; KONIETZKO et al. 1975; STEGARU et al. 1975; DAUM et al. 1977; SCHÜREN u. MACHA 1978), wenn eine Füllungsdruckerhöhung des linken Ventrikels vorliegt. Ansonsten kommt bei einer pulmonalen Hypertonie durch eine Vasodilatation eine Senkung des Widerstands im Lungenkreislauf zustande, wobei der systolische Druck stärker absinkt als der diastolische (OLESCH et al. 1972; KONIETZKO et al. 1975). Wegen der günstigen Beeinflussung der pulmonalen Hypertonie auf dem Boden der chronisch-obstruktiven Lungenerkrankungen wurde eine entsprechende Dauermedikation bei Atemwegsobstruktion bzw. Cor pulmonale empfohlen (BEHRENBECK et al. 1969; BEHRENBECK 1970a, b; WETTENGL et al. 1971; OLESCH et al. 1972; KONIETZKO et al. 1975; STEGARU et al. 1975). Die Ergebnisse der Wirkung von Nitroglycerin auf die Lungenfunktion sind unterschiedlich. Von WETTENGL et al. (1971) wurde keine Beeinflussung der Beatmung und der Bronchomotorik nachgewiesen. Andere Autoren fanden eine deutliche Abnahme der Dyspnoe bei starker Obstruktion durch eine erhebliche Verminderung des Atemwegwiderstands (NIEHUES et al. 1979). Von KONIETZKO et al. (1975) wurde die Drucksenkung im Lungenkreislauf vorrangig durch die Gefäßdilatation erklärt. Diese Gefäßdilatation ist um so stärker, je mehr die Druckerhöhung im Lungenkreislauf auf einer Vasokonstriktion beruht. Die von einigen Autoren beobachtete Abnahme des arteriellen Sauerstoffdrucks bei Patienten mit chronisch-obstruktiver Lungenerkrankung nach Nitraten wurde mit einer Vasodilatation und Aufhebung des Euler-Liljestrand-Mechanismus begründet. Die infolge des alveolo-vaskulären Reflexes enggestellten Gefäße schlecht belüfteter Areale würden durch die Vasodilatation nach Nitraten eröffnet und so eine atrio-venöse Kurzschlußperfusion ermöglicht. Dem gegenüber stehen Untersuchungen, die keine signifikante Abnahme des arteriellen Sauerstoffpartialdrucks unter Nitraten gefunden haben und sogar bei vorausgehendem starkem Sauerstoffdefizit eine Zunahme beobachteten. Da die Auswirkungen der Nitrate auf den Atemwegswiderstand nur kurzzeitig waren und der drucksenkende Effekt im Lungenkreislauf die Senkung des Atemwegswiderstandes überdauerte, ist in jedem Fall eine direkte gefäßdilatierende Wirkung im Lungenkreislauf anzunehmen (NIEHUES et al. 1979).

2. Aminophyllin

Vor 50 Jahren wurde durch GRÜTER aus dem Purinkörper Theophilin die Substanz Aminophyllin synthetisiert und in die Klinik eingeführt. Die nach Aminophyllin beobachtete Tachykardie wurde auf eine Beeinflussung zentralvenöser Strukturen sowie die Senkung des peripheren Widerstands zurückgeführt. In Abhängigkeit von Dosis und Applikationsgeschwindigkeit wurde eine drucksenkende Wirkung beschrieben. Das Herzminutenvolumen nimmt infolge einer Schlagvolumenzunahme und durch den Abfall des peripheren Widerstands zu. Außerdem wurde ein positiv-inotroper Effekt des Aminophyllins am Herzen nachgewiesen. Durch Inhibition der Phosphordiesterase wird die zyklische AMP-Konzentration so gesteigert, das die Kalzium-Utilisation des Aktinomyosin-Systems verbessert.

Durch Aminophyllin wird der Lungengefäßwiderstand und damit der Druck in der Arteria pulmonalis gesenkt (HOWARTH et al. 1947; PARKER et al. 1966; HELANDER et al. 1967; KLEIN 1969; REES et al. 1969; SCHÜREN u. HÜTTEMANN 1974; SCHINDL et al. 1975). Durch Verminderung des broncho-motorischen Tonus wird die Drucksenkung erklärt (SCHÜREN u. MACHA 1978). Von anderen Autoren wird eine aktive Vasodilatation in den Lungenarteriolen angenommen (HARVEY et al. 1951; PARKER et al. 1966). Die Lungenfunktionsparameter sollen durch eine broncho-spasmolytische Wirkung mit der Erregung der adrenergen bronchial-erweiternden Strukturen sowie zentrale Atemstimulation verändert werden, wobei das Ausmaß der Wirkung im wesentlichen durch den Grad des funktionellen Anteils der Bronchialobstruktion bestimmt wird (HERBERG 1968; RENGGLI u. DAUM 1971; HÜTTEMANN et al. 1972; ULMER 1976). Unter Aminophyllin kommt es im Lungenkreislauf zur deutlichen Drucksenkung, bei gleichzeitiger Steigerung des Herzminutenvolumens. Der errechnete Lungengefäßwiderstand nahm jedenfalls parallel zur Änderung des Atemwegswiderstands bis um 25% ab. Eine gleichzeitige Zunahme des Atemminutenvolumens und damit der verbesserten Sauerstoffaufnahme kommt durch die zentrale Atemanregung im Rahmen des komplexen Wirkungsmechanismus nach Aminophyllin zustande.

3. Antikoagulantien

Neben den genannten gefäßerweiternden Pharmaka mit unterschiedlichem Wirkungsmechanismus ist die kausale Therapie der rezidivierenden Mikroembolien als häufigste Ursache der primär-vaskulären Form der pulmonalen Hypertonie als wichtiger therapeutischer Ansatz zu erwähnen. WILCKEN u. MCKENZIE (1960) konnten erstmals eine Drucksenkung bei primär-vaskulärer pulmonaler Hypertonie durch konsequente Antikoagulation mit Dicumarol nachweisen. Da auch die übrigen nicht primär-vaskulären pulmonalen Hypertonien im Spätstadium immer mit Thromboembolien aus der venösen Peripherie oder aus dem trabekelreichen rechten Ventrikel und mit thrombotischen Gefäßprozessen der Lungenstrombahn einhergehen, gehört die Antikoagulation zu den wichtigsten therapeutischen Prinzipien (DEXTER et al. 1969; NAGER u. BÜHLMANN 1970; BEHRENBECK 1970b).

4. Fibrinolyse-Therapie

Eine erfolgreiche Fibrinolyse-Therapie bei Lungenembolie wurde von TOW et al. (1967), SASAHARA et al. (1967) und HYERS und STENGLE (1970) durchgeführt. In Einzelfällen wurde eine fibronolytische Therapie auch bei primär-vaskulärer pulmonaler Hypertonie nach Appetitzüglermedikation durchgeführt und eine klinische Besserung beobachtet, gleichzeitig jedoch auf eine hohe Versagerquote und Komplikationsrate verwiesen (STEIN 1969; FISCHER et al. 1961).

5. Thrombozyten-Aggregationshemmer

Über eine günstige therapeutische Wirkung von Dipyridamol und Anturano als Thrombozyten-Aggregationshemmer bei der primär-vaskulären pulmonalen Hypertonie berichteten erstmals HIRSCH u. MCBRIDE (1965) und OAKLEY u. GOODWIN (1967). Die thrombotischen und thromboembolischen Prozesse im arteriellen Schenkel der Lungenstrombahn im Verlauf der pulmonalen Hypertonie jeder ätiologischen Ursache lassen diese alternative Therapie zur Antikoagulation sinnvoll erscheinen. Ob auch die Thrombenbildung im Bereich des trabekularisierten rechten Ventrikels durch Thrombozyten-Aggregationshemmer vermindert oder verhindert wird, ist bis heute nicht geklärt.

6. Vena-cava-Ligatur

Bei rezidivierender Makro- oder Mikroembolie und venographisch nachgewiesener Thrombose der peripheren Venen ist die Cava-Ligatur (KRAUSE et al. 1963; MILES et al. 1964; BERNSTEIN 1973) oder Cava-Plikatur durch Naht (DEWEESE u. HUNTER 1958; SPENCER 1959, 1967) oder einen sog. Cava-Clip (MORETZ et al. 1959; MILES et al. 1964; ADAM u. DE WEESE 1966) eine konsequente therapeutische Maßnahme, die erstmals BOWERS (1956) zur Behandlung der pulmonalen Hypertonie empfahl (CRANE 1964; HAEGELIN u. MURAY 1968; LANG et al. 1969). Auch intravasale Cava-Blockaden durch ein Katheter-Sieb (EICHELTER u. SCHENK 1968), einen mit Katheter einführbaren und aufzuspannenden Cava Schirm (MOBIN-UDDIN et al. 1969) oder einen Ballon-Katheter (HUNTER et al. 1970; MOSER et al. 1971) sind mit wechselndem Erfolg durchgeführt worden (BERNSTEIN 1973).

7. Kortikosteroide

Bei der schweren foudroyanten Verlaufsform der primär-vaskulären pulmonalen Hypertonie wurde eine Steroidmedikation empfohlen (SCHWINGSHACKL et al. 1969; DIENSTL 1969; GURTNER 1970b). Obwohl sich in Einzelfällen unter Kortikosteroiden eine Drucksenkung im kleinen Kreislauf fand (GURTNER 1970b) ist die positive Wirkung der Steroide umstritten, da bei der primär-vaskulären pulmonalen Hypertonie, insbesondere nach Appetitzüglern keine arteriitischen Prozesse nachweisbar sind (KARPANCI u. WILDGREN 1970).

IV. Kardiale Therapie des Cor pulmonale

1. Digitalis

Die kardiale Therapie des chronischen Cor pulmonale hat die Rekompensation des rechten Ventrikels zum Ziel. Eine Digitalisbehandlung ist daher erste therapeutische Maßnahme beim Cor pulmonale im Stadium II und III. Auch im Stadium I ist eine Digitalistherapie zu empfehlen, da der druckbelastete rechte Ventrikel durch das Hinzutreten einer unvorhergesehenen zusätzlichen Druckbelastung durch akute bronchitische Schübe oder inadäquate körperliche Belastungen akut dekompensieren kann. Die Digitalistherapie des chronischen Cor pulmonale ist nach den Gesichtspunkten der individuellen Vollwirkdosis, der Abklingquote und der bei Rechtsherzbelastung häufig variierenden Resorptionsquote vorzunehmen. Die Hypoxie, Azidose und Hypokaliämie beim chronischen Cor pulmonale erhöhen die Glykosidempfindlichkeit. Durch eine optimale individuelle Einstellung der Glykosidbehandlung und ggf. eine Zusatztherapie mit Aldosteronblockern und Kaliumsubstitution ist unter Einschluß einer intensiven Therapie der pulmonal-respiratorischen Störungen der Gefahr der Digitalisnebenwirkungen infolge erhöhter Glykosidempfindlichkeit wirkungsvoll zu begegnen. Durch optimale Digitalisierung ist die erste Dekompensation eines Cor pulmonale hinauszuschieben, da die erste Kompensation den weiteren Krankheitsverlauf und die Prognose des Patienten bestimmen (BLUM 1965). Als adjuvante rekompensierende Therapie gehörten Nitrate grundsätzlich zur Therapie des Cor pulmonale dazu (s. III.1).

2. Diuretika

Eine zusätzliche saliuretische bzw. diuretische Therapie, kombiniert mit einer Elektrolytsubstitution, wird besonders beim dekompensierten Cor pulmonale und nach einer Dekompensation erforderlich sein. Früher wurde beim Cor pulmonale wegen der besonders günstigen Wirkung der Carboanhydrasehemmer „Diamox" empfohlen (TOMASCHEFSKI et al. 1954; HEISKELL et al. 1954; DENOLIN 1955; REINHARDT 1956). Heute werden die Aldosteronblocker Spironolactone und Triamteren bevorzugt (HÄNEL 1963; HILGER u. BEHRENBECK 1974; HAMMERSCHMIDT 1968; FERLINZ et al. 1969). Dem Aldosteronblocker wird eine zusätzliche Wirkung auf die respiratorische Azidose durch günstige Beeinflussung der alveolären Ventilation zugeschrieben, auch wenn Ödeme nicht die primäre Ursache einer alveolären Hypoventilation darstellen. Daß das Spironolactone dem renalen Kompensationsmechanismus der Azidose mit Natriumretention und Bikarbonatretention entgegenwirkt und eine Erhöhung der Wasserstoffionenkonzentration im Blut bewirkt, ist eine Atemstimulation oder direkte Wirkung auf das Atemzentrum vermutet worden. Diese Vermutung wird dadurch unterstützt, daß von dem chemisch verwandten Progesteron eine direkte Erhöhung der alveolären Ventilation nachgewiesen wurde (DÖRING u. LÖSCHKE 1947, 1950; POCIDALO u. WEBER 1962). Gleichzeitig wurde eine unmittelbar positiv-inotrope Wirkung der Aldosteronblocker auf den Herzmuskel nachgewiesen, wenngleich der therapeutische Effekt in der üblichen Dosierung nicht dem der Digitaliswirkung gleichgesetzt werden kann. Eine orale oder parenterale Kaliumzufuhr und eine gleichzeitige Behandlung mit Aldosteronblocker ist beim Cor pulmonale nicht unproblematisch. Bei einer stauungsbedingten Einschränkung der Nierenfunktion kann es zu Hyperkaliämien kommen. Bei Hinweisen für eine Niereninsuffizienz im Stadium der Dekompensation des Cor pulmonale ist daher eine regelmäßige Kontrolle der Serumkaliumwerte erforderlich.

3. Nebenwirkungen und Komplikationen

Zu den wichtigsten Nebenwirkungen einer Digitalistherapie gehören Herzrhythmusstörungen, Übelkeit und Vomitus. Häufig führen derartige Nebenwirkungen zu einer Reduzierung der Digitalisdosis und zu einer Unterdigitalisierung. Bei den gastrointestinalen Störungen ist zunächst zu prüfen, ob die subjektiv sehr lästig empfundene Übelkeit und das Erbrechen nicht sogar auf eine vermehrte gastrointestinale Stauung infolge der Dekompensation des Cor pulmonale zurückzuführen sind. Eine verminderte Resorptionsrate bei oraler Digitalistherapie infolge Leberstauung legt die Annahme einer nicht ausreichenden Rekompensation des Cor pulmonale nahe. Eine vorübergehende parenterale Digitaliszufuhr mit definierten Digitalismengen zur Erhaltung einer Vollwirkdosis kann die Rekompensation des Cor pulmonale und damit die Abnahme der gastrointestinalen Stauungen beschleunigen. Eine parenterale Digitalisierung hat zugleich den Vorteil, die unübersichtlichen enteralen Resorptionsverhältnisse gerade bei dekompensiertem Cor pulmonale zu umgehen. Den Resorptionsverhältnissen für Digitalis ist bei der Behandlung des chronischen Cor pulmonale besonders Beachtung zu schenken, um die notwendige Digitalisdosis rechtzeitig an die nach dem Rekompensationsgrad wechselnden Resorptionsverhältnisse zu adaptieren. Eine Bestimmung des Serumdigitalisspiegels ist nur bei extremen Abweichungen eine Entscheidungsfhilfe bei der Therapieführung.

Herzrhythmusstörungen stellen eine therapeutisch besonders problematische Komplikation des Cor pulmonale dar. Supraventrikuläre Tachykardien und Tachyarrhythmien sind vorwiegend Folge der Dekompensation und durch rekompensierende Maßnahmen aller Art einschließlich Digitalis günstig zu beeinflussen, wenngleich unter diesen Bedingungen die Glykosidempfindlichkeit besonders hoch ist. Auch ventrikuläre Extrasystolen sind in erster Linie als Folge der Dekompensation und erst in zweiter Linie als eine Digitalisnebenwirkung zu deuten. Der Einsatz von Antiarrhythmika zur Erhaltung einer regulären normofrequenten Herzaktion ist dringend geboten, wobei die negativ-inotrope Wirkung aller Antiarrhythmika bedacht werden muß. Die Digitalisierung und zugleich diuretische Medikation mit Aldosteronblockern dürfte durch Verbesserung des zellulären Kaliumdepots die erfolgreichste Therapie des arrhythmischen Cor pulmonale sein.

G. Prognose

Die Prognose des Cor pulmonale wird von den pulmonalen Erkrankungen und ihrer Progredienz bestimmt. Die Entwicklung des Cor pulmonale selbst vom Stadium der kompensierten Hypertrophie zur Dekompensation ist abhängig von der Druck- und Widerstandsbelastung des rechtsventrikulären Myokards. Die Prognose ist daher um so schlechter, je ausgeprägter die pulmonale Hypertonie ist (NAGER u. BÜHLMANN 1970; OUREDNIK 1975). Die Überlebenszeit eines Patienten wird zum Zeitpunkt der ersten Dekompensation des rechten Ventrikels definiert. Bei BLUM (1965) überlebten 2 Jahre nach der ersten Dekompensation bei bronchialer und parenchymaler Genese des Cor pulmonale 37,5% und 5 Jahre nach der Dekompensation nur 20,3%. Nach PABST (1975) liegt die mittlere Überlebenszeit bei 15–45 Monaten nach der Dekompensation. UDE u. HOWARD (1971) fanden eine durchschnittliche Überlebensdauer von 43 Monaten, jedoch bei 68% der Fälle von weniger als 5 Jahren. TEICHMANN (1973) gibt eine Krankheitsdauer von 10 Jahren bis zur ersten Dekompensation an. Patienten mit einer schweren Kyphoskoliose dekompensieren erst im 4.–5. Lebensjahrzehnt, haben dann aber nur eine Überlebenschance von weniger als 20% über 5 Jahre. Eine besonders ungünstige Prognose haben Patienten mit einem Cor pulmonale vasculare bei einer rezidivierenden Mikroembolie oder nach Appetitzüglermedikation (NAGER u. BÜHLMANN 1970).

Die schlechte Prognose des Cor pulmonale erfordert einen umfänglichen therapeutischen Einsatz. Die Behandlung der pulmonalen Grunderkrankung, die wenn auch geringe medikamentös induzierte Drucksenkung im kleinen Kreislauf, eine Antikoagulantientherapie zur Verminderung der thromboembolischen Prozesse und eine konsequente rekompensierende Therapie haben das Ziel zu verfolgen, den Zeitpunkt der ersten Dekompensation des Cor pulmonale so weit wie möglich hinauszuschieben und damit die Prognose langfristig zu verbessern.

Literatur

Aars H (1965) Plexiform lesions of pulmonary arteries. Acta Pathol Microbiol Scand 64:401

Adam JT, Weese JA de (1966) Parital interruption of inferior vena cava with a new plastic clip. Surg Gynecol Obstet 123:1087

Angelino PF, Levi EV (1956) Mitralcommissurotomie in the younger age group. Minerva Cardioangiol 4:3

Arborelius M (1965) Krypton – 85 in the study of pulmonary circulation during bronchospirometry. Scand J Clin Lab Invest 17:253

Atwel RJ, Hickam JB, Pryor WW, Page EB (1951) Reduction of blood flow in the hypoxic lung. Am J Physiol 166:37

Aviado DM (1960) The pharmacology of the pulmonary circulation. Pharmacol Rev 12:159

Aviado DM, Folle LE, Bellet S (1968) Cardiopulmonary effects of glyceryl trinitrate and isosorbid dinitrate. Cardiologia 52:287

Backmann R (1969) Morphologisch funktionelle Differenzierung der einzelnen Lungengefäßabschnitte. Beitr Klin Tuberk 141:

Backmann R (1970) Pathologische Anatomie der primären pulmonalen Hypertonie. Biopsiebefunde bei Patienten und bei experimenteller Hypertonie. Z Kreislaufforsch 59:931

Bärlocher P, Schaub F, Bühlmann AA (1958) Über die sogenannte primäre pulmonale Hypertonie. Schweiz Med Wochenschr 88:869

Behrenbeck DW (1970a) The treatment of the pulmonary vascular hypertension. In: Progress in respiratory research, vol 5. Karger, Basel München Paris New York, p 127

Behrenbeck DW (1970b) Therapie und Prognose des Cor pulmonale. Prax 59:1530

Behrenbeck DW, Schaede A (1969) Pharmakologische Untersuchungen zur Therapie der pulmonalen Hypertonie beim Menschen. Beitr Klinik Forsch Tuberk Lungenkr 141:126

Behrenbeck DW, Schaede A, Grenzmann M, Hellwig H, Wagner J, Hilger HH (1969) Untersuchungen zur Therapie der pulmonalen Hypertonie kardialer, pulmonaler und vaskulärer Genese mit wiederholten Druckmessungen in der Arteria pulmonalis. Verh Dtsch Ges Inn Med 75:443

Behrenbeck DW, Tauchert M, Hilger HH (1976) Verhalten der Koronardurchblutung und des myokardialen Sauerstoffverbrauches bei Änderung des peripheren Gefäßwiderstandes. Verh Dtsch Ges Inn Med 82:1172

Bernsmeier A (1966) Klinik des chronischen Cor pulmonale. Verh Dtsch Ges Inn Med 72:509

Bernsmeier A (1972) Das chronische Cor pulmonale. Lebensversicherungsmedizin 24:49

Bernstein EF (1973) The place of venous interruption in the treatment of pulmonary thromboembolism. In: Moser KM, Stein M (ed) Pulmonary thromboembolism, p 312

Biamino G, Lange L (1983) Echokardiographie. Hoechst AG, Frankfurt

Blum A (1965) Die Prognose des chronischen Cor pulmonale. Arch Kreislaufforsch 48:57

Borst HG, Whittenberger JL, Berglund E, McGregor M (1957) Effects of unilateral hypoxia and hypocapnia on pulmonary blood flow distribution in the dog. Am J Physiol 191:446

Borst HG, Berglund E, McGregor M (1975) Effects of pharmacologic agents on the pulmonary circulation in the dog. Studies on the epinephrine, norenepinephrine 5-hydroxytryptamin, acetylcholine, histamine and aminophylline. J Clin Invest 36:669

Both A (1970) Therapie der primären pulmonalen Hypertonie. Z Kreislaufforsch 59: 909

Both A, Gleichmann U, Loogen F, Mäurer W, Ressl J (1969) Erfahrungen bei der Anwendung von Mikrokathetern in der kardiologischen Diagnostik. Z Kreislaufforsch 58:1212

Bowers RF (1956) Vena cava ligation advantages and disadvantages. Am Surg 22:359

Brand HJ, Preussler H (1969) Die primäre vaskuläre pulmonale Hypertonie. I. Bioptische Untersuchungen bei vaskulärer pulmonaler Hypertonie. Z Aerztl Fortbild (Berlin) 19:58, 19

Brewer DB (1955) Fibrous occlusion and anastomosis of the pulmonary vessels in a case of pulmonary hypertension associated with patent ductus arteriosus. J Pathol Bacteriol 70:299

Brill JC (1958) Cor pulmonale: a semantic consideration, with brief notes on diagnosis and treatment. Dis Chest 33:658

Bühlmann A, Schaub F, Luchsinger P (1955) Die Haemodynamik des Lungenkreislaufes während Ruhe und körperlicher Arbeit beim Gesunden und bei den verschiedenen Formen der pulmonalen Hypertonie. Schweiz Med Wochenschr 85:253

Burchell HB, Swan HJ, Wood EH (1953) Demonstration of differential effects on pulmonary and systematic arterial pressure by variations in oxygen content of inspired air in patients with patent ductus arteriosus on pulmonary hypertension. Circulation 8:681

Bussmann DW (1975) Neue Aspekte zur Behandlung der Linksinsuffizienz: Die Wirkung von Nitroglycerin. Med Klinik 70:1697

Bussmann WD, Schupp D (1977) Wirkung von Nitroglycerin sublingual in der Notfalltherapie des klassischen Lungenödems. Dtsch Med Wochenschr 102:335

Castelman BF, Bland EF (1946) Organised emboli of teritary pulmonary arteries. An unusual cause of cor pulmonale. Arch Pathol 42:581

Chang CH (1962) The normal roentgenographic measurement of the right descending pulmonary artery in 1085 cases. Am J Roentgenol 87:929
Cournand A (1947) Recent observations on the dynamics of pulmonary circulation. Bull NY Acad Med 23:27
Cournand A (1950) Some aspects of pulmonary circulation in normal man and in chronic cardiopulmonary diseases. Circulation 2:641
Cournand A, Fritts HW, Harris P, Himmelstein A (1956) Preliminary observations on the effects on man of continous perfusion with acetylcholin of one branch of the pulmonary artery upon the humolateral pulmonary blood flow. Trans Assoc Am Physiol 69:163
Crane C (1964) Femoral vs caval interruption for venous thromboembolism. N Engl J Med 270:819
Daum S, Goerg R, Zagel M, Lutilsky L (1977) Isosorbiddinitrat in der Therapie der praekapillären pulmonalen Hypertonie. Atemwegs- und Lungenkrankh 4:137
Defares JG, Lundin G, Arborelius M, Stromblad R, Swanberg L (1960) Effect of unilateral hypoxia on pulmonary blood flow distribution on normal subjects. J Appl Physiol 15:169
Degering FH (1970) Die unterschiedliche Wirkung von Noradrenalin und Adrenalin auf den Lungenkreislauf. Arch Kreislaufforsch 62:181
Delaye J, Loire R, Brune J, Dalloz C, Dalahaye JP, Gonin A (1969) L'hypertension artérielle pulmonaire primitive familiale. Histoire des deux familles et revue de la literature. Cœur Med Int 8:31
Delius L, Witzenhausen R (1949) Über die Entstehungsbedingungen und Folgen der essentiellen akzidentellen pulmonalen Hypertonie. Z Kreislaufforsch 38:87
Dengler H (1970) Interaktion of Chlorphentermin mit Adrenalin. Verteilung des aufgenommenen Chlorphentermins. Arbeitstagung der dtsch Ges Kreislaufforsch „Pulmonale Hypertonie", 20.–21. Februar 1970, Hannover
Denolin H (1955) Le cœur pulmonaire chronique en medicine interne. Verh Dtsch Ges Kreislaufforsch 21:217
Deweese MS, Hunter DC (1958) A vena caval filter for the prevention of pulmonary emboli. Bull Soc Int Chir 17:17
Dexter L, Dow JW, Haynes FW, Whittenberger JL, Ferres BG, Dale WT, Hellems HK (1950) Studies of the pulmonary circulation in the man at rest. Normal variations and the interrelations between increase pulmonary blood flow, elevated pulmonary arterial pressure and high pulmonary capillary pressures. J Clin Invest 29:602
Dexter L, Dock GS, McGuire LB, Hyland JW, Haynes FW (1969) Pulmonary embolism. Med Clin North Am 44:1851
Dienstl F (1969) Primäre pulmonale hypertension. Wien Z Inn Med 50:449
Döring GK, Löschke HH (1947) Atmung und Säure-Basengleichgewicht in der Schwangerschaft. Pfluegers Arch Ges Physiol 249:437
Döring GK, Löschke HH, Ochwadt B (1950) Weitere Untersuchungen über die Wirkung der Sexualhormone auf die Atmung. Pfluegers Arch Ges Physiol 252:216
Dotter CHT, Straube KR (1962) Flow guide cardiac catheterization. Am J Roentgenol 88:27
Dresdale DT, Michtom RJ, Schultz M (1954) Recent studies in primary pulmonary hypertension, including pharmacodynamic observations on pulmonary vascular resistance. Bull NY Acad Med 30:195
East T (1940) Pulmonary hypertension. Br Heart J 2:189
Eichelter P, Schenk WG (1968) Prophylaxis of pulmonary embolism: A new experimental approach with initial results. Arch Surg 97:348
Ellison RC, Brown J (1965) Fibrinolysis in pulmonary vascular disease. Lancet I:786
Esch D, Thurn P (1959) Zur Diagnose der pulmonalen Hypertonie im gewöhnlichen Röntgenbild. Fortschr Roentgenstrahlen 90:434
Evans W (1964) Diseases of the heart and arteries. Livingstone, London
Euler US von, Liljestrand G (1946) Observation on the pulmonary artery blood pressure in the cat. Acta Physiol Scand 12:301
Feigenbaum H (1978) Echocardiography, 2nd edn. Lea & Febinger, Philadelphia

Felix R, Geissler P, Düx A (1967) Pulmonalarteriographische Untersuchungen beim Ausschalten einer Lunge vom Gasaustausch, funktionelle Pneumektomie. Z Kreislaufforsch 56:147

Ferlinz R, Schroers E, Stadeler HJ (1969) Ergebnisse der Behandlung der chronischen generellen alveolären Hypoventilation und Aldadiene-Kalium. Med Welt 20:1751

Fischer M, Mösslacher H, Slang J (1961) Thrombolytische Therapie bei primärer vaskulärer pulmonaler Hypertension. Med Welt 22:299

Fishman AP, Richards DW (1956) Management of cor pulmonale in chronic pulmonary disease with particular reference to associated disturbances in the pulmonary circulation. Am Heart J 52:149

Forman S, May LG, Bennet A, Kobayaski M, Gregory R (1953) Effects pressor and depressor agents. Proc Soc Exp Biol Med 83:847

Forssmann W (1929) Die Sondierung des rechten Herzens. Klin Wochenschr 8:2085

Fowler NO, Westcott RN, Hauenstein VD, Scott RC, McGuire J (1950) Observations on autonomic participation in pulmonary arteriolar resistence in man. J Clin Invest 29:1387

Fowler NO, Black-Schaffer B, Scott RC, Gueron M (1966) Idiopathic and thromboembolic pulmonary hypertension. Am J Med 40:331

Friedberg CK (1956/66) Disease of the heart and circulation, 2nd and 3rd edns. Saunders, Philadelphia

Fritts HW, Harms P, Claus RH, Odell JE, Cournand A (1960) Estimation of pulmonary arteriovenous Shuntflow using intravenous injections of T-1824 dye and krypton-85. J Clin Invest 39:1841

Fulton RM (1953) Heart in chronic pulmonary diseases. Q J Med 22:43

Gahl K, Greiser E (1970) Erfahrungen einer klinisch epidemiologischen Studie zum Problem der primär vaskulären Hypertonie. Schweiz Med Wochenschr 50:2154

Gahl K, Fabel H, Greiser E, Harmjanz D, Ostertag H, Stender HS (1970) Primär vaskuläre pulmonale Hypertonie. Z Kreislaufforsch 59:868

Giese W (1956) Die morphologischen Grundlagen der Ventilationsstörungen beim Emphysem und Bronchitis und ihre Rückwirkung auf den Kreislauf. Verh Dtsch Ges Inn Med 62:12

Giese W (1956/57) Über die Endstrombahn der Lunge. In: Lunge und kleiner Kreislauf. Bad Oeynhausener Gespräche, Bd 1. Springer, Berlin Göttingen Heidelberg, S 45

Giese W (1961) Die Allgemeine Pathologie der äußeren Atmung. In: Handbuch der allgemeinen Pathologie, Bd V/1. Springer, Berlin Göttingen Heidelberg, S 402

Gilmore HR, Kopelman H, McMichael J, Millnor IG (1952) The effect of hexomethoniumbromide on the cardiac output and the pulmonary circulation. Lancet I:263

Goldberg SJ, Allen HD, Sahn DJ (1975) Pediatric and adolescent echocardiography. Year Book Medical Publishers, Chicago

Goodwin JF (1958) Pulmonary hypertension. Br J Radiol 31:174

Grandjean PT, Hahn C (1967a) Le mesure continue de la pression artérielle pulmonaire en chirurgie cardiaque. Cardiologia 50:221

Grandjean PT (1967b) Un microtechnique du catherisme droit practable au lit du malade sans controle radioscopique. Cardiologia 51:184

Griffith GC (1956) Cor pulmonale, its diagnosis and management. Dis Chest 29:258

Grosse-Brockhoff E (1951) Haemodynamik der Lungenkreislaufstörungen. Verh Dtsch Ges Kreislaufforsch 17:34

Grosse-Brockhoff E, Kaiser K, Loogen F (1956) Erworbene Herzklappenfehler. In: Handbuch der inneren Medizin, Bd. IX/2. Springer, Berlin Göttingen Heidelberg

Grover RF, Reves JT, Blount GG (1961) Tolazoline hydrochlorid (Priscoline), an effective pulmonary vasodilatator. Am Heart J 58:5

Grüter R (1957) Fünfzig Jahre Euphyllin. Ärztliche Praxis 17:16

Gurtner HP (1968) Die Verteilung der Lungendurchblutung beim chronischen Emphysem. Huber, Bern Stuttgart

Gurtner HP (1969) Ätiologie und Häufigkeit der primär vaskulären Form des chronischen Cor pulmonale. Dtsch Med Wochenschr 94:650

Gurtner HP (1970a) Die pulmonale Hypertonie. Schweiz Med Wochenschr 100:154

Gurtner HP (1970b) Häufung der primär vaskulären pulmonalen Hypertonie in der Schweiz 1967–1970. Schweiz Med Wochenschr 100:2146
Haegelin HF, Muray JF (1968) Means of distinguishing pulmonary emboli and their causes of pulmonary hypertension. Dis Chest 53:130
Hänel J (1963) Aldactone-Wirkung auf die fortgeschrittene respiratorische Insuffizienz (respiratorische Acidose) des chronischen Cor pulmonale. Munch Med Wochenschr 44:2179
Hagemann K, Niehues B, Schwanitz V, Arnold G, Lochner W (1973a) Untersuchungen zur extrakardialen Komponente der Wirkung vasoaktiver Substanzen am Gesamtkreislauf des Hundes. Res Exp Med (Berl) 161:203
Hagemann K, Niehues B, Arnold G, Lochner W (1973b) Intravasales Volumen und Strömungswiderstand des großen und kleinen Kreislaufs unter der Wirkung von Nitroglycerin. Verh Dtsch Ges Kreislaufforsch 39:243
Halmagiyi D, Felkay B, Czipott Z, Kovacs G (1957) The effect of serpasil in pulmonary hypertension. Br Heart J 19:357
Hammerschmidt R (1968) Diskussionsbemerkung. In: Bopp KP, Hertie FH (Hrsg) Chronische Bronchitis. Schattauer, Stuttgart, S 413
Harms H (1969) Primäre pulmonale Hypertension. Wien Z Inn Med 50:449
Harms H, Voss H (1970) Blutgasanalytische Untersuchungen bei primär vaskulärer pulmonaler Hypertonie. Z Kreislaufforsch 59:897
Harris P, Fritts HW, Claus RH, Odell JE, Cournand A (1956) Influence of acetylcholine on human pulmonary circulation under normal and hypoxic conditions. Proc Soc Exp Biol Med 93:77
Harvey RM, Ferrer MJ (1960) A clinical consideration of cor pulmonale. Circulation 21:236
Harvey RM, Ferrer JM, Richards WD, Cournand A (1951) Influence of chronic pulmonary disease on the heart an circulation. Am J Med 10:719
Hauch HJ (1961) Die Bedeutung des Gefäßtonus bei der chronischen pulmonalen Hypertonie insbesondere bei Mitralstenosen und seine Beeinflußbarkeit. Arch Kreislaufforsch 34:244
Hayek H von (1932) Die Einordnung von Blutgefäßen in die funktionelle Struktur. Verh Anat Ges 41:196
Hayek H von (1940) Über einen Kurzschlußkreislauf. 7. Anat Entw Gesch 110:412
Hayek H von (1953) Die menschliche Lunge, 1. Aufl. Springer, Berlin Göttingen Heidelberg
Hayek H von (1970) Die menschliche Lunge, 2. Aufl. Springer, Berlin Göttingen Heidelberg
Heath D, Donald DE, Edwards JE (1959a) Pulmonary vascular changes in a dog after aorto-pulmonary ananstomosis for four years. Br Heart J 21:185
Heath D, Wood EH, DuShane JW, Edwards JE (1959b) The structure of the pulmonary strunk at different ages and in cases of pulmonary hypertension and pulmonary stenosis. J Pathol Bacteriol 77:443
Hecht HH (1956) Lung failure and heart disease. Circulation 14:265
Hegglin R (1956) Zirkulationsstörungen der Lunge. In: Handbuch der inneren Medizin, Bd IV/2. Springer, Berlin Heidelberg Göttingen, S 227
Heimburg P, Neubauer J (1971) Untersuchungen zur medikamentösen Behandlung der pulmonalen Hypertonie. Verh Dtsch Ges Inn Med 77:381
Heinecker R, Naney J (1973) Über die Beeinflussung des Pulmonalis-Druckes durch Nitrolingual. Herz/Kreisl 5:332
Heiskell CL, Belsky JB, Klanmann BF (1954) Treatment of chronic emphysema of lungs with Dramox (Carbonic anhydrase inhibitor). JAMA 156:1059
Helander S, Lindell SE, Lindholm B, Söderholm B, Westling H (1967) The hemodynamic and respiratory effects of adrenaline and theophylline derivates in bronchial asthma. Scand J Respir Dis 48:45
Herberg D (1968) Alveoläre Hypoventilation bei chronisch-obstruktiven Atemwegserkrankungen. In: Bopp KPh, Hertle FH (Hrsg) Chronische Bronchitis. Schattauer, Stuttgart, S 213

Herberg D, Geisler L, Dengler HJ, Wagner F (1964) Spastische Emphysembronchitis und chronisches Cor pulmonale. Dtsch Med Wochenschr 89:1702

Hertz CW (1955) Die Durchblutungsgröße hypoventilierter Lungenbezirke. Verh Dtsch Ges Kreislaufforsch 21:447

Hertz CW (1956a) Untersuchungen über den Einfluß der alveolären Gasdrucke auf die intrapulmonale Durchblutungsverteilung beim Menschen. Klin Wochenschr 34:472

Hertz CW (1956b) Einseitige alveoläre CO_2-Erhöhung und Durchblutungsgröße jeder Lungenseite beim Menschen. Klin Wochenschr 34:532

Hickam JB, Cargill WL (1948) Effect of exercise on cardiac output and pulmonary arterial pressure in normal persons and patients with cardivascular disease. J Clin Invest 27:10

Hilger HH, Behrenbeck DW (1961) Vergleichende Messungen mit der ballistischen und der direkten Fick'schen Methode über den Einfluß des Nitroglycerins auf das Herzminutenvolumen. Proc of the 2nd European Sympos for Ballistokardiography, Bonn, p 216

Hilger HH, Behrenbeck DW (1974) Herzinsuffizienz. Therapiewoche 24:53

Hilger HH, Schaede A, Beverungen W, Geisler P (1963) Reversible pulmonale Hypertension bei Mitralstenosen mit muskulärer Hypertrophie der Pulmonalarterien. Verh Dtsch Ges Kreislaufforsch 29:304

Hill HE (1942) A contribution to the toxicology od dodium nitroprusside. I. The decomposition and determination of the sodium nitroprusside. Austr Chem Inst J Proc 2:89

Himmelstein AP, Harris P, Fritts HW, Cournand A (1958) Effects of severe unilateral hypoxia on the partition of pulmonary blood flow in man. J Thorac Surg 36:369

Hirsch J, McBride JA (1965) Increased platelet adhesivenes in recurrent venous thrombosis and pulmonary embolism. Br Med J II:797

Hood WB, Spencer H, Lass RW, Daley R (1960) Primary pulmonary hypertension: familial occurence. Br Heart J 30:336

Howarth S, McMichael J, Sharpey-Schafer EP (1947) The circulatory action of theophylline ethylene diamine. Clin Sci 6:125

Hüttemann U, Schüren KP, Huckauf H (1972) Ventilation und alveolarer Gasaustausch bei chronischem Cor pulmonale: Vergleichende Untersuchungen über den Einfluß von Aminophyllin und Heptaminol. Klin Wochenschr 50:92

Hunter JA, Sessions R, Buenger R (1970) Experimental ballon obstruction of the inferior vena cava. Ann Surg 171:315

Hyers TM, Stengle JM (1970) Treatment of pulmonary embolism with urokinase. Results of clinical trials. Circulation 42:979

Johnson JB, Ferrer MJ, West IR, Cournand A (1950) The relation between electrocardiographic evidence of right ventricular hypertrophy and pulmonal arterial pressure in patients with chronic pulmonary disease. Circulation 1:536

Johnson PM, Wood EH, Pasternack BS, Jones A (1961) Roentgen evaluation of pulmonary arterial pressure in mitral stenosis. Radiol 76:541

Junghans W (1958) Die Endstrombahn der Lunge im postmortalen Angiogramm. Virchows Arch [Pathol Anat] 331:263

Kaindl F (1969) Primäre pulmonale Hypertension. Wien Z Inn Med 50:449

Karpanci Y, Wildgren S (1970) Hypertension pulmonaire en relation avec l'absorption de Ménocil. Etude histologique et morphométrique préliminaire des artères pulmonaires. Schweiz Med Wochenschr 100:2150

Kingdon H (1966) Familial occurrence of primary pulmonary hypertension. Arch Intern Med 118:422

Kirch E (1924) Die Veränderungen der Herzproportionen bei rechtsseitiger Herzhypertrophie. Zentralbl Allg Pathol 35:305

Kirch E (1933) Über tierexperimentelle Erzeugung von langdauernder Dilatation und Hypertrophie des rechten Herzens durch hochdosierte Histamininjektionen. Arch Exp Pathol Pharmakol 171:601

Kirch E (1955) Die pathologische Anatomie des Cor pulmonale. Verh Dtsch Ges Kreislaufforsch 21:163

Klein W (1969) Hämodynamische Wirkungen des Aminophyllins bei primärer pulmonaler Hypertonie. Wien Klin Wochenschr 81:37, 651
Kochukoshi KN, Chick TW, Jenne JW (1975) The effect of nitroglycerin on gas exchange in chronic obstructive pulmonary disease. Am Rev Respir Dis 111:177
Köhler JA (1968) Pulmonale Hypertonie. Fortschr Med 86:987
Könn G (1958) Die pathologische Morphologie der Lungengefäßerkrankungen und ihre Beziehungen zur chronischen pulmonalen Hypertonie. In: Ergebnisse der gesamten Tuberkulose- und Lungenforschung, Bd 14. Thieme, Stuttgart, S 101
Konietzko N, Schlehe H, Härich B, Matthys H (1975) Effect of isosorbide dinitrate on hemodynamics an respiration of patients with coronary artery disease and of patients with chronic cor pulmonale. Respiration 32:368
Kraup O, Stühlinger W, Turnheim K (1970) Vergleichende Untersuchungen über die Wirkung von Aminorex, Ephedrin, Noradrenalin, Amphetamin und N-Chlorpropyl-amphetamin auf die Haemodynamik des großen und kleinen Kreislaufs an Hunden. Schweiz Med Wochenschr 100:2154
Krause RJ, Cranley JJ, Hallaba MAS, Strasser ES, Hafner CD (1963) Caval ligation in thromboembolic disease. Arch Surg 87:184
Lang E, Haupt EJ, Köhler JA, Schmidt J (1969) Cor pulmonale durch Appetitzügler? Munch Med Wochenschr 111:405
Lasch HG, Nolte D (1971) Chronisches Cor pulmonale. Wien Klin Wochenschr 83:595
Lenègre J (1966) L'hypertension artérielle pulmonaire. Pulmon 22:343
Linzbach AJ (1956) Die pathologische Anatomie der Herzinsuffizienz. In: Handbuch der inneren Medizin, Bd IX/1. Springer, Berlin Heidelberg Göttingen, S 706
Löhr B (1956) Der Einfluß gestörter Lungenbelüftung auf den kleinen Kreislauf. Pathologie und Klinik. Munch Med Wochenschr 98:38
Mahaim C (1968) Particularités évolutives de l'hypertension artérielle pulmonaire. Med Hyg 26:723
Malamos B, Moulopoulos S, Dimakis D, Primikiris D, Kyriakopoulos A (1957) Über die Wirkung von Ganglienblockern und Aminophyllin auf den kleinen Kreislauf. Z Kreislaufforsch 46:681
Marshall RJ, Helmholtz HF, Shepered JF (1959) Effect of acytylcholine on pulmonary vascular resistance in a patient with idiopathic pulmonary hypertensia. Circulation 20:391
Mason DT, Braunwald E (1965) The effect of nitroglycerin and amylnitrit on arterial and venous tone in the human forearm. Circulation 32:755
Mathes K, Ulmer W, Wittekind D (1956) Cor pulmonale. In: Handbuch der inneren Medizin, Bd IX/4. Springer, Berlin Heidelberg Göttingen, S 59
Miles RM, Chapell F, Renner O (1964) A partial occluding vena caval liagation clip for the prevention of pulmonary embolism. Am Surg 30:40
Mobin-Uddin K, McLean R, Jude JR (1969) A new catheter technique of interruption of inferior vena cava for prevention of pulmonary embolism. Am Surg 35:889
Mookherjee S, Fuleihan D, Warner RA, Vardan S, Obeid AI (1978) Effects of sublingual nitroglycerin on resting pulmonary gas exchange and haemodynamics in man. Circulation 57:106
Moore CB, Kraus WL, Dock DS, Woodward N, Dexter L (1959) The relationship between pulmonary arterial pressure and roentgenographic appearance in mitral stenosis. Am Heart J 58:576
Moretz WH, Rhode CM, Sheppard MH (1959) Prevention of pulmonary emboli by partial occlusion of the inferior vena cava. Am Surg 25:617
Moritz F (1935) Die Herzdilatation. Munch Med Wochenschr 450:82
Moser KM, Harsanyi PG, Harvey-Smith P, Durante P, Guisan M (1971) Reversible interruption of inferior vena cava by means of a ballon catheter, preliminary report. J Thorac Cardiovasc Surg 62:205
Moshkowitz E, Rubin E, Strauss L (1961) Hypertension of the pulmonary circulation due to congenital glomoid obstruction of the pulmonary arteries. Am J Pathol 39:75
Motley AL, Cournand A, Werkö L (1947) Influence of short periods of induced acute anoxia upon pulmonary blood flow. Am J Physiol 150:315

Naeye R (1963) Pulmonary vascular disease in systematic skleroderma. Dis Chest 44:347

Nager F, Bühlmann AA (1970) Therapie und Prognose des chronischen Cor pulmonale. Schweiz Med Wochenschr 100:135

Niehues B, Römer CF, Thoma R, Behrenbeck DW, Hilger HH (1979) Nitroglycerin bei COLE. Einfluß auf Hämodynamik und Lungenfunktion. Dtsch Med Wochenschr 19:691

Oakley CM, Goodwin JF (1967) Current clinical aspects of cor pulmonale. Am J Cardiol 20:842

Olesch K, Belz GG, Heesemann E (1972) Einfluß von Isosorbid-Dinitrat auf den Pulmonalarteriendruck beim chronischen Cor pulmonale. Arzneimittelforsch 11:1876

Oram S (1956) Chronic cor pulmonale. Practitioner 176:272

Ourednik AS (1975) Prognostische Hinweise bei chronisch-obstruktiver Lungenkrankheit und Cor pulmonale. In: Schüren K-P, Hüttemann U, Schröder R (Hrsg) Chronisch obstruktive Lungenerkrankungen und Cor pulmonale. Schattauer, Stuttgart

Owen WR, Thomas WA, Castleman B, Bland LF (1963) Unrecognized emboli to the lungs with subsequent cor pulmonale. N Engl J Med 249:919

Pabst K (1975) Behandlung des Cor pulmonale. Dtsch Med Wochenschr 100:766

Paeprer H (1969) Pulmonale Hypertonie nach Appetitzüglern. Z Aerztl Fortbildung 19:76

Parker JO, Kekar K, West RO (1966) Hemodynamic effects of aminophylline in Cor pulmonale. Circulation 33:17

Peters RM, Roos A (1952) Effects of unilateral nitrogen breathing upon pulmonary blood flow. Am J Physiol 171:250

Pliper I (1959) Größe der Arterien-, des Kapillar- und des Venenvolumens in der isolierten Hundelunge. Pfluegers Arch 269:182

Pocidalo JJ, Weber J (1962) L'Aldactone chez les insuffisants respiratoires chroniques avec cœur pulmonaire chronique. Colloque sur la Speronolactone. Baillière, Paris

Rau G (1969) Primäre pulmonale Hypertension. Wien Z Inn Med 50:449

Rees HA, McDonald HR, Borthwick RG, Muir AL, Donald KW (1969) The circulatory effects of aminophylline in man. Clin Sci 36:359

Reindell H, Doll E, Steim H, Bilger R, Gebhardt W, Emmerichs J, Büchner C, Schwilden E (1964) Zur Pathophysiologie der pulmonalen Hypertonie und des chronischen Cor pulmonale. Arch Kreislaufforsch 43:3

Reindell H, Doll E, Steim H, Wurm K, Keul J (1966) Zur funktionellen Diagnostik der Lungenerkrankungen (II. Mitteilung). Fortschr Roentgenstr 104:625

Reinhardt F (1956) Gaswechseluntersuchungen unter Carboanhydrasehemmung. Wien Klin Wochenschr 68:5

Renggli I, Daum S (1971) Obstruktive pulmonale Hypertension. Wirkung von Aminophyllin, Hyperventilation und O_2-Atmung. Schweiz Med Wochenschr 101:10

Rogge JD, Mishkin ME, Genovese PD (1966) The fimilar occurence of primary pulmonary hypertension. Ann Intern Med 65:672

Rose JC, Freis ED, Hufnagel CA, Massulò EA (1955) Effects of epinephrine and norepinephrine in dogs studied with a mechanical left ventricle. Am J Physiol 182:197

Rosenberg SA (1964) A Study on the etiological basis of primary pulmonary hypertension. Am Heart J 68:484

Rossier PH, Bühlmann AA (1954) Cœur pulmonaire et pathophysiologie alvéolaire. Cardiologia 25:133

Rossier PH, Bühlmann AA (1955) Pulmonale Hypertonie und chronisches Cor pulmonale. Ergeb Inn Med Kinderheilkd 6:580

Roussel J, Pernot C, Schoumacher P, Pernot M (1959) Les signes radiologiques de l'hypertension ertérielle pulmonaire. J Radiol 40:469

Rubin GE, Rubin M, Leiner GC, Echer DJD (1961) Thoracic diseases. Saunders, Philadelphia

Rudolph AM, Paul MH (1957) Pulmonary and systemic vascular response to continous infusion of 5-Hydroxytryptamine (Serotonin) in the dog. Am J Physiol 189:263

Sancetta M (1955) Acute hemodynamic effects of hexamethonium. Am Heart J 49:501

Sasahara A, Cannilla JE, Beiko JS, Morse RL, Criss AJ (1967) Urokinase therapy. N Engl J Med 277:1168

Schermuly W, Janssen N, Odenwälder J (1969) Die meßbaren Lungenstrukturen im Röntgenbild. Fortschr Roentgenstr 111:68
Schindl R, Mayer K, Aigner K (1975) Orales Langzeit-Euphyllin beim Asthma bronchiale. Munch Med Wochenschr 117:729–732
Schüren KP, Hüttemann U (1974) Chronisch-obstruktive Lungenerkrankungen: Die hämodynamischen Wirkungen von Digitalis beim chronischen Cor pulmonale in Ruhe und unter Belastung. Klin Wochenschr 52:732
Schüren KP, Macha HN (1978) Isosorbiddinitrat bei chronischem Cor pulmonale. Dtsch Med Wochenschr 103:777
Schumann H (1956) Die Bedeutung der Diastolendauer für Haemodynamik und Therapie der Mitralklappenfehler. Z Kreislaufforsch 45:115
Schwedel JB, Escher PW, Aaron RS, Young DR (1962) The roentgenologic diagnosis of pulmonary hypertension in mitralstenosis. Am J Roentgenol 87:936
Schwingshackl H, Amor H, Dienstel F (1969) Primäre pulmonale Hypertonie bei 7 jüngeren Frauen. Möglichkeit eines Zusammenhanges mit der Einnahme von Aminorexfumarat (Menocil). Dtsch Med Wochenschr 94:639
Sheperd JT, Semmler HJ, Helmholz HF, Wood EH (1959) Effects of infusion of acetylcholine on pulmonary vascular resistance in patients with pulmonary hypertension and congenital heart disease. Circulation 20:66
Smekal P von, Standfuss K, Rau G (1970) Zunahme der primär vaskulären pulmonalen Hypertonie im Zusammenhang mit der Einnahme von Appetitzüglern? Fragen zur Atemregulation. Z Kreislaufforsch 59:892
Spencer FC (1959) An experimental evaluation of partitioning of the inferior vena cava to prevent pulmonary embolism. S Forum 10:680
Spencer FC (1967) Plication of the vena cava for pulmonary embolism. Surgery 62:388
Stegaru B, Dietmann K, Schaumann HJ, Schwab J (1975) Hämodynamische und metabolische Veränderungen bei Patienten mit Asthma bronchiale unter Therapie mit Isosorbiddinitrat retard. Verh Dtsch Ges Inn Med 81:501
Stein H (1969) Primäre pulmonale Hypertension. Wien Z Inn Med 50:449
Storstein O, Tweten H (1954) The effect of hexamethonium bromide on the pulmonary circulation. Scand J Clin Lab Invest 6:169
Storstein O, Efskind L, Müller C, Rosketh R, Sander S (1966) Primary pulmonary hypertension with emphasis on its etiology and treatment. Acta Med Scand 179:197
Strauer BE (1971) Zum Wirkungsmechanismus des Nitroglycerins: Untersuchungen über die inotrope Wirkung des Nitroglycerins auf das isolierte Ventrikelmyokard. Verh Dtsch Ges Kreislaufforsch 37:302
Strong GF (1947) Cor pulmonale. Dis Chest 13:689
Stuart Harris C, Henley T (1957) Chronic bronchitis, emphysema, and cor pulmonale. Wright, Bristol
Szam I (1975) Cor pulmonale chronicum. Schattauer, Stuttgart New York
Teichmann W (1973) Prognose der Herzinsuffizienz. Lebensvers Medizin 25:8
Thurn P (1956) Haemodynamik des Herzens im Röntgenbild. Thieme, Stuttgart
Thurn P (1959) Cor pulmonale. In: Schinz WR, Baensch WE (Hrsg) Lehrbuch der Röntgendiagnostik, Bd IV/1. Springer, Berlin Heidelberg Göttingen, S 500
Tomaschefski JF, Chinn HJ, Clark RT (1954) Effect of carbonic anhydrase inhibition on respiration. Am J Physiol 177:451
Tow DE, Wagner HN, Holmes RA (1967) Urokinase in the pulmonary embolism. N Engl J Med 277:1161
Ude AC, Howard P (1971) Controlles oxygen therapy and pulmonary heart failure. Thorax 26:572
Ulmer WT (1976) Über die bronchodilatorische Wirkung von Theophyllin-Äthylendiamin-Oblongtabletten (Euphyllin retard) im Vergleich zu Theophyllin und Orciprenalin. Inn Med 3:19
Ulmer WT, Wenke A (1957) Bronchospirometrische Untersuchungen zur Frage der gasspannungsabhängigen Durchblutungsregulation der Alveolarkapillaren. Arch Kreislaufforsch 26:256
Ulmer WT, Reichel G, Nolte D (1970) Die Lungenfunktion. Thieme, Stuttgart

Uzsoy NK (1964) Kardiovascular findings in patients with sickle cell anemia. Am J Cardiol 13:320

Venrath H, Lechtenbrörger H, Valentin H, Bolt W (1955) Das Verhalten von Atmung und Kreislauf bei uni- und bilateraler Sauerstoffmangelatmung. Ein Beitrag zur Kompensation akuter Hypoxie durch Kreislaufumstellung. Z Kreislaufforsch 44:544

Wade WG, Machinon I, Vickers CR (1956) The nature of increased pulmonary vascular resistance in mitralstenosis. Br Heart J 18:449

Walzer T, Frost TT (1954) Cor pulmonale. Dis Chest 26:192

Werkö L, Lagerlöf H (1950) The effect of a single intravenous dose of theophylline diethanoldiamine on cardiac autput, pulmonary blood volume and systemic and pulmonary pressures in hypertensive cardiovascular disease. Scand J Clin Lab Invest 2:181

Wettengl R, Hartmann W, Fabel H (1971) Die Wirkung von Aminophyllin, Orciprenalin und Nitroglycerin auf Gasaustausch und Hämodynamik im Lungenkreislauf bei obstruktivem Lungenemphysem. Prog Respir Res 6:418

Weyman AE (1982) Cross-sectional echocardiography. Lea & Febinger, Philadelphia

White PD (1931) Heart disease. Macmillan, New York

White PD (1935) Acute cor pulmonale. Ann Intern Med 9:115

Whittacker W, Heath D (1959) Idiopathic pulmonary hypertension: Etiology, pathogenesis, diagnosis and treatment. Proc Cardiol Dis I:380

Widimsky J, Kasalicky J, Prerowsky I, Dejdar R (1966) Central hemodynamics in recurrent embolism. Am Heart J 71:206

Wilcken DEL, McKenzie KM (1960) Anticoagulant treatment of obliterative pulmonary hypertension. Lancet II:781

Wirz P (1970) Das chronische Cor pulmonale. Aerztl Praxis 96:5317

Wirz P, Arbenz U (1970) Primär vaskuläre pulmonale Hypotonie in der Schweiz 1965–1970. Schweiz Med Wochenschr 50:2147

Wolman M (1950) Hypertrophie of the branches of the pulmonary artery and its possible relationship with so called primary pulmonary arteriosclerosis in tow infants with hypertrophie of the right heart. Am J Med Soc 220:133

Wood P (1952) Pulmonary hypertension. Br Med Bull 8:348

Wood P (1956) Diesease of the heart and circulation, 2nd edn. Eyre & Spottiswood, Lippincott, London Philadelphia

Wood P (1958) Pulmonary hypertension with special reference to vasoconstrictive factor. Br Heart J 20:557

Wood P, Bestermann EM, Tovers MK, Illroy MB (1957) The effect of acetylcholine on pulmonary vascular resistance and left atrial pressure in mitralstenosis. Heart J 91:279

World Health Organisation Technical Report (1963) Series 213. Chronic cor pulmonale. Report of an expert committee. Circulation 27:594

Yu PN, Lovejoy FW, Joos HA, Ney RE, McCann WS (1958) Studies of pulmonary hypertension. IX. The effects of intravenous hexamethonium on pulmonary circulation in patients with mitralstenosis. J Clin Invest 37:194

Zelis R, Mason DT (1975) Isosorbide Dinitrate – Effect on the vasodilator response to Nitroglycerine. JAMA 234:166

Funktion des Perikards für die Pumpleistung des Herzens unter physiologischen und pathologischen Bedingungen

G. Biamino, Th. Linderer und R. Schröder

Mit 27 Abbildungen und 3 Tabellen

A. Einleitung

Bereits Hippokrates beschrieb das Perikardium als eine weiche, das Herz umschließende Hülle, die eine urinähnliche Flüssigkeit enthält. Über die Bedeutung und die Funktion dieser Hülle sind in den letzten 300 Jahren stark differierende Meinungen zum Ausdruck gebracht worden (Spodick 1970). Da das angeborene Fehlen des Perikards oder der Zustand nach operativer Dekortikation nicht mit einer wesentlichen Einschränkung der kardialen Pumpleistung einhergeht (Moore u. Shumacker 1953), ist es nicht verwunderlich, daß dem Perikard eine geringe funktionelle Bedeutung zugeschrieben wird. Andererseits gibt es Überlegungen, daß das Bild der kardialen Dekompensation zu einem großen Teil Ausdruck einer perikardialen Konstriktion, zumindest im Sinne einer diastolischen Dehnungslimitierung ist (Holt 1970; Shabetai et al. 1979).

Eine Protektion des Herzens vor Infektionen wird ebenfalls postuliert. Darüber hinaus soll das perikardiale System verhindern, daß Adhäsionen zu den umgebenden Strukturen entstehen und es soll eine Fixierung des Herzens im Thorax gewährleisten (Pfuhl 1929; Holt 1967).

Ziel dieser Übersicht ist es, Ätiologie, Klinik sowie Therapieformen der Perikarderkrankungen, die zum Pumpversagen des Herzens führen können, zu besprechen und die modernen nichtinvasiven diagnostischen Möglichkeiten der Echokardiographie und Computertomographie zu erläutern. Besonders berücksichtigt werden neuere Erkenntnisse über die Bedeutung des Perikards für die myokardiale Pumpfunktion unter physiologischen und unter pathologischen Bedingungen sowie für die Interaktion der Ventrikel.

B. Anatomie

Das Perikardium umhüllt das Herz sowie die Wurzel der abgehenden großen Gefäße und der zuführenden Venen. Es besteht aus einer äußeren fibrösen Hülle (sog. fibröses Perikard) und einer doppelschichtigen, inneren serösen Hülle (sog. seröses Perikard). Die seröse Membran umhüllt die Außenseite des Herzens (viszerales Perikard), während eine zweite Schicht sich der Innenseite des fibrotischen Sacks anlegt (parietales Perikard) (Gardner et al. 1969). Beide Schichten sind durch einen Flüssigkeitsfilm getrennt. Der Umschlag der äußeren in die innere Schicht erfolgt getrennt für Arterien und Venen: Die sog. Porta arteriarum ist die Durchtrittstelle für die Aorta und für die Arteria pulmonalis, die sog. Porta venarum die gemeinsame Durchtrittstelle für die Pulmonalvenen sowie für die Vena cava superior und inferior. Zwischen beiden Umschlagsfalten liegt der Sinus transversus pericardii.

Mit seinem fibrösen Anteil ist das Perikard im Thoraxraum fixiert: 1. am Centrum tendineum des Zwerchfells und an den links davon anliegenden Anteilen des muskulären Zwerchfells; 2. am Brustbein über die sog. Ligamenta sternopericardiaca; 3. an den großen Gefäßen. Hierbei liegen die Aorta und die Arteria pulmonalis auf einer Strecke von etwa 3 cm innerhalb des fibrösen Perikardsacks (WARWICK u. WILLIAMS 1973; SOBOTTA u. BECHER 1974; BENNINGHOFF u. GOERTLER 1979).

Das viszerale und das parietale Blatt des serösen Perikards sind durch die perikardiale Flüssigkeit getrennt. Bildung, Absorption und Volumenregulation der perikardialen Flüssigkeit sind noch wenig erforscht. Das Volumen beträgt normalerweise zwischen 20 und 60 ml (ELIAS u. BOYD 1960). Nach neueren Untersuchungen handelt es sich um ein Ultrafiltrat des Blutserums. Die Konzentration der Proteine beträgt bei überwiegendem Albuminanteil etwa ein Viertel bis ein Drittel des Blutplasmas (GIBSON u. SEGAL 1978). Die Hauptfunktion der perikardialen Flüssigkeit soll in einer Herabsetzung des Reibungswiderstands während des Kontraktionszyklus bestehen. Weitere Funktionen werden der perikardialen Flüssigkeit zugeschrieben, sie soll z.B. aufgrund ihres Gehalts an Abwehrstoffen das Herz vor Infektionen schützen (MILLER et al. 1971). Darüber hinaus soll das perikardiale und pleurale System eine kompensatorische Funktion bei Änderungen des hydrostatischen Drucks haben, vor allem dann, wenn Gravitationskräfte z.B. im Rahmen von Beschleunigungen eine Rolle spielen (HOLT 1970).

C. Der intraperikardiale Druck

Der Perikardsack ist Bestandteil des Brustkorbs. Der darin herrschende intraperikardiale Druck folgt weitgehend den intrapleuralen Druckschwankungen und erreicht während der Einatmung subatmosphärische Werte (HOLT et al. 1960; MORGAN et al. 1965; SUTTON u. GIBSON 1977). Da die Herzkammern dehnbare Gebilde sind, die ihr Volumen während des Herzzyklus ändern, wirken sich die damit verbundenen Druckänderungen auch auf den perikardialen Raum aus (HENDERSON u. PRINCE 1914; HOLT et al. 1960; MORGAN et al. 1965; SUTTON u. GIBSON 1977). Während der Vorhofkontraktion ändert sich der Druck im Perikard nur geringgradig; während der initialen Phase der ventrikulären Ejektionsperiode nimmt er steil ab, um dann in der späten Systole – im Zusammenhang mit der Füllung beider Vorhöfe – mit fast gleicher Steilheit wieder zuzunehmen. Die anschließende flache weitere diastolische Druckzunahme korreliert mit der ventrikulären Füllung (MORGAN et al. 1965) (Abb. 1).

Messungen des Perikarddrucks wurden tierexperimentell mittels flüssigkeitsgefüllter Katheter vorgenommen. Alle diese Messungen sind mit erheblichen technischen Schwierigkeiten verbunden (ADAMKIEWICZ u. JACOBSON 1873; DUO-

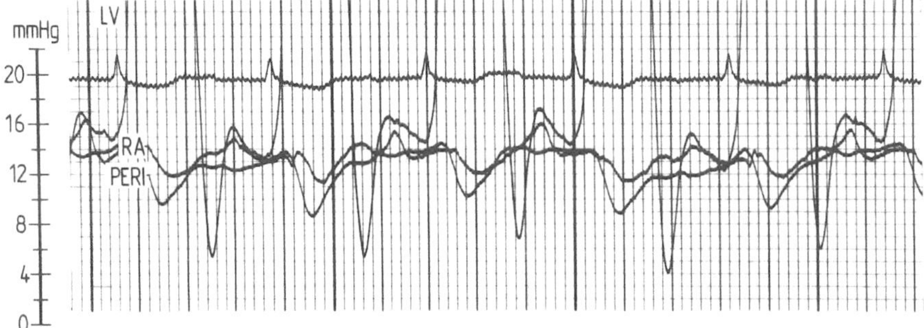

Abb. 1. Hämodynamische Parameter bei chronischem ausgedehntem Perikarderguß (650 ml); abgesehen von einer Belastungsdyspnoe keine klinischen Symptome einer Tamponade. Simultane Registrierung der Drücke: im rechten Vorhof (*RA*), Perikard (*PERI*) und linken Ventrikel (*LV*). Die meso- und enddiastolischen Druckwerte im RA und PERI sind gleich hoch und erreichen nahezu den Wert im LV. Es besteht ein AV-Block ersten Grades, so daß die a-Welle in der RA-Druckkurve bereits mesodiastolisch zu erkennen ist. Das x-Tal während der Ventrikelkontraktion bleibt erhalten. Der Druck im Perikard wird durch die RA-Kontraktion nicht beeinflußt. Er nimmt frühsystolisch steil ab. Bereits vor dem Umkehrpunkt des x-Tals in der RA-Druckkurve nimmt der PERI-Druck zunächst steil und spätsystolisch etwas flacher wieder zu. Während der ventrikulären Füllung ändert sich der PERI-Druck kaum. Als Ausdruck der hämodynamischen Wirksamkeit des Perikardergusses fehlt das y-Tal in der RA-Druckkurve

MARCO et al. 1959; HOLT et al. 1960; JOHANSEN 1963; WOOD et al. 1963; MORGAN et al. 1965; SUDAK 1965a, b; SMITH u. DAVIS 1965; KENNER u. WOOD 1966; BANCHERO et al. 1967). Eine Messung mit flüssigkeitsgefüllten Kathetern setzt voraus, daß ein gewisser Betrag an Flüssigkeit im Perikard vorhanden ist. Alternativ hierzu wurden Katheter mit endständigen flachen flüssigkeitsgefüllten Gummiballons benutzt. Sie sind jedoch ohne vorangehende Perikardiotomie nicht im intraperikardialen Raum anzubringen und es wird dabei das Verhältnis Kraft: Fläche gemessen, das zwar physikalisch dem Druck entspricht, jedoch vom jeweiligen Impuls des Myokards beeinflußt wird (SHABETAI et al. 1979; HOLT 1970).

Besonders problematisch ist die Bestimmung eines „normalen“ intraperikardialen Drucks am Menschen. Normalerweise ist der Perikardspalt derart eng, daß eine Katheterisierung nicht möglich ist. Die sog. „Normalwerte“ beim Menschen wurden daher im Rahmen von Punktionen von kleinen Perikardergüssen gewonnen. Da das Perikard als relativ steife aber immer noch ausreichend elastische Struktur mit Sicherheit eine Streßrelaxation bzw. Hysterese aufweist (SHABETAI 1974) (Abb. 2), ist anzunehmen, daß der perikardiale Beutel unmittelbar nach einer auch kleinen Ergußpunktion relativ zum muskulären Herzen „zu weit“ ist, so daß die gemessenen intraperikardialen Drücke im Vergleich zum tatsächlichen physiologischen Druck in der Regel zu niedrig liegen.

Weitere Schwierigkeiten in der Angabe des korrekten intraperikardialen Drucks am Menschen rühren daher, daß der Einfluß des intrapleuralen Drucks auf den Perikarddruck keine konstante Größe sein kann, weil der intrapleurale Druck auch von hydrostatischen Kräften innerhalb des Thorax abhängt (WIG-

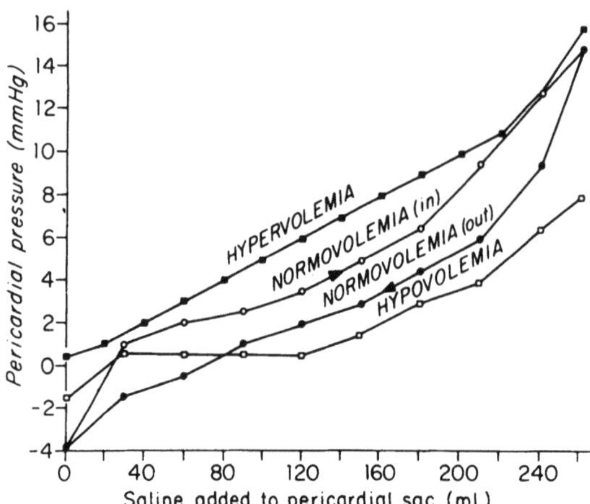

Abb. 2. Perikardiale Druckvolumenbeziehungen in normovolämischem sowie hypo- und hypervolämischem Zustand. Bereits die Druck-Volumen-Beziehungen in normovolämischem Zustand zeigen eindeutig eine Hystereseschleife des Perikards (in = schrittweise Erhöhung, out = schrittweise Absaugung des mit Kochsalz veränderten perikardialen Flüssigkeitsvolumens) (SHABETAI et al. 1970)

GERS et al. 1947; BROOKHART u. BOYD 1947; WOOD et al. 1963; SUPRENANT u. RODBARD 1963; BANCHERO et al. 1967). Darüber hinaus liegen innerhalb des Perikards ebenfalls hydrostatische Druckdifferenzen vor (WOOD et al. 1963; SUPRENANT u. RODBARD 1963; BANCHERO et al. 1967).

Die in den Herzkammern gemessenen Drücke werden normalerweise auf den atmosphärischen Druck bezogen. Der so gemessene Druck im linken Ventrikel setzt sich aus zwei Komponenten zusammen (Abb. 3):

1. dem transmuralen ventrikulären Druck $P_{(LV-TR)}$, d.h. dem Druck im Ventrikel P_{LV} minus dem Druck im Perikard P_{PERI}; der $P_{(LV-TR)}$ ist der für die Dehnung des Myokards erforderliche Druck;

2. dem Druck im Perikard P_{PERI}, der determiniert ist vom transmuralen zur Dehnung des Perikards erforderlichen Druck $P_{(PERI-TR)}$ und vom intrathorakalen Druck P_{PL}.

$$P_{LV} = P_{(LV-TR)} + P_{PERI}; \quad P_{PERI} = P_{(PERI-TR)} + P_{PL}.$$

Während der transmurale Druck der Ventrikel eng mit der jeweiligen Vorlast verbunden ist, wird der Blutfluß von der Lunge zum Herzen vom absoluten ventrikulären diastolischen Druck bestimmt. Dieser Wert ist somit entscheidend für die Höhe des pulmonalvenösen Drucks. Zur Beschreibung eines kardialen Funktionszustands muß demgemäß zwischen transmuralem und intraventrikulärem Druck unterschieden werden. Dies gilt insbesondere dann, wenn aus einer Änderung des linksventrikulären enddiastolischen Drucks auf eine Änderung der linksventrikulären enddiastolischen Faserlänge geschlossen werden soll. Eine derartige Schlußfolgerung ist nur dann zulässig, wenn davon ausgegangen werden kann, daß die jeweilige Intervention nicht mit Änderungen des Drucks im Perikard einhergegangen ist, da eine Abnahme oder Zunahme des linksventrikulären diastolischen Drucks allein durch eine Änderung des Perikarddrucks bei konstantem transmuralem Druck, d.h. bei konstanter Vorlast, hervorgerufen werden kann (LINDERER et al. 1983).

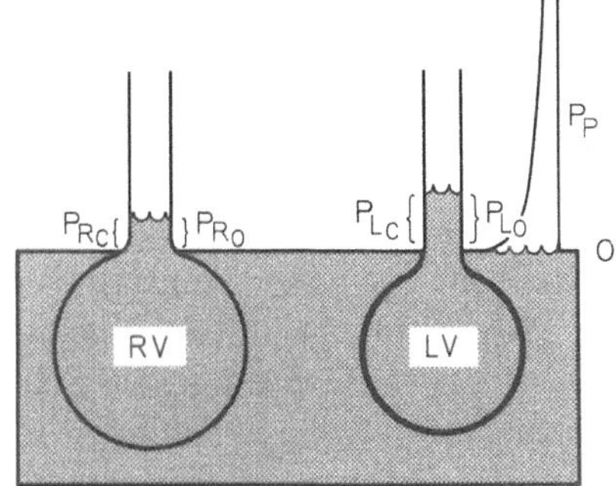

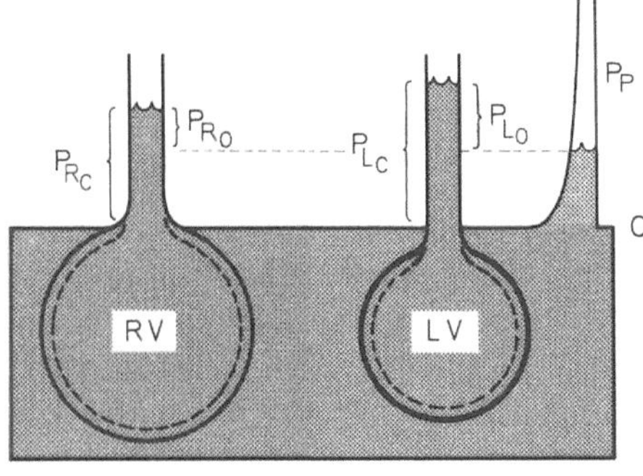

Abb. 3a, b. Hydraulisches Modell über die Wechselwirkungen zwischen dem jeweiligen ventrikulären und dem perikardialen Druck: *RV* Rechter Ventrikel; *LV* linker Ventrikel; P_p Perikarddruck; P_{RC}, P_{LC} rechts- bzw. linksventrikulärer Druck; P_{RO}, P_{LO} transmuraler Druck im rechten bzw. im linken Ventrikel. Der rechte und linke Ventrikel sind als wassergefüllte dehnbare Ballons angegeben. Die Druckvolumencharakteristik des Perikards wird hingegen durch eine steife, wassergefüllte Box dargestellt, deren seitliches Ende in ein sich verjüngendes offenes Steigrohr übergeht, so daß es bei jedem aufeinanderfolgenden Volumenzuwachs zu einem zunehmend steileren Druckanstieg kommt. Wenn das kardiale Volumen geringer als das ungedehnte Volumen des Perikards ist, so ist der Druck an der ventrikulären Außenseite 0 und der ventrikuläre diastolische Druck ist genauso hoch, als wenn das Perikard offen wäre (**a**). Wenn das kardiale Volumen größer als das des ungedehnten Volumens des Perikards ist, dann setzt sich der ventrikuläre Druck zusammen aus dem zur Dehnung des Ventrikels bei dem gegebenen Volumen erforderlichen Druck *plus* dem perikardialen Druck (**b**). Beachte: Das Modell berücksichtigt die direkte Wechselwirkung zwischen dem rechten und dem linken Ventrikel über das interventrikuläre Septum nicht; darüber hinaus wird der Einfluß des intrapleuralen Drucks außer acht gelassen (Tyberg et al. 1980a)

D. Bedeutung des Perikards in der Interaktion zwischen der links- und der rechtsventrikulären Funktion

Das traditionelle Konzept über die diastolischen Eigenschaften des linken Ventrikels geht davon aus, daß der linke Ventrikel einen Hohlraum darstellt, dessen Innendruck von der Elastizität der Ventrikelwände, von der Muskelmasse und von der Ventrikelgeometrie bestimmt wird (MIRSKY 1976; GROSSMAN u. MCLAURIN 1976; GAASCH et al. 1976; GLANTZ u. PARMLEY 1978).

Aufgrund von neueren, vorwiegend experimentellen Untersuchungen darf der linke Ventrikel in der Diastole nicht mehr als isoliertes muskuläres Gebilde mit passiven viskoelastischen Eigenschaften betrachtet werden, das den herrschenden diastolischen Druck durch die eigenen Innenraumdimensionen weitgehend bestimmt. Das diastolische Herz ist vielmehr als Einheit im Sinne einer aus zwei Schichten bestehenden Schale aufzufassen: Der relativ dehnbaren Innenschicht der freien myokardialen Wände ist die steife perikardiale Schicht aufgesetzt. Durch das ebenfalls dehnbare Septum erfolgt eine Subkompartimentierung des Herzens in zwei Ventrikel, die in der Diastole Wechselwirkungen unterworfen sind (GLANTZ et al. 1978).

I. Funktion unter physiologischen Bedingungen

Bei geschlossenem Perikard ist der diastolische rechtsventrikuläre Druck ebenso eine Determinante des diastolischen linksventrikulären Drucks wie die Geometrie des linken Ventrikels. Dies kann am Beispiel einer akuten Dilatation des rechten Ventrikels verdeutlicht werden: Der rechtsventrikulären Volumenzunahme wirkt das steife Perikard entgegen, das interventrikuläre Septum weicht aus und wölbt sich in den linken Ventrikel hinein. Wäre nun der linke Ventrikel ein unabhängiges elastisches Hohlgebilde, so müßte die durch die Septumverlagerung hervorgerufene Volumenverkleinerung zu einer diastolischen Drucksenkung führen. Tatsächlich ist bei geschlossenem Perikard ein Anstieg des diastolischen linksventrikulären Drucks zu registrieren.

Für diesen Anstieg spielt neben der Steifheit des Perikards offensichtlich der diastolische Füllungszustand des rechten Ventrikels eine entscheidende Rolle. Dieser Zusammenhang wurde von GLANTZ et al. (1978) als „right ventricular pressure coupling“ bezeichnet. Diese diastolische Wechselwirkung ist bereits in Druckbereichen unter 10 mm Hg nachweisbar (GLANTZ et al. 1978), so daß das Perikard einen substantiellen Einfluß auf den enddiastolischen, linksventrikulären Druck bereits unter physiologischen Bedingungen haben dürfte.

Diese Annahme wird in einer Reihe experimenteller Untersuchungen belegt (BEMIS et al. 1974; STOOL et al. 1974; ELZINGA et al. 1974). Werden z.B. der Fluß zum linken Ventrikel, der maximale systolische linksventrikuläre Druck, der arterielle Druck und die Herzfrequenz konstant gehalten, so ist jede Steigerung des rechtsventrikulären Füllungsdrucks mit einer Verkürzung der Halbachse zwischen linksventrikulärem Septum und freier Wand des linken Ventrikels sowie einer Vergrößerung der anteroposterioren Halbachse verbunden. Diese Veränderungen sind zwar nicht ausgeprägt, sie führen aber eindeutig zu einer wirksamen Herabsetzung der linksventrikulären Compliance bereits in physiologischen Druckbereichen weit unter 10 mm Hg (BEMIS et al. 1974) (Abb. 4).

HOLT et al. (1960) entwickelten das Konzept, daß das Perikard eine wesentliche, der Herzfüllung entgegengerichtete Kraft darstellt. In weiteren Studien (HEFNER et al. 1961; BARTLE et al. 1968; SPOTNITZ u. KAISER 1971; SHIRATO et al. 1978) konnte gezeigt werden, daß die diastolische Druck-Volumen-Beziehung des linken Ventrikels nach oben und links verschoben wird, d.h. daß

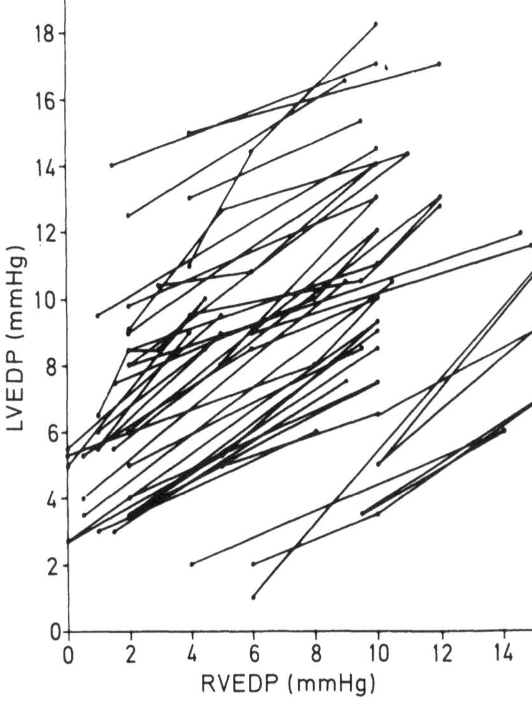

Abb. 4. Einfluß des rechtsventrikulären Füllungsdrucks (RVEDP) auf den enddiastolischen Druck im linken Ventrikel (LVEDP) bei jeweils gleicher Pumpleistung. Die Steigung der Kennlinien wird durch die jeweilige Ausgangshöhe von LVEDP oder RVEDP nicht wesentlich beeinflußt (Bemis et al. 1974)

die linksventrikuläre Dehnbarkeit eindeutig abnimmt, wenn man den Kurvenverlauf mit offenem und geschlossenem Perikard vergleicht (Abb. 5, 6).

Besonders interessant für das Verständnis der Perikardfunktion sind die am Hund gewonnenen Befunde (Abb. 7), die gezeigt haben, daß nach Perikardiotomie die transmurale Druck-Dimensions-Kurve weder durch akute Volumengabe, noch durch Natriumnitroprussid gegenüber der Kontrollkurve verschoben wird (Shirato et al. 1978). Bei geschlossenem Perikard bedingt hingegen eine Expansion des Blutvolumens eine Verschiebung der diastolischen Druck-Dimensions-Kurve nach oben und links, die durch Infusion von Natriumnitroprussid teilreversibel ist. Wird simultan der intraperikardiale Druck gemessen, so werden parallele Druckänderungen registriert. Dies bedeutet, daß der transmurale Druck des linken Ventrikels auch im steileren Abschnitt der Druck-Volumen- bzw. -Dimensions-Kurve weitgehend konstant geblieben ist (Shirato et al. 1978).

Diastolische Wechselwirkungen zwischen den Ventrikeln bestehen allerdings auch nach Entfernung des Perikards. Mehrere Arbeitsgruppen (Taylor et al. 1967; Laks et al. 1967; Santamore et al. 1976) haben die reziproke Abhängigkeit der Dehnbarkeit des einen Ventrikels vom Füllungszustand des anderen an exzidierten, perikardfreien Hunde- oder Kaninchenherzen untersucht. Es konnte einheitlich festgestellt werden, daß die Dehnbarkeit des einen Ventrikels mit zunehmender Füllung des anderen deutlich geringer wird (Taylor et al. 1967).

Während bei niedrigen linksventrikulären diastolischen Drücken ein Einfluß des rechtsventrikulären diastolischen Drucks nicht sichtbar ist, nimmt allein

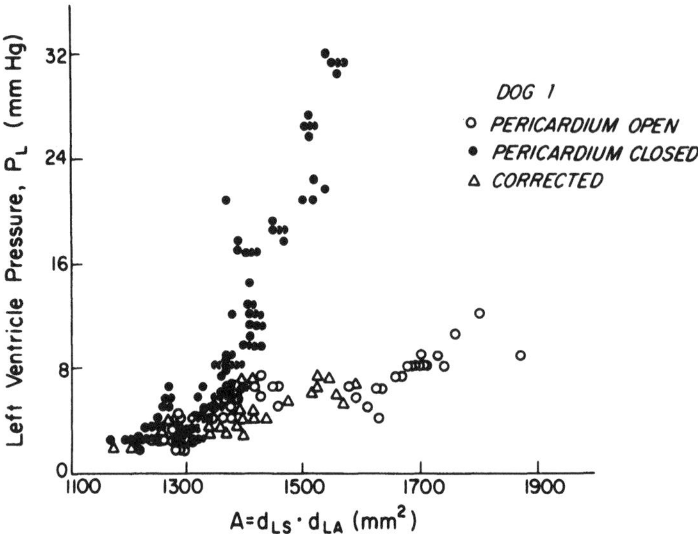

Abb. 5. Einfluß des Perikards auf die diastolische Druck-Dimensions-Beziehung des linken Ventrikels. Der diastolische Druck im linken Ventrikel ist gegen das Produkt der beiden kurzen Achsen des linken Ventrikels während Expansion des Blutvolumens durch Infusion aufgetragen. Die *ausgefüllten Kreise* zeigen die Daten bei geschlossenem Perikard, die *offenen Kreise* bei offenem Perikard, die *offenen Dreiecke* die Druck-Dimensions-Beziehungen für die errechneten linksventrikulären transmuralen Drücke. Die Eröffnung des Perikards verschiebt die diastolische Druck-Dimensions-Beziehung des linken Ventrikels nach rechts und unten. Die Beziehung zwischen dem errechneten diastolischen transmuralen Druck im linken Ventrikel und den diastolischen Dimensionen des linken Ventrikels bei geschlossenem Perikard ist identisch mit der Beziehung zwischen dem diastolischen Druck und den Dimensionen bei eröffnetem Perikard, wobei im letzteren Fall der im Ventrikel gemessene diastolische Druck gleich dem transmuralen Druck ist (GLANTZ et al. 1978)

durch die normale Füllung des rechten Ventrikels das enddiastolische Volumen des linken Ventrikels um 7% ab, wenn der enddiastolische linksventrikuläre Druck über 20 mm Hg liegt. Eine wesentlich deutlichere Volumenabnahme des linken Ventrikels tritt bei Volumenüberdehnung des rechten Ventrikels ein (Abb. 8). Eine Volumenüberdehnung des rechten Ventrikels mit Anstieg des diastolischen Drucks auf über 10 mm Hg führt dann sogar zu einer Abflachung der linksventrikulären Funktionskurve und zu einer Abnahme des isovolumetrischen Druckanstiegs im linken Ventrikel (MOULOPOULOS et al. 1965).

Diese diastolische Interaktion beider Ventrikel ist auf die gemeinsame Inanspruchnahme des Septums und zirkumferentieller Muskelstränge zurückzuführen. Diese Untersuchungen sprechen allerdings dafür, daß die Compliance des linken Ventrikels bei fehlendem Perikard erst bei eindeutig erhöhtem Füllungsdruck des linken Ventrikels durch den Füllungszustand des rechten Ventrikels reziprok beeinflußt wird.

Diese diastolischen Wechselwirkungen werden auch zur Balanzierung der Schlagvolumina beider Ventrikel in Anspruch genommen (ADOLPH 1976).

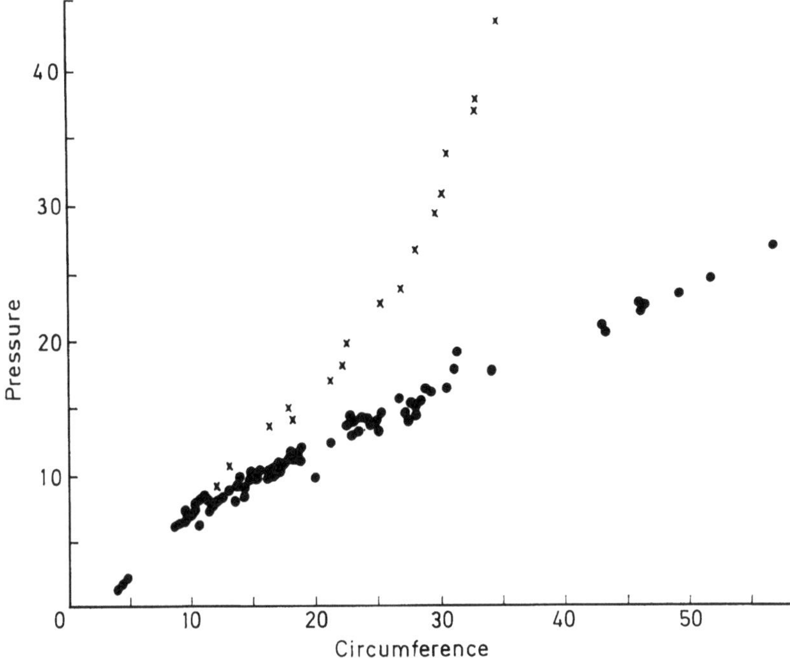

Abb. 6. Einfluß des Perikards auf die diastolische Druck-Umfangs-Beziehung des linken Ventrikels. Die *ausgefüllten Kreise* stellen die Druckvolumenkurve mit eröffnetem Perikard dar. Nach Wiedervernähung des Perikards wird die Druckumfangskurve nach links und oben verschoben (*Kreuze*) (HEFNER et al. 1961)

II. Funktion unter pathologischen Bedingungen

1. Chronische Herzinsuffizienz

Als Ursache der Erhöhung des rechtsventrikulären Füllungsdrucks und des zentralen Venendrucks bei der biventrikulären Herzinsuffizienz ist nicht nur die Kontraktilitätsverminderung und die Salz- sowie Wasserretention, sondern auch die durch das Perikard verstärkte diastolische Interaktion beider Ventrikel in Betracht zu ziehen.

Das seit langem bekannte klinische Syndrom der Rechtsherzinsuffizienz „out of proportion" zur ursächlichen Linksherzinsuffizienz findet seine wahrscheinliche Erklärung in der Tatsache, daß das interventrikuläre Septum bei der chronischen Linksherzinsuffizienz steifer wird und darüber hinaus sich in den rechten Ventrikel hineinwölbt. Da der rechte Ventrikel durch die Steifheit des bereits angespannten Perikards nicht ausweichen kann, steigt sein Füllungsdruck unabhängig vom Pulmonalgefäßwiderstand an, so daß unter Umständen eine Minderung der rechtsventrikulären Pumpfähigkeit vorgetäuscht wird (GLANTZ u. PARMLEY 1978).

Ungeklärt ist ferner, warum ein chronisches Cor pulmonale als primäre Erkrankung zu einer Linksherzinsuffizienz führen kann. Mehrere Hypothesen, wie eine Zunahme der linksventrikulären Arbeit als Folge von arteriovenösen

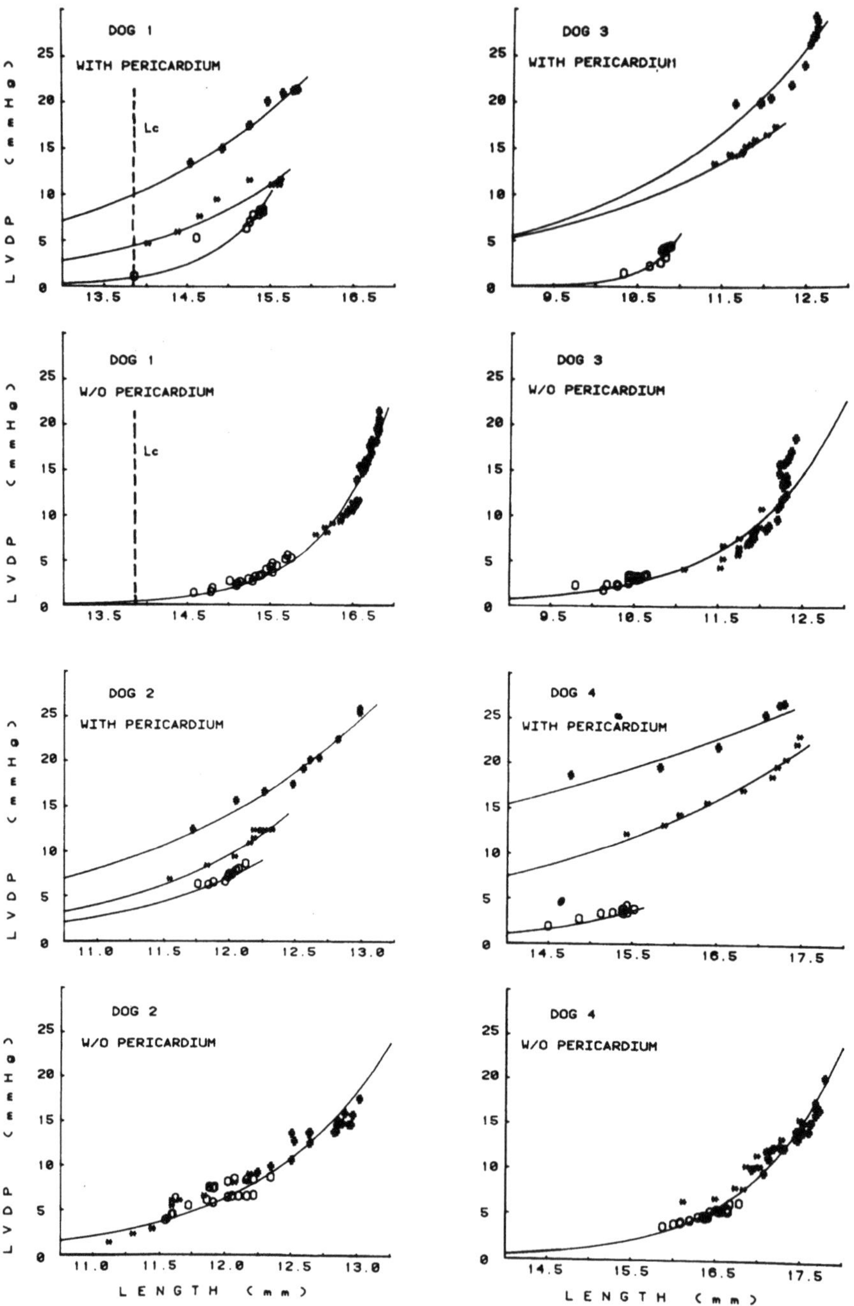

Abb. 7. Beziehung zwischen linksventrikulärem diastolischem Druck und diastolischer segmentaler Muskelfaserlänge vor und nach Entfernung des Perikards. Dargestellt sind die Ergebnisse an vier Versuchstieren, von denen jedes als seine eigene Kontrolle dient. o = Kontrolle, # = akute Volumenbelastung, * = Natriumnitroprussidinfusion. Mit intaktem Perikard wird die diastolische Druck-Segmentlängen-Beziehung des linken Ventrikels durch Expansion des Blutvolumens nach links und oben verschoben und wird durch Natriumnitroprussidinfusion in Richtung auf die Kontrollwerte zurückverschoben. Nach Entfernen des Perikards wird die Kontrollkurve geringgradig nach rechts und unten verschoben. Danach vermag weder die Expansion des Blutvolumens noch die Infusion von Natriumnitroprussid die diastolische Druck-Segment-Beziehung des linken Ventrikels von der Kontrollkennlinie zu verschieben (SHIRATO et al. 1978)

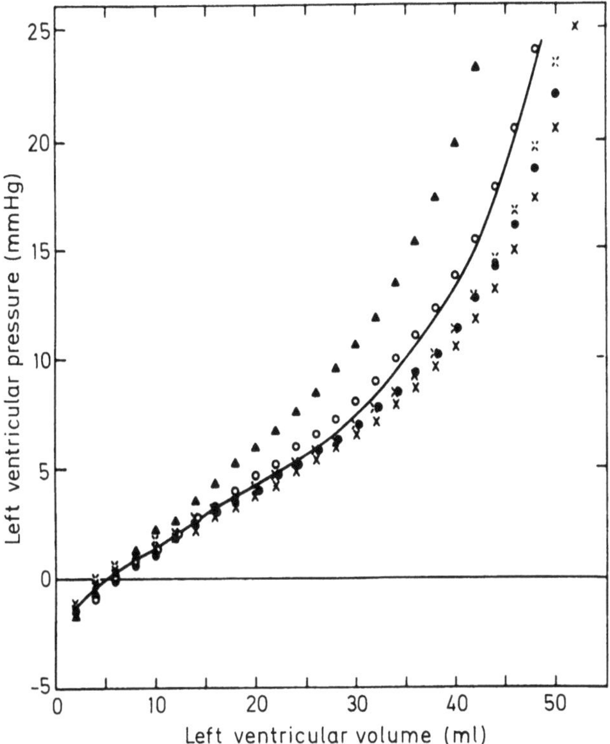

Abb. 8. Einfluß unterschiedlicher Volumina des rechten Ventrikels auf die Druck-Volumen-Kurve des linken Ventrikels. Mit zunehmendem Volumen des rechten Ventrikels wird die Druck-Volumen-Kurve des linken Ventrikels nach links und oben verschoben (rechtsventrikuläres Volumen: × und × 0 ml, ● 23 ml, ○ 35 ml, ▲ 47 ml). Die *durchgezogene Linie* stellt die linksventrikuläre Druckvolumenbeziehung des spontan schlagenden Herzens unmittelbar vor Tötung des Versuchstiers dar (TAYLOR et al. 1967)

intrapulmonalen Shunts oder die allgemeine Hypoxie und Azidose werden als Ursache diskutiert (EAST u. BAIN 1949; ALTCHULE 1962; FRANK et al. 1973). Berücksichtigt man die Wechselwirkungen zwischen Perikard, freien Wänden der Ventrikel und interventrikulärem Septum, so stellt sich die Frage, ob post mortem erhobene Befunde (SCOTT u. GARVIN 1941) eines Hineinwölbens des interventrikulären Septums in den linken Ventrikel bei chronischem Cor pulmonale auch in vivo relevant sind, d. h. ob sich auch in vivo diese potentielle Ursache für die Herabsetzung der linksventrikulären Compliance und somit der linksventrikulären Pumpleistung nachweisen läßt. Auch in diesem Fall wäre die Bedeutung des Perikards als Verstärkungsfaktor der gegenseitigen ventrikulären Interaktion zu berücksichtigen.

2. Akute Linksherzdilatation

Experimentelle Untersuchungen von SHIRATO et al. (1978) sowie GLANTZ et al. (1978) belegen die Bedeutung des Perikards bei einer akuten linksventrikulären Volumenüberlastung (s. S. 402f). Klinisch kann eine derartige Volumenbelastung

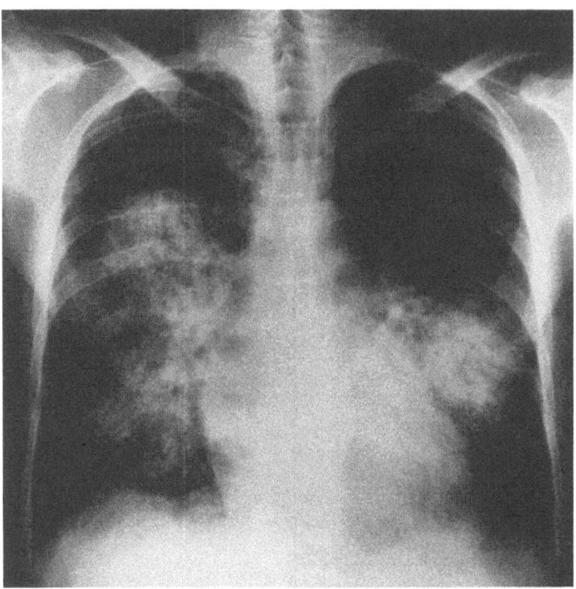

Abb. 9. Röntgenthorax eines 34jährigen Patienten. Zustand nach Aorten- und Mitralklappenersatz vor 6 Jahren, Zustand nach therapeutisch gut beherrschbarer Endokarditis. In den letzten Tagen vor Aufnahme starke Belastungsdyspnoe, Hämoptoe. Am Tag der Aufnahme schwere Orthopnoe. Das Bild zeigt keine Änderung der Herzgröße im Vergleich zu den Voraufnahmen bei gleichzeitig schwerer zentraler und peripherer Pulmonalstauung. Im 2-D-Echo konnte die klare Dignose eines Mitralklappenausrisses gestellt werden. Intraoperativ wurde neben dem partiellen Klappenausriß eine deutliche Verdikkung des Perikards beobachtet

bei einer akuten Aortenklappeninsuffizienz im Rahmen einer bakteriellen Endokarditis oder nach partiellem Ausriß der Cordae tendineae an der Mitralklappe oder bei Nahtdehiszenz nach Mitral- bzw. seltener Aortenklappenersatz auftreten (Abb. 9). In solchen Fällen ist das klinische Bild durch die schwere pulmonale Kongestion bei nahezu normaler Herzgröße charakterisiert. Hämodynamisch kann man einen weitgehenden diastolischen Druckausgleich zwischen den vier Herzkammern feststellen, der durch das allumfassende Perikard bestimmt wird (BARTLE u. HERMANN 1967).

3. Akute linksventrikuläre Ischämie und Myokardinfarkt

Die Änderungen der diastolischen Druck-Volumen-Beziehungen im linken Ventrikel im Rahmen einer akuten Ischämie sind komplexer Natur, weil regionale Mangeldurchblutungen zunächst nur zu regionalen und nicht zu globalen Störungen der Kontraktilität führen. Die ischämische Situation im Rahmen eines Angina-pectoris-Anfalls oder eines Myokardinfarkts führt zu einem linksventrikulären Druckanstieg ohne wesentliche Änderungen des linksventrikulären Volumens (GLANTZ u. PARMLEY 1978).

Folgende Mechanismen sind als Ursache der Verschiebung der diastolischen Druck-Volumen-Beziehung vorwiegend diskutiert worden: Änderungen der myokardialen Compliance (BARRY et al. 1974; MANN et al. 1976), Änderungen der viskoelastischen Eigenschaften des Myokards (RANKIN et al. 1977), Änderungen der myokardialen Creep und der Streß-Relaxations-Beziehung (THEROUX et al. 1976, 1977), eine inkomplette myokardiale Relaxation. Zusätzlich dürften extrakardiale Faktoren von Bedeutung sein, wobei das Perikard die entscheidende Rolle spielt (SHIRATO et al. 1978; GLANTZ et al. 1978; LUDBROOK et al. 1979; ALDERMAN u. GLANTZ 1976).

Viele mathematische Ansätze zur quantitativen Erfassung der Compliance des linken Ventrikels berücksichtigen weder die Funktion des Perikards noch die Bedeutung des interventrikulären Septums als Mediator für die diastolische Interaktion beider Ventrikel. So wie die intramurale Spannung des interventrikulären Septums vom jeweiligen Druck in beiden Kammern determiniert wird, so kann sein Steifheitsgrad auch umgekehrt den diastolischen Druck in den Ventrikeln mitbestimmen (TAYLOR et al. 1967; BEMIS et al. 1974; ELZINGA et al. 1974; SANTAMORE et al. 1976), vor allem dann, wenn sich die freien Wände beider Ventrikel durch den umgreifenden perikardialen Sack nicht erweitern können (BARNARD 1898; BERGLUND et al. 1955; HOLT 1970; RABKIN u. HSU 1975; GLANTZ et al. 1978). Ob allerdings die Schlußfolgerung von GLANTZ et al. (1978) zutrifft, daß das Perikard in der Determinierung des diastolischen Drucks eine größere Rolle als die myokardialen Eigenschaften des linken Ventrikels spielt, scheint noch nicht ausreichend belegt zu sein. Die diskutierten Wechselwirkungen dürften auch für den erhöhten zentralvenösen Druck im Rahmen des akuten Myokardinfarkts von Bedeutung sein. Eine solche Erhöhung kann Folge einer mitinfarzierten rechtsventrikulären Wand oder eines gesteigerten Pulmonalgefäßwiderstands infolge einer Zunahme des linksventrikulären Füllungsdruckes sein. Eine weitere Ursache dürfte jedoch die mehr oder weniger ausgeprägte Dilatation des linken Ventrikels sein. Beide Effekte führen zu einer Erniedrigung der Compliance des rechten Ventrikels und schließlich zu einer Erhöhung seines Füllungsdrucks (SHABETAI et al. 1979).

E. Pathophysiologie der myokardialen Pumpleistung bei Perikarderkrankungen

I. Ventrikelfunktion bei Perikarderguß und Herzbeuteltamponade

Eine Kompression des Herzens durch einen Perikarderguß kann zu erheblichen hämodynamischen Auswirkungen führen, deren Ausmaß von der Entwicklungsgeschwindigkeit der intraperikardialen Flüssigkeitsansammlung und von dem Funktionszustand des Myokards abhängig ist. Daher sind auch erhebliche qualitative sowie quantitative hämodynamische Unterschiede bei gleichem Ergußvolumen zu erwarten.

Die Diskussion über die hämodynamischen Effekte eines Perikardergusses mit erhöhtem intraperikardialen Druck setzt das Verständnis für die Druck-

Volumen-Charakteristik des Perikards sowie der Druck-Fluß-Beziehungen im Niederdrucksystem voraus.

1. Intraperikardiale Druck-Volumen-Beziehungen

Aufgrund der Dehnungseigenschaften des Perikards führt eine stufenweise Erhöhung des intraperikardialen Volumens zu einem zunächst geringen, dann rasch zunehmenden Druckanstieg. Umgekehrt bewirkt eine schrittweise Absaugung der Flüssigkeit zunächst eine deutlichere Reduktion des Drucks im Vergleich zum Volumen, so daß eine Hystereseschleife entsteht (Abb. 2). Unter Bedingungen einer systemischen Hypovolämie ändert sich die Höhe des normalen Perikarddrucks zunächst nicht. Eine schrittweise Zunahme des intraperikardialen Volumens führt zu einem geringen Anstieg des Perikarddrucks, solange der flache Bereich der Druck-Volumen-Kurve nicht verlassen wird. Anders ist die Situation bei einer Hypervolämie: Der Ausgangsdruckwert ist erhöht und die intraperikardiale Druck-Volumen-Beziehung verläuft von vornherein steiler, so daß intraperikardiale Volumenzunahmen schneller zu einem hämodynamisch folgenschweren intraperikardialen Druckanstieg führen können (MORGAN et al. 1966).

2. Fluß-Druck-Beziehungen im Niederdrucksystem

Der Druck in beiden Vorhöfen und in den zuführenden Venen übersteigt normalerweise den atmosphärischen nur um wenige mm Hg. Der Kurvenverlauf ist charakterisiert durch zwei deutlich positive Wellen (Abb. 10): Die a-Welle ist Ausdruck des durch die Vorhofkontraktion verursachten Druckanstiegs, die v-Welle entsteht während der Ventrikelsystole durch die passive Füllung der Vorhöfe. Die dritte wesentlich kleinere positive c-Welle wird durch eine Verlagerung der Trikuspidalklappen- bzw. Mitralklappenebene in den Vorhof während der isometrischen Ventrikelkontraktion hervorgerufen. Weitere Charakteristika der atrialen Druckkurve sind das x- und das y-Tal. Das erstere ist durch die kaudale Verlagerung der Atrioventrikularklappen während der Auswurfphase verursacht, das letztere durch den Druckabfall im Vorhof während der protodiastolischen ventrikulären Füllung. Die Flußänderungen in den Vorhöfen verhalten sich reziprok zu diesen Druckschwankungen, so daß der Zufluß zum jeweiligen Vorhof-Ventrikel-Komplex biphasisch erfolgt: zum größten Teil während der ventrikulären Ejektionsphase (x-Tal), zum wesentlich geringeren Teil während der ventrikulären Füllungsphase (y-Tal). Zum Zeitpunkt der Maxima der positiven a-, c- und v-Wellen sistiert hingegen der Blutfluß zum Herzen nahezu komplett (BRECHER u. HUBAY 1955; BRECHER 1956; MORGAN et al. 1966).

Kompliziert werden die Wechselbeziehungen zwischen Niederdrucksystem und intraperikardialem Druck durch die atmungsbedingten intrathorakalen Druckschwankungen. Während der Einatmungsphase nimmt mit dem intravasalen transmuralen Druck auch der venöse Rückfluß deutlich zu. Das umgekehrte Druck-Fluß-Verhalten ist in der Ausatmungsphase zu beobachten (GABE et al. 1969; WETLER et al. 1968; SHABETAI et al. 1970). Mit zunehmendem Perikarderguß wird der diastolische Fluß vermindert, das y-Tal flacht ab, so daß die

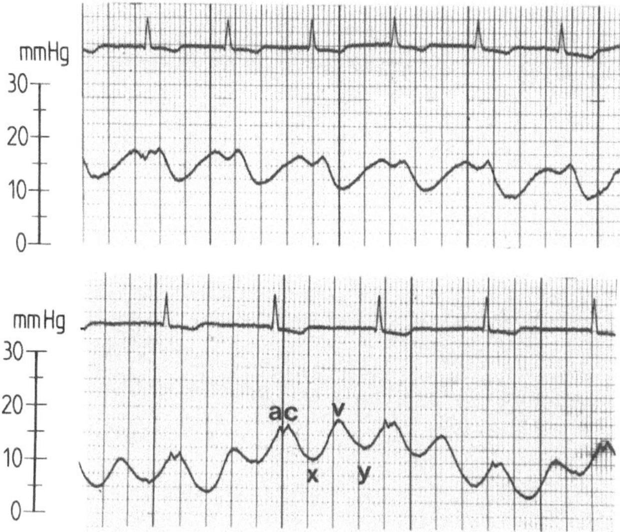

Abb. 10. Verlauf der Druckkurve in Pulmonalkapillarverschlußposition (PCP) bei Perikardtamponade (obere Registrierung). Nach Perikardpunktion und Absaugen der Ergußflüssigkeit (untere Registrierung) sind respiratorische Schwankungen in der PCP-Druckkurve ersichtlich. Gleichzeitig ändert sich auch der phasische Kurvenverlauf: Als Ausdruck der nicht länger behinderten Füllung des Vorhofes wird jetzt wieder eine deutliche v-Welle registriert

Füllung des rechten Vorhofs schließlich monophasisch während der ventrikulären Ejektionsphase erfolgt. Durch die Aufhebung des y-Tals fehlt in der rechtsventrikulären Druckkurve der frühdiastolische Dip weitgehend. Unabhängig von der intraperikardialen Flüssigkeitsmenge bleiben die atmungsbedingten Druckschwankungen erhalten, so daß während der Einatmung der Druck in der Vena cava weiterhin bei zunehmendem Fluß abnimmt (Abb. 11) (SHABETAI et al. 1959, 1965b; DEGRISTOFARO u. LIU 1969).

3. Auswirkungen eines Perikardergusses auf die ventrikuläre Pumpleistung

a) Diastolische Funktion

Wesentliche Einschränkungen der diastolischen Funktion sind nicht zu erwarten, solange der Druck im Perikard niedriger als der enddiastolische Druck im rechten Ventrikel bleibt. Nimmt hingegen der intraperikardiale Druck über eine gewisse Grenze zu, so wird das Herz mehr oder weniger komprimiert, der diastolische Druck steigt an. Liegt keine wesentliche myokardiale Erkrankung vor, so findet ein Angleich der diastolischen Drücke in allen vier Herzabschnitten statt (ISAACS et al. 1954; HOLT et al. 1960; DOCK 1961; MORGAN et al. 1966). REFSUM et al. (1981) zeigten, daß die jeweilige diastolische Druck-Volumen-Beziehung nach oben und links verschoben wird. Dabei bleibt die linksventrikuläre transmurale Druck-Volumen-Beziehung gleich, d.h. die Materialeigenschaften des Myokards ändern sich nicht.

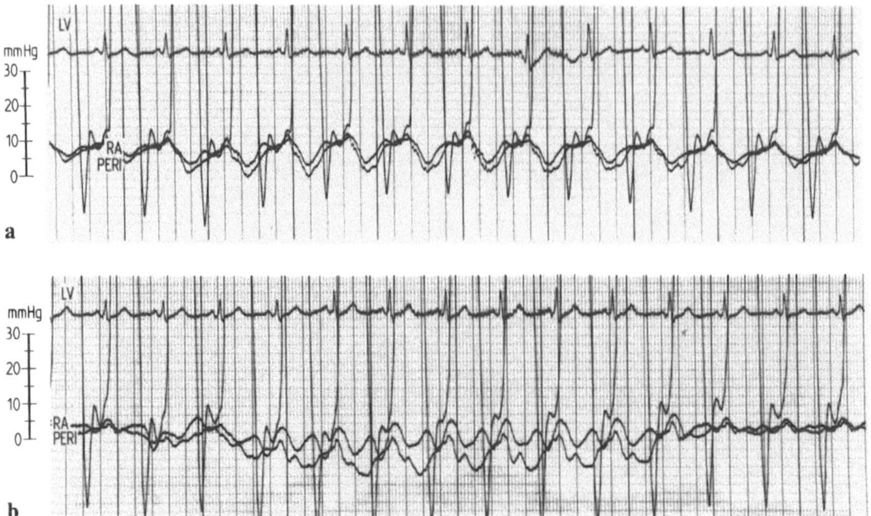

Abb. 11 a, b. Hämodynamik bei Perikarderguß: Simultane Registrierung des Drucks im rechten Vorhof (*RA*), Perikard (*PERI*) und linken Ventrikel (*LV*). **a** Vor dem Absaugen des Perikardergusses zeigen die Druckkurven im rechten Vorhof und im Perikard einen nahezu identischen Verlauf. Aufgrund einer linksventrikulären Hypertrophie infolge arterieller Hypertonie bleibt der enddiastolische Druck im linken Ventrikel höher als in den übrigen Herzabschnitten. **b** Nach Absaugen des Ergusses ändert sich der Druckkurvenverlauf im rechten Vorhof, wobei als Ausdruck der nicht länger behinderten Füllung eine deutliche v-Welle auftritt. Bei tiefer Inspiration (mittlerer Abschnitt der Registrierung) kommt es zu einer Verminderung des Drucks im rechten Vorhof und im Perikard. Hierbei ist die deutliche, physiologischerweise zu erwartende Separierung der Druckkurven des Vorhofs und des Perikards zu erkennen. Auch der Abstand des perikardialen zum enddiastolischen Druck im linken Ventrikel wird größer

Eine Abnahme des linksventrikulären Volumens dürfte zumindest zum Teil auch durch eine Erniedrigung des pulmonalen Rückflusses als sekundäre Folge der Einwirkung des erhöhten intraperikardialen Drucks sowohl auf den leichter kollabierenden rechten Ventrikel (SHABETAI et al. 1959) wie auf die dünnwandigen Vorhöfe bedingt sein. Nach experimentellen Untersuchungen scheint die relativ dicke Wand des linken Ventrikels besser als die des rechten Ventrikels in der Lage zu sein, der komprimierenden Kraft eines Ergusses entgegenzuwirken (SHABETAI et al. 1965b).

b) Systolische Funktion

Die hämodynamischen Auswirkungen eines Perikardergusses beschränken sich nicht auf die Füllungsperiode des Herzens. Die Ursache der herabgesetzten Pumpleistung des Herzens beim hämodynamisch wirksamen Perikarderguß ist die starke Senkung des enddiastolischen Volumens und damit der Vorlast, so daß es entsprechend dem Frank-Starling-Mechanismus zu einer starken Abnahme des Schlagvolumens kommt (ISAACS et al. 1954; CRAIG et al. 1968) (Abb. 12).

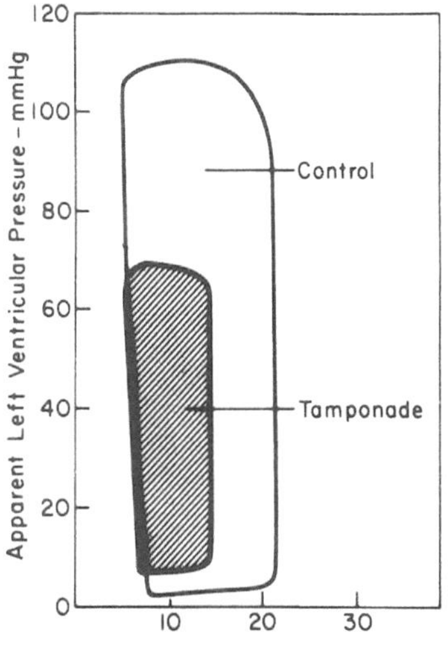

Abb. 12. Einfluß der Herzbeuteltamponade auf das Arbeitsdiagramm des linken Ventrikels. Unter den Bedingungen der Tamponade findet eine drastische Reduzierung des enddiastolischen Volumens und konsekutiv des systolischen Drucks statt. Gleichzeitig tritt eine Erhöhung des diastolischen Drucks auf (CRAIG et al. 1968)

Die Ventrikelfunktionskurve verläuft mit zunehmendem Perikarderguß flacher, wenn die Schlagarbeit gegen den gemessenen Füllungsdruck aufgetragen wird. Wird aber statt des gemessenen Füllungsdrucks der effektive transmurale Druck des linken Ventrikels zugrunde gelegt, so ist eine Verschiebung der Funktionskurve nicht mehr zu erkennen. Der Füllungsdruck des linken Ventrikels wird durch den Anstieg des Perikarddrucks quasi künstlich hochgehalten, während der transmurale Druck abnimmt (Abb. 13a, b). Die Schlagarbeitsverminderung steht wiederum in festem Zusammenhang mit dieser Verminderung des transmuralen Drucks, d.h. die Reduzierung der Schlagarbeit erfolgt entsprechend dem Frank-Starling-Mechanismus (ISAACS et al. 1954). Die Verminderung der Auswurfleistung wird partiell kompensiert durch Ausbildung einer Tachykardie und Steigerung der Auswurffraktion infolge einer gesteigerten sympathikoadrenergen Aktivität (PEGRAM et al. 1975). Wird in solchen Fällen die linksventrikuläre Funktion anhand von isovolumetrischen Parametern oder von Indices der Auswurfphase definiert, so werden so lange Normalwerte registriert, bis eine Tamponade ein Herzversagen bewirkt. Erst unter solchen extremen hämodynamischen Situationen kommt es möglicherweise zu einer kompressionsbedingten Reduzierung der Koronardurchblutung (O'ROURKE et al. 1967; JARMAKANI et al. 1975), die schließlich genauso wie die Verminderung der subendokardialen Perfusion (FRANK et al. 1971; WESCHLER et al. 1974) zum Herzversagen beiträgt. Vorwiegend unter tierexperimentellen Bedingungen wurde festgestellt, daß bei stärker wirksamem Perikarderguß eine systolische Einengung des rechtsventrikulären Ausflußtrakts, eine Mitral- sowie Trikuspidalinsuffizienz und schließlich eine Einengung der oberen und unteren Hohlvene an den Umschlagfalten des Perikards eintreten können (SHABETAI et al. 1979).

4. Hämodynamische Auswirkungen der Herztamponade

Die Herztamponade ist als ein Syndrom zu definieren, das durch einen Anstieg des intraperikardialen Drucks infolge eines Perikardergusses hervorgerufen wird

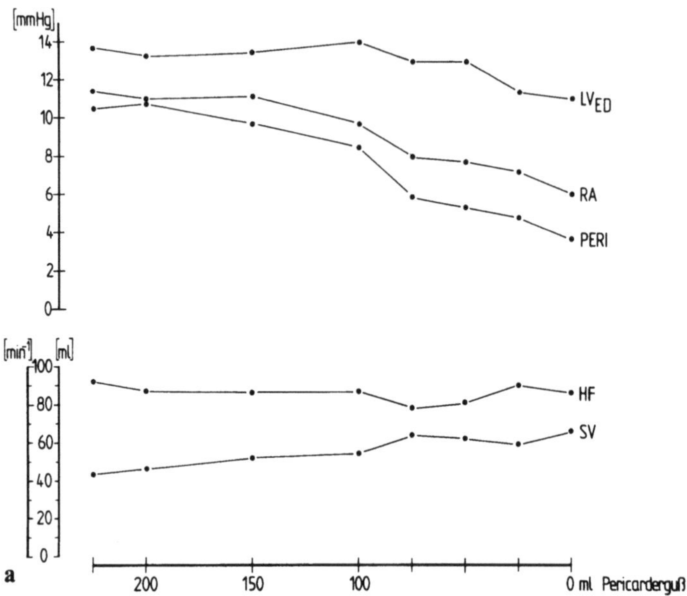

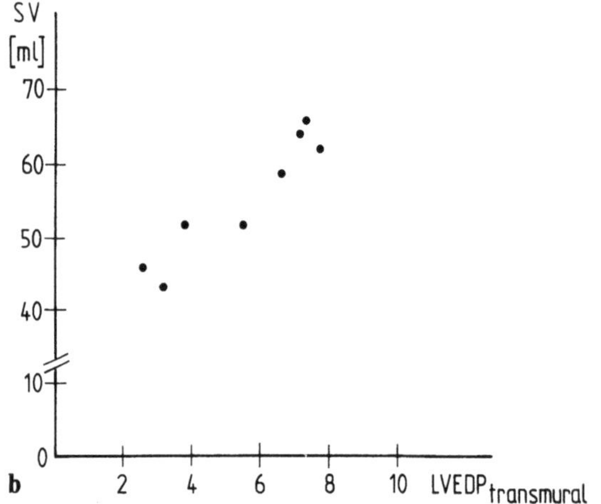

Abb. 13a, b. Graphische Darstellung der Änderungen hämodynamischer Parameter während des Absaugens eines Perikardergusses. **a** Mit zunehmender Verminderung der Ergußflüssigkeit nehmen die Drücke im rechten Vorhof (*RA*), Perikard (*PERI*) und linkem Ventrikel (*LV*) und die Herzfrequenz (*HF*) ab, das Schlagvolumen (*SV*) nimmt zu. Eine Zunahme des Schlagvolumens bei Verringerung des Füllungsdrucks des linken Ventrikels erscheint zunächst im Widerspruch zum Frank-Starling-Mechanismus zu stehen. **b** Trägt man jedoch das Schlagvolumen gegen den transmuralen linksventrikulären Druck auf, so zeigt sich, daß die Zunahme des Schlagvolumens zur Zunahme des transmuralen linksventrikulären Drucks korreliert. Alle Drücke wurden simultan registriert und zum Zeitpunkt des enddiastolischen linksventrikulären Drucks abgelesen. $LVEDP_{transmural} =$ LVEDP-PERI

und charakterisiert ist durch einen diastolischen Druckangleich in allen vier Herzkammern, verbunden mit einem kritischen Abfall des Herzzeitvolumens und des arteriellen Drucks.

Normalerweise ist der linksventrikuläre Füllungsdruck höher als der rechtsventrikuläre, der Unterschied ist jedoch relativ gering. Mit zunehmender Herztamponade gleicht sich der perikardiale und rechtsventrikuläre diastolische Druck an den linksventrikulären Füllungsdruck an. Spätestens zu diesem Zeitpunkt, wenn beide Ventrikel gegen den gleichen Perikarddruck gefüllt werden, findet ein Angleich der diastolischen Drücke in allen vier Herzkammern und im Perikard statt. Wenn eine intraperikardiale Flüssigkeitsansammlung auftritt, nimmt das totale perikardiale Volumen und der intraperikardiale Druck zu. Der Venendruck bleibt zunächst relativ konstant bis sich ein Angleich mit dem ansteigenden perikardialen Druck einstellt. Wird diese Grenze überschritten, so ist in der Regel der steile Abschnitt der perikardialen Druck-Volumenkurve erreicht. Steigt das Ergußvolumen weiter an, kann der intraperikardiale Druck nur dann konstant bleiben, wenn eine entsprechende Abnahme des kardialen Volumens eintritt. Ist diese Situation erreicht, so kann jede auch geringgradige Zunahme des Ergußvolumens zu einem bedrohlichen Abfall des Schlagvolumens führen. Bleibt das intrakardiale Volumen trotz Zunahme des intraperikardialen Volumens konstant, so wird der Druck im Perikardraum steil ansteigen, ohne daß eine Änderung des Schlagvolumens unbedingt folgen muß. Das kardiale Volumen kann jedoch nur konstant gehalten werden, wenn der hierfür erforderliche intrakavitäre Gegendruck gegen das gespannte Perikard durch das venöse Bett aufrecht erhalten wird. Wenn der kompensatorische Anstieg des Venendrucks nicht ausreichend ist, um das kardiale Volumen aufrecht zu erhalten, wird der transmurale Druck negativ und das Schlagvolumen fällt bedrohlich ab. Der damit verbundene Abfall des Herzzeitvolumens und des arteriellen Drucks führen zum klinischen Bild des Kreislaufschocks (Lange 1967; Shabetai et al. 1965b, 1970; Gaasch et al. 1976; Reddy et al. 1978).

Die Tamponade geht nicht in jedem Fall mit einem diastolischen Druckangleich in allen vier Herzkammern einher. Bei Patienten mit primär erhöhtem linksventrikulärem Füllungsdruck, z.B. bei chronischer Niereninsuffizienz mit arterieller Hypertonie findet der Druckangleich nur zwischen dem perikardialen und dem rechtsventrikulären Füllungsdruck statt, ohne daß der linksventrikuläre Füllungsdruck erreicht wird. Eine Perikardpunktion führt dann zu einer signifikanten Abnahme des rechts-, aber nicht des linksventrikulären Füllungsdrucks. Das Auftreten einer Tamponadesymptomatik mit einem bedrohlichen Abfall des Herzzeitvolumens kann damit erklärt werden, daß der zur Aufrechterhaltung des Schlagvolumens notwendige Kompensationsmechanismus, nämlich die Erhöhung des zentralen Venendrucks, bereits zu einem Zeitpunkt versagt, zu dem der rechtsventrikuläre diastolische Druck noch nicht die Höhe des linksventrikulären diastolischen Drucks erreicht hat. Die kardiale Kompression ist in solchen Fällen weitgehend auf die rechte Seite des Herzens beschränkt. Ein charakteristischer Befund bei Patienten mit isolierter Rechtsherztamponade ist das Fehlen eines Pulsus paradoxus.

Grundsätzlich gilt, daß für das Auftreten einer Tamponadesymptomatik beim Perikarderguß weniger das absolute Volumen des Ergusses entscheidend

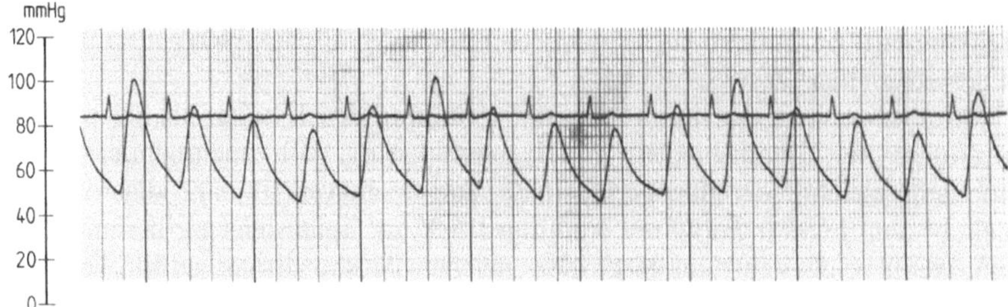

Abb. 14. Pulsus paradoxus bei Perikardtamponade: Mit der Inspiration nimmt der systolische Druck in der Aorta in typischer Weise um mehr als 20% des Ausgangswertes ab. Gleichzeitig nimmt der diastolische Druck in der Aorta nur geringfügig ab, so daß die Blutdruck- und somit auch die Pulsamplitude kleiner werden

ist, als der Druck, den der Erguß auf das muskuläre Herz ausübt. Da das Perikard eine gewisse Steifheit besitzt und nicht abrupt gedehnt werden kann, kann einerseits ein akut auftretender Erguß geringen Ausmaßes zu einer deutlichen Erhöhung des Perikarddrucks und damit zur Ausbildung einer Tamponadesymptomatik führen, während die langsame Entwicklung eines Ergusses ohne gravierende Erhöhung des Perikarddrucks und damit auch ohne klinische Symptomatik bleiben kann.

a) Der Pulsus paradoxus

Neben dem diastolischen Druckangleich in allen Herzkammern gilt als weiteres Charakteristikum der Perikardtamponade der hämodynamische Befund eines sog. Pulsus paradoxus. Man versteht darunter eine ausgeprägte, mehr als 10 mm Hg betragende Abnahme des systolischen arteriellen Drucks während der Einatmungsphase. Da gleichzeitig der diastolische Druck kaum abnimmt, kommt es zu einer Abnahme der Blutdruckamplitude (Abb. 14). Eine geringe Abnahme des arteriellen Drucks während der Inspiration ist bereits physiologischerweise zu beobachten.

Der Begriff Pulsus paradoxus wurde von KUSSMAUL (1873) eingeführt. Er benutzte diesen Terminus, weil er bei der Wahrnehmung der Abschwächung der Pulsamplitude während der Inspiration „paradoxer Weise“ keine gleichzeitige Änderung der Intensität oder Lokalisation des Herzspitzenstoßes feststellen konnte. KUSSMAUL benutzte somit den Begriff Pulsus paradoxus nur, um eine Diskrepanz zwischen dem Verhalten der Puls- und Herzspitzenstoßqualität während der Atmung und nicht, um eine unerwartete hämodynamische Reaktion oder gar eine Umkehrung eines physiologischen Verhaltens zu beschreiben. Obwohl andere Bezeichnungen wie „übertriebene respiratorische Pulsschwankungen“ für dies hämodynamische Phänomen diskutiert worden sind (SHARP et al. 1960), ist in der medizinischen Umgangssprache der an sich inkorrekte und zu Mißverständnissen führende Begriff Pulsus paradoxus bis heute erhalten geblieben.

Während physiologischerweise die inspirationsbedingte Erniedrigung des intrathorakalen Drucks sich auf alle zu- und abführenden Gefäße und auf das

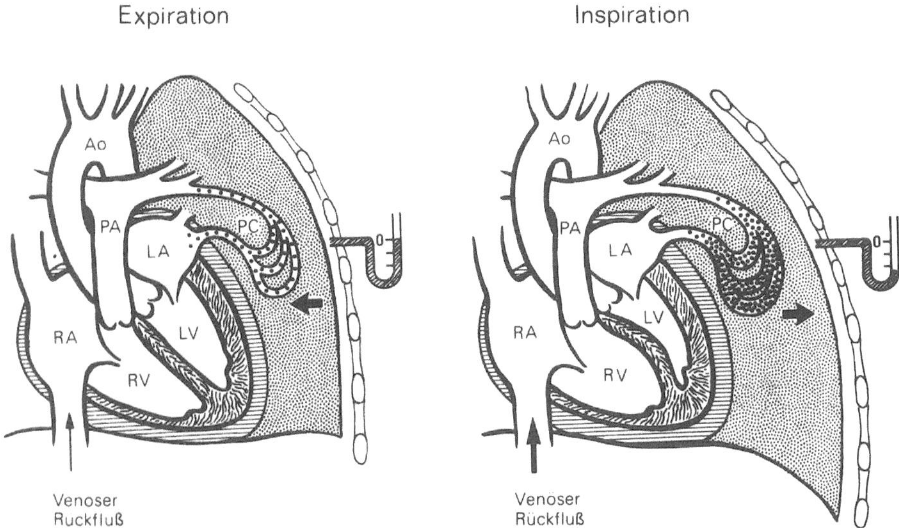

Abb. 15. Schematische Darstellung der intrathorakalen Flußänderungen und Volumenverschiebungen bei einer wirksamen Herzbeuteltamponade in Abhängigkeit von der Atmungsphase, die das Auftreten eines Pulsus paradoxus bedingen

Perikard auswirkt, konnte bereits von KATZ u. GAUCHAT (1924) tierexperimentell belegt werden, daß die Übertragung des intrathorakalen Drucks auf den perikardialen Raum weitgehend blockiert wird, wenn der perikardiale Sack durch eine Flüssigkeitsansammlung angespannt ist. Die Übertragung der inspiratorischen Abnahme des intrathorakalen Drucks auf das Pulmonalkapillarbett sowie auf die Pulmonalvenen bleibt hingegen unverändert (Abb. 15). Durch den negativen inspiratorischen intrathorakalen Druck nimmt der pulmonalvenöse Druck ab, während der entsprechende intrakardiale Druck sich kaum in Abhängigkeit von der Einatmung ändert, er kann sogar geringgradig zunehmen (SHABETAI et al. 1965b). Infolgedessen ist auch der Unterschied zwischen dem pulmonalvenösen Druck und dem intraperikardialen Druck während der Einatmung geringer als während der Ausatmung. Die Differenz zwischen dem pulmonalvenösen Druck und dem intraperikardialen Druck stellt den effektiven Füllungsgradienten für den linken Ventrikel dar (SHARP et al. 1960). Eine der entscheidenden Voraussetzungen für den Entstehungsmechanismus des Pulsus paradoxus ist die unvermindert bestehende Steigerung des venösen systemischen Rückflusses zum rechten Ventrikel während der Inspiration. Die damit verbundene Zunahme des rechtsventrikulären Volumens muß zu einer linksseitigen Verlagerung des interventrikulären Septums und somit zu einer Verkleinerung des enddiastolischen linksventrikulären Volumens führen (D'CRUZ et al. 1975; BRENNER u. WAUGH 1978), wenn das Perikard durch seinen Inhalt bereits angespannt ist.

Die durch den erhöhten venösen Rückfluß eintretende Steigerung des rechtsventrikulären Schlagvolumens wird im Pulmonalgefäßbett durch die Übertragung des während der Inspiration abnehmenden intrathorakalen Drucks abge-

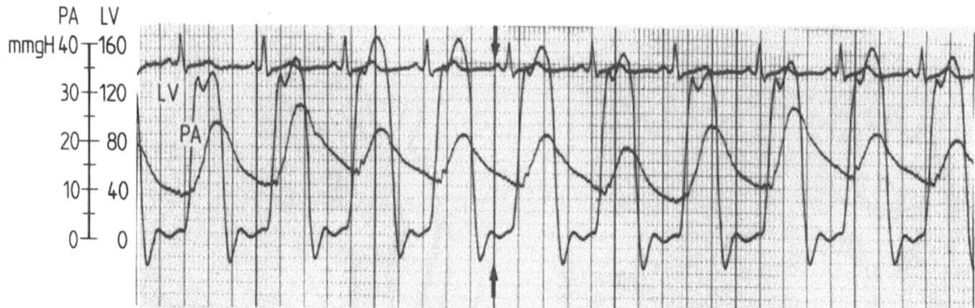

Abb. 16. Simultane Registrierung von Pulmonalarteriendruck (*PA*) und linksventrikulärem Druck (*LV*) bei Herzbeuteltamponade. Mit Beginn der Einatmung (*Pfeil*) nimmt der systolische Druck im linken Ventrikel ab, der systolische Druck in der Pulmonalarterie nimmt allmählich bei gleichzeitiger Vergrößerung der Druckamplitude zu. Diese inspirationsbedingten Veränderungen der Drücke im kleinen Kreislauf erfolgen nicht exakt gegensinnig, sondern mit einer geringen Phasenverschiebung

puffert. Der Fluß zum linken Ventrikel während der Einatmungsphase wird aber durch die eintretende Dehnung der Pulmonalvenen vermindert (SHIU et al. 1978). Diese hämodynamischen Auswirkungen der Einatmung sind am Verhalten des Pulmonalkapillarverschlußdrucks abzulesen: Während dieser Phase fällt der Füllungsdruck des linken Ventrikels ab und nähert sich oder unterschreitet den Wert des intraperikardialen Drucks. Der linksventrikuläre transmurale Druck kann somit während der Inspiration negativ werden, so daß ein kompletter Flußstop zum linken Ventrikel eintreten kann.

Sowohl die volumenbedingte Verlagerung des interventrikulären Septums nach links wie die Abnahme oder das Negativwerden des effektiven Füllungsgradienten des linken Ventrikels induzieren eine Abnahme des linksventrikulären Schlagvolumens. Die Übertragung des negativen intrathorakalen Drucks auf die Aorta und ihre intrathorakalen Äste (SHABETAI et al. 1963) führt unabhängig von einem Perikarderguß zur Abnahme des dynamischen Widerstands dieses Gefäßabschnitts und trägt weiter zur Abnahme des arteriellen Drucks bei.

Entscheidend für den tamponadebedingten Druckabfall bleibt die Abnahme des linksventrikulären Schlagvolumens. Ein offensichtlich wichtiger Grund für den stärker ausgeprägten arteriellen Druckabfall bei der Perikardtamponade ist in der Tatsache zu suchen, daß aufgrund der Dämpfung und Verzögerungsfunktion des pulmonalen Gefäßbettes die atmungsinduzierten Fluktuationen des rechtsventrikulären Schlagvolumens physiologischerweise ausgeprägter sind als die des linken Ventrikels (FRANKLIN et al. 1962; HARRISON et al. 1963). Bei einer Tamponade-Situation sind hingegen die Schlag-zu-Schlag atmungsbedingten Änderungen des aortalen Drucks und Flusses zwar phasenverschoben, aber weitgehend identisch mit den Schwankungen in der Pulmonalarterie (SHABETAI et al. 1979) (Abb. 16).

Bei einer Perikardtamponade dürfte der Wettlauf zwischen dem rechten und dem linken Ventrikel um den intraperikardialen Raum von größerer Bedeutung sein als unter physiologischen Bedingungen, unter denen das intrapulmonale Pooling für die respiratorischen Volumenschwankungen die wesentlich wichtigere Rolle spielt. Diese Überlegungen werden allerdings durch Befunde relativiert, die eine linksseitige inspirationsbedingte Verschiebung des interventrikulären Septums auch bei Normalpersonen zeigen konnten (BRENNER u. WAUGH 1978). Ein weiterer, im Mechanismus des Pulsus paradoxus noch nicht ausreichend berücksichtigter Faktor ist die Herabsetzung des Schlagvolumens durch die ergußbedingte Verschiebung der Ruhe-Dehnungs-Kurve nach links mit deutlicher Verminderung der ventrikulären Vorlast.

Es fällt nicht schwer abzuleiten, daß die gleiche prozentuale inspirationsbedingte Reduzierung eines normalen Schlagvolumens ganz andere hämodynamische Auswirkungen als die eines bereits erniedrigten haben dürfte, vor allem dann, wenn der nachgeschaltete Widerstand durch das erniedrigte Herzminutenvolumen erhöht ist. In diesem Zusammenhang wird auch das formale Auftreten eines Pulsus paradoxus bei manchen Patienten mit einem nicht Tamponadebedingten Schock verständlich (COHN et al. 1967a).

b) Andere Ursachen für den nicht tamponadebedingten Pulsus paradoxus

α) Konstriktive Perikarditis

Der Pulsus paradoxus ist bei der konstriktiven Perikarditis wesentlich seltener zu beobachten als bei einer Perikardtamponade. Er wird häufiger bei einer subakuten konstriktiven Form gefunden als bei einer chronischen, wahrscheinlich, weil bei der ersten häufig ein zusätzlicher Erguß besteht. Es handelt sich dann um eine sog. effusive konstriktive Perikarditis, d.h. um ein Mischbild aus Tamponade und Konstriktion. Der Mechanismus für das Entstehen eines Pulsus paradoxus dürfte in solchen Fällen der gleiche sein wie bei einer Herztamponade (SHABETAI et al. 1965a).

Das Fehlen eines Pulsus paradoxus bei einer Pericarditis constrictiva hängt damit zusammen, daß eine inspiratorische Zunahme des venösen Rückstroms zum rechten Ventrikel weitgehend fehlt und daß die intrathorakalen Druckschwankungen durch das verdickte Perikard nicht auf die Herzkammer übertragen werden. Das inspiratorische Pooling in den Pulmonalvenen bleibt auch bei einer Pericarditis constrictiva bestehen.

Das Fehlen einer inspiratorischen Zunahme des Blutflusses durch die Lungenarterie verstärkt die inspiratorische Verminderung des venösen Rückflusses zum linken Ventrikel. Daraus kann eine etwas stärkere Abnahme des arteriellen Drucks resultieren (SHABETAI et al. 1979). Dieser Mechanismus dürfte dann besonders wirksam werden, wenn z.B. infolge diuretischer Behandlung eine Hypovolämie besteht.

β) Obstruktion der Atemwege

Das Auftreten eines Pulsus paradoxus wird auch bei Patienten mit einer chronischen Obstruktion der Atemwege und vor allem bei Asthma-bronchiale-Anfällen beobachtet (BRECHER u. HUBAY 1955; SCHRIJEN et al. 1975; SETTLE et al. 1977; BRENNER u. WAUGH 1978; SHIU et al. 1978; REBUCK u. PENGELLY 1973).

Als wesentlich für die Entstehung eines Pulsus paradoxus wird die direkte, plötzliche Übertragung der intrathorakalen Druckschwankungen auf die Aorta betrachtet. Bei langsamer Inspiration ist ein Pulsus paradoxus nicht mehr feststellbar (DORNHORST et al. 1952). Diese Form des Pulsus paradoxus erfordert keine Abnahme des linksventrikulären Schlagvolumens (SHABETAI et al. 1963, 1970). Mit dem plötzlichen intrathorakalen Druckabfall zu Beginn der Inspiration kann jedoch auch eine Abnahme des linksventrikulären Schlagvolumens einhergehen (LANGE u. TSAGARIS 1964). Das inspiratorische pulmonalvenöse Pooling ist dabei entscheidend.

γ) Lungenembolie

Bei einer relevanten Lungenembolie ist das rechtsventrikuläre Schlagvolumen während beider Atemphasen erniedrigt, da durch die teilweise okkludierenden Thromben die Kapazität des pulmonal-arteriellen Systems erniedrigt und sein Widerstand erhöht ist. Währenddessen bleiben die Kapazität und die Dehnbarkeit des pulmonalvenösen Systems unverändert, so daß während der Inspiration das erniedrigte rechtsventrikuläre Schlagvolumen weitgehend in diesem System abgepuffert wird. Die Folge ist ein stärker erniedrigter inspiratorischer Rückfluß zum linken Ventrikel, der zu einer Senkung des Schlagvolumens führt (BRUDINE u. WALLACE 1965).

Als weitere Erklärung für die ausgeprägte inspiratorische Senkung des arteriellen Drucks wird bei der Lungenembolie die durch die akute rechtsventrikuläre Dilatation bedingte linksseitige Verschiebung des interventrikulären Septums (MCDONALD et al. 1972) mit konsekutiver Kompression des linken Ventrikels (DORNHORST et al. 1952; SHABETAI et al. 1965b; GABE et al. 1970) und somit Verkleinerung des Auswurfvolumens angeführt.

II. Ventrikelfunktion bei der chronischen konstriktiven Perikarditis

Bei der chronischen Pericarditis constrictiva besteht während der Systole keine Bewegungseinschränkung: zu Beginn der Diastole füllt sich das Herz sehr schnell, ohne Relaxationseinschränkung. Die wesentliche hämodynamische Veränderung ist die meso- bis spätdiastolische Dehnungslimitierung der Ventrikel.

1. Diastolische Ventrikelfunktion

Je ausgeprägter die Konstriktion, um so höher ist der enddiastolische Druck. Die Erhöhung des rechtsventrikulären Füllungsdrucks führt zur systemischen venösen Hypertension, welche ihrerseits die systemische Kongestion verursacht. Die Höhe des rechts- und linksventrikulären Füllungsdrucks wird einerseits von der diastolischen Dehnbarkeit des Myokards, andererseits von der Dehnbarkeit des die Ventrikel umschließenden Perikards bestimmt. Das Zusammenwirken beider Faktoren wird auch als „operational compliance" bezeichnet (REDDY 1982). Sie wird bei der Pericarditis constrictiva von dem Grade der Fibrosierung oder Kalzifizierung des Perikards determiniert.

Während in leichten Fällen einer Pericarditis constrictiva vorwiegend die linksventrikuläre Compliance erniedrigt ist, kommt es mit zunehmender Schwere der Erkrankung auch zu einer Einschränkung der rechtsventrikulären Dehnbarkeit, so daß schließlich die kombinierte Compliance von Ventrikel und Perikard der des fibrotischen oder verkalkten Perikards gleichzusetzen ist. In diesem Zusammenhang ist auch der komplette diastolische Druckangleich in den beiden Vorhöfen und Ventrikeln bei ausgeprägter Konstriktion zu verstehen.

Der Füllungsvorgang der Vorhöfe erfolgt bei einer Perikarditis constrictiva wie unter physiologischen Bedingungen zweizeitig, so daß bei Sinusrhythmus in der Druckkurve der Vorhöfe in der Regel ein deutliches x- sowie y-Tal registriert wird (HANSEN et al. 1951; SHABETAI et al. 1965a). Der systemische, venöse Druckpuls weist daher häufig eine M- oder W-förmige Konfiguration ohne wesentliche respiratorische Fluktuationen auf. Selten ist eine Zunahme des venösen Drucks während der Einatmung an den Halsvenen zu erkennen (Kussmaul-Zeichen) (SHABETAI et al. 1979).

Der systemische venöse Rückfluß wird deswegen von den atmungsbedingten Schwankungen des intrathorakalen Drucks wenig beeinflußt, weil diese aufgrund des vernarbten und steifen Perikards nicht auf das Herz übertragen werden. Im pulmonalvenösen Bereich werden die respiratorischen Druckschwankungen jedoch unvermindert übertragen. Atembedingte Druckschwankungen des linksventrikulären Füllungsdrucks sind nicht mehr zu erkennen, wenn bei den schweren Formen der Pericarditis constrictiva die Zunahme des zentralen Blutvolumens zu einer maximalen venösen Dehnung geführt hat (REDDY 1982).

Der typische hämodynamische Befund bei einer wirksamen Pericarditis constrictiva ist das sog. Quadratwurzel-Phänomen oder „dip and plateau"-Zeichen in der diastolischen Druckkurve der Ventrikel. Mehrere Erklärungen zu diesem Druckverhalten wurden angegeben (Abb. 17, 18). Die wahrscheinlichste geht davon aus, daß endsystolisch die Ventrikel weitgehend entleert sind und dann frühdiastolisch infolge des hohen atrialen Drucks schnell gefüllt werden. Dieser Prozeß wird durch das verdickte Perikard abrupt gestoppt (HANSEN et al. 1951; MCKUSICK 1952a, b).

Der frühdiastolische Druck im Ventrikel fällt nach Eröffnung der Mitralklappe solange weiter steil ab, solange der ventrikuläre Relaxationsvorgang schneller abläuft als der zu erwartende Druckanstieg infolge der Flußzunahme vom pulmonalvenösen Kapillarbett bzw. vom Venensystem. Der frühdiastolische Nadir des Ventrikeldrucks und des y-Tals der Vorhofdruckkurve ist der Äquilibrierungspunkt zwischen dem relaxationsbedingten Druckabfall im Ventrikel und dem expansionsbedingten Druckanstieg als Folge des venösen Rückflusses in Vorhöfe und Ventrikel. Die Höhe dieses Punktes schwankt von Patient zu Patient je nach Schweregrad der Erkrankung stark. Da die Höhe des zentralvenösen und diastolischen ventrikulären Drucks mit dem Grad der Konstriktion korreliert, liegt auch dieser Äquilibrierungspunkt um so höher, je höher der frühdiastolische ventrikuläre Druck ist. Daher ist auch die Tiefe des y-Tals sehr unterschiedlich und trägt zur starken Variabilität des atrialen Druckverlaufs auch bei Sinusrhythmus bei. Nach diesem tiefsten Druckpunkt (frühdiastolischer Dip) in der Ventrikeldruckkurve steigt der Druck im rechten und linken Ventrikel sehr rasch an, um die maximale Höhe des durch das venöse System aufgebrachten Drucks zu erreichen. Während der weiteren Diastole sind wesentliche Druckänderungen nicht zu beobachten (Diastase).

Aus dem Konstantbleiben des venösen und ventrikulären Drucks während der Diastase darf man nicht auf einen Flußstop im venösen Kapazitätssystem

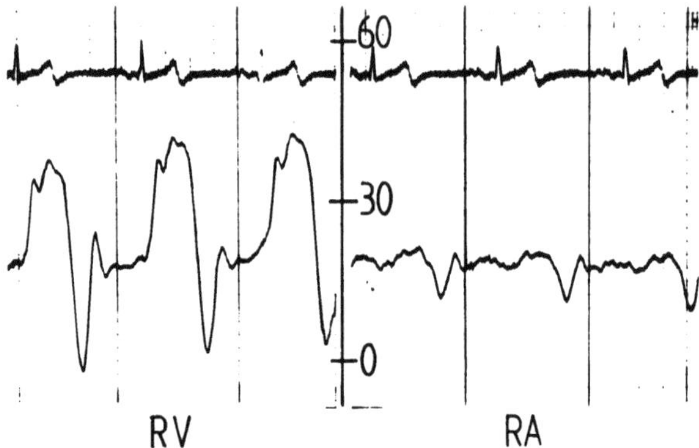

Abb. 17. Druckregistrierung im RV und beim Rückzug in RA bei einer Pericarditis constrictiva. Beachte die typische plateauförmige Konfiguration des erhöhten diastolischen Drucks in RV und RA. Mit 20 mm Hg beträgt typischerweise der diastolische RV-Druck mehr als 30% des systolischen (43 mm Hg). Die a- und v-Wellen sowie das x-Tal fehlen in der RA-Druckkurve

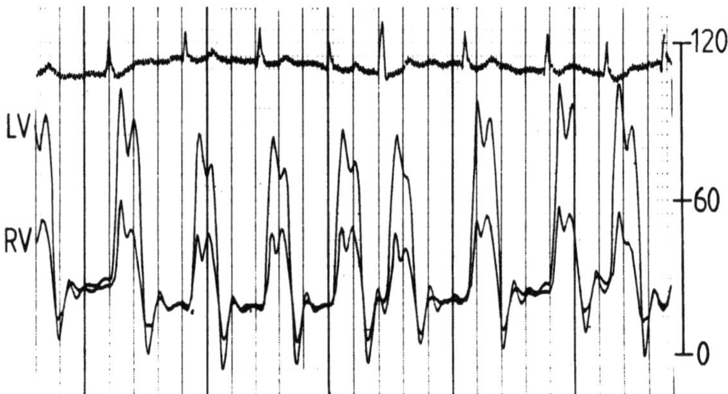

Abb. 18. Simultane Druckregistrierung im rechten und linken Ventrikel bei Pericarditis constrictiva. Beachte den kompletten diastolischen Druckangleich bei deutlichem „Quadratwurzelphänomen"

– zu dem diastolisch auch die Ventrikel gehören – schließen, da der kapillarvenöse Abfluß im Gleichgewicht mit der volumenbedingten Dehnung stehen kann. Erst wenn das Kapazitätssystem maximal gefüllt ist und eine volumenbedingte Expansion nicht mehr erfolgt, kommt es zum diastolischen Flußstop (REDDY 1982).

Der enddiastolische Druck im rechten Ventrikel ist bei einer wirksamen Pericarditis constrictiva immer erhöht. Die Höhe beträgt dann praktisch immer mehr als 30% des systolischen rechtsventrikulären Drucks (REDDY 1982) (Abb. 17, 18).

2. Systolische Ventrikelfunktion

Der konstriktive Prozeß behindert nicht nur den normalen diastolischen Dehnungsvorgang, sondern führt durch Schrumpfungsvorgänge zusätzlich zu einer Verkleinerung des diastolischen Gesamtvolumens beider Ventrikel. In extremen Fällen liegt das enddiastolische Volumen sogar unter dem Wert eines normalen Schlagvolumens, so daß es trotz Erhöhung des Füllungsdrucks zu einer Erniedrigung des Schlagvolumens nach dem Frank-Starling-Mechanismus kommt (GAASCH et al. 1974; SHABETAI 1982). In den meisten Fällen ist zur Aufrechterhaltung des Herzzeitvolumens eine kompensatorische Tachykardie auch unter Ruhebedingungen zu beobachten (LEWIS u. GOTSMAN 1973).

Die systolische Funktion gemessen an der Auswurffraktion und isovolumetrischen Kontraktionsindices des Herzens kann bei der konstriktiven Perikarditis normal sein (HARVEY u. WHITEHILL 1937; ROONEY et al. 1970; LEWIS u. GOTSMAN 1973; GAASCH et al. 1974), aber auch deutlich eingeschränkt, wenn die Erkrankung längere Zeit anhält (MONTERO et al. 1966; VOGEL et al. 1971; LEWIS u. GOTSMAN 1973; LEVINE 1973; GAASCH et al. 1974; SANZ u. TIRADU 1977). Dies hängt möglicherweise damit zusammen, daß narbiges Gewebe ins Myokard hineinwächst. Eine hiermit verbundene Einengung der Koronararterien ist diskutiert worden (LEVINE 1973).

Die Existenz eines „myokardialen Faktors“ ist häufig herangezogen worden, um einige unklare Aspekte der konstriktiven Perikarditis erklären zu können (HARVEY et al. 1953). Der Nachweis eines myokardialen Faktors bei der Pericarditis constrictiva ist allerdings deshalb schwer, weil nicht ohne weiteres zwischen herabgesetzter myokardialer Funktion und Reduzierung der Pumpleistung durch die limitierte Füllung unterschieden werden kann. Für das Vorhandensein des „myokardialen Faktors“ könnte die Erfahrung sprechen, daß häufig eine klinische Besserung nach Digitalisierung beobachtet werden kann (HARVEY et al. 1953).

Anatomisch-pathologische Befunde zeigen darüber hinaus eindeutige Veränderungen der myokardialen Struktur im Sinne einer Atrophie (ROBERTS u. BECK 1941; HELLERSTEIN u. SANTIAGO-STEVENSON 1950; DINES u. EDWARDS 1958). Es ist weiterhin bekannt, daß trotz erfolgreicher Perikardektomie längere Zeit vergehen kann, bis sich der ventrikuläre Füllungsdruck normalisiert (FRITZPATRICK et al. 1962; KLOSTER et al. 1965; SOMERVILLE 1968; VIOLA 1973).

Trotz allem ist die Pericarditis constrictiva als eine Erkrankung anzusehen, die vorwiegend die diastolische Funktion des Herzens beeinträchtigt (SOMERVILLE 1968; LEWIS u. GOTSMANN 1973).

3. Hämodynamische Unterschiede zwischen Pericarditis constrictiva und Perikardtamponade

Der entscheidende hämodynamische Unterschied zwischen einer Herztamponade und einer Pericarditis constrictiva besteht darin, daß bei einer Pericarditis constrictiva die Restriktion gegen die Füllung des Ventrikels auf die letzten zwei Drittel der Diastole limitiert ist, während bei der Herztamponade die Restriktion während der gesamten Diastole andauert. Wie die schematische Dar-

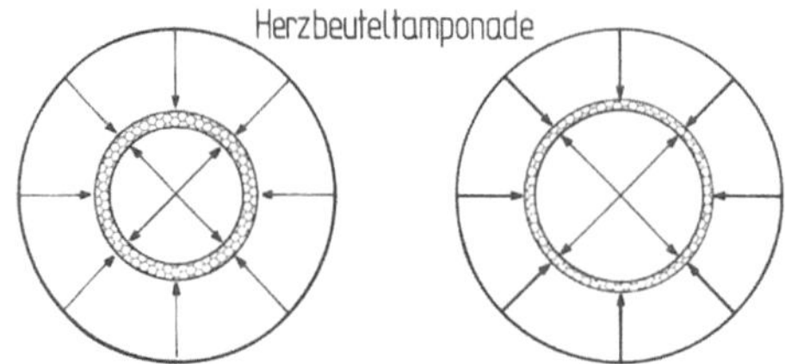

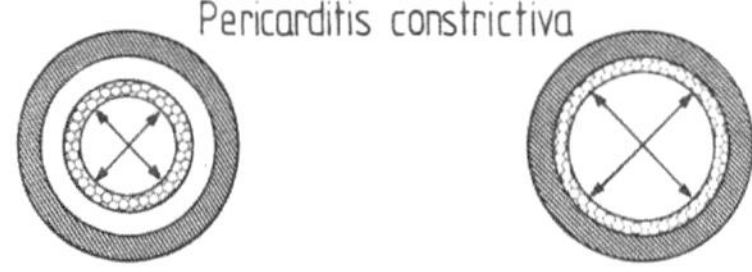

Abb. 19. Schematische Querschnittsdarstellung der Ventrikel bei einer Perikardtamponade. Bei der Tamponade wirkt sich der Flüssigkeitsdruck während des gesamten Herzzyklus aus, bei der Konstriktion nur während der meso- bis enddiastolischen Phase

stellung (Abb. 19) zeigt, ist bei der konstriktiven Perikarditis das Herz endsystolisch sowie frühdiastolisch nicht eingeengt. Erst wenn das Herz die vom perikardialen Narbengewebe gesetzte Grenze erreicht, kann eine weitere Füllung des Ventrikels nicht mehr erfolgen. Im Gegensatz hierzu ist das Herz bei der Tamponade während des gesamten Herzzyklus eingeengt, da die perikardiale Flüssigkeit einen kontinuierlichen Druck auf die Außenseite der Ventrikelwand ausübt.

F. Ätiologie und Klinik der Perikarderkrankungen

I. Perikarderguß, akute und chronische Herzbeuteltamponade

Die unterschiedlichsten ätiologischen Faktoren können die Bildung eines Perikardergusses induzieren, der je nach Ausprägung und Entwicklungsgeschwindigkeit zum klinischen Bild der akuten und chronischen Herzbeuteltamponade führen kann (HARVEY et al. 1954; WOLFF u. GRÜNFELD 1963; FRIEDMAN et al. 1965; SHIFF et al. 1969; GRIST u. BELL 1969; HIRSCHMAN u. HAMMER 1974; BURCH 1976) (Tabelle 1).

Die häufigsten Ursachen für eine akute Tamponade sind: die virale Perikarditis, das Hämoperikard, Neoplasmen (JOHNSON et al. 1961; ROBERTS et al. 1968a, b; GOLDBERG u. MORI 1970; HANCOCK 1982), das Chyloperikardium (AARSETH u. LANGE 1958; NAEF 1961; FAWAL et al. 1967; HAWKER et al. 1972; LICHSTEIN et al. 1974). Jede dieser Hauptursachen weist wiederum eine große ätiologische Variabilität auf (s. Tabelle 2). So z.B. kann ein Hämoperikard Folge sein: eines Myokardinfarkts mit oder ohne gedeckte Perforation, einer Ruptur der Aorta ascendens, eines dissezierenden Aneurysmas, eines Traumas (HIRST u. BARBOUR 1958; TABATZNIK u. ISAACS 1961; SYMBAS et al. 1976; SCHULTE et al. 1979). Ein Hämoperikard kann auch im Rahmen einer Antikoagulantienbehandlung auftreten (FELL et al. 1965; MILLER 1969). Im Rahmen eines Myokardinfarkts kommt es in etwa 10% der Fälle zu einer Ruptur der

Tabelle 1. Ätiologie der Perikarderkrankungen

Fibrinöse Perikarderkrankungen	Fibrotisch adhäsive Perikarderkrankungen
1. Myokardinfarkt 2. Iatrogen oder traumatisch a) Herzoperationen b) Herzkatheterkomplikationen c) Bestrahlungsfolge d) Chemische Substanzen e) Penetrierende und nicht penetrierende Verletzungen 3. Infektiöse Genese 4. Idiopathisch 5. Neoplastisch 6. In Verbindung mit anderen Erkrankungen a) Urämie b) Kollagenerkrankungen α) Urämie β) Rheumatoide Arthritis γ) Systemischer Lupus erythematodes c) Medikamentös	1. Nach Hämoperikard mit Verletzung der serösen Schicht a) Herzoperationen b) Penetrierendes oder stumpfes Trauma 2. Bestrahlungsfolge 3. In Verbindung mit anderen Erkrankungen a) Niereninsuffizienz b) Rheumatoide Arthritis c) Systemischer Lupus erythematodes d) Sklerodermie 4. Infektiöse Genese a) Bakteriell b) Fungal c) Parasitär d) Viral 5. Idiopathisch

Granulomatöse Perikarderkrankungen	Kalzifizierende Perikarderkrankungen	Neoplastische Perikarderkrankungen
1. Infektiöse Genese a) Tuberkulose b) Pilzerkrankung c) Parasiteninfektion 2. Cholesterin a) Idiopathisch b) In Verbindung mit anderen Erkrankungen α) Hypothyreose β) Rheumatoide Arthritis γ) Tuberkulose δ) Hypercholesterinämie 3. Iatrogen a) Talk b) Andere Fremdkörper 4. Sarkoidose	1. Idiopathisch 2. Tuberkulös 3. Purulent 4. Rheumatisches Fieber 5. Traumata	1. Metastatisch a) Lunge b) Mamma c) Lymphome d) Leukämie 2. Primär a) Benigne Tumoren α) Teratome β) Fibrome γ) Lipome δ) Angiome b) Maligne Tumoren α) Mesotheliome β) Sarkom

freien Wand des linken und wesentlich seltener des rechten Ventrikels mit konsekutivem Hämoperikard (BATES et al. 1977; KAYER 1979; VON ESSEN u. EFFERT 1980). Die Inzidenz dieses Ereignisses in der Bundesrepublik ist mit etwa 5000–7000 Fällen pro Jahr anzusetzen (KAYSER 1979). Die am 1.–5. Tag nach dem akuten Ereignis auftretende Ruptur ist vorwiegend an der Vorderwand und an der Spitze des linken Ventrikels lokalisiert (MÜLLER 1979).

Die klinischen Kriterien einer Myokardruptur sind das rasche Auftreten eines Bewußtseinsverlustes bei gleichzeitiger Puls- und Drucklosigkeit sowie Atemstillstand. Charakteristisch ist das Fortbestehen des Ausgangsrhythmus

Tabelle 2. Ätiologie des Perikardergusses

Serös	Hämorrhagisch	Lymphatisch oder chylös
1. Herzinsuffizienz 2. Hypoalbuminämie 3. Bestrahlungsfolge	1. Iatrogen a) Herzoperation b) Herzkatheter c) Penetrierende und nicht penetrierende Traumata d) Antikoagulantientherapie e) Chemotherapeutische Substanzen 2. Neoplastisch 3. Traumatisch 4. Akuter Myokardinfarkt 5. Herzruptur 6. Ruptur der Aorta ascendens 7. Koagulopathien 8. Nierenerkrankungen	1. Neoplastisch 2. Iatrogen (z. B. Herzoperation) 3. Kongenital 4. Idiopathisch

im EKG über mehrere Minuten, mit anschließender Ausbildung eines idioventrikulären Rhythmus und final einer Asystolie (DISSMANN et al. 1967). In den allermeisten Fällen (70%) tritt der Tod so rasch ein, daß therapeutische Konsequenzen auch bei dringender Verdachtsdiagnose nicht gezogen werden können (FULTON 1940; DISSMANN et al. 1967; NAEIM et al. 1972; BATES et al. 1977; KAYSER 1979; SPIEL et al. 1979). In den übrigen Fällen verläuft nach einer Reihe von Autoren die Herzruptur unter dem Bild des protrahierten kardiogenen Schocks, wobei prinzipiell Zeit für ein operatives Vorgehen bleiben würde (BERESFORD u. EARL 1930; GANS 1951; MAHER et al. 1956; LAUTSCH u. LANKS 1967; FRIEDMAN et al. 1971; HOCHREITER et al. 1982).

Alle bisherigen Versuche, klare klinische und hämodynamische Vorwarnsymptome für die drohende Ruptur zu erarbeiten, haben zu keinem befriedigenden Ergebnis geführt (LIMBOURG 1979; ENENKEL 1979; GROSSER 1979).

Gelingt aufgrund der klinischen Verdachtsdiagnose erstens der echokardiographische Nachweis eines rupturbedingten Perikardergusses, ist zweitens eine unverzügliche, erfolgreiche Punktion mit Anlagen eines intraperikardialen großlumigen Katheters möglich und steht schließlich ein kardiochirurgisches Team in unmittelbarer Operationsbereitschaft, so besteht die Möglichkeit einer erfolgreichen chirurgischen Intervention (MEISNER 1979; VON ESSEN u. EFFERT 1980; HOCHREITER et al. 1982). Die wenigen, bisher erfolgreich operierten Patienten (vgl. MEISNER 1979; VON ESSEN u. EFFERT 1980; HOCHREITER et al. 1982) konnten deswegen gerettet werden, weil ein Teil der Perforation nicht massiv als sog. „blow out", sondern als allmähliche Sickerblutung im Sinn einer gedeckten Perforation einsetzte. In diesem Zusammenhang sind die pathologisch-anatomischen Befunde von Bedeutung, die erhebliche Unterschiede des Hämoperikardvolumens nach Perforation gezeigt haben (MÜLLER 1979). Es ist daher die Frage begründet, ob der Tod wirklich in jedem Fall durch die blutungsbedingte myokardiale Kompression eintritt oder ob nicht vielmehr das infarktbedingte Versagen des Myokards eine mitentscheidende Rolle spielt.

In diesem Zusammenhang fand bisher die Möglichkeit einer vorwiegenden Kompression des rechten Ventrikels als Ursache des Kreislaufstillstands keine Beachtung. Durch den Myokardinfarkt bedingt, dürfte nämlich bei diesen Patienten der linksventrikuläre diastolische Druck deutlich höher als der rechtsventrikuläre liegen. Die plötzliche intraperikardiale Druckerhöhung durch die Hämorrhagie bewirkt dann vorwiegend eine Kompression des rechten Ventrikels mit bedrohlichem Abfall seines Schlagvolumens. Nach Erschöpfung des intrathorakalen Volumens pumpt sich der linke Ventrikel leer und es kommt zum Kreislaufstillstand.

Ob zusätzlich reflektorische Mechanismen für das Eintreten des Kreislauf- und Atemstillstands als Folge des infarktbedingten Hämoperikards eine Rolle spielen, wurde bisher ebenfalls nicht diskutiert.

Im Gegensatz zur akuten setzt die chronische Tamponade praktisch immer eine sich langsam bildende, größere Menge an Perikardflüssigkeit voraus. Ein solcher Perikarderguß kann ebenfalls mehrere Ursachen haben (Tabelle 1, 2): eine biventrikuläre Herzinsuffizienz (Schölmerich 1960), primäre oder metastatische Neoplasmen (Roberts et al. 1968a, b; Glancy u. Roberts 1968; Lokich 1973; Smith et al. 1974; Roberrs u. Spray 1976; Martini et al. 1977; Davis et al. 1978; Applefeld u. Pollok 1980), tuberkulöse oder andere mykotische Erkrankungen (Schepers 1962; Rooney et al. 1970), infektiöse Perikarditiden (Null u. Castle 1959; Woodward et al. 1960; Theologides u. Kennedy 1969; Morse et al. 1971; Holmes et al. 1971; Beal et al. 1971; Kauffman et al. 1973; Rubin u. Moellering 1975; Sands et al. 1977), das Myxödem (Kern et al. 1949; Hamosky et al. 1961; Kurtzman et al. 1965), eine Cholesterin-Perikarditis (Brawley et al. 1966), thorakale Traumata (Parmley et al. 1958), sog. Kollagen-Erkrankungen oder durch Medikamente induzierte myoperikardiale Erkrankungen (Brigden et al. 1960; Holsinger et al. 1962; Lebowitz 1963; Sackner et al. 1966; Franco et al. 1972; Blomgren et al. 1972; Carey et al. 1973; Merrill et al. 1975; Bristow et al. 1978). Weiterhin sind chronische Perikardergüsse im Rahmen einer Sarkoidose (Shiff et al. 1969), nach Röntgen-Bestrahlung (Morton et al. 1969; Martin et al. 1975) sowie als Postmyokardinfarktsyndrom (Dressler-Syndrom) bekannt (Dressler 1959).

Wesentlich häufiger (15% der Fälle) als nach Myokardinfarkt bilden sich Perikardergüsse nach Perikardiotomie aus. Nach aortokoronaren Bypassoperationen ist jedoch die Entwicklung einer Tamponadesymptomatik sehr selten, in weit weniger als 1% der Fälle zu beobachten (Engle u. Ito 1961; Engelman et al. 1970; Scott u. Drew 1973; Cliff et al. 1973; Merrill et al. 1975; Ofori-Krakye et al. 1981). Besonders häufig (50%) traten bei urämischen Patienten vor Einführung der Dialyseverfahren rezidivierende Perikarditiden mit z.T. hämorrhagischer Ergußbildung auf. Heute liegt die Inzidenz bei etwa 10%. Bei Patienten im chronischen Hämodialyse-Programm beträgt sie 20% (Bailey et al. 1969; Buja et al. 1970; Comty et al. 1971; Koopot et al. 1973; Buselmeier et al. 1976; Fuller et al. 1976; Goldstein et al. 1977; Silverberg et al. 1977; Thompson et al. 1982).

Die sog. Cholesterin-Perikarditis ist gelegentlich mit einem Myxödem, einer rheumatischen Arthritis oder einer Tuberkulose verbunden (Creech et al. 1955; Brawley et al. 1966).

Die Ätiologie chronischer Perikardergüsse kann auch unbekannt bleiben. Es ist dann anzunehmen, daß zumindest einige von diesen Fällen ihren Ausgang in einer sog. idiopathischen Perikarditis gehabt haben.

Wie man bei der Erhebung der Anamnese nicht selten erfährt, kann das Syndrom des chronischen Perikardergusses über sehr lange Zeit währen, ohne daß Zeichen oder Symptome einer Tamponade auftreten müssen. Diese Patienten geben in der Regel eine deutliche Einschränkung ihrer Belastbarkeit an, sie klagen über ein lästiges, schnelles Herzschlagen bei geringster Belastung, häufig mit einem Oppressionsgefühl einhergehend. Typische Angaben wie bei einer Links- oder Rechtsinsuffizienz fehlen.

Wenn die klinischen Symptome einer chronischen Kompression manifest werden, dann treten sie in der Regel in weniger dramatischer Form auf als bei einer akuten Tamponade. Andererseits gibt es Fälle, in denen die klinische Verschlechterung dem akuten Auftreten einer perikardialen Tamponade ähnelt.

1. Klinische Manifestationen der Perikardtamponade

Die meisten klinischen Manifestationen der akuten oder chronischen Perikardtamponade sind direkt auf die hämodynamischen Veränderungen zurückzuführen, die durch das Ergußvolumen hervorgerufen worden sind.

Gelegentlich wird ein präkordialer Oppressionsschmerz angegeben, der durch die perikardiale Dehnung verursacht wird (SYMMES u. BERMAN 1977; HARDESTY et al. 1978). Die Patienten mit einem Perikarderguß nehmen häufig eine sitzende Position bei gleichzeitiger Beugung des Oberkörpers nach vorne an (KUHN 1976). Dyspnoische Beschwerden oder sogar Orthopnoe können aufgrund der Kompression und Verlagerung von Lungenparenchym mit oder ohne Atelektasen auftreten. Es kann zur Beeinträchtigung des Tracheobronchial-Systems kommen: Hustenreiz und gelegentlich Zeichen einer Obstruktion sind die Folge. Nicht selten wird Heiserkeit aufgrund der Kompression des N. recurrens beobachtet. Kommt es zu einer Reizung des N. phrenicus, so kann ein Schluckauf die Folge sein. Bei sehr großen Perikardergüssen steigt ebenfalls durch Kompression der intraösophagiale Druck mit nachfolgenden Dysphagien an (SCHÖLMERICH 1960). Übelkeit und abdominelle Schmerzen können Ausdruck eines Kapseldehnungsschmerzes bei Leberstauung sein (HARDESTY et al. 1978).

Das klinische Bild wird weitgehend durch die Geschwindigkeit determiniert, mit der die Tamponade sich entwickelt. Bei sich schnell entwickelnder Tamponadesymptomatik weisen die Patienten in der Regel erhebliche Kreislaufauswirkungen mit peripherer Zyanose, Dyspnoe, Orthopnoe, Tachykardie auf. Weiterhin charakteristisch ist der Pulsus paradoxus (s. dort) und die sichtbare inspiratorische Zunahme der Halsvenenstauung, die durch die herabgesetzte Füllungskapazität des rechten Ventrikels und des rechten Vorhofs bedingt ist (Kussmaul-Zeichen). Die klassische Beck-Trias (BECK 1935) eines stillen Herzens, eines erhöhten Venendrucks und eines erniedrigten arteriellen Drucks kann vorhanden sein. Sie ist aber nicht spezifisch und kann auch in Fällen einer schweren kongestiven Herzinsuffizienz vorkommen.

Aufgrund des Ergusses und möglicherweise auch eines früheren Schlusses der Atrioventrikularklappen ist der erste Herzton leiser als der zweite. Ein protodiastolischer Extraton kann gelegentlich wahrgenommen werden und ist als Füllungston aufzufassen (KUHN 1976).

Ist die Perikardtamponade in Zusammenhang mit einer Perikarditis aufgetreten, so kann auch bei bestehendem Perikarderguß und Tamponadesymptomatik ein Perikardreiben wahrgenommen werden (HOLLDACK et al. 1959).

Das sog. Ewart-Zeichen oder Bamberger-Pins-Ewart-Zeichen besteht aus einer „area of dullness" und einem Bronchialatmen in den basalen Abschnitten der linken Lunge unterhalb der neunten Rippe (EWART 1896). Dies Zeichen kann auch auf der rechten Seite beobachtet werden. Angiographische Untersuchungen weisen darauf hin, daß dies Zeichen Folge einer ergußbedingten Lungenkompression sein könnte (STEINBERG 1958).

Im Elektrokardiogramm ist beim Perikarderguß häufig eine Niedervoltage feststellbar (HOLZMANN 1936). Ein weiteres EKG-Zeichen bei einem ausgeprägteren Perikarderguß ist der sog. elektrische Alternans des QRS-Komplexes. Ein gleichzeitiges Alternieren der P-Wellenkonfiguration wird als pathognomonisch für einen Perikarderguß beschrieben. Das Alternieren der QRS-Ausschläge bei großen Perikardergüssen ist – wie in echokardiographischen Studien gezeigt werden konnte – durch pendelnde Bewegungen des Herzens während des Zyklus zu erklären (GABOR et al. 1971; USHER u. POPP 1972).

Die Herzsilhouette ist im Röntgen-Thorax normalerweise erheblich erweitert. Dies Zeichen ist aber nicht spezifisch, zumal auch relativ kleine Flüssigkeitsansammlungen, die sich schnell ausbilden, Ursache einer Tamponadesymptomatik sein können.

Im Gegensatz zur akuten Tamponade besteht bei der chronischen Tamponade durch die langsame Entwicklungsgeschwindigkeit in der Regel ausreichend Zeit für die Kreislaufhomöostase, sich auf die neue Situation einzustellen, so daß eine akute Lebensgefahr selten besteht.

Bei der chronischen Herztamponade kommt es zu einer beträchtlichen Zunahme des venösen Drucks auf Werte um 30–40 cm H_2O, während bei der akuten Tamponade aufgrund der fehlenden Zunahme des Blutvolumens selten Werte über 15–18 cm H_2O beobachtet werden. Zur Erhöhung des systemvenösen Drucks trägt auch eine Venokonstriktion bei, die durch die Erhöhung der zirkulierenden Katecholamine induziert wird. Letztere ist Folge des trotz Tachykardie herabgesetzten Herzminutenvolumens.

Obwohl häufig eine Erhöhung des Pulmonalarteriendrucks bei gleichzeitiger pulmonalvenöser Hypertension vorliegt, ist ein Lungenödem eine eher seltene Manifestation der chronischen Herztamponade.

Der systolische arterielle Druck ist meistens erniedrigt. Das gleichzeitig herabgesetzte Herzminutenvolumen bedingt eine Zunahme des totalen peripheren Widerstands und somit in der Regel eher eine Zunahme des diastolischen Drucks. Dies führt zu einer Verkleinerung der Blutdruckamplitude.

Klinisch sind die hämodynamischen Auswirkungen einer ergußbedingten kardialen Kompression von einer herabgesetzten myokardialen Funktion nicht immer sicher zu unterscheiden. Daher ist auch die mögliche Entwicklung einer kompressionsbedingten Atrophie der Myokardzellen mit einer resultierenden Störung der myokardialen Kontraktilität schwer zu erfassen.

Eine weitere klinische Manifestation der chronischen kardialen Kompression ist der Pleuraerguß, der sowohl einseitig wie bilateral auftreten kann. Ist der Pleuraerguß ausgeprägt, so kann er zur Dyspnoe beitragen. Es handelt sich in der Regel um ein Transsudat, das durch die Erhöhung des systemischen und pulmonalvenösen Drucks bei gleichzeitiger renaler Natrium- und Wasserretention verursacht wird. In Fällen, in denen die chronische Tamponade mit entzündlichen Prozessen verbunden ist, kann der Prozeß auch die anliegende Pleura mitbeteiligen und Pleuritiden verursachen. Wenn die Herztamponade längere Zeit anhält, kann es zu einer stark variierenden Lebervergrößerung kommen. Aufgrund der von der Lebergröße unabhängigen hepatischen venösen Hypertension ist eine Einschränkung der Leberfunktion bei der chronischen Herzbeuteltamponade möglich.

Eine Splenomegalie ist ein relativ häufiger, aber kein konstanter Befund.

Beim akuten, aber vor allem beim chronischen Perikarderguß besteht auch eine renale venöse Hypertension, so daß eine Proteinurie in solchen Situationen nicht selten ist. Sie kann bei chronischen Formen gelegentlich zum Bild des nephrotischen Syndroms führen.

Als weitere Folge der systemischen venösen Stauung werden bei der chronischen Herzkompression Symptome eines Malabsorptionssyndroms angegeben. Daher ist auch unabhängig von einer Proteinurie eine Hypalbuminämie kein seltener Befund bei Patienten mit einem chronischen Perikarderguß.

Es muß betont werden, daß die Variabilität des Krankheitsbildes sehr groß ist, so daß auch erhebliche chronische Perikardergüsse vorliegen können, ohne daß periphere Ödeme oder Malabsorptionssymptome beobachtet werden.

2. Differentialdiagnose der Perikardtamponade

Das differentialdiagnostische Problem bei einer akuten oder chronischen Tamponade ist zu entscheiden, ob die herabgesetzte myokardiale Leistung nur Folge der Kompression ist oder ob zusätzlich eine myokardiale Komponente oder eine Klappendysfunktion am Pumpversagen beteiligt ist.

Der akuten Tamponade geht normalerweise eine klare Ursache wie akute Perikarditis, Trauma, dissezierendes Aneurysma, iatrogene oder infarktbedingte Perforation voraus. Das Auftreten einer Hypotension ist in der Regel plötzlich und ausgeprägt. Der Pulsus paradoxus ist nahezu immer vorhanden. Während bei der *akuten* Tamponade die Herzgröße und -silhouette erheblichen Schwankungen unterworfen ist, ist eine *chronische* Tamponade praktisch immer durch eine Verbreiterung des Herzschattens charakterisiert. Bei der Durchleuchtung sind dann auch die Randpulsationen stark vermindert. Da aber auch ausgeprägte myokardiale Dysfunktionen zu ähnlichen Bildern führen können, bleibt die Differentialdiagnose zur Perikardtamponade sowohl bei der klinischen wie bei der röntgenologischen Untersuchung problematisch. Die Einführung vor allem der zweidimensionalen Echokardiographie hat die Differentialdiagnose des „großen Herzens" wesentlich erleichtert, so daß bei Beherrschung der Technik nahezu immer die Ursache der Herzschattenvergrößerung innerhalb von wenigen Minuten geklärt werden kann.

Tabelle 3. Ursachen der Pericarditis constrictiva

Hereditär:	mulibrey nanism
Infektiös:	Bakteriell Mykobakteriell Mykotisch Viral Parasitisch
Kollagenerkrankungen:	Rheumatoide Arthritis Lupus erythematodes Polyarteriitis nodosa
Metabolisch:	Urämie
Trauma:	Penetrierende Verletzungen Chirurgische Interventionen
Therapeutische Bestrahlung	
Neoplastisch:	Benigne oder maligne primäre Perikardtumoren Metastasen

II. Pericarditis constrictiva

Unabhängig von der Ätiologie (s. Tabelle 3) kommt es in den meisten Fällen einer Perikardentzündung zur Bildung eines Exsudats. Als Folge der Entzündung kann das Perikard seine Elastizität und Dehnbarkeit durch Fibrosierung oder Verkalkung verlieren. Nach Resorption des Exsudats ist eine Verschmelzung des viszeralen und parietalen Perikardblatts möglich. Die Veränderungen, die schließlich zur Konstriktion führen, können vorwiegend das viszerale, epikardiale Blatt betreffen. Nicht selten sind beide Perikardblätter versteift und von einem Erguß getrennt. Man spricht dann von einer effusiven, konstriktiven Perikarditis.

Im Prinzip kann jede bakterielle Entzündung unabhängig vom auslösenden Keim zu einer eitrigen Perikarditis führen. Purulente, meist bakterielle Perikarditiden können durch direkte Übertragungen von benachbarten mediastinalen, pulmonalen oder pleuralen Entzündungen induziert werden. Auch hämatogene Streuungen können zu Perikardentzündungen führen. Zwischen der akuten Entzündung der Perikardblätter und dem Auftreten einer Kompressionssymptomatik können Tage bis Wochen, wenn der Prozeß chronisch ist, sogar Jahre vergehen (ANDREWS et al. 1948; BOYLE et al. 1961; RUBIN u. MOELLERING 1975).

In 70% der Fälle bleibt die Genese einer Pericarditis constrictiva unbekannt. Neben dieser großen Gruppe von idiopathischen Fällen bleibt die tuberkulöse Form mit 20% die am häufigsten diagnostizierte Ursache einer perikardialen Konstriktion (ROBERTS u. SPRAY 1976). Trotz tuberkulostatischer Behandlung wird die Häufigkeit einer Pericarditis constrictiva mit 50–65% der Fälle angegeben (HAGEMAN et al. 1964; ROONEY et al. 1970; CARSON et al. 1974). Sie kann bereits während der tuberkulostatischen Therapie oder auch Jahre später auftreten. Eine, neben der tuberkulostatischen, zusätzliche Kortikosteroid-Therapie scheint diesen Prozeß nicht zu beeinflussen (ROONEY et al. 1970).

Es gibt keine zuverlässigen Zahlen, die die Häufigkeit einer konstriktiven Perikarditis nach einer Coxsackie-B-Entzündung belegen würden. Es wird nur angegeben, daß eine perikardiale Konstriktion mehrere Wochen bis Jahre nach der akuten Entzündung auftreten kann (WILSON et al. 1961; ROBERTSON u. ARNOLD 1965; HOWARD u. MAIER 1968; COOPER u. STURRIDGE 1976). Konstriktive Perikarditiden kommen auch im Rahmen einer rheumatischen Arthritis vor (FRANCO et al. 1972; THADANI et al. 1975), sie sind selten bei einem systemischen Lupus erythematodes (YURCHAK et al. 1965; SUNDER u. SHAH 1975) und praktisch nie zu beobachten nach einem akuten rheumatischen Fieber (HARRISON u. WHITE 1942). Monate bis Jahre nach einer therapeutischen Bestrahlung der Mediastinalorgane wird gelegentlich eine Pericarditis constrictiva beobachtet (COHN et al. 1967b).

Klinische Manifestationen der Pericarditis constrictiva
(DALTON et al. 1956; PAUL et al. 1948; CHAMBLISS et al. 1951; DETERLING u. HUMPHREYS 1955; GIMLETTE 1959; WOOD 1961; PORTAL et al. 1966; CONTI u. FRIESINGER 1967; DAYEM et al. 1967; WYCHULIS et al. 1971; HANCOCK 1975)

Die initialen Symptome einer konstriktiven Perikarditis sind sehr schleichend, so daß Monate bis Jahre vergehen können, bis die endgültige Diagnose gestellt wird. Eine der ersten Manifestationen ist die belastungsabhängige Dyspnoe, die wiederum Ausdruck von unterschiedlichen Mechanismen sein kann: eingeschränkte diaphragmale Beweglichkeit aufgrund eines gleichzeitig bestehenden Aszites; Restriktion der Lunge aufgrund von Pleuraergüssen, pulmonalvenöse Hypertonie. Die arteriovenöse Sauerstoffgehaltsdifferenz nimmt unter Belastungsbedingungen abnorm zu, weil trotz reaktiver Tachykardie ein adäquates Herzminutenvolumen nicht aufrechterhalten werden kann. Das Gefühl der Dyspnoe kann zusätzlich durch die gesteigerte Atemarbeit bedingt sein. Symptome im Sinne einer akuten Linksherzinsuffizienz wie nächtliche Luftnotanfälle oder ein Lungenödem sind selten. Als Ausdruck der systemischen, venösen Hypertonie ist die Bildung eines Aszites hingegen ein relativ frühes Symptom, das häufig von peripheren Ödemen begleitet wird. Die erhöhte Natriumretention aufgrund des herabgesetzten Herzminutenvolumens trägt zur Wasseransammlung bei. Typische Symptome der venösen Kongestion wie Müdigkeit, Appetitlosigkeit bis Anorexie sind relativ häufig zu beobachten.

Patienten mit einer chronischen konstriktiven Perikarditis fallen häufig durch ihr grauzyanotisches Aussehen bei gleichzeitiger deutlicher Abmagerung auf. Aufgrund der ausgeprägten Beeinträchtigung des Allgemeinzustands wird nicht selten die primäre Verdachtsdiagnose einer malignen Erkrankung gestellt. Es besteht in 25% der Fälle eine absolute Arrhythmie infolge Vorhofflimmern. In der Regel ist der arterielle Druck niedrig. Ein Pulsus paradoxus ist, wenn nicht gleichzeitig ein Perikarderguß vorliegt, selten. Die Analyse des Jugularvenenpulses zeigt praktisch immer eine deutliche Erhöhung des Venendrucks mit Halsvenenstauung bei fehlendem Kussmaul-Zeichen. Dies hängt mit der Tatsache zusammen, daß die bereits maximal ausgenutzte Venenkapazität keine atembedingten Volumenschwankungen der Venen mehr zuläßt (WOOD 1961). Beobachtet man in 45°-Position das Verhalten des Jugularvenenpulses, so erkennt man häufig, unmittelbar nach dem zweiten Herzton, eine rasche kollapsähnliche Bewegung der äußeren Jugularvenen, die den raschen Abfall des rechtsatrialen Drucks zum y-Tal widerspiegelt. Der Abfall wird dann von einem schnellen Wiederanstieg der Venenfüllung bzw. des Venenpulses gefolgt, wenn die diastolische Füllung des Ventrikels durch das steife Perikard plötzlich gestoppt wird. Ist die Herzspitze überhaupt tastbar, so fühlt man systolisch statt des Spitzenstoßes eine Retraktion des Herzens. In Zusammenhang mit der raschen diastolischen Füllung nimmt man hingegen eine auswärts gerichtete frühdiastolische Pulsation wahr (Wood et al. 1951).

Ein charakteristischer Auskultationsbefund der Pericarditis constrictiva ist der frühdiastolische Extraton: der sog. Panzerherzton (pericardial knock). Dieser protodiastolische Extraton korreliert mit dem plötzlichen Aufhören der diastolischen ventrikulären Füllung, wenn der sich ausdehnende Ventrikel die Grenze erreicht, die von dem nicht dehnbaren verdickten fibrotisch veränderten oder verkalkten Perikard determiniert wird. Diese Annahme basiert auf radiologischen (Deutsch et al. 1974; Gotsman et al. 1974; Figley u. Bagshaw 1957) und röntgenkymographischen (McKusick 1952b) Untersuchungen. Gleiche Ergebnisse wurden erzielt bei simultaner Registrierung des rechtsatrialen und des rechtsventrikulären Drucks mit dem Phonokardiogramm (Eliasch et al. 1950) oder bei kombinierten phono-angiographischen Untersuchungen (Mounsey 1955; Desilets et al. 1966). In neueren Untersuchungen (Gaasch et al. 1974; Lewis u. Gotsman 1976; Agarwal 1976) wurden Druckvolumenkurven von Patienten mit Pericarditis constrictiva aufgezeichnet. Aus diesen Kurven war eine steile, plötzliche Zunahme der Druckvolumenrelation in der frühen Diastole zu erkennen. Zuletzt konnten Tyberg et al. (1980b) durch Korrelierung der Druckvolumenkurve des linken Ventrikels mit der simultan registrierten rechtsatrialen Druckkurve und dem Phonokardiogramm endgültig bestätigen, daß der Panzerherzton („knock") ein frühdiastolischer, hochfrequenter Ton ist, der 90–120 ms nach dem aortalen Ton auftritt und mit dem tiefsten Punkt des y-Tals der Vorhofdruckkurve und somit auch mit dem Umschlagpunkt (protodiastolischer Dip) der Ventrikeldruckkurve korrespondiert. Es konnte weiterhin belegt werden, daß Voraussetzung für das Auftreten eines Panzerherztones offensichtlich das Vorliegen des typischen abrupten Plateaus in der Diastole während der Füllung des linken Ventrikels ist. Folgende Mechanismen werden diskutiert:

1. Wasserhammer-Phänomen: hierunter ist die abrupte Dezeleration der Blutfüllung der Ventrikel zu verstehen, wobei der Panzerherzton Ausdruck der damit verbundenen Vibration des Blutes in den Herzkammern ist, die sich auf die Ventrikelwand, auf den Klappenapparat und auf das Perikard fortpflanzen.

2. Sail-Flop-Phänomen, das mit dem protodiastolischen Mitralöffnungston bei der Mitralstenose oder dem Ejektionsklick bei der kongenitalen Aorten- oder Pulmonalstenose zu vergleichen ist. Der „Knock" würde dann durch das plötzliche Anspannen der umfassenden Membranen entstehen (in diesem Fall des Perikards): ein Vorgang, der selbst Vibrationen in einem hörbaren Frequenzbereich induziert, die dann auf die anliegenden Strukturen, wie Ventrikelwände und -kammern sowie Brustkorb, übertragen werden.

Das Elektrokardiogramm bei der chronischen Pericarditis constrictiva ist selten normal. Ein Vorhofflimmern besteht in 25% und ein Vorhofflattern in 5% der Fälle. Die P-Welle ist häufig biphasisch. Der QRS-Komplex zeigt häufig eine Erniedrigung der Voltage. Nicht selten beobachtet man eine Drehung der elektrischen Achse nach rechts, die das Vorliegen einer rechtsventrikulären Hypertrophie vortäuschen kann. Der häufigste Befund ist eine unspezifische Veränderung der T-Welle, die abgeflacht und biphasisch ist oder eine präterminal negative Konfiguration aufweist. Selten ist eine Senkung der ST-Strecke zu beobachten (LAZARIDES et al. 1966; AVGOUSTAKIS et al. 1970; LEVINE 1973; CHESLER et al. 1976). Möglicherweise durch eine konstriktionsbedingte Atrophie der Myokardmuskulatur, die offensichtlich keine Korrelation zur Dauer der Erkrankung oder zur Verdickung des Perikards aufweist (DINES u. EDWARDS 1958), kann gelegentlich das elektrokardiographische Bild eines abgelaufenen Myokardinfarkts vorgetäuscht werden (LEVINE 1973).

G. Nichtinvasive Diagnose der Perikarderkrankungen

Über viele Jahrzehnte konnten nur radiologische Techniken – vor allem das Nativbild des Thorax – die klinische Verdachtsdiagnose einer Perikarderkrankung unterstützen. In den letzten Jahren sind mehrere radiologische Untersuchungsmethoden wie die Fluoroskopie (JORGENS et al. 1962), die Laminographie (DAVIES u. BUCKY 1959), die Kymographie, die Kapnoangiokardiographie (PAUL et al. 1957) sowie angiographische oder nuklearmedizinische Techniken (BONTE u. CURRY 1966; BURCH u. PHILLIPS 1962; O'MALLIE et al. 1961; KRISS 1969) durch die klinische Einführung der Echokardiographie verdrängt worden und haben jetzt mehr oder weniger nur noch historische Bedeutung.

I. Echokardiographie

1. Diagnose des Perikardergusses

Die Echokardiographie ist mit ihrer hohen Sensitivität und Spezifität die Methode der Wahl, um auch kleine Perikardergüsse sicher zu diagnostizieren (FEIGENBAUM 1970).

Der Schwerkraft folgend, sind kleinere Ergüsse bei liegendem Patienten vorwiegend im diaphragmalen Bereich am Übergang der linksventrikulären posterioren Wand zum linken Vorhof oder in mehr apikaler Richtung zu lokalisieren. Diese Region wird durch den typischen M-Mode-Strahlengang angelotet. Daraus ergibt sich die hohe Sensivität der eindimensionalen Technik auch bei kleinen Ergüssen.

Bei Anwendung dieser Technik wird zuerst diejenige Schallkopfposition gewählt, die einen kompletten Schwenk von apikal bis in die Aorta erlaubt (ABBASI et al. 1973). Mindestvoraussetzung für die Diagnostizierbarkeit eines Ergusses ist eine gute Einstellbarkeit der linksventrikulären Hinterwand mit der Unterscheidungsmöglichkeit zwischen Endokard, Epikard und Perikard (FEIGENBAUM et al. 1966, 1967). Das Perikard ist eine relativ stark reflektierende Struktur,

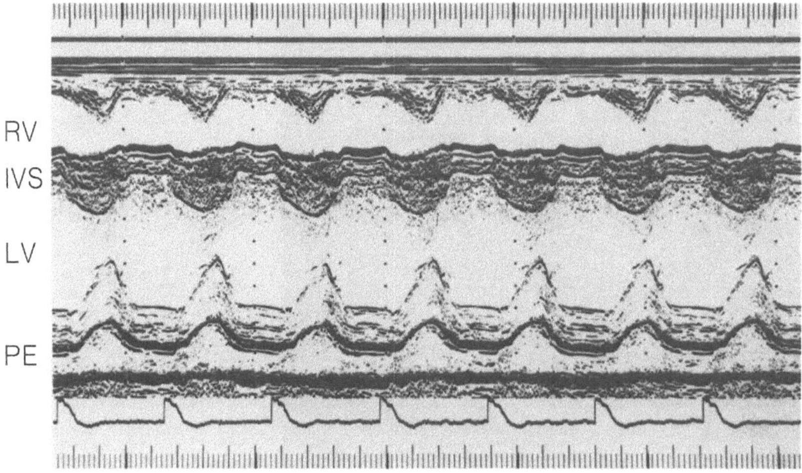

Abb. 20. Deutlicher, idiopathischer Erguß hinter der LV-Hinterwand lokalisiert. Vor der RV-Wand ist ein Erguß nicht zu erkennen. Die LV-Funktion ist durch den Erguß nicht beeinträchtigt

die noch identifiziert werden kann, wenn das übrige Bild bereits unscharf ist. Es wird daher in Höhe des maximalen linksventrikulären Durchmessers die Verstärkung soweit unterdrückt, daß das Endokard und die übrigen linksventrikulären Strukturen im M-Mode nicht mehr erkennbar sind: Es bleiben nur die perikardialen Reflektionen übrig (GRIFFITH u. HENRY 1975; HOROWITZ et al. 1974).

Um einen Perikarderguß zu bestätigen oder auszuschließen, wird dann die Verstärkung allmählich angehoben. Wird ein echoarmer Spalt an der pleuroperikardialen Linie sichtbar, so wird das viszerale oder epikardiale Blatt des Perikards dadurch kenntlich, daß es sich parallel zum deutlich weicher reflektierenden Endokard bewegt. Die Bewegungsamplitude des Perikards ist wesentlich kleiner als die des Endokards (HOROWITZ et al. 1974) (Abb. 20).

Ist der echoarme Spalt in Höhe des maximalen linksventrikulären Durchmessers eingestellt worden, so wird der Schallkopf in Richtung Herzbasis geschwenkt. Hierbei wird der Abstand zwischen der epi- und perikardialen Begrenzung allmählich schmaler, um dann in Höhe des linken Vorhofs ganz zu verschwinden. Dieses nahezu obligate M-Mode-Zeichen hängt damit zusammen, daß beide Perikardblätter in Form eines Rezessus mit der Hinterwand des linken Vorhofs an den Umschlagfalten zu den Pulmonalvenen (Sinus pericardii obliquus) verwachsen sind. Daher ist auch in der Regel hinter der posterioren linksatrialen Wand keine Flüssigkeit nachweisbar. Bei sehr großen, länger bestehenden Perikardergüssen können jedoch beide Perikardblätter auch in diesem Bereich auseinandergedrängt werden, so daß ein Ergußspalt in Höhe des linken Vorhofes nachweisbar ist (LEMIRE et al. 1876; GREENE et al. 1977; TAJIK 1977).

Obwohl die 2-D-Echokardiographie zur qualitativen Diagnose des Perikardergusses nicht unbedingt erforderlich ist, erlaubt sie die bessere Diagnose, vor allem hinsichtlich der räumlichen Flüssigkeitsverteilung und der Abschätzung

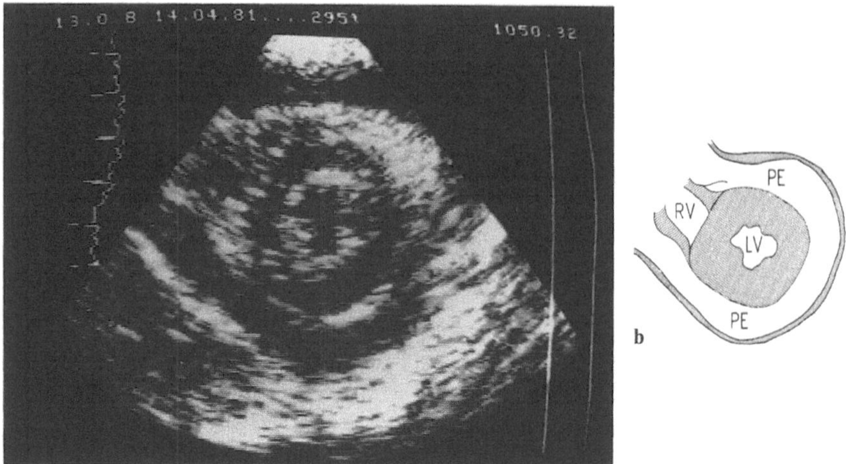

Abb. 21a, b. Endsystolische Querschnittsdarstellung des Herzens in der kurzen Achse am Übergang zwischen der Mitralklappe und den Papillarmuskeln. Der ausgedehnte Perikarderguß umschließt beide Ventrikel

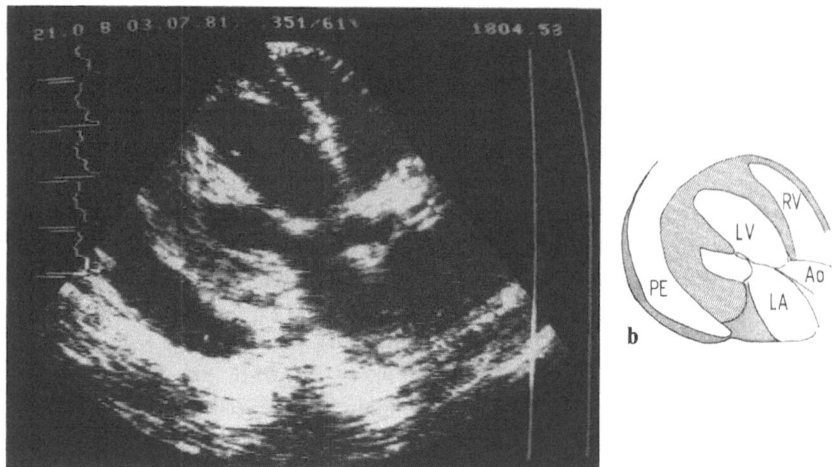

Abb. 22a, b. Apikale Einstellung des LV und teilweise des RV bei Perikarderguß. Beachte den Abbruch des Flüssigkeitsspaltes am Übergang zwischen LV-Hinterwand und LA

des Ergußvolumens (MARTIN et al. 1978) (Abb. 21, 22). Aufgrund der angegebenen Prädilektionslokalisation der Ergußflüssigkeit sind mit der 2-D-Technik der parasternale oder apikale Längsschnitt und die parasternalen Querschnitte die bevorzugten Anlotungsebenen zur Erfassung von Perikardergüssen. Die Möglichkeit der Anlotung aus unterschiedlichen Blickwinkeln mit der 2-D-Technik ist dann besonders wertvoll, wenn mit zunehmender Flüssigkeitsansammlung die intraperikardiale echoarme Zone sich von der inferobasalen auf die apikalen und lateralen Bereiche des Herzens ausdehnt (MARTIN et al. 1978).

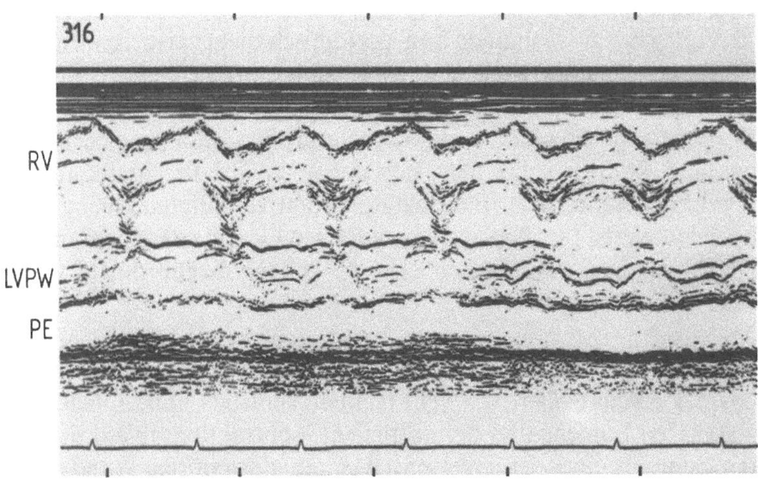

Abb. 23. Ausgeprägter Perikarderguß (700 ml) mit schwingenden Bewegungen des gesamten Herzens

In der Regel erst bei größeren, aber gelegentlich auch bei geringeren Ergüssen ist sowohl mit der M-Mode- wie mit der 2-D-Technik eine echoarme Zone vor dem rechten Ventrikel zu erkennen. Eine direkte Korrelation zwischen diesem Befund und der intraperikardialen Flüssigkeitsmenge läßt sich nicht sicher herstellen.

Mit zunehmender Ausdehnung des Ergußvolumens wird im 2-D-Bild fast regelmäßig eine echoarme Zone, auch oberhalb der AV-Grenze hinter dem linken Vorhof beobachtet. Solche großen Flüssigkeitsansammlungen bilden die anatomische Voraussetzung für das eindrucksvolle Bild des sog. schwingenden Herzens: Bei der Real-time-Betrachtung des 2-D-Bildes werden neben Pendel- auch Rotationsbewegungen des Herzens sichtbar. Die z.T. verwirrenden M-Mode-Aufzeichnungen finden darin ihre Erklärung (D'Cruz et al. 1975; Vignola et al. 1976; Settle et al. 1977; Levisman u. Abbasi 1976; Nanda et al. 1976; Martins u. Kerber 1979) (Abb. 23).

Eine Korrelation zwischen dem Echobild des schwingenden Herzens und der Symptomatik der Herztamponade besteht nicht. Hingegen soll neben einer inspiratorischen Zunahme eine exspiratorische Abnahme des rechtsventrikulären Durchmessers im M-Mode auf Werte unter 7 mm auf eine drohende Tamponade hinweisen. Gleichzeitig reziproke Schwankungen des linksventrikulären Durchmessers sind beschrieben. Die eindrucksvollen zyklusabhängigen Veränderungen der Geometrie des Herzens sind besonders im bewegten zweidimensionalen Bild zu erkennen (D'Cruz et al. 1975; Schiller u. Botvinick 1977; Settle et al. 1977; Martin et al. 1978).

a) Quantifizierung des Perikardergusses

Die in der Literatur angegebenen Formeln zur Quantifizierung des Ergußvolumens basieren auf der Annahme einer gleichmäßigen Verteilung der Ergußflüssigkeit um das Herz: Wird dann das totale Herzvolumen vom Volumen des

Herzbeutels abgezogen, so resultiert das Ergußvolumen (HOROWITZ et al. 1974). Mathematische Versuche, die Volumina von anatomisch nicht existierenden Rotationsellipsoiden berechnen zu wollen, sind prinzipiell problematisch. Zudem ist beim Perikarderguß die notwendige Voraussetzung einer gleichmäßigen Verteilung um das Herz, wenn überhaupt, erst bei sehr großen Ergüssen gegeben.

In der klinischen Routine sollte man sich daher auf die Beschreibung der Flüssigkeitsverteilung beschränken. Eine semiquantitative Differenzierung zwischen einem unbedeutenden (<50 ml), einem geringen (<100 ml), einem mäßig bis deutlich (<300 ml) und einem erheblichen (>400 ml) Erguß dürfte völlig ausreichend sein.

b) Differentialdiagnose des Perikardergusses

Wird ein echoarmer Raum isoliert vor dem rechten Ventrikel ohne Einengung des rechtsventrikulären Lumens und bei normalem Kontraktionsablauf des interventrikulären Septums und der linksventrikulären posterioren Wand registriert, so handelt es sich meistens um epikardiales Fettgewebe und nicht um einen Perikarderguß (FEIGENBAUM 1981).

Gelegentlich wird beim Erwachsenen und häufig bei Kindern an der Grenze zwischen dem linken Ventrikel und dem linken Vorhof eine echofreie Zone registriert: Es handelt sich um den Koronarsinus. Wird der Schallstrahl nach apikal geschwenkt, so ist die echofreie Zone bereits bei der Einstellung der linksventrikulären posterioren Wand nicht mehr zu sehen. Bei dünneren Patienten kann die Aorta descendens vom Echostrahl erfaßt werden. Sie ist aber meist nur hinter dem linken Vorhof maximal bis zum Übergang zum linken Ventrikel als klar definiertes Rohr zu erkennen und dürfte somit kaum differentialdiagnostische Probleme aufwerfen (FEIGENBAUM 1981). Ein schwieriges differentialdiagnostisches Problem kann ein Pleuraerguß darstellen, der sich bis zum retrokardialen Raum ausdehnt. In solchen Fällen sollte aber die Diskrepanz zwischen der breiten echoarmen retrokardialen Zone bei fehlenden Hinweisen auf eine Flüssigkeitsansammlung vor dem rechten Ventrikel auffallen. Darüber hinaus fehlt beim Pleuraerguß die allmähliche Abnahme der echoarmen Zone am Übergang zum linken Vorhof. Schwieriger und manchmal unmöglich kann die Differenzierung werden, wenn ein Pleuraerguß zusammen mit einem Perikarderguß vorkommt. Entscheidend ist dann das Auffinden der pleuroperikardialen Grenzschicht am Übergang zwischen dem linken Ventrikel und dem linken Vorhof (FEIGENBAUM 1981).

2. Diagnose der Pericarditis constrictiva

Eine Verdickung der Perikardblätter soll als echodichte, sich zur posterioren Wand des linken Ventrikels parallel bewegende Echolinie erkennbar sein. Meist sind Epikard und Perikard von einer schmalen echoarmen Zone als Ausdruck eines organisierten Ergusses voneinander getrennt (HOROWITZ et al. 1974). Die Feststellung einer epikardialen Verdickung läßt jedoch keine Aussage über das Vorliegen einer kardialen Konstriktion zu.

Als indirektes M-Mode-Zeichen einer Pericarditis constrictiva gilt der diastolische horizontale Verlauf der endokardialen Grenzfläche der posterioren links-

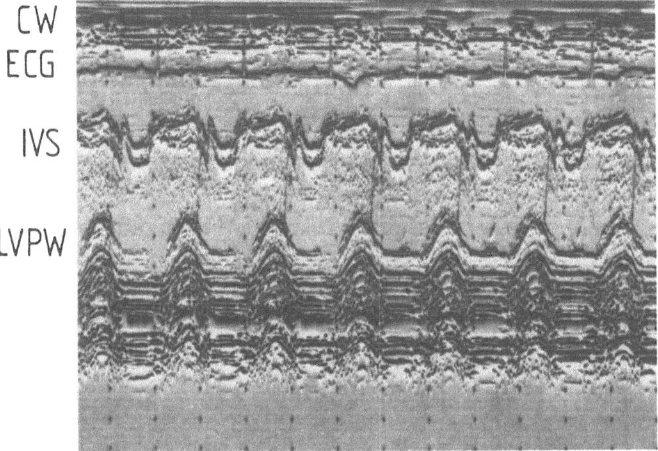

Abb. 24. M-Mode-Registrierung bei Pericarditis constrictiva. Einzelheiten s. Text

ventrikulären Wand im Anschluß an die schnelle Relaxationsphase (HOROWITZ et al. 1974; FEIGENBAUM 1981) (Abb. 24).

Das Bewegungsmuster des interventrikulären Septums ist bei der Pericarditis constrictiva häufig verändert (GIBSON et al. 1976). Während der Ventrikelsystole bleibt die linksventrikuläre endokardiale Begrenzung weitgehend horizontal oder bewegt sich leicht paradox. Mit dem Einsetzen der Relaxation erfolgt eine rasche, nach posterior gerichtete Bewegung, die noch während oder am Ende der schnellen Füllungsphase abrupt nach anterior umkehrt. Während der Mesodiastole vollzieht sich eine nach posterior gerichtete bogenförmige Bewegung, die mit dem Einsetzen der linksatrialen Kontraktion abrupt erneut nach anterior umkippt. Sie ist Ausdruck des durch die Vorhofkontraktion in den linken Ventrikel hineinfließenden Volumens bei gleichzeitiger Undehnbarkeit der linksventrikulären posterioren Wand. In zeitlicher Korrelation erkennt man gelegentlich kurze, durch die linksatriale Kontraktion übertragene Vibrationen an der endokardialen Begrenzung der posterioren linksventrikulären Wand (SCHNITTGER et al. 1978; VOELKEL et al. 1978; CHANDRARATNA u. IMAIZUMI 1978). Die bisherigen Erfahrungen mit der 2-D-Echokardiographie zeigen, daß auch mit dieser Technik klare Kriterien zur Diagnose einer Pericarditis constrictiva nicht angegeben werden können.

II. Das Röntgenbild des Thorax

Die routinemäßige Röntgenaufnahme des Thorax bleibt die Basisuntersuchung, die die Verdachtsdiagnose einer Perikarderkrankung unterstützt, obwohl die Sensivität dieser Methode mit etwa 50% gering ist (FRIJA et al. 1979). Es ist zu betonen, daß eine scheinbar normale Herzsilhouette nicht nur eine konstriktive, sondern auch eine effusive Erkrankung des Perikards nicht ausschließt (FRIJA et al. 1979). Eine Verbreiterung des Herzschattens sollte jedoch immer differentialdiagnostisch auch das Vorliegen eines Perikardergusses berücksichtigen. Die Wertigkeit des Nativröntgenbildes wird dadurch eingeschränkt, daß erst Ergüsse von 200–300 ml zu einer wahrnehmbaren Vergrößerung und Änderung der Herzsilhouette führen. Gerade solche Volumina können jedoch von klinischer Relevanz sein, wenn es darum geht, Patienten bei Zustand nach Myokardinfarkt oder nach einer Herzoperation zu beurteilen.

Nimmt das intraperikardiale Volumen zu, so verwischen allmählich die scharfen Konturen der angrenzenden Strukturen der Herzsilhouette (HIPONA 1976): der rechte und linke kardiophrenische Winkel, der Übergang zwischen der Pulmonalarterie und dem linken Herzohr, sowie zwischen dem rechten Vorhof und der Vena cava superior und schließlich die Grenze zwischen dem Aortenknopf und der Pulmonalarterie. Erst dann erreicht die Herzsilhouette die flaschenähnliche, charakteristische „Bocksbeutelform“, die somit stets Ausdruck einer beträchtlichen intraperikardialen Flüssigkeitsansammlung ist (Abb. 25).

Bei einer beginnenden Herztamponadesymptomatik kann eine vergrößerte Vena cava superior im Röntgenbild sichtbar werden. Die Diskrepanz zwischen einem vergrößerten Herzschatten und den fehlenden Zeichen einer pulmonalen Stauung wurde als charakteristisch für einen Perikarderguß beschrieben. Es muß aber betont werden, daß sowohl bei der perakuten wie chronischen Ergußbildung die Steigerung des pulmonalvenösen Druckes doch zum röntgenologischen Bild der zentralen und eventuell peripheren Lungenstauung führen kann, so daß dann eine röntgenologische Abgrenzung zur biventrikulären Herzinsuffizienz unmöglich wird.

Bei der Durchleuchtung von Patienten mit Perikarderguß ist die weitgehende Aufhebung der Herzpulsationen bei weiterbestehenden aortalen Pulsationen charakteristisch. Seit relativ kurzer Zeit (CARSKY et al. 1980; LANE u. CARSKY 1968; KREMENS 1955; TORRANCE 1955; JORGENS et al. 1962; SPOONER et al. 1977; BOTSCH 1977) wird das sog. epikardiale Fettzeichen als röntgenologischer Hinweis zur Diagnose des Perikardergusses hervorgehoben.

Normalerweise ist die myokardiale Oberfläche von einer Fettschicht überlagert (HIPONA 1976). Aufgrund der geringen Absorption der angewandten Röntgenstrahlung im Fettgewebe ist es möglich, die epikardiale Fettschicht bei geeignetem Strahlengang so darzustellen, daß sie als Aufhellung im Nativbild zu erkennen und vom Perikard bzw. Myokard zu trennen ist (BOTSCH 1977). Übersteigt die Perikardschichtdicke 2 mm, so kann die Verdachtsdiagnose eines Perikardergusses geäußert werden (CARSKY et al. 1980). Die Angaben über die Sensitivität dieses Zeichens schwanken sehr zwischen 52% (CARSKY et al. 1980) und fast 100% (BOTSCH 1977). Die Wertigkeit dieses Zeichens wird dadurch erheblich eingeschränkt, daß bisher nur retrospektive Untersuchungen vorgenommen worden sind.

Beim Vorliegen einer konstriktiven Perikarditis ist eine perikardiale Verkalkung in etwa 50% der Fälle, vorwiegend im lateralen Strahlengang, erkennbar. Eine perikardiale Verkalkung kann auch ohne klinische Zeichen einer Konstriktion vorliegen. Wenn umgekehrt die klinischen Zeichen einer perikardialen Kompression bestehen und eine Verkalkung im Röntgenbild nachgewiesen wird, so ist die Diagnose sicher. Die Erkennung einer Kalzifikation ist eher ein Hinweis auf eine längere Dauer als auf die Ätiologie der perikardialen Konstriktion (MATHEWSON 1955; PLUM et al. 1957).

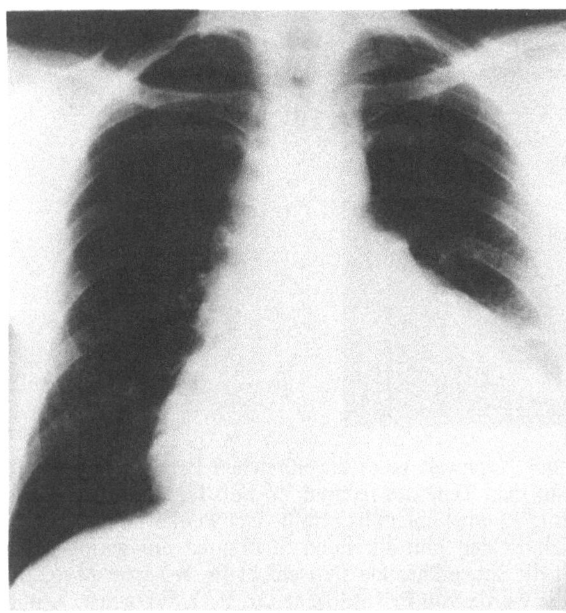

a

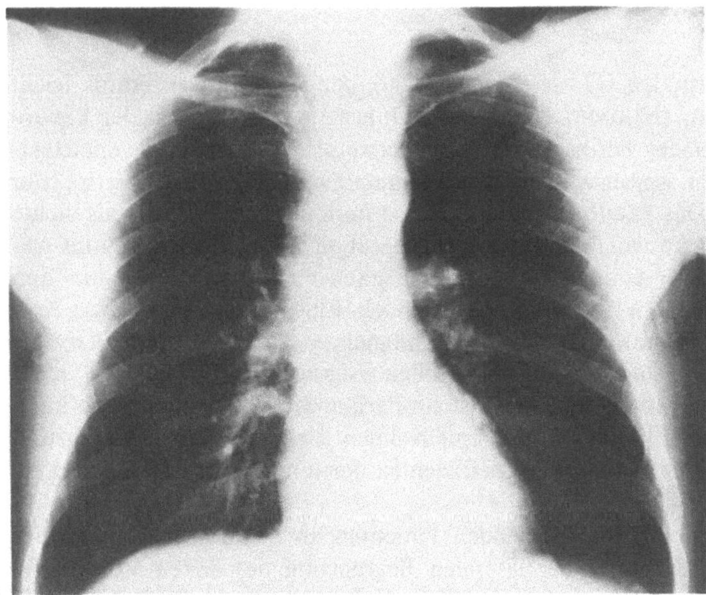

b

Abb. 25. a Starke Verbreiterung des Herzschattens bei malignem Perikarderguß.
b Nach Abpunktion von 1450 ml normale Herzkonfiguration

III. Computertomographie

Seit wenigen Jahren wird die Computertomographie (CT) in der Diagnostik von Perikarderkrankungen angewandt (JANSON et al. 1979; HUOANG et al. 1979; MONCADA et al. 1982; TOMODA et al. 1980).

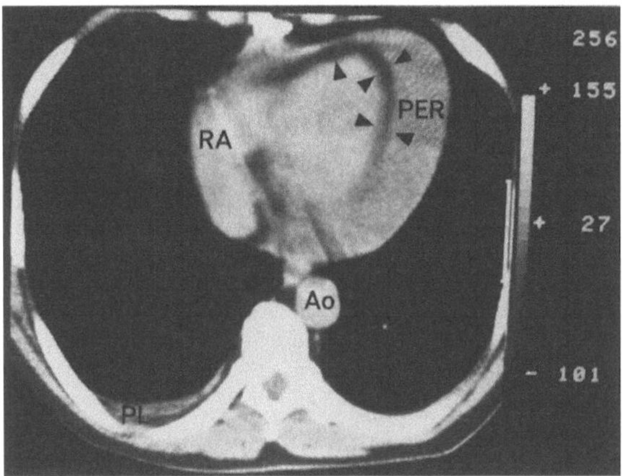

Abb. 26. Computertomographischer Nachweis eines eiweißreichen Perkardergusses. In der basalen Schnittführung erkennt man Teile des rechten Vorhofs (*RA*) und die Aorta descendens (*Ao*); ein Pleuraerguß (*PL*) wird ebenfalls erfaßt. Der Perikarderguß (*PER*) stellt sich als breiter, im Vergleich zu den blutführenden Strukturen nur geringgradig hypodenser Saum dar, der durch die subepikardiale Fettschicht (►►) vom Myokard klar getrennt wird. (Die Aufnahme wurde von Privatdozent Dr. E.O. WEGENER, Klinik für Radiologie und Nuklearmedizin, Klinikum Steglitz der FU Berlin, zur Verfügung gestellt)

Bereits im normalen CT des Herzens können Teile des Perikards leicht identifiziert werden (HUOANG et al. 1979; DOPPMAN et al. 1981). Der kaudoventrale Abschnitt des Perikards ist normalerweise deswegen klar vom Herzschatten zu trennen, weil er vom mediastinalen und vom epikardialen Fettpolster abgegrenzt wird. Das kaudo-ventrale Perikard imponiert im CT-Bild als dichte Linie mit einer Dicke von 1–2 mm (MONCADA et al. 1982). Der posteriore Abschnitt des Perikards ist hingegen wesentlich seltener zu sehen und wenn, dann nahezu ausschließlich im kaudo-apikalen Bereich. Eine Trennung zwischen Perikard und Epikard ist normalerweise nicht möglich, so daß der intraperikardiale Raum ohne Vermehrung der physiologischen Flüssigkeitsschicht im CT nicht sichtbar wird (MONCADA et al. 1982). Ist ein Perikarderguß vorhanden, so kann die Trennung des perikardialen vom epikardialen Blatt im CT leicht aufgrund der unterschiedlichen Absorptionskoeffizienten der umgebenden Strukturen erkannt werden (Abb. 26).

Kleinere Ergüsse sind bei liegenden Patienten an der dorsalen Wand des linken Ventrikels bis hinter der lateralen Begrenzung des linken Vorhofs zu identifizieren. Nimmt das intraperikardiale Volumen zu, so wird der Erguß auch ventral vor dem rechten Ventrikel und dem rechten Vorhof sichtbar. Große Perikardergüsse können dann als asymmetrischer, das Herz umschließender, breiter Ring abgebildet werden (Abb. 26) (MONCADA et al. 1982).

Während die Sensivität des CT zur Erkennung einer intraperikardialen Flüssigkeitsansammlung offensichtlich groß ist (TOMODA et al. 1980; JANSON et al. 1979), bleibt der Wert auch dieser Methode zur Quantifizierung des Ergusses gering. Die Schwierigkeiten einer ausreichend genauen quantitativen Angabe hängen mit der nicht konstanten Verteilung der Perikardflüssigkeit zusammen, die sich zwar nach den physikalischen Gesetzen der Schwerkraft richtet und sich vorwiegend in den abhängigen Abschnitten des Perikardsackes ansammelt, aber zu unterschiedlichen, nicht voraussagbaren, z.T. volumenabhängigen Verziehungen des parietalen Perikardblattes führt. Daher erlaubt auch diese Methode, wie die Echokardiographie, nur eine semiquantitative Unterscheidung zwischen kleinen, deutlichen und erheblichen Ergüssen.

Ein Vorteil der Computertomographie gegenüber der Echokardiographie könnte sein, daß mit dieser Methode – auf der Basis von unterschiedlichen Absorptionskoeffizienten – Rückschlüsse auf die Beschaffenheit des Perikardergusses gezogen werden können. Ausgehend von der Hounsfield-Dichteeinteilung (12–40 E) weisen einige Mitteilungen darauf hin, daß Ergüsse mit einem hohen Dichtegrad als Hämoperikard (Scott et al. 1974; Messina u. Chernik 1976; Bergstrom et al. 1977) oder als Exsudat (Kreel 1978) zu interpretieren sind, während niedrige Werte für einen Transsudat oder einen chylösen Erguß (Tomoda et al. 1980) sprechen. Trotz dieser Vorteile sollte die Anwendung der Computertomographie auf Fälle beschränkt bleiben, die durch die wesentlich weniger aufwendige und nicht mit Strahlungsbelastung verbundene Echokardiographie aus technischen oder anatomischen Gründen nicht klar diagnostiziert werden können: zusätzlicher Verdacht auf eine Perikardverdickung oder -verkalkung, Verdacht auf einen abgekapselten Erguß oder auf eine maligne Erkrankung oder auf das zusätzliche Vorliegen von Mediastinaltumoren (Moncada et al. 1982).

H. Therapie der Perikarderkrankungen

I. Perikarderguß, Perikardtamponade

1. Perikardiozentese

Die spezifische Behandlung eines Perikardergusses hängt von der jeweiligen Grunderkrankung ab. So ist z.B. bei einer urämischen Perikarderkrankung in den meisten Fällen die Hämodialyse die spezifische Therapie oder bei einer tuberkulösen Perikarditis die tuberkulostatische Behandlung. In vielen Fällen von viralen oder idiopathischen Perikarditiden bildet sich der Erguß spontan zurück (Hancock 1978). Kommt es zur Bildung einer größeren Ergußmenge oder droht die Entwicklung einer Tamponadesymptomatik, so ist unabhängig von der Ätiologie die Perikardiozentese die effektivste Behandlung.

Die Perikardiozentese wurde bereits 1840 als therapeutisch-diagnostische Maßnahme zur Behebung der ergußbedingten Kompression des Herzens eingeführt (Schuh 1841). Das Risiko einer Perikardpunktion läßt sich schlecht abschätzen, weil weder die Kriterien für die Punktionswürdigkeit eines Ergusses noch die angewandten Punktionstechniken einheitlich sind. Trotz der Angabe von vielen Komplikationsmöglichkeiten (Rhythmusstörungen, vasovagale Reaktionen, Punktion der Ventrikel, Verletzung der Koronararterien, Pneumothorax, intraperikardiale Infektionen) (Kotte u. McGuire 1951; Kilpatrick u. Chapman 1965; Krikorian u. Hancock 1978; Wong et al. 1979) bleibt die Komplikationsrate der Perikardiozentese bei korrekter Punktionstechnik und in der Hand von erfahrenen Kardiologen gering.

Zur Punktion des Perikardbeutels wird der subxyphoidale Weg allgemein gewählt. Eine Perikardpunktion sollte in einem Katheterlabor mit der Möglichkeit der Durchleuchtungskontrolle und gegebenenfalls der hämodynamischen Überwachung durchgeführt werden. Beim Fehlen der technischen Einrichtungen oder in Akutsituationen kann die Perikardpunktion am Bett, allerdings stets unter EKG-Kontrolle, vorgenommen werden. Nach geringer Anhebung des Bettendes um 10–30° oder entsprechender Lagerung des auf dem Rükken liegenden Patienten mit Hilfe von Kissen erfolgt die Hautsterilisation. Unter sterilen Kautelen wird dann unmittelbar links von der Spitze des Xiphoids etwa 1 cm unterhalb des Rippenbogens mit einer etwa 12 cm langen, dünnen Kanüle eine Lokalanästhesie (1 oder 2% Xylocain) vorgenommen. Die Infiltration soll nicht nur subkutan erfolgen, sondern bis zur Perikardgrenze reichen. Zur Perikardiozentese wird eine Seldinger-Punktionsnadel (12–14 cm lang) empfohlen, die, nach einer Hautinzision (5–7 mm), zunächst steil bis unterhalb des Rippenrandes vorgeschoben wird. Nach Senkung des Nadelgriffs wird sie dann in flachem Winkel langsam in Richtung auf die linke Schulter des Patienten vorgeführt. In der Regel hat man keinen wesentlichen Widerstand auch beim Durchtritt durch das Zwerchfell zu überwinden. Erreicht die Nadelspitze das Perikard, so spürt man häufig beim Vorliegen eines Ergusses eine prallelastische Resistenz, die mit der Perforation des Perikards sofort nachläßt. Nach Entfernung des Mandrins der Punktionsnadel sollte dann mit einer 10-ml-Spritze probatorisch Perikardflüssigkeit abgesaugt werden. Ist sie hämorrhagisch, so werden einige Milliliter in eine kleine Schale gespritzt: kommt es zur Koagulation, so handelt es sich um venöses Blut aus dem rechten Ventrikel oder Vorhof und die Nadel muß zurückgezogen werden. Die Ausnahme ist der seltene Fall eines perforationsbedingten Hämoperikards, das dann aber meist durch das hellere oxygenierte Blut imponiert. Bleibt eine Koagulation aus, so kann der Punktionsvorgang fortgesetzt werden. Eine Bestimmung des Hämoglobingehalts und des Hämatokrits ist bei jedem hämorrhagischen Erguß anzustreben.

Mehrere Vorsichtsmaßnahmen zur Minimierung der Gefahr einer Perikardpunktion wurden mitgeteilt.

Die fluoroskopische Führung der Punktionsnadel hat sich als nicht zuverlässige Methode erwiesen, da es nicht möglich ist, zwischen Perikarderguß und kardialer Muskelmasse zu unterscheiden.

Sehr breite Anwendung findet das von Bishop et al. (1956) vorgeschlagene Vorgehen: Unmittelbar nach Punktion der Subkutis wird die Nadel mittels einer Krokodilklemme mit einer unipolaren Brustwandelektrode verbunden. Unter der Voraussetzung einer geeigneten Erdung des EKG-Geräts wird diese Brustwandableitung nach Möglichkeit zusammen mit einer weiteren peripheren Ableitung kontinuierlich registriert. Während beim Vorschieben der Nadel auch nach Perforation des Perikards keine Änderung der EKG-Aufzeichnung eintritt, sind ST-Hebungen oder sogar monophasische Verletzungspotentiale zu erkennen, wenn die Nadel die epikardiale Oberfläche erreicht. Wird die Nadel nur wenige Millimeter zurückgezogen, so normalisiert sich das EKG sofort und die Perikardflüssigkeit läßt sich dann in der Regel frei abziehen.

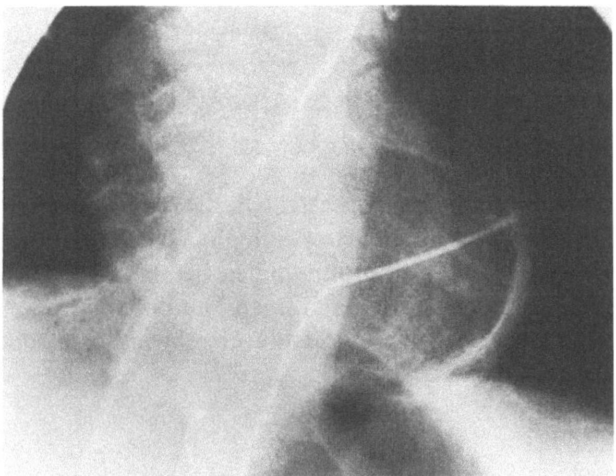

Abb. 27. Position des mit der Seldinger-Technik ins Perikard eingeführten Katheters (Pigtail 7) in a.p.-Projektion. Durch Injektion von wenigen Millilitern Kontrastmittel kann die Größe des Restergusses abgeschätzt und die Positionierung des Katheters bestätigt werden

Die echokardiographische Technik erlaubt nicht nur die zuverlässige Diagnose des Perikardergusses, sondern angeblich auch eine bessere Führung der Punktionsnadel (GOLDBERG u. POLLACK 1973; CIKES 1982). Dies dürfte vorwiegend für die 2-D-Technik gelten, mit der die Ebene der eindringenden Punktionsnadel sicher identifiziert werden kann. Die Position der Nadelspitze kann echokardiographisch durch schnelles Injizieren von 2–5 ml Kochsalzlösung oder Re-Injektion der Ergußflüssigkeit zuverlässig kontrolliert werden: Unmittelbar vor der vermuteten Nadelspitze erscheint im Echobild eine Kontrastwolke (CHANDRARATNA et al. 1977; CIKES 1982).

Nachdem die Position der Nadel gesichert worden ist, kann man mit dem Absaugen der Perikardflüssigkeit beginnen. Zum vollständigen Abziehen der Perikardflüssigkeit ist die Anwendung von Plastikkathetern zu empfehlen. Solche Plastikkatheter werden entweder durch die Punktionsnadel oder über einen Führungsdraht in den Perikardsack eingeführt (BISHOP et al. 1956; NORDENSTROM 1966; MASUMI et al. 1968; GLANCY u. RICHTER 1975; OWENS et al. 1975; WEI et al. 1978; MERX et al. 1979). Ist die Seldinger-Technik zur Punktion angewandt worden, so wird das Mandrin der Nadel entfernt und ein flexibler Führungsdraht (0,9 mm dick, mindestens 45 cm lang) mit seinem weichen Ende nach Möglichkeit unter Durchleuchtung weit in den Perikardsack vorgeführt. Danach wird die Nadel über den Führungsdraht entfernt. Anschließend wird ein nicht zu steifer Gefäßdilator (7 French) über den Führungsdraht bis zum Perikard geschoben. Der so entstandene Kanal erleichtert die darauffolgende Einführung des Katheters (7 French), der mit mehreren Seitenlöchern zum sicheren Absaugen des Ergusses versehen sein muß. Die Anwendung von endständig abgerundeten Kathetern vom „pig-tail“-Typ hat sich bewährt (Abb. 27). Um Kontaminierungen zu minimieren, sollte die mit einer größeren Plastikspritze abgesaugte Perikardflüssigkeit über einen Dreiwegehahn und einen daran angeschlossenen Infusionsschlauch direkt in ein Sammelgefäß geleitet werden. Nachdem der Absaugvorgang abgeschlossen ist, kann zur röntgenologischen Abschätzung eines Restergusses oder der Dicke des Perikards bzw. der Feststellung von intraperikardialen Massen oder der Herzgröße Luft (100–200 ml) über den Katheter in den Perikardsack insuffliert werden. Ein wesentlicher Vorteil des geschilderten Punktions- und Absaugverfahrens besteht darin, daß der eingeführte Katheter tagelang im Perikardsack verbleiben kann, ohne daß Perforationen, Rhythmusstörungen oder schmerzhafte Empfindungen befürchtet werden müssen. Bei liegendem intraperikardialem Katheter können Tamponaderezidive sicher und schnell behoben werden oder zumindest die Geschwindigkeit der erneuten Ergußbildung abgeschätzt werden.

2. Medikamentöse Maßnahmen

Die medikamentöse Behandlung der Herzbeuteltamponade kann dann erforderlich werden, wenn eine Perikardpunktion nicht gelingt und die technischen Voraussetzungen für eine Perikardfensterung nicht unmittelbar gegeben sind. In solchen Fällen ist das Hauptziel der Therapie wie bei jeder Schocksituation eine ausreichende periphere Perfusion aufrechtzuerhalten.

Bei einer Herztamponade ist der systemvenöse Druck und somit der rechtsventrikuläre Füllungsdruck relativ zum enddiastolischen ventrikulären Volumen zu niedrig. Das dadurch herabgesetzte Schlagvolumen kann prinzipiell durch Volumenexpansion und somit Vergrößerung des diastolischen Volumens wieder angehoben werden. Dies gelingt dann, wenn durch den steigenden rechtsventrikulären Füllungsdruck ein ausreichender Gegendruck gegen den komprimierenden, flüssigkeitsbedingten Perikarddruck aufgebaut werden kann. Befindet sich der Perikarddruck bereits im steilen Schenkel der perikardialen Ruhe-Dehnungskurve, so ist der Effekt der Volumenexpansion gering.

Eine Volumengabe bei einer wirksamen Herztamponade kann sogar negative hämodynamische Auswirkungen haben und zu einer Lungenstauung führen, wenn bei Erhöhung des rechtsventrikulären Schlagvolumens der effektive Füllungsdruck und somit auch das enddiastolische Volumen bzw. Schlagvolumen des linken Ventrikels nicht adäquat ansteigen (s. auch Abschnitt D).

In Fällen eines chronischen Ergusses mit sich allmählich entwickelnder Tamponadesymptomatik kann durch Gabe von positiv-inotropen Substanzen eine kurzzeitige Verbesserung der Kreislaufsituation erreicht werden (Fowler 1978). Es ist allerdings zu beachten, daß sympathikomimetische Substanzen den bereits gesteigerten peripheren Widerstand weiter erhöhen. In solchen Situationen soll die simultane Gabe von Vasodilatatoren wie Natriumnitroprussid oder Hydralazin indiziert sein (Fowler et al. 1978). Experimentelle Untersuchungen weisen darauf hin, daß Substanzen wie Amrinone, die neben einer positiv-inotropen gleichzeitig auch eine vasodilatatorische Wirkung aufweisen, eine Erweiterung der medikamentösen Therapie der Perikardtamponade darstellen könnten (Fowler et al. 1980).

3. Chirurgische Maßnahmen

Obwohl vor allem für urämische Patienten kontrovers (Bailey et al. 1969; Comty et al. 1971, 1976; Fuller et al. 1976; Wray et al. 1974; Silverberg et al. 1977) wird eine Perikardfensterung dann empfohlen, wenn es trotz konservativer Therapie immer wieder zu rezidivierenden Perikardergüssen kommt und hierbei die Patienten eine hämodynamische Instabilität im Sinne der drohenden Tamponade aufweisen (Thompson et al. 1982). Als Vorteile der Perikardfensterung werden angegeben:

1. Vermeidung von wiederholten Perikardpunktionen;
2. Möglichkeit der direkten Inspektion des intraperikardialen Raums und der direkten Gewebeentnahme;
3. ggf. Entfernung von Fibrinablagerungen.

Als Operationsverfahren kann die pleuroperikardiale oder subxyphoidale Fensterung entweder nach außen subfaszial oder zum Peritoneum gewählt werden. Der subxyphoidale Weg hat den Vorteil, daß eine Kontaminierung der Pleurahöhle vermieden wird und eine Thorakotomie nicht erforderlich ist (Hatcher et al. 1971; Santos u. Frater 1977).

II. Konstriktive Perikarditis

Es gibt keine sicheren Zahlen, die über den natürlichen Verlauf einer Pericarditis constrictiva Auskunft geben. Die Therapie der Wahl bleibt die Perikardiektomie mit kompletter Dekortikation. Die Operationsmortalität variiert zwischen 5 und 10% (Portal et al. 1966; Wychulis et al. 1971). Die Operationsergebnisse sind sehr gut, mit einer Symptomfreiheit in etwa 80–90% der Fälle. Bei einigen Patienten tritt jedoch die Verbesserung erst Wochen nach dem operativen Eingriff ein (Lazarides et al. 1966; Viola 1973). Bei manchen Patienten bleiben die hämodynamischen Werte abnorm. Hier muß eine irreversible Atrophie oder Fibrose des Myokards angenommen werden (Dines u. Edwards 1958).

Literatur

Aarseth S, Lange HF (1958) The influence of anticoagulant therapy on the occurrence of cardiac rupture and hemopericardium following heart infarction. I. A study of 89 cases of hemopericardium. Am Heart J 56:250–256

Abbasi AS, Ellis N, Flynn JU (1973) Echocardiographic M-scan technique in the diagnosis of pericardial effusion. J Clin Ultrasound 1:300–305

Adamkiewicz A, Jacobson H (1873) Über den Druck im Herzbeutel. Zentralbl Med Wiss II:483–484

Adolph RJ (1976) Clinical physiology of the circulation in the cardiac diagnosis and treatment. In: Fowler NO (ed) Cardiac diagnosis and treatment, 2nd edn. Harper & Row, New York, p 1

Agarwal JB (1976) Left ventricular filling pattern in constrictive pericarditis. Indian Heart J 28:218–222

Alderman EL, Glantz SA (1976) Acute hemodynamic interventions shift the diastolic pressure volume curve in man. Circulation 54:664–671

Altchule MD (1962) Cor pulmonale: a disease of the whole heart. Dis Chest 41:398–403

Andrews GWS, Pickering GW, Sellors TH (1948) The aetiology of constrictive pericarditis with special reference to tuberculous pericarditis, together with a note on polyserositis. Q J Med 41:291–300
Applefeld MM, Pollock SH (1980) Cardiac disease in patients who have malignancies. Curr Probl Cardiol 4:1–37
Avgoustakis D, Lazarides D, Athanasiades D, Michaelides G (1970) The electrocardiogram in constrictive pericarditis before and after radical pericardectomy. Chest 57:460–467
Bailey GL, Hampers CL, Hager EB, Merrill JP (1969) Uremic pericarditis: clinical features and management. Circulation 38:582–591
Banchero N, Rutishauser WJ, Tsakiris AG (1967) Pericardial pressure during transverse accleration in dogs without thoracotomy. Circ Res 20:65–77
Barnard HL (1898) The functions of the pericardium. J Physiol 22:43–48
Barry WH, Brooker JZ, Alderman EL (1974) Changes in diastolic stiffness and tone of the left ventricle during angina pectoris. Circulation 49:255–263
Bartle SH, Hermann HG (1967) Acute mitral regurgitation in man. Hemodynamic evidence and observations indicating an early role for the pericardium. Circulation 36:839–851
Bartle SH, Hermann HJ, Cavo JW (1968) Effect of the pericardium on left ventricular volume and function in acute hypervolaemia. Cardiovasc Res 3:284–289
Bates RJ, Beutler S, Resnekov L, Anagnostopoulos CF (1977) Cardiac rupture. Challenge in diagnosis and management. Am J Cardiol 40:429–437
Beal LR, Ustach TJ, Forker LD (1971) Meningococcemia without meningitis presenting as cardiac tamponade. Am J Med 51:659–662
Beck CS (1935) Two cardiac compression triads. JAMA 104:714–718
Bemis CE, Serur JR, Borkenhagen D (1974) Influence of right ventricular filling pressure on left ventricular pressure and dimension. Circ Res 34:498–504
Benninghoff F, Goertler K (1979) In: Ferner H (Hrsg) Lehrbuch der Anatomie des Menschen, Bd II, 12. Aufl. Urban & Schwarzenberg, München Wien Baltimore
Beresford EH, Earl CJC (1930) Spontaneous cardiac rupture: review of 46 cases. Q J Med 23:55–64
Berglund E, Sarnoff SJ, Isaacs JP (1955) Ventricular function – role of the pericardium in regulation of cardiovascular hemodynamics. Circ Res 3:133–139
Bergstrom M, Ericson K, Levander B, Svendsen P, Larsson S (1977) Variations with time of the attenuation values of intracranial hemorrhages. J Comp Assist Tomogr 1:57–63
Bishop LH, Estes EH, McIntosh HD (1956) The electrocardiogram as a safeguard in pericardiocentesis. JAMA 62:264–265
Blomgren SE, Condemi JJ, Vaughan JH (1972) Procainamide induced lupus erythematosus; clinical and laboratory observations. Am J Med 52:338–348
Bonte FJ, Curry TS (1966) The radioisotope blood pool scan. Am J Roentgenol 96:690–697
Botsch H (1977) Pericarderguß: Hinweis durch Darstellung des epikardialen Fettgewebes. Fortschr Röntgenstr 127:170–174
Boyle JD, Pearce ML, Guz LB (1961) Purulent pericarditis. Review of literature and report of eleven cases. Medicine 40:119–144
Brawley RK, Vesko JS, Morrow AG (1966) Cholesterol pericarditis. Considerations of its pathogenesis and treatment. Am J Med 41:235–248
Brecher CA (1956) Venous return. Grune & Stratton, New York
Brecher CA, Hubay CA (1955) Pulmonary blood flow and venous return during spontaneous respiration. Circ Res 3:210–214
Brenner JI, Waugh RA (1978) Effect of phasic respiration on left ventricular dimension and performance in a normal population. Circulation 57:122–127
Brigden W, Bywaters EGL, Lessof MH, Ross IP (1960) The heart in systemic lupus erythematosus. Br Heart J 22:1–16
Bristow MR, Thompson PD, Martin RP (1978) Early antracycline cardiotoxicity. Am J Med 65:823–832

Brookhart JM, Boyd TE (1947) Local differences in intrathoracic pressure and their relation to cardiac filling pressure in the dog. Am J Physiol 148:434–444

Brudine JA, Wallace JM (1965) Pulsus paradoxus and Kussmaul's sign in massive pulmonary embolism. Am J Cardiol 15:413–415

Buja LM, Friedman CA, Roberrs WC (1970) Hemorrhagic pericarditis in uremia. Clinicopathologic studies in six patients. Arch Pathol Lab Med 90:325–330

Burch GE (1976) Acute viral pericarditis. In: Spodick DH (ed) Pericardial diseases. Cardiovascular clinics. Davis, Philadelphia, p 149

Burch GE, Phillips JH (1962) Methods in the diagnostic differentiation of myocardial dilatation from pericardial effusion. Am Heart J 64:266–281

Buselmeier TJ, Simmons RL, Najarian IS, Mauer SM, Mates AJ, Kjellstrand CM (1976) Uremic pericardial effusion. Treatment by catheter drainage and local nonabsorbable steroid administration. Nephron 16:371–380

Carey RM, Coleman M, Feder A (1973) Pericardial tamponade: A major manifestation of hydralazine-induced lupus syndrome. Am J Med 54:84–87

Carsky EW, Mauceri RA, Azimi F (1980) The epicardial fat pad sign. Radiology 137:303–308

Carson TJ, Murray GF, Wilcox BR, Starck PJ (1974) The role of surgery in tuberculous pericarditis. Ann Thorac Surg 17:163–167

Chambliss JR, Jaruszwski EJ, Brofman BL, Martin JF, Feil H (1951) Chronic cardiac compression (chronic constrictive pericarditis): A critical study of sixty-one operated cases with followup. Circulation 4:816–835

Chandraratna PAN, Imaizumi T (1978) Echocardiographic diagnosis of thickened pericardium. Cardiovasc Med 3:1279–1288

Chandraratna PAN, First J, Langevin E, O'Dell R (1977) Echocardiographic contrast studies during pericardiocentesis. Ann Intern Med 87:199–200

Chesler E, Mitha AS, Matisonn RE (1976) The ECG of constrictive pericarditis-pattern resembling right ventricular hypertrophy. Am Heart J 91:420–424

Cikes I (1982) New echocardiographic possibilities in the etiological diagnosis and therapy of pericardial diseases. In: Hanrath P, Bleifeld W, Souquet J (eds) Cardiovascular diagnosis by ultrasound. Nijhoff, The Hague Boston London, p 188

Cliff WJ, Grobety J, Ryan GB (1973) Postoperative pericardial adhesions. The role of mild serosal injury and spilled blood. J Thorac Cardiovasc Surg 65:744–750

Cohn JN, Pinkerson AL, Tristani FE (1967a) Mechanism of pulsus paradoxus in clinical shock. J Clin Invest 40:1744–1755

Cohn KE, Stewart JR, Fajardo LF, Hancock EW (1967b) Heart disease following radiation. Medicine (Baltimore) 46:271–298

Colridge JCG, Linen RJ (1975) The measurement of effective atrial pressure. J Physiol (Lond) 126:304–318

Comty CM, Cohen SL, Shapiro FL (1971) Pericarditis in chronic uremia and its sequels. Ann Intern Med 75:173–183

Comty CM, Wathen RL, Shapiro FL (1976) Uremic pericarditis. In: Spodick DH (ed) Pericardial diseases. Davis, Philadelphia, p 219

Conti CR, Friesinger GC (1967) Chronic constrictive pericarditis, clinical and laboratory findings in 11 cases. Johns Hopkins Med J 120:262–274

Cooper DKC, Sturridge MF (1976) Constrictive pericarditis following Coxsackie virus infection. Thorax 31:472–474

Craig RJ, Whalen RE, Behar VS (1968) Pressure and volume changes in the left ventricle in acute pericardial tamponade. Am J Cardiol 22:65–74

Creech O, Hicks W, Snyder HB (1955) Cholesterol pericarditis. Successful treatment by pericardiectomy. Circulation 12:193–198

Dalton JC, Pearson RJ, White PD (1956) Constrictive pericarditis: a review and long-term follow-up, 78 cases. Ann Intern Med 45:445–458

Davies P, Bucky NL (1959) Tomography of calcified aortic and mitral valves. Br Heart J 21:17–22

Davis S, Surenda S, Blumberg E, Kim C (1978) Intrapericardial tetracycline for the management of cardiac tamponade secondary to malignant pericardial effusions. N Engl J Med 299:1113–1114

Dayem MKA, Wasfi FM, Bentall HH, Goodwin JF, Cleland WP (1967) Investigation and treatment of constrictive pericarditis. Thorax 22:242–252

D'Cruz IA, Cohen HC, Prabhu R (1975) Diagnosis of cardiac tamponade by echocardiography. Changes in mitral valve motion and ventricular dimensions with special reference to paradoxical pulse. Circulation 52:460–465

Degristofaro D, Liu K (1969) The hemodynamics of cardiac tamponade and blood volume overload in dogs. Cardiovasc Res 3:292–298

Desilets DT, Grollman JH, Mac Alpin RN (1966) Cineangiographic demonstration of the diastolic snap in constrictive pericarditis. Radiology 86:1056–1063

Deterling RA, Humphreys GH (1955) Factors in the etiology of constrictive pericarditis. Circulation 12:30–43

Deutsch V, Miller H, Yahini JH, Shem-Tou A, Neufeld HN (1974) Angiocardiography in constrictive pericarditis. Chest 65:379–387

Dines DE, Edwards JE (1958) Myocardial atrophy in constrictive pericarditis. Proc Staff Meet Mayo Clin 33:93–99

Dißmann W, Schüren KP, Buschmann HJ, Meyer V, Schröder R, Thimme W (1967) Klinische Diagnose der Herzruptur. Z Kreislaufforsch 56:1067–1076

Dock W (1961) Inspiratory traction on the pericardium. The cause of pulsus paradoxus in pericardial disease. Arch Intern Med 108:837–840

Doppman JL, Rienmüller R, Lissner J, Cyran J, Bolte HD, Strauer BE, Hellwig H (1981) Computed tomography in constrictive pericardial disease. J Comput Assist Tomogr 5:1–11

Dornhorst A, Howard P, Lethart GL (1952) Pulsus paradoxus. Lancet 1:746–748

Dressler W (1959) The post-myocardial-infarction syndrome: a report on forty-four cases. Arch Intern Med 103:28–42

Duomarco JL, Giambruno CE, Correa Duran A (1959) The pressure in the different zones of the pericardium. Acta Physiol Lat Am 9:267–272

East T, Bain C (1949) Right ventricular stenosis (Berheims' syndrome). Br Heart J 11:145–154

Elias H, Boyd LJ (1960) II. Notes on the anatomy, embryology and histology of the pericardium. J New York Med Coll 2:50–75

Eliasch H, Lagerlof H, Werko L (1950) Diagnosis of adhesive pericarditis with special reference to heart catheterization. Nord Med 44:1128–1131

Elzinga G, Grondelle R Van, Westerhof N (1974) Ventricular interference. Am J Physiol 226:941–947

Enenkel W (1979) Hämodynamik vor Herzruptur. Herz/Kreisl 11:436–447

Engelman RM, Spencer FC, Reed GE (1970) Cardiac tamponade following open heart surgery. Circulation [Suppl 2] 41:165

Engle MA, Ito T (1961) The postpericardiotomy syndrome. Am J Cardiol 7:73–82

Essen R von, Effert S (1980) Herzruptur. Dtsch Med Wochenschr 15:495–496

Ewart W (1896) Practical aids in the diagnosis of pericardial effusion in connection with the question as to surgial treatment. Br Med J I:717–723

Fawal IA, Kirkland L, Dykes R, Foster GL (1967) Chronic primary chylopericardium. Circulation 35:777–782

Feigenbaum H (1970) Echocardiographic diagnosis of pericardial effusion. Am J Cardiol 26:475–479

Feigenbaum H (1981) Echocardiography, 3rd edn. Lea & Febiger, Philadelphia

Feigenbaum H, Zaky A, Waldhausen JA (1966) Use of ultrasound in the diagnosis of pericardial effusion. Ann Intern Med 65:443–452

Feigenbaum H, Zaky A, Waldhausen JA (1967) Use of reflected ultrasound in detecting pericardial effusion. Am J Cardiol 19:84–90

Fell SC, Rubin IL, Enselberg CD (1965) Anticoagulant-induced hemopericardium with tamponade: its occurence in the absence of myocardial infarction or pericarditis. N Engl J Med 272:670–674

Figley MM, Bagshaw MA (1957) Angiocardiographic aspects of constrictive pericarditis. Radiology 69:46–53
Fowler NO (1978) Physiology of cardiac tamponade and pulsus paradoxus. Mod Concepts Cardiovasc Dis 47:115–119
Fowler NO, Gabel M, Holmes JC (1978) Hemodynamic effects of nitroprusside and hydralazine in experimental cardiac tamponade. Circulation 57:563–572
Fowler NO, Millard RW, Gabel M, Smith R (1980) Cardiac tamponade: relief by volume expansion, augmented inotropism, and peripheral vasodilation. Circulation [Suppl III] 62:318
Franco AE, Levine HD, Hall AP (1972) Rheumatoid pericarditis. Report of 17 cases diagnosed clinically. Ann Intern Med 77:837–844
Frank MJ, Madimi M, Lesniak LJ (1971) Effects of cardiac tamponade on myocardial performance, blood flow and metabolism. Am J Physiol 220:179–185
Frank MJ, Weisse AB, Moschos CB (1973) Left ventricular function, metabolism and blood flow in cor pulmonale. Circulation 47:798–806
Franklin DL, Van Citters RL, Rushmer RF (1962) Balance between right and left ventricular output. Circ Res 10:17–26
Friedman HS, Kuhn LA, Katz AM (1971) Clinical and electrocardiographic features of cardiac rupture following acute myocardial infarction. Am J Med 50:709–720
Friedman JL, Baum GL, Schwarz J (1965) Primary pulmonary histoplasmosis. Am J Dis Child 109:298–303
Frija G, Bilaine J, Farcot JC, Gaux JC, Bismuth V (1979) Epanchements péricardiaques. J Radiol 60:605–612
Fritzpatrick DP, Wyso EM, Bosher LH (1962) Restoration of normal intracardiac pressures after extensive pericardiectomy for constrictive pericarditis. Circulation 25:484–492
Fuller TJ, Knochel JP, Brennan JP, Fetner CD, White MG (1976) Reversal of intractable uremic pericarditis by triamcinolone hexacetonide. Arch Intern Med 136:979–982
Fulton MN (1940) Acute hemopericardium: Its causes and clinical manifestations. Med Clin North Am 24:1371–1386
Gaasch WH, Peterson KL, Shabetai R (1974) Left ventricular function in chronic constrictive pericarditis. Am J Cardiol 34:107–110
Gaasch WH, Levine HJ, Quinones MA (1976) Left ventricular complicance: Mechanisms and implications. Am J Cardiol 38:645–653
Gabe IT, Gault JH, Ross J Jr (1969) Measurement of instantaneous blood flow velocity and pressure in conscious man with a catheter-tip velocity probe. Circulation 40:603–614
Gabe IT, Mason DT, Gault JH, Ross J Jr, Zelis R, Mills CJ, Braunwald E, Shillingford JP (1970) Effect of respiration on venous return and stroke volume in cardiac tamponade. Br Heart J 32:592–596
Gabor GE, Winsberg F, Bloom HS (1971) Electrical and mechanical alternation in pericardial effusion. Chest 59:341–344
Gans RH (1951) Acute myocardial infarction with rupture of ventricle. Am Heart J 41:332–339
Gardner ED, Gray DJ, O'Rahilly R (1969) Anatomy: A regional study of human structure, 3rd edn. Saunders, Philadelphia, p 321
Ghavamian M, Gutch CF, Hughes RK (1973) Pericardial tamponade in chronic hemodialysis patients. Arch Intern Med 131:249–253
Gibson AT, Segal MB (1978) A study of the composition of pericardial fluid, with special reference to the probable mechanism of fluid formation. J Physiol (Lond) 277:367–377
Gibson TC, Grossmann W, McLaurin LP, Moos S, Craige E (1976) An echocardiographic study of the interventricular system in constrictive pericarditis. Br Heart J 38:738–743
Gimlette TMD (1959) Constrictive pericarditis. Br Heart J 21:9–16

Glancy DL, Richter MA (1975) Catheter drainage of the pericardial space. Cathet Cardiovasc Diagn 2:311–315
Glancy DL, Roberts WC (1968) The heart in malignant melanoma: A study of 70 autopsy cases. Am J Cardiol 21:555–571
Glantz SA, Parmley WW (1978) Factors which affect the diastolic pressure-volume curve. Circ Res 42:171–180
Glantz SA, Misbach GA, Moores WY (1978) The pericardium substantially affects the left ventricular diastolic pressure-volume relationship in the dog. Circ Res 42:433–441
Goldberg BB, Pollack HM (1973) Ultrasonically guided pericardiocentesis. Am J Cardiol 31:490–493
Goldberg E, Mori K (1970) Multiple myeloma with isolated visceral (epicardial) involvement and cardiac tamponade. Chest 57:584–587
Goldstein DH, Nagar C, Scrivastava N, Schacht RA, Ferris FZ, Flowers NC (1977) Clinically silent pericardial effusions in patients on long-term hemodialysis. Pericardial effusions in hemodialysis. Chest 72:744–746
Gotsman MS, Bakst A, Lewis BS, Mitha AS, van der Horst RL (1974) The cineangiocardiogram in constrictive pericarditis. Clin Radiol 25:491–496
Greene DA, Kleid JJ, Naidu S (1977) Unusual echocardiographic manifestation of pericardial effusion. Am J Cardiol 39:112–115
Griffith JM, Henry WL (1975) Switched gain: a technique for simplifying ultrasonic measurement of cardiac wall thickness. LEEE Trans Biomed Eng 22:337–340
Grist NR, Bell EJ (1969) Coxsackie viruses and the heart. Am Heart J 77:295–300
Grosser KD (1979) Differentialdiagnose der Herzruptur. Herz/Kreisl 11:439–440
Grossman W, McLaurin LP (1976) Diastolic properties of the left ventricle. Ann Intern Med 84:316–326
Hageman JH, D'Esposo ND, Glenn WLL (1964) Tuberculosis of the pericardium. A long-term analysis of forty-four proved cases. N Engl J Med 270:327–332
Hamolsky MW, Kurland GS, Freedberg AS (1961) The heart in hypothyroidism. J Chronic Dis 14:558–569
Hancock EW (1975) Constrictive pericarditis. Clinical clues to diagnosis. JAMA 232:176–177
Hancock EW (1982) Pericardial disease in patients with neoplasm. In: Reddy PS (ed) Pericardial disease. Raven Press, New York, 325
Hansen AT, Eskildsen P, Gotzsche H (1951) Pressure curves from the right auricle and the right ventricle in chronic constrictive pericarditis. Circulation 3:881–888
Hardesty RL, Thompson M, Lerberg DB, Siewers RD, O'Toole JD, Salerni R, Bahnson HT (1978) Delayed postoperative cardiac tamponade: Diagnosis and management. Ann Thorac Surg 26:155–164
Harrison DC, Goldblatt A, Braunwald E (1963) Studies on cardiac dimensions in intact unanesthetized man. Circ Res 13:448–467
Harrison MB, White PD (1942) Chronic constrictive pericarditis: a follow-up study of 37 cases. Ann Intern Med 17:790–798
Harvey AM, Whitehill MR (1937) Tuberculous pericarditis. Medicine 16:45–51
Harvey AM, Shulman LE, Tumulty PA, Conley CL, Schoenrich EH (1954) Systemic lupus erythematosus: Review of the literature and clinical analysis of 138 cases. Medicine 33:291–437
Harvey RM, Ferrer MI, Cathcart RT (1953) Mechanical and myocardial factors in chronic constrictive pericarditis. Circulation 8:695–707
Hatcher CR, Logue RB, Logan WD, Symbas RB, Mansour KA, Abbott OA (1971) Pericardiectomy for recurrent pericarditis. J Thorac Cardiovasc Surg 62:371–377
Hawker RE, Cartmill TB, Celermajer JM (1972) Chylous pericardial effusion complicating aorta-right pulmonary artery anastomosis. J Thorac Cardiovasc Surg 63:491–494
Hefner LL, Coghlan HC, Jones WB, Reeves TJ (1961) Distensibility of the dog's left ventricle. Am J Physiol 201:97–101
Hellerstein HK, Santigago-Stevenson D (1950) Atrophy of the heart. A correlative study of 85 proved cases. Circulation 1:93–126

Henderson Y, Prince AL (1914) The systolic discharge and the pericardial volume. Am J Physiol 35:116–188
Hipona FA (1976) The radiology of pericardial disease. In: Spodick DH (ed) Pericardial diseases. Cardiovascular clinics. Davis, Philadelphia, p 91
Hirschman SZ, Hammer GS (1974) Coxsackie virus myopericarditis. A microbiological and clinical review. Am J Cardiol 34:224–232
Hirst AE, Barbour BH (1958) Dissecting aneurysm with hemopericardium. Report of a case with healing. N Engl J Med 258:116–120
Hochreiter C, Goldstein J, Borer JS, Tyberg T, Goldberg HL, Subramanian V, Rosenfeld I (1982) Myocardial free wall rupture after acute infarction: Survival aided by percutaneous intraaortic balloon counter-pulsation. Circulation 65:1279–1282
Holldack K, Heller A, Groth W (1959) The pericardial friction rub in the phonocardiogram. Am J Cardiol 4:351–355
Holmes KK, Counts GW, Beaty HN (1971) Disseminated gonococcal infection. Ann Intern Med 74:979–993
Holsinger DR, Osmundson PJ, Edwards JE (1962) The heart in periarteritis nodosa. Circulation 25:610–618
Holt JP (1967) Ventricular end-diastolic volume and transmural pressure. Cardiologia 50:281–290
Holt JP (1970) The normal pericardium. Am J Cardiol 26:455–465
Holt JP, Rhode EA, Kines H (1960) Pericardial and ventricular pressure. Circ Res 8:1171–1181
Holzmann M (1936) Elektrokardiographische Befunde bei Perikarditis. Helv Med Acta 3:249–257
Horowitz MS, Schultz CS, Stinson EB (1974) Sensitivity and specificity of echocardiographic diagnosis of pericardial effusion. Circulation 50:239–245
Howard EJ, Maier HC (1968) Constrictive pericarditis following acute coxsackie viral pericarditis. Am Heart J 75:247–250
Huoang MTW, Arozena X, Shaw DG (1979) Demonstration of the pericardium and pericardial effusion by computed tomography. J Comp Assis Tomogr 3:601–603
Isaacs JP, Berglund E, Sarnoff SJ (1954) Ventricular function III. The pathologic physiology of acute cardiac tamponade studied by means of ventricular function curves. Am Heart J 48:66–76
Janson R, Lackner K, Grube E, Klehr HU (1979) Computertomographische Diagnostik des Pericarderguß. Fortschr Röntgenstr 131:173–179
Jarmakani JM, McHale PA, Greenfield JC (1975) The effect of cardiac tamponade on coronary hemodynamics in the awake dog. Cardiovasc Res 9:112–117
Johansen K (1963) Cardiovascular dynamics in the amphibian amphiuma tridactylum cuvier. Acta Physiol Scand [Suppl 217] 60:1–82
Johnson RT, Portnoy B, Rogers NG, Buescher EL (1961) Acute benign pericarditis. Arch Intern Med 108:823–832
Jorgens J, Kundel R, Lieber A (1962) The cinefluorographic approach to the diagnosis of pericardial effusion. Am J Roentgenol 87:911–916
Katz LN, Gauchat HW (1924) Observations on pulsus paradoxus (with special reference to pericardial effusions). Arch Intern Med 33:371–393
Kauffman CA, Watanakunakorn C, Phair JP (1973) Purulent pneumococcal pericarditis: A continuing problem in the antibiotic era. Am J Med 54:743–750
Kayser K (1979) Ruptur bei Herzmuskelinfarkt – Epidemiologie. Herz/Kreisl 11:415–416
Kenner HM, Wood EH (1966) Intrapericardial, intrapleural and intracardiac pressures during acute heart failure in dogs studied without thoracotomy. Circ Res 19:1071–1079
Kern RA, Soloff LA, Snape WJ, Bello CT (1949) Pericardial effusion. A constant, early and major factor in the cardiac syndrome of hypothyroidism. Am J Med Sci 217:609–618
Kilpatrick ZN, Chapman CG (1965) On pericardiocentesis. Am J Cardiol 16:722–728
Kloster FE, Crislip RL, Bristow JD (1965) Hemodynamic studies following pericardiectomy for constrictive pericarditis. Circulation 32:415–424

Koopot R, Zerefos NS, Lavender AR (1973) Cardiac tamponade in uremic pericarditis. Am J Cardiol 32:846–849

Kotte JH, McGuire J (1951) Pericardial paracentesis. Mod Concepts Cardiovasc Dis 20:102–103

Kreel L (1978) Computed tomography of the lung and pleura. Semin Roentgenol 13:213–225

Kremens V (1955) Demonstration of the pericardial shadow on the routine chest roentgenogram. A new roentgen finding. Am J Roentgenol 64:72–80

Krikorian JG, Hancock EW (1978) Pericardiocentesis. Am J Med 75:808–814

Kriss JP (1969) Diagnosis of pericardial effusion by radioisotopic angiocardiography. J Nucl Med 10:233–241

Kuhn LA (1976) Acute and chronic cardiac tamponade. In: Spodick DH (ed) Pericardial diseases, cardiovascular clinics. Davis, Philadelphia, p 177

Kurtzman RS, Chepey JJ, Otto DL (1965) Myxedema heart disease. Radiology 84:624–629

Kussmaul A (1873) Über schwielige Mediastino-pericarditis und den paradoxen Puls. Klin Wochenschr 10:433–435

Laks MM, Garner K, Swan HJC (1967) Volumes and compliances measured simultaneously in the right and left ventricles of the dog. Circ Res 20:565–569

Lane EJ, Carsky EW (1968) Epicardial fat: Lateral plain film analyses in normals and in pericardial effusion. Radiology 91:1–5

Lange R (1967) Compressive cardiac and circulatory disorders: Clinical and laboratory correlation. Am Heart J 74:419–430

Lange RL, Tsagaris TJ (1964) Time course of factors causing exaggerated respiratory variation of arterial blood pressure. J Lab Clin Med 63:431–444

Lautsch EV, Lanks KW (1967) Pathogenesis of cardiac rupture. Arch Pathol Lab Med 84:264–271

Lazarides DP, Avgoustakis DG, Lekos D, Michaelides GB (1966) Evaluation of radical pericardectomy for constrictive pericarditis (a clinical, hemodynamic and EKG study of 120 cases). J Thorac Cardiovas Surg 51:821–833

Lebowitz WB (1963) The heart in rheumatoid arthritis (rheumatoid disease): a clinical and pathologic study of 62 cases. Ann Intern Med 58:102–123

Lemire F, Tajik AJ, Giuliani ER, Gau GT, Schattenberg TT (1976) Further echocardiographic observations in pericardial effusion. Mayo Clin Proc 51:13–18

Levine HD (1973) Myocardial fibrosis in constrictive pericarditis. Electrocardiographic and pathologic observations. Circulation 48:1268–1281

Levisman JA, Abbasi AA (1976) Abnormal motion of the mitral valve with pericardial effusion: Pseudo-prolapse of the mitral valve. Am Heart J 91:18–20

Lewis BS, Gotsman MS (1973) Left ventricular function in systole and diastole in constrictive pericarditis. Am Heart J 86:23–27

Lewis BS, Gotsman MS (1976) Left ventricular diastolic pressure volume relations in man. S Afr Med J 50:97–102

Lichstein EM, Lieu HM, Gupta P (1974) Pericarditis complicating acute myocardial infarction: Incidence of complications and significance of electrocardiogram on admission. Am Heart J 87:246–252

Limbourg P (1979) Klinische Aspekte der Herzruptur nach akutem Infarkt. Herz/Kreisl 11:433–435

Linderer T, Chatterjee K, Parmley WW (1983) Influence of atrial systole on the Frank-Starling relation and the end-diastolic pressure-diameter relation of the left ventricle. Circulation 67:1045–1053

Lokich JJ (1973) The management of malignant pericardial effusion. JAMA 224:1401–1404

Ludbrook PA, Byrne JD, McKnight RC (1979) Influence of right ventricular hemodynamics on left ventricular diastolic pressure-volume relations in man. Circulation 59:21–31

Maher JF, Mallory GK, Laurenz GA (1956) Rupture of the heart after myocardial infarction. N Engl J Med 255:1–10

Mann T, Brodie BR, Grossman W (1976) Effect of angina on the left ventricular diastolic pressure-volume relationship. Circulation 55:761–766

Martin RG, Ruckdeschel JC, Chang P, Byhardt R, Bouchard RJ, Wiernik PH (1975) Radiation-related pericarditis. Am J Cardiol 35:216–220

Martin RP, Rakowski H, French J, Popp RL (1978) Localisation of pericardial effusion with wide angle phased array echocardiography. Am J Cardiol 42:904–912

Martini N, Freiman AH, Watson RC, Hilaris BS (1977) Intrapericardial instillation of radioactive chromic phosphate in malignant pericardial effusion. Am J Roentgenol 128:639–641

Martins JB, Kerber RE (1979) Can cardiac tamponade be diagnosed by echocardiography? Circulation 60:737–742

Masumi RA, Rios JC, Ross AM, Ewy GA (1968) Technique for insertion of an indwelling intrapericardial catheter. Br Heart J 30:333–335

Mathewson FAL (1955) Calcification of the pericardium in apparently healthy people: Electrocardiographic abnormalities from apparently healthy persons with calcification of the pericardium. Circulation 12:44–51

McDonald IG, Hirsh J, Jelinek VM (1972) Acute major pulmonary embolism as a cause of exaggerated respiratory blood pressure variation and pulsus paradoxus. Br Heart J 34:1137–1141

McKusick VA (1952a) Chronic constrictive pericarditis. I. Some clinical and laboratory observations. Bull Johns Hopkins Hosp 90:3–26

McKusick VA (1952b) Chronic constrictive pericarditis. II. Electrokymographic studies and correlations with roentgenkymography, phonocardiography, and right ventricular pressure curves. Bull Johns Hopkins Hosp 90:27–41

Meisner H (1979) Gedeckte und freie linksventrikuläre Ruptur nach Infarkt. Herz/Kreisl 11:448–451

Merx W, Schweizer P, Krebs W, Effert S (1979) Verbesserte Punktionstechnik des Perikards und Quantifizierung von Perikardergüssen mittels Ultraschall. Dtsch Med Wochenschr 104:19–21

Merrill J, Greco FA, Zimbler H (1975) Adriamycin and radiation: Synergistic cardiotoxicity. Ann Intern Med 82:122–123

Messina AV, Chernik NL (1976) Computed tomography: The "resolving" intracerebral hemorrhage. Radiology 118:609–613

Miller AJ, Pick R, Johnson PJ (1971) Lymphatic drainage of the heart. Am J Cardiol 26:463–466

Miller RL (1969) Hemopericardium with use of oral anticoagulant therapy. JAMA 209:1362–1364

Mirsky I (1976) Assessment of passive elastic stiffness of cardiac muscle: Mathematical concepts, physiological and clinical considerations, directions of future research. Prog Cardiovasc Dis 28:277–308

Moncada R, Baker M, Salinas M (1982) Diagnostic role of computed tomography in pericardial heart disease: Congenital defects, thickening, neoplasma and effusions. Am Heart J 103:263–282

Montero AC, Smith WG, Takezawa H (1966) Hemodynamic response to exercise in constrictive pericarditis. Circulation [Suppl III] 34:72

Moore TC, Shumacker HB (1953) Congenital and experimentally produced pericardial defects. Angiology 4:1–12

Morgan BC, Guntheroth WG, Dillard DH (1965) Relationships of pericardial to pleural pressures during quiet respiration and cardiac tamponade. Circ Res 16:493–498

Morgan BC, Abel FL, Mullins GL (1966) Flow patterns in cavae, pulmonary artery, pulmonary vein and aorta in intact dogs. Am J Physiol 210:903–909

Morse JR, Oretsky MI, Hudson JA (1971) Pericarditis as a complication of meningococcemia without meningitis presenting as cardiac tamponade. Ann Intern Med 74:212–217

Morton DL, Kagan AR, Roberts WC, O'Brien KP, Holmes EC, Adkins PC (1969) Pericardiectomy for radiation-induced pericarditis with effusion. Ann Thorac Surg 8:195–208

Moulopoulos SD, Sarcas A, Stamatelopoulos S (1965) Left ventricular performance during bypass or distension of the right ventricle. Circ Res 17:484–491

Mounsey P (1955) The early diastolic sound of constrictive pericarditis. Br Heart J 17:143–152

Müller KM (1979) Makromorphologie. Herz/Kreisl 11:420–423

Naef AP (1961) Primary chylopericardium and its surgical treatment. Dis Chest 30:160–167

Naeim F, de la Maza LM, Robbins SL (1972) Cardiac rupture during myocardial infarction. A review of 44 cases. Circulation 45:1231–1239

Nanda NC, Gramiak R, Gross CM (1976) Echocardiography of cardiac valves in pericardial effusion. Circulation 54:500–504

Nordenstrom B (1966) Percutaneous catheterization of the pericardium. Acta Radiol 4:662–670

Null FC Jr, Castle CH (1959) Adult pericarditis and myocarditis due to Coxsackie virus group B, type 5. N Engl J Med 261:937–942

Ofori-Krakye SK, Tyberg TI, Geha AS, Hammond GL, Cohen LS, Langou RA (1981) Late cardiac tamponade in open heart surgery: incidence, role of anticoagulants in its pathogenesis and its relationship to the postpericardiotomy syndrome. Circulation 63:1323–1328

O'Mallie LP, Love WD, Burch GE (1961) Differentiation of massive pericardial effusion from cardiac dilatation using I^{131} albumin. Am Heart J 62:453–456

O'Rourke RA, Fischer DP, Escobar EE (1967) Effect of pericardial tamponade on coronary blood flow. Am J Physiol 212:549–552

Owens WC, Schaefer RA, Rahimtoola SH (1975) Pericardiocentesis: Insertion of a pericardial catheter. Cathet Cardiovasc Diagn 1:317–321

Parmley LF, Manion WC, Mattingly TW (1958) Nonpenetrating traumatic injury of the heart. Circulation 18:371–396

Paul O, Castleman B, White PD (1948) Chronic constrictive pericarditis: A study of 53 cases. Am J Med Sci 216:361–377

Paul RE, Durant TM, Oppenheimer MJ (1957) Intravenous carbon dioxide for intracardiac gas contrast in roentgen diagnosis of pericardial effusion and thickening. Am J Roentgenol 78:224–225

Pegram BL, Kardon MB, Bishop VS (1975) Changes in left ventricular internal diameter with increasing pericardial pressure. Cardiovasc Res 9:707–714

Pfuhl W (1929) Die mechanischen Aufgaben des Herzbeutels und seine Rolle bei der Wechselwirkung von intrathorakaler Saugkraft und Herzkraft. Anat Anz 67:337–353

Plum GE, Bruwer AJ, Clagett OT (1957) Chronic constrictive pericarditis: roentgenologic findings in 35 surgically proved cases. Proc Staff Med Mayo Clin 32:555–566

Portal RW, Besterman EMM, Chambers RJ, Sellors TH, Somerville W (1966) Prognosis after operation for constrictive pericarditis. Br Med J 1:563–569

Rabkin SW, Hsu PH (1975) Mathematical and mechanical modeling of stress-strain relationship of pericardium. Am J Physiol 229:896–900

Rankin J, Scott Arentzen CE, McHole PA (1977) Viscoelastic properties of the diastolic left ventricle in the conscious dog. Circ Res 41:37–45

Rebuck AS, Pengelly D (1973) Development of pulsus paradoxus in the presence of airways obstruction. N Engl J Med 288:66–69

Reddy PS (1982) Hemodynamics of constrictive pericarditis. In: Reddy PS (ed) Pericardial disease. Raven Press, New York, p 275

Reddy PS, Curtis EI, O'Toole JD (1978) Cardiac tamponade: Hemodynamic observations in man. Circulation 58:265–272

Refsum H, Jünemann M, Lipton MJ, Skiöldebrand C, Carlsson E, Tyberg JV (1981) Ventricular diastolic pressure volume relations and the pericardium. Circulation 64:997–1004

Roberts JT, Beck CS (1941) The effect of chronic cardiac compression on the size of the heart muscle fibers. Am Heart J 22:314–320

Roberts WC, Spray TL (1976) Pericardial heart disease: a study of its causes, consequences and morphologic features. Cardiovasc Clin 7:11–65

Roberts WC, Bodey GP, Wertlake PT (1968a) The heart in acute leukemia: A study of 420 autopsy cases. Am J Cardiol 21:388–412
Roberts WC, Glancy DL, De Vita VT (1968b) Heart in malignant lymphoma (Hodgkin's disease, lymphosarcoma, reticulum cell sarcoma and mycosis fungoides): A study of 196 autopsy cases. Am J Cardiol 22:85–107
Robertson R, Arnold CR (1965) Acute constrictive pericarditis. J Thorac Cardiovasc Surg 49:91–102
Rooney JJ, Crocco JA, Lyons HA (1970) Tuberculous pericarditis. Ann Intern Med 72:73–78
Rubin RH, Moellering RC Jr (1975) Clinical, microbiologic, and therapeutic aspects of purulent pericarditis. Am J Med 59:68–78
Sackner MA, Heinz ER, Steinberg AJ (1966) The heart in scleroderma. Am J Cardiol 17:542–559
Sands MJ Jr, Satz JE, Turner WE Jr, Soloff LA (1977) Pericarditis and perimyocarditis associated with active mycoplasma pneumoniae infection. Ann Intern Med 86:544–548
Santamore WP, Lynch PR, Meier G (1976) Myocardial interaction between the ventricles. J Appl Physiol 4:362–368
Santos GH, Frater RWM (1977) The subxiphoid approach in the treatment of pericardial effusion. Ann Thorac Surg 23:467–473
Sanz S, Tiradu SR (1977) Function of the left ventricle in constrictive pericarditis. Rev Esp Cardiol 30:653–659
Schepers GWH (1962) Tuberculous pericarditis. Am J Cardiol 9:248–276
Schiller NB, Botvinick EH (1977) Right ventricular compression as a sign of cardiac tamponade. An analysis of echocardiographic ventricular dimensions and their clinical implications. Circulation 56:774–779
Schnittger I, Bowden RE, Abrams J, Popp RL (1978) Echocardiography: Pericardial thickening and constrictive pericarditis. Am J Cardiol 42:388–395
Schölmerich P (1960) Erkrankungen des Perikards. In: Schwiegk H (Hrsg) Handbuch der inneren Medizin, Bd IX/2, 4. Aufl. Springer, Berlin Göttingen Heidelberg, S 1035
Schrijen F, Ehrlich W, Permutt S (1975) Cardiovascular changes in conscious dogs during spontaneous deep breaths. Pfluegers Arch 355:205–215
Schuh F (1841) Erfahrungen über die Paracentese der Brust und des Herzbeutels. Med Jahrb d KK Österr Staates Wien, Neueste Folge 24, 33:388
Schulte HD, Bircks W, Krian A (1979) Traumatische Herzruptur. Herz/Kreisl 11:451–456
Scott RA, Drew CE (1973) Delayed pericardial effusion after cardiac surgery. Br Heart J 35:1304–1306
Scott RW, Garvin CF (1941) Cor pulmonale: Observations in 50 autopsied cases. Am Heart J 22:56–63
Scott WR, New PF, Davis KR, Schnur JA (1974) Computerized axial tomography of intracerebral and intraventricular hemorrhage. Radiology 112:73–80
Settle HP, Adolph RJ, Fowler NO, Engel P, Agruss NS, Levenson NI (1977) Echocardiographic study of cardiac tamponade. Circulation 56:951–959
Shabetai R (1974) Profiles in constrictive pericarditis, cardiac tamponade and restrictive cardiomyopathy. In: Grossman W (ed) Cardiac catheterization and angiography. Lea & Febiger, Philadelphia, p 304
Shabetai R (1982) The pathophysiology of constrictive pericarditis. In: Reddy PS (ed) Pericardial disease. Raven Press, New York, p 267
Shabetai R, Fowler NO, Braunstein JR (1959) Transmural ventricular pressure in experimental cardiac tamponade. Circ Res 7:733–739
Shabetai R, Fowler NO, Gueron M (1963) The effects of respiration on aortic pressure and flow. Am Heart J 65:525–533
Shabetai R, Fowler NO, Fenton JC (1965a) Restrictive cardiac disease: Pericarditis and the myocardiopathies. Am Heart J 69:271–280
Shabetai R, Fowler NO, Fenton JC, Masangkay M (1965b) Pulsus paradoxus. J Clin Invest 44:1882–1898
Shabetai R, Fowler NO, Guntheroth WG (1970) The hemodynamics of cardiac tamponade and constrictive pericarditis. Am J Cardiol 26:480–489

Shabetai R, Mangioardi L, Bhargava V, Ross J Jr, Higgins CB (1979) The pericardium and cardiac function. Prog Cardivasc Dis 22:107–134
Sharp JT, Bunnell I, Holland JF, Griffith GT, Greene DG (1960) Hemodynamics during induced cardiac tamponade in man. Am J Med 29:640–646
Shiff AD, Blatt CJ, Colp C (1969) Recurrent pericardial effusion secondary to sarcoidosis of the pericardium: a biopsy-proved case. N Eng J Med 281:141–143
Shirato K, Shabetai R, Bhargave V, Franklin D, Ross J Jr (1978) Alteration of the left ventricular diastolic pressure-segment length relation produced by the pericardium. Circulation 57:1191–1198
Shiu MF, Jenkins BS, Coltart BJ (1978) Pulmonary blood flow velocity in pulsus paradoxus. Arch Mal Cœur 71:302–305
Silverberg S, Oreopoulos DG, Wise DJ, Uden DE, Meindok H, Jones M, Rapoport A, de Veber GA (1977) Pericarditis in patients undergoing long-term hemodialysis and peritoneal dialysis. Am J Med 63:874–880
Smith FE, Lane M, Hudgins PT (1974) Conservative management of malignant pericardial effusion. Cancer 33:47–57
Smith LS, Davis JC (1965) Hemodynamics in tresus muttallii and certain other bivalves. J Exp Biol 43:171–180
Sobotta J, Becher H (1974) In: Becher H (Hrsg) Atlas der Anatomie des Menschen, 3. Teil. Urban & Schwarzenberg, München Berlin
Somerville W (1968) Constrictive pericarditis with special reference to the changes in natural history brought about by surgical intervention. Circulation [Suppl V] 37–38:V 102–V 111
Spiel R, Dittel M, Jobst Ch, Kiss E, Nobis H, Prachar H, Enenkel W (1979) Herzruptur bei akutem Myokardinfarkt. Z Kardiol 68:147–153
Spodick DH (1970) Medical history of the pericardium. Am J Cardiol 26:447–454
Spotnitz HM, Kaiser GA (1971) The effect of the pericardium on pressure-volume relations in the canine left ventricle. J Surg Res 11:375–380
Spooner EW, Kuhns LR, Stern AM (1977) Diagnosis of pericardial effusion in children. A new radiographic sign. Am J Roentgenol 128:23–25
Steinberg I (1958) Pericarditis with effusion. New observations with a note on Ewart's sign. Ann Intern Med 49:428–437
Stool EW, Mullins CB, Leshin SJ (1974) Dimensional changes of the left ventricle during acute pulmonary arterial hypertension in dogs. Am J Cardiol 33:868–875
Sudak FN (1965a) Intrapericardial and intrathoracic pressures in the events of the cardiac cycle in mustelus canis (Mitchell). Comp Biochem Physiol 14:689–705
Sudak FN (1965b) Some factors contributing to the development of subatmospheric pressure in the heart chambers and pericardial cavity of mustelus canis (Mitchell). Comp Biochem Physiol [A] 14:199–215
Sunder SK, Shah A (1975) Constrictive pericarditis in procainamide induced lupus erythematosus syndrome. Am J Cardiol 36:960–962
Suprenant EI, Rodbard S (1963) A hydrostatic pressure gradient in the pleural sac. Am Heart J 66:215–220
Sutton MG, Gibson DG (1977) Measurement of post operative pericardial pressure in man. Br Heart J 39:1–6
Symbas PN, Harlaftis N, Waldo WJ (1976) Penetrating cardiac wounds: A comparison of different therapeutic methods. Ann Surg 183:377–381
Symmes JC, Berman ND (1977) Early recognition of cardiac tamponade. Can Med Assoc J 116:863–864
Tabatznik B, Isaacs JP (1961) Postpericardiotomy syndrome following traumatic hemopericardium. Am J Cardiol 7:83–96
Tajik AJ (1977) Echocardiography in pericardial effusion. Am J Med 63:29–40
Taylor RR, Covell JW, Sonnenblick EH (1967) Dependence of ventricular distensibility on filling of the opposite ventricle. Am J Physiol 213:711–718
Thadani U, Iveson JMI, Wright V (1975) Cardiac tamponade, constrictive pericarditis and pericardial reaction in rheumatoid arthritis. Medicine 54:261–270
Theologides A, Kennedy BH (1969) Toxoplasmic myocarditis and pericarditis. Am J Med 47:169–174

Theroux P, Ross J Jr, Franklin D (1976) Regional myocardial function in the conscious dog during acute coronary occlusion and responses to morphine, propranolol, nitroglycerine and lidocaine. Circulation 53:302–314

Theroux P, Ross J Jr, Franklin D (1977) Regional myocardial function and dimensions early and late after myocardial infarction in the unanesthetized dog. Circ Res 40:158–165

Thompson ME, Kaushik M, Sharma JK, Reddy PS, Leb DE, Rault R (1982) Uremic pericarditis. In: Reddy PS (ed) Pericardial disease. Raven, New York, p 333

Tomoda H, Hoshiai M, Furuya H (1980) Evaluation of pericardial effusion with computed tomography. Am Heart J 99:701–706

Torrance DJ (1955) Demonstration of subepicardial fat as an aid in the diagnosis of pericardial effusion or thickening. Am J Roentgenol 74:850–855

Tyberg JV, Misbach GA, Parmley WW, Glantz SE (1980a) Effects of the pericardium on left ventricular performance. In: Baan J, Arentzius AC, Yellin EL (eds) Cardiac dynamics. Nijhoff, The Hague Boston London

Tyberg TI, Goodyer AVN, Langou RA (1980b) Genesis of pericardial knock in constrictive pericarditis. Am J Cardiol 46:570–575

Usher BW, Popp RL (1972) Electrical alternans: Mechanism in pericardial effusion. Am Heart J 83:459–463

Vignola PA, Pohost GM, Curfman GD (1976) Correlation of echocardiographic and clinical findings in patients with pericardial effusion. Am J Cardiol 37:701–707

Viola AR (1973) The influence of pericardiectomy on the hemodynamics of chronic constrictive pericarditis. Circulation 48:1038–1042

Voelkel AG, Pietro DA, Folland ED, Fisher ML, Parisi AF (1978) Echocardiographic features of constrictive pericarditis. Circulation 58:871–875

Vogel JHK, Horgan JA, Strehl CL (1971) Left ventricular dysfunction in chronic constrictive pericarditis. Chest 59:484–492

Warwick R, Williams PL (1973) Gray's anatomy, 35th edn. Longman, London

Wei JY, Taylor GJ, Aschuff SC (1978) Recurrent cardiac tamponade and large pericardial effusions: Management with an indwelling pericardial catheter. Am J Cardiol 42:281–282

Weschler AS, Auerbach BJ, Graham TC (1974) Distribution of intramyocardial blood flow during pericardial tamponade: Correlation with microscopic anatomy and intrinsic myocardial contractility. J Thorac Cardiovasc Surg 68:847–856

Wetler L, Bergel DH, Gabe IT (1968) Velocity of blood flow in normal human venae cavae. Circ Res 23:349–359

Wiggers CJ, Lev MN, Graham G (1947) Regional intrathoracic pressures and their bearing on calculations of effective venous pressures. Am J Physiol 151:1–12

Wilson DR, Lenkei SC, Patterson JF (1961) Acute constrictive epicarditis following infectious mononucleosis. Circulation 23:257–260

Wolff L, Grünfeld O (1963) Pericarditis. N Engl J Med 268:419–426

Wong B, Murphy J, Chang CJ, Hassenein K, Dunn M (1979) The risk of pericardiocentesis. Am J Cardiol 44:1110–1114

Wood EH, Nolan AC, Donald DE (1963) Techniques for measurement of intrapleural and pericardial pressures in dogs. Technical document Rep AMRI-TDR-63-107, US Air Force 6570-Aero Space Medical Research Laboratory 1:24

Wood FC, Johnson J, Schnabel TG, Kuo P, Zinsser HF (1951) The diastolic heart beat. Trans Assoc Am Physicians 64:95–99

Wood P (1961) Chronic constrictive pericarditis. Am J Cardiol 7:48–61

Woodward TE, McCrumb FR Jr, Carey TN, Togo Y (1960) Viral and rickettsial causes of cardiac disease, including the Coxsackie virus etiology of pericarditis and myocarditis. Ann Intern Med 53:1130–1150

Wray TM, Humphreys J, Perry JM (1974) Pericardiectomy for treatment of uremic pericarditis. Circulation [Suppl II] 49/50:268

Wychulis AR, Connolly DC, McGoon DC (1971) Surgical treatment of pericarditis. J Thorac Cardiovasc Surg 62:608–617

Yurchak PM, Levine SA, Gorlin R (1965) Constrictive pericarditis complicating systemic lupus erythematosus. Circulation 31:113–118

Die rhythmogene Herzinsuffizienz

G. STEINBECK

Mit 4 Abbildungen und 1 Tabelle

A. Definition

Unter dem Begriff „Herzinsuffizienz“ verstehen wir eine sich akut oder chronisch entwickelnde Pumpfunktionsstörung des Herzens, die zu einer Verminderung des Herzzeitvolumens führen kann, welches den Bedürfnissen der Kreislaufperipherie nicht mehr ausreichend angepaßt ist (Vorwärtsversagen) und/oder zu einer Stauung vor dem rechten bzw. linken Ventrikel (Rückwärtsversagen) führt. Klassifiziert nach herzmuskelmechanischen Gesichtspunkten stellen Vorlast, Nachlast, Kontraktilität und Herzfrequenz die wesentlichen Determinanten der Herzauswurfleistung dar. Liegen pathogenetisch einer Herzinsuffizienz Veränderungen der Frequenz der Kontraktion im Gefolge bradykarder oder tachykarder Rhythmusstörungen zugrunde (s. RIECKER et al. 1978), sprechen wir von einer rhythmogenen Herzinsuffizienz.

B. Hämodynamik von Herzrhythmusstörungen

Die Ursache hämodynamischer Veränderungen durch Herzrhythmusstörungen ist primär in Änderungen der Ventrikelkontraktion zu suchen (CORDAY u. LANG 1978). Für eine eingehendere Beurteilung müssen darüber hinaus jedoch die Vorhofkontraktion und ihre zeitliche Beziehung zur Ventrikelkontraktion in Betracht gezogen werden. Änderungen der intraventrikulären Erregungsausbreitung können von Bedeutung sein, und hämodynamische Wirkungen von Substanzen, die zur Beseitigung von Rhythmusstörungen eingesetzt werden, müssen berücksichtigt werden. Schließlich kommt es zu Anpassungsvorgängen an Veränderungen der Herzfrequenz am Herzen selbst und in der Kreislaufperipherie, die bei Klappenvitien, myokardialen und Koronargefäßerkrankungen anders ausfallen können als bei Herzgesunden. Damit kommt der kardialen Grunderkrankung für das Ausmaß einer hämodynamischen Dekompensation und der damit verbundenen klinischen Symptomatik durch eine bestimmte Rhythmusstörung eine entscheidende Bedeutung zu.

I. Herzfrequenz

Über weite Frequenzbereiche vermag das gesunde Herz, ein normales Herzzeitvolumen aufrechtzuerhalten (s. Abb. 1). Nimmt z.B. die Herzfrequenz ab, so

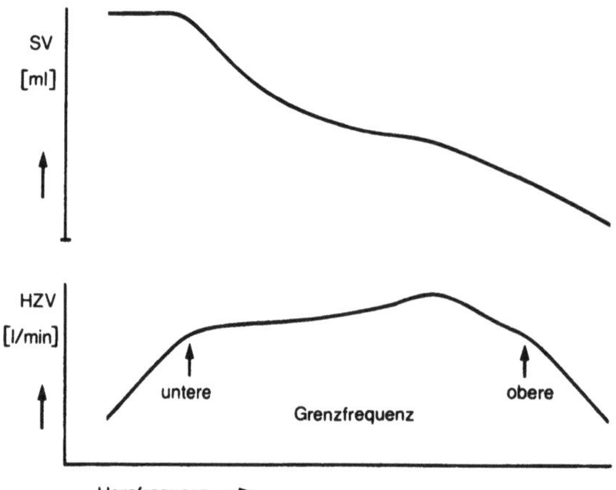

Abb. 1. Schematische Darstellung des Zusammenhangs von Änderungen des Schlagvolumens (*SV*) und Herzminutenvolumens (*HMV*) in Abhängigkeit von der Herzfrequenz. (Modifiziert nach HOLMGREN 1968)

nimmt kompensatorisch das Schlagvolumen zu (bis auf max. etwa 250 ml beim Herzgesunden, weniger beim Herzkranken) (SINNO u. GUNNAR 1976). Eine Unterschreitung der unteren Grenzfrequenz (=niedrigste Frequenz, bei welcher das Herzminutenvolumen noch konstant bleibt) führt zu einer Abnahme des Herzzeitvolumens, weil das Schlagvolumen nicht weiter gesteigert werden kann (HOLMGREN 1968). Bei untrainierten Gesunden im mittleren Lebensalter wird diese untere Grenzfrequenz mit etwa 40/min angenommen.

Mit einem Anstieg der Herzfrequenz nimmt das Schlagvolumen zunächst proportional weniger ab, so daß eine Zunahme des Herzzeitvolumens resultiert. Darüber hinaus geht mit der Herzfrequenzsteigerung ein positiv inotroper Effekt einher (BOWDITCH 1871; KOCH-WESER u. BLINKS 1963; SONNENBLICK et al. 1966). Mit weiterer Frequenzerhöhung normalisiert sich die Herzauswurfleistung, um beim Erreichen der oberen Grenzfrequenz abzufallen (ca. 180/min bei jüngeren Herzgesunden, 200–220/min bei Sportlern). Bei älteren Patienten oder Vorliegen von Herzerkrankungen kann diese obere Grenzfrequenz deutlich niedriger liegen (SCHWIEGK u. RIECKER 1960; BENCHIMOL u. LIGGETT 1966; SCHLEPPER u. THORMANN 1978). Diese Abnahme des Minutenvolumens durch kontinuierliche Reduktion des Schlagvolumens kommt zustande über eine Abnahme der Diastolendauer, welche den diastolischen Einstrom in den Ventrikel und die Koronardurchblutung limitiert.

Die Definitionen der oberen und unteren Herzfrequenz decken sich mit dem Begriff der kritischen Herzfrequenz (SCHWIEGK u. RIECKER 1960).

II. Vorhofkontraktion und ihre zeitliche Beziehung zur Ventrikelkontraktion

Hämodynamisch haben die Vorhöfe zur Füllung der Ventrikel zwei wesentliche Funktionen: aktiv als Pumpe und passiv als Blutreservoir. Etwa 5–15% des Schlagvolumens entfallen normalerweise auf die Vorhofsystole.

Abbildung 2 illustriert die hämodynamische Bedeutung des Verlustes der Vorhofsystole für die Pumpfunktion der Kammer. Nach einer spontanen Herz-

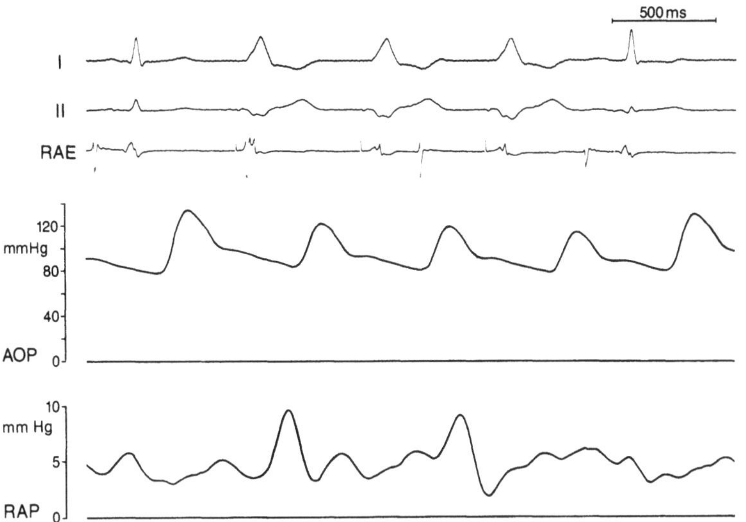

Abb. 2. Einfluß der zeitlichen Abstimmung von Vorhof- und Kammeraktion auf die Hämodynamik des Herzens. Registriert sind bei einer 33jährigen Patientin mit Zustand nach Myokarditis ohne relevante Pumpfunktionsstörung die Extremitätenableitungen I, II, eine rechtsatriale Ableitung (*RAE*), der aortale Druck (*AOP*) sowie der rechtsatriale Druck (*RAP*). Nach einer spontanen vom Vorhof auf die Kammern übergeleiteten Erregung wird die Kammer für drei Aktionen mit einer Frequenz von 100/min ventrikulär stimuliert, gefolgt von einer spontanen, wieder vom Vorhof übergeleiteten Kammererregung. Erläuterungen s. Text

aktion wird das Herz für drei Aktionen ventrikulär stimuliert. Die Kammeraktionen werden nicht retrograd geleitet (s. Rae), infolge zweier spontan einfallender Vorhofaktionen kontrahiert sich der rechte Vorhof zweimal gegen die geschlossene Trikuspidalklappe (erhöhte A-Welle in der rechten Vorhofdruckkurve RAP). Als Folge des Verlustes der Vorhofpumpfunktion für die Kammer fällt der systolische arterielle Druck von 130 auf 112 mm Hg ab (s. AOP-Registrierung). Die vierte spontan einfallende Vorhofaktion wird wieder mit normalem PQ-Intervall auf die Kammern übergeleitet. Mit Wiederherstellung dieser normalen zeitlichen Beziehung zwischen Vorhof- und Kammeraktion steigt der systolische Druck von 112 wieder auf 128 mm Hg an.

Die Herzauswurfleistung ist am gesunden Herzen nur relativ geringfügig von der Pumpfunktion des Vorhofs abhängig. Vorhofflimmern wird unter diesen Umständen hämodynamisch erst dann relevant, wenn eine sehr schnelle Kammerfrequenz die passive Füllung der Ventrikel behindert.

Die Vorhofkontraktion wird jedoch bedeutsamer bei höheren Kammerfrequenzen, vor allem aber bei Herzerkrankungen mit reduzierter Ventrikelfunktion. Unter diesen Umständen kann sie bis zu 40% des Schlagvolumens ausmachen (Rahimtoola et al. 1975; Rodman et al. 1966). Eine zeitgerecht einfallende Vorhofkontraktion erhöht den linksventrikulären enddiastolischen Druck, wodurch über den Frank-Starling-Mechanismus eine Zunahme der Kontraktionskraft resultiert. Auf diese Weise läßt sich das Schlagvolumen des Ventrikels steigern, ohne daß es zu einem entsprechenden Anstieg des mittleren linken

Vorhofdrucks kommt, der zum Lungenödem führen würde. Der Verlust dieses „Booster"-Effekts der Vorhofkontraktion kann zu einer raschen hämodynamischen Verschlechterung führen, z.B. im Fall des Auftretens von Vorhofflimmern beim Cor pulmonale oder des Beginns einer Ventrikelstimulation wegen Sinusbradykardie bei akutem Myokardinfarkt (Sinno u. Gunnar 1976). Umgekehrt nimmt durch erfolgreiche DC-Kardioversion von Vorhofflimmern die Pumpfunktion des Herzens zu. Die stärksten Zunahmen des Herzzeitvolumens waren zu beobachten bei Patienten mit Aortenklappenfehlern und Kardiomyopathien (Montgomery et al. 1966), jedoch letztere mit Ausnahme solcher Fälle, die bereits eine ausgeprägte Dilatation des linken Ventrikels aufwiesen (De Maria et al. 1975). Auch bei der Mitralstenose kann mit der Regularisierung von Vorhofflimmern nur eine leichte Verbesserung erzielt werden, da die Wirkung der Vorhofkontraktion zur aktiven Füllung des Ventrikels durch die stenosierte Klappe behindert wird (Montgomery et al. 1966).

Eine effektive Vorhofsystole erfordert eine zeitgerechte Abstimmung von Vorhof- und Ventrikelkontraktion. Dies ist der Fall, wenn das PQ-Invervall zwischen 0,1 und 0,2 s liegt (Brockman 1965). Bei Patienten mit komplettem AV-Block führten Vorhofsystolen, die zufällig 0,1–0,2 s vor der Ventrikelerregung einfielen, zu einer Zunahme des Schlagvolumens um mehr als 100% (Resnekov 1970). Es wird darüber hinaus angenommen, daß für einen vollständigen Schluß der Atrioventrikularklappen während der Ventrikelsystole eine zeitgerechte mechanische Vorhofaktion erforderlich ist (Mitchell u. Shapiro 1969). Dementsprechend kann eine Asynchronie von Vorhof- und Ventrikelkontraktion zu einer leichten Mitralinsuffizienz führen, obwohl diese nicht regelhaft beobachtet wird (Braunwald 1964; Burchell 1964).

III. Intraventrikuläre Erregungsausbreitung

Wird die Kammermuskulatur nicht orthograd über das spezifische intraventrikuläre Reizleitungssystem erregt, sondern hat sie einen ektopen Ursprung (ventrikuläre Extrasystolie, Ventrikeltachykardie), so kann dies frequenzunabhängig die Pumpfunktion vermindern (Eber et al. 1974). Je größer die Muskelmasse, die unter Umgehung des His-Tawara-Purkinje-Systems erregt wird, desto größer ist die hämodynamische Beeinträchtigung (Lister et al. 1964). Es konnte gezeigt werden, daß auch ein intermittierend auftretender Linksschenkelblock zu einer Abnahme des systolischen linksventrikulären Drucks und des Schlagvolumens führt (Bourassa et al. 1962). Dementsprechend ist vorstellbar, daß tachykarde supraventrikuläre Arrhythmien, die häufig zu funktionellen Blockierungen im intraventrikulären Reizleitungssystem führen, frequenzunabhängig das Herzzeitvolumen weiter reduzieren.

Andererseits war in einer Untersuchung an Patienten zwischen durch elektrische Stimulation erzeugten Vorhof- und Kammertachykardien kein hämodynamischer Unterschied zu erkennen (Benchimol u. Liggett 1966).

Zusammenfassend läßt sich sagen, daß Unterschiede der intraventrikulären Erregungsausbreitung zwar die Hämodynamik beeinflussen, die zeitliche Abstimmung von Vorhof- und Ventrikelsystole bei Rhythmusstörungen praktisch jedoch von größerer Relevanz ist (Benchimol u. Liggett 1966; Samet et al. 1966). Beide Faktoren scheinen von größerer Bedeutung bei bradykarden als bei tachykarden Rhythmusstörungen zu sein (Schlepper u. Thormann 1978).

Besondere Verhältnisse liegen bei der hypertrophen obstruktiven Kardiomyopathie (HOCM) vor. Der physiologische Erregungsablauf führt dazu, daß das Kammerseptum während der Depolarisation der Ventrikel relativ frühzeitig erregt wird, was die Ausbildung einer Obstruktion der linksventrikulären Ausflußbahn in der Austreibungsphase begünstigt. Mit der ventrikulären Schrittmacherstimulation bei der HOCM wird erreicht, daß der Erregungsablauf der Kammer umgekehrt wird und nun von der Spitze zur Basis erfolgt (Hassenstein et al. 1975a). Damit soll die Obstruktion erst zu einem späteren Zeitpunkt der Ventrikelkontraktion oder überhaupt nicht mehr wirksam werden. Dementsprechend sind erste erfolgversprechende Versuche einer Schrittmacherbehandlung der HOCM gemacht worden. Um die Abstimmung von Vorhof- und Ventrikelkontraktion hämodynamisch auszunutzen, sind vorhofgesteuerte Schrittmachersysteme eingesetzt worden, wobei jedoch die AV-Überleitungszeit so kurz gewählt werden muß, daß auch unter Belastungsbedingungen eine komplette Präexzitation des Ventrikels von der Spitze her gewährleistet ist (Hassenstein et al. 1975b; Johnson u. Daily 1975; Jüsgen 1980).

IV. Antiarrhythmika

Bei der medikamentösen Therapie von tachykarden Herzrhythmusstörungen mit Antiarrhythmika ist generell zu berücksichtigen, daß praktisch alle diese Substanzen zugleich negativ inotrop wirken. Vor ihrem Einsatz ist also jeweils zu fragen, ob die hämodynamischen Vorteile durch die antiarrhythmische Wirksamkeit die negativ inotropen Effekte überwiegen.

Tabelle 1 gibt, ohne Anspruch auf Vollständigkeit, einen Überblick über negativ inotrope Wirkungen von Antiarrhythmika und Betarezeptorenblockern nach intravenöser Gabe bei Patienten mit organischer Herzkrankheit. Einschränkend ist zu sagen, daß nur kleinere, selektierte Patientenkollektive unter Ausschluß derjenigen mit höhergradiger Störung der Pumpfunktion untersucht wurden; nur vereinzelt wurden mehrere Substanzen vergleichend untersucht. Schließlich sind die hämodynamischen Untersuchungen zumeist bei normfrequentem, stabilen Grundrhythmus des Herzens (und nicht etwa bei Vorliegen tachykarder Rhythmusstörungen) gemacht worden.

Mehrere Substanzen (u.a. Verapamil, Chinidin, Procainamid) rufen neben ihrer negativ inotropen Wirkung eine periphere Vasodilatation hervor, welche durch Senkung der Nachlast die Reduktion der Herzauswurfleistung vermindert oder gar aufhebt. Dies gilt jedoch nicht für das Antiarrhythmikum Disopyramid, das nach intravenöser Gabe eine Vasokonstriktion des peripheren und Koronargefäßsystems hervorruft (Kötter et al. 1980) als mögliche Ursache der ausgeprägten kardiodepressiven Wirkung dieser Substanz (Podrid et al. 1980).

Generell kann man davon ausgehen, daß unter oraler Dauertherapie die negativ inotropen Wirkungen von Antiarrhythmika weniger ausgeprägt sind als nach intravenöser Gabe.

Tabelle 1. Negativ inotrope Wirkungen von Antiarrhythmika nach intravenöser Gabe bei Patienten mit organischer Herzkrankheit. MI = Myokardinfarkt; VES = ventrikuläre Extrasystolie; HF = Herzfrequenz; $\overline{PC}$ = Pulmonalkapillarmitteldruck; $\overline{AP}$ = mittlerer Aortendruck; HI = Herzindex; SVR = systemischer Gefäßwiderstand; PAEDP = enddiastolischer Pulmonalarteriendruck; KM =

Autor	Substanz	Dosierung	Patientengut	Wirkung
BURTON et al. (1976)	Lidocain	100 mg in 30 s, dann 3 mg/min	akuter MI mit VES n = 15	HF ↑ 3%; $\overline{PC}$ ↑ 5%; $\overline{AP}$ ↑ 3%; HI ↓ 4%; SVR ↑ 11%
JEWITT (1970)	Lidocain	2 mg/kg in 2 min	akuter MI n = 12	HF →; PAEDP ↑ 22%; $\overline{AP}$ ↑ 6%; HI →; SVR ↗
BURTON et al. (1976)	Procain-amid	100 mg in 2 min, dann 20 mg/min für 20–25 min	akuter MI mit VES n = 15	HF ↗; $\overline{PC}$ →; $\overline{AP}$ ↓ 3%; HI →; SVR →
JEWITT (1970)	Procain-amid	50 mg alle 2–3 min bis 4 mg/kg	akuter MI n = 10	HF ↑ 12%; PAEDP →; $\overline{AP}$ ↓ 13%; HI ↓ 10%; SVR ↗
JEWITT (1970)	Diphenyl-hydantoin	50 mg/min bis 250 mg	akuter MI n = 10	HF →; PAEDP ↑ 23%; $\overline{AP}$ ↓ 13%; HI ↓ 10%; SVR ↗
LIEBERSON et al. (1967)	Diphenyl-hydantoin	250 mg in 5 min	n = 9 davon KM n = 7	HF ↗; LVEDP ↑ 67%; $\overline{AP}$ ↘; HI →
BECK et al. (1977)	Ajmalin	50 mg	akuter MI n = 10	HF ↗; $\overline{PC}$ →; $\overline{AP}$ ↘; HI →; SVR ↓ 10%
WOLF et al. (1977)	Verapamil	7,5 mg, dann 0,1 mg/min über 10 h	akuter MI n = 14	HF ↗; LVEDP ↗; $\overline{AP}$ ↓ 13%; HI ↗; SVR ↓ 19%
FERLINZ et al. (1979)	Verapamil	0,1 mg/kg über 2 min, dann 0,005 mg/kg × min für 20–30 min	KHK n = 20	HF →; LVEDP ↑ 17%; $\overline{AP}$ ↓ 13%; HI ↑ 11%; SVR ↓ 24%
BECK et al. (1977)	Propafenon	70 mg	akuter MI n = 11	HF →; $\overline{PC}$ ↑ 15%; $\overline{AP}$ ↓ 8%; HI ↓ 6%; SVR ↘

V. Koronardurchblutung und peripherer Kreislauf

Setzt eine Tachyarrhythmie abrupt ein, so kommt es zumeist – überwiegend infolge einer Füllungsbehinderung des Ventrikels durch die verkürzte Diastolendauer – zu einer ausgeprägten Abnahme des systolischen Drucks, wodurch die Koronardurchblutung abnimmt. Als Reaktion auf den erhöhten Sauerstoffbedarf des Herzens kommt es kompensatorisch zu einer koronaren Vasodilatation sowie zur Aufrechterhaltung einer ausreichenden Perfusion lebensnotwendiger Organe (Herz, Hirn, Niere, Leber) zu einer peripheren Vasokonstriktion. Die

Kardiomyopathie; LVEDP = linksventrikulärer enddiastolischer Druck; KHK = koronare Herzkrankheit; SAP = systolischer arterieller Druck; LV dp/dt_{max} = linksventrikuläre maximale systolische Druckanstiegsgeschwindigkeit; ↑ = Zunahme; ↓ = Abnahme; ↗ = Tendenz zur Zunahme (statistisch nicht signifikant); ↘ = Tendenz zur Abnahme (statistisch nicht signifikant); → = Konstanz

Autor	Substanz	Dosierung	Patientengut	Wirkung
MERX et al. (1978)	Mexiletin	2 mg/kg, erneut nach 2 h, dann 200 mg p.o. alle 6 h	akuter MI n = 21	HF ↘; PAEDP →; SAP ↘; HI →
BERNARD et al. (1978)	Mexiletin	250 mg in 10 min	akuter MI n = 10	HF ↑ 4%; $\overline{PC}$ ↑ 43%; $\overline{AP}$ ↑ 6%; HI ↘; SVR ↗; 2/10 Pat.: akuter Abfall von $\overline{AP}$, HI und HF
POZENEL (1977)	Mexiletin	1–2 mg/kg in 2 min, dann 350–500 mg in 20–50 min	KHK mit VES, n = 24	HF ↘; PAEDP →; $\overline{AP}$ →; HI →; SVR →
PIESSENS et al. (1976)	Aprindin	10 mg/min bis 140 mg	n = 8, davon KHK, n = 4	HF →; LVEDP →; SAP →; LV dp/dt_{max} ↓ 11%
KÖTTER et al. (1980)	Disopyramid	2 mg/kg in 5 min	KHK n = 10	HF →; LVEDP →; $\overline{AP}$ ↑ 6%; HI ↓ 14%; SVR ↑ 25%
SHITA u. BERNARD (1981)	Lorcainid	150 mg in 6 min	akuter MI n = 10	HF ↑ 5%; $\overline{PC}$ ↑ 13%; $\overline{AP}$ →; HI ↓ 6%; SVR →
NYQUIST et al. (1981)	Tocainid	0,5–0,75 mg/kg × min für 15 min	akuter MI n = 18	HF ↑ 4%; PAEDP ↗; $\overline{AP}$ ↗; HI ↓ 8%; SVR ↑ 9%
WINKLE et al. (1978)	Tocainid	0,5–0,75 mg/kg × min für 15 min	n = 12 davon KHK n = 11	HF →; LVEDP ↑ 28%; $\overline{AP}$ ↑ 7%; HI →; SVR ↑ 12%
COTÉ et al. (1979)	Amiodaron	5 mg/kg in 1 min	n = 16 davon KHK n = 14	HF →; LVEDP ↓ 23%; $\overline{AP}$ ↓ 9%; HI ↗; SVR ↓ 13%
MUELLER et al. (1974)	Propranolol	0,1 mg/kg in 15 min	akuter MI n = 20	HF ↓ 9%; $\overline{PC}$ ↑ 17%; $\overline{AP}$ ↓ 17%; HI ↓ 23%; SVR ↑ 13%
WIRTZFELD et al. (1978)	Metoprolol	10 mg in 15 min, dann 50 mg p.o. alle 8 h	akuter MI n = 12	HF ↓ 16%; $\overline{PC}$ →; $\overline{AP}$ ↓ 7%; HI ↓ 27%; SVR ↑ 27%

Rhythmusstörung, die kardiale Grunderkrankung und die kardiale sowie periphere Adaption bestimmen, ob ein neues hämodynamisches Gleichgeweicht erreicht wird oder nicht. So kann die Rhythmusstörung einerseits asymptomatisch verlaufen, und in einem anderen Fall zur klinischen Ausbildung von Atemnot, Angina pectoris, gastrointestinalen und neurologischen Symptomen führen bis hin zur Bewußtlosigkeit, Myokardischämie, progredientem Druckabfall und Eintritt eines kardiogenen Schockzustands.

Einzelne supraventrikuläre und ventrikuläre Extrasystolen vermindern die Koronardurchblutung um 5–12%, häufige ventrikuläre Extrasystolen um bis zu 25%. Während supraventrikulärer Tachyarrhythmien ist die Koronardurchblutung um bis zu 40%, bei ventrikulären Tachykardien um 60% reduziert; bei Kammerflimmern sinkt der Koronarfluß auf Null ab (CORDAY et al. 1959; CORDAY u. LANG 1978). Die Hirndurchblutung nimmt bei der Extrasystolie um bis zu 25%, bei supraventrikulären Tachyarrhythmien um bis zu 40% ab. Daraus können, insbesondere beim gleichzeitigen Vorliegen einer zerebrovaskulären Erkrankung, Schwindel, verschwommenes Sehen, Hemianopsie, psychiatrische Zustände, Synkopen, Krampfanfälle und Paresen resultieren (CORDAY et al. 1953).

Die renale Durchblutung nimmt um 10% bei häufigen ventrikulären Extrasystolen, um bis zu 20% bei supraventrikulären Tachyarrhythmien und um 60% während Kammertachykardie ab (CORDAY u. LANG 1978).

Mesenterial-, Muskel- und Hautdurchblutung nehmen ausgeprägt ab als Folge der peripheren Vasokonstriktion zur Aufrechterhaltung eines ausreichenden systolischen arteriellen Drucks bei tachykarden Arrhythmien. Als Folge der Zentralisation des Kreislaufs kann es zur klinischen Symptomatik einer Ischämie des Gastrointestinaltrakts mit Abdominalschmerz, Abwehrspannung, paralytischem Ileus und Ulzerationen kommen (CORDAY et al. 1962). Die Haut der Patienten ist kühl, feucht und zyanotisch. Die Durchblutung dieser Organsysteme normalisiert sich jedoch rasch nach Korrektur der Rhythmusstörung im Gegensatz zur Vasokonstriktion der Hirn- und Nierengefäße, die länger persistiert (IRVING u. CORDAY 1961).

C. Hämodynamische Veränderungen spezieller Arrhythmien

I. Sinusbradykardie

Die Sinusbradykardie junger herzgesunder Patienten ist harmlos, da sich das Schlagvolumen zur Aufrechterhaltung eines normalen Herzzeitvolumens und Blutdrucks erhöht. Ist die Sinusbradykardie Ausdruck einer Erkrankung des Sinusknotens im Sinne eines Sinusknoten-Syndroms (STEINBECK u. LÜDERITZ 1977), so stehen zerebrovaskuläre Symptome, bedingt durch eine passagere oder persistierende Minderperfusion des Gehirns, im Vordergrund der klinischen Symptomatik (Schwindel, Sehstörungen, Synkopen).

Bei der vagovasalen Synkope jugendlicher Patienten ist für den Blutdruckabfall neben der Bradykardie zusätzlich eine Abnahme des peripheren Gefäßwiderstands verantwortlich.

II. Totaler AV-Block

Die Frequenz der Ventrikelerregung, die Dauer der Bradykardie und die kardiale Grunderkrankung bestimmen die klinische Symptomatik. Das Schlagvolumen ist maximal gesteigert. Der systolische arterielle Duck ist erhöht, ebenfalls der linksventrikuläre enddiastolische Druck. Trotz der kardialen und peripheren Adaptation ist das Herzzeitvolumen in unterschiedlichem Ausmaß vermindert, die arteriovenöse O_2-Differenz erhöht (TURINA et al. 1969; RESNEKOV 1970;

Forsyth et al. 1973; Samet 1973). Die zufällige und von Schlag zu Schlag wechselnde zeitliche Beziehung von Vorhof- und Ventrikelkontraktion ruft eine ausgeprägte Schwankung des Schlagvolumens und des systolischen Blutdrucks hervor. Der plötzlich einsetzende erworbene totale AV-Block ist in der Regel hämodynamisch bedrohlicher als der länger bestehende etwas höherfrequente angeborene AV-Block.

III. Supraventrikuläre Tachykardie

Mit Beginn einer paroxysmalen supraventrikulären Tachykardie sinkt der linksventrikuläre systolische Druck stark ab, um erst nach 6–10 Herzaktionen arterielle Pulsationen hervorzurufen. Innerhalb von 1–2 min stellt sich ein neues „steady state" ein (Schlepper et al. 1978). Der Blutdruckabfall ist bei aufrechter Körperhaltung erheblich verstärkt (Saunders u. Ord 1962; Ferrer u. Harvey 1964). Im Gegensatz zur belastungsinduzierten Tachykardie kommt es bei der paroxysmalen supraventrikulären Tachykardie zu einer Abnahme des Schlagvolumens (Saunders u. Ord 1962). Als eine mögliche Erklärung dafür geht bei der paroxysmalen Tachykardie in der Regel die „Booster"-Funktion der Vorhofkontraktion verloren, da bei der AV-Knoten-Reentry-Tachykardie P und QRS etwa gleichzeitig einfallen und beim WPW-Syndrom die Vorhoferregung dem QRS-Komplex gar etwas nachfolgt (Benditt et al. 1979).

Mit supraventrikulären Tachykardien kann eine Polyurie einsetzen, die mit dem Einfluß linksatrialer Dehnungsrezeptoren auf die Nierendurchblutung erklärt wurde (Luria et al. 1966).

Alle aufgeführten hämodynamischen Veränderungen werden ganz wesentlich modifiziert durch eine vorliegende kardiale Grunderkrankung, welche damit die klinische Symptomatik bestimmt.

IV. Vorhofflattern

Beim Vorhofflattern kommt es noch zu einer geordneten Vorhofkontraktion. Die hämodynamischen Auswirkungen werden bestimmt durch die AV-Überleitung, d.h. die Frequenz der Ventrikelkontraktion. Ist diese hoch, kann es zu einem raschen und bedrohlichen Abfall von Herzauswurf und arteriellem Druck kommen.

V. Vorhofflimmern

Beim Auftreten von Vorhofflimmern geht die Pumpfunktion des Vorhofs verloren. Die absolute Arrhythmie führt zu einer Änderung der diastolischen Füllung der Ventrikel von Schlag zu Schlag, wodurch sich die Patienten, insbesondere bei Tachyarrhythmie, hämodynamisch akut verschlechtern können.

Es kann eine relative Mitralinsuffizienz auftreten.

Häufig liegt dem Vorhofflimmern eine organische Herzerkrankung zugrunde; dies erschwert die hämodynamische Beurteilung eines Auftretens von Vorhofflimmern außerordentlich (Übersicht bei Mitchell u. Shapiro 1969; s. auch Abschnitt B.II).

Nach Überführung von Vorhofflimmern in Sinusrhythmus mittels DC-Kardioversion tritt eine hämodynamische Verbesserung nicht regelhaft sofort, sondern mit einer Verzögerung von mehreren Tagen ein (MONTGOMERY et al. 1966; RODMAN et al. 1966).

VI. Kammertachykardie

Eine höherfrequente Kammertachykardie führt in Abhängigkeit von der Myokardfunktion zur arteriellen Hypotension und Abnahme des Herzzeitvolumens und ist durch den möglichen Übergang zu Kammerflimmern unmittelbar lebensbedrohlich.

Zwischen durch elektrische Stimulation erzeugten Vorhof- und Kammertachykardien ist kein hämodynamischer Unterschied zu erkennen (BENCHIMOL u. LIGGETT 1966; SCHLEPPER u. THORMANN 1978). Andererseits war eine Ventrikelstimulation, wenn eine 1:1 retrograde ventrikulo-atriale Leitung vorlag, die zu einer frustranen Vorhofkontraktion gegen die geschlossene Atrioventrikularklappe führte, ungünstiger, als wenn eine AV-Dissoziation bestand (DE MARIA et al. 1972). Durch quantitative biplane Angiographie konnte gezeigt werden, daß während ventrikulärer Tachykardie das enddiastolische Volumen des linken Ventrikels deutlich und das endsystolische Volumen in geringerem Maße abnimmt; die Ejektionsfraktion nimmt ab (HUNT et al. 1974).

Diese Messungen sowie die Beobachtung, daß sich unter einer ventrikulären Tachykardie bei Herzgesunden, Patienten mit koronarer Herzkrankheit und Aortenklappenstenosen die Koronardurchblutung nicht maximal steigern läßt (SCHLEPPER u. THORMANN 1978), weisen darauf hin, daß es die Tachykardiefrequenz selbst ist, die über eine Verkürzung der Diastolendauer und Füllungsbehinderung des linken Ventrikels zum Abfall von systolischem Druck, Herzzeitvolumen und Koronardurchblutung führt.

Ein Drittel aller Patienten entwickelt während ventrikulärer Tachykardie eine relative Mitralinsuffizienz (HUNT et al. 1974).

Kommt es unter der Rhythmusstörung auf dem Boden hochgradiger Koronargefäßstenosen zur akuten Myokardischämie, so besteht die große Gefahr der Degeneration der Kammertachykardie zu Kammerflimmern.

D. Hämodynamik der Schrittmacherstimulation des Herzens

Aus einer Weltübersicht ist zu ersehen, daß 50–60% aller permanenten Schrittmacherimplantationen wegen atrioventrikulärer Leitungsstörungen und bis zu 30% wegen eines Sinusknoten-Syndroms vorgenommen werden (GOLDMAN u. PARSONNET 1979). Letztere Indikation nimmt an Häufigkeit in jüngster Zeit auf 50–80% weiter zu (PARSONNET 1982). Für beide Indikationen ist in der Vergangenheit nahezu ausschließlich der rechte Ventrikel als Stimulationsort gewählt worden. Dieses Verfahren hat sich als effektiv erwiesen, gemessen an der Verminderung von Adams-Stokes-Anfällen, Verlängerung der Überlebensrate und Besserung der Lebensqualität, verglichen mit einer nicht schrittmacherbehandelten Kontrollgruppe (s. SEIPEL et al. 1977).

Bei zahlreichen Patienten treten die bradykarden Rhythmusstörungen auf dem Boden einer kardialen Grunderkrankung auf mit mehr oder weniger ausgeprägter Herzinsuffizienz. Aufgrund theoretischer Überlegungen ist angenommen worden, daß die Erhaltung eines weitgehend physiologischen intrakardialen Erregungsablaufs durch atriale Schrittmacherstimulation gegenüber der Ventrikelstimulation wesentliche hämodynamische Vorteile biete. Bei der Beurteilung hämodynamischer Untersuchungen beider Stimulationsformen muß zwischen den Ergebnissen einer Frequenzsteigerung im *Akut*-Versuch und der *Langzeit*-Therapie unterschieden werden.

I. Totaler AV-Block

Wird beim totalen AV-Block die Kammerfrequenz akut mittels ventrikulärer Stimulation auf 70–80/min angehoben, so resultiert eine Zunahme des Herzzeitvolumens um 28–67% (SOWTON 1964; BENCHIMOL et al. 1964; NAGER et al. 1966). Mehrere Monate nach der Schrittmacherimplantation mit ventrikulärer Sondenlage sinkt nach der Mehrzahl der Untersuchungen das Herzzeitvolumen jedoch wieder auf den ursprünglichen Wert wie vor der Stimulation ab (NAGER et al. 1966; ADOLPH et al. 1968: s. Abb. 3), doch ist auch von einer anhaltenden Verbesserung berichtet worden (FURMAN u. ESCHER 1970).

Als Ursache der hämodynamisch enttäuschenden Langzeitergebnisse der Ventrikelstimulation werden angenommen: die zugrundeliegende Herzerkrankung, Verlust der Vorhofpumpfunktion, retrograde ventrikulo-atriale Leitung mit frustraner Vorhofkontraktion gegen die geschlossene Atrioventrikularklappe (sog. Schrittmacher-Syndrom) und Änderung der intraventrikulären Erregungsausbreitung (Übersicht bei NAGER u. KAPPENBERGER 1977).

In akuten vergleichenden Untersuchungen zwischen vorhofgesteuerter bzw. sequentieller Stimulation einerseits und Ventrikelstimulation andererseits beim totalen AV-Block war erstere hämodynamisch überlegen (ROST et al. 1974; KARLOFF 1975; SUTTON u. CITRON 1979). Dieser hämodynamische Vorteil bleibt auch in der Langzeittherapie mit vorhofgesteuertem Schrittmachersystem, im wesentlichen bedingt durch die Möglichkeit des Frequenzanstiegs bei Belastung, bestehen (KRUSE et al. 1982).

II. Sinusknoten-Syndrom

Akute Vergleichsmessungen ergaben, daß es mit Aufnahme einer atrialen Stimulation bei gestörter Sinusknotenfunktion (Sinusbradykardie, sinuatrialer Block) zu einer Steigerung des Herzzeitvolumens kommt (WIRTZFELD et al. 1979; WITTE et al. 1979). Dies wird jedoch nicht mit Ventrikelstimulation erreicht; letztere führt gar zu einer Verschlechterung (WIRTZFELD et al. 1979; WITTE et al. 1979; SUTTON u. CITRON 1979).

Eine Ursache hierfür dürfte das hämodynamisch ungünstige Auftreten einer ventrikulo-atrialen Leitung nach Kammerstimulation bei ca. 40% dieser Patienten sein (WIRTZFELD et al. 1979), das klinisch am Auftreten kanonenschlagartiger Verstärkungen des ersten Herztons und an Venenpropfungen erkannt werden kann.

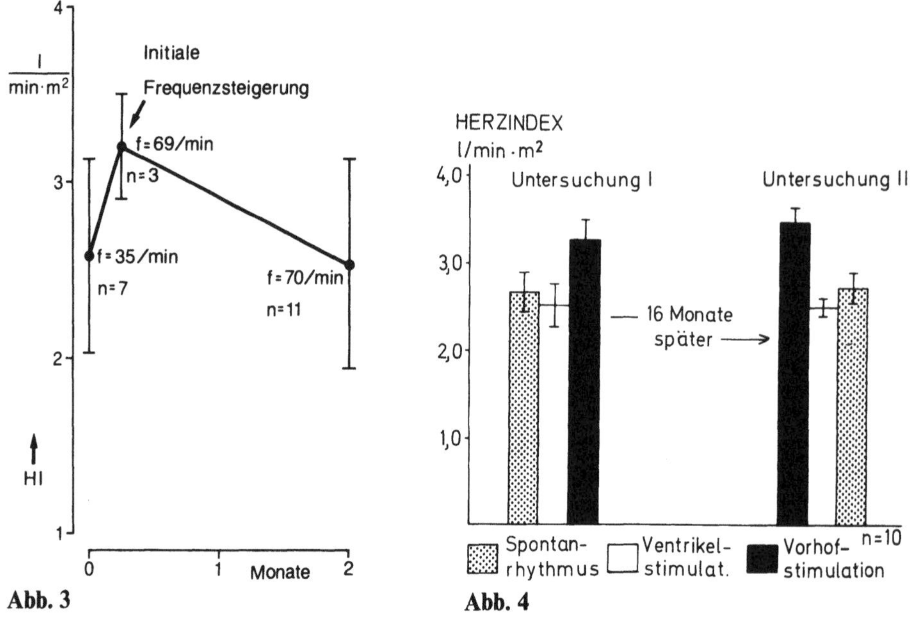

Abb. 3. Herzindex (l/min × m²) bei totalem AV-Block vor und unmittelbar nach Frequenznormalisierung mittels ventrikulärer Stimulation sowie im Mittel 2 Monate nach Schrittmacherimplantation. Im Gegensatz zur akuten Frequenzsteigerung sinkt der Herzindex einige Monate nach der Schrittmacherimplantation durch Abnahme des Schlagvolumens wieder auf den ursprünglichen Wert ab. (Aus NAGER et al. 1966)

Abb. 4. Herzindex (l/min × m²) bei 10 Patienten mit Sinusknoten-Syndrom unter Spontanrhythmus bzw. unter Ventrikel- und Vorhofstimulation. Nach der Untersuchung I wurde ein vorhofinhibierter Demand-Schrittmacher implantiert und die hämodynamische Untersuchung nach einem Zeitintervall von 1–28 Monaten (im Mittel 16 Monate) wiederholt (Untersuchung II). (Aus WIRTZFELD et al. 1981)

Zur Frage, ob die hämodynamischen Vorteile der Vorhofstimulation in der klinisch entscheidenden Langzeittherapie auch anhalten, sprechen erste Ergebnisse für das „physiologische“ Schrittmachersystem (WIRTZFELD et al. 1981). Abbildung 4 zeigt, daß die Verbesserung der kardialen Leistung unter Vorhofstimulation auch in der Langzeittherapie erhalten bleibt.

Resümierend läßt sich festhalten, daß bei Vorliegen von Adams-Stokes-Anfällen – bedingt durch AV-Blockierungen oder das Sinusknoten-Syndrom – als alleinige Schrittmacherindikation, also ohne manifeste oder latente Zeichen der Herzinsuffizienz von seiten der kardialen Grunderkrankung, die ventrikuläre Stimulation ausreichend ist. Akutuntersuchungen ergaben, daß eine atriale, atrial getriggerte oder bifokale Stimulation gegenüber der ventrikulären Stimulation hämodynamische Vorteile bringt. Erste Langzeitergebnisse sprechen dafür, daß diese auch nach Schrittmacherimplantation anhalten. Deswegen und aufgrund durchgreifender Verbesserungen der Schrittmachertechnologie und der Implantation von Vorhofelektroden ist ein Wandel zum Einsatz vorhofgesteuerter Schrittmachersysteme bei den Patienten erkennbar, die neben ihren bradykarden Rhythmusstörungen mehr oder weniger ausgeprägte Zeichen der Herzinsuffizienz aufweisen.

E. Schlußfolgerungen

In dem vorliegenden Kapitel wird der Einfluß bradykarder und tachykarder Rhythmusstörungen auf die Hämodynamik des Herzens und des peripheren Kreislaufs beschrieben. Im klinischen Alltag gilt es zu vergegenwärtigen, daß Rhythmusstörungen zumeist mit einer organischen Herzerkrankung vergesellschaftet auftreten. Dabei ist zu klären, ob ein akutes Ereignis im Rahmen der Grunderkrankung sekundär zur Rhythmusstörung führt, oder ob das primäre Auftreten von Arrhythmien die oben geschilderten hämodynamischen Veränderungen hervorruft, da sich hieraus unterschiedliche therapeutische Konsequenzen ergeben können. Kommt es beispielsweise im Rahmen einer akuten Myokardischämie auf dem Boden einer koronaren Herzkrankheit zu einer Ventrikeltachykardie, so ist diese anders zu beurteilen als eine chronisch rezidivierende Ventrikeltachykardie, die über einen arteriellen Druckabfall sekundär zu einer Myokardischämie führt. Eine sorgfältige Anamneseerhebung vermag hier bisweilen Ursache und Folgewirkung voneinander zu trennen. Ist dies nicht möglich oder die Rhythmusstörung akut bedrohlich, muß zunächst symptomatisch antiarrhythmisch behandelt werden, um im Anschluß die kardiale Grunderkrankung kausal anzugehen. Diese Zusammenhänge machen verständlich, daß eine erfolgreiche antiarrhythmische Therapie und Rezidivprophylaxe eingehende Kenntnisse um die komplexen Wechselwirkungen zwischen Grunderkrankung, Hämodynamik und Rhythmusstörungen erfordern.

Literatur

Adolph RJ, Holmes JC, Fuhusumi H (1968) Hemodynamic studies in patients with chronically implanted pacemaker. Am Heart J 76:829–838

Beck OA, Vogt J, Hochrein H (1977) Vergleichende Untersuchungen über die hämodynamischen Auswirkungen der Antiarrhythmika Propafenon, Lidocain und Ajmalin beim akuten Myokardinfarkt. Intensivmed 14:389–397

Benchimol A, Liggett MS (1966) Cardiac hemodynamics during stimulation of the right atrium, right ventricle, and left ventricle in normal and abnormal hearts. Circulation 33:933–944

Benchimol A, Yeou-Bing L, Dimond EG (1964) Cardiovascular dynamics in complete heart block at various heart rates. Effect of exercise at a fixed heart rate. Circulation 30:542–553

Benditt DG, Pritchett LC, Smith WM, Gallagher JJ (1979) Ventriculoatrial intervals: diagnostic use in paroxysmal supraventricular tachycardia. Ann Intern Med 91:161–166

Bernard R, Hemptienne J de, Gillet JM, Renard M, Englert M (1978) Mexiletine in acute myocardial infarction – tolerance and hemodynamic effects. In: Sandoe E, Julian DG, Bell JW (eds) Management of ventricular tachycardia – role of mexiletine. Excerpta Medica, Amsterdam Oxford, pp 324–328

Bourassa MG, Boiteau GM, Allenstein BJ (1962) Hemodynamic studies during intermittent left bundle branch block. Am J Cardiol 10:792–799

Bowditch HP (1871) Über die Eigenthümlichkeiten der Reizbarkeit, welche die Muskelfasern des Herzens zeigen. Verh K Sachs Ges Wochenschr Leipzig Math Phys Cl 23:652–689

Braunwald E (1964) Introduction with comments on the hemodynamic significance of atrial systole. In: Symposium on cardiac arrhythmias. Am J Med 37:665–669

Brockman SK (1965) Cardiodynamics of complete heart block. Am J Cardiol 16:72–83

Burchell HB (1964) A clinical appraisal of atrial transport function. Lancet 1:775–779

Burton JR, Mathew MT, Armstrong PW (1976) Comparative effects of lidocaine and procainamide on acutely impaired hemodynamics. Am J Med 61:215–220

Corday E, Lang TW (1978) Altered physiology associated with cardiac arrhythmias. In: Hurst JW (ed) The heart, 4th edn. McGraw-Hill, New York, pp 628–634

Corday E, Rothenberg SF, Putnam TI (1953) Cerebral vascular insufficiency: an explanation of some types of localized cerebral encephalopathy. AMA Arch Neurol Psychiatr 69:551–570

Corday E, Gold H, De Vera LB, Williams JH, Fields J (1959) Effect of the cardiac arrhythmias on the coronary circulation. Ann Intern Med 50:535–553

Corday E, Irving DW, Gold H, Bernstein H, Shelton RBT (1962) Mesenteric vascular insufficiency: intestinal ischemia induced by remote circulatory disturbances. Am J Med 33:365–376

Côté P, Bourassa MG, Delaye J, Janin A, Froment R, David P (1979) Effects of amiodarone on cardiac and coronary hemodynamics and on myocardial metabolism in patients with coronary artery disease. Circulation 59:1165–1172

Eber LM, Berkovits BV, Matloff JM, Gorlin R (1974) Dynamic characterization of premature ventricular beats and ventricular tachycardias. Am J Cardiol 33:378–383

Ferlinz J, Easthope JL, Aronow WS (1979) Effects of verapamil on myocardial performance in coronary disease. Circulation 59:313–319

Ferrer JJ, Harvey RM (1964) Some hemodynamic aspects of cardiac arrhythmias in man. Am Heart J 68:153–165

Forsyth RP, Edmunds LH, Amory DW, Melmon KL, Thomson PD (1973) Hemodynamic changes during complete heart block in the unanesthetized monkey. Am Heart J 86:88–95

Furman S, Escher DJW (1970) Principles and techniques of cardiac pacing. Harper & Row, New York, p 207

Goldman BS, Parsonnet V (1979) World survey on cardiac pacing. In: Meere C (ed) Proceedings of the VIth World Symposium on Cardiac Pacing. Laplante & Langevin, Montreal, Quebec, Canada, chap 41–4

Hassenstein P, Walther H, Dittrich J (1975a) Hämodynamische Veränderungen durch Einfach- und gekoppelte Stimulation bei Patienten mit obstruktiver Kardiomyopathie. Verh Dtsch Ges Inn Med 81:170–173

Hassenstein P, Storch HH, Schmitz W (1975b) Erfahrungen mit der Schrittmacherdauerbehandlung bei Patienten mit obstruktiver Kardiomyopathie. Thoraxchirurgie 23:496–498

Holmgren A (1968) Obere und untere Herzfrequenz in Abhängigkeit vom Alter. In: Reindell H, Keul J, Doll E (Hrsg) Herzinsuffizienz, Pathophysiologie und Klinik. Thieme, Stuttgart, S 423–426

Hunt D, Burdeshaw JA, Baxley WA (1974) Left ventricular volumes during ventricular tachycardia, first post-tachycardia beat, and subsequent beats in normal rhythm. Br Heart J 36:148–153

Irving DW, Corday E (1961) Effect of the cardiac arrhythmias on the renal and mesenteric circulations. Am J Cardiol 8:32–40

Jewitt DE (1970) Haemodynamic side effects of anti-arrhythmic drugs. In: Sandoe E, Flensted-Jensen E (eds) Cardiac arrhythmias. Olesen KH, AB Astra, pp 517–533

Johnson A, Daily PO (1975) Hypertrophic subaortic stenosis complicated by high degree heart block: successful treatment with an atrial synchronous ventricular pacemaker. Chest 67:491–497

Jüsgen W (1980) Langzeitergebnisse vorhofgesteuerter Schrittmachertherapie bei HOCM. 3. Jahrestagg Dtsch Arbeitsgemeinschaft Herzschrittmacher eV (Köln)

Karloff I (1975) Hemodynamic effects of atrial triggered versus fixed rate pacing at rest and during exercise in complete heart block. Acta Med Scand 197:195–206

Koch-Weser J, Blinks JR (1963) The influence of the interval between beats on myocardial contractility. Pharmacol Rev 15:601–652

Kötter V, Linderer T, Schröder R (1980) Effects of disopyramide on systemic and coronary hemodynamics and myocardial metabolism in patients with coronary artery disease: comparison with lidocaine. Am J Cardiol 46:469–475

Kruse I, Arnman K, Conradson TB, Rydén L (1982) A comparison of the acute and long-term hemodynamic effects of ventricular inhibited and atrial synchronous ventricular inhibited pacing. Circulation 65:846–855

Lieberson AD, Schumacher RR, Childress RH, Boyd DL, Williams JF Jr (1967) Effect of diphenylhydantoin on left ventricular function in patients with heart disease. Circulation 36:692–699

Lister JW, Klotz DH, Jomain SL, Stuckey JH, Hoffman BF (1964) Effect of pacemaker site on cardiac output and ventricular activation in dogs with complete heart block. Am J Cardiol 14:494–503

Luria MN, Adelson EK, Lochaya S (1966) Paroxysmal tachycardia with polyuria. Ann Intern Med 65:461–470

Maria AN De, Tabaie H, Kamiyama T, Mc Farland J, Mason DT, Zelis R, Massumi RA (1972) The deleterious hemodynamic consequences of retrograde ventriculoatrial conduction (VAC) in ventricular tachycardia (VT). Circulation [Suppl II] 45/46:118

Maria AN De, Lies JE, King JE, Miller RR, Amsterdam EA, Mason DT (1975) Echographic assessment of atrial transport, mitral movement, and ventricular performance following electroversion of supraventricular arrhythmias. Circulation 51:273–282

Merx W, Henning B, Franken G, Effert S (1978) Mexiletine in acute myocardial infarction. In: Sandoe E, Julian DG, Bell JW (eds) Management of ventricular tachycardia – role of mexiletine. Excerpta Medica, Amsterdam Oxford, pp 472–478

Mitchell JH, Shapiro W (1969) Atrial function and the hemodynamic consequences of atrial fibrillation in man. Am J Cardiol 23:556–567

Montgomery EF, Co BS, Pietras RJ, Gunnar RM, Tobin JR (1966) Immediate and delayed hemodynamic changes resulting from the restoration of atrial systole by electroversion. Circulation [Suppl III] 33/34:172–173

Mueller HS, Ayres SM, Religa A, Evans RG (1974) Propranolol in the treatment of acute myocardial infarction. Circulation 49:1078–1087

Nager F, Kappenberger L (1977) Hämodynamik nach Schrittmacherimplantation. Internist 18:14–20

Nager F, Bühlmann A, Schaub F (1966) Klinische und hämodynamische Befunde beim totalen AV-Block nach Implantation elektrischer Schrittmacher. Helv Med Acta 3:240–276

Nyquist O, Forssell G, Nordlander R, Schenck-Gustafsson K (1981) Hemodynamic and antiarrhythmic effects of tocainide. In: Harrison DC (ed) Cardiac arrhythmias. A decade of progress. GK Hall Medical Publishers, Boston, pp 205–226

Parsonnet V (1982) The proliferation of cardiac pacing: medical, technical and socioeconomic dilemmas. Circulation 65:841–845

Piessens J, Willems K, Kesteloot H, Geest H De (1976) The acute inotropic effects of aprindine, lidocaine and procainamide. In: Seipel L, Breithardt G, Loogen F (Hrsg) Neue Aspekte der antiarrhythmischen Therapie – Erfahrungen mit Aprindin. Editio Cantor, Aulendorf, S 121–128

Podrid PJ, Schoeneberger A, Lown B (1980) Congestive heart failure caused by oral disopyramide. N Engl J Med 302:614–617

Pozenel H (1977) Haemodynamic studies on mexiletine, a new antiarrhythmic agent. Postgrad Med J [Suppl 1] 53:78–80

Rahimtoola SH, Ehsani A, Sinno MZ, Loeb HS, Rosen KM, Gunnar RM (1975) Importance of atrial contraction to left ventricular function after myocardial infarction. Am J Cardiol 35:164

Resnekov L (1970) Circulatory effects on cardiac dysrhythmias. Cardiovasc Clin 2:23–48

Riecker G, Bolte H-D, Lüderitz B, Strauer BE (1978) Ätiologische und pathophysiologische Grundlagen des akuten Myokardversagens. Verh Dtsch Ges Kreislaufforsch 44:79–98

Rodman T, Pastor PH, Figueroa W (1966) Effect on cardiac output of conversion from atrial fibrillation to normal sinus mechanism. Am J Med 41:249–258

Rost R, Schneider KW, Gattenlöhner W, Stegmann N (1974) Die Bedeutung der zeitgerechten Vorhofaktion für die Schrittmachertherapie. Untersuchungen zum hämodynamischen Effekt der bifokalen Stimulation. Basic Res Cardiol 69:74–87

Samet P (1973) Hemodynamic sequelae of cardiac arrhythmias. Circulation 47:399–407

Samet P, Castillo C, Bernstein WH (1966) Hemodynamic sequelae of atrial, ventricular and sequential atrioventricular pacing in cardiac patients. Am Heart J 72:725–729

Saunders DE, Ord JW (1962) The hemodynamic effects of paroxysmal supraventricular tachycardia in patients with Wolff-Parkinson-White syndrome. Am J Cardiol 9:223–236

Schlepper M, Thormann J (1978) Bradykardes und tachykardes Herzversagen. Verh Dtsch Ges Kreislaufforsch 44:99–107

Schlepper M, Weppner HG, Merle H (1978) Haemodynamic effects of supraventricular tachycardias and their alterations by electrically and verapamil induced termination. Cardiovasc Res 12:28–33

Schwiegk H, Riecker G (1960) Pathophysiologie der Herzinsuffizienz. In: Schwiegk H (Hrsg) Handbuch der inneren Medizin, Bd IX/1, 4. Aufl. Springer, Berlin Göttingen Heidelberg, S 66

Seipel L, Pietrek G, Körfer R, Loogen F (1977) Prognose nach Schrittmacherimplantation. Internist 18:21–24

Shita A, Bernard R (1981) Lorcainide in myocardial infarction, tolerance and haemodynamic effects. J R Soc Med 49:59–61

Sinno MZ, Gunnar RM (1976) Hemodynamic consequences of cardiac dysrhythmias. Med Clin North Am 60:69–80

Sonnenblick EH, Morrow AG, Williams JF Jr (1966) Effects of heart rate on the dynamics of force development in the intact human ventricle. Circulation 33:945–951

Sowton E (1964) Hemodynamic studies in patients with artificial pacemakers. Br Heart J 26:737–746

Steinbeck G, Lüderitz B (1977) Störungen der Sinusknotenfunktion. Dtsch Med Wochenschr 102:35–42

Sutton R, Citron P (1979) Electrophysiological and haemodynamic basis for application of new pacemaker technology in sick sinus syndrome and atrioventricular block. Br Heart J 41:600–612

Turina M, Babotai I, Bussmann WD, Krayenbühl HP (1969) Hemodynamics of acute and chronic atrioventricular block in dogs. Cardiovasc Res 3:209–217

Winkle RA, Anderson JL, Peters F, Meffin PJ, Fowles RE, Harrison DC (1978) The hemodynamic effects of intravenous tocainide in patients with heart disease. Circulation 57:787–792

Wirtzfeld A, Klein G, Delius W, Sack D (1978) Behandlung des akuten Myokardinfarktes mit Metoprolol. Dtsch Med Wochenschr 103:566–574

Wirtzfeld A, Himmler FC, Präuer HW, Klein G (1979) Atrial and ventricular pacing in patients with the sick sinus syndrome. In: Meere C (ed) Proceedings of the VIth World Symposium on Cardiac Pacing. Laplante & Langevin, Montreal, Quebec, Canada, chap 15–5

Wirtzfeld A, Himmler FC, Blömer H (1981) Klinische Gesichtspunkte der Schrittmachertherapie bei bradykarden Herzrhythmusstörungen. Verh Dtsch Ges Kreislaufforsch 47:98–110

Witte J, Dressler L, Schröder G (1979) 10 years of experience with permanent atrial electrodes. In: Meere C (ed) Proceedings of the VIth World Symposium on Cardiac Pacing. Laplante & Langevin, Montreal, Quebec, Canada, chap 16–1

Wolf R, Habel F, Witt E, Nötges A, Everling F, Hochrein H (1977) Wirkung von Verapamil auf die Hämodynamik und Größe des akuten Myokardinfarkts. Herz 2:110–119

Die Pathogenese des kardialen Ödems

K.O. STUMPE

Mit 21 Abbildungen und 2 Tabellen

A. Einleitung

Eine dauerhafte Reduktion des von der linken Herzkammer gepumpten Blutvolumens und ein Versagen eines oder beider Ventrikel, die normale Fraktion ihres enddiastolischen Blutvolumens auszuwerfen, löst einen komplexen Ablauf von Adjustierungen aus, an dessem Ende eine abnorme Akkumulation von Flüssigkeit steht, die klinisch als Ödem imponieren kann. Diese Flüssigkeitsretention muß als Kompensationsmechanismus angesehen werden, mit dessen Hilfe der Organismus versucht, das Herzzeitvolumen und damit die Perfusion lebenswichtiger Organe aufrechtzuerhalten (PETERS 1952).

Das Auftreten eines Ödems zeigt die übermäßige Ansammlung von Flüssigkeit im interstitiellen, d.h. im extrazellulären, extravasalen Raum an. Klinisch ist das Ödem als teigige, schmerzlose Schwellung der Haut zu diagnostizieren, in die sich mit dem Finger Dellen eindrücken lassen. Die nach Druck eintretende und für einige Sekunden persistierende Dellenbildung kann fehlen, wenn das Ödem nur geringgradig ausgeprägt ist. Der interstitielle Raum hat ein großes Fassungsvermögen und kann etwa 3–5 l Flüssigkeit zusätzlich aufnehmen, bevor klinisch ein Ödem erkennbar wird (STUMPE u. KRÜCK 1970). Daher geht eine Gewichtszunahme von mehreren Kilogramm gewöhnlich der Ödemmanifestation voraus, und ein vergleichbarer Gewichtsverlust als Folge einer Diurese kann bei geringgradig ödematösen Patienten induziert werden, bevor das sog. „Trockengewicht" erreicht wird. „Aszites" und „Hydrothorax" beschreiben eine exzessive Flüssigkeitsansammlung in den Peritoneal- bzw. in den Pleurahöhlen. Unter „Anasarca" versteht man ein ausgeprägtes, generalisiertes Ödem.

Das kardiale Ödem kann entweder im Bereich der peripheren Zirkulation oder des Lungenkreislaufs oder an beiden Stellen auftreten, je nachdem welche Kammer oder Kammern des Herzens insuffizient sind. Die Mechanismen, die der Ödembildung und der Aufrechterhaltung der abnormen Flüssigkeitsakkumulation bei der Herzinsuffizienz zugrunde liegen, sind komplex und im einzelnen noch nicht geklärt. Lokale Voraussetzung für die Entwicklung eines kardialen Ödems ist die Induktion einer oder mehrerer Veränderungen in den Starling-Kräften, aus denen eine Nettobewegung von Flüssigkeit aus dem Gefäßsystem in das Intersititum resultiert.

B. Physiologische Grundlagen der Ödembildung

I. Regulation lokaler kapillär-hämodynamischer Faktoren

Unter physiologischen Bedingungen befindet sich etwa ein Viertel des extrazellulären Flüssigkeitsvolumens in den Gefäßen, während der Rest auf den interstitiellen Raum verteilt ist. Für die Konstanterhaltung dieses Verteilungsgleichgewichts sind im wesentlichen vier Faktoren verantwortlich, die die Volumenbewegung über die Kapillarmembran beeinflussen (STARLING 1896a–c). Abbildung 1 gibt schematisch wieder, welche Faktoren, d.h. Drücke über die Kapillarmembran wirksam werden und welche Richtung sie für den Volumenfluß zwischen Plasma und interstitieller Flüssigkeit bestimmen: Der hydrostatische Druck in den Kapillaren weist eine filtrierende Tendenz auf, der vom interstitiellen Flüssigkeitsdruck entgegengewirkt wird. Der kolloidosmotische Kapillardruck hat eine absorbierende Wirkung, der der kolloidosmotische Druck in der interstitiellen Flüssigkeit entgegengerichtet ist. Das Verständnis dieses Kräftegleichgewicht unter physiologischen und pathologischen Bedingungen setzt die Kenntnis der Größe der lokal an der Kapillarwand herrschenden Drücke voraus.

1. Kapillardruck

Der Druck in den Kapillaren läßt sich z.Z. noch nicht exakt bestimmen. Direkte Kanülierung von Kapillaren des Mesenteriums oder des Nagelbetts haben Drücke zwischen 30–40 mm Hg für das arterielle Ende der Kapillaren, 10–15 mm Hg für das venöse Ende und etwa 25 mm Hg in der Mitte der Kapillare ergeben (WIEDERHIELM et al. 1964). Diese Drücke sind wahrscheinlich zu hoch, da mit der indirekten gravimetrischen bzw. isovolumetrischen Methode am Darm ein mittlerer Druck von nur 17 mm Hg gefunden wurde (BRACE u. GUYTON 1976, 1977). Aufgrund der Untersuchungen von GUYTON (1981) beträgt der Druck am arteriellen Ende der Kapillare 25 mm Hg, am venösen Kapillarende 10 mm Hg, und der mittlere funktionelle Kapillardruck liegt bei 17 mm Hg.

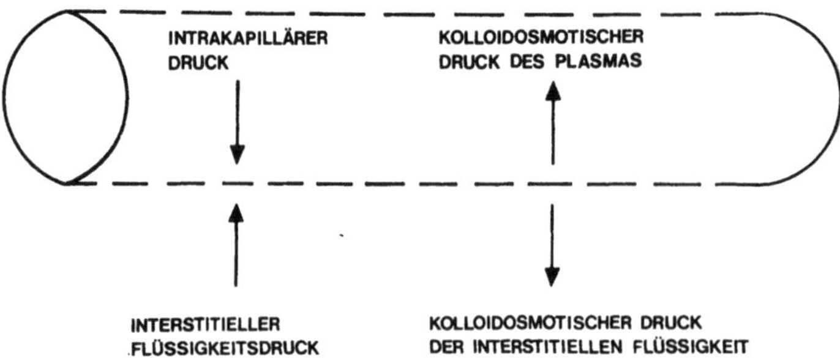

Abb. 1. Kontrolle der Flüssigkeitsbewegung zwischen Kapillarsystem und Interstitium durch die Starling-Kräfte

2. Interstitieller Flüssigkeitsdruck

Eine direkte Messung des interstitiellen Flüssigkeitsdrucks ist nicht möglich, da die maximale Weite der interstitiellen Spalten nur etwa 1 μ beträgt. GUYTON (1963, 1965, 1969) hat mit der Methode der perforierten Kapsel gefunden, daß der interstitielle Druck negativ ist, und zwar etwa −5 bis −7 mm Hg beträgt. In neueren Arbeiten werden Drücke von −6,3 und −5 mm Hg angegeben GUYTON (1981). Diese −6,3 bzw. −5 mm Hg stellen einen mittleren Wert dar. Der effektive interstitielle Druck ist aufgrund der Bewegung der umliegenden Gewebe ständigen Schwankungen unterworfen. So ist z.B. jede Muskelkontraktion oder arterielle Pulsation von einem kurzfristigen Anstieg des interstitiellen Drucks begleitet, wodurch es zu einem Übertritt von Flüssigkeit in die Lymphbahnen kommt (NICOLL u. WEBB 1955; RENKIN u. ROSELL 1962). Es ist darauf hinzuweisen, daß der interstitielle Druck nicht mit dem Gesamt-Gewebsdruck gleichzusetzen ist. Der Gesamt-Gewebsdruck beträgt +1 bis +3 mm Hg und entspricht dem Druck, der benötigt wird, um eine geringe Menge von Flüssigkeit durch eine Nadel in das Gewebe zu injizieren (ZWEIFACH 1961).

3. Kolloidosmotischer Druck des Plasmas

Der kolloidosmotische Druck des Plasmas beträgt etwa 28 mm Hg. Er kommt zustande durch die im Plasma gelösten Proteine, für die die poröse Kapillarmembran undurchlässig ist. Die wichtigsten Eiweißkörper, die den kolloidosmotischen Druck bestimmen, sind Albumin mit 4,5 g%, Globulin mit 2,5 g% und Fibrinogen mit 0,3 g%. Da aufgrund des niedrigen Molekulargewichtes jedes Gramm Albumin einen doppelt so hohen osmotischen Druck ausübt wie ein Gramm Globulin, werden etwa 70% des gesamten kolloidosmotischen Drucks von der Albuminfraktion bestimmt. Da die Proteine negativ geladen sind, ist eine relativ große Menge von positiv geladenen Ionen, hauptsächlich Natrium, erforderlich, um ein Gleichgewicht herzustellen. Die zusätzlichen Kationen erhöhen die Anzahl der osmotisch gelösten Substanzen auf der intravasalen Seite und damit den gesamtkolloidosmotischen Druck des Plasmas. Dieses Phänomen wird als Gibbs-Donnan-Effekt bezeichnet und ist dafür verantwortlich, daß der kolloidosmotische Druck des Plasmas etwa 50% größer ist, als aufgrund der Eiweißkonzentration zu erwarten ist. Normalerweise werden von den 28 mm Hg des kolloidosmotischen Drucks des Plasmas 19 mm Hg durch die Eiweißkörper und 8 mm Hg durch die zusätzlich vorhandenen Kationen hervorgerufen.

4. Kolloidosmotischer Druck der interstitiellen Flüssigkeit

Der kolloidosmotische Druck der interstitiellen Flüssigkeit ist wesentlich niedriger als der des Plasmas. Unter physiologischen Bedingungen verlassen nur geringe Mengen Eiweiß, vor allem Albumin, die Kapillaren, was dazu führt, daß der Albumin-Globulin-Quotient höher ist als im Plasma (LANDIS u. PAPPENHEIMER 1963). Die Gesamt-Eiweißmenge in den 12 l interstitieller Flüssigkeit ist genauso groß wie die Gesamt-Plasma-Eiweißmenge. Da aber das interstitielle Volumen viermal größer ist als das Plasmavolumen, beträgt die durchschnitt-

Tabelle 1. Kontrolle der Flüssigkeitsbewegung zwischen arteriellem Kapillarende und Interstitium durch die Starling-Kräfte

	mm Hg
Intrakapillärer Druck	25
Negativer interstitieller Druck	6,5
Kolloidosmotischer Druck im Interstitium	5,0
Nach außen gerichteter Gesamtdruck	36,5
Kolloidosmotischer Druck des Plasmas	28
Nach innen gerichteter Gesamtdruck	28
Nach außen gerichteter Nettodruck	8,5

Tabelle 2. Kontrolle der Flüssigkeitsbewegung zwischen venösem Kapillarende und Interstitium durch die Starling-Kräfte

	mm Hg
Kolloidosmotischer Druck des Plasmas	28
Nach innen gerichteter Gesamtdruck	28
Intrakapillärer Druck	10
Negativer interstitieller Druck	6,5
Kolloidosmotischer Druck im Interstitium	5
Nach außen gerichteter Gesamtdruck	21,5
Nach innen gerichteter Nettodruck	6,5

liche Eiweißkonzentration der interstitiellen Flüssigkeit nur $^1/_4$ der Plasmakonzentration, d.h. 1,8 g%. Hieraus errechnet sich ein kolloidosmotischer Druck von 5,0 mm Hg.

5. Flüssigkeitsaustausch über die Kapillarmembran

Da der intrakapilläre Druck am arteriellen Ende etwa 15–20 mm Hg höher ist als am venösen Ende, wird Flüssigkeit am arteriellen Kapillarende filtriert und am venösen Ende von den Kapillaren resorbiert. Die Verhältnisse sind quantitativ in Tabelle 1 dargestellt. Die Summe der nach außen gerichteten Kräfte beträgt 36,5 mm Hg. Sie setzt sich zusammen aus dem intrakapillären Druck mit 25 mm Hg, dem negativen interstitiellen Druck mit 6,5 mm Hg und dem interstitiellen kolloidosmotischen Druck mit 5,0 mm Hg. Diesem Druck wirkt der kolloidosmotische Druck des Plasmas mit 28 mm Hg entgegen, so daß als Differenz ein Druck von 8,5 mm Hg resultiert. Dieser sog. „effektive Filtrationsdruck" sorgt dafür, daß etwa 0,5% des in die Kapillaren einströmenden Plasmas am arteriellen Ende in den interstitiellen Raum infiltriert wird (GUYTON 1981).

Am venösen Kapillarende (Tabelle 2) überwiegen die Kräfte der Absorption. Da der Kapillardruck jetzt nur noch 10 mm Hg beträgt, ergibt sich ein nach

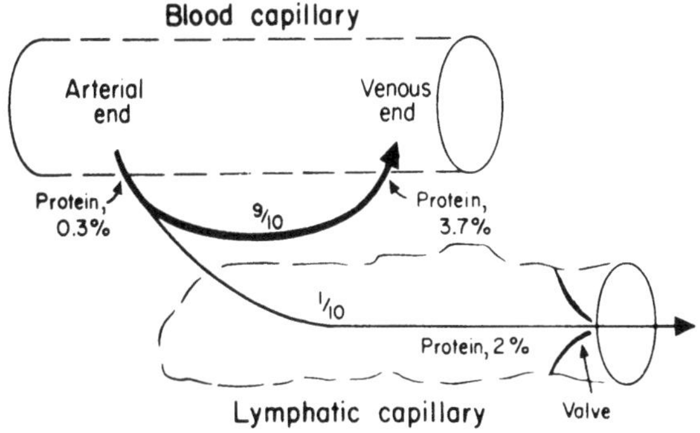

Abb. 2. Quantitative Analyse der Flüssigkeitsbewegung durch den interstitiellen Raum und in den Lymphkapillaren. (Modifiziert nach GUYTON 1966)

innen gerichteter Resorptionsdruck von 6,5 mm Hg. Durch diesen Resorptionsdruck werden etwa $^{9}/_{10}$ der am arteriellen Ende der kapillar filtrierten Flüssigkeit am venösen Ende wieder resorbiert. Die restlichen 10% werden durch die Lymphgefäße abtransportiert (Abb. 2). Es ist darauf hinzuweisen, daß die bei weitem wichtigste Funktion der Lymphkapillaren die Aufrechterhaltung einer niedrigen Eiweißkonzentration in der interstitiellen Flüssigkeit ist (MAYERSON 1963). Es gibt keinen anderen Weg für die interstitiellen Proteine, um in den Kreislauf zurückzugelangen, als den über die Lymphbahn. Bei einer Verlegung dieses Wegs kommt die Kapillardynamik innerhalb weniger Stunden zum Sistieren.

Die Unterschiede in der Flüssigkeitsbewegung am arteriellen und venösen Kapillarende werden zusätzlich durch Unterschiede in den Permeabilitäten und den Größen der Oberflächen der venösen und arteriellen Segmente bestimmt (LANDIS u. PAPPENHEIMER 1963; WIEDERHIELM 1968). Nach Kenntnis der physiologischen Bedingungen, die für den Gleichgewichtszustand der Flüssigkeitsverteilung zwischen intra- und extravasalem Raum verantwortlih sind, lassen sich Störungen dieses Gleichgewichts, die mit einer Volumenzunahme der interstitiellen Flüssigkeit einhergehen, zwanglos ableiten. Prinzipiell kann das interstitielle Flüssigkeitsvolumen zunehmen und eine Ödembildung einsetzen, wenn der Kapillardruck ansteigt, der kolloidosmotische Druck des Plasmas abfällt, der Lymphabfluß gestört ist und/oder die Kapillarwand geschädigt und vermehrt permeabel für größere Eiweißmoleküle ist. Für die Entwicklung des kardialen Ödems sind sämtliche Veränderungen verantwortlich gemacht worden. Dabei wurde einem erhöhten intrakapillären hydrostatischen Druck, als Folge eines gesteigerten venösen Drucks, die größte Bedeutung eingeräumt.

Grundsätzlich sind bei der kardial bedingten Ödembildung *primäre* Vorgänge, wie z.B. ein erhöhter venöser Druck mit Zunahme des Kapillardrucks, von *sekundären* Vorgängen und Reaktionen des Organismus, wie z.B. eine gesteigerte renale Flüssigkeitsretention, zu unterscheiden. So wird die aufgrund der veränderten Starling-Kräfte eintretende Umverteilung des extrazellulären Flüssigkeitsvolumens aus dem intravasalen in den interstitiellen Raum („primärer Vorgang") vom Organismus registriert und mit gegenregulatorischen Maßnahmen beantwortet, deren Ziel die Aufrechterhaltung des zirkulierenden intravaskulären Volumens ist. Im Mittelpunkt dieser gegenregulatorischen Maßnahme steht als entscheidender „sekundärer Mechanismus" eine vermehrte Resorption von Natrium und Wasser durch die Niere. Die Natrium- und Wasserretention tritt auf in Gegenwart eines vermehrten gesamtextrazellulären Flüssigkeitsvolumens, Bedingungen also, die normalerweise zu einer verminderten Resorption durch die Niere führen. Dies weist darauf hin, daß die Regulation des extrazellulären Flüssigkeitsvolumens durch die Niere bei der Herzinsuffizienz gestört sein muß, und die Niere das Organ ist, das über eine gesteigerte Flüssigkeitsresorption für die Bildung und Aufrechterhaltung des Ödems letztlich verantwortlich ist.

II. Regulation des extrazellulären Flüssigkeitsvolumens

Unter physiologischen Bedingungen werden die Plasma- und extrazellulären Flüssigkeitsvolumina trotz erheblicher Schwankungen in der täglichen Salz- und Wasserzufuhr in bemerkenswerter Weise konstant gehalten. So können exzessive Steigerungen oder Verlust an Volumen, wie z.B. durch intravenöse Flüssigkeitszufuhr oder Erbrechen, Diarrhö und Blutungen, schnell und genau durch den Organismus ausgeglichen werden, vorausgesetzt, daß die primäre Störung nicht andauert.

Bereits Starling (1909) erkannte, daß die entscheidende Rolle bei dieser exakten Kontrolle des extrazellulären Flüssigkeitsvolumens der Niere zukommt.

Obwohl es üblich ist, von der Kontrolle des extrazellulären Flüssigkeitsvolumens zu sprechen, scheint es klar zu sein, daß die kritische Funktion einer solchen Kontrolle die Regulation des Blutvolumens und die Aufrechterhaltung einer adäquaten Zirkulation darstellt (Dirks et al. 1976). Es ist vorstellbar, daß das extrazelluläre Flüssigkeitsvolumen entweder über Änderungen des Plasmavolumens oder derjenigen Kräfte reguliert wird, die die Verteilung des extrazellulären Flüssigkeitsvolumens auf die vaskulären und interstitiellen Kompartimente bestimmen.

Vorausgesetzt, daß das Gleichgewicht der Starling-Kräfte im Kapillarbett unverändert ist, gehen Änderungen im Plasma- und gesamtextrazellulären Flüssigkeitsvolumen Hand in Hand. Gauer et al. (1970) haben darauf hingewiesen, daß das Fassungsvermögen des interstitiellen Raums fast identisch mit demjenigen des vaskulären Raums ist. Diese Beobachtung unterstreicht die enge Beziehung zwischen diesen beiden Kompartimenten.

Störungen der Plasmavolumen-Homöostase, wie sie z.B. bei gesteigertem peripheren Pooling oder bei mäßigem Blutverlust auftreten können, begegnet der Organsimus initial durch Umverteilung von Flüssigkeit aus dem interstitiellen in den vaskulären Raum aufgrund von Veränderungen der kapillären Vasomotion (Lundgren et al. 1964; Öberg 1964; Mellander u. Öberg 1967; Öberg u. Rosell 1967; Öberg u. White 1970). Eine Änderung in der Gesamt-Natrium-Bilanz und des gesamten extrazellulären Flüssigkeitsvolumens, die aus dieser Störung resultieren könnte. stellt einen zweiten Kompensationsmechanismus dar, der für die allmähliche, über einen längeren Zeitraum stattfindende Wiederherstellung des Volumendefizits von Bedeutung ist.

Es ist an dieser Stelle darauf hinzuweisen, daß das Konzept der Volumenregulation die Feststellung beinhaltet, daß das Volumen im Verhältnis zu einem gegebenen Zustand des Fassungsvermögens der Zirkulation und des interstitiellen Raums kontrolliert wird.

1. Beziehung zwischen Osmolalität und Volumen des extrazellulären Flüssigkeitsraums

Die intra- und extrazellulären Flüssigkeitsräume weisen im gesamten Organismus die gleiche Osmolalität auf. Da die wichtigsten gelösten Substanzen des extrazellulären Flüssigkeitsraums Natrium und seine begleitenden Anionen sind, ergibt sich, daß Änderungen im extrazellulären Volumen primär Änderungen der Salzbilanz reflektieren, vorausgesetzt, daß die Osmolalität der Körperflüssigkeiten konstant bleibt. Andererseits sind Änderungen in der Osmolalität Ausdruck von Änderungen in der Wasserbilanz. Aus diesen Gründen ist es oft üblich, diejenigen Faktoren, die die Osmolalität der Körperflüssigkeiten kontrollieren, wie z.B. Änderungen in der Wasserbilanz, Durst, Sekretion von antidiuretischem Hormon (ADH) und renale Konzentrations- und Verdünnungsmechanismen, von Faktoren zu trennen, die primär über Änderungen der Natriumbilanz das extrazelluläre Flüssigkeitsvolumen beeinflussen. Diese Betrachtungsweise wird aber den physiologischen Verhältnissen nicht gerecht, und an einer Reihe von Beispielen läßt sich die enge Beziehung der Kontrollsysteme für die Regulation der Osmolalität und des Volumens leicht demonstrieren. Abgesehen von Situationen, in denen es ausschließlich zu einem Verlust oder Gewinn von Wasser gekommen ist, sind Veränderungen im extrazellulären Flüssigkeitsvolumen immer durch Verluste oder Gewinne von Natriumsalzen und Wasser in etwa isotonen Proportionen bedingt. Vorausgesetzt, daß die Änderungen nicht zu extrem sind, wird die Osmolalität der Körperflüssigkeiten in bemerkenswerter Weise konstant gehalten. So führen z.B. durch vermehrte Transpiration induzierte ausgeprägte Salzverluste zu einer starken Kontraktion des extrazellulären Flüssigkeitsraums (McCance 1936). Dabei bleiben die Serum-Natrium-Konzentrationen und Osmolalität nahezu normal.

Unter Berücksichtigung der Abhängigkeit des extrazellulären Flüssigkeitsvolumens von der Menge der Natriumsalze im Körper muß die homöostatische Regulation des Volumens letztlich von Veränderungen in der Zufuhr oder der Ausscheidung von Natrium abhängen. Dies bedeutet, daß jede Situation, die zu einer Reduktion des extrazellulären Flüssigkeitsvolumens führt, von einer Abnahme der Natriumausscheidung begleitet ist und umgekehrt, jede Zunahme des Volumens die Natriumausscheidung verstärkt. Diese Regulation läuft unabhängig von der Natrium-Konzentration ab. So kommt es z.B. unter chronischer ADH-Applikation (Leaf et al. 1953) über eine Wasserretention zu einer Expansion des Volumens, die nach einiger Zeit, trotz Entwicklung einer Hyponatriämie, von einer gesteigerten Ausscheidung von Natrium begleitet ist. Umgekehrt führen starke Wasserverluste, die das Gesamtkörperflüssigkeitsvolumen vermindern, zu einer Abnahme der Natriumausscheidung, obwohl sich eine Hypernatriämie entwickelt hat.

Zusammenfassend läßt sich feststellen, daß das Volumen des extrazellulären Flüssigkeitsraums und seiner wichtigen Kompartimente vom Organismus in Relation zu einem gegebenen Zustand des vaskulären Fassungsvermögens reguliert wird. Vorausgesetzt, daß der osmotische Druck der Körperflüssigkeit durch die Regulation der Wasserbilanz über Osmorezeptoren und ADH-Mechanismen konstant gehalten wird, erfolgt die Volumenkontrolle weitgehend durch die Regulation der renalen Natriumausscheidung. Dies ergibt sich aus der Tatsache, daß Natrium und seine begleitenden Anionen die wichtigsten gelösten Substanzen der extrazellulären Flüssigkeit darstellen.

An dieser Stelle erhebt sich die Frage, wie der Organismus über Störungen des extrazellulären Flüssigkeitsvolumens informiert wird, und über welche Mechanismen diese Informationen in Änderungen der renalen Natriumausscheidung umgesetzt werden.

2. Afferente Regulationsmechanismen

a) Extrarenale Volumen- und Barorezeptoren

Zahlreiche Untersuchungen sind durchgeführt worden, um Lokalisation und Funktion von Volumenrezeptoren zu analysieren. EPSTEIN et al. (1953) haben gezeigt, daß der akute Verschluß von großen arterio-venösen Fisteln von einem unmittelbaren Anstieg der renalen Natriumausscheidung begleitet ist, ohne daß Änderungen im Glomerulumfiltrat oder im renalen Blutfluß auftreten. Bei Wiederöffnung der Fistel kehrt die Natriumausscheidung sofort auf Kontrollwerte zurück. Obwohl der akute Verschluß der arterio-venösen Fistel das gesamtextrazelluläre Flüssigkeitsvolumen nicht verändert, kommt es zu einem verminderten Übertritt des arteriellen Volumens auf die venöse Seite der Zirkulation. Als Folge steigt der diastolische Blutdruck an, während die Drücke in den großen Venen sowie im rechten Vorhof und in den Lungengefäßen abfallen. Gleichzeitig nehmen das Herzzeitvolumen, das Schlagvolumen und die Herzfrequenz ab.

Es ist offensichtlich, daß die Niere auf die gesteigerte effektive Füllung des arteriellen Gefäßsystems und weniger auf die verminderte Füllung des venösen und pulmonalen Gefäßbettes mit einer Natriurese reagiert. Dies weist darauf hin, daß das „effektive arterielle Blutvolumen" (PETERS 1948) auf irgendeine Weise das kritische Volumen bei der Kontrolle des gesamten extrazellulären Flüssigkeitsvolumens darstellt. Eine Änderung im effektiven arteriellen Blutvolumen könnte dem Organismus auf verschiedenen Wegen signalisiert werden:

1. über eine Änderung des mittleren renalen arteriellen Perfusionsdrucks,
2. über eine Aktivierung oder Hemmung von Barorezeptoren mit neuralen Bahnen in das Zentralnervensystem,
3. über eine Änderung des sympathischen Tonus und/oder der Menge an zirkulierenden vasoaktiven Substanzen.

Andererseits gibt es Befunde, die dafür sprechen, daß neben der kritischen Rolle des effektiven arteriellen Blutvolumens auch die Existenz von Volumenrezeptoren im venösen und pulmonalen Gefäßbett von Bedeutung sein können. Diese Volumenrezeptoren scheinen zentral im Thorax lokalisiert zu sein. So kommt es bei einer Verminderung des venösen Rückflusses in den Thoraxraum, wie z.B. nach längerem Stehen in aufrechter Position, nach positiver Druckbeatmung oder nach Applikation von Staubinden an den unteren Extremitäten, zu einer Abnahme der renalen Natrium- und Wasserausscheidung. Andererseits sind Maßnahmen, die zu einer Vermehrung der thorakalen venösen Füllung führen, wie z.B. das Einnehmen einer liegenden Position, die negative Druckbeatmung oder eine Wasserimmersion, von einem Anstieg im Urinfluß und/oder der Natriumausscheidung begleitet (GAUER et al. 1970; EPSTEIN et al. 1953; EPSTEIN et al. 1972; GAUER u. HENRY 1963; GAUER u. THRON 1965; GRAVELINE et al. 1961; GÖTZ et al. 1975; SMITH 1957; WELT 1960).

Aufgrund zahlreicher Untersuchungen von GAUER et al. (1970), GAUER u. HENRY (1963), GAUER u. THRON (1965), SEGAR u. MOORE (1968) und SHARE (1967a, 1969) kann man annehmen, daß das Ausmaß der Dehnung von Barorezeptoren in den Wänden der Herzvorhöfe einer der Faktoren ist, der die Sekretion von ADH reguliert. So führt eine mäßige Reduktion im Blutvolumen, die nicht von signifikanten Veränderungen im arteriellen Blutdruck begleitet ist, zu einer Abnahme der Aktivität der afferenten Vorhoffasern, die in den Vagusnerv einmündn (GUPTA et al. 1966; HENRY et al. 1968). Es wird angenommen, daß diese Fasern eine tonische inhibitorische Wirkung auf die ADH-Freisetzung haben, da eine Abnahme in ihrer Aktivität zu einem Anstieg der ADH-Sekretion führt. Es scheint eine signifikante inverse Korrelation zwischen Änderungen im linken atrialen transmuralen Druck und der Plasma-ADH-Konzentration zu bestehen (JOHNSON et al. 1969).

Ein starker Blutverlust, der mit einer Abnahme des mittleren arteriellen Blutdrucks einhergeht, reduziert in ähnlicher Weise die afferente inhibitorische Nervenaktivität, die von Barorezeptoren im Karotissinus und im Aortenbogen ausgeht (SHARE 1967a, b, 1969; SHARE u. CLAYBAUGH 1972; ROCHA E SILVA u. ROSENBERG 1969; BRENNAN et al. 1971; CLAYBAUGH u. SHARE 1973). Perfundiert man den Karotissinus mit konstantem Druck und schaltet gleichzeitig durch Durchtrennung des Vagusnerven jede afferente Aktivität aus dem Niederdrucksystem aus, so steigt die Plasma-ADH-Konzentration nicht, selbst wenn das Blutvolumen stark abnimmt (HENRY et al. 1968; SHARE 1967b).

Weitere Hinweise auf die Bedeutung von Volumenrezeptoren bei der Kontrolle der ADH-Freisetzung sind Arbeiten zu entnehmen, in denen die Antwort des Hypophysenhinterlappens auf simultane Veränderungen im extrazellulären Volumen und in der Osmolalität untersucht worden ist. So kann eine mäßige Blutung (6% des Blutvolumens) eine Wasserdiurese unterdrücken (VERNEY 1947; ARNDT 1965). Diese Veränderung tritt auf bei gleichbleibendem Blutdruck und konstanter Herzfrequenz. In ähnlicher Weise führt eine Abnahme des Plasmavolumens zu einem exponentiellen Anstieg der Plasma Arginin Vasopressin Konzentration (DUNN et al. 1973). Diese Befunde machen deutlich, daß eine Unterscheidung zwischen der Kontrolle des Volumens einerseits und derjenigen des osmotischen Drucks andererseits willkürlich ist, obwohl die Volumenkontrolle gewöhnlich über Änderungen in der Natriumbilanz und die Osmo-Kontrolle durch Änderungen der Wasserbilanz erreicht wird.

Kardiale Vorhofdehnungsrezeptoren scheinen nicht nur die ADH-Freisetzung zu beeinflussen, sondern modulieren sehr wahrscheinlich auch den zentralnervösen sympathischen Ausfluß und über diesen Weg den prä- und postkapillären Widerstand sowie die renale Hämodynamik (GAUER et al. 1970; ÖBERG 1964; MELLANDER u. ÖBERG 1967; ÖBERG u. ROSELL 1967; ÖBERG u. WHITE

1970; DIETER 1960; CLEMENT et al. 1972; KAHL et al. 1974; KARIM et al. 1972; MASON u. LEDSOME 1974). So führt eine Abnahme im Blutvolumen zu einem Anstieg des Verhältnisses von prä- zu postkapillärem Widerstand in der Haut und im Skelettmuskel, wodurch die Rückkehr von extrazellulärer Flüssigkeit aus dem interstitiellen in das vaskuläre Kompartiment begünstigt wird.

In ähnlicher Weise scheinen afferente Fasern auf der Niederdruckseite der Zirkulation reflektorisch die Renin-Angiotensin-Aldosteron-Achse über eine renale sympathische Entladung zu beeinflussen (BRENNAN et al. 1971; CLAYBAUGH u. SHARE 1973; HODGE et al. 1966, 1969; VANDER 1967; MANCIA et al. 1975). So konnte gezeigt werden, daß ein nicht zum Blutdruckabfall führender Blutverlust von einem Anstieg der Plasma-Renin-Aktivität begleitet ist, der sich durch Anästhesie der renalen Nerven aufheben ließ (SKINNER et al. 1964). HODGE et al. (1969) haben gezeigt, daß eine Unterbrechung der afferenten Fasern des Vagusnervs zu einer Zunahme der Plasma-Angiotensin-Konzentration führt und haben vermutet, daß der Angiotensin-II-Anstieg reflektorisch durch eine veränderte renale sympathische Nervenaktivität erfolgt.

Es ist sehr wahrscheinlich, daß Änderungen im sympathischen Tonus für diejenigen Änderungen in der Renin-Sekretion verantwortlich sind, die bei Lagewechsel, Wasserimmersion, geringgradiger Volumendepletion oder nicht-hypotensiver Blutung beobachtet werden (SCHRIER 1974; HABER 1976; OPARIL u. HABER 1974). Andererseits scheint die Reninfreisetzung aber auch unter Kontrolle der afferenten Aktivität von Rezeptoren in der Arteria carotis communis beeinflußt zu werden. So führt ein Verschluß der A. carotis communis zu einem Anstieg der Reninfreisetzung, selbst dann, wenn die Niere mit konstantem Druck perfundiert wird (DIRKS et al. 1976).

Insgesamt läßt sich feststellen, daß die Bedeutung von Volumenrezeptoren auf der Seite des Niederdrucksystems der Zirkulation darin besteht, daß sie die Regulation der extrazellulären Flüssigkeit und des Plasmavolumens in Abwesenheit von Veränderungen des systemischen Blutdrucks ermöglichen. Über ihre Verbindungen zum zentralen Nervensystem können diese Rezeptoren die Sekretion von ADH und die renale sympathische Aktivität schon bei geringen Volumenänderungen, die nicht mit Änderungen des Perfusionsdruckes einhergehen, beeinflussen. Es ist fraglich, ob die arteriellen Barorezeptoren, die bei stärkeren Volumenverlusten stimuliert werden, unter physiologischen Bedingungen eine Rolle spielen.

b) Zentrale Natriumrezeptoren

Es gibt Hinweise dafür, daß eines der afferenten Signale für die Kontrolle der Natriumausscheidung in Beziehung zur intrazerebralen Natriumkonzentration steht. Befunde der Arbeitsgruppe von ANDERSSON (ANDERSSON et al. 1972; ANDERSSON u. ERIKSSON 1971; ANDERSSON u. OLSSON 1973; ANDERSSON 1974) haben gezeigt, daß die Infusion von hypertoner Natriumchlorid-Lösung in die Arteria carotis zu einer Hemmung der Wasserdiurese und zu einer Stimulation des Durstgefühls führt. Gleichzeitig kommt es zu einem Anstieg der renalen Natriumausscheidung. Da andere hypertone Lösungen, für die eine effektive Blut-Hirn-Schranke besteht, keinen Effekt haben, ist es denkbar, daß die Natriumkonzentration in der zerebrospinalen Flüssigkeit das auslösende Signal für die beschriebenen Veränderungen darstellte. Andererseits konnte gezeigt werden (Mouw et al. 1974), daß die Infusion von hypertonen Lösungen in den Gehirnventrikel von Schafen von einem Anstieg des Urinflusses und der Plasma-Renin-Konzentration begleitet ist, wohingegen die Natriumausscheidung abfällt. Insgesamt weisen diese Befunde darauf hin, daß Änderungen der Natriumkonzentration in der zerebrospinalen Flüssigkeit für die Kontrolle der Gesamt-Natriumbilanz von physiologischer Bedeutung sein können.

c) Durst und Salzappetit

Eine Abnahme des extrazellulären Flüssigkeitsvolumens führt zu einem ausgeprägten Durstgefühl. Die Mechanismen und Stimuli, die dieser Empfindung zugrunde liegen, sind im einzelnen nicht geklärt (Andersson 1971; Fitzsimons 1972). Es ist offensichtlich, daß eine enge Beziehung zwischen Durst und Freisetzung von ADH besteht. So können sowohl eine isotone Abnahme im extrazellulären Flüssigkeitsvolumen als auch ein Anstieg der Osmolalität des extrazellulären Flüssigkeitsvolumens das Durstgefühl stimulieren.

Auf die Rolle des Renin-Angiotensin-Systems in der Regulation des Durstgefühls wurde insbesondere von Fitzsimons u. Simons (1969) hingewiesen. Diese Autoren haben gezeigt, daß bei der Ratte intravenöse Injektionen von Angiotensin zu einem unverhältnismäßig hohen Anstieg der Trinkmenge führen. Die intraventrikuläre Injektion von Angiotensin hat den gleichen Effekt (Epstein et al. 1970). Die Untersuchungen von Andersson (1974) weisen darauf hin, daß sowohl der dipsogene als auch der antidiuretische Effekt von Angiotensin II auf irgendeine Weise von der Natriumkonzentration in der zerebrospinalen Flüssigkeit abhängig sind.

Die Mechanismen, die der Kontrolle des *Salzappetits* zugrunde liegen, sind ebenfalls weitgehend ungeklärt (Denton 1973; Wolf et al. 1974). Eine Hypovolämie und eine Hypoosmolalität scheinen den Salzappetit zu steigern. Es gibt Hinweise dafür, daß intrakranielle Infusionen von Angiotensin sowohl die Aufnahme von Salz als auch von Wasser steigern können (Buggy u. Fisher 1974). Es ist aber fraglich, ob diese Mechanismen in der Gesamtregulation des extrazellulären Flüssigkeitsvolumens von Bedeutung sind.

d) Osmo- und Natriumrezeptoren in der Leber

Die Lokalisation von Osmo- und Natriumrezeptoren im Bereich der Leber wäre physiologisch sinnvoll, da plötzliche Änderungen in der oralen Salz- und Wasserzufuhr schnell entdeckt werden könnten. Befunde, die auf das Vorhandensein von Osmorezeptoren in der Leber hinweisen, wurden zum ersten Mal von Haberich et al. (1969) erhoben. Diese Autoren beobachteten nach Infusion von Wasser in die Pfortader eine stärkere Diurese als nach äquivalenten Infusionen in die Vena cava. Hypertone Kochsalzinfusionen hatten den gegenteiligen Effekt, wohingegen isotone Lösungen von keiner Diurese begleitet waren. Eine Durchtrennung des hepatischen Zweigs des Vagusnervs hob den beobachteten Effekt auf (Haberich 1968; Haberich et al. 1969). Diese Befunde weisen darauf hin, daß die beobachtete Wasserdiurese über eine vagale Hemmung der ADH-Freisetzung vermittelt worden war.

Andere Untersucher haben gezeigt, daß die Infusion hypertoner Kochsalzlösungen in die Pfortader zu einer stärkeren Natriurese führt, als wenn die gleichen Lösungen in eine periphere Vene infundiert werden (Daly et al. 1967; Strandhoy u. Williamson 1970). Diese Ergebnisse sind mit der Annahme vereinbar, daß auch die Natriumausscheidung durch die Leber beeinflußt wird. Andere Autoren haben die Existenz von Nerven innerhalb der Leber beschrieben, die entweder auf den osmotischen Druck (Nijima 1969) oder auf die Natriumkonzentration im Perfusat bzw. Pfortaderblut (Andrews u. Orbach 1974) ansprechen. Obwohl die Möglichkeit besteht, daß die Leber an der renalen Regulation der Salz- und Wasserausscheidung beteiligt ist, sind weitere Untersuchungen erforderlich, um die zugrundeliegenden Effekte und Mechanismen weiter zu analysieren und zu definieren.

Die Bedeutung der reflektorischen Kontrolle der ADH-Sekretion und der renalen sympathischen Aktivität für die Gesamt-Volumenregulation auf der Basis hypothetischer Volumenrezeptoren ist von zahlreichen Autoren bezweifelt worden (Dirks et al. 1976). Es ist darauf hingewiesen worden, daß die Kontrolle der Natrium- und Wasserbilanz durch die direkten Effekte der Volumenänderung auf die Niere erreicht wird. Diese efferenten Mechanismen der Volumenkontrolle können durch Änderungen der renalen Hämodynamik und Nervenaktivität sowie durch physiko-chemische und/oder hormonelle Faktoren vermittelt werden.

3. Efferente Regulationsmechanismen

a) Glomerulumfiltrat

Es gibt zahlreiche Befunde, die darauf hinweisen, daß Änderungen im Glomerulumfiltrat für die Regulation des extrazellulären Flüssigkeitsvolumens eine entscheidende Bedeutung nicht zukommt, und daß das Glomerulumfiltrat in der Gesamtkontrolle der Natriumausscheidung nur von untergeordneter Bedeutung ist. So ist eine akute Expansion des extrazellulären Flüssigkeitsvolumens durch Infusion von isotoner Kochsalzlösung von einer ausgeprägten Natriurese begleitet, die auch auftritt, wenn durch partielle Okklusion der thorakalen Aorta oder der Nierenarterien das Glomerulumfiltrat und damit die gefilterte Natriummenge stark reduziert wird (De Wardener et al. 1961; Mills et al. 1961; Blythe u. Welt 1963; Levinsky u. Lalone 1963; Rector et al. 1964). Andererseits führt ein akuter Anstieg der glomerulären Filtrationsrate zu keiner wesentlichen Natriurese, wenn nicht gleichzeitig das extrazelluläre Flüssigkeitsvolumen expandiert ist (Lindheimer et al. 1967).

Aus neueren Untersuchungen geht hervor, daß Änderungen im Glomerulumfiltrat zu Änderungen in der tubulären Resorption von Natrium führen können, wodurch jede einfache kausale Beziehung zwischen Glomerulumfiltrat und Natriumausscheidung verdeckt wird. Brenner et al. (1971, 1973) haben gezeigt, daß dieses im proximalen Tubulus nachweisbare Phänomen des *glomerulo-tubulären Gleichgewichts* in Beziehung zu Änderungen des peritubulären onkotischen

Drucks steht, der die Nettoresorptionsrate von Natrium und Wasser modulieren kann. Das zweite Nephronsegment neben dem proximalen Tubulus, dem eine Bedeutung in der tubulären Natriumresorption in Abhängigkeit von der gefilterten Natriummenge zukommt, ist die Henle-Schleife. Aus Mikropunktionsuntersuchungen geht hervor, daß eine Zunahme des Natriumangebots an die Henle-Schleife von einer gesteigerten Natriumresorption in diesem Nephronsegment begleitet ist (LASSITER et al. 1964; CORTNEY et al. 1965; HAYSLETT et al. 1967; LANDWEHR et al. 1967; DIRKS u. SEELY 1970).

Insgesamt läßt sich feststellen, daß bei konstantem extrazellulären Flüssigkeitsvolumen Anstiege im Glomerulumfiltrat nur zu einer geringen oder zu keiner Zunahme in der Salzausscheidung führen. Dagegen ist eine Volumenexpansion immer von einem Anstieg der Natriumausscheidung begleitet, die auch dann beobachtet wird, wenn das Glomerulumfiltrat konstant gehalten oder reduziert wird.

b) Aldosteron

Es besteht kein Zweifel darüber, daß die mineralokortikoide Wirkung des Nebennierenrindenhormons Aldosteron eine Rolle bei der Regulation der Natriumbilanz und des extrazellulären Flüssigkeitsvolumens spielt. Es ist bekannt, daß eine akute Verminderung des extrazellulären Flüssigkeitsvolumens oder die Zufuhr einer salzarmen Diät potente Stimuli für die Sekretion von Aldosteron darstellen (LUETSCHER u. JOHNSON 1954). Umgekehrt führt eine kochsalzreiche Diät oder eine Expansion des extrazellulären Flüssigkeitsvolumens zu einer Abnahme der Aldosteronsekretion. Die natriumretinierende Wirkung von Aldosteron beschränkt sich nicht nur auf die Niere, sondern ist auch auf andere natriumtransportierende Gewebe nachweisbar (CRABBE 1961; SPÄT et al. 1963; SHARP u. LEAF 1964). Aufgrund dieser Wirkung könnte das Hormon von besonderer Bedeutung für die Kontrolle des extrazellulären Flüssigkeitsvolumens sein.

Eine Reihe von Untersuchungen weist aber darauf hin, daß die Rolle von Aldosteron in der Kontrolle der Natriumbilanz und des extrazellulären Flüssigkeitsvolumens von untergeordneter Bedeutung ist. So sind Patienten, bei denen die endogene Aldosteronproduktion fehlt und denen eine fixierte exogene Mineralokortikoidmenge zugeführt wird, in der Lage, ihre Natriumausscheidung in Abhängigkeit von diätetischen Änderungen der Salzzufuhr zu modulieren und somit die Natriumbilanz und das Flüssigkeitsvolumen aufrecht zu erhalten (ROSENBAUM et al. 1955; RANDALL u. PAPPER 1958). Weiterhin weisen Patienten mit autonomer Überproduktion von Aldosteron oder Tiere, denen hohe Dosen von exogenen Mineralokortikoiden zugeführt werden, eine initiale, aber vorübergehende Phase einer gesteigerten Natriumresorption auf, die mit einer positiven Natrium- und Wasserbilanz einhergeht, an die sich aber über eine renale Mehrausscheidung eine Wiederherstellung der Natriumbilanz anschließt (AUGUST et al. 1958; REIMAN u. SCHWARTZ 1952; STRAUSS u. EARLEY 1959). Dieses sog. Escape-Phänomen reflektiert die Tatsache, daß die nach Aldosteron auftretende Steigerung der Natriumresorption von einer geringgradigen extrazellulären Volumenexpansion begleitet ist, die zur Hemmung der tubulären Resorption von Natrium und Wasser führt, die renale Ausscheidung erhöht und das Gleichgewicht wieder herstellt.

Auch zeigen die Untersuchungen von DE WARDENER et al. (1961), daß die nach akuter Volumenexpansion mit isotoner Kochsalzlösung einsetzende Natriurese und Diurese durch Applikation hoher Aldosterondosen nicht beeinflußt wird. Diese und ähnliche Beobachtungen weisen darauf hin, daß neben Aldosteron zusätzliche Faktoren in der Kontrolle der Natriumresorption eine Rolle spielen (SMITH 1957). Es könnte sich hier sowohl um hormonale als auch um sog. physikalische Faktoren handeln. Sie sind unter dem Begriff des *„dritten Faktors"* zusammengefaßt worden.

c) Intrarenale hämodynamische und physiko-chemische Faktoren

Es ist seit langem bekannt, daß Änderungen hämodynamischer Faktoren, wie z.B. renale Durchblutung, systemischer arterieller Blutdruck, Filtrationsfraktion oder physiko-chemischer Faktoren, wie z.B. onkotischer Druck des Plasmas,von Änderungen der renalen Natriumausscheidung begleitet sein können (LEVINSKY u. LALONE 1963; RECTOR et al. 1964; BLYTHE u. WELT 1963). Eine Reihe von neueren Befunden weist darauf hin, daß diese Faktoren bei der Vermittlung der renalen Antwort auf eine Expansion des extrazellulären Flüssigkeitsvolumens von großer Bedeutung sind. So haben EARLEY u. FRIEDLER (1966) gefunden, daß eine renale Vasodilatation oder ein gesteigerter Perfusionsdruck in Gegenwart einer Vasodilatation die tubuläre Natriumresorption herabsetzt. Diese Autoren nehmen an, daß ein Anstieg des peritubulären Kapillardrucks für die Resorptionshemmung verantwortlich ist (EARLEY u. FRIEDLER 1966; EARLEY et al. 1966; MARTINO u. EARLEY 1967). Es konnte weiterhin gezeigt werden, daß ein Anstieg im onkotischen Druck des Plasmas die nach Vasodilatation und erhöhtem Perfusionsdruck auftretende Natriurese reduzieren kann (MARTINO u. EARLEY 1967; EARLEY 1964). Aus diesen Befunden läßt sich schließen, daß die renal-tubuläre Resorptionsrate von Natrium durch das Gleichgewicht der Starling-Kräfte in den peritubulären Kapillaren mitbestimmt wird.

Auf die Bedeutung kolloidosmotischer Druckdifferenzen für den Mechanismus der renalen Flüssigkeitsresorption wurde erstmals von LUDWIG (1861) und später von anderen Autoren hingewiesen (VOGEL u. HEYM 1956; BARGER 1956; BRESLER 1956; VANDER et al. 1958; VEREERSTRAETEN u. MYTTENAERE 1968; VEREERSTRAETEN u. TOUSSAINT 1968). Daß Änderungen in den Starling-Kräften bei der Vermittlung der renalen Antwort auf eine extrazelluläre Volumenexpansion eine Rolle spielen, geht auch aus Befunden hervor, die gezeigt haben, daß bei vorheriger Vasodilatation der Niere eine zusätzliche Mehrausscheidung von Natrium dann verhindert wird, wenn das extrazelluläre Flüssigkeitsvolumen mit isoonkotischer Lösung expandiert wird (MARTINO u. EARLEY 1967). Die Bedeutung der Starling-Kräfte für die Regulation der tubulären Resorption wurde kürzlich durch Mikropunktionsuntersuchungen bestätigt. LEWY u. WINDHAGER (1968) haben mit Hilfe der tubulären Mikropunktionstechnik bei der Ratte gezeigt, daß die Resorptionsrate im proximalen Tubulus direkt zur Gesamtnierenfiltrationsfraktion korreliert und damit auch zu Änderungen im peritubulären onkotischen Druck. Je höher die Filtrationsfraktion, desto größer ist die Resorption. Diese Autoren nehmen an, daß eine verminderte Nettoaufnahme von Flüssigkeit aus dem Interstitium in die peritubulären Kapillaren, als Folge eines Anstiegs der hydraulischen oder einer Abnahme der onkotischen transkapillären Druckgradienten, zu einer Verminderung des Nettotransports von Natrium und Wasser führen könnte. In weiteren Untersuchungen konnte mit Hilfe der peritubulären Kapillarperfusion demonstriert werden, daß die Nettorate der proximalen Flüssigkeitsresorption direkt mit dem peritubulären onkotischen Druck korreliert (SPITZER u. WINDHAGER 1970; BRENNER et al. 1969; BRENNER u. GALLA 1971; BRENNER et al. 1971).

Der Mechanismus, über den peritubuläre physikalische Kräfte die Resorption im proximalen Tubulus kontrollieren, ist nicht ganz geklärt. Es wurde beobachtet, daß Änderungen des peritubulären onkotischen Drucks den elektrischen Widerstand (SEELY 1973) und die Permeabilitätscharakteristika des proximalen Tubulusepithels beeinflussen (GRANDCHAMP u. BOULPAEP 1974). Es ist denkbar, daß durch eine Verminderung im peritubulären onkotischen Druck (z.B. nach Volumenexpansion mit isotoner Kochsalzlösung) die Aufnahme von Flüssigkeit aus dem interzellulären Raum und von der Basis der Zelle in die Kapillare verzögert wird, wodurch es zu einer relativen Expansion des tubulointerstitiellen Raums kommt (ASTERITA u. WINDHAGER 1975). Andere Autoren haben gefunden, daß Effekte des peritubulären onkotischen Drucks nur dann nachweisbar sind, wenn der aktive Natriumtransport intakt ist (GREEN et al. 1974). Diese Beobachtungen schließen die Möglichkeit aus, daß die onkotischen Effekte ausschließlich Folge passiv vermittelter Änderungen in der Natriumresorption sind.

Obwohl die genannten Untersuchungen zum Verständnis der Mechanismen der Salzresorption im proximalen Tubulus der Niere beigetragen haben, bleibt die Rolle dieser physikalischen Faktoren für die Gesamtvolumenhomeostase ungeklärt.

Eine Reihe von Befunden ist mit der Annahme vereinbar, daß distal vom proximalen Tubulus gelegene Nephronabschnitte ebenfalls an der renalen Antwort auf Änderungen des extrazellulären Flüssigkeitsvolumens beteiligt sind (STEIN et al. 1973; STEIN u. REINECK 1975). So sind systemische Infusionen von hyperonkotischen Albuminlösungen von einer Hemmung des proximalen Natrium- und Wassertransports begleitet, die derjenigen nach Kochsalzinfusion entspricht, führen aber nur zu einem geringen Anstieg der Natriumausscheidung, verglichen mit der massiven Natriurese nach Kochsalzinfusionen (HOWARDS et al. 1968). Andererseits läßt sich die nach isotoner Volumenexpansion auftretende proximale Flüssigkeitsresorptionshemmung durch Infusion hyperonkotischer Albuminlösungen in die Nierenarterie normalisieren (KNOX et al. 1972), nicht dagegen die Natriurese verhindern (KNOX et al. 1973). Diese Befunde weisen darauf hin, daß der Anstieg der Natriumausscheidung, die die extrazelluläre Volumenexpansion begleitet, eine Abnahme der Natriumtransportrate distal vom proximalen Tubulus voraussetzt.

Untersuchungsergebnisse von STEIN et al. (1973, 1975) sind mit der Annahme vereinbar, daß eine Hemmung der Natrium- und Wasserresorption im Bereich des Sammelrohrs entscheidend für das Ausmaß der Natriurese und Diurese nach extrazellulärer Volumenexpansion ist, wohingegen der Henle-Schleife keine wesentliche Bedeutung zuzukommen scheint. Auch die Befunde von EARLEY et al. (1966) und DAUGHARTY et al. (1968) weisen darauf hin, daß distale Nephronsegmente (aufsteigender Schleifenschenkel, distaler Tubulus und Sammelrohr) wesentlich an der Regulation der renalen Ausscheidung beteiligt sind, und daß hämodynamisch vermittelte Änderungen der Starlingschen Kräfte die Resorption in diesen Nephronabschnitten beeinflussen können. Insgesamt scheint eine veränderte Natriumresorption in distalen Nephronsegmenten von primärer Bedeutung für das Ausmaß der Natriurese unter verschiedenen Bedingungen der Volumenexpansion zu sein (STEIN et al. 1973; STEIN u. REINECK 1975; KNOX u. GASSER 1974; EKNOYAN et al. 1967; STEIN et al. 1967; LEEBER et al. 1968; BENNET 1973; TOBIAN et al. 1964).

Die Hemmung der Natrium- und Wasserresorption im proximalen Tubulus nach Volumenexpansion spielt wahrscheinlich nur eine permissive Rolle insofern, als das Angebot an den distalen Tubulus erhöht wird. Die verminderte Resorption ist aber selbst unzureichend, um die renale Natriumausscheidung zu erhöhen.

Obwohl klar zu sein scheint, daß hämodynamische Veränderungen in der Lage sind, die Natriumresorption in distalen Nephronabschnitten zu beeinflussen (BANK et al. 1970; TOBIAN et al. 1964), sind weitere Untersuchungen erforderlich, um ihre Beteiligung an der veränderten Natriumresorption unter Bedingungen der Volumenexpansion und Kontraktion quantitativ zu definieren. In gleicher Weise sind die Mechanismen, über die physikalische Faktoren distale Resorptionscharakteristika beeinflussen können, noch weitgehend ungeklärt.

d) Aktivität des sympathischen Nervensystems

Zahlreiche Befunde sprechen für eine Beteiligung der sympathischen Nervenaktivität an der renalen Regulation des extrazellulären Flüssigkeitsvolumens. So ist eine akute Volumenkontraktion von einer gesteigerten sympathischen Nervenaktivität begleitet, die für die Abnahme der Natriumausscheidung mitverantwortlich sein kann (GILL u. CASPER 1969). Umgekehrt führt eine akute Volumenexpansion zu einer Abnahme der renalen sympathischen Aktivität (CLEMENT et al. 1972). Eine pharmakologische Unterbrechung von postganglionären sympathischen efferenten Nervenfasern verursacht eine Abnahme des peripheren Widerstands und Reduktion der Natriumausscheidung. Im Gegensatz dazu ist die Unterbrechung von sympathischen afferenten Nervenfasern nicht von einer verminderten Natriurese nach akuter Volumenexpansion begleitet (MCDONALD et al. 1970; SCHRIER et al. 1967). Diese Befunde zeigen, daß ein intaktes sympathisches efferentes System für die normale Antwort der Niere auf eine Expansion des extrazellulären Flüssigkeitsvolumens von Bedeutung ist.

Eine veränderte Nervenaktivität könnte die Natriumausscheidung über Änderungen des Glomerulumfiltrats oder physikalischer Faktoren (veränderte intrarenale Hämodynamik) beeinflussen. Andererseits ist die Möglichkeit einer direkten Kontrolle der tubulären Resorption durch das autonome Nervensystem nicht auszuschließen. Mikropunktionsuntersuchungen haben gezeigt, daß bei der Ratte nach akuter Denervation eine ausgeprägte Verminderung der absoluten Resorption im proximalen Tubulus auftritt, ohne daß sich Glomerulumfiltrat, renaler Blutfluß oder Filtrationsfraktion ändern (BELLO-REUSS et al. 1975). Dagegen ist eine renale sympathische Nervenstimulation von einer Steigerung der proximalen Resorption begleitet (BELLO-REUSS et al. 1976). In diesen Untersuchungen konnten peritubuläre physikalische Faktoren als Ursache der Resorptionshemmung ausgeschlossen werden.

Auch eine pharmakologische Blockade des α-adrenergen Nervensystems mit Phenoxybenzamin führt zu einer Zunahme der Natriumausscheidung, ohne daß sich die Hämodynamik ändert. Es ist vermutet worden, daß der Natriurese eine Resorptionshemmung im proximalen Tubulus zugrunde liegt (GILL u. CASPER 1972). Diese Annahme konnte von anderen Autoren STRANDHOY et al. (1974) mit Hilfe der Mikropunktionsmethode nicht bestätigt werden. Weitere Untersuchungen sind erforderlich, um den Einfluß einer veränderten sympathischen Nervenaktivität auf die Natrium- und Wasserresorption weiter abzuklären und die Frage zu beantworten, inwieweit α- und β-adrenerge Rezeptoren für die Kontrolle der Natriumausscheidung von Bedeutung sind.

e) Natriuretisches Hormon

Es gibt Hinweise, daß die Natriurese, die nach akuter Expansion des extrazellulären Flüssigkeitsvolumens durch eine Kochsalzinfusion auftritt, nicht allein durch Änderungen hämodynamischer, physiko-chemischer oder bekannter endokriner Faktoren erklärt werden kann (DE WARDENER et al. 1961; MILLS et al. 1961). Es ist daher vermutet worden, daß das Auftreten eines noch unbekannten natriuretischen Faktors an der vermehrten Natrium- und Wasserausscheidung beteiligt ist. Zahlreiche Versuche sind unternommen worden, ein solches natriuretisches Hormon im Blut, im Urin oder in verschiedenen Organen nach Volumenexpansion zu isolieren. KALOYANIDES et al. (1971, 1974) konnten demonstrieren, daß die Perfusion einer isolierten Niere mit Blut eines durch Blutinfusion volumenexpandierten Hundes zu einer vermehrten Natriumausscheidung führt, obwohl die renale Durchblutung und das Glomerulumfiltrat abfielen und der plasma-onkotische Druck sich nicht änderte. In Mikropunktionsuntersuchungen hat die gleiche Gruppe nachgewiesen, daß es zu einer geringen, aber signifikanten Hemmung der Resorption im proximalen Tubulus kam. Derartige Experimente lassen vermuten, daß zumindest ein Teil der Natriurese nach Volumenexpansion durch keinen der bekannten Faktoren, die die Natriumausscheidung kontrollieren, erklärt werden kann.

Es ist aber darauf hinzuweisen, daß diese Ergebnisse insofern nicht schlüssig sind, als sie auf dem Ausschluß bekannter Variabler basieren und nicht auf der positiven Identifikation eines natriuretischen Faktors selbst. Aus diesem Grund haben sich zahlreiche Untersucher bemüht, potentielle natriuretische Substanzen aus dem Blut- oder Urinvolumen expandierter, salzbeladener Tiere oder Versuchspersonen zu isolieren. Der von der Arbeitsgruppe um BRICKER (KAPLAN et al. 1974; BOURGOIGNIE et al. 1974; SCHMIDT et al. 1974) im Urin und im Plasma urämischer Patienten identifizierte natriuretische Faktor weist eine überzeugende Beziehung zu den Veränderungen in der renalen Natriumausscheidung auf. Dieser Faktor tritt bei urämischen Patienten auf, bei denen die Erfordernisse der Natriumbilanz eine verminderte fraktionelle Resorption von Natrium voraussetzt. Der Faktor ist nicht nachweisbar bei Patienten mit nephrotischem Syndrom (BOURGOIGNIE et al. 1974) und bei Tieren, bei denen die Salzzufuhr in Proportion zum verminderten Glomerulumfiltrat herabgesetzt ist (SCHMIDT et al. 1974).

Andere Autoren haben versucht, natriuretische Aktivitäten in verschiedenen Bioassay-Systemen nachzuweisen. Es konnte gezeigt werden, daß bestimmte Transportsysteme, wie die Froschhaut, Nierenschnitte, Tubulusfragmente oder Na–K-ATPase-Präparationen, sich durch Blut oder Urin bzw. bestimmter Fraktionen von Blut oder Urin volumenexpandierter Tiere hemmen lassen (BUKKALEW u. LANCASTER 1971; BUCKALEW u. NELSON 1974; CORT u. LICHARDUS 1968; SEDLÁKOVA et al. 1974; KRAMER et al. 1972; VISKOPER et al. 1971; CLARKSON et al. 1970; CLARKSON u. DE WARDENER 1972). Es ist allerdings darauf hinzuweisen, daß sowohl eine Reihe von biologischen Faktoren mit bekannten natriuretischen Aktivitäten als auch nichtspezifische Pressor- oder vasodilatatorische Substanzen existieren, die sorgfältig aus jedem Bioassay-System ausgeschlossen werden müssen, bevor die Forderung nach einem neuen natriuretischen Hormon akzeptiert werden kann.

Zusammenfassend ergibt sich, daß einige Experimente unter kontrollierten Bedingungen darauf hinweisen, daß eine Volumenexpansion zu einer Natriurese, wenn auch geringen Ausmaßes, führen kann, für die keiner der bekannten hämodynamischen oder physikalischen bzw. hormonalen Faktoren verantwortlich gemacht werden kann. Die Isolation von natriuretischen Faktoren im Blut oder Urin volumenexpandierter Tiere oder Menschen beweist nicht, daß diesen Faktoren irgendeine physiologische Bedeutung bei der Kontrolle des extrazellulären Volumens zukommt.

f) Intrarenale Filtratverteilung

In Mikropunktionsuntersuchungen konnte nachgewiesen werden, daß beträchtliche Unterschiede zwischen den Filtraten der oberflächlichen und tiefen juxtamedullären Nephrone bestehen (JAMISON 1970; HORSTER u. THURAU 1968; DE ROUFFIGNAC u. BONVALET 1974; STUMPE et al. 1973). So weisen die tiefen Nephrone deutlich höhere Filtrationsraten auf als die oberflächlichen. Es ist daher diskutiert worden, daß die Natriumausscheidung durch Änderungen in der Verteilung des Filtrats auf oberflächliche oder tiefe Nephrone beeinflußt werden kann, sofern die Resorptionskapazitäten dieser beiden Nephronpopulationen in Proportion ihrer Filtrationsraten voneinander differieren. Das heißt, wenn sich bei einer Volumenexpansion die Hauptmenge des Gesamtfiltrats auf die kurzen oberflächlichen Nephrone mit, im Vergleich zu den tiefen, langen Nephronen, geringerer Resorptionskapazität verteilen würde (HORSTER u. THURAU 1968), könnte die Gesamt-Natriumausscheidung ohne Änderung der tubulären Transporteigenschaften ansteigen.

Trotz der Unterschiede im Glomerulumfiltrat und in der Länge zwischen den beiden Nephronpopulationen gibt es allerdings keine Hinweise dafür, daß die Transporteigenschaften oder die fraktionelle Resorption der zwei Nephronpopulationen voneinander abweichen. Weiterhin scheint das Verhältnis von oberflächlichem zu tiefem Glomerulumfiltrat nach Volumenexpansion unverändert zu bleiben (DE ROUFFIGNAC u. BONVALET 1974).

Die Rolle der Nephronheterogenität und einer möglichen Umverteilung des Glomerulumfiltrats für die Natrium- und Wasserretention beim kardialen Ödem ist ebenfalls nicht geklärt und wird später ausführlicher diskutiert.

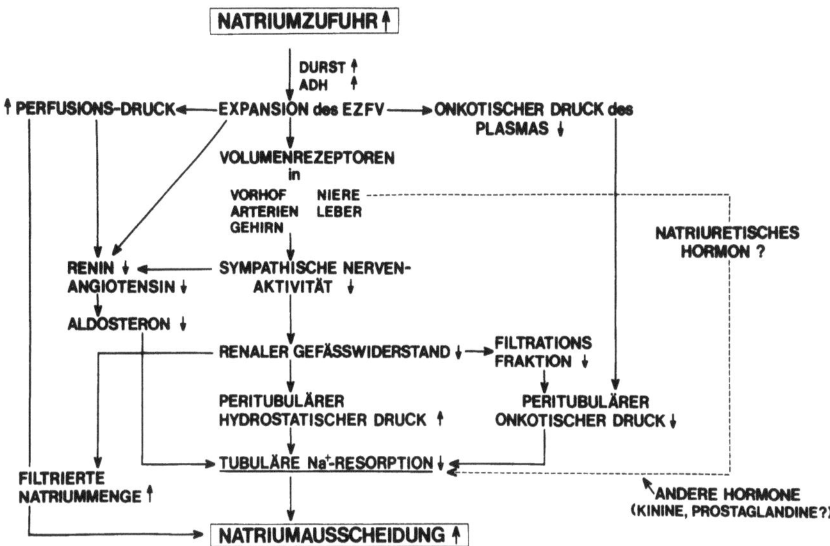

Abb. 3. Regulation des extrazellularen Flüssigkeitsvolumens unter physiologischen Bedingungen

In Abb. 3 sind noch einmal die wichtigsten Beziehungen zwischen verschiedenen Faktoren und Mechanismen, die unter physiologischen Bedingungen für die Kontrolle des extrazellulären Flüssigkeitsvolumens von Bedeutung sind, schematisch zusammengestellt.

C. Pathophysiologie und Pathogenese des kardialen Ödems

I. Störung lokaler Faktoren bei der Ödembildung

Es besteht kein Zweifel daran, daß die Zunahme des interstitiellen Flüssigkeitsvolumens und damit die Induktion der Ödembildung primär Folge einer oder mehrerer Veränderungen in den Starling-Kräften ist, die zu einer Nettobewegung von Flüssigkeit aus dem vaskulären System in das Interstitium führen. Andererseits kann eine Veränderung in den Starling-Kräften nicht allein für eine quantitativ nennenswerte Verlagerung von Flüssigkeit aus dem intravasalen in den interstitiellen Raum verantwortlich sein. Wie bereits erwähnt, wird ein Ödem erst nach Einlagerung von 4–5 l interstitieller Flüssigkeit klinisch manifest. Eine derartige Verschiebung müßte ohne kompensatorische Wiederauffüllung des Plasmavolumens schnell zu einem Kreislaufkollaps führen. Auch würde eine Flüssigkeitsverlagerung aus dem intravasalen in den interstitiellen Raum, z.B. aufgrund eines Anstiegs des Venendrucks, sehr bald die Plasma-Eiweiß-Konzentration erhöhen und das Gleichgewicht zwischen den wasseraustreibenden und wasserbindenden Kräften bei etwas reduziertem intravasalen und etwas erhöhtem interstitiellen, aber unverändertem extrazellulären Volumen wiederherstellen. Eine progrediente Ödembildung ist deshalb nur denkbar, wenn gleich-

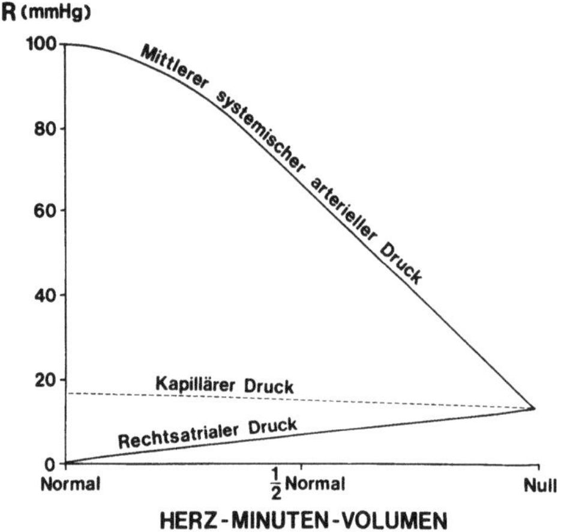

Abb. 4. Einfluß eines verminderten Herzzeitvolumens auf den systemischen arteriellen Blutdruck, den Kapillardruck und den Druck im rechten Vorhof. (Modifiziert nach GUYTON 1976)

zeitig über eine renale Natrium-Wasserretention das intravasale Volumendefizit fortlaufend wieder ergänzt wird. Es stellt sich daher auch die Frage, ob bei der zu Ödemen führenden Herzinsuffizienz die Störung der renalen Regulation des Natriumhaushalts mit Natrium- und Wasserretention nicht primär auftritt und die Ödembildung aufgrund veränderter Starling-Kräfte erst sekundär einsetzt (s. später).

1. Erhöhter hydrostatischer Kapillardruck

Man könnte annehmen, daß für die lokale Akkumulation von interstitieller Flüssigkeit bei der Herzinsuffizienz *primär* ein erhöhter Kapillardruck aufgrund eines gesteigerten Drucks im rechten Vorhof verantwortlich ist. Aus Abb. 4 ist aber ersichtlich, daß dieser Mechanismus sehr wahrscheinlich nicht zutrifft. Mit zunehmendem Herzversagen kommt es zu einem kontinuierlichen Abfall des Herzzeitvolumens, während der rechte Vorhofdruck ansteigt und der systemische arterielle Blutdruck abfällt. Theoretisch würden sich beide Druckwerte bei einem Gleichgewichtswert von etwa 13 mm Hg nähern. Hieraus geht hervor, daß auch der Kapillardruck von seinem Normalwert von 17 mm Hg auf den Gleichgewichtsdruck von 13 mm Hg abfallen müßte. Aus diesen Befunden muß man schließen, daß es beim schweren *akuten* Herzversagen eher zu einem Abfall als zu einem Anstieg im Kapillardruck kommt. Eine derartige Annahme wird durch Tierexperimente und durch die klinische Erfahrung unterstützt, daß ein akutes Herzversagen nicht mit einer sofortigen Bildung von peripheren Ödemen einhergeht. Im Gegenteil entwickelt sich das Ödem langsam innerhalb von Tagen aufgrund einer ausgeprägten Flüssigkeitsretention durch die Nieren. Die Flüssigkeitsretention führt zu einer Zunahme des Herzzeitvolumens und zu einem Anstieg des mittleren systemischen Blutdrucks sowie zu einem vermehrten Rückfluß des Bluts zum Herzen. Diese Veränderungen verursachen einen weiteren Anstieg des bereits erhöhten Vorhofdrucks, der so hohe Werte erreicht, daß der Kapillardruck ansteigen kann und es zu einer Nettobewegung von Flüssigkeit aus dem intravasalen in den interstitiellen Raum kommt (GUYTON 1976).

In der Tat haben direkte Kapillarmessungen bei Herzkranken (Fahr u. Eschler 1938) gezeigt, daß Patienten mit Ödemen hohe Kapillardrücke haben, während beim Fehlen von Ödemen die Kapillardrücke im Normalbereich waren. Im Liegen sowie beim ruhigen Gehen wurden bei herzinsuffizienten Patienten mit Ödemen Kapillardruckwerte zwischen 35 und 45 mm Hg gemessen. Es ist aber darauf hinzuweisen, daß auch beim Gesunden bei ruhigem Stehen an den Kapillaren der unteren Extremitäten die Bedingungen für einen vermehrten Flüssigkeitsübertritt in das Interstitium gegeben sind. So ist seit langem bekannt, daß bei passivem Stehen eine deutliche Zunahme der interstitiellen Flüssigkeit in den unteren Extremitäten auftritt, die bei lange durchgeführten Versuchen auch zur Ödembildung führen kann (Atzler u. Herbst 1923; Waterfield 1931b). Es ist festzustellen, daß es sich hierbei um ein allgemeines Prinzip der peripheren Ödembildung handelt, da alle Ödeme verschiedener Genese hydrostatisch beeinflußt werden und sich an den jeweils abhängigen Partien ansammeln. Daher verringern sich auch Ödeme aller Formen, wenn die hydrostatische Druckerhöhung durch Übergang zur liegenden Körperhaltung ausgeschaltet wird.

Eine Reihe von Untersuchungen hat sich mit der Frage beschäftigt, welche Beziehung zwischen der Höhe des zentralen Venendrucks und der Ödembildung bestehen. Das normale Venensystem besitzt eine große Pufferungskapazität für Druckschwankungen, so daß stark unterschiedliche periphere Venendrücke bei relativ konstanten und normalen zentralen Venendrücken vorkommen können. Während Merrill (1946) zeigen konnte, daß zwischen der Höhe des Venendrucks und dem Ausmaß der Ödembildung keine Beziehung bestand, fanden Gibbons et al. (1948) eine Korrelation von Venendruck und Ödembildung. Zwischen diesen beiden Extremen – keine Beziehung und gute Korrelation – schwanken die Beobachtungen der anderen Untersucher. Selbstverständlich steigen bei Erhöhung des zentralen Venendrucks auch die peripheren Venendrücke an und geben daher stärker Anlaß zur Ödembildung. Dann findet man eine Korrelation zwischen Ödembildung und zentralem Venendruck. Aber auch bei normalen zentralen Venendrücken kann durch den Einfluß der Körperhaltung oder bei körperlicher Arbeit infolge der eingeschränkten Pufferungskapazität des Venensystems der Herzinsuffizienten (Schwiegk u. Riecker 1960) eine starke Erhöhung der peripheren Venendrücke in den abhängigen Körperpartien eintreten, die zur Ödembildung führt. Dann findet man keine Korrelation zwischen zentralem Venendruck im Liegen und Ödembildung. Leider sind Messungen des zentralen Venendrucks in Beziehung zur Ödembildung im Stehen oder bei körperlicher Belastung nicht durchgeführt worden, Bedingungen, unter denen beim Herzkranken die Ödembildung am ausgeprägtesten ist.

Insgesamt läßt sich feststellen, daß ein erhöhter kapillärer hydrostatischer Druck bei der Herzinsuffizienz an der Zunahme des interstitiellen Drucks sowie des Flüssigkeitsvolumens (Guyton 1976) und damit an der Ödembildung beteiligt ist, daß aber dieser Druckanstieg nicht allein für die Ödembildung verantwortlich sein kann, sondern sich nur im Zusammenhang mit einer gleichzeitig bestehenen ausgeprägten renalen Natrium- und Flüssigkeitsretention entwickeln und lokal wirksam werden kann.

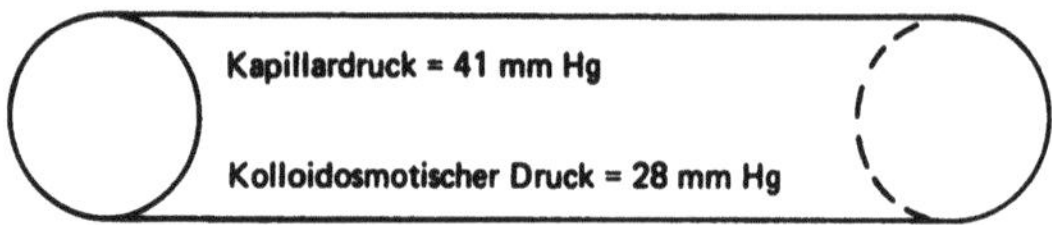

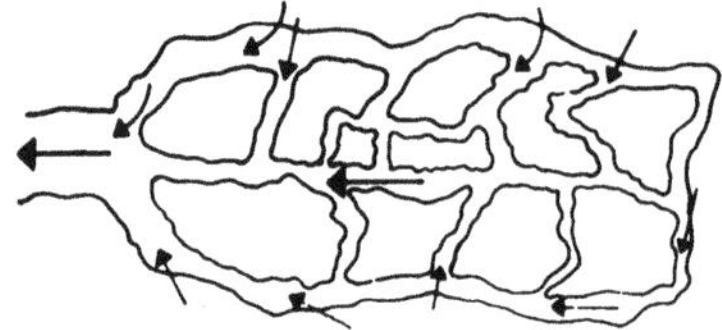

Abb. 5. Quantitative Analyse der lokalen Starling-Kräfte bei erhöhtem hydrostatischen Kapillardruck

Der Versuch einer quantitativen Analyse der veränderten Starling-Kräfte bei erhöhtem intrakapillären Druck ist in Abb. 5 dargestellt.

2. Erhöhter interstitieller Flüssigkeitsdruck

Wie bereits erwähnt, ist eine direkte Messung des interstitiellen Flüssigkeitsdrucks nicht möglich. Aufgrund der Befunde von GUYTON (1963) kann man annehmen, daß der interstitielle Druck normalerweise negativ ist und zwischen −5 und −7 mm Hg liegt. Ganz allgemein ist die Feststellung gültig, daß es immer dann, wenn der interstitielle Druck eine bestimmte Höhe erreicht hat, zu einer Zunahme des interstitiellen Flüssigkeitsvolumens kommt und damit die Entwicklung des Ödems einsetzt (GUYTON 1963). In Abb. 6 ist das Druckvolumendiagramm des interstitiellen Raums dargestellt. Es wurde am isolierten Hundebein aufgenommen und auf die Verhältnisse beim Menschen extrapoliert (GUYTON 1976). Man sieht, daß, solange der interstitielle Druck im negativen Bereich bleibt, sich das interstitielle Flüssigkeitsvolumen kaum ändert. In dem Moment, wo sich der interstitielle Druck dem Atmosphärendruck angleicht, ändert sich der Kurvenverlauf abrupt, und das interstitielle Flüssigkeitsvolumen nimmt schnell zu. Gleichzeitig sind in dieser Abbildung die verschiedenen Schweregrade des Ödems eingezeichnet. 1+ bedeutet, daß das Ödem noch nicht erkennbar ist, 4+, daß in diesem Fall die untere Extremität den doppelten Umfang wie normalerweise hat. Die Abbildung zeigt ferner, daß ein Ödem gewöhnlich nicht früher erkennbar ist, bevor das interstitielle Volumen seinen Normalwert um etwa 30% überschritten hat. Die gestrichelten Kurven geben die Verhältnisse bei länger bestehenden Ödemen wieder. Die Kurve verschiebt sich nach links. Dies bedeutet, daß bei einem chronischen Ödem schon eine Zunahme des interstitiellen Drucks von 1–2 mm Hg gegenüber dem Atmosphärendruck genügt, um einen ausgeprägten Ödemzustand hervorzurufen.

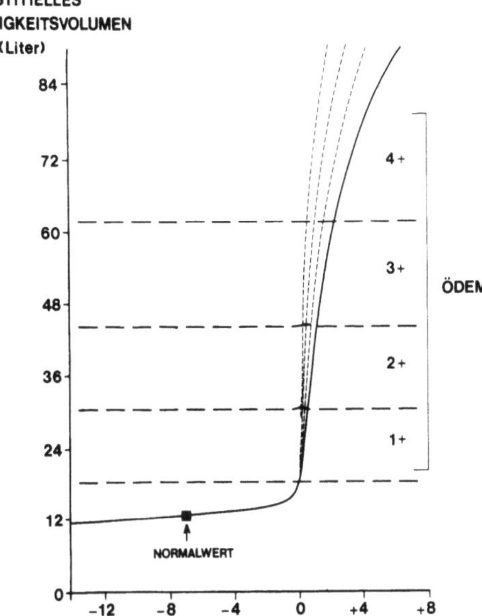

Abb. 6. Abhängigkeit des interstitiellen Flüssigkeitsvolumens vom interstitiellen Druck. Die unterbrochenen Kurven geben die veränderten Druck-Volumen-Relationen des interstitiellen Raums bei länger bestehenden Ödemen wieder. (Modifiziert nach GUYTON 1976)

3. Erniedrigter kolloidosmotischer Druck des Plasmas

Untersuchungen der Plasma-Eiweißkörper bei Herzinsuffizienz haben gezeigt, daß bei kompensierten Herzkranken die Blut-Eiweißkonzentration im Normbereich liegt, während bei Dekompensation die Eiweißkonzentration abnimmt (ROWE 1917; SALVESEN u. LINDER 1923; v. FARKAS 1926; ÖLKERS 1931a, b; IVERSEN u. NAKAZAWA 1927; WUHRMANN u. WUNDERLY 1952; TOSHIMA u. YOKOTA 1979).

Aus Befunden von ROWE (1917), LUETSCHER (1941), HERRMANN (1946) und TOSHIMA u. YOKOTA (1979) geht hervor, daß insbesondere die Serum-Albuminkonzentration und das Verhältnis von Albumin zu Globulin erniedrigt sein können. Dies bedeutet, daß der kolloidosmotische Druck des Plasmas bei schwerer Herzinsuffizienz insgesamt niedriger ist. Eine enge Korrelation zwischen Hypoproteinämie und Ausmaß des Ödems bei Herzinsuffizienz ließ sich allerdings nicht feststellen (COPE 1928; PAINE u. PETERS 1932; ELLIS 1933).

Aufgrund von Beobachtungen bei alimentär bedingten Hypoproteinämien sind Ödembildungen bei normalen Kapillardrücken erst zu erwarten, wenn das Gesamteiweiß unter 5 g%, die Albuminkonzentration unter 2,5 g% abfällt. Derartige Erniedrigungen der Albuminwerte und damit des kolloidosmotischen Drucks werden beim unkomplizierten kardialen Ödem kaum beobachtet. Da die Ödembildung aber von der Differenz des effektiven Kapillardrucks und des effektiven kolloidosmotischen Drucks bestimmt wird, kann eine deutliche Hypoproteinämie, insbesondere eine Hypalbuminämie, bei Herzkranken die Ödemneigung erheblich verstärken, da die Verminderung der Serum-Eiweißkörper besonders die kolloidosmotisch wirksamen Albumine betrifft. Bei niedrigen Serum-Eiweißwerten können Ödeme schwer insuffizienter Herzkranker aus diesem Grund praktisch therapieresistent werden.

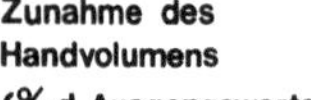

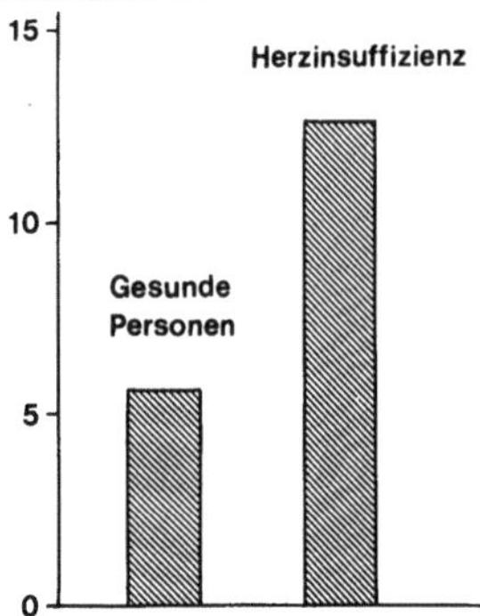

Abb. 7. Erhöhte lokale Flüssigkeitsfiltration bei Herzinsuffizienz. Bei gleichem effektiven Filtrationsdruck (durch Stauung erzeugt) ist die Zunahme des Extremitätenvolumens bei herzinsuffizienten Patienten größer. (Modifiziert nach SMIRK 1936)

SMIRK (1936) hat durch venöse Stauung an der Hand Ödembildung bei Normalen und Herzinsuffizienten erzeugt; bei gleichem effektiven Kapillardruck war die Ödembildung bei Herzkranken erheblich stärker (Abb. 7).

Die Ursache der Hypoproteinämie und Hypalbuminämie der Herzkranken ist nicht vollständig geklärt. Einmal kommt die bei schwerer Insuffizienz häufige Appetitlosigkeit in Frage, die zur Mangelernährung und damit auch zu niedriger Eiweißzufuhr führt, besonders dann, wenn über längere Zeit eiweißarme Kostformen (z.B. Apfel-Reis-Diät) verordnet wurden. Eiweißverluste durch Albuminurie können ebenfalls zu einer Hypoproteinämie beitragen, übersteigen im allgemeinen aber nicht mehr als 2 g/24 h. Eiweißverluste können auch dann eintreten, wenn Pleuratranssudate und Aszitesflüssigkeit häufiger punktiert werden, da der Eiweißgehalt der Pleuratranssudate zwischen 1 und 3 g%, der der Aszitesflüssigkeit noch höher liegt. Es ist auch naheliegend, an eine gestörte Albuminsynthese der durch Stauung geschädigten Leber zu denken. So findet man insbesondere bei konstriktiver Perikarditis oder Erkrankung der Trikuspidalklappe Verminderungen der Gesamt-Eiweißkonzentration sowie eine Reduktion der Albumine mit relativer Vermehrung der Globuline, Veränderungen, wie sie bei chronischer Leberschädigung auftreten können.

Untersuchungen von CALVIN et al. (1940), PAINE u. PETERS (1932) sowie von SEYMOUR et al. (1942) haben gezeigt, daß die Ödemausschwemmung häufig mit einem Anstieg der Plasma-Eiweißkörper verbunden ist. Befunde von TOSHIMA u. YOKOTA (1979) weisen darauf hin, daß nicht nur die Serum-Eiweißkonzentration herabgesetzt ist, sondern auch die Gesamtmenge des austauschbaren Albumins vermindert ist. Weiterhin scheint die Albumin-Syntheserate bei Patienten im Stadium IV der Herzinsuffizienz deutlich supprimiert zu sein.

Den Veränderungen im Eiweißstoffwechsel bei kardialem Ödem sollte auch die Therapie Rechnung tragen. Da Appetit und Nahrungsaufnahme bei schwer dekompensierten Patienten oft erheblich vermindert sind, sollte die Nahrung eiweißreich sein, damit ein Eiweißoptimum in der Ernährung erreicht wird. Eine Gefahr der Progredienz der Hypoproteinämie liegt auch in der lang andauernden Anwendung bestimmter Diätformen mit niedrigem Eiweißgehalt, zu denen z.B. die Kempner-Reisdiät und die Obsttage gehören. Die bei verminder-

Erniedrigtes Plasmaeiweiß

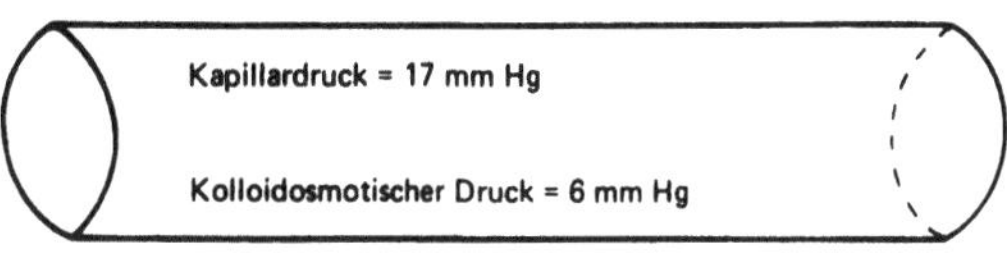

Interstitieller Flüssigkeitsdruck = +6 mm Hg

Kolloidosmotischer Druck im Interstitium =+1mm Hg

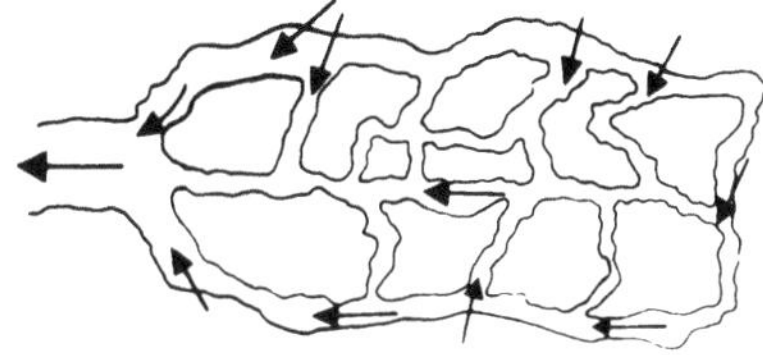

Abb. 8. Quantitative Analyse der Starling-Kräfte bei erniedrigtem kolloidosmotischem Druck des Plasmas. (Modifiziert nach GUYTON 1976)

tem onkotischen Druck auftretenden quantitativen Veränderungen in den Starling-Kräften sind in Abb. 8 dargestellt.

4. Gesteigerte Kapillarpermeabilität

In klinischen Arbeiten über die Ödempathogenese wird häufig eine veränderte Permeabilität der Kapillaren diskutiert. Es ist darauf hinzuweisen, daß Änderungen der Kapillarpermeabilität nur dann von pathophysiologischer Relevanz sind, wenn sie zum vermehrten Durchtritt von Eiweißen führen. Normalerweise sind die Kapillaren nur sehr wenig für Eiweiß permeabel (PAPPENHEIMER u. SOTORIVERA 1948; LANDIS u. PAPPENHEIMER 1963). Es bestehen gewisse Unterschiede in der Permeationsfähigkeit zwischen den einzelnen Serum-Eiweißfraktionen, indem die kleinkugeligen Albuminmoleküle leichter durchtreten als die größeren oval oder fadenförmig geformten Moleküle der übrigen Serum-Eiweißfraktionen.

Die Eiweißpermeabilität der Kapillaren kann sich bei hypoxischer, toxischer und infektiöser Kapillarschädigung verändern, was z.B. den relativ hohen Eiweißgehalt der Ödemflüssigkeit beim entzündlichen Ödem erklärt. Nimmt der Eiweißgehalt der interstitiellen Flüssigkeit infolge einer Steigerung der Permeabilität der Kapillaren für Eiweiß zu, so wird der effektive kolloidosmotische Druck in den Kapillaren vermindert, da er die Differenz zwischen dem kolloidosmotischen Druck des Plasmas und demjenigen der interstitiellen Flüssigkeit darstellt. Hierdurch wird eine weitere Verlagerung von Flüssigkeit aus dem Blut in den interstitiellen Raum begünstigt.

Die Frage, ob die Kapillarpermeabilität bei Herzinsuffizienz erhöht ist und damit als Ursache für die Ödembildung mit in Frage kommt, läßt sich aufgrund von Untersuchungen am Tier und beim Menschen nicht eindeutig beantworten. LANDIS (1946) fand bei Untersuchungen mit venöser Stauung am menschlichen Unterarm, daß bei venösen Drücken von bis zu 40–60 mm Hg der Eiweißgehalt des Kapillarfiltrats etwa 0,3 g% beträgt und erst bei höheren Drücken ansteigt. Diese Befunde weisen darauf hin, daß der Durchtritt einer Flüssigkeit mit erhöhtem Eiweißgehalt durch die normale Kapillarwand erst bei sehr hohen Kapillardrücken anzunehmen ist, wie sie unter hydrostatischen Einflüssen, z.B. an den unteren Extremitäten bei Herzkranken, durchaus auftreten können. Es ist denkbar, daß bei länger bestehender Steigerung des Kapillardrucks eine allgemeine Vergrößerung der Kapillaroberfläche eintritt, die Kapillarwand sich verdünnt und schließlich auch die für den Durchtritt von Proteinmolekülen geeigneten Poren größer werden (SCHWIEGK u. RIECKER 1960).

Bei länger bestehendem Ödem und besonders bei stehenden Höhlenergüssen wird wahrscheinlich auch die an sich langsam erfolgende Diffusion von Eiweiß durch die Kapillarwand wirksam, so daß der Eiweißgehalt des Transsudats immer mehr ansteigt. Der Eiweißgehalt der Ödemflüssigkeit kann beim kardialen Ödem zwischen 0,1 und 0,6 g% schwanken (SCHWIEGK u. RIECKER 1960).

Ein Faktor, der die Eiweißpermeabilität der Kapillaren beim Herzkranken beeinflussen könnte, ist der Sauerstoffmangel. LANDIS (1928) hat gezeigt, daß hochgradiger Sauerstoffmangel die Permeabilität der Kapillaren für Eiweiß erhöht.

Nach Untersuchungen von HENRY et al. (1947a, b) tritt im Kapillarfiltrat aber erst dann eine abnorme Menge von Eiweiß auf, wenn die Sauerstoffsättigung des venösen Bluts am menschlichen Unterarm weniger als 20% beträgt. Derartige Ausmaße der Hypoxie, wie sie in diesen Tierversuchen erreicht wurden, treten bei Herzkranken mit Ödemen nicht auf. Oft zeigen gerade Patienten mit hochgradigem Emphysem oder mit kongenitalen Herzfehlern, die einen sehr niedrigen arteriellen Sauerstoffgehalt haben, keine Zeichen einer vermehrten Eiweißpermeabilität. So sind STEAD u. WARREN (1944) aufgrund ihrer Untersuchungen über den Eiweißgehalt der Ödemflüssigkeit zu der Überzeugung gekommen, daß eine erhöhte Permeabilität der Kapillaren bei der Herzinsuffizienz nicht vorliegt.

Andererseits kann beim akuten Lungenödem eine sehr eiweißreiche Flüssigkeit in großen Mengen abgehustet werden. Hier muß eine gesteigerte Permeabilität der stark überdehnten Lungenkapillaren angenommen werden. Auch die Albuminurie, die bei Herzkranken oder bei starker Druckerhöhung in den Nierenvenen auftreten kann, ist ohne eine gesteigerte Eiweißpermeabilität der Glomerulumkapillaren nicht zu erklären.

Insgesamt läßt sich nicht ausschließen, daß unter besonderen Bedingungen beim Herzinsuffizienten durch Kombination von Dehnung der Kapillaren, Sauerstoffmangel und vielleicht auch azidotischer Stoffwechsellage ein vermehrter Übertritt von Eiweiß aus der Blutbahn in die interstitielle Flüssigkeit möglich ist (SCHWIEGK u. RIECKER 1960). Die Veränderungen in den Starling-Kräften bei gesteigerter Kapillarpermeabilität sind in Abb. 9 dargestellt.

5. Gestörter Lymphabfluß

Die mögliche Bedeutung eines gestörten Lymphabflusses für die Pathogenese des kardialen Ödems ist nicht geklärt. Wie bereits erwähnt, erfolgt der Abtransport von Eiweiß aus der interstitiellen Flüssigkeit fast ausschließlich über die

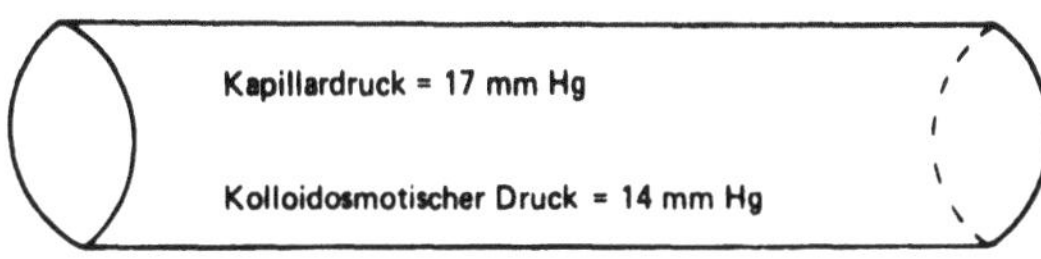

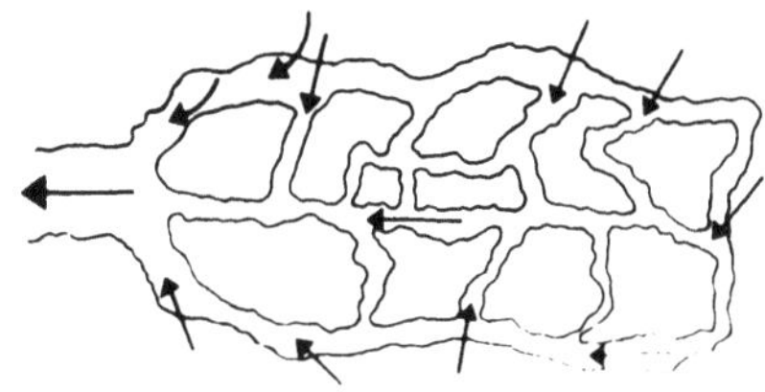

Abb. 9. Quantitative Analyse der Starling-Kräfte bei gesteigerter Kapillarpermeabilität

Lymphbahnen, und die bei weitem wichtigste Funktion der Lymphkapillaren ist die Aufrechterhaltung einer niedrigen Eiweißkonzentration in der interstitiellen Flüssigkeit. Es gibt keinen anderen Weg für die interstitiellen Proteine, um in den Kreislauf zurückzugelangen, als den über die Lymphbahn (MAYERSON 1963; MCMASTER 1943; LEBRIE u. MAYERSON 1960). Bei einer Verlegung dieses Wegs würde die Kapillardynamik innerhalb weniger Stunden aufhören zu bestehen (GUYTON 1976).

Für den Lymphtransport in den mit Klappen versehenen Lymphgefäßen ist die Auspressung durch Muskelbewegungen und durch die Pulsation kleiner Gefäße wichtig, die sich auf die Lymphgefäße übertragen (PARSONS u. MCMASTER 1938).

Inwiefern ein gestörter Lymphabfluß zur Entstehung des kardialen Ödems beiträgt, ist unklar. Es ist bekannt, daß durch weitgehende Unterbrechungen der Lymphbahnen die extrazelluläre Flüssigkeit örtlich vermehrt wird, z.B. nach Ausräumung der Lymphdrüsen in der Achselhöhle, bei rezidivierendem chronischen Erysipel, bei der tropischen Elephanthiasis. Allerdings zeigt dieses Lymphödem nicht die leichte Verschieblichkeit der Flüssigkeit auf Druck, wie es bei den gewöhnlichen Ödemen bekannt ist, sondern es ist von mehr teigiger Konsistenz, da es zusätzlich auf einer vermehrten Füllung des in sich geschlossenen Lymphsystems und nicht nur auf der Vermehrung frei beweglicher interstitieller Flüssigkeit beruht (SCHWIEGK u. RIECKER 1960). Sehr frühe Untersuchungen von COHNHEIM u. LICHTHEIM (1877) haben gezeigt, daß die Unterbindung aller sichtbaren Lymphgefäße einer Extremität eines Hundes nicht zum Ödem der Gliedmaßen führt. Es scheint aber zweifelhaft, ob auf diesem Weg eine Verlegung aller Lymphgefäße möglich ist, da eine ausgeprägte Anastomosierung zwischen den Lymphbahnen vorliegt.

Nach Unterbindung der Vena cava inferior oberhalb der Lebervenen wird der Lymphabstrom durch den Ductus thoracicus erheblich gesteigert. Auch

Blockierter Lymphabfluß

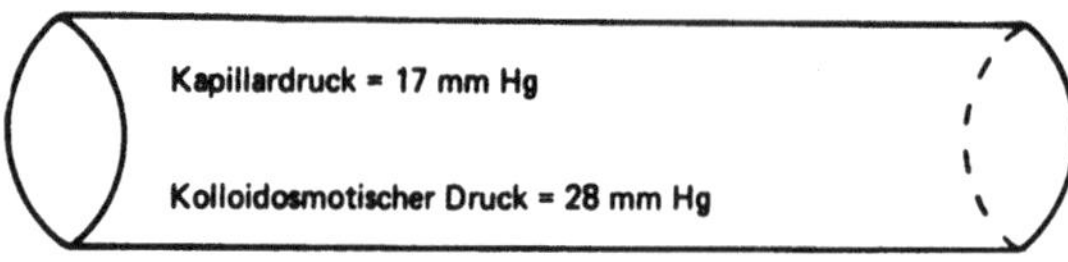

Interstitieller Flüssigkeitsdruck = +17 mm Hg

Kolloidosmotischer Druck im Interstitium = 28 mm Hg

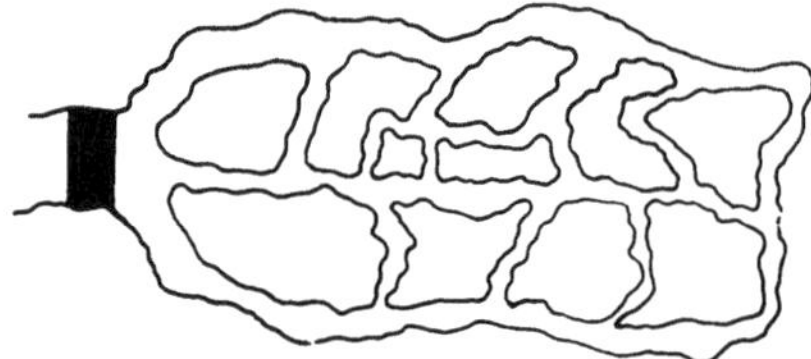

Abb. 10. Quantitative Analyse der Starling-Kräfte bei gestörtem Lymphabfluß

Kompression der Vena portae verursacht einen Anstieg des Lymphabflusses aus dem Darmgebiet auf das Vier- bis Fünffache. Nach Krogh et al. (1932) führt Abklemmen der Pulmonalvenen mit Anstieg des Pulmonalarteriendrucks von 23 auf 55 mm Hg zu einer Steigerung des Lymphflusses aus der Lunge auf das Dreißigfache. Aus diesen Versuchen geht hervor, daß bei vermehrter Flüssigkeitstranssudation ins Interstitium infolge erhöhter Venen- bzw. Kapillardrücke der Abtransport der Flüssigkeit auf dem Lymphwege erheblich gesteigert ist. Es muß daher angenommen werden, daß der verstärkte Lymphstrom eine Rolle für den Abtransport der vermehrten interstitiellen Flüssigkeit spielt. Möglicherweise ist bei der Ausbildung kardialer Ödeme die Flüssigkeitsabwanderung aus der Blutbahn in den Interstitialraum so groß, daß die Flüssigkeitsmenge auf dem Lymphweg nicht ausreichend abtransportiert werden kann. Der Eiweißgehalt der Lymphe im Ductus thoracicus ist bei kardialer Insuffizienz häufig erniedrigt (Witte et al. 1969). Das ist wahrscheinlich Folge einer Verdünnung durch das vermehrt peripher aufgenommene Gewebswasser.

Befunde von Wegria et al. (1960, 1963, 1967) weisen darauf hin, daß bei kardialer Insuffizienz der erhöhte hydrostatische Druck in den thorakalen Venen den Abfluß der Lymphe aus dem Ductus thoracicus erschwert und damit die Ödembildung erleichtert. Ähnliche Überlegungen wurden bereits von Rusznià k et al. (1957) angestellt, die annahmen, daß bei der Rechtsinsuffizienz der zentrale Venendruck an der Mündungsstelle des Ductus thoracicus erhöht ist, wodurch der Lymphabfluß mehr oder weniger erschwert wird.

Aufgrund der genannten Veränderungen ist es vorstellbar, daß die Größe des Lymphstroms nicht ausreicht, um beim kardialen Ödem die vermehrte interstitielle Flüssigkeit aus den Geweben abzutransportieren und ein gestörter Lymphabfluß an der lokalen Ödembildung beteiligt ist. Die Veränderungen der Starling-Kräfte bei blockiertem Lymphabfluß sind in Abb. 10 dargestellt.

II. Gestörte Regulation des extrazellulären Flüssigkeitsvolumens

Unabhängig von der Ätiologie ist die chronische Herzinsuffizienz gewöhnlich von einer Retention von Natrium und Wasser begleitet und nicht selten von einem peripheren und/oder pulmonalen Ödem. Diese Natrium- und Wasserretention besteht in Gegenwart einer meist ausgeprägten Expansion des extrazellulären Flüssigkeitsvolumens, eine Bedingung, unter der man, wie vorstehend diskutiert, eine ausgeprägte Natriurese erwarten würde. Offenbar verhindert ein überstarker Stimulus am renalen Tubulus eine adäquate natriuretische Antwort.

Zur Klärung der Frage, welche Faktoren das afferente Signal für den renalen Tubulus, Natrium in exzessiven Mengen zu retinieren, darstellen, sind zwei grundlegende Theorien herangezogen worden: Nach der Theorie des sog. „Rückwärtsversagens" des Herzens („backward failure"; HOPE 1832; STARLING 1896a–c; HARRISON 1939) soll mit progredienter kardialer Insuffizienz der venöse Druck auf der rechten Seite des Herzens zunehmend ansteigen. Diese Veränderung ist von einem Ansteig des hydraulischen Drucks in den peripheren Kapillarbetten begleitet, wodurch es zu einem vermehrten Übertritt von Flüssigkeit in den interstitiellen Raum kommt. Die hieraus resultierende Kontraktion des Plasmavolumens signalisiert dem renalen Tubulus, mehr Natrium und Wasser zu resorbieren, um das Plasmavolumen wiederherzustellen.

Die Theorie des „Vorwärtsversagens" („forward failure"; MACKENZIE 1913; STARR et al. 1943; WARREN u. STEAD 1944) besagt, daß die progressive Verschlechterung der kardialen Pumpleistung mit einem vermindertem Herzzeitvolumen und einer herabgesetzten Perfusion von peripheren Organen einhergeht. Eine Abnahme der renalen Durchblutung würde eine Retention von Salz und Wasser begünstigen. Die zunehmende Retention von Flüssigkeit müßte zu einer Expansion des Plasmavolumens führen, die in Gegenwart eines verminderten Herzzeitvolumens einen Anstieg des venösen Drucks bedingen würde, der wiederum von einem gesteigerten Flüssigkeitsübertritt in den interstitiellen Raum begleitet wäre. Diese beiden Theorien dürfen nicht isoliert betrachtet werden, da sie sich nicht gegenseitig ausschließen und wahrscheinlich funktionell miteinander verknüpft sind. Die Begriffe des „Vorwärts- und Rückwärtsversagens" sollten nicht mehr benutzt werden, da sie zum Verständnis der Pathophysiologie der Herzinsuffizienz ungeeignet sind.

Sowohl eine Störung in den afferenten als auch in den efferenten Mechanismen, die gewöhnlich die Natrium- und Wasserresorption in der Niere kontrollieren, könnte über eine vermehrte renale Natrium- und Wasserresorption für die exzessive Flüssigkeitsretention beim kardialen Ödem verantwortlich sein.

1. Störung von afferenten Mechanismen

a) Abnahme des Herzzeitvolumens

Die meisten Patienten mit kardialer Insuffizienz haben ein vermindertes Herzzeitvolumen, das über eine Abnahme der renalen Durchblutung an der Natriumretention beteiligt sein könnte. Obwohl eine verminderte Perfusion des Nephrons

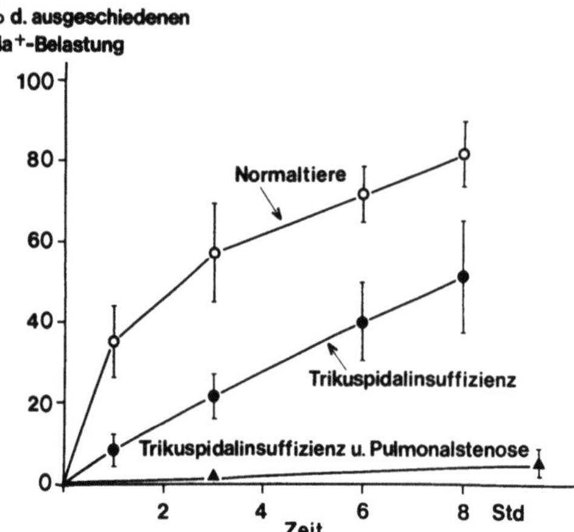

Abb. 11. Kumulative renale Na^+-Ausscheidung nach Infusion von 500 ml isotoner NaCl-Lösung bei herzinsuffizienten Hunden und Normaltieren. Mit zunehmender Einschränkung der Herzleistung nimmt die Fähigkeit der Niere, eine zugeführte Natriummenge auszuscheiden, kontinuierlich ab. (Modifiziert nach Barger et al. 1955)

aufgrund einer reduzierten renalen Durchblutung zu ähnlichen Veränderungen der Urinzusammensetzung führt, wie sie beim kardialen Ödem beobachtet wird (niedrige Natriumkonzentration, hohe Osmolalität, hoher Urin-Plasma-Quotient für Kreatinin), ist es unwahrscheinlich, daß ein vermindertes Herzzeitvolumen bzw. eine aus diesem resultierende renale Minderdurchblutung per se ein entscheidender Faktor für die Salz- und Wasserretention darstellt. Es gibt eine Reihe von Bedingungen, wie z.B. die Leberzirrhose, die Schwangerschaft und Zustände von Herzinsuffizienz mit hohem Herzzeitvolumen (Beri Beri, Anämie, Thyreotoxikose), unter denen die Ödembildung in Gegenwart eines gesteigerten Herzzeitvolumens fortschreitet (Kowalski u. Abelman 1953; Baldus et al. 1964). Weiterhin wird bei einer renalen Minderperfusion, wie sie z.B. bei ausgeprägter Aorten- oder Nierenarteriensklerose und gleichzeitiger Nephrosklerose beobachtet wird, selbst dann keine Natriumretention bzw. Ödembildung gefunden, wenn der renale Plasmafluß und das Glomerulumfiltrat erniedrigt sind.

Andererseits besteht zwischen Herzzeitvolumen und peripherem Widerstand eine bestimmte sinnvolle Relation. Die renale Natriumretention kann als ein Mechanismus angesehen werden, ein vermindertes Herzzeitvolumen über eine Zunahme des Plasmavolumens und des venösen Rückstaus zu erhöhen. So wird die Fähigkeit der Niere, Natrium auszuscheiden, mit steigendem Insuffizienzgrad des Herzens zunehmend eingeschränkt (Abb. 11) (Barger et al. 1955). Es ist denkbar, daß ein reduziertes Herzzeitvolumen pro gegebener Widerstandshöhe einen Teil der afferenten Antwort bei der Ödembildung darstellt (Lifschitz u. Schrier 1973; Guyton et al. 1975).

b) Erhöhter venöser Druck und Störung der Volumenrezeptoren

Es gibt zahlreiche Hinweise dafür, daß ein gesteigerter renaler venöser Druck per se nicht zu einer zunehmenden Natriumretention führt. Dennoch ist offensichtlich, daß ein erhöhter venöser Druck in der übrigen systemischen Zirkulation eine wichtige Determinante für die Ödembildung bei der Herzinsuffizienz darstellt (Gibbons 1948; Gibson u. Evans 1937a–c). Die Frage, ob ein Anstieg im venösen Druck der renalen Natriumretention vorausgeht oder ihr folgt, wird unterschiedlich beantwortet (PETERS 1952; SMITH 1951; WESTON 1972).

Die Bedeutung des venösen Drucks geht insbesondere aus den Arbeiten von HOLLANDER u. JUDSON (1956) hervor. Diese Arbeitsgruppe untersuchte ödemfreie Patienten mit schwerer Herzinsuffizienz und pulmonaler Stauung aufgrund von Klappenvitien. Die Patienten wurden mit einer Patientengruppe verglichen, die eine vergleichbare Herzinsuffizienz aufgrund von Klappenvitien aufwies, zusätzlich aber periphere Ödeme hatte. Die herzinsuffizienten Patienten ohne periphere Ödeme vertrugen eine natriumreiche Diät bis zu 200 mmol Natrium pro Tag ohne Zeichen einer Natriumretention oder einer Gewichtszunahme. Sie befanden sich in einer normalen Salzbilanz. Im Gegensatz hierzu führte die gleiche Kochsalzdiät bei den Patienten mit peripheren Ödemen zu einer weiteren Natriumretention und zu einer Progredienz der Ödembildung. Der einzige Unterschied zwischen den beiden Gruppen bestand in der Höhe des rechtsventrikulären enddiastolischen Drucks. Er betrug für die „nichtödematöse" Gruppe 9 mm Hg und für die „ödematöse" Gruppe 22 mm Hg. Diese Befunde weisen darauf hin, daß trotz schwerer Herzinsuffizienz das Fehlen eines kritischen Anstiegs im venösen Druck die nicht-ödematöse Patientengruppe vor einer Natriumretention schützte.

Ähnliche Befunde konnten im Tierversuch an Hunden mit ausschließlicher Links-Herzinsuffizienz erhoben werden (FRIEDBERG et al. 1964). So entwickeln Hunde mit einer Anastomose zwischen linkem Vorhof und linker Arteria subclavia einen erhöhten linksventrikulären enddiastolischen Druck. Das Herzzeitvolumen und das Glomerulumfiltrat sowie der systemische venöse Druck bleiben normal. Solche Tiere retinieren kein Natrium und entwickeln keine Ödeme oder Aszites und sind in der Lage, eine vermehrte Kochsalzzufuhr normal auszuscheiden.

Nimmt man an, daß ein gesteigerter venöser Druck ein wichtiger afferenter Stimulus für die Niere darstellt, Natrium zu retinieren, muß man die Faktoren berücksichtigen, die sowohl als Teil eines afferenten als auch als Teil eines efferenten Mechanismus wirksam sein können:

1. Wie bereits erwähnt, gibt es zahlreiche Hinweise für die Annahme, daß irgend ein Volumenrezeptor innerhalb der thorakalen venösen Zirkulation existiert (GAUER u. HENRY 1963). Ein gesteigerter venöser Druck bei der Herzinsuffizienz sollte einen solchen Rezeptor aktivieren. Es ist denkbar, daß ein solches „Volumenmeter" bei kardialer Insuffizienz die Größe des Plasmavolumens nicht richtig erfassen kann oder inadäquat auf eine Zunahme im extrazellulären Flüssigkeitsvolumen reagiert (WESSON 1969). Für letztere Möglichkeit spricht die Beobachtung, daß herzinsuffiziente Patienten unter einer niedrigen oder niedrignormalen Kochsalzzufuhr keine Ödeme entwickeln, dagegen eine progrediente Ödembildung aufweisen, wenn die Salzzufuhr erhöht wird (EARLEY 1964; EARLEY u. DAUGHARTY 1969). Ähnliche Verhältnisse finden sich bei Patienten mit Leberzirrhose, nephrotischem Syndrom oder bei Schwangeren.

Befunde von EPSTEIN et al. (1975) zeigen aber, daß zumindest bei Patienten mit Leberzirrhose die postulierten Volumenrezeptoren intakt sind und funktionieren. So kommt es bei diesen Patienten unter Bedingungen einer Wasserimmersion zu einer ausgeprägten Natriurese, was darauf hinweist, daß Änderungen im zentralen Blutvolumen registriert und adäquat beantwortet werden können.

Es ist diskutiert worden, daß der hypothetische Volumenrezeptor innerhalb der Niere selbst lokalisiert ist (Dirks et al. 1976). Auch auf das Vorhandensein von Mechanorezeptoren sowohl in der Hunde- als auch in der Kaninchenniere ist hingewiesen worden (Uchida et al. 1971; Nijima 1975).

2. Eine venöse Stauung im Bereich der Leber, wie sie nicht selten bei der Herzinsuffizienz auftritt, könnte ausgeprägte Effekte auf die Renin-Angiotensin-Aldosteron-Achse haben und dadurch auf die Natriumbilanz (Haber 1976). So ist es möglich, daß eine Leberstauung z.B. die Renin-Clearance herabsetzt, zu einem verminderten hepatischen Metabolismus von Aldosteron führt (Davis 1965) und/oder die Freisetzung von reninstimulierenden Faktoren begünstigt (Orloff et al. 1964, 1965). Auch die Produktion von verschiedenen humoralen Faktoren ist denkbar, die entweder die tubuläre Natriumresorption steigern oder den renalen Plasmafluß erniedrigen könnten (Levy 1974).

3. Ein gesteigerter venöser Druck könnte einen erhöhten kapillären hydraulischen Druck mit vermehrter transkapillärer Filtration von Flüssigkeit in den interstitiellen Raum verursachen (Starling 1896a–c). Ein derart gesteigerter Flüssigkeitsübertritt könnte auch durch eine neurogene Beeinflussung von prä- und postkapillären Widerständen potenziert werden (Öberg 1964), wodurch es zu einer weiteren interstitiellen Flüssigkeitsakkumulation käme.

4. Es gibt Hinweise dafür, daß eine allmähliche Zunahme im venösen Druck zu einer Abnahme des peripheren Gefäßwiderstands führen kann (Laks et al. 1972), was die Natriumretention durch die Nieren zusätzlich steigern könnte.

c) Veränderungen im Plasmavolumen und Gesamtkörpernatrium

Die ausgeprägte renale Retention von Natrium, die beim kardialen Ödem auftritt, ähnelt qualitativ und quantitativ derjenigen, die durch eine Kontraktion des extrazellulären Flüssigkeitsvolumens hervorgerufen wird. Dies weist darauf hin, daß beide Veränderungen eine gemeinsame Basis haben, die sich möglicherweise aus einer Reduktion des „effektiven“ arteriellen Plasmavolumens erklärt (Peters 1948). Das fortschreitende kardiale Ödem ist durch einen kontinuierlichen Übertritt von Plasma in den interstitiellen Raum charakterisiert. Die renale Retention von Natrium muß eintreten, um einen zirkulatorischen Kollaps zu vermeiden. Nimmt man an, daß bei der Herzinsuffizienz der erhöhte venöse Druck die interstitielle Akkumulation von Flüssigkeit aufgrund veränderter Starling-Kräfte verursacht, dann würde die daraus resultierende Verminderung des Plasmavolumens der Niere signalisieren, Natrium über eine Reihe von efferenten Mechanismen zu retinieren. Bei einem derartigen Ablauf der kompensatorischen Adjustierung könnte man mehrere Veränderungen erwarten:

1. Der erhöhte venöse Druck als initialer Stimulus sollte der Natriumretention vorausgehen.

2. Das Ödem muß nicht notwendigerweise der Natriumretention vorausgehen, da die zeitliche Korrelation zu eng sein könnte, um eine Differenzierung zu erlauben; beide Prozesse könnten in der Tat gleichzeitig wirksam sein. Es ist denkbar, daß eine präödematöse Phase besteht, bei der sich mehrere Liter Flüssigkeit im interstitiellen Raum ansammeln, ohne daß klinisch ein Ödem

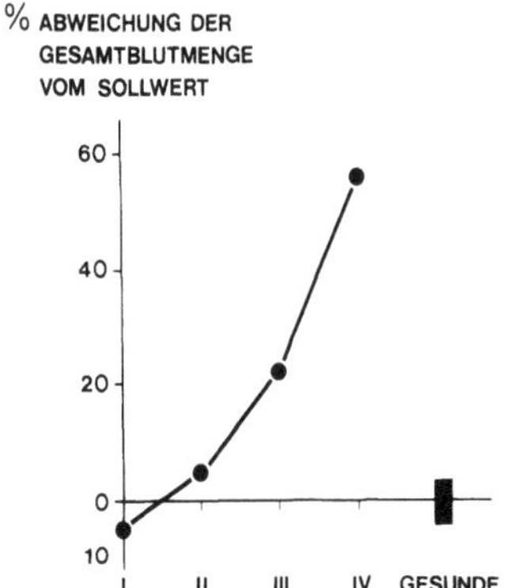

Abb. 12. Vergrößerung der Blutmenge bei chronischer Herzinsuffizienz in Abhängigkeit vom Insuffizienzgrad. (Modifiziert nach GIBSON u. EVANS 1937c)

nachweisbar ist; der renale Tubulus würde dann bereits auf die Plasmavolumen-Kontraktion infolge der Flüssigkeitsexsudation mit einer vermehrten Resorption reagieren.

3. Eine Messung des Plasmavolumens unter diesen Bedingungen sollte erniedrigte oder niedrig-normale, doch nie erhöhte Werte ergeben. Dagegen sprechen die häufig erhöhten Plasmavolumina bei herzinsuffizienten Patienten. Es hat sich allerdings gezeigt, daß die Frage nach der Größe des Plasmavolumens in den verschiedenen Stadien der Ödementwicklung nicht einfach beantwortet werden kann. Initiale Untersuchungen mit Evans Blue haben einen mäßigen Anstieg im Plasmavolumen ergeben (SEYMOUR et al. 1942). Diese Ergebnisse konnten später nicht mehr bestätigt werden, wenn zur Bestimmung mit Phosphor^{32} markierte rote Blutzellen benutzt wurden (PRENTICE et al. 1951).

Neuere Untersuchungen bei herzinsuffizienten Patienten oder Patienten mit nephrotischem Syndrom haben entweder einen signifikanten Anstieg im Blut- und Plasmavolumen oder Normalwerte nachgeweisen (GUNTON u. PAUL 1955). Eine Hauptursache für diese Diskrepanz in der Blut- bzw. Plasmavolumenbestimmung liegt in dem Unterschied zwischen Gesamtkörper-Hämatokrit und peripherem Hämatokrit. Der Gesamtkörper-Hämatokrit, sowohl von Gesunden als auch von Patienten mit chronischer Herzinsuffizienz, ist um etwa 10% niedriger als der übliche venöse Hämatokritwert und eignet sich nicht zur Berechnung. Simultane Messungen des roten Blutzell- und des Plasmavolumens ergeben verläßlichere Daten und zeigen, daß sowohl die rote Zellmasse als auch das Plasmavolumen bei chronischer Herzinsuffizienz sehr oft erhöht sind (GIBSON u. EVANS 1937a, b; HARRIS u. GIBSON 1939; SEYMOUR et al. 1942; GUNTON u. PAUL 1955). Patienten mit Herzerkrankung ohne klinischen Hinweis auf eine kongestive Insuffizienz haben selten ein erhöhtes Blutvolumen und umgekehrt, wenn das Herz kompensiert wird, fällt das Plasmavolumen auf Normalwerte ab. Die Vergrößerung der Blutmenge bei chronischer Herzinsuffizienz in Abhängigkeit vom Insuffizienzgrad ist in Abb. 12 dargestellt.

Wie bereits erwähnt, beinhaltet das klassische Konzept des kardialen Rückwärtsversagens einen Anstieg des venösen Drucks mit Flüssigkeitsverlust aus den Kapillaren, Plasmavolumenkontraktion und daraus folgender Natriumretention durch die Niere.

Experimentelle Untersuchungen haben aber gezeigt, daß bereits in der frühesten Phase des Herzversagens die Salz- und Wasserretention durch die Nieren einsetzt (DAVIS et al. 1953; DAVIS 1965, 1970) und wahrscheinlich einen wichtigen kompensatorischen Mechanismus darstellt, der verhindert, daß das Herzzeitvolumen auf zu niedrige Werte abfällt. Die Retention von Flüssigkeit führt zu einem Anstieg des mittleren systemischen venösen Drucks und steigert den venösen Rückfluß. Der vermehrte Rückfluß zum Herzen erhöht das erniedrigte Herzzeitvolumen auf normale Werte. Wenn das Herz allerdings dekompensiert ist und auf den erhöhten Rückfluß nicht mit einer Zunahme des Herzzeitvolumens reagieren kann, steigt der venöse Druck und führt bei weiterbestehender renaler Retention zur Flüssigkeitstranssudation in das Interstitium und damit zum peripheren Ödem. Die Annahme eines derartigen Ablaufs der Adjustierungen wird durch die Untersuchungen der Arbeitsgruppe um CHOBANIAN et al. (1961) unterstützt. Diese Autoren untersuchten herzinsuffiziente Patienten mit und ohne erhöhtem pulmonalen Kapillardruck. Herzinsuffiziente Patienten, bei denen sich ein normaler pulmonaler Kapillardruck fand, hatten normale extrazelluläre Flüssigkeitsvolumina sowie ein normales austauschbares Natrium und waren in der Lage, eine Kochsalzbelastung normal auszuscheiden. Patienten mit Herzinsuffizienz und erhöhtem pulmonalen Kapillardruck wiesen dagegen eine signifikante Zunahme im extrazellulären Flüssigkeitsvolumen und im gesamtaustauschbaren Natrium auf, selbst dann, wenn sie klinisch keine Ödeme hatten. Auf dem neuen höheren Niveau des Gesamtkörpernatriums waren diese Patienten aber ebenfalls in der Lage, eine vermehrte Kochsalzzufuhr (180 mmol pro Tag) zu tolerieren, ohne daß es zu einer Entwicklung von Ödemen oder zu einer Zunahme der kardialen Symptomatik kam. Auch kam es zu keiner weiteren Veränderung des extrazellulären Flüssigkeitsvolumens und des Gesamtkörpernatriums. Diese Befunde sind von anderen Autoren an nicht-ödematösen herzinsuffizienten Patienten (WALSER et al. 1956) und bei nicht-ödematösen Tieren mit Herzklappenläsionen (BARGER et al. 1955) bestätigt worden.

Insgesamt weisen diese Ergebnisse darauf hin, daß herzinsuffiziente Patienten, die noch keine Erhöhung des pulmonalen Kapillardrucks aufweisen, auf einem neuen Gleichgewichtsniveau, das durch eine Zunahme des Plasma- und des gesamtzellulären Flüssigkeitsvolumens charakterisiert ist, einer vermehrten Kochsalzzufuhr mit einer adäquaten renalen Ausscheidung begegnen können. Solche Patienten können Alterationen in der Natriumbilanz so lange tolerieren, bis es zum Anstieg des venösen Drucks kommt und eine progrediente Ödembildung einsetzt.

Die Zunahmen im Plasmavolumen scheinen also notwendig zu sein, um das Herzzeitvolumen aufrecht zu erhalten. Diese Überlegungen stimmen mit Beobachtungen von FRIEDBERG et al. (1964) überein, die gezeigt haben, daß Hunde mit ausschließlicher Linksherzinsuffizienz eine Natriumbeladung normal tolerieren können und keinen Defekt in der renalen Natriumausscheidung aufweisen.

Insgesamt verdeutlichen diese Befunde die Interdependenz der „Rückwärts"- und „Vorwärts"-Theorien der Herzinsuffizienz. Wenn das Herz insuffizient zu werden beginnt, wird der renale Tubulus auf irgendeine Weise informiert, mehr Salz und Wasser zu retinieren. Diese Retention ist sehr wahrscheinlich sehr gering und tritt langsam über eine längere Zeit auf. Die hieraus resultierende Zunahme des Plasmavolumens führt über einen gesteigerten venösen Rückfluß zu einer Normalisierung des Herzzeitvolumens. Wenn das Herz dekompensiert, steigt der venöse Druck an, und es tritt eine ausgeprägte Flüssigkeitstranssudation aus den Kapillaren in den interstitiellen Raum auf. Der gesteigerte hydraulische Kapillardruck trägt dazu bei, die Kräfte, die normalerweise das interstitielle Flüssigkeitsvolumen regulieren, zu entkoppeln, so daß sich bei persistierender Natriumretention der interstitielle Raum mit Flüssigkeit anfüllt. Diese Veränderungen werden sehr wahrscheinlich durch eine verminderte Lymphdrainage aufgrund des erhöhten venösen Drucks am Ausgang des Ductus thoracicus noch verstärkt. Eine solche Hypothese beinhaltet Komponenten beider Theorien.

Es wird allerdings klar, daß das Schwergewicht der Folgen der Herzinsuffizienz mehr auf der Niere bzw. dem renalen Tubulus als auf der Kapillarmembran als primärauslösende Ursache für die Ödembildung liegt. Der Versuch des renalen Tubulus, das Herzzeitvolumen über eine Zunahme des Plasmavolumens zu steigern, erklärt die bereits erwähnte Beobachtung, daß bei Patienten mit Herzinsuffizienz das Plasmavolumen häufig erhöht ist.

In Gegenwart eines gesteigerten venösen Drucks ist es leicht für die Flüssigkeit in den interstitiellen Raum überzutreten. Die Folge ist, daß die effektive Plasmafassungskapazität des Kreislaufs jetzt sehr viel größer wird als die gewöhnlichen 5% des Körpergewichts. Dirks et al. (1976) haben diskutiert, daß dieses neue Mißverhältnis entweder zwischen Plasmavolumen und funktioneller anatomischer Fassungskapazität der Zirkulation oder zwischen extrazellulärem Flüssigkeitsvolumen und dem neuen potentiellen extrazellulären Flüssigkeitsvolumen aufgrund der vermehrten Füllung des interstitiellen Raums als zusätzlicher, salzretinierender Stimulus auf den renalen Tubulus einwirken könnte.

d) Veränderte Relation zwischen Plasmavolumen und Fassungskapazität des vaskulären Raums

Bei der Betrachtung der Kontrolle des extrazellulären Flüssigkeitsvolumens ist es sinnvoll, Änderungen des Plasmavolumens nicht für sich allein zu diskutieren, sondern das Verhältnis zwischen Kapazität des zirkulatorischen Systems und der Quantität des Blutvolumens zu betrachten. Störungen des Gleichgewichts zwischen Plasmavolumen und vaskulärer Kapazität könnten entweder durch Adjustierungen in der vaskulären Kapazität (z.B. durch Änderungen des Venentonus) oder durch Adjustierungen des Plasmavolumens (z.B. über eine Regulation der Natriumausscheidung oder einen veränderten Flüssigkeitsaustausch zwischen interstitiellem Raum und Plasmakompartiment) kompensiert werden.

Untersuchungen unter Bedingungen der Orthostase zeigen, daß die Kapazitätsgefäße im wesentlichen ein passives Verhalten zeigen (Gauer et al. 1970). Dies weist darauf hin, daß die anatomische Größe des vaskulären Bettes innerhalb der Grenzen passiver Dehnung durch Änderungen des hydraulischen Drucks relativ konstant ist. Um eine adäquate zentrale Füllung mit Blut zu gewährleisten, muß daher das Plasmavolumen entsprechend der potentiellen Kapazität der Zirkulation gesteigert werden. Es gibt Hinweise dafür, daß unter physiologischen Bedingungen der Füllungszustand des Gefäßsystems im wesentlichen durch Anpassung des Volumens an die anatomische Größe des vaskulären

Bettes erreicht wird (Gauer u. Henry 1963). Wie bereits erwähnt, ist diskutiert worden, daß eine entscheidende Störung bei Patienten mit kardialen Ödemen darin besteht, daß die funktionelle Kapazität des vaskulären Bettes auf irgend eine Weise zugenommen hat, bzw. daß der Füllungszustand des Gefäßbettes („effektives Volumen") abgenommen hat. In diesem Fall würde die renale Retention von Natrium und Wasser einen Versuch des Organismus darstellen, das zirkulierende Plasmavolumen aufzufüllen und das Verhältnis von Plasmavolumen zur Fassungskapazität auf ein neues Gleichgewicht zu adjustieren.

Es gibt Bedingungen, unter denen eine Zunahme im vaskulären Raum der renalen Retention von Natrium vorausgehen kann. So ist es möglich, daß bei der Herzinsuffizienz aufgrund einer arterio-venösen Fistel die Zunahme in der vaskulären Fassungskapazität oder die Abnahme im periphren Widerstand der Niere signalisiert, daß das „effektive arterielle Plasmavolumen" relativ zur Fassungskapazität vermindert ist und daher auf ein neues Niveau eingestellt werden muß. In diesem Zusammenhang haben Lifschitz u. Schrier (1973) vermutet, daß Veränderungen in der Beziehung zwischen Herzzeitvolumen und Gefäßwiderstand, die von arteriellen Barorezeptoren registriert werden sollen, einen Mechanismus für eine Adjustierung der Natriumausscheidung darstellen können.

Andererseits ist es schwer vorstellbar, daß bei der myokardialen Insuffizienz Änderungen in der vaskulären Kapazität der Natriumretention vorausgehen. Wie bereits erwähnt, gibt es eher Hinweise dafür, daß bei vermindertem Herzzeitvolumen die renale Natriumretention das Plasmavolumen und das Herzzeitvolumen auf Normalwerte erhöht, bevor ein Ödem beobachtet werden kann (Guyton et al. 1973).

Sollte es zutreffen, daß die Regulation des extrazellulären Flüssigkeitsvolumens (EZV) eine Funktion des „effektiven arteriellen Plasmavolumens" ist (Peters 1952) und durch das Verhältnis von Plasmavolumen zur vaskulären Kapazität bestimmt wird (Gauer et al. 1970; Öberg 1964; Gauer u. Thron 1965), dann ist es möglich, daß der Entwicklung des kardialen Ödems eine Veränderung dieses Verhältnisses zugrunde liegt, die als afferenter Mechanismus für die Natriumretention mitverantwortlich ist.

2. Störung von efferenten Mechanismen

Es läßt sich nicht ausschließen, daß die primäre Störung beim kardialen Ödem im *efferenten Schenkel* der Volumenkontrolle zu suchen ist.

a) Erniedrigtes Glomerulumfiltrat

Es gibt Hinweise dafür, daß eine Abnahme im Glomerulumfiltrat für die Natrium- und Wasserretention bei der Herzinsuffizienz, wenn überhaupt, nur von untergeordneter Bedeutung ist (Levinsky 1966; Baldus et al. 1964; Surtshin et al. 1951).

Eine Reihe von Patienten mit ausgeprägten kardialen Ödemen weist ein normales oder nur geringgradig erniedrigtes Glomerulumfiltrat auf, das nicht die Retention von Natrium erklären kann (Merrill 1946). Generell scheint es so zu sein, daß Änderungen in der absoluten tubulären Natriumresorption abhängig sind von Änderungen im Filtrat, wodurch eine exzessive Natriumretention oder ein exzessiver Natriumverlust vermieden werden. Selbst bei länger bestehenden geringgradigen Abnahmen im Glomerulumfiltrat ist die tubuläre Resorption in der Lage, sich dem veränderten Filtrat anzupassen, so daß ein Gleichgewicht bestehen bleibt. Auch ist bekannt, daß eine spontane Diurese und Natriurese bei Patienten mit kardialen Ödemen auftreten kann, ohne daß es zu Änderungen im Filtrat kommt (BRIGGS 1948), was ebenfalls darauf hinweist, daß das Glomerulumfiltrat keine entscheidende Rolle bei der Ödembildung spielt (DIRKS et al. 1976).

b) Abnahme des renalen Plasmaflusses und des Perfusionsdrucks

Eine bilaterale Reduktion des renalen Blutflusses per se scheint keine wichtige Determinante für die Natriumretention darzustellen, wahrscheinlich weil das Glomerulumfiltrat ebenfalls vermindert ist und der Mechanismus der glomerulotubulären Balance zu einer Wiederherstellung der normalen Natriumbilanz führt. Auch die Beobachtung, daß ein Ödem unter Bedingungen eines erhöhten Herzzeitvolumens und eines gesteigerten renalen Blutflusses auftreten kann, wie z.B. in der Schwangerschaft, spricht gegen die Reduktion des Blutflusses als kritische Determinante. Andererseits haben Versuche an experimentellen Ödemmodellen, wie z.B. beim Hund mit chronischer partieller Konstriktion der Vena cava thoracica, gezeigt, daß die Natriumretention, die unter diesen Bedingungen auftritt, durch gleichzeitige Vasodilatation und Erhöhung des Perfusionsdrucks rückgängig gemacht werden kann (FRIEDLER et al. 1967; LEVY 1972). Eine Zunahme des renalen Blutflusses per se hat nur geringgradige Effekte bezüglich eines Anstiegs in der Natriumausscheidung, dagegen scheint die Kombination von Vasodilatation und gesteigertem Perfusionsdruck von einer ausgeprägten natriuretischen Wirkung begleitet zu sein.

Diese Untersuchungen lassen vermuten, daß intrarenale hämodynamische Veränderungen bei der Ödembildung eine Rolle spielen können. Inwieweit ein verminderter renaler Perfusionsdruck für die Natriumretention von Bedeutung ist, ist unklar. Befunde, die an Ratten mit infrarenaler aorto-kavaler Anastomose und ausgeprägtem Ödem erhoben wurden, sind mit der Annahme vereinbar, daß ein verminderter renaler Perfusionsdruck an der Natrium- und Wasserretention dieser Tiere beteiligt ist (STUMPE et al. 1973).

c) Gesteigerte Filtrationsfraktion

Die häufigste Veränderung in der renalen Hämodynamik bei Patienten mit Herzinsuffizienz ist, infolge überproportional eingeschränkter renaler Durchblutung, eine hohe Filtrationsfraktion (= Verhältnis von Glomerulumfiltrat zu renalem Plasmafluß) (VANDER et al. 1958; DAVIS 1965). Als Folge der erhöhten Filtrationsfraktion kommt es zu einem Anstieg des kolloidosmotischen Drucks in den peritubulären Kapillaren, der mit einer gesteigerten fraktionellen und absoluten Resorption von Salz und Wasser im proximalen Tubulus einhergeht (BRENNER u. TROY 1971; BRENNER et al. 1973).

Ein solcher Mechanismus könnte zweifelsohne von großer Bedeutung für die Natriumretention bei der Ödembildung sein (Abb. 13). Doch gibt es eine

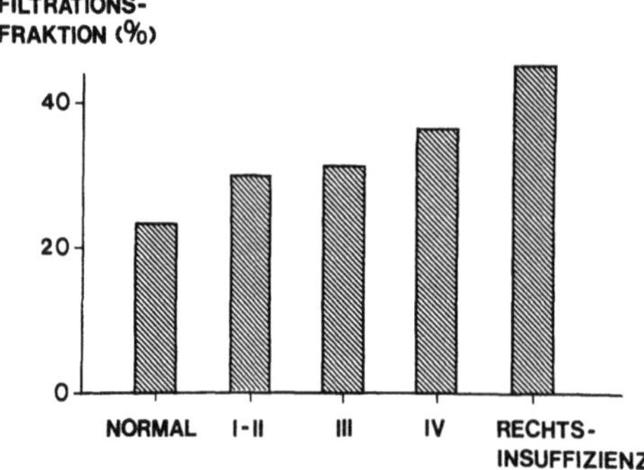

Abb. 13. Gesteigerte Filtrationsfraktion bei Patienten mit Mitralstenose zunehmenden Schweregrades. Die stärksten Abweichungen vom Normalwert werden beim Hinzutreten einer Rechtsinsuffizienz beobachtet. (Aus WERKÖ et al. 1954)

Reihe von Hinweisen, die vermuten lassen, daß eine derartige Veränderung als einziger Mechanismus nicht die entscheidende Rolle spielen kann:

1. Eine vermehrte Natriumretention als Folge einer erhöhten Filtrationsfraktion würde sehr wahrscheinlich im proximalen Tubulus auftreten. Mikropunktionsuntersuchungen an verschiedenen tierexperimentellen Ödemmodellen lassen aber vermuten, daß die wichtigsten Abschnitte für die Natriumretention bei der Ödembildung distale Nephronsegmente sind, für die ein veränderter kolloidosmotischer Druck möglicherweise keine entscheidende Resorptionsdeterminante darstellt (STUMPE et al. 1973; SCHNEIDER et al. 1971; STUMPE et al. 1974).

2. Die Effekte einer veränderten Filtrationsfraktion auf die Natriumresorption im proximalen Tubulus sind möglicherweise insbesondere bei der Ratte von Bedeutung. Beim Hund haben eine Reihe von Untersuchungen gezeigt (LEVY 1974), daß eine erhöhte Filtrationsfraktion keinen Einfluß auf die fraktionelle Natriumresorption in den oberflächlichen Nephronsegmenten hat.

3. Es gibt Befunde, die zeigen, daß bei Hunden mit pulmonaler Stenose und bei Patienten mit valvulärer Herzkrankheit das Auftreten einer erhöhten Filtrationsfraktion den Änderungen in der Natriumbilanz lange Zeit vorausgehen kann (DAVIS 1965; WERKO et al. 1954). DAVIS et al. (1957) haben gefunden, daß bei Hunden mit kardialer Insuffizienz und hohem Herzzeitvolumen die Filtrationsfraktion bei Beginn der Natriumretention häufig vermindert ist. Andererseits haben viele Patienten mit chronischem Cor pulmonale, ohne Hinweis auf das Vorliegen einer kardialen Stauungsinsuffizienz, eine gesteigerte Filtrationsfraktion (FISHMAN et al. 1951).

d) Gesteigerte sympathische Nervenaktivität

Eine Reihe von Befunden weist auf die Beteiligung kardialer Reflexe und renaler Nervenaktivität an der Regulation der renalen Natriumausscheidung hin (KNOX et al. 1967; MCDONALD et al. 1970; KAMM u. LEVINSKY 1965; ASFOURY 1971). Wie bereits erwähnt, sind intakte renale Nerven nicht unbedingt erforderlich, um eine normale Regulation der Natriumausscheidung zu gewährleisten. Es gibt indirekte Hinweise, daß bei der myokardialen Insuffizienz die sympathische Aktivität gesteigert ist, und es konnte gezeigt werden, daß eine erhöhte adrenerge Nervenaktivität von einer vermehrten tubulären Natriumresorption begleitet ist (SCHRIER 1974; BELLO-REUSS et al. 1976). Weiterhin ist beobachtet worden,

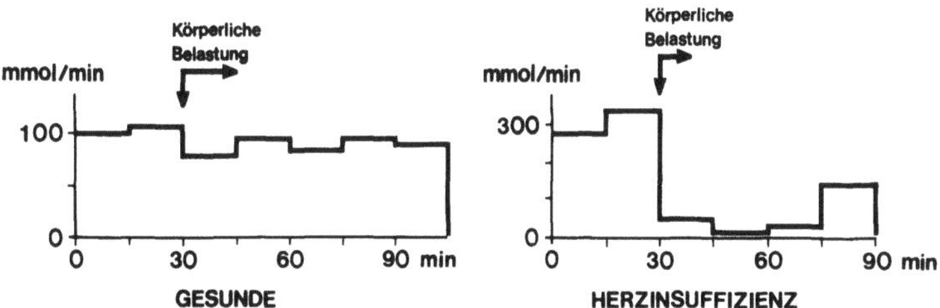

Abb. 14. Verhalten der renalen Natrium-Ausscheidung bei Gesunden (*links*) und bei Patienten mit dekompensierter Herzinsuffizienz (*rechts*) vor, während und nach körperlicher Belastung. (Modifiziert nach NEWMAN 1949)

daß bei Hunden mit chronischer Konstriktion der Vena cava und peripheren Ödemen eine Ganglionblockade zu einer vermehrten Natriumausscheidung führt (GILL et al. 1967). Auch läßt sich durch Applikation von α-Rezeptorblokkern sowohl beim Tier als auch beim Menschen mit Herzinsuffizienz eine Natriurese auslösen (GILL et al. 1964).

Andererseits gibt es eine Reihe von Befunden, die zeigen, daß bei der Herzinsuffizienz die veränderte renale Perfusion nicht notwendigerweise durch eine erhöhte sympathische Nervenaktivität bedingt ist. So kommt es bei herzinsuffizienten Patienten nach hoher spinaler Anästhesie und hieraus resultierender Hemmung der renalen Nervenaktivität zu keiner Veränderung des Glomerulumfiltrats und des renalen Plasmaflusses (MOKOTOFF u. ROSS 1948). Weiterhin läßt sich beobachten, daß bei Hunden mit chronischer Konstriktion der Vena cava und hieraus resultierenden Ödemen auch bei vollständiger Denervation der Nieren die Natrium- und Wasserretention weiterbesteht (CARPENTER et al. 1961). Es ist aber denkbar, daß die bei Herzkranken unter körperlicher Belastung zu beobachtende starke Reduktion der renalen Durchblutung im wesentlichen durch eine gesteigerte renale sympathische Nervenaktivität bedingt ist. Möglicherweise ist unter Bedingungen einer körperlichen Belastung die Natriumretention am ausgeprägtesten. Der Einfluß einer körperlichen Belastung auf die Natriumausscheidung ist in Abb. 14 dargestellt. Insgesamt kann man aber feststellen, daß die renalen Nerven für die chronische Natrium- und Wasserretention und Ödembildung, wenn überhaupt, nur von untergeordneter Bedeutung sind.

e) Umverteilung des Glomerulumfiltrats und der renalen Durchblutung

Unter physiologischen Bedingungen scheint eine Umverteilung des Glomerulumfiltrats und des renalen Plasmaflusses auf tiefer gelegene juxtameduläre Nephrone für die Regulation der Natriumausscheidung sehr wahrscheinlich keine entscheidende Rolle zu spielen (EARLEY u. SCHRIER 1973; BARGER u. HERD 1962; SCHRIER u. DE WARDENER 1971). Es gibt aber Hinweise aus Untersuchungen an Hunden mit experimenteller Herzinsuffizienz, daß eine Umverteilung der Durchblutung und der glomerulären Filtrationsrate auf tiefer gelegene, län-

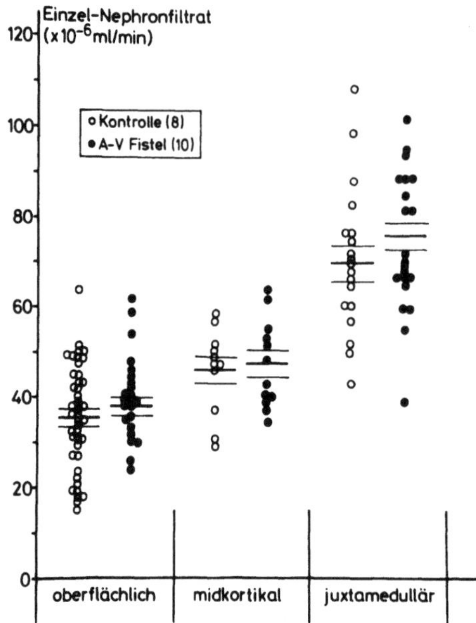

Abb. 15. Intrarenale Verteilung der Einzelnephronfiltrate bei normalen Ratten und Ratten mit experimenteller Herzinsuffizienz und Ödemen als Folge einer aortokavalen Anastomose

gere Nephrone mit höherer salzretinierender Kapazität möglich ist. So konnte Barger (1966) zeigen, daß bei Hunden mit Stenose der Arteria pulmonalis und gleichzeitiger Trikuspidalisinsuffizienz eine solche Umverteilung im intrarenalen Blutfluß für mehrere Wochen persistiert und dabei das Plasmavolumen und der Gesamtkörpersalzgehalt ansteigen. Neuere Befunde an herzinsuffizienten Ratten mit peripheren Ödemen bestätigen allerdings nicht, daß eine Umverteilung im renalen Blutfluß und Glomerulumfiltrat erforderlich ist, um eine Ödembildung hervorzurufen und aufrecht zu erhalten (Stumpe et al. 1973). Abbildung 15 zeigt, daß sich die intrarenale Filtratverteilung herzinsuffizienter Ratten mit peripheren Ödemen nicht von derjenigen normotensiver Tiere unterscheidet.

f) Aldosteron

Sowohl bei der Herzinsuffizienz als auch bei anderen Zuständen mit generalisierten Ödemen sind die im Plasma nachweisbaren Aldosteron-Konzentrationen (Kaufmann et al. 1969; Laragh 1962; Lommer et al. 1966, 1968; Wolff 1965) und die Ausscheidungsraten des Hormons im Urin (Genest et al. 1966, 1968; Schröder 1963) häufig erhöht. Als Ausdruck einer gesteigerten Mineralokortikoidaktivität können auch verminderte Natriumkonzentrationen im Schweiß (Merrill 1949; Steele u. Berger 1951) sowie verminderte Natrium- und erhöhte Kaliumkonzentrationen im Speichel (White et al. 1950) beobachtet werden. Obwohl erhöhte Aldosteron-Konzentrationen wahrscheinlich wesentlich an der Natriumretention beim kardialen Ödem beteiligt sind, ist es unwahrscheinlich, daß ein Hyperaldosteronismus per se der entscheidende und primäre Grund für die progressive Natriumretention ist (Davis 1965). Wenn unter physiologischen Bedingungen das extrazelluläre Flüssigkeitsvolumen durch kontinuierliche Applikation von Aldosteron oder anderen natriumretinierenden Steroiden expandiert wird, ist die renale Natriumausscheidung initial stark herabgesetzt. Bereits nach wenigen Tagen spricht die Niere aber nicht mehr auf das Hormon an, und die Natriumausscheidung steigt auf Ausgangswerte an. Dieses Verhalten wird als „Aldosteron-Escape- oder „Natrium-Escape-Phänomen" bezeichnet. Es ist denkbar, daß bereits die aufgrund der initialen Natriumretention bestehende geringe Expansion des extrazellulären Flüssigkeitsvolumens zu einer Abnahme der Resorption im proximalen Tubulus führt, die so weit zunimmt, daß die im distalen Tubulus gesteigerte Resorption aufgrund des Aldosterons nicht ausreicht, um eine Mehrausscheidung zu verhindern (Friedberg 1971). Bei Patienten mit kardialer Stauungsinsuffizienz ist dieses Escape-Phänomen, selbst in Gegenwart sehr hoher Plasma-Aldosteron-Konzentration, abgeschwächt oder nicht vorhanden (Davis 1965; Dirks et al. 1976). Der zugrundeliegende Mechanismus für das Verhalten der Niere bei kardialer Insuffizienz ist unklar. Es ist denkbar, daß die, wahrscheinlich aufgrund intrarenaler hämodynamischer Veränderungen, stark vermehrte Resorption in der Henle-Schleife das Auftreten des Escape-Phänomens verhindert (Stumpe et al. 1973).

Die bei herzinsuffizienten Patienten beobachteten erhöhten Aldosteron-Konzentrationen können einmal durch eine gesteigerte Aktivität des Renin-Angiotensin Systems als Folge einer verminderten renalen Durchblutung erklärt werden (Davis 1970). Durch eine Reihe von Untersuchungen ist belegt, daß beim Herzinsuffizienten die Plasma-Renin-Aktivität bzw. die Angiotensin-Konzentration im Blut erhöht sein können (Brown et al. 1970; De Champlain et al. 1963; Judson u. Helmer 1971). Es ist bekannt, daß die Höhe der Aldosteronproduktion im wesentlichen durch die Angiotensin-Konzentration im Plasma bestimmt wird, obwohl die Plasma-Kalium- und die ACTH-Konzentrationen ebenfalls eine Rolle spielen. Die erhöhten Aldosteron-Konzentrationen bei der Herzinsuffizienz sind aber wahrscheinlich nicht nur Folge einer vermehrten Sekretion durch die Nebennierenrinde, sondern können auch durch eine veränderte *metabolische Clearancerate* des Aldosterons bedingt sein. Es ist bekannt, daß die metabolische Clearancerate des Hormons in direkter Abhängigkeit zur Durchblutung der Leber steht (Carmago et al. 1965; Tait et al. 1965) und die Leberdurchblutung bei Reduktion des Herzzeitvolumens vermindert ist. Eine Abnahme der Aldosteron-Plasmaclearance in Korrelation zur Reduktion der Herzleistung wurde von Carmago et al. (1965) und Tait et al. (1965) beschrieben.

Wie bereits erwähnt, ist die Plasma-Aldosteron-Konzentration nicht bei allen Patienten mit Herzinsuffizienz und Ödemen erhöht. Wolff et al. (1966) haben gezeigt, daß die meisten Patienten mit progressiver Natriumretention und Ödembildung erhöhte Aldosteron-Konzentrationen aufweisen, wohingegen Patienten, die sich nicht im Zustand einer progredienten Natriumretention befanden, normale Plasma-Aldosteron-Konzentrationen haben (Abb. 16).

Die beobachtete inkonstante Beziehung zwischen gesteigerter Aldosteron-Konzentration und Ödembildung kann durch mehrere Faktoren bedingt sein. Erstens durch die Vielfalt der Stimuli, die die Aldosteronsekretion beeinflussen können, einschließlich Natriumrestriktion, Natriumdepletion durch Diuretika, Reduktion im Plasmavolumen oder vermindertes Herzzeitvolumen; zweitens durch eine Störung in der hepatischen Inaktivierung und renalen Ausscheidung

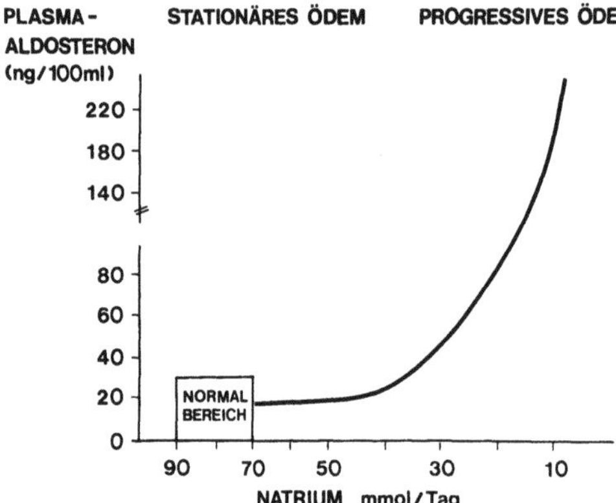

Abb. 16. Plasma-Aldosteronkonzentration bei stationären und progredienten Ödemformen. (Modifiziert nach WOLFF et al. 1966)

sowie der adrenalen Sekretion und drittens durch andere Faktoren als Aldosteron, die die renale Retention von Natrium bestimmen (FRIEDBERG 1971). Es gibt eine Reihe von Befunden, die gegen eine primäre Bedeutung einer gesteigerten Aldosteronaktivität für die renale Natriumretention beim kardialen Ödem sprechen. So können Patienten mit Nebennierenrindeninsuffizienz (Morbus Addison) und fehlender Aldosteronproduktion oder adrenalektomierte Tiere mit Vena-cava-Obstruktion (DAVIS et al. 1953) unter kleinen fixen Dosen von Cortisol eine kardiale Insuffizienz mit ausgeprägten peripheren Ödemen entwickeln. Im Gegensatz hierzu führt die Applikation von hohen Spironolaktondosen (Aldosteronantagonist) nicht immer zu einem Anstieg der Natriumausscheidung (GILL 1970). Andererseits kommt es bei Hunden mit experimenteller Herzinsuffizienz (Trikuspidalstenose und Pulmonalstenose), die Aszites und Ödeme aufweisen, nach Exstirpation der Nebennieren und damit Ausschaltung der Steroidproduktion, zu einer Diurese und Natriurese mit Ausschwemmung der Ödeme (DAVIS et al. 1955). Die Diskrepanz zwischen denen am Menschen und beim Tier erhobenen Befunde ist unklar.

Bei vielen Patienten mit Herzinsuffizienz und Ödemen sind die Aldosteron-Konzentrationen, wie bereits erwähnt, erhöht (WOLFF et al. 1966; LARAGH u. CANNON 1962). Es ist vorgeschlagen worden (DAVIS et al. 1955), daß die Niere bei der Herzinsuffizienz empfindlicher als normalerweise auf Aldosteron reagiert. Häufig steigen die Aldosteron-Konzentrationen erst dann an und erreichen ihre höchsten Werte, wenn die Patienten eine Diurese haben und die Ödeme rückläufig sind. RENOLD et al. (1957) haben gezeigt, daß die Zufuhr von Amphenon, einem adrenokortikalen Hemmstoff, bei Patienten mit primärem oder sekundärem Hyperaldosteronismus zu einer sofortigen Reduktion der Aldosteronsekretion und zum Auftreten einer Natriurese führt. Bei ödematösen Patienten mit Herzinsuffizienz wird die Aldosteronsekretion unter Amphenon ebenfalls unterdrückt, doch kommt es nicht zum Auftreten einer vermehrten renalen Ausscheidung.

Insgesamt kann man feststellen, daß, obwohl erhöhte Aldosteronaktivitäten wesentlich an der Natriumretention bei der Herzinsuffizienz beteiligt sein können, sie nicht den alleinverantwortlichen, auslösenden und aufrechterhaltenden Mechanismus für die progressive Salz- und Wasserakkumulation darstellen. Es scheint, daß adrenokortikale Hormone und insbesondere Aldosteron, ähnlich wie die renale Hämodynamik, eine permissive Rolle in der Ödempathogenese spielen könnten.

g) Veränderungen anderer humoraler Faktoren

Wie bereits erwähnt, ist die physiologische und pathophysiologische Bedeutung eines möglichen „natriuretischen Hormons" für die Regulation der Natriumausscheidung und des extrazellulären Flüssigkeitsvolumens völlig ungeklärt. Zum jetzigen Zeitpunkt läßt sich nicht mit Sicherheit sagen, daß ein derartiges Hormon für die extrazelluläre Volumenexpansion im Rahmen der Ödembildung nicht vorhanden ist. Untersuchungen von KRÜCK (1969) haben gezeigt, daß ein bei gesunden Probanden unter extrazellulärer Volumenexpansion auftretender natriuretischer und diuretischer Faktor im Urin, der bei natriumverarmten Ratten nach Injektion zur Diurese führt, bei Patienten mit Herzinsuffizienz nicht nachweisbar ist. Inwieweit diese verminderte natriuretische und diuretische Aktivität im Urin das Fehlen eines natriuretischen Hormons bei der Herzinsuffizienz reflektiert und welche pathophysiologische Relevanz einer solchen Veränderung für die Natriumretention zukommt, ist völlig ungeklärt.

Bei der Suche nach anderen (als Aldosteron) salzretinierenden Substanzen (DAVIS et al. 1964) ist es an Tieren mit experimenteller Herzinsuffizienz bisher nicht gelungen, im Urin, Plasma oder in der Leber einen entsprechenden natriumretinierenden Faktor nachzuweisen (MITTELMAN u. LEVY 1972).

DAVIS et al. (1967) haben die Existenz von aldosteronfreisetzenden Substanzen postuliert, die für die gesteigerte Aldosteronproduktion bei der Herzinsuffizienz eine Rolle spielen könnten.

Einige Untersucher haben auf die mögliche Bedeutung des Hypophysenvorderlappenhormons *Prolactin*, welches bei der Herzinsuffizienz erhöht sein kann (HORROBIN et al. 1971, 1974), hingewiesen. Es gibt Hinweise, daß die Zufuhr hoher Dosen des Hypophysenvorderlappenhormons Prolactin zu einer Natrium- und Wasserretention führen kann (LOCKETT 1965; LOCKETT u. NAIL 1965; HORROBIN et al. 1971). Obwohl kein Zweifel an der renalen Wirkung intramuskulär appliziertem Prolactins besteht, ist es unklar, ob der Natrium- und Wasserretinierende Effekt auch bei einer Erhöhung der endogenen Prolactinkonzentration auftritt. Kürzlich durchgeführte Unteruchungen am Menschen haben gezeigt (BAUMANN u. LORIAUX 1976; BERL et al. 1976), daß eine Stimulation der Plasma-Prolactin-Konzentration durch Injektion mit Thyreotropin freisetzendem Hormon (TRH) von *keiner* verminderten renalen Natrium- und Wasserausscheidung begleitet ist. Es muß aber darauf hingewiesen werden, daß der maximale Anstieg der Plasma-Prolactin-Konzentration nach einer einmaligen intravenösen Injektion von TRH nur von kurzer Dauer ist, und daß die erhöhten Prolactin-Konzentrationen innerhalb von 2 h auf ihren Ausgangswert zurückkehren (JACOBS et al. 1973). Es kann daher nicht ausgeschlossen werden, daß eine chronische Stimulation des Hormons über proximale (DONATSCH u. RICHARDSON 1975) oder distale (WALLIN u. LEE 1976) tubuläre Mechanismen zu einer Natrium- und Wasserretention führt. Insgesamt liegen aber zu wenige Befunde vor, die eine mögliche pathophysiologische bzw. pathogenetische Bedeutung erhöhter Prolactin-Konzentrationen bei der Herzinsuffizienz sichern würden.

Neuere Untersuchungen räumen dem *renalen Kallikrein-Kinin-System* (Margolius et al. 1974; Carretero u. Scicli 1978) und dem *Prostaglandin-System* (Dunn u. Hood 1977; Zins 1975) eine Rolle in der Regulation der Natriumausscheidung ein. Kinine und Prostaglandine haben nach parenteraler Applikation eine diuretische, natriuretische und vasodilatatorische Wirkung. Die renale Kallikreinfreisetzung scheint mit der Aldosteronaktivität korreliert zu sein (Margolius et al. 1974), und es bestehen enge Interrelationen zwischen dem Kallikrein-Kinin-, dem Prostaglandin- und dem Renin-Angiotensin-System (Weber et al. 1979). Renale Prostaglandine scheinen auch wichtige Modulatoren der renalen Wirkung von antidiuretischem Hormon (ADH) zu sein. ADH, das bei der Herzinsuffizienz erhöht sein kann (s. später), stimuliet die Freisetzung von Prostaglandin E (PGE) (Zusman u. Keiser 1977), das seinerseits die ADH-Wirkung antagonisiert (Dousa u. Northrup 1978).

Inwieweit Kinine oder Prostaglandine direkt oder indirekt über eine veränderte renale Durchblutung die Natrium- und Wasserausscheidung beeinflussen können und welche Rolle sie bei der Natrium- und Wasserretention im Rahmen der kardialen Ödementwicklung spielen, ist aber bis zum jetzigen Zeitpunkt völlig ungeklärt.

Auch die pathophysiologische Bedeutung von *Dopamin*, neben Adrenalin und Noradrenalin das dritte natürlich vorkommende Katecholamin, für die Kontrolle der Natriumbilanz bei Herzinsuffizienz ist unklar. Alexander et al. (1974) haben gezeigt, daß eine vermehrte Kochsalzzufuhr von einem Anstieg der renalen Dopamin-Ausscheidung und einer verminderten adrenergen Aktivität (gemessen wurde die Urinausscheidung von Noradrenalin) begleitet ist. Diese Untersuchung weist darauf hin, daß die Dopamin-Ausscheidung parallel zur Natriumausscheidung verläuft. Es ist denkbar, daß der verminderten renalen Natriumexkretion bei Herzinsuffizienz eine Imbalanz in der renalen dopaminergen/adrenergen Aktivität zugrunde liegt (Schrier u. Humphreys 1971). Die Unfähigkeit der Niere beim Herzinsuffizienten, adäquat eine zusätzliche Kochsalzzufuhr auszuscheiden, könnte daher durch eine gesteigerte adrenerge Aktivität bedingt sein, eine Situation, wie sie für eine Reihe von Ödemzuständen bekannt ist (Rutenberg u. Spann 1973). Eine solche Annahme würde mit dem Befund übereinstimmen, daß eine Hemmung der adrenergen Aktivität sowohl beim Gesunden als auch Herzinsuffizienten von einer Natriurese begleitet ist (Gill et al. 1964; Schrier 1974).

Die Rolle von ADH bei kardialem Ödem wird an anderer Stelle ausführlich besprochen.

h) Lokalisation der Natriumretention innerhalb des Nephrons

Zahlreiche Untersuchungen sind durchgeführt worden, um die exakte Lokalisation der gesteigerten Natrium- und Wasserresorption innerhalb des Nephrons beim kardialen Ödem zu bestimmen. Aus Clearance-Untersuchungen bei herzinsuffizienten Patienten und Patienten mit Leberzirrhose wurde zunächst geschlossen, daß der proximale Tubulus der Ort für die gesteigerte Natriumretention ist (Bell et al. 1964; Schedl u. Bartter 1960). Es konnte gezeigt werden,

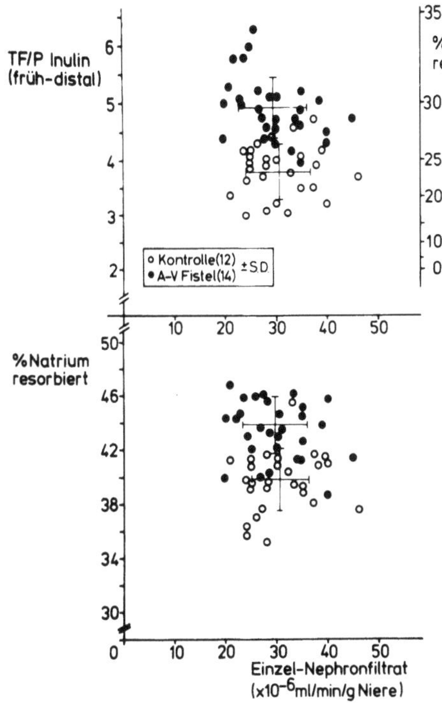

Abb. 17. Gesteigerte prozentuale Wasser- und Natriumresorption (Prozent der filtrierten Menge) in der Henle-Schleife bei Ratten mit experimenteller Herzinsuffizienz und Ödemen als Folge einer aortokavalen Anastomose

daß bei Patienten mit Herzinsuffizienz und Ödemen eine Infusion von Mannitol zu einem stärkeren Anstieg der Freiwasser-Clearance führt als bei Gesunden. Da man annahm, daß Mannitol ausschließlich im proximalen Tubulus wirkt, wurde aus den Ergebnissen geschlossen, daß in diesem Nephronabschnitt die Natriumretention lokalisiert war. Auch initiale Mikropunktionsuntersuchungen bei Tieren mit akuter Ligatur der Vena cava als Modell einer kardialen Insuffizienz hatten auf eine erhöhte Resorption im proximalen Tubulus hingewiesen (CIRKSENA et al. 1966).

Neuere Mikropunktionsuntersuchungen bei Tieren mit Ödemen aufgrund experimenteller Herzinsuffizienz (LEVY 1972; SCHNEIDER et al. 1971; STUMPE et al. 1973, 1974) haben aber gezeigt, daß die fraktionelle und absolute Resorption von Natrium und Wasser in den für die Mikropunktion erreichbaren proximalen Tubulusabschnitten normal ist, und daß die gesteigerte Natriumretention in distalen Nephronabschnitten sehr wahrscheinlich in der Henle-Schleife (s. Abb. 17) lokalisiert ist (LEVY 1972; STUMPE et al. 1973, 1974). Die Abbildung zeigt, daß bei herzinsuffizienten Ratten mit Aszites und peripheren Ödemen die prozentuale Natrium- und Wasserresorption im Vergleich zu normalen Tieren signifikant gesteigert ist. Kein Unterschied besteht dagegen in der Resorption entlang des proximalen Tubulus.

Auch neuere Clearance-Untersuchungen bei Patienten mit Leberzirrhose und Aszites (CHAIMOVITZ et al. 1972) und bei Patienten mit nephrotischem Syndrom (GRAUSZ et al. 1972) und Ödemen weisen darauf hin, daß die exzessive Natriumretention, die unter diesen Bedingungen zum Ödem führt, in distalen Naphronsegmenten stattfindet. Nimmt man aufgrund der Mikropunktionsuntersuchungen an, daß die gesteigerte tubuläre Natrium- und Wasserresorption bei der Herzinsuffizienz im wesentlichen in der Henle-Schleife auftritt, erhebt sich die Frage nach der Ursache für die veränderte Schleifenfunktion.

Es läßt sich nicht ausschließen, daß der häufig nachweisbare Aldosteronexzess partiell für die erhöhte Schleifenresorption verantwortlich ist. Andererseits gibt es Befunde, die darauf hinweisen, daß zumindest bei der Ratte die Natrium- und Wasserresorption in der Henle-Schleife *nicht* durch Mineralokortikoide beeinflußt wird (Cortney 1969; Davis et al. 1955). Neuere Befunde lassen vermuten, daß physikalische bzw. hämodynamische Faktoren für die gesteigerte Schleifenresorption von Bedeutung sein könnten (Levy 1972; Stumpe et al. 1974; Friedler et al. 1967). So haben Friedler et al. (1967) gezeigt, daß beim Hund mit chronischer Konstriktion der Vena cava die verminderte renale Natriumausscheidung normalisiert werden konnte, wenn der erniedrigte Perfusionsdruck der Niere auf Normalwerte angehoben wurde. In ähnlichen Untersuchungen konnte Levy (1972) bei seinen Hunden mit chronischer kavaler Konstriktion eine normale natriuretische Antwort unter Kochsalzbeladung beobachten, wenn nach vorausgegangener Vasodilatation der Niere der erniedrigte systemische Blutdruck der Tiere normalisiert wurde. Weiterhin fand dieser Autor, daß die Erhöhung des renalen Perfusionsdrucks die gesteigerte Resorptionsrate für Natrium und Wasser in der Henle-Schleife auf Normalwerte zurückführte. Diese Befunde weisen darauf hin, daß eine veränderte intrarenale Hämodynamik für die gesteigerte Schleifenresorption bei der Herzinsuffizienz von Bedeutung sein kann. Es ist vermutet worden, daß ein verminderter peritubulärer hydrostatischer Kapillardruck, der möglicherweise von einer Zunahme des Schleifenvolumens mit Abnahme der intratubulären Strömungsgeschwindigkeit einen Mechanismus für die erhöhte Resorption in der Henle-Schleife darstellt (Stumpe et al. 1973).

Insgesamt scheint das Ausmaß der Natrium- und Wasserresorption in der Henle-Schleife sich umgekehrt proportional zur Höhe des Blutdrucks zu verhalten (Stumpe u. Krück 1970). So führt ein chronisch *erhöhter* Blutdruck zu einer Abnahme und ein *verminderter* Perfusionsdruck zu einer Zunahme der Resorption in der Henle-Schleife. Der Einfluß des Blutdrucks auf die Resorption im proximalen Tubulus und in der Henle-Schleife ist in Abb. 18 dargestellt. Diese Befunde sind mit der Annahme vereinbar, daß der bei der Herzinsuffizienz häufig verminderte intrarenale Blutdruck über eine gesteigerte Resorption in der Henle-Schleife für die Salz- und Wasserretention mitverantwortlich sein kann.

Zusammengefaßt läßt sich feststellen, daß dem kardial bedingten Ödem eine vermehrte Retention von Natrium und Wasser durch die Niere zugrunde liegt. Im Anfangsstadium der Herzinsuffizienz ist das Plasmavolumen nur geringgradig vermehrt, wodurch das Herzzeitvolumen aufrechterhalten wird. In diesen frühen Phasen der Ödementwicklung scheint das extrazelluläre Flüssigkeitsvolumen auf ein höheres Niveau einreguliert zu werden. Eine progrediente Natriumretention besteht noch nicht, und eine orale Natriumbelastung wird ohne zusätzliche Retention toleriert. Dekompensiert das Herz schließlich, so ist die Niere nicht mehr in der Lage, eine größere Natriumzufuhr auszuscheiden. Es kommt zu einem weiteren Anstieg des Plasmavolumens und des venösen Drucks, woraus

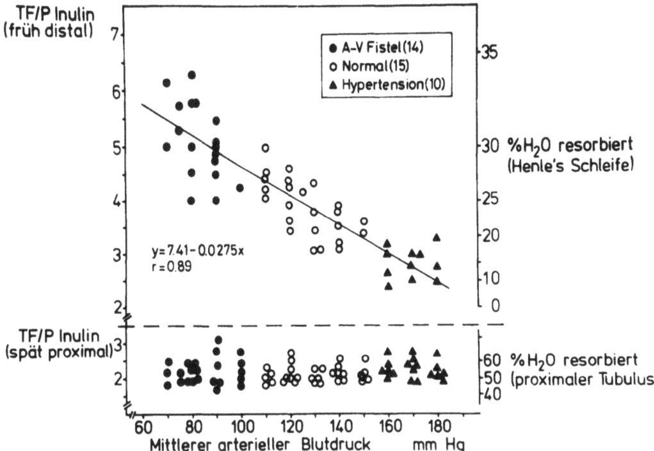

Abb. 18. Einfluß des arteriellen Blutdrucks auf die prozentuale Wasserresorption im proximalen Tubulus und in der Henle-Schleife. Mit steigendem Blutdruck (hypertensive Ratten) nimmt die Resorption in der Schleife ab, bei niedrigem Blutdruck (herzinsuffiziente Ratten) ist die Schleifenresorption im Vergleich zu Normaltieren gesteigert

pulmonal und peripher eine Ödembildung resultiert. In diesem Stadium ist die Natriumretention durch die Niere ausgeprägt. Die Ursachen für die exzessive renale Natrium- und Wasserresorption sind multifaktoriell. Folgende wichtige efferente Mechanismen scheinen eine Rolle zu spielen:

1. ein Hyperaldosteronismus,
2. eine gesteigerte adrenerge Nervenaktivität,
3. Veränderungen in der intrarenalen Hämodynamik, wobei eine gesteigerte Filtrationsfraktion und ein verminderter Perfusionsdruck von entscheidender Bedeutung sein könnten.

Das Nephronsegment, in dem die abnorme Natriumresorption stattfindet, scheint im wesentlichen die Henle-Schleife zu sein.

Sowohl Komponenten des sog. Vorwärts- als auch des Rückwärtsversagens der myokardialen Insuffizienz scheinen wirksam zu sein und sind an der renalen Natriumretention beteiligt. Sobald es zum Anstieg des venösen Drucks kommt, wird die Retention von Salz und Wasser durch die Niere weiter gesteigert. Die entscheidenden pathogenetischen Mechanismen, die zur Natriumretention und zur Ödembildung bei der Herzinsuffizienz führen, sind in der Abb. 19 zusammengefaßt.

3. Ödembildung bei arterio-venösen Fisteln

Eine direkte Kommunikation zwischen arterieller und venöser Zirkulation ruft ausgeprägte physiologische Störungen hervor (Lavoie et al. 1972; Mason 1933; Muenster et al. 1959). Aufgrund des arterio-venösen Kurzschlusses kommt es zu einer ständigen Abzweigung großer Blutmengen aus den Gefäßen mit hohem Widerstand, wie Arteriolen und Kapillaren, in den venösen Kreislauf mit niedrigem Widerstand (Holman 1962; Elkin u. Warren 1947). Ist der Shunt groß

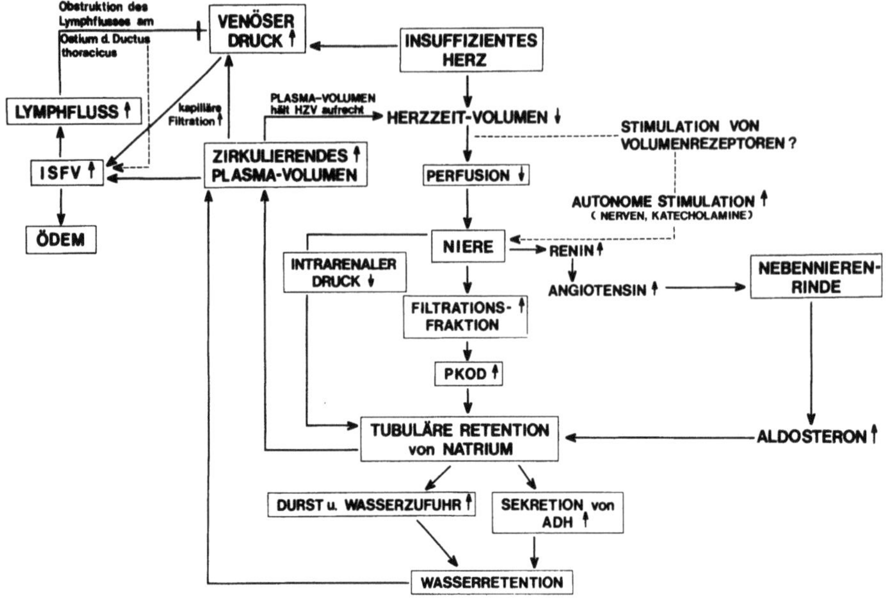

Abb. 19. Synapsis der wichtigsten möglichen pathogenetischen Faktoren bei der Entwicklung des kardialen Ödems

genug, fällt der Blutdruck ab, die Pulsfrequenz steigt an, und es kann sich eine schwere Herzinsuffizienz entwickeln. Nach einer Zeit der Adaptation steigen das Herzzeitvolumen und der systolische Blutdruck gewöhnlich wieder an (DAVIS et al. 1964), der diastolische Druck bleibt dagegen ständig erniedrigt. Diese Veränderungen sind von einer Retention von Salz und Wasser durch die Niere begleitet, so daß es zum Anstieg des Plasmavolumens und nicht selten zum Auftreten eines Ödems kommt. Das Auftreten einer Natrium- und Wasserretention ist letztlich eine wünschenswerte Veränderung, da sie die einzige Möglichkeit darstellt, in Gegenwart eines verminderten peripheren Widerstands das Herzzeitvolumen über eine Vermehrung des Gesamt-Blutvolumens aufrechtzuerhalten bzw. zu erhöhen. Bei Patienten mit signifikanten arterio-venösen Fisteln (angeboren oder traumatisch) kann die Gesamt-Blutmenge bis auf 5–20% über den Normalwert ansteigen. Nahezu alle pathophysiologischen Adjustierungen sind reversibel, wenn die Fistel geschlossen wird (EPSTEIN et al. 1953).

Das afferente Signal für die Natriumretention ist unbekannt, könnte aber in Beziehung zu einer Veränderung im Herzzeitvolumen relativ zum gesamtperipheren Widerstand stehen. Alternativ könnte die gesteigerte Natriumresorption durch einen Anstieg des Drucks im rechten Vorhof ausgelöst werden. Diese Möglichkeit scheint allerdings wenig wahrscheinlich, da eine Vorhofdehnung per se, wie z.B. bei der isolierten Trikuspidalisinsuffizienz des Hundes, nicht zu einer Natriumretention oder Ödembildung führt (BARGER et al. 1961). Beim Hund und bei der Ratte mit großen aortokavalen Fisteln ist der renale Perfusionsdruck erniedrigt (DAVIS et al. 1964; STUMPE et al. 1973, 1974), dabei sind bei der Ratte das Glomerulumfiltrat und die renale Durchblutung im Normbereich. Wie bereits erwähnt, könnte die Natriumretention Folge des verminderten intrarenalen Perfusionsdrucks sein.

Neuere Untersuchungen an Hunden mit arterio-venöser Fistel haben gezeigt, daß die auftretende Herzinsuffizienz mit Ödemen und Aszites mit einem normalen mechanischen Ablauf der linksventrikulären Funktion einhergeht (TAYLOR et al. 1968). Es ist daher vermutet worden, daß sich die Natriumretention als Folge der Disparität zwischen den Bedürfnissen einer adäquaten peripheren Blutzirkulation und der Fähigkeit des Herzens, diesen Anforderungen zu genügen, entwickelt. Der aus der Natriumretention resultierende Anstieg des Plasmavolumens ist nur z.T. in der Lage, Blutdruck und periphere Perfusion in Gegenwart eines verminderten Gefäßwiderstands aufrechtzuerhalten.

Bei Patienten mit traumatischer arterio-venöser Fistel (EPSTEIN et al. 1953) kommt es häufig zur Natriumretention, ohne daß sich eine kardiale Insuffizienz entwickelt. Es ist interessant, daß bei diesen Patienten das Glomerulumfiltrat und die renale Durchblutung beim Öffnen oder Schließen der Fistel unverändert bleiben. Darauf hinzuweisen ist, daß die Entwicklung einer Herzinsuffizienz mit ausgeprägter Natriumretention bei Patienten mit arterio-venösen Anastomosen im Rahmen einer chronischen Hämodialyse beschrieben worden sind (AHEARN u. MAHER 1972).

D. Lungenödem

Die moderne Forschung der Pathogenese des pulmonalen Ödems reicht mehr als 20 Jahre zurück (VISSCHER et al. 1956; GUYTON u. LINDSEY 1959). GUYTON u. LINDSEY (1959) führten die ersten quantitativen Messungen zur Frage der Akkumulation von Lungenflüssigkeit in Relation zum intravaskulären, hydrostatischen und kolloidosmotischen Druck durch. Eine Fortsetzung dieser Arbeiten erfolgte durch LEVINE et al. (1967) sowie durch STAUB et al. (1967). Von den letztgenannten Autoren wurde insbesondere der Ablauf der Flüssigkeitsakkumulation beschrieben.

Das pulmonale Ödem ist charakterisiert durch eine exzessive Flüssigkeitsakkumulation im interstitiellen Lungengewebe oder, im fortgeschrittenen Stadium, durch eine ausgedehnte Transsudation von Plasmaflüssigkeit in die Alveolen. Bereits beim interstitiellen Lungenödem bestehen eine pulmonale Hypertension und eine Erweiterung der pulmonalen Lymphgefäße (STAUB 1980).

Klinisch läßt sich das Lungenödem nicht so klar definieren oder leicht erkennen wie das Ödem der Haut und des subkutanen Gewebes. So hat sich die klinische Diagnose lange auf die mehr fortgeschrittenen Stadien beschränkt, die durch ein ausgeprägtes intra-alveoläres Ödem charakterisiert waren. Heute wird das interstitielle pulmonale Ödem aufgrund von Röntgenaufnahmen diagnostiziert.

Ein Unterschied wird manchmal zwischen akutem und chronischen Ödem aufgrund von klinischen Symptomen und Befunden sowie des klinischen Verlaufs gemacht. Das akute Lungenödem ist durch ein plötzliches und abruptes

Einsetzen der Symptomatik sowie durch ein rasches Verschwinden der Befunde charakterisiert. Beim chronischen Lungenödem sind die Symptome und die Röntgenbefunde ständig weniger ausgeprägt, was im wesentlichen auf ein interstitielles Ödem hinweist. Dieses kann durch das zwischenzeitliche Auftreten eines intra-alveolären Ödems akut exazerbieren (FRIEDBERG 1971).

I. Anatomische und physiologische Grundlagen der pulmonalen Ödembildung

Die Mikrogefäße der Lunge des Menschen besitzen keine Media und Adventitia. Die Gefäßdurchmesser sind kleiner als 75 µm auf der arteriellen und kleiner als 200 µm auf der venösen Seite (ILIFF 1971; REID 1968). Über die Wände dieser einfachen endothelialen Röhren findet nahezu der gesamte Flüssigkeits- und Eiweißaustausch unter fast allen Bedingungen statt. Die meisten dieser Kapillaren sind innerhalb der flachen Alveolarwände lokalisiert und sind dem vollen Effekt des alveolären Drucks ausgesetzt (BØ et al. 1977; WOOLVERTON et al. 1978). Einige Gefäße verlaufen dagegen innerhalb der Verbindungsstellen der einzelnen Alveolen und sind vor dem Alveolardruck relativ geschützt (NICOLAYSEN u. HAUGE 1979). Die intra- und extravaskulären, hydrostatischen Drücke sind verschieden, und das pulmonale Flüssigkeitsgleichgewicht wird unterschiedlich durch Änderungen im Lungenvolumen und im Inflationsdruck beeinflußt (STAUB 1980).

Eine weitere anatomische Besonderheit ist die exzentrische Anordnung der Kapillaren innerhalb der alveolären Wand in Beziehung zu den Lufträumen und den bindegewebigen Aufhängestrukturen. Gewöhnlich liegt die eine Seite der Kapillare ganz eng der Innenfläche des alveolären Raums an (COTTRELL et al. 1967; RYAN 1969). An dieser Stelle sind die Basalmembranen des alveolären Epithels und des kapillären Endothels miteinander verschmolzen, so daß die Diffusionsstrecke für die Blut- und Luftgase nur etwa 1 µm beträgt. Diese Stelle wird der „dünne" Teil der alveolo-kapillären Barriere genannt (STAUB 1980). Die entgegengesetzte Seite der alveolären Kapillarwand öffnet sich in den Teil des Gewebes, der der „dicke" Abschnitt der Barriere genannt wird. Dieser Anteil der mikrovaskulären Barriere enthält interstitielle Bindegewebsfibrillen, Grundsubstanz und Zellen (WEIBEL u. BACHOFEN 1979; LOW 1961). Bereits an dieser Stelle sei darauf hingewiesen, daß sich das alveoläre interstitielle Wandödem vorzugsweise im dicken Anteil der mikrovaskulären Barriere anreichert.

Die Wege, über die Flüssigkeit und Eiweiß die mikrovaskuläre, endotheliale Barriere unter normalen und pathologischen Bedingungen überschreiten, sind ausgiebig untersucht worden (STAUB 1978a, b; RENKIN 1977; SIMIONESCU et al. 1975). Dabei sind die Mechanismen im einzelnen aber noch nicht vollständig geklärt.

Es ist wichtig darauf hinzuweisen, daß das interstitielle Bindegewebe in enger funktioneller Beziehung zu den Lymphkapillaren steht. Zahlreiche Untersuchungen haben gezeigt, daß die dünne alveoläre mikrovaskuläre Barriere einen wesentlichen Ausfluß von interstitieller Flüssigkeit und Eiweiß in die Lufträume verhindert, selbst dann, wenn die Lunge größere Mengen Ödemflüssigkeit akkumuliert hat (SNASHALL et al. 1977). So sind Anstiege im extravaskulären Wassergehalt der Lunge bis zu 20% ausschließlich auf die interstitiellen Kompartimente beschränkt, sofern nicht die alveoläre Barriere durch Noxen zerstört worden ist. Wenn die interstitielle Flüssigkeitsmenge so groß wird, daß es zu einem Übertritt in die Alveole kommt und das klinische Bild eines Lungenödems vorliegt, scheint sich die alveoläre Barriere einer Transformation zu unterziehen und wird wahrscheinlich sowohl für Flüssigkeit als auch für Eiweiß frei durchgängig (STAUB 1979; HAYWARD 1955). Die anatomische Basis für diese plötzliche Transformation ist ungeklärt. Es ist klar, daß bei einigen toxischen Einflüssen die Barriere praktisch zerstört wird (COTTRELL et al. 1967), doch findet sich z.B. beim kardialen pulmonalen Ödem, als Folge eines hohen Drucks, keine sichtbare anatomische Veränderung.

Flüssigkeitsaustausch über die Lungenkapillaren

Die Dynamik des Flüssigkeitsaustauschs über die pulmonalen Kapillarmembranen ist mit der Dynamik in anderen Teilen der Zirkulation nahezu identisch, mit der einen Ausnahme, daß der hydrostatische Druck in den pulmonalen Kapillaren deutlich niedriger ist als in anderen peripheren Gefäßbetten des Organismus. Der durchschnittliche Wert des *hydrostatischen Kapillardrucks* beträgt etwa die Hälfte der Differenz der Drücke zwischen pulmonal-arteriellem Druck und linkem Vorhofdruck (STAUB 1974). Der hydrostatische Druck ist am größten an der Basis der Lunge (BLAKE u. STAUB 1976). Die gegenwärtige Methode, den mittleren hydrostatischen Druck abzuschätzen, besteht darin, daß man 40% der Differenz zwichen pulmonal-arteriellem und linkem Vorhofdruck zum absoluten linken Vorhofdruck addiert (STAUB 1980). Von GUYTON (1976) wird ein Druck von 7 mm Hg angegeben.

Der *interstitielle Flüssigkeitsdruck* soll aufgrund der Untersuchungen von MEYER et al. (1968) negativ im Verhältnis zum alveolären Druck sein. Messungen dieses Parameters sind, wie bereits erwähnt, durch methodische Schwierigkeiten kompliziert; es ist ein Wert von −8 mm Hg berechnet worden (GUYTON et al. 1975). Der *onkotische Druck der interstitiellen* Lungenflüssigkeit sollte relativ hoch sein (STAUB 1971; ERDMANN et al. 1975), da die Flüssigkeitsfiltration, wegen des im Vergleich zum Systemkreislauf niedrigeren mikrovaskulären hydrostatischen Druckes, niedrig ist. Aufgrund der Untersuchungen von GUYTON et al. (1975) kann man annehmen, daß der kolloidosmotische Druck der pulmonalen interstitiellen Flüssigkeit etwa 14 mm Hg beträgt.

Wenn der linke Vorhofdruck ansteigt, nimmt der interstitielle onkotische Druck im Verhältnis zum Anstieg des vaskulären Drucks ab (ERDMANN et al. 1975). Insgesamt läßt sich feststellen, daß der mikrovaskulären Barriere die entscheidende Funktion für die Aufrechterhaltung des Flüssigkeitsgleichgewichtes zukommt, während die funktionelle Rolle und Funktion der alveolären Barriere nur unzureichend abgeklärt ist. Abbildung 20 stellt die Kräfte dar, die über die pulmonale Kapillarmembran wirksam werden und den Flüssigkeitsaustausch beeinflussen (GUYTON et al. 1975).

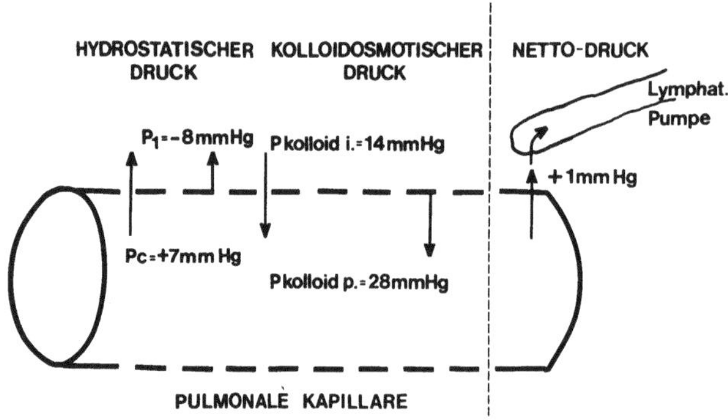

Abb. 20. Einfluß der Starling-Kräfte auf die Flüssigkeitsbewegung über die pulmonale Kapillarwand. Durch den niedrigen positiven Nettofiltrationsdruck (+1 mm Hg) kommt es zum Übertritt einer geringen Flüssigkeitsmenge in den Interstitialraum, die durch die Lymphkapillaren abtransportiert wird. (Modifiziert nach GUYTON 1981)

II. Pathophysiologie und Pathogenese des pulmonalen Ödems

Das pulmonale Ödem läßt sich auf der Basis eines im Verhältnis zum plasmakolloidonkotischen Druck gesteigerten intrakapillären hydrostatischen Drucks erklären. Es kann unter bestimmten Bedingungen mit einer Natrium- und Wasserretention einhergehen und seltener mit einer erhöhten pulmonalen Kapillarpermeabilität. Gewöhnlich tritt das Lungenödem in Abwesenheit eines subkutanen, peripheren Ödems auf. Die Lokalisation des Ödems auf die Lunge unterstreicht die Bedeutung des isoliert erhöhten pulmonalen venös-kapillären Drucks als wesentlichen Mechanismus, der der pulmonalen Ödembildung zugrunde liegt. Diese Annahme wird durch die klinische Erfahrung bestätigt, daß das Lungenödem vorzugsweise bei Mitralstenose, Aortenklappenstenose, Hypertension, Myokardinfarkt und anderen Erkrankungen, die zu einem Linksherzversagen führen, auftritt, Bedingungen, unter denen eine Erhöhung des venös-kapillären Drucks auf die pulmonale Zirkulation beschränkt ist. Bei einigen anderen Erkrankungen oder bei Einwirkung bestimmter Noxen, die seltenere Ursachen des pulmonalen Ödems darstellen, wie z.B. Pneumonie oder Inhalation von toxischen Gasen, scheint eine gesteigerte Kapillarpermeabilität der entscheidende Mechanismus für die Ödembildung darzustellen.

Unter pathophysiologischen Gesichtspunkten und bei Anwendung der Starlingschen Gleichung läßt sich das pulmonale Ödem in zwei Gruppen einteilen: 1. Das Ödem als Folge von Änderungen des Drucks und 2. das Ödem als Folge von Änderungen in der Durchlässigkeit der mikrovaskulären Barriere (STAUB 1978a, b).

Zahlreiche Untersuchungen sind zur Frage der Pathophysiologie und Pathogenese des kardial bedingten Lungenödems durchgeführt worden (ROBIN et al. 1973; STAUB 1974; HURLEY 1978). Diese Ödemform ist nicht nur deshalb von

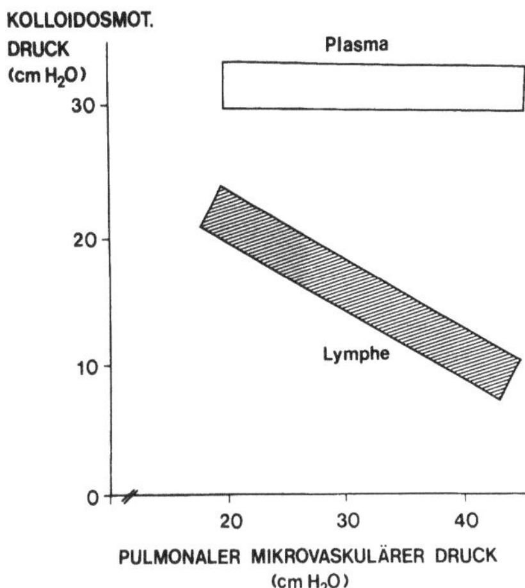

Abb. 21. Die transendotheliale kolloidosmotische Druckdifferenz als Sicherheitsfaktor. Jeder Anstieg im hydrostatischen Kapillardruck wird durch eine Abnahme des kolloidosmotischen Drucks im Interstitium zum Teil kompensiert. (Modifiziert nach STAUB 1980)

Bedeutung, weil sie häufig bei der Herzinsuffizienz auftritt, sondern weil sie klar zeigt, von welch großer Bedeutung die sog. *Sicherheitsfaktoren* der Lunge sind, die der Ödembildung normalerweise entgegenwirken. So wird bei der Herzinsuffizienz der gesteigerte mikrovaskuläre hydrostatische Druck z.T. durch eine Abnahme des interstitiellen onkotischen Drucks aufgehoben, da die interstitiellen Eiweiße durch die erhöhte Flüssigkeitsfiltration ausgewaschen werden. Abbildung 21 zeigt die Effektivität dieses negativen Feed-back-Systems. Die Hälfte des hydrostatischen Druckanstiegs wird durch eine Zunahme der Differenz zwischen onkotischem Druck des Plasmas und onkotischem Druck der interstitiellen Flüssigkeit kompensiert. Dieser Effekt, der von einer intakten mikrovaskulären Barriere abhängt (ERDMANN et al. 1975), erklärt die Beobachtung, daß einige herzinsuffiziente Patienten mit erhöhten linken Vorhofdrücken kein ausgeprägtes Lungenödem haben und daß eine hohe Plasma-Eiweiß-Konzentration ein wichtiger Faktor zur Verhinderung des Lungenödems bei Linksherzinsuffizienz ist. Oder, anders ausgedrückt, Patienten mit niedrigen Plasma-Eiweiß-Konzentrationen entwickeln eher ein klinisch manifestes Lungenödem bei niedrigeren linken Vorhofdrücken (DA LUZ et al. 1975).

Ein weiterer entscheidender Sicherheitsfaktor stellt der negative interstitielle Druck dar, der im Vergleich zur peripheren Zirkulation um 3–5 mm Hg niedriger liegt.

Auch das lymphatische System spielt als Sicherheitsfaktor eine entscheidende Rolle. Ohne funktionierende Lymphpumpe kommt es zum Auftreten eines Ödems selbst dann, wenn beide Barrieren intakt sind (COWAN et al. 1976). Aus diesen Gründen kann eine primäre Obstruktion der Lymphgefäße als dritte Ursache für ein Lungenödem angesehen werden (HURLEY 1978). Unter den Bedingungen einer lymphatischen Obstruktion kann sowohl ein generalisiertes interstitielles Ödem auftreten als auch ein schon bestehendes sich verstärken (COWAN et al. 1976; MAGNO u. SZIDON 1976). Bereits eine *geringe* Abnahme des pulmonalen Lymphflusses kann zu einer Progredienz der Ödementwicklung führen. Bei schwerer Linksinsuffizienz mit hohen hydrostatischen Drücken und gesteigerter Flüssigkeitsfiltration ist ein verzögerter Lymphabfluß insbesondere dann denkbar, wenn die Patienten sich in der liegenden Position befinden. Unter diesen Bedingungen kann es zu einem Anstieg des venösen Drucks im Bereich der Vena cava superior und an den Einmündungsstellen der Lymphgefäße in die Venen kommen. Der im Liegen aufgetretene Druckanstieg reicht aus, um den Lymphabfluß zu verzögern, das interstitielle Flüssigkeitsvolumen zu steigern und die Ödembildung zu beschleunigen. Diese Besonderheiten können die Beobachtung erklären, daß herzinsuffiziente Patienten es vorziehen, eine aufrechte Körperhaltung beizubehalten.

Obwohl das Lungenödem sich lange auf den interstitiellen Raum beschränkt, kommt es bei einer Zunahme des linken Vorhofdrucks und des hydrostatischen, mikrovaskulären Druckes auch zu einem Übertritt von Flüssigkeit in die Alveolen und damit klinisch zum Lungenödem.

Die Ödemflüssigkeit bei der Herzinsuffizienz weist eine niedrige Eiweiß-Konzentration auf (Fein et al. 1979; Moseley et al. 1979). Mitteilungen, daß bei Progredienz des pulmonalen Ödems die Eiweiß-Konzentration der Ödemflüssigkeit zunimmt (Landis et al. 1932) haben sich nicht bestätigt (Nitta u. Staub 1973; Erdmann et al. 1975). Eine derartige Veränderung würde eine gesteigerte mikrovaskuläre Permeabilität als Folge des erhöhten statischen Drucks voraussetzen. Untersuchungen haben aber gezeigt, daß der bei Herzinsuffizienz erhöhte hydrostatische Druck zu keiner Öffnung der endothelialen Verbindungen führt (Schneeberger u. Karnovsy 1976), es sei denn, daß der linke Vorhofdruck Werte von 50 mm Hg überschreitet (Staub 1980).

Auch beim neurogen bedingten pulmonalen Ödem, bei dem sehr hohe pulmonale Gefäßdrücke gemessen wurden (Wray u. Nicotra 1978) scheint aufgrund neuerer Untersuchungen ein erhöhter hydrostatischer Druck nicht die entscheidende Rolle für die Ödembildung zu spielen (Malik et al. 1978; Bowers et al. 1979).

III. Mechanismus der pulmonalen Ödembildung bei speziellen kardialen Erkrankungen

1. Mitralstenose

Die Mitralstenose stellt eine der häufigen Ursachen des Lungenödems dar, und zwar im wesentlichen als Folge der mechanischen Obstruktion und weniger als Folge eines Linksherzversagens. Aufgrund der Obstruktion durch die veränderte Mitralklappe kommt es zu einem Anstieg des Drucks im linken Vorhof sowie in den pulmonalen Venen und Kapillaren. Das pulmonale Ödem tritt dann akut als Folge eines schnellen weiteren intrakapillären Druckanstiegs über einen kritisches Niveau auf, das meist durch einen plötzlichen vermehrten venösen Rückfluß erreicht wird (Friedberg 1971). Dieser gesteigerte venöse Rückfluß kann bedingt sein durch die Entwicklung einer ausgeprägten Tachykardie als Folge einer Arrhythmie, wie z.B. einer paroxysmalen Vorhoftachykardie, oder durch verstärkte Anstrengung, emotionelle Belastung, sexuelle Aktivität, Fieber (häufig mit einem akuten respiratorischen Infekt) oder Anästhesie. Überladung der Zirkulation durch Infusionen oder Transfusionen hat einen ähnlichen Effekt. Eine Schwangerschaft kann einen prädisponierenden oder zusätzlichen

Faktor darstellen. Der gesteigerte venöse Rückfluß und der daraus resultierende vermehrte rechtsventrikuläre Auswurf verursachen aufgrund des durch die enge Mitralklappe fixierten hohen Gefäßwiderstands einen starken Anstieg im pulmonalen Kapillardruck. Gewöhnlich reagieren die pulmonalen Arteriolen auf die Mitralklappenstenose nach einiger Zeit mit einer Vasokonstriktion, und es entwickelt sich ein erhöhter Widerstand. Unter diesen Bedingungen führt eine plötzliche starke Vermehrung des venösen Rückflusses und des rechtsventrikulären Auswurfs zwar zu einer ausgeprägten Erhöhung des pulmonal-arteriellen Drucks, doch „schützt" der Widerstand auf der Höhe der Arteriolen die pulmonalen Kapillaren vor einem zu starken Druckanstieg. Dies kann die Ödembildung verzögern. Es ist daher verständlich, daß das akute pulmonale Ödem bei der Mitralstenose meistens relativ früh im Verlauf der Erkrankung auftritt, bevor sich eine pulmonale arterioläre Vasokonstriktion entwickelt hat, und bevor der rechte Ventrikel insuffizient geworden ist (FRIEDBERG 1971). Bei Patienten mit Mitralstenose, die ein Rechtsherzversagen aufweisen, insbesondere solche mit gleichzeitig bestehender Trikuspidalisstenose oder Insuffizienz, ist das pulmonale Ödem selten, weil der rechte Ventrikel bei einem vermehrten venösen Rückfluß unfähig ist, seine Auswurfleistung zu erhöhen. Es ist daher verständlich, daß sich bei der Mitralstenose ein akutes pulmonales Ödem nicht eher entwickelt, bevor der mittlere pulmonale Druck einen Wert von 30 mm Hg (kolloidosmotischer Druck: 28 mm Hg) oder höher überschritten hat. Beim Fehlen eines pulmonalen Ödems weisen Patienten mit Mitralstenose meist einen erhöhten pulmonalen Kapillardruck auf, der zwischen 12 und 20 mm Hg variiert und damit weit unter der Schwelle für die Entwicklung eines pulmonalen Ödems liegt. Eine chronische Erhöhung im pulmonalen Kapillardruck kann unzureichend sein, um ein pulmonales Ödem zu induzieren, doch stellt sie einen prädisponierenden Faktor insofern dar, als daß bei einem zusätzlichen plötzlichen Druckanstieg die Grenze, bei der sich ein akutes pulmonales Ödem entwickelt, schneller überschritten wird.

2. Linksherzversagen

Ähnliche Mechanismen, wie sie bei der Mitralstenose besprochen wurden, treffen mit einiger Abweichung auch für das Auftreten eines akuten pulmonalen Ödems bei Patienten mit linksventrikulärer Insuffizienz, z.B. als Folge einer Mitralinsuffizienz, einer Aortenklappenerkrankung, einer Hypertension oder einer koronaren Herzkrankheit, zu. Der zugrundeliegende auslösende Faktor ist ein plötzlicher Anstieg im pulmonalen Kapillardruck sowie im linksventrikulären diastolischen Druck, im linken Vorhofdruck und in den pulmonal-venösen Drücken. Oft entwickelt sich das akute pulmonale Ödem beim Linksherzversagen durch eine rasche Verschlechterung der linksventrikulären Funktion oder durch einen plötzlichen starken Anstieg im systemischen Gefäßwiderstand (GORLIN et al. 1952). Der zuerst genannte Mechanismus tritt häufig nach Myokardinfarkt, nach Ruptur einer Aortenklappe oder bei akuter Mitralinsuffizienz als Folge einer Papillarmuskelruptur auf.

Ein Anstieg im systemischen Gefäßwiderstand mit linksventrikulärem Herzversagen und pulmonalem Ödem wird bei Patienten, die einen plötzlichen Anstieg im Blutdruck oder eine sog. hypertensive Krise entwickeln, beobachtet. Nur in seltenen Fällen liegt einer solchen hypertensiven Krise ein Phäochromozytom zugrunde.

Wie bereits erwähnt, kann bei Patienten mit Mitralstenose oder Linksherzinsuffizienz die Einnahme der liegenden Position die Entwicklung eines pulmonalen Ödems beschleunigen. Bei solchen Patienten besteht in vielen Fällen bereits eine mäßige pulmonale Hypertension und ein geringes interstitielles pulmonales Ödem. Nimmt der Patient die liegende Position ein, kommt es zu einer plötzlichen Zunahme des venösen Rückflusses und einem Anstieg des pulmonalen Kapillardrucks, Veränderungen, die das Ausmaß des interstitiellen Ödems so verstärken können, daß es auch zu einer Transsudation von Flüssigkeit in die Alveolen kommt (Spealman et al. 1947; Berson et al. 1952; Halmagyi et al. 1952).

Gelegentlich wird auch eine verstärkte Mobilisierung von interstitieller Flüssigkeit aus den unteren Extremitäten ein pulmonales Ödem induzieren können. Nächtliche Anfälle von pulmonalen Ödemen werden nicht selten durch paroxysmale Tachykardien hervorgerufen.

Auch intensive Träume können über eine Stimulation des sympathischen Nervensystems und eine Hypersekretion von Katecholaminen eine Tachykardie und einen Anstieg im peripheren Gefäßwiderstand induzieren.

Sofern sich die Herzinsuffizienz auf den linken Ventrikel beschränkt, spielt eine renale Retention von Natrium und Wasser gewöhnlich keine entscheidende kausale Rolle bei der Auslösung des Lungenödems (Friedberg 1971).

Bei kombiniertem Links- und Rechtsherzversagen und subkutanen peripheren Ödemen kann eine unzureichende körperliche Schonung oder eine exzessive Zufuhr von Kochsalz die Entwicklung eines pulmonalen Ödems allerdings begünstigen. Bei solchen Patienten läßt sich die Bedeutung einer abnormen Natriumretention für die Entwicklung des Lungenödems auch an dem sofortigen Ansprechen auf eine intravenöse diuretische Therapie erkennen.

Herzinsuffiziente Patienten, die sich durch eine adäquate Behandlung kompensieren und kontrollieren lassen, können dann ein Lungenödem entwickeln, wenn die Digitalis- und Diuretikapräparate abgesetzt werden, die Natriumzufuhr gesteigert wird oder natriumretinierende Substanzen, wie z.B. Phenylbutazon bzw. Medikamente, die die Myokardfunktion supprimieren, wie z.B. Betablocker, genommen wurden.

Eine gesteigerte Kapillarpermeabilität kann nicht als ursächlicher Faktor für die pulmonale Ödembildung als Folge einer Herzinsuffizienz angesehen werden (Erdmann et al. 1975; Nitta u. Staub 1973; Staub 1980). Zwar ist eine sehr schwere Anoxie in der Lage, die Kapillarpermeabilität zu steigern (Warren et al. 1942), doch wird beim Beginn des Lungenödems meist eine normale oder nur leicht erniedrigte Sauerstoffspannung im pulmonal-kapillären Blut gefunden. Andere Autoren konnten selbst bei ausgeprägter Hypoxie keine Zunahme in der Gefäßpermeabilität nachweisen (Courtice u. Korner 1952; Bland et al. 1976). Untersuchungen am neugeborenen Lamm zeigen, daß eine Hypoxie zu einem Anstieg des mikrovaskulären Drucks führen kann (Bressack u. Bland 1980). Andererseits ist darauf hingewiesen worden, daß eine pulmonale Hypoxie eine Vasokonstriktion der Arteriolen induziert, wodurch der Anstieg im pulmonalen Kapillardruck gemildert und einer Progredienz des Lungenödems entgegengewirkt wird (FRIEDBERG 1971). Die pathophysiologische Rolle der Arachidonsäure-Metaboliten (Endoperoxide, Thromboxane, Prostaglandine) für die Entwicklung des pulmonalen Ödems ist z.Z. noch völlig ungeklärt (HYMAN et al. 1978; BOWERS et al . 1977; OGLETREE u. BRIGHAM 1979; PIPER u. VANE 1971; SAID 1978; HYMAN u. KADOWITZ 1979). Es ist die Hypothese aufgestellt worden, daß die Prostaglandine in irgendeiner Weise für die Aufrechterhaltung der funktionellen Integrität der Gefäßwand von entscheidender Bedeutung sind (BRIGHAM 1978).

3. Kongenitale Herzerkrankung

Ein pulmonales Ödem tritt gewöhnlich bei kongenitalen kardialen Läsionen dann auf, wenn große Links-Rechts-Shunts bestehen, die einen starken Anstieg im pulmonalen Blutfluß verursachen. Derartige Veränderungen lassen sich insbesondere beim Truncus arteriosus und bei großen ventrikulären Septumdefekten beobachten. Gelegentlich kann sich ein Lungenödem bei Patienten mit einer anomalen pulmonalen venösen Drainage und Obstruktion des pulmonal-venösen Rückflusses entwickeln.

E. Seröse Ergüsse

Die serösen Ergüsse bei Herzinsuffizienz in Pleura, Perikard und Bauchhöhle stellen eine Sonderfrom des kardialen Ödems dar. Meist finden sich Höhlenergüsse nur bei Patienten, die auch periphere Ödeme aufweisen (SCHWIEGK u. RIECKER 1960). Es werden jedoch auch Pleuraergüsse bei Herzkranken beobachtet, die keine Zeichen eines generalisierten Ödems aufweisen. Seröse Ergüsse des Perikards bei Herzinsuffizienz sind wahrscheinlich häufiger, als sie diagnostiziert werden. Eine mäßige Vermehrung der Perikardflüssigkeit findet sich bei vielen Obduktionen von Herzkranken. Ein deutlicher Aszites fehlt bei der Mehrzahl der Herzkranken. Nur wenn gleichzeitig Störungen des Pfortaderkreislaufs vorliegen, wie z.B. bei schwerer Leberstauung, kann ein Aszites auftreten.

Die Zusammensetzung der Ergüsse in den serösen Höhlen bei Herzinsuffizienz unterscheidet sich von derjenigen der peripheren Ödemflüssigkeit vor allem durch den höheren Eiweißgehalt. In den Pleurahöhlen von normalen gesunden Männern fand YAMADA (1933) eine durchschnittliche Proteinkonzentration von 1,77 g%, während bei der Herzinsuffizienz Werte von 2,1 g% beschrieben wurden (JAMES 1949).

Die höheren Eiweiß-Konzentrationen der serösen Ergüsse werden darauf zurückgeführt, daß die Permeabilität der Pleurakapillaren größer ist als diejenige der Haut und der Muskulatur. Nach den Untersuchungen von PAPPENHEIMER (1953) und RENKIN u. PAPPENHEIMER (1957) muß man jedoch auch annehmen, daß die Dauer des Bestehens der Ergüsse eine Rolle spielt. Das Eiweiß diffundiert langsam, daher kommt es erst bei längerem Bestehen zu höheren Eiweiß-Konzentrationen.

I. Hydrothorax

Es ist seit langem bekannt, daß der Hydrothorax als häufigste Form der Ergüsse einseitig stärker auftritt. Obwohl meist beide Seiten befallen sind, ist die rechte Seite immer ausgeprägter betroffen als die linke.

Die Pathogenese des Hydrothorax ist im einzelnen nicht vollständig geklärt. Der venöse Abfluß der Pleuragefäße erfolgt einmal über die Vena azygos sowie in geringerem Maß über die Vena hemiazygos in die Venen des großen Kreislaufs, zum anderen über die Pulmonalvenen in den kleinen Kreislauf. Eine große Anzahl von Lymphgefäßen drainiert die Flüssigkeit von den mediastinalen und lateralen Oberflächen der parietalen Pleura, und mit jeder Expiration werden durch den intrapleuralen Druckanstieg geringe Mengen von Flüssigkeit in die Lymphgefäße gepreßt. Auch die Atembewegungen komprimieren alternativ die Lymphgefäße, wodurch ein kontinuierlicher Fluß in den Lymphbahnen ermöglicht wird.

Die viszerale Pleura der Lunge besitzt eine beträchtliche absorptive Kraft für die aus dem Pleuraspalt aufzunehmende Flüssigkeit. Dies erklärt sich durch den niedrigen kapillären Druck (5–10 mm Hg) im pulmonalen System. Im Gegensatz zu diesem niedrigen Druck üben die Plasma-Eiweiße einen kolloidosmotischen Druck von 28 mm Hg aus, wodurch sich ein Absorptionsdruck an der viszeralen Pleura von etwa 20 mm Hg ergibt. Als Folge bleibt der Flüssigkeitsdruck im intrapleuralen Spalt zu jeder Zeit negativ und liegt zwischen −12 und −15 mm Hg (Guyton 1976). Nahezu die gesamte Absorption in die Lymphgefäße aus der Pleurahöhle erfolgt durch die untere mediastinale Pleura und die kostale parietale Pleura (Courtice u. Simmonds 1954).

Die Ursache für die häufige rechtsseitige Lokalisation des Hydrothorax ist unklar. Dock (1935) erklärt dieses Phänomen dadurch, daß Herzkranke meist auf der rechten Seite schlafen. Bedford u. Lovibond (1941) haben gefunden, daß linksseitige Ergüsse mehr bei Linksinsuffizienz und regelmäßigem Herzrhythmus, rechtsseitige Ergüsse mehr bei Rechtsinsuffizienz und Vorhofflimmern beobachtet werden. McPeak u. Levine (1946) konnten keine Beziehungen zwischen Lokalisation des Ergusses und Art der Herzerkrankung feststellen. Am häufigsten finden sich beiderseitige Ergüsse, der rechtsseitige überwiegt über den linksseitigen ohne Beziehung zur Art der Herzerkrankung. Pleuraergüsse scheinen meist dann aufzutreten, wenn eine Venendrucksteigerung in beiden Kreislaufgebieten vorliegt (Schwiegk u. Riecker 1960).

II. Aszites

Bei der Herzinsuffizienz entwickelt sich ein Aszites gewöhnlich nur dann, wenn eine erhebliche Steigerung des zentralen Venendrucks und Störungen der Leberfunktion aufgrund der kardialen Insuffizienz oder anderer Ursachen vorliegen (Schwiegk u. Riecker 1960). Regelmäßig sind dabei auch periphere Ödeme vorhanden. Am häufigsten wird die Entwicklung eines Aszites bei den ausgeprägten Formen der Rechtsherzinsuffizienz beobachtet, wie z.B. bei der Pericarditis constrictiva und der Trikuspidalisstenose.

Durch zahlreiche Tierexperimente hat man versucht, die Pathogenese des hämodynamisch bedingten Aszites abzuklären. Als bevorzugtes tierexperimentelles Modell ist die Einengung der Vena cava inferior thoracalis oder die experimentelle Pericarditis constrictiva untersucht worden (ARMSTRONG u. RICHARDS 1944; VOLWILER et al. 1950; SCHILLING et al. 1952; DAVIS u. HOWELL 1953; DAVIS et al. 1953). Unter diesen Versuchsbedingungen kommt es 1–2 Wochen nach der Operation zur Entwicklung eines Aszites mit Leberstauung, wie sie bei der Pericarditis constrictiva des Menschen beobachtet wird. Wird dagegen nur die Pfortader eingeengt, so entwickelt sich normalerweise kein Aszites, obwohl der Pfortaderdruck erheblich gesteigert sein kann. Kombiniert man aber die Pfortadereinengung mit Hypoproteinämie durch Plasmapherese, so tritt Aszitesbildung ein (WILES et al. 1952). Die Aszitesflüssigkeit enthält unter diesen Bedingungen wenig Eiweiß und bildet sich bald wieder zurück. Dagegen führt die Einengung der Vena cava inferior thoracalis zu einem ausgeprägten, langanhaltenden Aszites. Von mehreren Autoren ist gezeigt worden, daß außer der Hypoproteinämie besonders die Salzzufuhr entscheidend für das Ausmaß der Aszitesbildung ist (MCKEE et al. 1950). Sogar bei schwerer Hypoproteinämie führt Natriumentzug zur Verminderung des Aszites.

Die Aszitesbildung durch Konstriktion der Vena cava thoracalis (SCHILLING et al. 1952; DAVIS u. HOWELL 1953) oder durch experimentelle konstriktive Perikarditis (DAVIS et al. 1952) geht mit einer starken Verminderung der renalen Natriumausscheidung einher. Diese Autoren fanden auch, daß die Natriumretention nicht durch die Veränderung des Glomerulumfiltrats oder des renalen Plasmaflusses erklärt werden kann. Auch eine Beziehung der Reduktion des Herzminutenvolumens (BRIGGS et al. 1948) zur verminderten Natriumausscheidung war nicht festzustellen. Wurden die Nebennieren exstirpiert (DAVIS et al. 1953) so stieg die Natriumausscheidung bei gleichzeitiger Verminderung des Aszites trotz persistierenden erhöhten Vena-cava-Drucks an. Nach Applikation von DOCA traten Natriumretention und Aszitesbildung wieder auf.

Es ist festzustellen, daß ein hämodynamisch bedingter, experimenteller Aszites nur dann entsteht, wenn die Vena cava thoracalis komprimiert wird, also die Leber in das Stauungsgebiet eingeschlossen wird oder bei portaler Kompression nur dann, wenn gleichzeitig eine Hypoproteinämie induziert oder eine vermehrte Natriumretention durch DOCA hervorgerufen wird.

Es gibt Hinweise dafür, daß der Flüssigkeitsaustritt bei der Aszitesbildung aus subkapsulär gelegenen, lymphatischen Erweiterungen der Leber erfolgt (VOLWILER et al. 1950). Auch die Befunde von FREEMAN (1953), der die Leber eines Hundes in die Thoraxhöhle verlagerte und nur dort, nach Einengung der Vena cava inferior, eine Flüssigkeitssammlung beobachtete, weisen auf einen direkten Flüssigkeitsaustritt aus der Leber als Ursache der Aszitesbildung hin. HYATT u. SMITH (1954) haben bei Tieren mit experimenteller Leberstauung eine konstante Tropfenbildung auf der Leberoberfläche beobachten können, während dieses Phänomen bei den anderen intraabdominalen Organen nicht festzustellen war.

DRINKER (1946) und NIX et al. (1951) fanden bei Hunden und Ratten nach Leberstauung eine deutliche Erhöhung des hepatischen Lymphflusses, nicht dagegen in den anderen abdominellen Eingeweiden. Hierdurch wird z.T. auch der relativ hohe Eiweißgehalt der Aszitesflüssigkeit erklärt, da die Leberlymphe besonders eiweißreich ist. Eiweiß-Konzentrationen des Aszites zwischen 1,5 und 5,3 g/100 ml sind bei der kardialen Stauungsinsuffizienz beschrieben worden (BERNER 1964). Daß die Lymphbildung in der gestauten Leber erheblich gesteigert wird, geht auch aus den Untersuchungen von VOLWILER et al. (1950) hervor. Diese Autoren fanden bei Hunden mit experimentellem Aszites eine Produktion von Leberlymphe zwischen 2 und 6 l, während sie bei totalem Verschluß der Pfortader oder der Vena cava inferior abdominalis nur eine tägliche Produktion von 350 ml beobachteten.

Neuere Untersuchungen zeigen, daß der Aszites im schnellen Austausch mit dem Blutkreislauf steht. In die Bauchhöhle injizierte Flüssigkeiten, Plasma oder isotonische Kochsalzlösung, werden bei nichtnarkotisierten Tieren sehr schnell aufgenommen (COURTICE u. STEINBECK 1951 a, b). Mit Hilfe von tritiummarkiertem Wasser ist gezeigt worden, daß 40–80% der Aszitesflüssigkeit pro Stunde ausgetauscht wird (PRENTICE et al. 1952). Aus den Untersuchungen von MCKEE et al. (1952) geht hervor, daß eine vollständige Auswechslung des Albumins des Aszites in etwa 2 Tagen stattfindet, während der Globulinaustausch langsamer vor sich geht.

Insgesamt kann man aufgrund der tierexperimentellen Untersuchungen schließen, daß Pfortaderstauung allein nicht zum Aszites führt, sondern nur in Kombination mit Hypoproteinämie oder mit DOCA induzierter Natriumretention. Ist die Leber aber mit in die Stauung einbezogen, so entsteht ein eiweißreicher Aszites und eine Natriumretention, wobei die eiweißreiche Aszitesflüssigkeit offenbar aus den Kapillaren der Leberoberfläche stammt.

Die tierexperimentellen Untersuchungen stehen in guter Übereinstimmung mit entsprechenden Beobachtungen am Menschen. Es ist bekannt, daß die Ausbildung eines Aszites stark von einer gleichzeitigen Hypoproteinämie abhängt und letztere wiederum vom Ausmaß der Leberschädigung (KNEDEL 1955). Ernährung mit hohen Eiweißmengen führt zum Anstieg der Natrium- und Wasserausscheidung mit Verminderung des Aszites und Anstieg des Plasmaeiweißes. Ebenso führt Natriumentzug zur Rückbildung des Aszites.

Insgesamt kann man feststellen, daß die primären und sekundären Mechanismen, die der kardial bedingten Aszitesbildung zugrunde liegen, die gleichen sind, die für die Entwicklung der peripheren Ödeme aufgrund einer Herzinsuffizienz in Frage kommen.

Literatur

Ahearn DJ, Maher JF (1972) Heart failure as a complication of hemodialysis arteriovenous fistula. Ann Intern Med 77:201–212

Alexander RW, Gill JR Jr, Yamehe H, Lovenberg W, Keiser HR (1974) Effects of dietary sodium and of acute saline infusion on the interrelationship between dopamine excretion and adrenergic activity in man. J Clin Invest 54:194–205

Andersson B (1971) Thirst- and brain control of water balance. Am Sci 59:408–416

Andersson B (1974) Central control of body fluid homeostasis. Proc Aust Physiol Pharmacol Soc 5:139–145

Andersson B, Eriksson I (1971) Conjoint action of sodium and angiotensin on brain mechanisms controlling water and salt balance. Acta Physiol Scand 81:18–27

Andersson B, Olsson K (1973) On central control of body fluid homeostasis. Cond Reflex 8:147–154
Andersson B, Eriksson I, Fernandez O, Kolmodin CG, Oltner R (1972) Centrally mediated effects of sodium and angiotensin II on arterial blood pressure and fluid balance. Acta Physiol Scand 85:398–406
Andrews WHH, Orbach J (1974) Sodium receptors activating some nerves of perfused rabbit livers. Am J Physiol 227:1273–1279
Armstrong CD, Richards V (1944) Results of long term experimental constriction of the hepatic veins in dogs. Arch Surg 48:472–479
Arndt JD (1965) Diuresis induced by water infusion into the carotid body and its inhibition by small hemorrhage. Pfluegers Arch 282:313–320
Asfoury ZM (1971) Sympathectomy and the innervation of the kidney. Appleton-Century-Crofts, New York
Asterita MF, Windhager EE (1975) Estimate of relative thickness of peritubular interstitial space in necturus kidney. Am J Physiol 228:1393–1402
Atzler E, Herbst R (1923) Die Schwankungen des Flußvolumens und deren Beeinflussung. Z Ges Exp Med 38:137–146
August JT, Nelson DH, Thorn GW (1958) Response of normal subjects to large amounts of aldosterone. J Clin Invest 37:1549–1555
Baldus WP, Summerskill WHJ, Hunt I, Maher FT (1964) Renal circulation in cirrhosis: observations based on catheterization of renal vein. J Clin Invest 43:1090–1097
Bank N, Aynedjian H, Bansol V, Goldman D (1970) Effect of acute hypertension on sodium transport by the distal nephron. Am J Physiol 219:275–280
Barger AC (1956) Na retention in congestive heart failure. Metabolism 5:480–487
Barger AC (1966) Renal hemodynamic factors in congestive heart failure. Ann NY Acad Sci 139:276–284
Barger AC, Herd JA (1962) Renal vascular anatomy and distribution of blood flow. In: Orloff J, Berliner RW (eds) Handbook of physiology, section 8: Renal physiology. American Physiological Society, Washington, DC, pp 249–256
Barger AC, Wilson GM, Price HL, Ross RS, Brooks L, Boling EA (1955) Relationship between exchangeable sodium and rate of sodium excretion in dogs with experimental valvular lesions of the heart. Am J Physiol 180:387–398
Barger AC, Yates FE, Rudolph AM (1961) Renal hemodynamics and sodium excretion in dogs with graded valvular damage and in congestive heart failure. Am J Physiol 200:601–608
Baumann G, Loriaux DL (1976) Failure of endogenous prolactin to alter renal salt and water excretion and adrenal function in man. J Clin Endocrinol Metab 43:643–651
Bedford DE, Lovibond JL (1941) Observations on the venous pressure in normal individuals. Br Heart J 3:93–99
Bell NH, Schedl HP, Bartter FC (1964) An explanation for abnormal water retention and hypo-osmolality in congestive heart failure. Am J Med 36:351–360
Bello-Reuss E, Colindres RE, Pastoriza-Muñoz E, Mueller RA, Gottschalk CW (1975) Effects of acute unilateral renal denervation in the rat. J Clin Invest 56:208–216
Bello-Reuss E, Trevino DL, Gottschalk CW (1976) Effect of renal sympathetic nerve stimulation on proximal water and sodium reabsorption. J Clin Invest 57:1104–1107
Bennett CM (1973) Effect of extracellular volume expansion upon sodium reabsorption in the distal nephron of dogs. J Clin Invest 52:2548–2557
Berl T, Brantbar N, Ben-David M, Czaczkes W, Kleeman Ch (1976) Osmotic control of prolactin release and its effect on renal water excretion in man. Kidney Int 10:158–167
Berner C (1964) Diagnostic probabilities in patients with conspicuous ascites. Arch Intern Med 113:687–691
Berson SA, Yalow RS, Azulay A, Schreiber S, Roswit B (1952) The biological decay curve of P 32 tagged erythrocytes. Application to the study of acute changes in blood volume. J Clin Invest 31:581–590
Blake LH, Staub NC (1976) Pulmonary vascular transport in sheep. A mathematical model. Microvasc Res 12:197–220

Bland RD, Demling RH, Selinger SL, et al. (1976) Effects of alveolar hypoxia on lung fluid and protein transport in unanesthetized sheep. Circ Res 40:269–274
Blythe WB, Welt LG (1963) Dissociation between filtered load of sodium and its rate of excretion in the urine. J Clin Invest 42:1491–1496
Bø G, Hauge A, Nicolaysen G (1977) Alveolar pressure and lung volume as determinants of net transvascular fluid filtration. J Appl Physiol 42:476–482
Bourgoignie JJ, Hwang KH, Ipakchi E, Bricker NS (1974) The presence of a natriuretic factor in urine of patients with chronic uraemia. J Clin Invest 53:1559–1567
Bowers RE, Brigham KL, Owen PJ (1977) Salicylate pulmonary edema: Mechanism in sheep and review of the clinical literature. Am Rev Respir Dis 115:261–268
Bowers RE, McKeen CR, Park BE, et al. (1979) Increased pulmonary vascular-permeability follows intracranial hypertension in sheep. Am Rev Respir Dis 119:637–641
Brace RA, Guyton AC (1976) Effect of hindlimb isolation procedure on isogravimetric capillary pressure and transcapillary fluid dynamics in dogs. Circ Res 38: 192–199
Brace RA, Guyton AC (1977) Interaction of transcapillary starling forces in the isolated dog forelimb. Am J Physiol 233:136–143
Brennan LA, Malvin RI, Jochim KE, Roberts DE (1971) Influence of right and left atrial receptors on plasma concentrations of ADH and renin. Am J Physiol 221:273–281
Brenner BM, Galla JM (1971) Influence of postglomerular hematocrit and protein concentration on rat nephron fluid transfer. Am J Physiol 220:148–161
Brenner BM, Troy JL (1971) Postglomerular vascular protein concentration: evidence for a causal role in governing fluid reabsorption and glomerulotubular balance by the renal proximal tubule. J Clin Invest 50:336–349
Brenner BM, Falchuk KH, Keimowitz RI, Berliner RW (1969) The relationship between peritubular capillary protein concentration and fluid reabsorption by the renal proximal tubule. J Clin Invest 48:1519–1531
Brenner BM, Troy JL, Daugharty TM (1971) On the mechanism of inhibition in fluid reabsorption by the proximal tubule of the volume-expanded rat. J Clin Invest 50:1596–1604
Brenner BM, Troy JL, Daugharty TM, MacInnes RM (1973) Quantitative importance of changes in postglomerular colloid osmotic pressure in mediating glomerulotubular balance in the rat. J Clin Invest 52:190–197
Bresler EH (1956) The problem of the volume component of body fluid homeostasis. Am J Med Sci 232:93–104
Bressack MA, Bland RD (1980) Alveolar hypoxia increases lung fluid filtration in unanaesthetized new born lambs. Circ Res 46:111–116
Briggs AP (1948) Renal and circulatory factors in edema formation of congestive heart failure. J Clin Invest 27:810–817
Brigham KL (1978) Lung edema due to increased vascular permeability. In: Staub NC (ed) Lung water and solute exchange. Dekker, New York, pp 235–276
Brown JJ, Davies DL, Johnson VW, Lever AF, Robertson JIS (1970) Renin relationships in congestive cardiac failure, treated and untreated. Am Heart J 80:329–335
Buckalew VM Jr, Lancaster CD (1971) Studies of a humoral sodium transport inhibitory activity in normal dogs and dogs with ligation of the inferior vena cava. Circ Res [Suppl 11] 28:44–52
Buckalew VM Jr, Nelson DB (1974) Natriuretic and sodium transport inhibitory activity in plasma of volume-expanded dogs. Kidney Int 5:12–19
Buggy J, Fisher AF (1974) Evidence for a dual central role for angiotensin in water and sodium intake. Nature 250:14–22
Calvin DB, Decherd F, Herrmann G (1940) Plasma protein shifts during diuresis. Proc Soc Exp Biol Med 44:578–587
Carmago CA, Dowdy AH, Hancock EW, Luetscher JA (1965) Decreased plasma clearance and hepatic extraction of aldosterone in patients with heart failure. J Clin Invest 44:356–364
Carpenter CCJ, Davis JO, Holman JE, Ayers CR, Bahn RC (1961) Studies on the re-

sponse of the transplanted kidney and the transplanted adrenal gland to thoracic inferior vena cava constriction. J Clin Invest 40:196–204
Carretero OA, Scicli AG (1978) The renal kallikrein-kinin system in human and in experimental hypertension. Klin Wochenschr 56:113–125
Chaimovitz C, Szylman P, Alroy G, Better OW (1972) Mechanism of increased renal tubular sodium reabsorption in cirrhosis. Am J Med 52:198–204
Champlain J De, Boucher R, Genest J (1963) Arterial angiotensin levels in edematous patients. Proc Soc Exp Biol Med 113:932–940
Chobanian AV, Burrows BA, Hollander W (1961) Body fluids and electrolyte composition in cardiac patients with severe heart disease but without peripheral edema. Circulation 24:743–751
Cirksena WJ, Dirks HJ, Berliner RW (1966) Effect of thoracic cava obstruction on response of proximal tubule sodium reabsorption to saline infusion. J Clin Invest 45:276–284
Clarkson EM, Talner LB, Wardener HE de (1970) The effect of plasma from blood volume-expanded dogs on sodium, potassium and PAH transport of renal tubule fragments. Clin Sci 38:617–624
Clarkson EM, Wardener HE de (1972) Inhibition of sodium and potassium transport in separated renal tubule fragments incubated in extracts of urine obtained from salt-loaded individuals. Clin Sci 42:607–611
Claybaugh JR, Share L (1973) Vasopressin, renin and cardiovascular responses to continuous slow hemorrhage. Am J Physiol 224:519–528
Clement DL, Pelletier CI, Shepherd JT (1972) Role of vagal afferents in the control of renal sympathetic nerve activity in the rabbit. Circ Res 31:824–832
Cohnheim J, Lichtheim J (1877) Über Hydracmia und hydrämisches Oedem. Lungenoedem. Virchows Arch [Pathol Anat] 69:106–119
Cope CL (1928) The osmotic pressure of the blood proteins in nephritis. Q J Med 22:91–99
Cort JH, Lichardus B (1968) Natriuretic hormone. Nephron 5:401–409
Cortney MA (1969) Renal tubular transfer of water and electrolytes in adrenalectomized rats. Am J Physiol 216:589–598
Cortney MA, Mylle M, Lassiter WE, Gottschalk CW (1965) Renal tubular transport of water, solute and PAH in rats loaded with iostonic saline. Am J Physiol 209:1199–2010
Cottrell TS, Levine OR, Senior RM, et al. (1967) Electron microscopic alterations at the alveolar level in pulmonary edema. Circ Res 21:783–798
Courtice FC, Korner PI (1952) The effect of anoxia on pulmonary edema produced by massive intravenous infusions. Aust J Exp Biol Med Sci 30:511–526
Courtice FC, Simmonds WJ (1954) Physiological significance of lymph drainage of the serous cavities and lungs. Physiol Rev 34:419–426
Courtice FC, Steinbeck AW (1951a) Absorption of protein from peritoneal cavity. J Physiol (Lond) 114:336–343
Courtice FC, Steinbeck AW (1951b) The effects of lymphatic obstruction and of posture on the absorption of protein from the peritoneal cavity. Aust J Exp Biol Med Sci 29:451–461
Cowan GSM, Staub NC, Edmunds LH (1976) Changes in fluid compartments and dry weights of reinplanted dog lungs. J Appl Physiol 40:962–970
Crabbe J (1961) Stimulation of active sodium transport by isolated toad bladder with aldosterone in vitro. J Clin Invest 40:2103–2110
Daly JJ, Roe JW, Horrocks P (1967) A comparison of sodium excretion following the infusion of saline into systemic and portal veins in the dog: evidence for a hepatic role in the control of sodium excretion. Clin Sci 33:481–497
Daugharty TM, Belleau LJ, Martino JA, Earley LE (1968) Interrelationship of physical factors affecting sodium reabsorption in dog. Am J Physiol 215:1442–1447
Davis JO (1965) Physiology of congestive heart failure. In: Hamilton WF, Dow P (eds) Handbook of physiology, vol 3: Circulation. Williams & Wilkins, Baltimore, pp 2069–2071

Davis JO (1970) The mechanisms of salt and water retention in cardiac failure. Hospital Practice 5:63–76
Davis JO, Howell DS (1953) Mechanisms of fluid and electrolyte retention in experimental preparations in dogs. 2. With thoracic inferior vena cava constriction. Circ Res 1:171–179
Davis JO, Lindsay AE, Southworth JL (1952) Mechanisms of fluid and electrolytic retention in experimental preparations in dogs. 1. Acute and chronic pericarditis. Bull Johns Hopk Hosp 90:64–76
Davis JO, Howell DS, Southworth JL (1953) Mechanisms of fluid and electrolyte retention in experimental preparations in dogs. Circ Res I:260–270
Davis JO, Howell DS, Hyatt RE (1955) Sodium excretion in adrenalectomized dogs with chronic cardiac failure produced by pulmonary artery constriction. Am J Physiol 183:263–270
Davis JO, Goodkind MJ, Ball WC Jr (1957) Functional changes during high output failure produced by daily haemorrhage in dogs with pulmonic stenosis. Circ Res 5:388–399
Davis JO, Urquhart J, Higgins JT Jr, Rubin EC, Hartroft PM (1964) Hypersecretion of aldosterone in dogs with chronic aorto-caval fistula and high output heart failure. Circ Res 14:471–485
Davis JO, Johnson CI, Howards SS, Wright FS (1967) Humoral factors in the regulation of renal sodium excretion. Fed Proc 26:60–63
Denton DA (1973) The brain and sodium homeostasis. Cond Reflex 8:125–131
Dieter E (1960) Der Einfluß der Kreislauffüllung auf die Aktivität der Nierennerven beim Frosch. Pfluegers Arch 270:215–222
Dirks JH, Seely JF (1970) Effect of saline infusions and furosemide on the dog distal nephron. Am J Physiol 219:114–122
Dirks JH, Seely JF, Levy M (1976) Control of extracellular fluid volume and the pathophysiology of edema formation. In: Brenner BM, Rector FC Jr (eds) The kidney. Saunders, Philadelphia London Toronto, pp 495–552
Dock WM (1935) The anatomical and hydrostatic basis of orthopnea and of right hydrothorax in cardiac failure. Am Heart J 10:1047–1058
Donatsch P, Richardson B (1975) Lokalisation of prolactin in rat kidney tissue using a double-antibody technique. J Endocrinol 66:101–108
Dousa TP, Northrup TE (1978) Cellular interactions between vasopressin and prostaglandins in the mammalian kidney. Contrib Nephrol 12:106–109
Drinker CK (1946) Extravascular protein and lymphatic system. Ann NY Acad Sci 46:807–818
Dunn FL, Brennan TJ, Nelson AE, Robertson GL (1973) The role of blood osmolality and volume in regulating vasopressin secretion in the rat. J Clin Invest 52:3212–3221
Dunn MJ, Hood VL (1977) Prostaglandins and the kidney. Am J Physiol 233:F169–177
Earley LE (1964) Effect of renal arterial infusion of albumin on saline diuresis in the dog. Proc Soc Exp Biol Med 116:262–271
Earley LE, Daugharty TM (1969) Sodium metabolism. N Engl J Med 281:72–80
Earley LE, Friedler RM (1966) The effects of combined renal vasodilatation and pressor agents on renal hemodynamics and the tubular reabsorption of sodium. J Clin Invest 45:542–551
Earley LE, Schrier RW (1973) Intrarenal control of sodium excretion by hemodynamic and physical factors. In: Orloff J, Berliner RW (eds) Handbook of physiology, Sect 8. Renal physiology. The American Physiological Society, Washington, pp 721–748
Earley LE, Martino JA, Friedler RM (1966) Factors affecting sodium reabsorption by the proximal tubule as determined during blockade of distal sodium reabsorption. J Clin Invest 45:1668–1684
Eknoyan G, Suki WN, Rector FC Jr, Seldin DW (1967) Functional characteristics of the diluting segment of the dog nephron and the effect of extracellular volume expansion on the reabsorptive capacity. J Clin Invest 46:1178–1188
Elkin DC, Warren JV (1947) Arteriovenous fistulas: their effect on the circulation. JAMA 134:1524–1532

Ellis LB (1933) Plasma protein deficiency in patients with cardiac edema. Med Clin North Am 16:943–950
Epstein FH, Post RS, McDowell M (1953) Effects of an arteriovenous fistula on renal hemodynamics and electrolyte excretion. J Clin Invest 32:233–241
Epstein AN, Fitzsimons JT, Rolls BJ (1970) Drinking induced by injection of angiotensin into the brain of the rat. J Physiol (Lond) 210:457–468
Epstein M, Duncan DC, Fishman LM (1972) Characterization of the natriuresis caused in normal man by immersion in water. Clin Sci 43:275–287
Epstein M, Pins D, Schneider N (1975) Determinants of the deranged sodium homeostasis in decompensated cirrhosis. 6th Int Congr Nephrol Florence (Abstr)
Erdmann AJ III, Vaughan TR Jr, Brigham KL, Woolverton WC, Staub NC (1975) Effect of increased vascular pressure on lung fluid balance in unanesthetized sheep. Cir Res 37:271–284
Fahr F, Eschler I (1938) Capillary pressure in right heart failure. Proc Soc Exp Biol Med 37:701–711
Farkas G v (1926) Über die Wirkung des Albumin/Globulin-Quotienten auf den osmotischen Druck des Serums. Z Ges Exp Med 50:410–417
Fein A, Grossmann RF, Jones JG, Overland E, Pitts L, Murray JF, Staub NC (1979) The value of edema fluid protein measurement in patients with pulmonary edema. Am J Med 67:32–38
Fishman AP, Maxwell MH, Crowder CH, Morales P (1951) Kidney function in cor pulmonale. Circulation 3:703–714
Fitzsimons JT (1972) Thirst. Physiol Rev 52:468–477
Fitzsimons JT, Simons BJ (1969) The effect on drinking in the rat of intravenous infusion of angiotensin given alone or in combination with other stimuli of thirst. J Physiol (Lond) 203:45–52
Freeman S (1953) Recent advances in the physiology and biochemistry of the liver. Med Clin North Am 37:109
Friedberg CK (1971) Edema and pulmonary edema: Pathologic physiology and differential diagnosis. Cardiovasc Dis XIII:546–579
Friedberg CK, Lasser RP, Allen DF, Furst SK, Gabor GE (1964) Production of chronic elevation of left ventricular and diastolic pressure in dogs: hematologic and renal studies. Circ Res 15:1–13
Friedler RM, Belleau LJ, Martino JA, Earley LE (1967) Haemodynamically induced natriuresis in the presence of sodium retention resulting from constriction of the thoracic inferior vena cava. J Lab Clin Med 69:565–583
Gauer OH, Henry JP (1963) Circulatory basis of fluid volume control. Physiol Rev 43:423–435
Gauer OH, Thron HL (1965) Postural changes in the circulation. In: Handbook of physiology, Sect 2, vol 3. Williams & Wilkins, Baltimore, pp 2409
Gauer OH, Henry JP, Behn C (1970) The regulation of extracellular fluid volume. Annu Rev Physiol 32:547–556
Genest J, De Champlain J, Veyrat R, Koiw E, Boucher R (1966) The activity of the renin-angiotensin-aldosterone system in hypertension and hydropic diseases. In: Krück F (Hrsg) Aktuelle Probleme der Nephrologie. Springer, Berlin Heidelberg New York, S 152
Genest J, Granger P, De Champlain J, Boucher R (1968) Endocrine factors in congestive heart failure. Am J Cardiol 22:35–46
Gibbons THB (1948) Über das Verhalten des Venendrucks in verschiedenen Stadien von chronischer Herzinsuffizienz. Am Heart J 35:553–560
Gibson JG, Evans WA (1937a) Clinical studies of the blood volume. I. Clinical application of a method employing the azo dye "Evans-blue" and the spectrophotometer. J Clin Invest 16:301–309
Gibson JG, Evans WA (1937b) Clinical studies of the blood volume. II. The relation of plasma and total blood volume to venous pressure, blood velocity rate, physical measurements, age and sex in ninety normal humans. J Clin Invest 16:317–324
Gibson JG, Evans WA (1937c) Clinical studies of the blood volume. III. Changes in

blood volume, venous pressure and blood velocity rate in chronic congestive heart failure. J Clin Invest 16:851–859
Gill JR Jr (1970) Edema. Annu Rev Med 21:269–281
Gill JR Jr, Casper AGT (1969) Role of the sympathetic nervous system in the renal response to hemorrhage. J Clin Invest 48:915–922
Gill JR Jr, Casper AGT (1972) Depression of proximal tubular sodium reabsorption in the dog in response to renal beta-adrenergic stimulation by isoproterenol. J Clin Invest 50:112–118
Gill JR Jr, Mason DT, Bartter FC (1964) Adrenergic nervous system in sodium metabolism: effects of guanethidine and sodium-retaining steroids in normal man. J Clin Invest 43:177–185
Gill JR Jr, Carr AA, Fleischman LE, Casper AGT, Bartter FC (1967) Effects of pentolinium on sodium excretion in dogs with constriction of the vena cava. Am J Physiol 212:191–201
Goetz KL, Bend GC, Bloxham DD (1975) Atrial receptors and renal function. Physiol Rev 55:157–168
Gorlin R, Lewis BM, Haynes FW, Dexter L (1952) Studies of the circulation dynamics at rest in mitral valvular regurgitation with and without stenosis. Am Heart J 43:357–365
Grandchamp A, Boulpaep EL (1974) Pressure control of sodium reabsorption and intercellular backflux across proximal kidney tubule. J Clin Invest 54:69–78
Grausz H, Lieberman R, Earley LE (1972) Effect of plasma albumine on sodium reabsorption in patients with nephrotic syndrome. Kidney Int I:47–56
Graveline DE, Duane E, Jackson MM (1961) Diuresis associated with prolonged water immersion. J Appl Physiol 17:519–525
Green R, Windhager EE, Giebisch G (1974) Protein oncotic pressure effects on proximal tubular fluid movement in the rat. Am J Physiol 226:265–273
Gunton RW, Paul W (1955) Blood volume in congestive heart failure. J Clin Invest 34:879–885
Gupta PD, Henry JP, Sinclair R, von Baumgarten R (1966) Responses of atrial and aortic baroreceptors to non-hypotensive haemorrhage and to transfusion. Am J Physiol 211:1429–1436
Guyton AC (1963) Concept of negative interstitial pressure based on pressures in implanted perforated capsules. Circ Res 12:399–405
Guyton AC (1965) Interstitial fluid pressure: II. Pressurevolume curves of interstitial space. Circ Res 16:452–460
Guyton AC (1969) Interstitial fluid pressure-volume relationships and their regulation. In: Wolstenholme GEW, Knight J (eds) Ciba Foundation Symposium on Circulatory and Respiratory Mass Transport. J & A Churchill, London, p 4
Guyton AC (1976) Textbook of medical physiology, 5th edn. Saunders, Philadelphia
Guyton AC (1981) Textbook of medical physiology, 6th edn. Saunders, Philadelphia
Guyton AC, Lindsey AW (1959) Effect of elevated left atrial pressure and decreased plasma protein concentration on the development of pulmonary edema. Circ Res 7:649–657
Guyton AC, Jones CE, Coleman TC (1973) Circulatory physiology: Cardiac output and its regulation, 2nd edn. Saunders, Philadelphia
Guyton AC, Taylor AE, Granger HJ (1975) Circulatory physiology. II. Dynamics and control of the body fluids. Saunders, Philadelphia
Haber E (1976) The role of renin in normal and pathological cardiovascular homeostasis. Circulation 54:849–861
Haberich FJ (1968) Osmoreception in the portal circulation. Fed Proc 27:1137–1144
Haberich FJ, Aziz O, Nowacki PE, Ohm W (1969) Zur Spezifität der Osmoreceptoren in der Leber. Pfluegers Arch 313:289–296
Halmágyi D, Felkai B, Iványi J, Hetenyi G (1952) The role of the nervous system in the maintenance of venous hypertension in heart failure. Br Heart J 14:101–109
Harris AW, Gibson LG (1939) Clinical studies of the blood volume. VII. Changes in blood volume in Bright's disease with or without edema, renal insufficiency or congestive heart failure and in hypertension. J Clin Invest 18:527–537

Harrison TR (1939) Failure of the circulation, 2nd edn. Williams & Wilkins, Baltimore
Hayslett JP, Kashgarian M, Epstein FH (1967) Changes in proximal and distal tubular reabsorption produced by rapid expansion of extracellular fluid. J Clin Invest 46:1254–1264
Hayward GW (1955) Pulmonary oedema. Br Med J I:1361–1366
Henry JP, Goodman J, Meehan JP (1947a) Effects of acute anoxia on the capillary permeability of the human arm. Am J Med 2:657–668
Henry JP, Goodman J, Meehan JP (1947b) Capillary permeability in relation to acute anoxia and to venous oxygen saturation. J Clin Invest 26:1119–1126
Henry JP, Gupta PD, Meehan JP, Sinclair R, Share L (1968) The role of afferents from the low pressure system in the release of antidiuretic hormone during nonhypotensive haemorrhage. Can J Physiol Pharmacol 46:287–299
Herrmann GR (1946) Blood plasma proteins in patients with heart failure. Ann Intern Med 24:893–902
Hodge RL, Lowe RD, Vane JR (1966) The effects of alteration of blood volume on the concentration of circulating angiotensin in anesthetized dogs. Am J Physiol 185:613–621
Hodge RL, Lowe RD, Ng KKF, Vane JR (1969) Role of the vagus nerve in the control of the concentration of angiotensin in the circulation. Nature 221:177–183
Hollander W, Judson WE (1956) The relationship of cardiovascular and renal hemodynamic function to sodium excretion in patients with severe heart disease but without edema. J Clin Invest 35:970–981
Holman E (1962) Contributions to cardiovascular physiology gleaned from clinical and experimental observations of abnormal arteriovenous communications. J Cardiovasc Surg 3:48–57
Hope J (1832) A treatise on the diseases of the heart and blood vessels. Kidd, London
Horrobin DF, Lloyd IJ, Lipton A, Burstyn PG, Durkin N, Muiruri KL (1971) Actions of prolactin on human renal function. Lancet 2:352–355
Horrobin DF, Hanku MS, Nassar BA (1974) Hepatorenal syndrome and prolactin. N Engl J Med 290:408–412
Horster M, Thurau K (1968) Micropuncture studies on the filtration rate of single superficial and juxtamedullary glomeruli in the rat kidney. Pfluegers Arch 301:162–181
Howards SS, Davis BB, Knox FG, Wright FS, Berliner RW (1968) Depression of fractional sodium reabsorption by the proximal tubule of the dog without sodium diuresis. J Clin Invest 47:1561–1576
Hurley JV (1978) Current views on mechanisms of pulmonary edema. J Pathol 125:59–79
Hyatt RE, Smith JR (1954) The mechanism of ascites. A physiological appraisal. Am J Med 434–443
Hyman AL, Kadowitz PJ (1979) Pulmonary vasodilator activity of prostacyclin (PGI_2) in the cat. Circ Res 45:404–409
Hyman AL, Spannkahe ES, Kadowitz PJ (1978) Prostaglandins and the lung. Am Rev Respir Dis 117:111–136
Iliff LD (1971) Extra-alveolar vessels and edema development in excised dog lungs. Circ Res 28:524–532
Iversen P, Nakazawa F (1927) Om Oedempatogenese. Ugeskr Loeg 89:640–648
Jacobs LS, Snyder PJ, Utiger RD, Daughaday WH (1973) Prolactin response to thyrotropin-releasing hormone in normal subjectcs. J Clin Endocrinol Metab 36:1069–1076
James AH (1949) The mechanism of pleural and ascitic effusions, with a suggested method for the indirect estimation of portal venous pressure. Clin Sci 8:291–299
Jamison RL (1970) Micropuncture study of superficial and juxtamedullary nephrons in the rat. Am J Physiol 218:46–55
Johnson JA, Moore WW, Segar WE (1969) Small changes in left atrial pressure and plasma antidiuretic hormone titers in dogs. Am J Physiol 217:210–217
Judson WE, Helmer OM (1971) Relationship of cardiorenal function to renin-aldosterone system in patients with valvular heart disease. Circulation 44:2–10
Kahl FR, Flint JF, Szidon JP (1974) Influence of left atrial distension on renal vasomotor tone. Am J Physiol 226:240–248

Kaloyanides GJ, Azer M (1971) Evidence for a humoral mechanism in volume expansion natriuresis. J Clin Invest 50:1603–1617
Kaloyanides GJ, Dibona GF, Bastron RD (1974) Response of the isolated kidney to acute volume expansion with equilibrated blood. Proc Soc Exp Biol Med 147:619–625
Kamm DE, Levinsky NG (1965) The mechanism of denervation natriuresis. J Clin Invest 44:93–101
Kaplan MA, Bourgoignie JJ, Rosecan J, Bricker NS (1974) The effects of the natriuretic factor from uremic urine on sodium transport, water and electrolyte content and pyruvate oxidation by the isolated toad bladder. J Clin Invest 53:1568–1578
Karim F, Kidd C, Malpus CM, Penna PE (1972) The effects of stimulation of the left atrial receptors on sympathetic efferent nerve activity. J Physiol (Lond) 227:243–250
Kaufmann W, Steiner B, Dürr F, Meurer KA, Behn C (1969) Induzierter Aldosteronismus bei hydropischer Herzinsuffizienz. Klin Wochenschr 47:16–22
Knedel M (1955) Quantitative Glykoproteidbestimmungen in isolierten Serumeiweißfraktionen. Verh Dtsch Ges Inn Med 61:277–281
Knox FG, Gasser J (1974) Altered distal sodium reabsorption in volume expansion. Mayo Clin Proc 49:775–784
Knox FG, Davis BB, Berliner RW (1967) Effect of chronic cardiac denervation on renal response to saline infusion. Am J Physiol 213:174–182
Knox FG, Willis LR, Strandhoy JW, Schneider EG, Navar LG, Ott CE (1972) Role of peritubule Starling forces in proximal reabsorption following albumin infusion. Am J Physiol 223:741–752
Knox FG, Schneider EG, Willis LR, Strandhoy JW, Ott CE (1973) Effect of volume expansion on sodium excretion in the presence and absence of increased delivery from superficial proximal tubules. J Clin Invest 52:1642–1651
Kowalski HJ, Abelmann WH (1953) Cardiac output at rest in Laennec's cirrhosis. J Clin Invest 32:1025–1033
Kramer HG, Gonick HC, Krück F (1972) Natriuretisches Hormon. Klin Wochenschr 50:893–907
Krogh A, Landis EM, Turner AH (1932) The movement of fluid through the human capillary wall in relation to venous pressure and to the colloid osmotic pressure of the blood. J Clin Invest 11:63–71
Krück F (1969) Endogene Regulation des Natriumhaushaltes: In: Watschinger B (Hrsg) Aktuelle Probleme des Elektrolyt- und Wasserhaushaltes. Verlag der Wiener Med Akademie, S 131–144
Laks MM, Garner D, Morady F, Swan HJC (1972) Hemodynamics in the conscious dog during progressive pulmonary arterial occlusion. Am J Physiol 22:570–578
Landis EM (1928) Micro-injection studies of capillary wall to fluid and to the plasma proteins. Am J Physiol 83:528–536
Landis EM (1946) Capillary permeability and the factors affecting the composition of the capillary ultrafiltrate. Ann NY Acad Sci 46:713–720
Landis EM, Pappenheimer JR (1963) Exchange of substances through the capillary walls. In: Hamilton WF (ed) Handbook of physiology, Sect 2, vol 2. Williams & Wilkins, Baltimore, pp 961–1034
Landis EM, Jonas L, Angevine M, Erb W (1932) The passage of fluid and protein through the human capillary wall during venous congestion. J Clin Invest 11:717–726
Landwehr DM, Klose RM, Giebisch G (1967) Renal tubular sodium and water reabsorption in the isotonic sodium chloride loaded rat. Am J Physiol 212:1327–1333
Laragh JH (1962) Hormones and the pathogeneses of congestive heart failure: Vasopressin, Aldosterone, and Angiotensin II. Circulation 25:1015–1023
Laragh JH, Cannon PJ (1962) Endocrine factors in congestive heart failure: Vasopressin, Aldosterone and Angiotensin. Med Clin North Am 46:1471–1482
Lassiter WE, Mylle M, Gottschalk CW (1964) Net transtubular movement of water and urea in saline diuresis. Am J Physiol 206:669–678
Lavoie R, Gilbert G, Lafontaine R (1972) Cerebral arteriovenous fistula complicated by congestive heart failure in a five-month-old infant. Can Med Assoc J 107:220–227

Leaf A, Bartter FC, Santos RF, Wrong O (1953) Evidence in man that urinary electrolytes loss induced by pitressin is a function of water retention. J Clin Invest 32:868–876
Lebrie SJ, Mayerson HS (1960) Influence of elevated venous pressure on flow and composition of renal lymph. Am J Physiol 198:1037–1046
Leeber DA, Murdaugh HV, Davis BB (1968) Inhibition of sodium transport by Henle's loop after intravenous saline infusion. J Lab Clin Med 72:220–229
Levine OR, Mellins RB, Senior RM, Fishman AP (1967) The application of Starling's law of capillary exchange to the lungs. J Clin Invest 46:934–944
Levinsky N (1966) Non-aldosterone influences on renal sodium transport. Ann NY Acad Sci 139:295–302
Levinsky NG, Lalone RC (1963) Mechanism of sodium diuresis after saline infusion in dog. J Clin Invest 42:1261–1276
Levy M (1972) Effects of acute volume expansion and altered hemodynamics on renal tubular function in chronic caval dogs. J Clin Invest 51:922–938
Levy M (1974) Renal function in dogs with acute selective hepatic venous outflow block. Am J Physiol 227:1074–1082
Lewy JE, Windhager EE (1968) Peritubular control of proximal tubular fluid reabsorption in the rat kidney. Am J Physiol 214:943–953
Lifschitz MD, Schrier RW (1973) Alterations in cardiac output with chronic constriction of thoracic inferior vena cava. Am J Physiol 225:1364–1372
Lindheimer MD, Lalone RC, Levinsky NG (1967) Evidence that an acute increase in glomerular filtration has little effect on sodium excretion in the dog unless extracellular volume is expanded. J Clin Invest 46:256–265
Lockett MF (1965) A comparison of the direct renal actions of pituitary growth and lactogenic hormones. J Physiol (Lond) 181:192–202
Lockett MF, Nail B (1965) A comparative study of the renal actions of growth and lactogenic hormones in rats. J Physiol (Lond) 180:147–156
Lommer D, Bette L, Blaise H, Düsterdieck G, Krück F, Jahnecke J, Schieffer H, Wolff HP (1966) Sekretion, Stoffwechsel und Exkretion des Aldosterons bei Normalpersonen, bei Hochdruckpatienten und bei Patienten mit Ödemen unterschiedlicher Genese. Verh Dtsch Ges Inn Med 72:457–461
Lommer D, Düsterdieck G, Jahnecke J, Vecsei P, Wolff HP (1968) Sekretion, Plasmakonzentration, Verteilung, Stoffwechsel und Ausscheidung von Aldosteron bei Gesunden und Kranken. Klin Wochenschr 46:741–749
Low FN (1961) The extracellular position of the human blood-air barrier and its relation to tissue space. Anat Rec 139:105–123
Ludwig C (1861) Lehrbuch der Physiologie des Menschen. Winter, Heidelberg, S 428
Luetscher JA (1941) Electrophoretic analysis of the proteins of plasma and serous effusions. J Clin Invest 20:99–106
Luetscher JA Jr, Johnson BB (1954) Observations on sodium retaining corticoid (aldosterone) in urine of children and adults in relation to sodium balance and edema. J Clin Invest 33:1441–1446
Lundgren O, Lundwall J, Mellander S (1964) Range of sympathetic discharge and reflex vascular adjustments in skeletal muscle during hemorrhagic hypotension. Acta Physiol Scand 62:380
Luz PL Da, Shubin H, Weil MH, Jacobson E, Stein L (1975) Pulmonary edema related to changes in colloid osmotic and pulmonary artery wedge pressure in patients after acute myocardial infarction. Circulation 51:350–357
Mackenzie J (1913) Diseases of the heart. Oxford Medical Publishers, London
Magno M, Szidon JP (1976) Hemodynamic pulmonary edema in dogs with acute and chronic lymphatic ligation. Am J Physiol 231:1777–1782
Malik AB, Lee BC, Van der Zee H, Johnson A (1978) Mechanism of neurogenic pulmonary edema. Am Rev Respir Dis 117/2:367–375
Mancia G, Romero JC, Shepherd JT (1975) Continuous inhibition of renin release in dogs by vagally innervated receptors in the cardio-pulmonary region. Circ Res 36:529–537
Margolius HS, Morowitz D, Geller RG, Alexander RW, Gill JR Jr, Pisano JJ, Keiser HR (1974) Urinary kallikrein excretion in normal man. Circ Res 35:812–819

Martino JA, Earley LE (1967) Demonstration of the role of physical factors as determinants of natriuretic response to volume expansion. J Clin Invest 46:1963–1978
Mason JM (1933) Extreme cardiac decompensation following traumatic arterio-venous fistula of left subclavian vessels. Am J Surg 20:451–454
Mason JM, Ledsome JR (1974) Effects of obstruction of the mitral orifice or distension of the pulmonary vein-atrial junctions on renal and hindlimb vascular resistance in the dog. Circ Res 35:24–35
Mayerson HS (1963) The physiologic importance of lymph. In: Handbook of physiology, Sect II, vol II. Williams & Wilkins, Baltimore, pp 1035–1073
McCance RA (1936) Experimental sodium chloride deficiency in man. Proc R Soc Lond [Biol] 119:245–256
McDonald KM, Rosenthal A, Schrier RW, Galicich J, Lauler DP (1970) Effect of interruption of neural pathways on renal response to volume expansion. Am J Physiol 218:510–517
McKee FW, Wilt WG, Hyatt RE, Whipple GH (1950) The circulation of ascitic fluid. Interchange of plasma and ascitic fluid proteins as studied by means of C^{14} labeled lysine in dogs with constriction of the vena cava. J Exp Med 91:115–123
McKee FW, Vuile CL, Lamson BG, Whipple GH (1952) Albumin and globulin circulation in experimental ascites. Relative rates of interchange between plasma and ascitic fluid studied with C^{14} labeled protein. J Exp Med 95:161–169
McMaster PD (1943) The lymphatic system. Annu Rev Physiol 5:207–212
McPeak EM, Levine SA (1946) The preponderance of right hydrothorax in congestive heart failure. Ann Intern Med 25:916–923
Mellander S, Öberg B (1967) Transcapillary fluid absorption and other vascular reactions in the human forearm during reduction of the circulating blood volume. Acta Physiol Scand 71:37–46
Merrill AJ (1946) Edema and decreased renal blood flow in patients with chronic congestive heart failure: evidence of "forward failure" as the primary cause of edema. J Clin Invest 25:389–395
Merrill AJ (1949) Mechanisms of salt and water retention in heart failure. Am J Med 6:357–366
Meyer BJ, Meyer A, Guyton AC (1968) Interstitial fluid pressure V. Negative pressure in the lung. Circ Res 22:263–271
Mills IH, Wardener de HE, Hayter CJ, Clapham WF (1961) Studies on the afferent mechanism of the sodium chloride diuresis which follows intravenous saline in the dog. Clin Sci 21:259–264
Mittelman J, Levy M (1972) Failure to demonstrate non-aldosterone salt-retaining substances in urine, plasma and liver extract of chronic caval dogs. Can J Physiol Pharmacol 50:1162–1169
Mokotoff RG, Ross G (1948) The effect of spinal anesthesia on the renal ischaemia in congestive heart failure. J Clin Invest 27:335–343
Moseley P, Kohler JP, Rice CL, Schwartz JS, Gould S, Zarins CK, Kerstein MD, Moss GS (1979) Does sepsis reduce threshold hydrostatic pressure in pulmonary edema? Surg Forum 30:170–172
Mouw DR, Abraham SF, Blair-West JR, Coghlan JP, Denton DA, McKenzie JS, McKinley MJ, Scoggins BA (1974) Brain receptors, renin secretion and renal sodium retention in conscious sheep. Am J Physiol 226:56–63
Muenster JJ, Graettinger JS, Campbell JA (1959) Correlation of clinical and hemodynamic findings in patients with systemic arterio-venous fistulas. Circulation 20: 1079–1086
Newman EV (1949) Function of the kidney and metabolic changes in cardiac failure. Am J Med 7:490–498
Nicolaysen G, Hauge A (1979) Determinants of transvascular fluid shifts in zone-I isolated rabbit lungs. Microvasc Res 17/2:113–119
Nicoll PA, Webb RL (1955) Vascular patterns and active vasomotion as determiners of flow through minute vessels. Angiology 6:291–298

Nijima A (1969) Afferent discharge from osmoreceptors in the liver. Science 166:1519–1524
Nijima A (1975) Observation on the localization of mechanoreceptors in the kidney and afferent nerve fibers in the renal nerves in the rabbit. J Physiol (Lond) 245:81–89
Nitta S, Staub NC (1973) Lung fluids in acute ammonium chloride toxicity and edema in cats and guinea pigs. Am J Physiol 224:613–617
Nix JT, Mann FC, Bollman JL, Grindlay JH, Flock EV (1951) Alteration of protein constituents of lymph by specific injury to the liver. Am J Physiol 164:119–127
Öberg B (1964) Effects of cardiovascular reflexes on net capillary fluid transfer. Acta Physiol Scand [Suppl] 62:229–236
Öberg B, Rosell S (1967) Sympathetic control of consecutive vascular sections in canine subcutaneous adipose tissue. Acta Physiol Scand 71:47–56
Öberg B, White S (1970) Circulatory effects of interruption and stimulation of cardiac vagal afferents. Acta Physiol Scand 80:383–390
Ölkers HA (1931a) Hormonale Beeinflussung des kolloid-osmotischen Druckes (Kolloid-osmotischer Druck und Diurese). Arch Exp Pathol Ther 160:9–16
Ölkers HA (1931b) Untersuchungen über den kolloid-osmotischen Druck des Serums. Z Klin Med 115:854
Ogletree ML, Brigham KL (1979) Prostacyclin (PGI_2) and PGE_1 produce opposite effects on sheep lung vascular permeability. Fed Proc 38/II:1266–1273
Oparil S, Haber E (1974) The renin-angiotensin system. N Engl J Med 291:389–401
Orloff MJ, Ross TH, Baddeley RM, Nutting RO, Spitz BR, Sloop RD, Neesby T, Halasz NA (1964) Experimental ascites. VI The effects of hepatic venous outflow obstruction and ascites on aldosterone secretion. Surgery 56:83–92
Orloff MJ, Lipman CA, Noel SM, Halasz NA, Neesby T (1965) Hepatic regulation of aldosterone secretion by a humoral mediator. Surgery 58:225–231
Paine SA, Peters JP (1932) The plasma proteins in relation to blood hydration. VIII Serumproteins in heart disease. J Clin Invest 11:103–111
Pappenheimer JR (1953) Passage of molecules through capillary walls. Physiol Rev 33:387–396
Pappenheimer JR, Sotorivera A (1948) Effective osmotic pressure of the plasma proteins and other quantities associated with the capillary circulation in the hindlimbs of cats and dogs. Am J Physiol 152:471–482
Parsons RJ, McMaster PHD (1938) The effect of the pulse upon the formation and flow of lymph. J Exp Med 68:355–362
Peters JP (1948) The role of sodium in the production of edema. N Engl J Med 239:353–362
Peters JP (1952) The problem of cardiac edema. Am J Med 12:66–76
Piper PJ, Vane JR (1971) The release of prostaglandins from lung and other tissues. Ann NY Acad Sci 180:363–383
Prentice TC, Berlin NI, Hyde GM, Parsons RJ, Lawrence JH, Port S (1951) Total red cell volume, plasma volume and sodium space in congestive heart failure. J Clin Invest 30:1471–1479
Prentice THC, Siri W, Joiner EE (1952) Quantitative studies of ascitic fluid circulation with tritium-labeled water. Am J Med 13:668–675
Randall RE Jr, Papper S (1958) Mechanism of postoperative limitation in sodium excretion: role of extracellular fluid volume and of adrenal cortical activity. J Clin Invest 37:1628–1641
Rector FC Jr, Van Giesen G, Kiil F, Seldin DW (1964) Influence of expansion of extracellular volume on tubular reabsorption of sodium independent of changes in glomerular filtration rate and aldosterone activity. J Clin Invest 43:341–348
Reid L (1968) Structural and functional reappraisal of the pulmonary artery system. Scientific Basis Med Annu Rev, pp 289–307
Relman AS, Schwartz WB (1952) The effect of DOCA on electrolyte balance in normal man and its relation to sodium chloride intake. Yale J Biol Med 24:540–558
Renkin EM (1977) Multiple pathways of capillary-permeability. Circ Res 41:735–743

Renkin EM, Pappenheimer JR (1957) Wasserdurchlässigkeit und Permeabilität der Capillarwände. Ergeb Physiol 49:59–67
Renkin EM, Rosell S (1962) Effects of different types of vasodilator mechanisms on vascular tonus and on transcapillary exchange of diffusible material in skeletal muscle. Acta Physiol Scand 54:241–250
Renold AE, Crabbe J, Hernando-Avendano L, Nelson DH, Ross EJ, Emerson K Jr, Thorn GW (1957) Inhibition of aldosterone secretions by amphenone in man. N Engl J Med 256:16–23
Robin ED, Cross CE, Zelis R (1973) Pulmonary edema. N Engl J Med 288:239–246
Rocha e Silva M Jr, Rosenberg M (1969) The release of vasopressin in response to hemorrhage and its role in the mechanism of blood pressure regulation. J Physiol (Lond) 202:535–543
Rosenbaum JD, Papper S, Ashley MM (1955) Variations in renal excretion of sodium independent of change in adrenocortical hormone dosage in patients with Addison's disease. J Clin Endocrinol Metab 15:1459–1474
Rouffignac de C, Bonvalet JP (1974) Heterogeneity of nephron population. In: Thurau K (ed) Kidney and urinary tract physiology. MTP International Review of Science, vol 6. Butterworth, London, p 394
Rowe AH (1917) Refractometric studies of serum proteins in nephritis, cardiac decompensation, diabetes, anemia and other chronic diseases. Arch Intern Med 19:354–362
Ruszniak I, Földi M, Szabo G (1957) Physiologie und Pathologie des Lymphkreislaufs. Fischer, Jena
Rutenberg HL, Spann JF Jr (1973) Alterations of cardiac sympathetic neurotransmitter activity in congestive heart failure. Am J Cardiol 32:472–486
Ryan SF (1969) The structure of the interalveolar septum of the mammalian lung. Anat Rec 165:467–473
Said SI (1978) Environmental injury of the lung: Role of humoral mediators. Fed Proc 37:3504–3507
Salvesen HA, Linder GC (1923) Observations on the inorganic bases and phosphates in relation to the protein of blood and other body fluids in Bright's disease and in heart failure. J Biol Chem 58:617–623
Schedl HP, Bartter FC (1960) An explanation for and experimental correction of the abnormal water diuresis in cirrhosis. J Clin Invest 39:248–261
Schilling JA, McCoord AB, Clausen SW, Troup SB, McKee FW (1952) Experimental ascites. Studies of electrolyte balance in dogs with partial and complete occlusion of the portal vein and of the vena cava above and below the liver. J Clin Invest 31:702–711
Schmidt RW, Bourgoignie JJ, Bricker NS (1974) On the adaptation in sodium excretion in chronic uraemia. The effects of proportional production of sodium intake. J Clin Invest 53:1736–1744
Schneeberger EE, Karnowsky MJ (1976) Substructure of intercellular junctions in freeze-fractured alveolar-capillary membranes of mouse lung. Circ Res 38:404–411
Schneider EG, Dresser TP, Lynch RE, Knox FG (1971) Sodium reabsorption by the proximal tubule of dogs with experimental heart failure. Am J Physiol 220:952–957
Schrier RW (1974) Effects of adrenergic nervous system and catecholamines on systemic and renal hemodynamics, sodium and water excretion and renin secretion. Kidney Int 6:291–299
Schrier RW, Humphreys MH (1971) Factors involved in the antinatriuretic effects of acute constriction of the thoracic and abdominal inferior vena cava. Circ Res 29:479–489
Schrier RW, Wardener de HE (1971) Tubular reabsorption of sodium ion. N Engl J Med 285:1231–1303
Schrier RW, McDonald KM, Jagger PI, Lauler DP (1967) The role of the adrenergic nervous system in the renal response to acute extracellular volume expansion. Proc Soc Exp Biol Med 125:1157–1162
Schröder R (1963) Untersuchungen über das Verhalten der Nebennierenrindenhormone bei hydropischer Herzinsuffizienz. Dtsch Arch Klin Med 209:20–28

Schwiegk H, Riecker G (1960) In: Bergman G von, Frey W, Schwiegk H (Hrsg) Handbuch der inneren Medizin, 4. Aufl, Bd IX/1. Springer, Berlin Göttingen Heidelberg
Sedlákova E, Prusik Z, Skopova J, Barth T, Kluh I, Cort JH (1974) Isolation of a tridecapeptide from natriuretic fractions of bovine posterior pituitary. Eur J Clin Invest 4:285–294
Seely JF (1973) Effects of peritubular oncotic pressure on rat proximal tubule electrical resistance. Kidney Int 4:28–36
Segar WE, Moore WW (1968) The regulation of antidiuretic hormone release in man. J Clin Invest 47:2143–2150
Seymour WB, Pritchard WH, Longley LP, Hayman JM Jr (1942) Cardiac output, blood and interstitial fluid volumes, total circulating serum protein and kidney function during cardiac failure and after improvement. J Clin Invest 21:229–236
Share L (1967a) Vasopressin: its bioassay and the physiological control of its release. Am J Med 42:701–711
Share L (1967b) Role of peripheral receptors in the increased volume of vasopressin in response to hemorrhage. Endocrinology 81:1140–1149
Share L, Claybaugh JR (1972) Regulation of body fluids. Annu Rev Physiol 34:235–243
Sharp GWG, Leaf A (1964) Biological action of aldosterone in vitro. Nature 202:1185–1188
Simionescu M, Simionescu N, Palade GE (1975) Permeability of muscle capillaries to small hemepeptides. Evidence for the existence of patent transendothelial channels. J Cell Biol 64:586–607
Skinner SL, McCubbin JW, Page IH (1964) Control of renin secretion. Circ Res 15:64–73
Smirk FH (1936) Observations on the causes of edema in congestive heart failure. Clin Sci 2:317–325
Smith HW (1951) The kidney: Structure and function in health and disease. Oxford University Press, New York, pp 544–545
Smith HW (1957) Salt and water volume receptors. Am J Med 23:623–631
Snashall PD, Weidner WJ, Staub NC (1977) Extravascular lung water after extracellular fluid volume expansion in dogs. J Appl Physiol 42:624–629
Spät A, Saliga M, Sturcz J, Sólyom J (1963) Effect of aldosterone on intestinal transport of sodium and potassium. Lancet 2:96–99
Spealman CR, Newton M, Post RL (1947) Influence of environmental temperature and posture on volume and composition of blood. Am J Physiol 150:628–635
Spitzer A, Windhager EE (1970) Effect of peritubular oncotic pressure changes on proximal tubular fluid reabsorption. Am J Physiol 218:1188–1197
Starling EH (1896a) Physiological factors involved in the causation of dropsy. The production of lymph. Lancet II:1267–1273
Starling EH (1896b) The absorption of fluids from the connective tissue spaces. Lancet II:1331–1338
Starling EH (1896c) Physiological factors involved in the causation of dropsy. Lancet II:1405–1409
Starling EH (1909) The fluids of the body. The Herter Lectures, Keener, Chicago
Starr J Jr, Jeffers WA, Meade RH Jr (1943) The absence of conspicuous increments of venous pressure after severe damage to the right ventricle of the dog, with a discussion of the relation between clinical congestive heart failure and heart disease. Am Heart J 26:291–302
Staub NC (1971) Steady state pulmonary transvascular water filtration in unanaesthetized sheep. Circ Res [Suppl I] 28/29:135–139
Staub NC (1974) Pulmonary edema. Physiol Rev 54:678–811
Staub NC (1978a) Pulmonary edema due to increased microvascular permeability to fluid and proteins. Circ Res 43:143–151
Staub NC (1978b) Pulmonary edema. Physiologic approaches to management. Chest 74:559–564
Staub NC (1979) Pathways for fluid and solute fluxes in pulmonary edema. In: Fishman AP, Renkin EM (eds) Pulmonary edema. American Physiological Society, Bethesda, pp 113–124

Staub NC (1980) The pathogenesis of pulmonary edema. Prog Cardiovasc Dis 23:53–80
Staub NC, Nagano H, Pearce ML (1967) Pulmonary edema in dogs especially the sequence of fluid accumulation in the lungs. J Appl Physiol 22:227–240
Stead EA, Warren JV (1944) The protein content of the extracellular fluid in normal subjects after venous congestion and in patients with cardiac failure, anoxemia and fever. J Clin Invest 23:283–294
Steele JM, Berger EY (1951) Evidence for desoxycorticosteronelike activity in the accumulation of edema. Trans Assoc Am Physicians 64:262–270
Stein JH, Reineck HJ (1975) Effect of alterations in extracellular fluid volume on segmental sodium transport. Physiol Rev 55:127–138
Stein RM, Abramson RG, Kahn T, Levitt MF (1967) Effects of hypotonic saline loading in hydrated dog: evidence for a saline-induced limit on distal tubular sodium transport. J Clin Invest 46:1205–1214
Stein JH, Osgood RW, Boonjaren S, Ferris TF (1973) A comparison of the sequential analysis of sodium reabsorption during Ringer's and hyperoncotic albumin infusion in the rat. J Clin Invest 52:2313–2319
Strandhoy JW, Wiliamson HE (1970) Evidence for an hepatic role in the control of sodium excretion. Proc Soc Exp Biol Med 133:419–424
Strandhoy TW, Schneider EG, Willis LR, Know FG (1974) Intrarenal effects of phenoxybenzamine on sodium reabsorption. J Lab Clin Med 83:263–274
Strauss MB, Earley LE (1959) An enquiry into the role of sodium retaining steroids in the homeostasis of body sodium in man. Trans Assoc Am Physicians 72:200–206
Stumpe KO, Krück F (1970) Ödempathogenese. Hämodynamische und humorale Faktoren. In: Brunner W, Kappert A, May R, Schoop W, Witzleb E (Hrsg) Das dicke Bein. Aktuelle Probleme in der Angiologie, Bd 9. Bern Stuttgart Wien, S 32–46
Stumpe KO, Sölle H, Klein H, Krück F (1973) Mechanism of sodium and water retention in rats with experimental heart failure. Kidney Int 4:309–317
Stumpe KO, Reinelt B, Ressel C, Klein H, Krück F (1974) Urinary sodium excretion and proximal tubule reabsorption in rats with high output failure. Nephron 12:261–274
Surtshin A, Rolf D, White HL (1951) Constancy of sodium excretion in presence of chronically altered glomerular filtration rate. Am J Physiol 165:429–433
Tait JF, Bougas J, Little B, Tait SAS, Flood C (1965) Splanchnic extraction and clearance of aldosterone in subjects with minimal and marked cardiac dysfunction. J Clin Endocrinol 25:219–226
Taylor RR, Covell JW, Ross J Jr (1968) Left ventricular function in experimental aorto-caval fistula with circulatory congestion and fluid retention. J Clin Invest 47:1333–1342
Tobian L, Coffee K, Ferreira D, Meuli J (1964) The effect of renal perfusion pressure on the net transport of sodium out of distal tubular urine as studied with the stop-flow technique. J Clin Invest 43:118–127
Toshima H, Yokota Y (1979) Clinics of edema. Pathogenesis of cardiac edema – with respect to role of hypoproteinemia. Jpn J Med 18:37–41
Uchida J, Kamisaha K, Heda H (1971) Two types of renal mechanoreceptors. Jpn Heart J 12:233–240
Vander AJ (1967) Control of renin release. Physiol Rev 47:359–382
Vander AJ, Malvin RL, Wilde WS, Sullivan LP (1958) Re-examination of salt and water retention in congestive heart failure. Am J Med 25:497–502
Vereerstraeten P, Myttenaere de M (1968) Effect of raising the transtubular oncotic gradient on sodium excretion in the dog. Pfluegers Arch 302:1–12
Vereerstraeten P, Toussaint C (1968) Role of the peritubular oncotic pressure on sodium excretion by the pavian kidney. Pfluegers Arch 302:13–21
Verney EB (1947) The antidiuretic hormone and the factors which determine its release. Proc R Soc Lond [Biol] 135:25–32
Viskoper JR, Czaczkes JW, Schwartz N, Ullman TD (1971) Natriuretic activity of a substance isolated from human urine during the excretion of a salt load. Nephron 8:540–552

Visscher MB, Haddy FJ, Stephens G (1956) The physiology and pharmacology of lung edema. Pharmacol Rev 8:389–434
Vogel G, Heym E (1956) Untersuchungen zur Bedeutung kolloidosmotischer Druckdifferenzen für den Mechanismus der isoosmotischen Flüssigkeitsresorption in der Niere. Pfluegers Arch 262:226–236
Volwiler W, Grindlay JH, Bollman JL (1950) The relation of portal vein pressure to the formation of ascites – an experimental study. Gastroenterology 14:40–48
Wallin JD, Lee PA (1976) Effect of prolactin on diluting and concentrating ability in the rat. Am J Physiol 230:1524–1533
Walser M, Duffy BJ Jr, Griffin HW (1956) Body fluids in hypertension and mild heart failure. JAMA 160:858–864
Wardener de HE, Mills IH, Clapham WF, Hayter CJ (1961) Studies on the efferent mechanism of the sodium diuresis which follows the administration of intravenous saline to the dog. Clin Sci 21:249–258
Warren JV, Stead EA (1944) Fluid dynamics in chronic congestive heart failure: an interpretation of the mechanisms producing edema, increased plasma volume and elevated venous pressure in certain patients with prolonged congestive failure. Arch Intern Med 73:138–147
Warren MF, Peterson DK, Drinker CK (1942) The effects of heightened negative pressure in the chest together with further experiments upon anoxia in increasing the flow of lung lymph. Am J Physiol 137:641–648
Waterfield RL (1931a) The effects of posture on the circulating blood volume. J Physiol (Lond) 72:110–120
Waterfield RL (1931b) The effect of posture on the volume of the leg. J Physiol (Lond) 72:121–128
Weber PC, Siss W, Scherer B (1979) Vaskuläre, thrombozytäre und renale Prostaglandine. Biochemie, Funktion, klinische Aspekte. Klin Wochenschr 57:425–444
Wegria R, Paiewonsky D, Entrup R, Hughes M, Jue J, Fallat, R (1960) Effect of acute cardiac tamponade on the formation and evacuation of lymph. Am J Physiol 210:1442–1451
Wegria R, Zekert H, Walter KE, Entrup RW, de Schryver C, Kennedy W, Paiewonsky D (1963) Effect of systemic venous pressure on drainage of lymph from the thoracic duct. Am J Physiol 204:284–293
Wegria R, Entrup RW, Jue J, Hughes M (1967) A new factor in pathogenesis of edema of cardiac origin. Am J Physiol 213:94–103
Weibel ER, Bachofen H (1979) Structural design of the alveolar septum and fluid exchange. In: Fishman AP, Renkin EM (eds) Pulmonary edema. American Physiological Society, Bethesda, pp 1–20
Welt LG (1960) Volume receptors. Circulation 21:1002–1012
Werko L, Varnauskas E, Eliasch H, Ek J, Bucht H, Thomason B, Bergstioni J (1954) Studies on the renal circulation and renal function in mitral valvular disease. I. Effect of exercise. Circulation 9:687–695
Wesson LG Jr (1969) Physiology of the human kidney. Grune & Stratton, New York, p 591
Weston RE (1972) Pathogenesis and treatment of edema with special reference to use of diuretics. In: Maxwell MH, Kleeman CR (eds) Clinical disorders of fluid and electrolyte metabolism, 2nd edn. McGraw-Hill, New York, pp 382–426
White AG, Gordon H, Leiter L (1950) Studies in edema. II. The effect of congestive heart failure on saliva electrolyte concentrations. J Clin Invest 29:1445–1453
Wiederhielm CA (1968) Dynamics of transcapillary fluid exchange. J Gen Physiol 52:29–62
Wiederhielm CA, Woodbury JW, Kirk S, Rushmer RF (1964) Pulsatile pressures in the microcirculation of frog's mesentery. Am J Physiol 207:173–180
Wiles GE, Shenk WG, Lindenberg J (1952) The experimental production of portal hypertension. Ann Surg 136:811–819
Witte CHL, Witte MH, Dumont AE, Cole WR, Smith JR (1969) Protein content in lymph and edema fluids in congestive heart failure. Circulation 40:623–631

Wolf G, McGovern GF, Dicara LV (1974) Sodium appetite: some conceptual and methodological aspects of a model drive system. Behav Biol 10:27–34
Wolff HP (1965) Aldosterone in congestive heart failure. Acta Cardiol (Brux) 20:424–432
Wolff HP, Bette L, Blaise H, Düsterdieck G, Jahnecke J, Kobayashi T, Krück F, Lommer D, Schieffer H (1966) Role of aldosterone in edema formation. Ann NY Acad Sci 139:285–294
Woolverton NC, Brigham KL, Staub NC (1978) Effect of positive pressure breathing on lung lymph flow and water content in sheep. Circ Res 42:550–557
Wray NP, Nicotra MB (1978) Pathogenesis of neurogenic pulmonary edema. Am Rev Respir Dis 118:783–786
Wuhrmann F, Wunderly CH (1952) Die Bluteiweißkörper des Menschen. Basel
Yamada S (1933) Über die seröse Flüssigkeit in der Pleurahöhle der gesunden Menschen. Z Ges Exp Med 90:342–350
Zins GR (1975) Renal prostaglandins. Am J Med 58:14–22
Zusman RM, Keiser HR (1977) Prostaglandin E_2 biosynthesis by rabbit renomedullary interstitial cells in tissue culture. Mechanism of stimulation by angiotensin II, bradykinin, and arginine vasopressin. J Biol Chem 252:2069–2078
Zweifach BW (1961) Functional behavior of the microcirculation. Thomas, Springfield

Vasopressin (Rolle des antidiuretischen Hormons in der Ödempathogenese)

E. Uhlich

A. Physiologische Grundlagen; Nachweismethoden

In jüngster Zeit ist die Kenntnis über Vasopressin-(ADH-)vermittelte Funktionsabläufe verschiedener Kreislaufparameter um wichtige Detailinformationen (Gefäßkontraktilität, Transmitterfunktion, hormonelle Interaktionen) erweitert worden. Andere Probleme sind im Widerspruch unterschiedlicher experimenteller Ergebnisse ungelöst geblieben, beispielsweise die kausale Bedeutung atrialer Dehnungsrezeptoren für die Ödempathogenese bei der Herzinsuffizienz.

Exakte (radioimmunologische) Analysenmethoden der aktuellen Vasopressinbestimmung im Plasma haben ebenso wie subtile Immunfluoreszenz-histologische Techniken zum Verständnis der Lokalisation ADH-haltiger Strukturen im Zentralnervensystem und zur Definition physiologischer Gesetzmäßigkeiten bei der ADH-Freisetzung beigetragen.

Als Nonapeptid mit 20gliedriger Ringstruktur wird Vasopressin in den neurosekretorischen Zellen der Nuclei supraoptici und Nuclei paraventriculares des Hypothalamus synthetisiert, über den Tractus hypothalamo-hypophyseos zum Hypophysenhinterlappen transportiert und dort gespeichert. Affinität und Verhalten des Vasopressinmoleküls zum Rezeptor sowie seine biologische Wirksamkeit sind an die intakte trans-konfigurierte sterische Ringstruktur und die charakteristische Aminosäurenfolge in der Seitenkette gebunden. Vermutungen über eine intrazerebrale Transmitter- und Steuerfunktion von Vasopressin werden durch Befunde eines sehr ausgedehnten Verteilungsmusters von Vasopressin im Gehirn gestützt (Weindl u. Sofroniew 1977).

Die ADH-Freisetzung folgt periodischen Schwankungen (Minuten-, Stunden-, Tag/Nacht-Rhythmus) und wird unter physiologischen Bedingungen durch die Serumosmolalität, das Blutdruckverhalten sowie das intravasale Volumen gesteuert.

Dabei sind die funktionellen Eigenschaften der Osmoregulation und solche anderer Systeme jeweils durch die drei Größen „Schwellenwert“, „Sensitivität“ und „Spezifität“ definiert. Der numerische Vergleich dieser drei Regelsysteme zeigt eine extreme Reagibilität des Vasopressin-Systems auf Osmolalitätsänderungen ($\Delta_{\text{osm}} = 1\% \triangleq 3$ mosm/l), eine etwas geringere auf Blutdruckänderungen ($\Delta\,\text{RR}_{\text{Syst.}} = 5\% \triangleq 6$ mm Hg) und eine vergleichsweise insensitive auf intravasale Volumenänderungen ($\Delta_{\text{V}} = 8\text{–}12\% \triangleq 600$ ml).

Daneben wird die ADH-Abgabe – wie in jüngster Zeit durch direkte Messungen des Vasopressinspiegels im Blut bestätigt werden konnte – durch viele Medikamente und andere Substanzen, physikalische und chemische Gegebenheiten sowie emotionelle und klinische Ereignisse beeinflußt.

Als Basalwert wird für die Plasma-ADH-Konzentration bei großen inter- und intra-individuellen Schwankungen ein Wert von 1–5 pg/ml angegeben; es gibt keine geschlechtsabhängigen ADH-Veränderungen; im Senium sind die ADH-Werte bei vergleichbarer Plasma-Tonizität höher als im jüngeren Lebensalter. Die biologische Halbwertzeit liegt bei 5–7 min, der Verteilungsraum bei 35 l. Die renale Clearance ist mit 60%, die hepatische mit 40% an der Gesamtclearance beteiligt. Es gibt keine nennenswerte Eiweißbindung. Die Bildungsrate von ADH wird auf etwa 1–2 pg/h × kg KG geschätzt; Tagesproduktion: 5×10^{-6} g (FORSLING 1971).

Biologische Nachweismethoden (antidiuretische Aktivität an der wasserdiuretischen Ratte; pressorische Wirkung an normotensiven Tieren) haben lediglich noch eine Bedeutung zur Standardisierung und Kontrolle synthetischer Vasopressinpräparationen.

Die radioimmunologische Bestimmungsmethode beruht wie alle derartigen Analysen auf dem Isotopenverdünnungsprinzip, das auf der konkurrierenden Bindung definierter radioaktiv markierter und variierender, nicht markierter Antigenmengen mit einem spezifischen Antikörper (hier: Anti-ADH-Antikörper) basiert. Daraus ergibt sich als Voraussetzung für eine solche Bestimmung die Gewinnung 1. eines Antiserums (Immunisierung von Kaninchen, Herstellung des Antigenkomplexes meist durch Carbodiimid-Bindung an Thyreoglobulin), 2. einer Standardpräparation (z.B. AVP-Charge der Fa. Ferring, Malmö, mit einer Aktivität von 400 IU/mg), 3. des markierten Hormons (z.B. eine ^{125}J-Präparation mit begrenzter Haltbarkeit).

Die heute verwandten ADH-Assay-Systeme erfüllen hinsichtlich der geforderten Kriterien (z.B. Sensitivität, Spezifität, Intra- und Inter-Assay-Variationskoeffizient, Praktikabilität) zwar weitgehend die üblichen Anforderungen, sind wegen der nach wie vor noch erheblichen technischen Schwierigkeiten bisher jedoch noch nicht zu einer überall durchführbaren Routinemethodik geworden.

B. Vasopressin und Herz-Kreislauf-System: Pathophysiologische Korrelationen

I. Hormonelle Interaktionen

1. Katecholamine

Die α-adrenerge Beeinflussung des Wasserhaushalts scheint sowohl über einen zentralen Effekt (ADH-Suppression nach Dexamethasongabe; erhöhte ADH-Spiegel bei Nebennierenrinden-Insuffizienz), über renale Effekte (Glukokortikoid-beeinflußte Transportcharakteristik tubulärer Strukturen) sowie über direkte Katecholamin-induzierte Änderungen von Kreislaufgrößen möglich zu sein (SCHRIER et al. 1978).

Die β-adrenerg stimulierte Antidiurese ist wahrscheinlich über eine Beeinflussung der zentralen ADH-Freisetzung zu erklären.

Dopamin ist nach intravenöser Gabe in therapeutischer Dosierung ohne Einfluß auf die ADH-Sekretionscharakteristik.

2. Renin-Angiotensin-System

Die Berührungspunkte beider Systeme sind vielfältig. Im Zentralorgan ist ein starker Einfluß von Angiotensin II auf den Wasserhaushalt nachgewiesen, und zwar sowohl im Sinn eines stimulatorischen Effekts auf die ADH-Sekretion als auch über das Durstzentrum. Die Effekte von Angiotensin auf die NaCl-Exkretion (einerseits über Aldosteron direkt, andererseits über einen vaskulären renalen Angriffspunkt) sind an anderer Stelle eingehend dargestellt (s.S. 477ff.).

3. Nebennierenrindenhormone

Für mögliche zentrale Effekte der NNR-Hormone sprechen Befunde erhöhter ADH-Spiegel bei Nebennierenrindeninsuffizienz und die Supprimierbarkeit der Plasma-ADH-Werte durch Dexamethason. Darüber hinaus werden steroidvermittelte hämodynamische Änderungen der Aktivität des Pressorezeptorsystems und damit eine nicht osmotische ADH-Freisetzung diskutiert (SCHRIER et al. 1978).

II. Vaskuläre Einflüsse

Pressorische vaskuläre Einflüsse von ADH (derer man sich seit langem im Pressor-Assay und in der Klinik bei intestinalen Blutungen bedient) wurden neuerlich unter dem besonderen Aspekt der Kombination von ADH mit anderen pressorisch wirkenden Hormonen und einer unterschiedlichen Ansprechbarkeit verschiedener Gefäßabschnitte untersucht. Als gesichert kann gelten, daß es besonders sensitive (hohe Rezeptordichte?) Gefäßabschnitte gibt (Beispiel: Venolen der intestinalen Muskeln; intestinale Arteriolen). Als direkte Folge der Vasopressin-Wirkung am Membran-gebundenen Rezeptor dieser glatten Muskelzellen kommt es wahrscheinlich zu einem transmembranalen Calciumeinstrom (im Gegensatz zur Vasopressin vermittelten Erhöhung von cAMP am Sammelrohr!). Ferner besteht ein kompliziertes und vom jeweiligen Gefäßbett abhängiges System antagonistischer bzw. agonistischer Beeinflussung durch verschiedene pressorische Hormone (z.B. Angiotensin, Noradrenalin).

III. Barorezeptoren

Die primär osmotisch getriggerte Vasopressin-Freisetzung kann zusätzlich sowohl durch Barorezeptoren des Niederdrucksystems als auch durch solche des arteriellen Gefäßsystems moduliert werden (SCHRIER 1978). Der antidiuretische Effekt intravenös applizierten Isoproterenols läßt sich nur an intakten Versuchstieren, nicht jedoch am Tier mit denerviertem Barorezeptor (bilaterale Vagus- und Glossopharyngeus-Durchtrennung) nachweisen.

Im identischen Versuchsaufbau läßt sich nun umgekehrt die Noradrenalin-induzierte Vasopressin-Suppression durch die Denervation des Barorezeptors aufheben.

Auch die Funktionstüchtigkeit der Barorezeptoren des atrialen Niederdrucksystems setzt ein intaktes zervikales (Vagus-)Nervensystem voraus: die Vagotomie hebt die diuretische Antwort nach einer Ballon-vermittelten atrialen Druckerhöhung auf (SCHRIER et al. 1978). Die pressorische und diuretische Vasopressin-Wirkung ist mithin abhängig von der aktuellen Hormonkonzentration ebenso wie von der Funktionstüchtigkeit bzw. der Ansprechbarkeit des Barorezeptor-Systems.

IV. Tachykardie und Diurese

Die beim Menschen nach supraventrikulärer Tachykardie bekannte und im Tierversuch reproduzierbare Polyurie dürfte über eine Druckerhöhung im rechten Vorhof, einen verminderten Vagotonus und schließlich eine Suppression der ADH-Ausschüttung vermittelt sein: klinisches Korrelat des experimentellen Befundes von HENRY et al. (1956). Wie zu erwarten, hebt auch hier eine bilaterale zervikale Vagotomie die tachykardiebedingte diuretische Antwort auf.

Eine gleichzeitige Stimulation beider Barorezeptor-Systeme mit diametralem zentralen Einfluß zeigt, daß die Erhöhung des Drucks im Vorhof trotz einer Blutdruckerniedrigung mäßigen Grades (damit einer Reizung der Hochdruckrezeptoren im Aortenbogen sowie Karotissinus und entsprechender ADH-stimulatorischer Wirkung) mit einem *Abfall* der Vasopressin-Sekretion und einer Diuresezunahme einhergeht.

Die pathophysiologische Bedeutung dieser Mechanismen läßt einige Fragen offen; etwa die, ob bei nur kurzfristigem Effekt von ADH auf die Diurese auch eine Langzeitregulation des Wasserhaushalts denkbar ist. Möglicherweise deuten die experimentellen Befunde auf einen Notfallmechanismus hin: Die Funktionsänderungen im Experiment, die erforderlich sind, um meßbare Ergebnisse zu erhalten (z.B. intraatrialer Druck, Pacing-Frequenz) sind wesentlich größer als unter In-vivo-Bedingungen.

V. Portale Hypertension; Leber

Bei fortgeschrittener Leberzirrhose und portaler Hypertension können sich ebenso wie bei der Herzinsuffizienz mit einer Hyponatriämie und zunehmendem Unvermögen, Wasser im Überschuß auszuscheiden, Symptome eines ADH-Excess-Syndroms (s. Abschnitt C.V) entwickeln. Hierbei versagen offensichtlich gleichzeitig mehrere Regelsysteme: Vermehrtes „pooling“ im Splanchnikusgebiet, Eiweißverschiebung im Sinn einer Hypalbuminämie, verminderter peripherer Widerstand, portale Hypertension als starker nicht osmotischer Stimulus für die ADH-Sekretion und eine verminderte metabolische Clearance der den Salz-Wasser-Haushalt regulierenden Hormone.

C. Vasopressin und Herz-Kreislauf-System: Klinische Korrelationen

I. Chronische Herzinsuffizienz

Bei Patienten mit einer chronischen Herzmuskelinsuffizienz sind in aller Regel supprimierte ADH-Spiegel zu erwarten. In der Tat aber findet man häufig „normale" oder gar gering- bis mäßiggradig erhöhte Plasma-ADH-Spiegel. Dies dürfte – zumindest zum Teil – das Unvermögen mancher Patienten erklären, vermehrt Flüssigkeit auszuscheiden, so daß die bekannte „Verdünnungshypoosmolalität" entsteht oder unterhalten wird (CANNON 1977).

Der Befund dieser inadäquaten Höhe des ADH-Spiegels ist mit der „Reset-osmostat-Theorie" (ROBERTSON 1977) vereinbart, einer Sensitivitätsänderung der Osmorezeptoren. Im Tierexperiment läßt sich dieses Phänomen mit vergleichbaren Befunden wiederholen: Trikuspidalklappen-resezierte Tiere mit Aszitesentwicklung wiesen einen erhöhten, solche ohne postoperativen Aszites einen normalen Plasma-ADH-Spiegel auf. Die hierbei ablaufenden Vorgänge sind bisher noch nicht in allen Einzelheiten charakterisiert.

II. Hypotension; Hämorrhagie; Schock

Alle bisherigen experimentellen und klinischen Daten weisen darauf hin, daß Blutverluste, die noch nicht zu einer signifikanten Abnahme des systemischen Blutdrucks führen, auch keine spezifische Änderung der neuralen Aktivität kardiopulmonaler Niederdruckrezeptoren verursachen.

Die Barorezeptoren des arteriellen Systems (Aortenbogen, Karotissinus) sprechen auf Volumenänderungen an, falls es zu einem signifikanten Abfall des intravasalen Drucks kommt; die Schwelle des Rezeptortonus des Niederdrucksystems wird bei einer Volumen-Abnahme von etwa 8–12% angenommen. In diesem Fall resultiert eine Zunahme der zirkulierenden Vasopressin-Mengen mit konsekutiver Anti-Diurese und einem Ansteig der Urin-Natrium-Konzentration (GOETZ et al. 1975).

Bei gesunden Menschen wurden diese Befunde anläßlich der Entnahme größerer Blutmengen (Blutspender) bestätigt (GOETZ et al. 1974). Entsprechend geht auch die Änderung der Körperhaltung vom Liegen in die aufrechte Position (Reduzierung des zentralen Blutvolumens um 10–15%) mit einer eben meßbaren Zunahme des peripheren Plasma-ADH-Spiegels einher (SEGAR u. MOORE 1968).

Diese Vasopressin-vermittelte Antidiurese ist über ein kompliziertes System der Rezeptoransprechbarkeit mit einer Vasopressin-induzierten vasopressorischen Blutdruckerhöhung verbunden: Geringe Blutdruckschwankungen führen zu kaum meßbaren Änderungen des Plasma-ADH-Werts. Nicht mehr „physiologische", sondern erhebliche und unter Umständen lebensbedrohliche Blutdruckabfälle haben dagegen eine exzessive Vasopressin-Ausschüttung mit hohen und höchsten, damit auch vasokonstriktorischen ADH-Spiegeln zur Folge.

Eine Störung dieses letztgenannten Systems liegt möglicherweise als „Rezeptor-Osmostat-Krankheit" (HALTER et al. 1977) bei Patienten mit sog. hypotonen Regulationsstörungen vor (z.B. Shy-Drager-Syndrom). Hier fehlt eine adäquate Regulierung der ADH-Sekretion (wie auch die anderer vasokonstriktorischer Hormone) durch zeitgerechtes Ansprechen der Barorezeptoren. Es liegt eine verminderte Ansprechbarkeit auf hypovolämische Zustände vor mit fehlender vasokonstriktorischer Gegenregulation, so daß schließlich alle Symptome eines hypovolämischen Schocks resultieren (WAGNER u. BRAUNWALD 1956). Eine derartige Fehlsteuerung der Rezeptorfunktion (z.B. in den chronisch dilatierten Vorhöfen bei der Herzinsuffizienz) mag auch die Ursache der ausbleibenden Vasopressin-vermittelten Volumenregulation beim kardialen Ödem sein.

Prinzipiell handelt es sich also bei den sehr hohen, nicht mehr nur antidiuretisch, sondern vasopressorisch wirkenden Anstiegen der ADH-Sekretion mit exzessiven ADH-Spiegeln nach schwerer Hypotonie bei Hämorrhagie um eine hormonelle Notfallreaktion im Sinn einer Streßfreisetzung von ADH, die völlig unabhängig vom aktuellen Flüssigkeitshaushalt und von der Art der Streßform zu sein scheint.

III. Hypertension

In-vitro-Experimente zeigen, daß an verschiedenen Gefäßabschnitten bereits mit relativ niedrigen Vasopressinkonzentrationen (gleiche Größenordnung wie Plasma-ADH-Spiegel in vivo!) in der Kombination mit anderen vasopressorischen Hormonen in gleichfalls sehr niedriger Konzentration signifikante Kontraktionen ausgelöst werden können (BARTELSTONE u. NASMYTH 1965; BARTTER 1981).

In vivo wurde an Ratten mit renalem, spontanem und DOCA-induziertem Hypertonus gezeigt, daß Vasopressin bereits in gering über die Norm erhöhten Konzentrationen zu einer systemischen Vasokonstriktion und damit zu einer weiteren Blutdruckerhöhung führen kann (MÖHRING 1978).

Hierbei läßt sich bei den nicht Renin-abhängigen Hypertonieformen eine enge Korrelation zwischen Blutdruckhöhe und ADH-Plasma-Konzentration finden (MÖHRING 1978). Diese Beziehung beider Größen entspricht zwar prinzipiell dem an Normaltieren erhobenen Befund, ist aber hinsichtlich des pressorischen ADH-Effekts um mehrere Zehnerpotenzen nach der Druck-sensitiven Seite verschoben. Damit scheint eine Sensibilisierung vasopressorischer Rezeptoren eingetreten zu sein (MÖHRING et al. 1978).

Schließlich findet sich bei Patienten mit einer essentiellen Hypertonie eine zunehmende Insensitivität des renalen antidiuretischen Effektes von Vasopressin: Ein identischer osmotischer Stimulus führt bei Patienten mit einer essentiellen Hypertonie zu einer signifikant höheren ADH-Exkretion als bei normotensiven Kontrollpersonen. Als Nebeneffekt kann hierbei die vasopressorische Komponente möglicherweise zur Initiierung, Unterhaltung oder Potenzierung des Hypertonus führen (KHOKHAR u. SLATER 1976).

IV. ADH-Mangelsyndrom (Diabetes insipidus) (FORSLING 1979)

Der Diabetes insipidus ist dadurch definiert, daß große Mengen eines wasserähnlichen Urins ausgeschieden und gleich große Mengen Flüssigkeit zugeführt werden. Dabei wird ADH entweder nicht in ausreichender Menge gebildet bzw. freigesetzt (zentraler Diabetes insipidus) oder die Nieren sind trotz normalem hormonellen Zustand nicht in der Lage, einen konzentrierten Harn zu bilden (Diabetes insipidus renalis).

Beim Diabetes insipidus zentralis finden sich neben der (äußerst seltenen) hereditären Form in gleicher Häufigkeit die symptomatische und die idiopathische Form.

Bei der Dipsomanie ist im Gegensatz zum Diabetes insipidus der aktuelle Plasma-ADH-Wert erniedrigt oder nicht meßbar, im Durstversuch jedoch regelrecht ansteigend. Die Nieren sind in der Lage, einen konzentrierten Urin zu produzieren, es handelt sich um ein psychosomatisches Krankheitsbild.

In der weitaus überwiegenden Zahl der Fälle beginnt die Symptomatik des Diabetes insipidus akut. Der D.i.-Patient bevorzugt reines Wasser, dagegen werden bei der funktionellen Dipsomanie alle Getränke akzeptiert; Alkohol wird nicht getrunken, da mögliche ADH-Restaktivitäten hierdurch supprimiert werden und so der Drust weiter verstärkt wird.

Von Patienten mit einem D.i. wird ein wesentliches Krankheitsgefühl nicht angegeben; die körperliche Untersuchung ergibt keinen pathologischen Befund. Allenfalls wird eine Hauttrockenheit mit verminderter oder ganz fehlender Schweißneigung registriert. Die Schleimhäute sind trocken. Gelegentlich findet sich eine Obstipation. Schließlich wird eine gewisse Gereiztheit angegeben, die ihre Ursache möglicherweise in durstbedingten Schlafstörungen hat. Eine höhergradige Dehydration führt zu Kopfschmerzen, Fieber, Gewichtsreduktion, Hypotonie mit Tachykardie und Kollapsneigung sowie schließlich zum Koma.

Diagnostik

1. Plasma-Natrium, -Osmolalität, -ADH-Wert: Bei den orientierenden Laboruntersuchungen fallen eine erhöhte Serumosmolalität und Serumnatriumkonzentration sowie eine niedrige osmotische Harnkonzentration (in aller Regel unter 100 mosm/kg) auf. Bei einer engen Beziehung zwischen Plasmaosmolalität und Plasma-ADH-Konzentration weisen D.i.-Patienten trotz hoher Osmolalität und Natriumkonzentration nicht meßbare oder inadäquat niedrige ADH-Werte im Plasma auf.

2. Funktionstest: Der aussagekräftigste und am häufigsten angewandte Stimulationstest zur Überprüfung der ADH-Sekretion ist der Durstversuch. Wird ein Anstieg der Plasmaosmolalität als adäquater physiologischer Stimulus nicht durch eine ADH-Freisetzung beantwortet, kann die Niere den Urin nicht adäquat konzentrieren. Selten wird es erforderlich sein, diesen Test über die Dauer von 8 h auszudehnen, die Urinosmolalität sollte über 800, die Plasmaosmolalität über 290 mosm/kg ansteigen. Bei Vasopressin-Mangel wird keine signifikante Änderung von Diurese und osmotischer Urinkonzentration nachweisbar sein. Eine korrekte Durchführung der Untersuchung setzt die sorgfältige Überwa-

chung des Patienten mit Gewichtskontrolle voraus, so daß ein Gewichtsverlust von mehr als 3 bis max. 5% des Körpergewichts vermieden wird.

3. Vasopressin-Substitution: Wird trotz maximaler Stimulation des Hypophysenhinterlappens durch einen osmotischen Reiz im Durstversuch keine Diureseabnahme und kein Anstieg der Urinkonzentration nachgewiesen, ist die Reaktion der Niere auf exogen zugeführtes Vasopressin zu überprüfen. Dabei werden dem Patienten 5 Einheiten Depot-Vasopressin i.m. verabreicht (alternativ: 0,4 ml DDAVP intranasal), wobei eine signifikante Diureseabnahme mit Anstieg der Urinosmolalität für einen zentralen D.i. spricht.

4. Carter-Robbins-Test: Durch diese Untersuchung wird zunächst mit Hilfe einer hypotonen Kochsalzinfusion die Funktionstüchtigkeit des Durstzentrums und die maximale osmotische Stimulierbarkeit der Hypophyse untersucht. Anschließend wird durch exogen zugeführtes Vasopressin die Ansprechbarkeit distaler Tubulusabschnitte der Niere kontrolliert; es handelt sich um eine Kombination der beiden vorangegangenen Untersuchungsmethoden.

Bei regelrechter Funktionstüchtigkeit nimmt bereits unter Kochsalzinfusion die Diurese ab, und die Urinosmolalität steigt signifikant an. Nach osmotischer Stimulation (NaCl-Infusion) findet sich beim D.i. zentralis keine Änderung von Diurese und Urinosmolalität; beides ist erst nach ADH-Gabe in typischer Weise verändert. Bleiben dagegen auch jetzt beide Meßgrößen unverändert, liegt eine Störung am Erfolgsorgan, also ein D.i. renalis vor.

5. Weitere Tests: Der Nikotintest sollte heute wegen der Gefahr erheblicher Nebenwirkungen bei mindestens gleichwertiger Aussagekraft der vorangegangenen Untersuchungsmethoden nicht mehr durchgeführt werden.

Therapie

Als entscheidende Verbesserung in der Behandlung des D.i. gilt die Entwicklung eines Vasopressin-Derivats mit sehr langer biologischer Halbwertszeit und intranasaler Applikationsmöglichkeit.

Nicht in allen Fällen ist eine medikamentöse Therapie des polyurisch-polydiptischen Syndroms notwendig, eine kausale Behandlung bleibt ohnedies nur wenigen Fällen mit einem symptomatischen D.i., welcher einer ursächlichen Behandlung zugängig ist, vorbehalten.

Substitutionstherapie mit ADH oder analogen Verbindungen: Über die Entwicklung von Hypophysenhinterlappenextrakten, die subkutan appliziert wurden, der Anwendung von Nasensprays, der Applikation von wäßrigem Pitressin, der intramuskulären Injektion von Pitressin-Tannat in öliger Lösung ist seit mehreren Jahren schließlich eine modifizierte Form von Vasopressin (DDAVP) entwickelt worden, die mit einer langen biologischen Halbwertszeit gute Therapiemöglichkeiten gestattet.

Die antidiuretische Wirkung anderer Substanzen ist hinsichtlich des Wirkungsmechanismus im molekularen Bereich nicht geklärt; es ist lediglich bekannt, daß sie entweder eine zentral die ADH-Sekretion stimulierende Wirkung (Carbamazepin etc.) oder einen peripheren Effekt am Rezeptororgan haben. In diesem Fall werden minimale ADH-Aktivitäten, die allein nicht ausreichend effektiv sind, am Erfolgsorgan potenziert (Chlorpropamid etc.).

V. ADH-Exzeßsyndrom

Das Syndrom der inadäquaten ADH-Sekretion (SIADH) ist nach seinen Erstbeschreibern SCHWARTZ u. BARTTER (1957) benannt worden, wiewohl die klassische Symptomatik durch ektope ADH-Synthese beim Krankheitsbild der Porphyrie bereits 1935 von ROTH beschrieben worden ist. Es handelt sich beim SIADH um eine exzessive ADH-Freisetzung mit meist extrazerebralem Syntheseort (z.B. kleinzelliges Bronchialkarzinom). Prinzipiell hat die exzessive Vasopressin-Synthese und -Ausschüttung ihre Ursache in tumorösen, entzündlichen oder degenerativen Veränderungen bzw. ist Folge einer Medikamentenwirkung.

Die genauen Mechanismen der vermehrten ADH-Ausschüttung sind nicht bekannt.

Klinik

Pathognomonische Befunde des Schwartz-Bartter-Syndroms sind: 1. Hyponatriämie mit niedriger Plasmaosmolalität, 2. inadäquate Natriurese bei hoher osmotischer Urinkonzentration.

Beide Befunde sind Folge einer überschießenden Wasserrückresorption in den distalen Tubulusabschnitten der Niere bei einer hohen, durch exzessive Vasopressin-Spiegel verursachten Wasserpermeabilität. Als recht konstante zusätzliche Befunde liegen häufig niedrige Plasma-Kalzium-Werte sowie erniedrigte Harnsäurespiegel vor.

Erst bei sehr erniedrigten Natrium-Werten werden die typischen klinischen Symptome registriert; im Vordergrund stehen dann gastrointestinale Beschwerden (Übelkeit, Inappetenz, Erbrechen, Diarrhö) und Symptome des ZNS (Nervosität, Kopfschmerzen, Adynamie, Änderungen in der Persönlichkeitsstruktur, Schwindel und Verwirrtheitszustände, Krämpfe und schließlich Koma). Die Messung von Natrium und Osmolalität in Plasma und Urin sowie die Bestimmung des Vasopressins im Plasma bestätigen die Verdachtsdiagnose des SIADH.

Als *Funktionstest* (Gefahr einer Wasserintoxikation!) hat sich die Messung des Ausscheidungsvermögens der Nieren auf einen Wasserstoß (20 ml/kg KG innerhalb von 30 min) bewährt. Unter normalen Umständen werden innerhalb von 4 h mehr als 50% der zugeführten Flüssigkeit (Urinosmolalität unter 180 mosm/kg) ausgeschieden, beim SIADH liegt dieser Wert darunter.

Die *Therapie* des SIADH richtet sich nach der zugrundeliegenden Erkrankung. Nur in wenigen Fällen ist auch hier eine kausale Therapie (z.B. bei entzündlichen Erkrankungen des ZNS, bei Tumoren oder aber bei durch Medikamente verursachtem Krankheitsbild) möglich. Die symptomatische Therapie orientiert sich an allgemeinen Behandlungskriterien (Einschränkung der Flüssigkeitszufuhr, u.U. Kochsalzsubstitution), gegebenenfalls dem Versuch einer medikamentösen Beeinflussung der Grunderkrankung.

Literatur

Bartelstone HJ, Nasmyth PA (1965) Vasopressin potentiation of catecholamine actions in dog, rat, cat, and rat aortic strip. Am J Physiol 208:754–62
Bartter FC (1981) Vasopressin and blood pressure. N Engl J Med 304:1097–98

Cannon PJ (1977) The kidney in heart failure. N Engl J Med 296:26–32
Forsling M (1979) Antidiuretic hormone, vol 3. Ann Res Rev, Eden Press, Montreal, Canada
Goetz KL, Bond GC, Smith WE (1974) Effect of moderate hemorrhage in humans on plasma ADH and renin. Proc Soc Exp Biol Med 145:277–80
Goetz KL, Bond GC, Bloxham DD (1975) Atrial receptors and renal function. Physiol Rev 55:157–205
Halter JB, Goldberg AP, Robertson GL, Porte D (1977) Selective osmoreceptor dysfunction in the syndrome of chronic hypernatremia. J Clin Endocrinol Metab 44:609–16
Henry JP, Gauer OH, Reeves JL (1956) Evidence of atrial location of receptors influencing urine flow. Circ Res 4:85–90
Khokhar AM, Slater JDH (1976) Increased renal excretion of arginine vasopressin in mild essential hypertension. Clin Sci Mol Med 51:691–94
Möhring J (1978) Neurohypophyseal vasopressor principle: Vasopressor hormone as well as antidiuretic hormone? Klin Wochenschr 56:71–79
Möhring J, Möhring B, Petri M, Haak D (1978) Plasma vasopressin concentrations and effects of vasopressin antiserum on blood pressure in rats with malignant two-kidney Goldblatt hypertension. Circ Res 42:17–22
Robertson (1977) The regulation of vasopressin function in health and disease. In: Greep RO (ed) Recent progress in hormone research. Academic Press, New York, p 333
Schrier RW, Berl T, Anderson RJ, McDonald KM (1978) Osmotic and non-osmotic control of vasopressin release. Proc VII Int Cong Nephrol. Karger, Montreal, pp 299–306
Schwartz WB, Bennet W, Curelop S, Bartter FC (1957) A syndrome of renal sodium loss and hyponatremia probably resulting from inappropriate secretion of antidiuretic hormone. Am J Med 23:529–42
Segar WE, Moore WW (1968) The regulation of antidiuretic hormone release in man. J Clin Invest 47:2143–51
Wagner HN, Braunwald E (1956) The pressor effect of the antidiuretic principle of the posterior pituitary in orthostatic hypotension. J Clin Invest 35:1412–18
Weindl A, Sofroniew MV (1977) Demonstration of extrahypothalamic peptide secreting neurons. Pharmacopsychiatr Neuropsychopharmacol 9:226–34

Therapie der akuten und chronischen Herzinsuffizienz mit Herzglykosiden

E. ERDMANN

Mit 9 Abbildungen und 7 Tabellen

A. Klinische Pharmakologie der Herzglykoside

Es gibt eine Reihe von historischen Berichten und Hinweisen über die Herzwirksamkeit von Pflanzenextrakten, die wahrscheinlich auf die kardioaktiven Glykoside zu beziehen sind (MOE u. FARAH 1975; KRAUPP 1980). WILLIAM WITHERING aber gebührt das Verdienst der ersten eingehenden und genauen Beschreibung der Wirkungen und Nebenwirkungen der Herzglykoside, wobei er in seinem berühmten Buch: "An Account of the Foxglove and Some of its Medical Uses" (1785) sowohl exakte Dosierungsrichtlinien vorstellte als auch auf die Gefahren der unkritischen Anwendung hinwies. Er verordnete die Digitalisextrakte seiner Meinung nach meist als Diuretikum, die kardiale Wirkung war ihm aber zumindest bekannt, da er schrieb: "It has a power over the motion of the heart to a degree yet unobserved in any other medicine, and this power may be converted to salutary ends." Ein ausführlicher historischer Abriß der Herzglykoside und ihrer Anwendung findet sich bei GREEFF u. SCHADEWALDT (1981).

Die Einführung der Reinglykoside und die Möglichkeit der Bestimmung der Glykosidkonzentration im Serum der behandelten Patienten sollten die Herzglykosidtherapie heute trotz der geringen therapeutischen Breite dieser Pharmaka eigentlich leichter und sicherer gemacht haben. Die berichtete Nebenwirkungsrate ist aber immer noch sehr hoch (RIETBROCK u. ALKEN 1980), und über die Indikationen zur Herzglykosidtherapie wird trotz langer Erfahrung mit diesen stark wirksamen Medikamenten weiterhin kontrovers diskutiert (GUZ u. MCHAFFIE 1978; HAMER 1979; MARCUS 1980; OPIE 1980).

I. Herzwirksame Glykoside – Struktur und Vorkommen

Allen herzwirksamen Glykosiden, die häufig abgekürzt auch Herzglykoside genannt werden, ist eine bestimmte chemische Struktur gemeinsam. Sie bestehen aus dem Cyclopentanoperhydrophenanthren-Gerüst (Abb. 1), bei dem die Ringe AB cis (wenn A durchhydriert ist), BC trans und CD cis verknüpft sind. Damit unterscheiden sich die herzwirksamen Steroide wesentlich von anderen biologisch aktiven Cyclopentanoperhydrophenanthrenderivaten (Sexual- und Nebennierenrindenhormonen sowie den Gallensäuren und Vitamin D). Weiterhin befindet sich in 17-Stellung am Steroidgerüst ein 5- oder 6gliedriger, ungesättigter Lactonring, der für die Herzwirksamkeit unbedingt notwendig zu sein scheint. Je nachdem ob der Lactonring 5- oder 6gliedrig ist, unterscheidet man Cardeno-

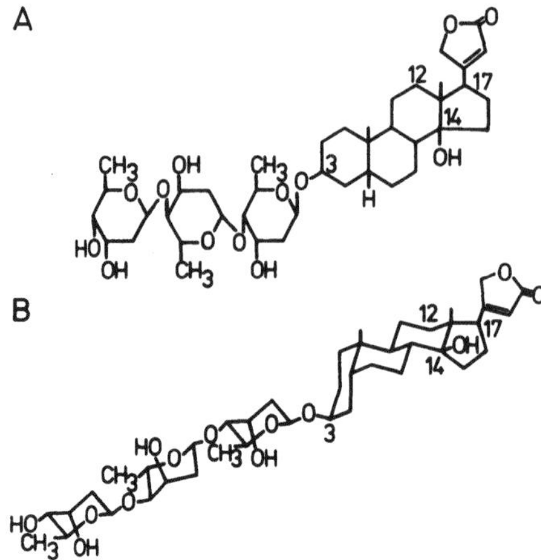

Abb. 1. Schematische Darstellung des Glykosidmoleküls (*A*). Allen Herzglykosiden gemeinsam ist das Cyclopentanoperhydrophenanthren-Gerüst in bestimmter sterische Anordnung (cis-trans-cis, s. *B*) mit folgenden Substituenten: in 3-Stellung eine OH-Gruppe, die mit Zucker veräthert ist, in 14-Stellung eine OH-Gruppe und in 17-Stellung der ungesättigte Laktonring. Weitere Substituenten können vorhanden sein in 5-, 10-, 11-, 12- oder 16-Stellung: z.B. 12β-OH-Digitoxin = Digoxin, 16β-OH-Digitoxin = Gitoxin. (Für weitere Details zur Struktur s. HOCH 1961)

lide (Digitalis-, Strophanthus-, Convallariaglykoside) und Bufadienolide (Scillaglykoside und herzwirksame Krötengifte). In 3-Stellung befindet sich eine OH-Gruppe in β-Stellung, die mit Zucker veräthert ist. Auch die zuckerfreien Genine (= Aglukone) sind kardial, wenn auch schwächer wirksam, jedoch sind die glykosidisch gebundenen Zuckermoleküle sowohl für die Wirkstärke als auch für das pharmakokinetische Verhalten im Organismus (Resorption, Verteilung, Metabolismus und Elimination) von Bedeutung. Chemische Veränderungen an den Zuckermolekülen wie Acetylierung oder Methylierung verändern die pharmakokinetischen Eigenschaften (KRAUPP 1980). Dies hat für die therapeutische Anwendung große Bedeutung erlangt (REPKE 1972; REPKE u. MEGGES 1973). Weitere Substituenten sind konstant (OH-Gruppe in 14-Stellung) oder inkonstant vorhanden (in 5-, 10-, 11-, 12- oder 16-Stellung) und tragen entscheidend zu den speziellen Eigenschaften und Wirkungen bei. So wird z.B. aus Digitoxin durch eine OH-Gruppe in 12-Stellung Digoxin (s. Abb. 1), (weitere Einzelheiten s. DWENGER 1973; MOE u. FARAH 1975).

Herzwirksame Glykoside werden in verschiedenen Pflanzen gefunden, z.B. Digitalis purpurea und lanata (roter oder wolliger Fingerhut) (Digitoxin und Digoxin), Strophanthus Kombé und gratus (k- und g-Strophanthin), Urginea (Scilla) maritima (Meerzwiebel) (Scillaglykoside), Adonis vernalis und Convallaria majalis (Maiglöckchen) (Convallatoxin) etc. Außerdem gibt es noch eine Reihe von Krötengiften mit Herzglykosidstruktur und -wirkung.

Insgesamt sind einige Hundert herzwirksame Glykoside bekannt, von denen aber nur wenige therapeutische Bedeutung erlangt haben, andererseits versucht man gerade in letzter Zeit, durch Veränderungen der Molekülstruktur (halbsynthetische Glykoside) neue Substanzen zu finden mit therapeutisch verwendbaren Vorteilen insbesondere in Hinsicht auf spezielle pharmakokinetische Eigenschaften (LÜLLMANN et al. 1971; REPKE 1972; REPKE u. MEGGES 1973; HAUSTEIN 1977; RICHTER u. HAUSTEIN 1977). Natürlich bedingen alle Änderungen der Molekülstruktur auch eine Änderung der Affinität zum Herzglykosidrezeptor und damit unterschiedliche Eigenschaften des Herzglykosids (ERDMANN u. SCHONER 1974a; ERDMANN 1978a, b). Diese neuere Entwicklung hat in Deutschland dazu geführt, daß die halbsynthetischen Herzglykoside (Methyl- und Acetyldigoxine), bei denen durch Abschwächung der Polarität eine verbesserte Resorbierbarkeit gegenüber dem Digoxin erreicht wurde, neben Digoxin, Digitoxin, Strophanthin und anderen bereits einen erheblichen Anteil der verordneten Glykosidpräparate einnehmen (KRAUPP 1980).

II. Molekularer Wirkungsmechanismus

Der genaue Mechanismus der positiv inotropen Herzglykosidwirkung ist trotz intensiver Forschung noch weitgehend unklar. Auf der Suche nach möglichen Angriffspunkten der kardioaktiven Glykoside wurden Einflüsse vermutet bzw. nachgewiesen auf die Polimerisation des Aktins der Herzmuskelzelle (HORVATH et al. 1949), auf die physikochemischen Eigenschaften des Myosins (OLSEN et al. 1961), auf die Myosin-ATPase-Aktivität (JACOBSEN 1968), auf die kontraktilen Eigenschaften von Actomyosinpräparationen (WASER u. VOLKART 1954) oder auf das sarkoplasmatisch-retikuläre System der Herzmuskelzelle (DUTTA et al. 1968; FRICKE 1978). Diese Untersuchungen waren aber entweder mit extrem hohen Herzglykosidkonzentrationen ($>10^{-5}$ M) durchgeführt worden oder sie ließen sich an entsprechenden Präparationen mit höherer Reinheit nicht reproduzieren (Übersichten s. LEE u. KLAUS 1971; SCHWARTZ et al. 1975; BRODY u. AKERA 1977; WALLICK et al. 1979). Tatsächlich sind im Lauf der Bemühungen, den primären Wirkort der Herzglykoside zu sichern, wohl alle subzellulären Systeme schon einmal mit diesen in geringsten Dosen wirksamen Pharmaka letztlich erfolglos in Verbindung gebracht worden. Als einziger, sicher reproduzierbarer primärer Angriffspunkt der kardioaktiven Steroide an der Zelle hat sich dabei das ($Na^+ + K^+$)-ATPase-System der Zellmembran herausgestellt (AKERA 1977). Dieses 1957 von SKOU nachgewiesene, membrangebundene Enzymsystem stellt die biochemische Basis für den aktiven, gekoppelten transmembranären Na^+/K^+-Transport der Zellmembran dar (SKOU 1965).

Die ($Na^+ + K^+$)-ATPase läßt sich ebenso wie der aktive Na^+/K^+-Transport bereits durch sehr geringe Herzglykosidkonzentrationen hemmen (SCHATZMANN 1953; DAHL u. HOKIN 1974; GLYNN u. KARLISH 1975; SCHWARTZ et al. 1975). REPKE et al. (1965) fanden heraus, daß die Empfindlichkeit der isolierten ($Na^+ + K^+$)-ATPase gegenüber Herzglykosiden sehr genau korreliert mit ihrer inotropen Wirkstärke bei verschiedenen Tierspezies. Diese Untersuchungen sind mehrfach bestätigt worden (BESCH et al. 1970; ALLEN et al. 1971; SCHWARTZ et al. 1975; YODA et al. 1975; ERDMANN 1978a). Andererseits sind Herzglykoside sehr spezifische Hemmstoffe nur dieses Enzymsystems, für das andere, nicht positiv-inotrop, aber schon in geringen Konzentrationen inhibierend wirkende Substanzen nicht bekannt sind. Die hohe Spezifität dieses Enzym- bzw. Transportsystems hat dazu geführt, daß es als Rezeptorenzym für Herzglykoside (Digitalisrezeptor) bezeichnet und akzeptiert wurde (REPKE u. PORTIUS 1963; AKERA et al. 1973; GODFRAIND 1975; SCHWARTZ 1976a; AKERA 1977). Es scheint nach eingehenden biochemischen Analysen aus einem komplex zusammengesetzten Protein zu bestehen mit mehreren Untereinheiten, von denen u.a. eine Polypeptidkette nachgewiesen und isoliert wurde mit einem Molekulargewicht von etwa 95000, die sowohl die Herzglykosidbindungsstelle als auch ($Na^+ + K^+$)-ATPase-Aktivi-

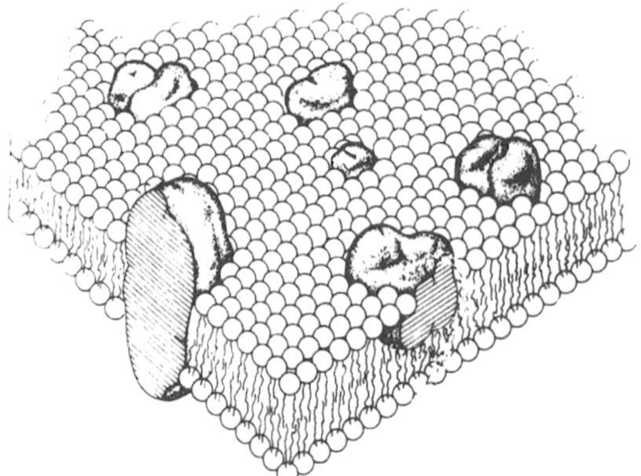

Abb. 2. Modell der Herzmuskelzellmembran (schematisch). Die Proteinmoleküle können, wie im Fall der $(Na^+ + K^+)$-ATPase, die Phospholipiddoppelschicht durchspannen. An der Membranaußenseite bindet das Enzymmolekül Herzglykoside (= Herzglykosidrezeptor), die enzymatische Aktivität (= ATPase) wird an der Membraninnenseite lokalisiert. (Nach SINGER u. NICOLSON 1972)

tät besitzt (HOKIN 1974; RUOHO u. KYTE 1974; SMITH et al. 1974; JÖRGENSEN 1975; PITTS u. SCHWARTZ 1975; FORBUSH u. HOFFMAN 1979; ROSSI et al. 1980). Für weitere Details zum strukturellen Aufbau der $(Na^+ + K^+)$-ATPase sei verwiesen auf (SKOU u. NORBY 1979).

Es konnte weiterhin nachgewiesen werden, daß diese Polypeptidkette die Zellmembran so durchspannt, daß die Herzglykosidbindungsstelle („Herzglykosidrezeptor") auf der Außenseite und die enzymatische Aktivität auf der Innenseite der Zellmembran lokalisiert sind (RUOHO u. KYTE 1974; LAUF 1975; MAYAHARA et al. 1980; MAYAHARA u. OGAWA 1980). Schon in früheren Untersuchungen war von HOFFMAN (1966), PERRONE u. BLOSTEIN (1973) an Erythrozyten sowie von CALDWELL u. KEYNES (1959) an Tintenfischaxonen nachgewiesen worden, daß Herzglykoside den transmembranären aktiven Na^+/K^+-Transport nur dann hemmen, wenn sie auf der Membranaußenseite anwesend sind. Innerhalb der Zelle sind sie wirkungslos. Mit Hilfe von kovalent an Albumin gebundenem Digoxin ließ sich dann auch an Herzmuskelzellen nachweisen, daß der gemessene positiv-inotrope Effekt auftritt, obwohl diese großen Moleküle nicht intrazellulär eindringen können. Aufgrund technischer Unzulänglichkeiten hatten frühere autoradiographische Untersuchungen keine klare Zuordnung des radioaktiv markierten Digoxins zu bestimmten Zellstrukturen zugelassen (FOZZARD et al. 1965). Inzwischen ist einwandfrei auch durch entsprechende Messungen an schlagenden, kultivierten Herzmuskelzellen (MCCALL 1979) nachgewiesen worden, daß die Herzglykosidbindungsstelle einen Teil der $(Na^+ + K^+)$-ATPase darstellt und auf der Membranaußenseite lokalisiert ist (SMITH u. HABER 1973; SCHWARTZ et al. 1975; ROSSI et al. 1980) (Abb. 2).

Erstmalig haben SCHWARTZ et al. (1968) mit Hilfe von radioaktiv markiertem Digoxin eine spezifische Bindungsstelle für Herzglykoside an Herzmuskelzellmembranen nachgewiesen. Weitere Untersuchungen haben eine zeit- und temperaturabhängige, reversible und quantifizierbare Herzglykosidrezeptorbindung ergeben (ERDMANN u. SCHONER 1973a). Diese Bindung erfolgt mit unterschiedlicher Affinität für die verschiedenen Herzglykoside entsprechend ihrer Molekularstruktur. Untersuchungen der Struktur-Wirkungsbeziehungen für die

Rezeptorbindung korrelieren mit denen der $(Na^+ + K^+)$-ATPase-Hemmung und der positiven Inotropie an digitalisempfindlichen Spezies (FLASH u. HEINZ 1978). Beim Menschen wurden für Digoxin z.B. eine Dissoziationskonstante für die Rezeptorbindung von 2 nM und etwa 1000 Rezeptoren pro μm^2 Membranoberfläche im Herzen gemessen (ALLEN et al. 1971; ERDMANN u. SCHONER 1973a–c; WHITTAM u. CHIPPERFIELD 1973; LINDENMAYER et al. 1974; ERDMANN 1977, 1978b). Vereinzelte Berichte über eine Stimulation der $(Na^+ + K^+)$-ATPase durch Herzglykoside haben sich bei Nachprüfungen als falsch erwiesen (s. SCHWARTZ et al. 1975; GHYSEL-BURTON u. GODFRAIND 1979; DE POVER u. GODFRAIND 1979). Eine Detaildiskussion dieses Problems findet sich bei NOBLE (1980).

Diese zitierten Messungen an isolierten Membranpräparationen wurden kürzlich eindrucksvoll bestätigt durch mehrere vergleichende Untersuchungen der Herzglykosid-Rezeptorbindung, der Kontraktionskraftzunahme und der $(Na^+ + K^+)$-ATPase-Hemmung an intakten Herzen bzw. Herzpräparationen (BRODY u. AKERA 1977; AKERA u. BRODY 1978; MICHAEL et al. 1979; YAMAMOTO et al. 1979). Danach ist eine Korrelation zwischen der Herzglykosidbindung und der Kontraktionskraftzunahme gesichert. Die gleichzeitig gemessene $(Na^+ + K^+)$-ATPase-Aktivität bzw. der glykosidsensitive $^{86}Rb^+$-Transport wird von einigen Arbeitsgruppen als gehemmt (LANGER 1977; AKERA u. BRODY 1978; MICHAEL et al. 1979; YAMAMOTO et al. 1979), von anderen als unbeeinflußt oder gar als stimuliert (GODFRAIND 1975; GODFRAIND u. GHYSEL-BURTON 1977, 1979, NOBLE 1980) gemessen. Andererseits sind einige Autoren gar der Meinung, daß die Hemmung der $(Na^+ + K^+)$-ATPase auch nach dem Auswaschen der positiv-inotropen Herzglykosidwirkung noch persistiert (OKITA et al. 1973; MURTHY et al. 1974; OKITA 1975). Da die zugrundeliegenden Untersuchungen der Enzymaktivität nach Zerstörung des Gewebes und nachfolgender Isolierung der Zellmembranen durchgeführt wurden, sind die letzteren Ergebnisse fragwürdig und nicht mit den neueren Messungen vergleichbar (s. ERDMANN 1978). Elektrophysiologische Messungen (DAUT u. RÜDEL 1980) haben ebenso wie Untersuchungen mit Natrium-selektiven Elektroden (LEE et al. 1980) ergeben, daß Herzglykoside in positiv-inotropen Konzentrationen eine Hemmung des aktiven Kationentransports verursachen mit konsekutiver intrazellulärer Natriumaktivitätserhöhung. Möglicherweise fehlt aber bei den relativ digitalisinsensitiven Spezies (z.B. Ratte) diese strenge Verknüpfung zwischen Glykosidbindung und Hemmung der $(Na^+ + K^+)$-ATPase und des aktiven Na^+/K^+-Transports (ERDMANN et al. 1980).

Bis zu diesem Punkt kann man den experimentell gesicherten Wirkungsmechanismus der Herzglykoside zusammenfassen: Das Herzglykosidmolekül wird vom spezifischen Rezeptor, der $(Na^+ + K^+)$-ATPase, mit hoher Affinität gebunden, dadurch wird das Enzym und damit der aktive Na^+/K^+-Transport gehemmt. Eine Hemmung des aktiven Na^+-Transportsystems führt zur intrazellulären Akkumulation von Na^+, welches über den elektroneutralen Na^+/Ca^{++}-Carrier eine Stimulation des Ca^{++}-Einwärtsstroms bewirkt (BLAUSTEIN 1977; LANGER 1977; REUTER u. SCHOLZ 1977). Die temporäre Zunahme des intrazellulären Ca^{++} aktiviert die kontraktilen Proteine dann im Sinn der positiven Inotropie.

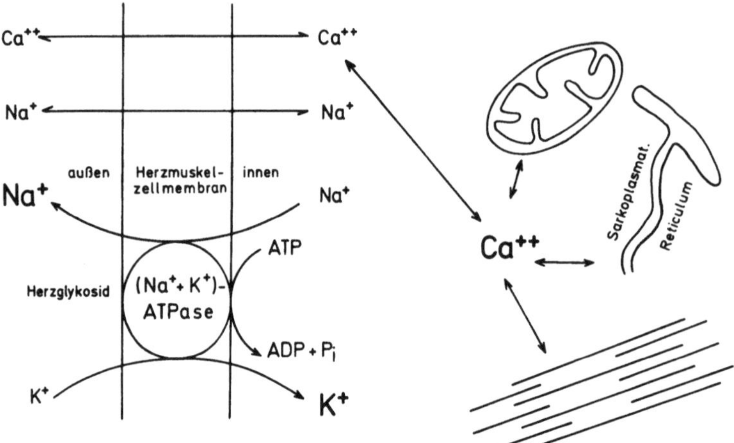

Abb. 3. Schematische Darstellung der postulierten Herzglykosidwirkung. Herzglykoside werden von der ($Na^+ + K^+$)-ATPase spezifisch gebunden. Durch die damit erfolgende Hemmung dieses Digitalisrezeptorenzyms steigt die intrazelluläre Na^+-Konzentration zumindest kurzfristig an – dieses führt über den „$Na^+ - Ca^{++}$-Gegentransport" zu einem Ca^{++}-Influx, welcher direkt und/oder indirekt (über „Ca^{++} triggered Ca^{++} release") zu einer Zunahme der Kontraktionskraft führt

Diese, im wesentlichen von LANGER (1972, 1977) vertretene Hypothese beschreibt die Kontraktionskraftzunahme ebenso wie die toxischen Erscheinungen nach Glykosidexposition und sieht letztere bei allzu großer intrazellulärer Na^+-Akkumulation im fließenden Übergang von den Wirkungen zu den Nebenwirkungen.

Andere Autoren sehen die intrazelluläre Na^+-Anreicherung als Ausdruck der ($Na^+ + K^+$)-ATPase-Hemmung bereits als toxische Wirkung (LÜLLMANN u. PETERS 1974; BENTFELD et al. 1977; LÜLLMANN et al. 1979; NOBLE 1980) und erklären die erhöhte intrazelluläre Ca^{++}-Konzentration, die zur Kontraktionskraftzunahme führt, zwar ebenfalls als glykosidbedingt, aber ohne vorherige Hemmung der ($Na^+ + K^+$)-ATPase. Vielmehr soll die ($Na^+ + K^+$)-ATPase durch die Glykosidbindung eine Konformationsänderung erfahren, die dazu führt, daß aus umgebenden Membranlipiden Ca^{++} freigesetzt wird. Damit wäre keine kausale Verknüpfung zwischen der Hemmung des Na^+/K^+-Transports und der therapeutischen Wirkung der Herzglykoside vorhanden. Da der experimentelle Beweis für die „Labilisierung" des membrangebundenen Ca^{++} durch die Konformationsänderung der ($Na^+ + K^+$)-ATPase schwer zu erbringen ist, dürfte diese Hypothese der molekularen Herzglykosidwirkung wohl weiterhin kontrovers bleiben.

Es bleibt aber festzuhalten, daß zumindest einige Schritte der zum positiv-inotropen Effekt führenden Herzglykosidwirkung gut verständlich geworden sind. So folgt die Glykosid-Rezeptorbindung dem Massenwirkungsgesetz (ERDMANN et al. 1976b) und erfüllt die Kriterien, die an einen Pharmakonrezeptor gestellt werden (TITUS 1975), insbesondere die Koppelung der Pharmakonrezeptorbindung mit dem pharmakologischen Effekt. Die dazwischen liegenden und teilweise noch umstrittenen Schritte auf der molekularen Ebene der Herzglykosidwirkung werden sicherlich in den nächsten Jahren genauer beschrieben werden.

III. Pharmakokinetik

Auch ohne Kenntnis der Herzglykosidkonzentrationen im Serum behandelter Patienten ist eine Digitalistherapie möglich gewesen. AUGSBERGER (1951) wußte die Erhaltungsdosen für Digoxin, Cedilanid und Digitoxin ebenso wie die kleinste Dauergabe, welche eben toxische Symptome auslöst, im statistischen Mittel hinreichend genau anzugeben. Bei der geringen therapeutischen Breite dieser Pharmaka, der ausgesprochenen Variabilität von Glykosidbedarf und -toleranz im Einzelfall und der unterschiedlichen Kumulation dieser Medikamente bei zusätzlichen Erkrankungen mit gefährlichen Folgen war es jedoch ein großer, nutzbringender Erfolg, als OLIVER et al. (1968) mit radioimmunologischer Technik erstmals Digitoxin und SMITH et al. (1969) Digoxin im Serum reproduzierbar genau nachweisen konnten. Eine Reihe von weiteren Bestimmungsmethoden für Herzglykoside und deren Metabolite bzw. Derivate im Serum sind praktikabel und teilweise auch verfügbar. Darauf soll in diesem Rahmen aber nicht eingegangen werden, es sei auf die diesbezügliche Literatur verwiesen (BELZ et al. 1972; BODEM u. GILFRICH 1973; MARDH 1973; ERDMANN 1975; MARCUS et al. 1975; DOERING u. BLÜMEL 1978; LARBIG et al. 1978; MÜLLER et al. 1978). Seit der Einführung der Serumglykosidbestimmung ist es möglich geworden, die pharmakokinetischen Parameter jedes einzelnen Herzglykosids genau zu messen und Interaktionen mit anderen Pharmaka ebenso zu erfassen wie Einflüsse von krankhaften Zuständen auf die Resorption, den Metabolismus oder die Elimination.

1. Resorption der Herzglykoside

Die *Bioverfügbarkeit,* also das Ausmaß der Resorption nach oraler Gabe im Vergleich zur intravenösen Applikation, für Herzglykoside hängt außer vom Herzglykosid selbst von der galenischen Zubereitung, von der gleichzeitigen Gabe anderer Pharmaka, vom pH des Magens und einer Reihe von weiteren Faktoren ab (BINNION 1978; SHAW 1978). Als in New York einige Patienten sehr hohe Digoxindosen benötigten, ohne hohe Serumkonzentrationen zu haben, fand man heraus, daß die Bioverfügbarkeit von Digoxinpräparat zu Digoxinpräparat unterschiedlicher, aber auch gleicher Hersteller erheblich wechselte (LINDENBAUM et al. 1971; KREBS 1976; BINNION 1978). Ähnliche inkonstante Resorptionsquoten wurden auch in anderen Ländern gefunden (KARJALAINEN et al. 1974; GRAHAME-SMITH 1978; SHAW 1978). Als Ursache für die verminderte Bioverfügbarkeit fand man eine unterschiedliche galenische Zubereitung heraus (Differenzen in der Korngröße des Tablettenmaterials und in der Zerfalls- und Lösungsgeschwindigkeit der Tabletten sowie der Partikelgröße und Kristallstruktur der Glykoside selbst) (BINNION 1978; CLASEN et al. 1979). Seit der Einführung des Bioverfügbarkeitsnachweises scheinen solche Probleme aber der Vergangenheit anzugehören (BINNION u. ARISTARCO 1974). Andererseits werden in letzter Zeit die Resorptionsquoten des Digoxins durch Verminderung der

Tabelle 1. Die Bioverfügbarkeit der wesentlichen Herzglykoside. Da die interindividuellen Unterschiede recht groß sind, wurde in dieser Tabelle, soweit die Daten vorliegen, die minimale und maximale Bioverfügbarkeit angegeben. Einzelheiten sind den jeweiligen Originalarbeiten zu entnehmen

Digitoxin	95–98%	Leopold et al. (1979)
Digoxin	54–84%	Ohnhaus et al. (1979)
	59–72%	Rietbrock et al. (1979a, b)
	52–79% (bei Kindern)	Wettrell u. Anderson (1975)
	40–79%	Gilfrich u. Schölmerich (1975)
	61–88%	Rietbrock et al. (1979a)
β-Methyldigoxin	78%	Greeff et al. (1977)
β-Acetyldigoxin	64–74%	Greeff et al. (1977)
	59–90%	Flasch (1975)
g-Strophanthin	1–2,4%	Greeff (1977)

Korngröße und besondere Kieselsäure-Matrix-Zubereitungen deutlich erhöht gegenüber früher gemessen (Flasch et al. 1978; Flasch u. Heinz 1979).

Die *Absorption* der Herzglykoside erfolgt vorwiegend im oberen Intestinaltrakt (Beermann et al. 1972; Marcus 1973a), aber auch aus dem Kolon (Ochs et al. 1975) und Sigmoid (Andersson et al. 1975). Sie scheint durch eine passive Diffusion der Glykosidmoleküle in Abhängigkeit von der Lipidlöslichkeit durch die Darmschleimhaut bedingt zu sein (Haas u. Lüllmann 1972), wenngleich auch, zumindest am Tier, ein Carriertransport diskutiert wird (Lauterbach 1981).

Digoxin ist im Vergleich zu Digitoxin, welches fast vollständig resorbiert wird, eine hydrophile Substanz mit geringerer Lipoidlöslichkeit und wird deshalb nach Tablettenapplikation weniger gut resorbiert (50–80%) (s. Tabelle 1). Jedoch beträgt die Resorption des Digoxins aus alkoholischen Lösungen etwa 80–100% (Doherty et al. 1970). Bei 2–33 Tage alten Säuglingen wurden aus digoxinhaltigen alkoholischen Lösungen zwischen 52 und 79% resorbiert (Wel-trell u. Anderson 1975). Die Bioverfügbarkeit von β-Acetyldigoxin in Tablettenform soll bei 80–85%, die von β-Methyldigoxin bei 65–100% liegen (s. Larbig et al. 1978). Andererseits wurden von Clasen et al. (1979) keine signifikanten Unterschiede der Bioverfügbarkeit von Digoxin (Lanicor) und β-Acetyldigoxin (Novodigal) (gemessen an der Urinausscheidung innerhalb von 7 Tagen nach einmaliger Einnahme von 1 mg oral) gefunden.

Die höchsten Serumkonzentrationen werden im allgemeinen etwa 30–60 min nach Tabletteneinnahme im Serum gemessen, allerdings sind große zeitliche Variationen bekannt (Grosse-Brockhoff u. Hausamen 1975). Gleichzeitige Nahrungsaufnahme führt lediglich zu einer Verlangsamung der Digoxinabsorbtion, nicht aber zu einer Verminderung (White et al. 1971). Auch das Alter des Patienten scheint keinen Einfluß auf die Bioverfügbarkeit zu haben (Chavaz et al. 1974). Messungen an großen Kollektiven haben gezeigt, daß zwischen der Größe der oral applizierten Digoxindosis und der mittleren, unter Gleichgewichtsbedingungen ermittelten Serumkonzentration ein lineares Verhältnis besteht mit allerdings einer großen Streuung und einem Korrelationskoeffizienten von lediglich 0,5078 (LARBIG et al. 1978). Ähnliches konnte auch für β-Methyldigoxin und β-Acetyldigoxin nachgewiesen werden (LARBIG et al. 1978).

Individuell sind erhebliche Resorptionsunterschiede bekannt. Selbst bei gesunden Probanden wurden bei gleicher Digoxindosis Schwankungen der Resorption von 43–93% ermittelt (LARBIG et al. 1978). Bei Kranken, mit *Malabsorptionssyndromen* oder *Darmmotilitätsstörungen* (Sprue, Darmresektion, Bestrahlungsenteritis, Neoplasma, Laxantienabusus, Colitis ulcerosa, Angina abdominalis), nicht aber bei Pankreasinsuffizienz mit Steatorrhö wurden signifikant niedrigere Digoxinkonzentrationen im Serum gefunden (HEIZER et al. 1971; GOLDFINGER et al. 1973; OCHS et al. 1975; LARBIG et al. 1978).

Die intestinale Resorption von Digoxin bei Patienten mit *progressiver Sklerodermie* ist, unabhängig von dem Ausmaß der Hautmanifestationen, ebenfalls eingeschränkt (BRACHTEL u. GILFRICH 1977). Die Beeinträchtigung der Digoxinresorption stimmt dabei gut mit der Xyloseresorption und dem Schweregrad des Ösophagusbefalls überein. Aus diesen Untersuchungen folgt, daß bei Patienten mit gastrointestinalen Erkrankungen bzw. Miterkrankungen die Digoxinresorption durch Bestimmungen der Serumkonzentration überprüft werden sollte. Dies könnte auch für andere, vorwiegend im oberen Dünndarm resorbierte Pharmaka zutreffen (BRACHTEL u. GILFRICH 1977).

Bei *schwerer Rechtsherzinsuffizienz* ist mehrfach der Verdacht auf eine eingeschränkte Digoxinresorption geäußert worden. Dies ließ sich jedoch nie bestätigen. Möglicherweise werden die Serumkonzentrationen bei hydropischer Herzinsuffizienz etwas später erreicht, aber ab der 6. Stunde nach oraler Einnahme wurden übereinstimmend gleiche Serumspiegel wie bei Kontrollpersonen gemessen (OLIVER et al. 1973; LARBIG et al. 1978; OHNHAUS et al. 1979). In einer neueren Studie wurde sogar nachgewiesen, daß Patienten mit schwerer Rechtsherzinsuffizienz etwas höhere maximale Digoxinkonzentrationen aufwiesen als bei gleicher Dosierung nach erfolgter Rekompensation (APPLEFELD et al. 1981).

Da *Digitoxin* zu 92–98% (LEOPOLD et al. 1979) resorbiert wird, sind naturgemäß weniger Streuungen zu erwarten. (Es fallen die „sehr gut", also mehr als durchschnittlich Resorbierenden weg, wenn eine Substanz schon praktisch zu 100% aufgenommen wird.) Auch für *β-Methyldigoxin,* welches etwas besser als reines Digoxin resorbiert wird, wurde eine geringere Streuung der Serumkonzentrationen berichtet (LARBIG et al. 1978). Der fast 100%-Resorption entsprechend sind für das Digitoxin auch keine echten Bioverfügbarkeitsprobleme bekannt (s. dazu LEOPOLD et al. 1979). Digitoxin wird sehr rasch resorbiert, maximale Pharmakaspiegel werden nach etwa 60 min erreicht (BLUMENTHAL 1979). Dabei besteht bei den unter "Steady-state"-Bedingungen gemessenen Pharmakakonzentrationen und der täglichen Erhaltungsdosis ebenso wie bei den Digoxinen eine lineare Beziehung. VÖHRINGER u. RIETBROCK (1979a) haben bei Patienten mit einer täglichen Erhaltungsdosis von 0,1, 0,15 und 0,2 mg Digitoxin p.o. eine mittlere Digitoxinplasmakonzentration von 21,5, 23,0 und 37,5 ng/ml mit einem mittleren Variationskoeffizienten von 41% bestimmt.

Die Digitoxinkonzentrationen im Blut sind wesentlich höher als die Digoxin- oder Strophanthinkonzentrationen wegen der unterschiedlichen *Proteinbindung.* Während das Strophanthin praktisch gar nicht an Serumproteine gebunden wird (KRAMER et al. 1974), wird Digoxin zu etwa 20% (KUSCHINSKY 1968) bis 30% (OHNHAUS et al. 1972; MARCUS 1973b) vorwiegend an Serumalbumin gebunden. Digitoxin liegt im Serum zu etwa 96% an Albumine (4 g/100 ml) gebunden vor, bei Hypalbuminämie nimmt die proteingebundene Fraktion ab (90% bei 1 g Albumin/100 ml) (LUKAS 1973a). Eine genaue Analyse der Faktoren, die die Digitoxin-Albuminbindung (bzw. die Herzglykosid-Eiweißbindung) beeinflussen, ist bei LUKAS (1973) und BROCK (1975) aufgeführt. Die im wesentlichen nur geringen Änderungen der Proteinbindung der Herzglykoside durch andere Pharmaka, Änderungen des pH, der Elektrolyte bzw. Krankheiten, die allenfalls beim Digitoxin ein gewisses Ausmaß erreichen könnten, haben klinisch offensichtlich keine große Bedeutung (LUKAS 1973; GILFRICH u. SCHÖLMERICH 1975a; TILLEMENT et al. 1978). Insbesondere sind die dazu notwendigen Dosen von Phenylbutazon, Warferin, Clofibrat und Tolbutamid therapeutisch nicht zu erzielen (GILFRICH u. SCHÖLMERICH 1975). Bei *Urämie* allerdings nimmt die proteingebundene Fraktion für Digoxin, β-Methyldigoxin und insbesondere für Digitoxin (von 93,7% bis 88,3%) ab (KRAMER et al. 1974); obwohl die um etwa 5% erniedrigte Digitoxinbindung an Albumin zu einer starken Erhöhung der freien Digitoxinkonzentration im Plasma bei Urämie führen müßte, sind diese aber nicht nachgewiesen worden. Stattdessen findet man eine geringfügig erniedrigte Digitoxinkonzentration (KRAMER u. SCHELER 1980), wahrscheinlich wegen der dann erhöhten Elimination des ungebundenen Anteils.

g-Strophanthin und *k-Strophanthin* werden ihrer geringen Lipophilie wegen nach oraler oder perlingualer Gabe nur gering und dazu noch in außerordentlich stark schwankender Menge in den Organismus aufgenommen (KREBS 1976; GREEFF 1977). Die von einigen Autoren behauptete „wirkungssichere perlinguale Gabe des g-Strophanthin" (v. ARDENNE u. RIEGER 1972; v. ARDENNE 1975; v. ARDENNE u. ARDENNE 1975) wurde nie durch Messung der Serumspiegel bewiesen. Wo diese durchgeführt wurden, fanden sich lediglich Resorptionsquoten zwischen 0,5 und 4,3% der oral gegebenen Dosis (8 mg g-Strophanthin) (GREEFF et al. 1975). Eine Herzglykosidtherapie mit oralem Strophanthin ist dementsprechend wegen der unsicheren und sehr unterschiedlichen Resorption abzulehnen.

Einflüsse anderer Pharmaka auf die Bioverfügbarkeit

Aktivkohle, kurz nach der Digoxingabe appliziert, hemmt die Resorption zu 98% (NEUVONEN et al. 1978). Dies entspricht der hohen In-vitro-Bindungskapazität der Aktivkohle für Herzglykoside. Auch *Neomycin* in einer Dosierung von 1–3 g, selbst wenn es 3–6 h vor dem Digoxin gegeben wurde, reduziert die Digoxinbioverfügbarkeit um 8–49%, ohne die Digoxinhalbwertzeit im Serum zu beeinflussen (LINDENBAUM et al. 1976). Es hemmt also lediglich die Resorption des nicht am enterohepatischen Kreislauf teilnehmenden Digoxin. Es gibt allerdings Patienten, die aufgrund einer speziellen Bakterienflora im Darm Digoxin zu weitgehend kardial unwirksamen Abbauprodukten (vorwiegend Dihydrodigoxin und Dihydrodigoxigenin) metabolisieren. Nach neueren Untersuchungen sollen davon etwa 10% der Patienten betroffen sein. Insbesondere nach Digoxinpräparaten mit schlechter Bioverfügbarkeit scheiden diese

Kranken die reduzierten Digoxinabbauprodukte mit dem Stuhl aus. Die gleichzeitige Gabe von Erythromycin oder Tetracyclinen bei diesen Patienten führte zu einer signifikanten Zunahme der Digoxinkonzentrationen im Serum um 73%, wahrscheinlich beruhend auf einer Änderung der Bakterienflora nach Antibiotikagabe (LINDENBAUM et al., 1981). Es soll sich dabei um „Eubacterium lentum" handeln.

Kaolin-Pectin reduziert die Digoxinresorption um etwa 40% (BROWN u. JUHL 1976). Während bei *Antazida* wie Magnesiumaluminium-Silikathydrat und Dimagnesiumaluminium-Trisilikat keine signifikante Änderung der Bioverfügbarkeit gefunden wurde (VÖHRINGER et al. 1976), scheinen nach anderen Untersuchungen Antazida wie Aluminiumhydroxid und Magnesium-Trisilikat die Digoxinabsorption in unterschiedlichem Ausmaß zu behindern (BROWN u. JUHL 1976). In vitro binden die meisten Antazida das Digoxin nur in geringem Ausmaß (VÖHRINGER et al. 1976). Diese Interaktion mit Antazida hat sicher größere Bedeutung entsprechend der häufigen gleichzeitigen Anwendung der beiden Pharmakongruppen.

Sulfosalazin senkt die Digoxinresorption um bis zu 50%, obwohl es in vitro kein Digoxin bindet (JUHL et al. 1976). Der Mechanismus beim *Cholestyramin,* welches Herzglykoside direkt zu binden vermag, ist erklärlich. Es hat beim Digoxin nur einen geringen Effekt, und nur, wenn es gleichzeitig gegeben wird. Beim Digitoxin wird Cholestyramin aber mit Erfolg sogar zur Therapie der Intoxikation gegeben, da es den enterohepatischen Kreislauf des Digitoxins durch Absorption im Darm unterbricht und die Serumhalbwertzeit je nach Menge (2–4 g p.o.) erheblich erniedrigt (GILFRICH u. SCHÖLMERICH 1980).

Eine besondere Bedeutung haben Bioverfügbarkeitsmessungen bei *Kombinationspräparaten,* bei denen grundsätzlich bis zum Beweis des Gegenteils mit einer eingeschränkten Resorption gerechnet werden muß. Für die Bioverfügbarkeit von Digoxin aus Kombinationspräparaten mit Theophyllin, Theobromin und Carbochromen wurden allerdings keine signifikanten Unterschiede bei 6 gesunden Versuchspersonen festgestellt (OCHS et al. 1974). Die gleichzeitige Gabe von Medikamenten wie *Metoclopramid* und *Propanthelin* soll durch Veränderung der Darmmotilität die biologische Verfügbarkeit von Digoxinpräparaten beeinflussen (MANNINEN et al. 1973). Die Ursache für die erniedrigte Resorption nach Gabe von *Diphenylhydantoin* ist nicht klar (LAHIRI u. ERTEL 1972). Im Tierversuch kann Diphenylhydantoin dosisabhängig die Serumspiegel für Digoxin sowohl erniedrigen als auch erhöhen (ALLONEN 1977).

Bei niedrigem pH werden Glykoside zu ihren Geninen hydrolysiert (GAULT et al. 1977). Kürzlich wurde nachgewiesen, daß nach Stimulation mit Pentagastrin eine extensive intragastrale Hydrolyse von Digoxin vorkommt (GAULT et al. 1981). Wahrscheinlich hat dies aber keine klinische Bedeutung.

2. Serum- und Gewebskonzentrationen

Bei der Einführung der Serumglykosidbestimmung bestand vor allem die Hoffnung, toxische Symptome bei digitalisierten Patienten mit hohen Serumspiegeln zu korrelieren und damit sicherer erfassen zu können (STONE u. FISH 1969; SMITH u. HABER 1970; EVERED u. CHAPMAN 1971; HAASIS u. LARBIG 1975).

Bald fand man jedoch heraus, daß eine große Streuung der Herzglykosidkonzentrationen im Serum sowohl bei Patienten mit als auch ohne Überdosierungszeichen besteht, und daß der große Überlappungsbereich der Serumspiegel beider Gruppen keine eindeutige Zuordnung allein durch die Bestimmung der Serumkonzentration zuläßt (Ingelfinger u. Goldman 1976; v. Arnim et al. 1980). Davon ausgenommen sind natürlich extrem hohe Glykosidkonzentrationen im Serum z.B. bei Vergiftungen (Smith u. Willerson 1971; Bodem et al. 1977b; Erbel et al. 1979) bzw. ein fehlender Glykosidnachweis. Besonders augenscheinlich wir das Problem bei Kindern, die generell höhere Herzglykosiddosen pro Körpergewicht erhalten und auch deutlich höhere Serumkonzentrationen (Digoxin und Digitoxin) haben als Erwachsene, ohne Intoxikationssymptome zu zeigen (Giardina et al. 1975).

Die Korrelation der Serumglykosidspiegel mit dem Effekt wird sicherlich modifiziert durch eine Reihe von Faktoren wie z.B. das Verteilungsvolumen, die Serumproteinbindung, die Diffusion an den Wirkort, die Affinität zum Herzglykosidrezeptor, die Zahl der Glykosidrezeptoren, die intrazellulär verfügbare Energie, den Zustand der kontraktilen Proteine und weiteres mehr. So konnten, um bei dem oben gebrauchten Beispiel zu bleiben, bei Neugeborenen Herzglykosidrezeptoren in höherer Zahl und mit etwa um die Hälfte verminderter Affinität zum Glykosid nachgewiesen werden (Kearin et al. 1980). Damit wären die deutlich höheren Serumkonzentrationen ohne Intoxikationssymptomatik erklärbar, wenn man annimmt, daß mehr Herzglykosidrezeptoren (= Na^+/K^+-Pumpmoleküle) zur Verfügung stehen und die intra-extrazellulären Na^+- und K^+-Gradienten aufrechterhalten können, auch wenn einige ($Na^+ + K^+$)-ATPase-Moleküle gehemmt sind. Da die Rezeptoren außerdem noch eine erniedrigte Affinität haben, werden sie erst bei höheren Glykosidkonzentrationen ein Glykosidmolekül binden und damit wird auch erst bei höheren Glykosidkonzentrationen das Rezeptorenzym gehemmt. Allein dieses Beispiel zeigt, daß die Serumglykosidkonzentrationen in keiner sehr engen Korrelation mit dem Glykosideffekt stehen kann, obwohl zumindest eine bessere Korrelation als mit der Dosierung vorhanden sein sollte, da unterschiedliche Bioverfügbarkeiten, veränderte Eliminations- bzw. Metabolisierungsraten ausgeschlossen sind (Malcolm u. Coltart 1977).

Zwischen der *Serum- und Myokardkonzentration* der Herzglykoside besteht nur eine lockere Beziehung mit großer Streubreite. Abhängig von den Autoren werden lineare Beziehungen gefunden mit einem Verteilungsquotienten (Myokard-: Serumkonzentration für Digoxin) von 33,1:1–63,7:1 ($\bar{x}$ = 46,6 ± 8,8:1) (Haasis et al. 1977), 17,7:1–29,1:1 ($\bar{x}$ = 23,9 ± 3,2:1) (Güllner et al. 1974), 49:1–90:1 ($\bar{x}$ = 67:1) (Härter et al. 1976) oder fehlende lineare Beziehungen (Coltart et al. 1974).

Bei 45 Patienten wurden intraoperativ 14 linksventrikuläre Papillarmuskel entnommen und 36 rechtsatriale Biopsien (Lichey et al. 1978). Dabei zeigte sich keine Korrelation der Vorhofglykosid- und Serumdigoxinkonzentration ($r = 0{,}47$), aber eine Beziehung zwischen der Papillarmuskel- und Serumglykosidkonzentration ($r = 0{,}73$) bei einem Myokard/Serumverhältnis von 36,8:1.

Die Digitoxinkonzentrationen liegen im Myokard 4- bis 10mal höher als im Plasma, im Lebergewebe 2- bis 8mal höher und im Skelettmuskel 2- bis

5mal höher (LUKAS 1973). Interessant ist, daß Erythrozyten nur wenig Digitoxin gebunden haben, es entspricht konzentrationsmäßig der freien Plasmakonzentration (etwa 2% der Gesamtblutkonzentration) (LUKAS 1973a). Teilweise mögen die differenten Ergebnisse auf unterschiedliche Methoden (Myokardbiopsie, postmortale Entnahme, Extraktionsverfahren etc.) zurückzuführen sein (s. dazu MALCOLM u. COLTART 1977; WEINMANN et al. 1979), andererseits ist die Gewebskonzentration im Herzen aber auch vom Ausmaß des Narbengewebes (COLTART et al. 1974; KUHLMANN et al. 1975; HÄRTEL et al. 1976), dem Entnahmeort (HAASIS et al. 1977; LICHEY et al. 1978) und der Stoffwechsellage des Herzens (WEINMANN et al. 1979) abhängig. Dies ist insofern verständlich, als Narbengewebe sehr viel weniger Herzglykosidrezeptoren pro Membranoberfläche enthält als intaktes Myokard (ERDMANN 1978a). Es ist bis heute nicht sicher bekannt, wieviele Glykosidmoleküle der gesamten Gewebskonzentration an spezifische Rezeptoren gebunden sind. Man weiß aber, daß im linken Ventrikel des menschlichen Herzens $1{,}5 \times 10^{14}$ Herzglykosidrezeptoren/g Feuchtgewicht und im rechten Ventrikel $0{,}9 \times 10^{14}$ durch Bindungsstudien mit radioaktiv markierten Herzglykosiden nachweisbar sind (ERDMANN 1978). Dementsprechend wurden übereinstimmend um etwa 30% niedrigere Digoxinkonzentrationen im rechten als im linken Ventrikel gemessen (HAASIS et al. 1977; WEINMANN et al. 1979). In Infarktbereichen nimmt die Zahl der Herzglykosidrezeptoren signifikant ab (ERDMANN et al. 1978) ebenso wie die ($Na^+ + K^+$)-ATPase-Aktivität (SCHWARTZ et al. 1973). Dementsprechend werden auch geringere Digoxinkonzentrationen im ischämischen Myokard gemessen (COLTART et al. 1974; KUHLMANN et al. 1975), die allerdings bei genauer Bestimmung der „mikrosomalen" Digoxinkonzentration der im nichtischämischen Herzen entsprechen sollen (MALCOLM u. COLTART 1977). Diese in der Mikrosomenfraktion gemessene Digoxinkonzentration soll auch besser mit der Pharmakonkonzentration im Serum korrelieren. Der Verteilungsquotient zwischen Myokard und Serum als Kriterium für die Gewebsverteilung ist bei eingeschränkter Nierenfunktion deutlich niedriger, so daß diese Patienten möglicherweise eine geringere myokardiale Glykosidaffinität aufweisen (HAASIS et al. 1977).

Insgesamt muß man wohl akzeptieren, daß die myokardiale Glykosidkonzentration nur locker mit der Serumkonzentration verbunden ist und, da sie keineswegs nur die rezeptorgebundenen Glykosidfraktion repräsentiert, nicht besser mit dem Glykosideffekt als die Serumkonzentration korreliert.

Die Digoxinkonzentration in anderen Geweben ist deutlich verschieden von der myokardialen Konzentration; im *Skelettmuskel*, der das größte Glykosiddepot des Körpers ausmacht, sind etwa 10–15 ng/g Feuchtgewicht vorhanden, der Verteilungsquotient beträgt etwa 11 (WEINMANN et al. 1979). In einer neueren Arbeit (JOGESTRAND u. SUNDQVIST 1981) wird darauf hingewiesen, daß die Digoxinkonzentration im Skelettmuskel etwa 42mal höher als die Serumkonzentration bei gesunden Probanden nach körperlicher Betätigung ist, während sie nach einer längeren Ruhepause (z.B. während einer Operation) niedriger gemessen wurde. Tatsächlich wurde im Tierversuch (CLAUSEN u. HANSEN 1977) die Herzglykosidbindung an den Rezeptor durch Zunahme des transmembramösen Na^+/K^+-Transports stimuliert. Da der Skelettmuskel etwa 50% des Gesamtkörperdigoxins enthält (JOGESTRAND u. SUNDQVIST 1981), können derartige Umverteilungen in Abhängigkeit vom Funktionszustand bedeutungsvoll sein. Genauere Angaben darüber liegen noch nicht vor.

Die Digoxinkonzentrationen in verschiedenen Organen bei digitalisierten Patienten wurden gemessen von WEINMANN et al. (1979), darauf soll hier nicht eingegangen werden.

Da die Glykosidmenge, die sich nach Einstellung eines Fließgleichgewichts im Blut befindet, nur 1–3% der im Körper befindlichen Gesamtmenge ausmacht, ist anzunehmen, daß Unterschiede in der Digitalisaufnahme und -abnahme im Gewebe mit hohen Verteilungsquotienten (Herz, Niere, Leber) oder hohem Anteil am Gesamtkörperpool (Muskulatur) zu erheblichen Schwankungen des Plasmaspiegels führen. Da 40% der Gesamtvarianz der Plasmaspiegelschwankungen nach intravenöser Gabe und ein noch größerer Anteil bei oraler Gabe nicht mit den Faktoren Dosis, Resorption, renale Ausscheidung, Körpergewicht und Alter erklärt werden können (RIETBROCK u. SCHÜREN 1978; WEINMANN et al. 1979), muß angenommen werden, daß derartige Verteilungsphänomene dafür verantwortlich zu machen sind. Insbesondere bei krankhaften Zuständen z.B. Urämie (HAASIS et al. 1977), chronischer und akuter Hypokaliämie (ERDMANN et al. 1979), Azidose (RIETBROCK u. SCHÜREN 1978) oder Medikamenteneinnahme z.B. Chinidin (DOHERTY 1982) sind solche Änderungen der Verteilungsquotienten nachgewiesen worden und sicher auch bedeutungsvoll für die Interpretation der Serumspiegel.

Im *Fettgewebe* ist nur eine geringe Glykosidmenge gebunden (WEINMANN et al. 1979). Dementsprechend ist eine Herzglykosiddosierung nach dem Körpergewicht nur dann angebracht, wenn das fettfreie Körpergewicht zur Berechnungsgrundlage genommen wird (HUFFMAN u. AZARNOFF 1975). Andererseits haben Messungen an großen Kollektiven gezeigt, daß vor allem im unteren Gewichtsbereich bei gleicher Dosis hohe Glykosidspiegel gefunden werden, während bei stark übergewichtigen Patienten von über 80 kg keine weitere Abnahme der Digoxinspiegel mehr nachweisbar ist (LARBIG et al. 1978). Dies konnte auch für β-Methyldigoxin und β-Acetyldigoxin gezeigt werden (LARBIG et al. 1978), während für Digitoxin eher eine bessere Korrelation zwischen dem Körpergewicht und Serumglykosidkonzentration gefunden wurde (LUKAS 1973b). Da die renale Kreatininclearance ebenfalls vom Körpergewicht bzw. von der Körperoberfläche abhängt, ist möglicherweise auch die größere renale Digoxinclearance der entscheidende Faktor für die vergleichsweise niedrigere Serumkonzentration bei höhergewichtigen Patienten (LARBIG et al. 1978). Die Dosierung nach dem Körpergewicht wird nur von einigen Autoren empfohlen (PROCTOR 1974; HUFFMAN u. AZARNOFF 1975) (s. B. II).

Im *Speichel* wurden gleiche Digoxinkonzentrationen wie im Serum gemessen, wenn die nicht proteingebundenen Blutkonzentrationen zugrundegelegt wurde (bei 23% Albuminbindung) (HUFFMAN 1975). Die lineare Beziehung zwischen der Plasma- und Speicheldigoxinkonzentration kann möglicherweise die Rolle der Elektrolytveränderungen der Speichelelektrolyte bei Digitalisintoxikationen (BOLTE et al. 1972, 1973) erklären. Demgegenüber sind im *Liquor* deutlich geringere Herzglykosidkonzentrationen als im Serum gemessen worden, bei allerdings großer Streuung der Einzelwerte. Eventuell dadurch bedingt, daß nach 2–3 Tagen einer Digoxin- bzw. β-Methyldigoxingabe noch keine Steady-state-Bedingungen eingetreten waren, wurde ein Plasma-Liquor-Konzentrationsverhältnis von 2 für β-Methyldigoxin und 8 für Digoxin bei 12 Patienten gefunden (BODEM et al. 1977b). In einer Doppelblind-Studie wurde kürzlich nach neuntägiger oraler Gabe von 0,3 mg β-Methyldigoxin bzw. β-Acetyldigoxin nachgewiesen, daß unter Steady-state-Bedingungen kein wesentlicher Unterschied in der Liquorkonzentration von β-Methyldigoxin und Digoxin besteht. Bei 7 Versuchspersonen betrugen die Serumkonzentrationen 1,06 ng/ml (β-Methyldigoxin) und 0,94 ng/ml (β-Acetyldigoxin), während im Liquor 0,33 und 0,25 ng/ml gefunden wurden (BONELLI et al. 1981). Damit beträgt das Verhältnis etwa 3–4:1 zwischen Serum und Liquor für die Digoxine. Die zerebrale Digitaliskonzentration soll der Liquorkonzentration proportional sein (BONELLI et al. 1981), dies erscheint allerdings schon allein wegen der unterschiedlichen Glykosidkonzentrationen in einzelnen Hirnarealen unwahrscheinlich (KUHLMANN et al. 1979).

Bei der Digoxingabe an schwangere Frauen werden im mütterlichen und *fetalen Blut* gleiche Konzentrationen gemessen (HARRIGAN et al. 1981). Dies ist ausgenutzt worden, um fetale Tachyarrhythmien mit Herzinsuffizienz durch Herzglykoside zu therapieren.

3. Bedeutung der Serumspiegel

Es ist unbestritten, daß mit der Bestimmung der Herzglykosidkonzentration im Serum Resorptionsstörungen, Bioverfügbarkeitsänderungen und eine verminderte Elimination ebenso erfaßt werden können wie ein unterschiedlicher Metabolismus oder manche Interaktion mit anderen Pharmaka (z.B. Chinidin, s. B.III.5), die zu einer Konzentrationsänderung für Herzglykoside im Blut führen (SMITH u. HABER 1973; LARBIG et al. 1978). Bei großen Patientenzahlen ist eine eindeutige Korrelation der Dosierung mit der Höhe der Herzglykosidkonzentration im Serum nachweisbar (LARBIG et al. 1978), wenn derartige oben beschriebene Störungen ausgeschlossen sind. Damit erstreckt sich die Bedeutung der Serumspiegelbestimmungen für Herzglykoside ebenso wie für andere Pharmaka auch auf die Messung pharmakokinetischer Größen (AUST u. BELZ 1980). Andererseits soll auch eine Beziehung zwischen den Serumspiegeln und der klinischen Wirkung der Herzglykoside bestehen (WAGNER et al. 1974; BELZ et al. 1976a; LARBIG et al. 1978). Dabei ist die Herzglykosidwirkung allerdings meist indirekt, durch Messung der systolischen Zeitintervalle erfaßt worden (HOESCHEN u. CUDDY 1975; BELZ et al. 1978, 1979). Diese Methode mag bei einer großen Probandenzahl verläßliche Durchschnittsergebnisse bringen, im Einzelfall streuen die aus dem EKG, dem Phonokardiogramm und der Karotispulskurve entnommenen Daten aber trotz Frequenzkorrektur allzusehr. Auch aus grundsätzlichen Erwägungen ist bei der unterschiedlichen Genese der Herzerkrankungen mit Herzinsuffizienz (z.B. rheumatische oder ischämische Herzerkrankung mit oder ohne Vorhofflimmern, Kardiomyopathie, Amyloidose des Herzens, Cor pulmonale etc.) keine einheitliche Wirkung der Herzglykoside, wenn überhaupt eine, zu erwarten. Andererseits soll eine Beziehung zwischen der Serumglykosidkonzentration und toxischen Erscheinungen bestehen (SMITH et al. 1969; BELLER et al. 1971; EVERED u. CHAPMAN 1971; LARBIG et al. 1972; SMITH 1975; STORSTEIN et al. 1977; SHAPIRO 1978). Allen derartigen Studien ist jedoch gemeinsam, daß die Serumspiegel der Patienten mit und ohne Intoxikationssymptomatik sich in einem weiten Bereich überlappen, so daß Einzelwerte, abgesehen von extrem hohen Serumspiegeln (>3 ng/ml Digoxin bzw. >40 ng/ml Digitoxin) oder bei fehlendem Digitalisnachweis, keine absolute klinische Beweiskraft haben. Da es einerseits bekannt ist, daß junge Patienten z.B. bei suizidalen Intoxikationen mit Herzglykosiden auch hohe Serumspiegel erstaunlich gut tolerieren und andererseits Patienten mit vorbestehenden Herzerkrankungen (koronare Herzerkrankung, Kardiomyopathie, Cor pulmonale) schon bei relativ niedrigen Serumkonzentrationen häufig Herzrhythmusstörungen aufweisen, spielt die Genese der Herzerkrankung für die Herzglykosideffekte sicherlich ebenso eine Rolle wie andere Faktoren (z.B. Alter, Elektrolytkonzentrationen, pO_2 etc.). In einer prospektiven Studie mit einem Kontrollkollektiv (vermeintliche Intoxikationszeichen ohne nachgewiesene Intoxikation) stellte sich trotz signifikanter Unterschiede der Serumglykosidkonzentrationen der Patienten mit und ohne nachgewiesene Intoxikation ($p<0{,}01$) heraus, daß die Serumglykosidspiegel im Einzelfall zur Diagnosestellung nicht ausreichten (v. ARNIM et al. 1980; OCHS et al. 1981). Dies entspricht trotz einer Reihe von anderslautenden Mitteilungen (BELLER et al. 1971; SMITH 1975; SHAPIRO 1978; FOLLATH u. ROTH 1980) auch der allgemeinen Erfahrung (STORZ 1981). INGELFINGER u. GOLDMAN (1976) haben 27 Berichte über die angebliche Korrelation der Intoxikationssymptomatik mit den Serumspiegeln kritisch untersucht und sind aufgrund von fehlenden Kontrollkollektiven, unklaren Definitionen der Toxizität, mangelhafter Beschreibung der Patientenauswahl etc. zum Schluß gekommen, daß die Nützlichkeit der Bestimmung der Serumdigitalisspiegel als Test zur Erkennung der Digitalisintoxikation nicht erwiesen ist. Andere haben dem zugestimmt (WAGNER et al. 1974; LASAGNA 1976, v. ARNIM et al. 1980; OCHS et al. 1981). Da der toxische Effekt von Herzglykosiden eine mit pharmakokinetischen Messungen nicht vollständig erfaßbare pharmakodynamische Größe darstellt, war die Wertigkeit eines solchen Verfahrens zur Therapiekontrolle von Anfang an umstritten.

Die Bedeutung der Serumspiegel als alleiniger Indikator einer Intoxikation ist nicht sehr hoch. Andererseits ist die Bestimmung der Digitaliskonzentration außer für wissenschaftliche, pharmakokinetische Fragestellungen als ein weiterer Anhaltspunkt unter anderen (Anamnese, EKG etc.) bei der Diagnosestellung zu werten. Eine Überwachung der Digtalistherapie mit Hilfe der Bestimmung von Blutspiegeln ist sicher nicht möglich wegen der interindividuell und sogar auch intraindividuellen erheblichen Schwankungen, wenn noch nicht einmal die Intoxikation sicher erkannt werden kann (s. dazu GOLDMAN et al. 1975; BODEM 1977).

Die klinischen Indikationen für eine Digitalisspiegelmessung sind insbesondere gegeben bei vermuteten versehentlichen oder suizidalen Intoxikationen, bei denen sich die Therapie auch nach dem Ausmaß der Vergiftung bzw. der Höhe der Serumkonzentration richtet. Weiterhin ist diese Laboruntersuchung wünschenswert bei fehlender oder unklarer Anamnese bei herzglykosidbedürftigen Patienten, bei fortgeschrittener Niereninsuffizienz, bei denen ebenso wie bei Schrittmacherträgern häufig eine mit hohem Serumspiegel einhergehende Intoxikation gefunden wird (ERDMANN 1980). Andere Autoren sehen die Indikationen für die Blutspiegelmessung teilweise sehr viel weiter und empfehlen diese außerdem bei Herzglykosidtherapie und gleichzeitigen Rhythmusstörungen, bei Verdacht auf Digitalisintoleranz oder auf Interaktionen mit anderen Pharmaka, bei Malabsorptionssyndromen, Schilddrüsenfunktionsstörungen sowie bei unzuverlässiger Einnahme (BODEM 1980). Bei gleichzeitiger Beachtung anderer Faktoren, die die *Glykosidempfindlichkeit* modifizieren (z.B. K^+, Ca^{++}, pH, Cor pulmonale, Hypo- und Hyperthyreose, andere Grunderkrankung etc.) (BOLTE 1977) ist der richtig interpretierte Digitalisblutspiegel häufig ein weiterer nützlicher und therapeutisch verwertbarer Parameter. Dabei haben Mehrfachmessungen die nach eingetretener Organverteilung, also wenigstens 6–8 h nach intravenöser oder oraler Gabe, durchgeführt wurden (LARBIG et al. 1978), mehr Aussagekraft als ein einzelner Wert, der insbesondere dann, wenn er im „Normbereich" für Digoxin (0,7–2,0 ng/ml) liegt, wenig aussagt und ebenso mit einer Intoxikationssymptomatik wie mit weiterhin bestehender Herzinsuffizienz bei Tachyarrhythmie einhergehen kann (GOLDMAN et al. 1975).

4. Metabolismus der Herzglykoside

Im Metabolismus der herzwirksamen Glykoside finden eine Reihe von strukturändernden Reaktionen statt, welche die Lipidlöslichkeit vermindern und die Wasserlöslichkeit erhöhen. Die Biotransformation wird dadurch auf die Ausscheidung hin gerichtet (RIETBROCK et al. 1977). Dabei hängt auch das Ausmaß der Metabolisierung ganz wesentlich von der Lipidlöslichkeit des Herzglykosids ab. Digitoxin unterliegt daher von den bekannten kardioaktiven Steroiden am stärksten einer Biotransformation in der Leber. Metabolisierungsschritte sind die:

1. Abspaltung der Digitoxosen,
2. Konjugationen,
3. Hydroxilierungen,
4. Hydrierungen.

Für die Spaltung der β-glykosidisch miteinander verbundenen Digitoxosen stehen im einzelnen noch nicht genau bekannte Enzyme der Leber ganz im Vordergrund (RIETBROCK et al. 1977). So zeigten Untersuchungen an Rattenlebermikrosomen, daß die Digitoxosen des Digitoxins nur in Gegenwart von NADPH nach vorheriger Oxidation freigesetzt werden und daß fetale Lebern diese Spaltung noch nicht vollziehen können. Dies spricht für eine Beteiligung des erst postnatal erworbenen NADPH-abhängigen Oxidationssystems (KLAASSEN 1974; SCHMOLDT et al. 1975). Die entstehenden zuckerärmeren Metabolite (insbesondere die Monoside) sind lipoidlöslicher, werden leichter in die Leberzellen aufgenommen und dann stärker verstoffwechselt (RIETBROCK et al. 1977). Ihre Elimination wird damit von der Nierenfunktion weitgehend unabhängig.

Als *Biotransformationen,* welche für die rasche Elimination der Monoside und Aglukone verantwortlich sind, müssen Konjugationsreaktionen mit Schwefelsäure und Glukuronsäure angesehen werden. Dabei ist durch chromatographische Untersuchungen sowohl die direkte Konjugation der Monodigitoxoside als auch die Konjugation der 3-Epimere der Aglukone nachgewiesen worden (RIETBROCK et al. 1977). Die Herzwirksamkeit der Konjugate, die wenigstens noch eine Digitoxose enthalten, ist vergleichbar mit der von Digoxin oder Digitoxin. Die Herzwirksamkeit der Konjugate der Genine ist wenigstens um eine Zehnerpotenz niedriger (BELZ u. HEINZ 1977).

Die 12-β-Hydroxylierung von Digitoxin zu Digoxin ist zwar möglich, doch findet sie beim Menschen nur in geringem Ausmaß statt, wenn keine Enzyminduktion vorliegt (PERRIER et al. 1977; RIETBROCK et al. 1977).

Dihydroverbindungen von Digoxinen bzw. Digitoxinen sind im Plasma und Urin des Menschen in wechselndem Ausmaß nachgewiesen worden (LUCHI u. GRUBER 1968; RIETBROCK et al. 1977; PETERS 1980). Nach Durchhydrierung des ungesättigten Laktonrings verlieren die Cardenolide praktisch ihre Herzwirksamkeit, da sich die Affinität zum Glykosidrezeptor um das 15- bis 60fache erniedrigt (ERDMANN u. SCHONER 1974a). Man nimmt an, daß diese Sättigung des Laktonrings durch intestinale Mikroorganismen geschieht (RIETBROCK et al. 1977) (s.S. 572). Da diese Biotransformation in den unteren Darmabschnitten erfolgt, treten die Produkte mit erheblicher Verspätung erst im Harn auf. Die Bildung und Resorption derartiger hydrierter Verbindungen unterliegen erheblichen individuellen Schwankungen in Abhängigkeit von der bakteriellen Flora und der Bioverfügbarkeit des Glykosides. So haben LUCHI u. GRUBER (1968) bei einem Patienten mit einer täglich benötigten Digoxindosis von 2–3 mg und normaler Eliminationshalbwertzeit von 35 h eine extrem erhöhte Metabolisierungsrate von 57% beschrieben. 15% der im Harn ausgeschiedenen Metabolite entfielen auf Dihydrodigoxin. Andere Untersucher konnten dies bestätigen und fanden bei 100 Patienten vom eingenommenen Digoxin durchschnittlich 12,4% (von 2,2–52%) Dihydrodigoxin in 24-h-Urin (PETERS et al. 1978). 7% aller Patienten bei Dauertherapie schieden mehr als 35% dihydrierte Metaboliten des Digoxins im Urin aus, im Blut wurden bis zu 40% dihydrierte Metaboliten gefunden (PETERS u. KALMAN 1978). Digoxindosis, Nierenfunktionsstörungen und erhöhter Körpergehalt an Digoxin schienen auf die Bildung der relativ kardioinaktiven Metaboliten keinen Einfluß zu haben. Auch beim *Digitoxin* sind Dihydroverbindungen im Serum beschrieben worden (v. UNRUH 1979). Sie sollen bei Niereninsuffizienz den wichtigsten Metaboliten des Digitoxins darstellen und teilweise gar in höherer Konzentration als Digitoxin selbst im Blut vorliegen (BODEM u. OCHS 1979).

Das häufige Vorkommen von dihydrierten, fast kardioinaktiven Digoxin- bzw. Digitoxinmetaboliten muß bei Fragen der Nachweisspezifität des Radioimmunoassays bzw. Enzymimmunoassays mitberücksichtigt werden. Bei erheblicher Kreuzreaktion der dihydrierten Verbindungen mit dem Antikörper werden erhöhte Serumspiegel gemessen. Hierbei können Diskrepanzen zwischen den hohen („toxischen“) Serumkonzentrationen und dem Fehlen einer Intoxikationssymptomatik bestehen, da der Serumspiegel nicht die kardioaktive Substanzmenge repräsentiert. Es sollten daher nur solche Antkörper verwendet werden, die keine Kreuzreaktivität gegenüber den Dihydroverbindungen besitzen (PETERS u. KALMAN 1978). Die klinische Bedeutung der Dihydrometaboliten ist damit in mehrfacher Hinsicht groß. Zum einen können sie wahrscheinlich mit für unterschiedliche hohe Dosisbedürfnisse, interindividuelle Unterschiede der Empfindlichkeit und zum anderen für eine Beeinträchtigung der Aussagefähigkeit der Serumspiegel verantwortlich sein.

Strophanthin wird praktisch vollständig als unveränderte Substanz mit dem Urin ausgeschieden (MARCUS 1973b; SELDEN u. HAYNIE 1975).

Digoxin unterliegt nur zu einem kleinen Teil von etwa 10% einem Abbau in der Leber (DENGLER et al. 1973a). Im Gallensaft wurden nur geringe Mengen von Digoxigenin-mono- und Digoxigenin-bis-digitoxosid nachgewiesen. Selbst ernsthafte Störungen der Leberfunktion haben dementsprechend keinen wesentlichen Einfluß auf den Digoxinmetabolismus (MARCUS 1973; ZILLY et al. 1975). Ein kleiner Teil der konjugierten Metabolite des Digoxins wird über die Galle in den Darm ausgeschieden und dort durch Darmbakterien entkoppelt und anschließend als Digoxin wieder resorbiert. Damit besteht auch für Digoxin ein enterohepatischer Kreislauf von geringem Ausmaß. Er soll etwa 6,8% der gegebenen Dosis betragen (DOHERTY et al. 1977a). *β-Methyldigoxin* wird bei hochgradiger Leberfunktionsstörung zu einem geringeren Prozentsatz (15% statt 25%) demethyliert. Es soll dann kumulieren und toxische Erscheinungen verursachen können (ZILLY et al. 1975). Klinisch ist das jedoch nicht bewiesen worden. Über das Problem der Dihydrodigoxine wurde weiter oben ausführlich gesprochen.

Lanatosid C wird ebenso wie *Acetyldigoxin* bei der Resorption in der Darmwand fast vollständig in Digoxin umgewandelt; sein Metabolismus entspricht damit dem des Digoxin (DENGLER et al. 1973; BODEM et al. 1974; COCCO u. STROZZI 1978).

Digitoxin wird zu 50–75% der gegebenen Dosis im menschlichen Körper metabolisiert (LUKAS 1973c). Die dabei vorkommenden Metabolisierungschritte wurden oben beschrieben. Der quantitativ ins Gewicht fallende erhebliche enterohepatische Kreislauf des Digitoxins und seiner Metaboliten ist mitverantwortlich für die lange Verweildauer des Glykosids im Organismus (VÖHRINGER u. RIETBROCK 1979b). Die weitere Metabolisierungsrate und damit die Elimination der Digitoxinderivate ist teilweise sehr unterschiedlich (KUHLMANN et al. 1974), der Eliminationsmodus wird dadurch bei Niereninsuffizienz zur extrarenalen Seite hin verschoben (VÖHRINGER u. RIETBROCK 1978). Der fäkale Eliminationsweg des Digitoxins und seiner Metaboliten ist eine in unterschiedlichem Ausmaß beschrittene Alternative zur renalen Elimination (MARCUS 1975). Deshalb ist die Serumhalbwertzeit des Digitoxins unabhängig von der Nierenfunktion (STORSTEIN 1974). Die 12-*β*-Hydroxylierung des Digitoxins zum Digoxin hat beim Menschen keine praktische Bedeutung, da nur sehr geringe Digoxinkonzentrationen gefunden werden bei Patienten, welche Digitoxin einnehmen (VÖHRINGER u. RIETBROCK 1974; 1979; KRAMER et al. 1977). Anurie scheint auf diesen Metabolisierungsweg keinen Einfluß zu haben (KRAMER et al. 1977).

5. Elimination der Herzglykoside

Die therapeutisch benutzten Herzglykoside werden beim Gesunden hauptsächlich über die Nieren ausgeschieden. Unterschiedlich ist für die einzelnen Substanzen lediglich die Geschwindigkeit der Elimination, wobei insbesondere beim Digitoxin dessen Metaboliten mit berücksichtigt werden müssen, die einer anderen Eliminationskinetik folgen.

Strophanthin wird im menschlichen Körper nicht metabolisiert und als unverändertes Glykosid infolge seiner hohen Wasserlöslichkeit und geringen Proteinbindung (8,5%) rasch und vorwiegend renal ausgeschieden (KRAMER u. SCHELER 1972). Eine Sekretion oder Resorption dieses Glykosids in der Niere wurde nicht nachgewiesen (KRAMER u. SCHELER 1972). Nach einmaliger intravenöser Gabe von ^{3}H-g-Strophanthin bzw. ^{3}H-k-Strophanthin wurden Halbwertzeiten ($T_{1/2}$) im Serum von Gesunden von 14 h (KRAMER 1977), 18 h (BRASS u. PHILIPPS 1970), von 39 h (GREEFF 1977) bzw. 5,5–22 h (SELDEN u. HAYNIE 1975) gemessen. Die *g-Strophanthinclearance* wurde mit 97 ml/min bei Versuchspersonen mit einer mittleren Kreatininclearance von 113 ml/min bestimmt (KRAMER u. SCHELER 1972). 66–80% der intravenös verabreichten Substanz finden sich im Harn wieder, der Rest (34–20%) wird vermutlich über den Darm eliminiert (GREEFF 1977; KRAMER 1977). Nach oraler Gabe von 6 mg g-Strophanthin werden wegen der schlechten Resorption nur 1,3% der verabreichten Dosis im Harn wiedergefunden (GREEFF 1977). Bei niereninsuffizienten Patienten kann die Halbwertzeit des Strophanthins in Abhängigkeit vom Ausmaß der Niereninsuffizienz stark ansteigen. Bei anurischen Patienten wurden $T_{1/2}$ von 60 h (KRAMER 1977), 68 h (BRASS u. PHILIPPS 1970) und 33–89 h (SELDEN u. HAYNIE 1975) gemessen. Damit sind Schwankungen um etwa das Vierfache in der Elimination bei Gesunden und niereninsuffizienten Patienten möglich.

Die *Hämodialyse* bei anurischen Patienten ändert diese Werte nicht wesentlich ($T_{1/2}$ 50 ± 19 h), da nur ein geringer Teil der applizierten Menge dialysiert wird (<2% bei der Hämodialyse 48 h nach Herzglykosidgabe, hingegen ~15% bei Hämodialyse sofort nach Applikation) SELDEN u. HAYNIE 1975). Damit eignet sich die Hämodialyse nicht zur Therapie der Strophanthinvergiftung.

Digoxin wird bei Gesunden vorwiegend unverändert etwa zu 66–70% mit dem Urin ausgeschieden (DOHERTY 1973; KRAMER 1977). Bei 53 Patienten mit einer Kreatininclearance von 56 ± 23 ml/min wurde hingegen nur eine renale Elimination von 36% gemessen (FALCH 1973). Die Ausscheidung mit den Faeces nimmt bei Niereninsuffizienz zu, jedoch bei weitem nicht in dem Maß, wie es nötig wäre, um einen wirksamen Kompensationsmechanismus darzustellen (DOHERTY 1973). Die *Digoxinclearance* entspricht in etwa der Kreatininclearance (DOHERTY 1973; KRAMER 1977). Dabei wurden Clearancewerte zwischen 65 ml/min (DENGLER et al. 1973b) und 150 ml/min (FALCH u. TEIEN 1973) berichtet. Die Digoxinausscheidung war unabhängig vom Urinvolumen. Beim Diabetes insipidus mit Harnvolumina von 9 und 12 l/die war die Digoxinelimination dementsprechend normal ebenso wie bei forcierter Diurese (DOHERTY 1973).

Bei genauen Untersuchungen der Digoxinclearance zeigten sich neben der glomerulären Filtration sowohl eine tubuläre Sekretion von Digoxin (STEINESS 1973) als auch möglicherweise eine Reabsorption (TOWBIN et al. 1964). Eine Diskussion auch der methodischen Probleme dieser teilweise widersprüchlichen Ergebnisse findet sich bei KRAMER (1977). Es bleibt aber festzuhalten, daß die Digoxinclearance bei Niereninsuffizienz entsprechend der Kreatininclearance absinkt und Verlängerungen der Halbwertzeit im Serum von normal etwa 34–45 h (DOHERTY 1973; KELLER et al. 1977; KRAMER 1977) auf 83–120 h (KOUP et al. 1975; SELDEN u. HAYNIE 1974; KRAMER 1977) bei anurischen Patienten verursacht, da die nur geringfügig ansteigende extrarenale Elimination dies nicht kompensieren kann (DOHERTY 1973).

Die *Hämodialyse* bewirkt eine Ausscheidung von etwa 3–5% pro Dialyse. Es wurden aber Dialysancewerte für Digoxin von 25 ml/min gemessen, so daß bei kontinuierlicher Dialyse schon größere Glykosidmengen aus dem Körper eliminiert werden könnten (KRAMER 1977; GILFRICH et al. 1978). Der Verlust an Digoxin während der üblichen 3mal pro Woche durchgeführten Hämodialyse ist aber so gering, daß er bei der Dosierung nicht berücksichtigt werden muß. Bei der *Peritonealdialyse* werden ebenfalls keine wesentlichen Glykosidmengen eliminiert (KRAMER et al. 1972). Durch die *Hämoperfusion* mit beschichteter Aktivkohle wurde zwar eine Digoxinclearance von 51 ml/min kurzzeitig erreicht, es wurden aber keine wesentlichen Glykosidmengen aus dem Körper entfernt, da im Blut nur etwa 1% des Körpergehalts vorhanden ist und die Umverteilung aus dem Gewebe offensichtlich länger dauert (GILFRICH et al. 1978).

β-Methyldigoxin wird ähnlich wie Digoxin vorwiegend renal eliminiert, es wurden allerdings etwas längere Halbwertzeiten im Serum von 54 h (HAASIS et al. 1975) bzw. 60 h (BELZ u. KLEEBERG 1975; KELLER et al. 1977) gemessen. Dementsprechend war die Clearance mit 63 ml/min (HAASIS et al. 1975) für β-Methyldigoxin geringer. Bei 6 gesunden Versuchspersonen ergab sich aus einer biphasisch verlaufenden Eliminationskinetik mit einer raschen Elimination ($T_{1/2} \sim 1{,}7$ Tage) und einer nachfolgenden langsamen Elimination ($T_{1/2} \sim$ 2,8 Tage) der Anhalt für eine β-Methyldigoxinfreigabe aus unterschiedlichen Kompartimenten (RIETBROCK et al. 1976).

β-Acetyldigoxin wird ebenfalls mit einer Plasmahalbwertzeit von 56 h (BELZ u. NÜBLING 1975) renal eliminiert. Dieser Wert entspricht einer täglichen Abklingquote von etwa 26%.

Digitoxin wird beim Gesunden unabhängig von der Zufuhr und der Dosis sowohl unverändert als auch in metabolisierter Form zu etwa gleichen Teilen (bzw. 60:40%) über den Urin und Stuhl ausgeschieden (KRAMER 1977; VÖHRINGER u. RIETBROCK 1979). Im Urin wurden etwa 60% der eliminierten Glykosidmenge als Digitoxin bestimmt, der Rest bestand aus Metaboliten (VÖHRINGER u. RIETBROCK 1974, 1979). Die renale Digitoxinclearance wurde mit 1–2 ml/min gemessen (STORSTEIN 1974; VÖHRINGER u. RIETBROCK 1974). Die Serumhalbwertzeiten betragen bei nierengesunden und bei urämischen Patienten gleichermaßen im Mittel 8 Tage (5–13 Tage) (STORSTEIN 1974; KRAMER 1977; PERRIER et al. 1977; VÖHRINGER u. RIETBROCK 1979b). Bei 5 urämischen Patienten wurden sogar kürzere Serumhalbwertzeiten nach einmaliger Gabe des Glykosids von 3,9 Tagen für Digitoxin gemessen, während nach chronischer Digitoxinapplikation bei Kontrollpersonen und Niereninsuffizienten gleiche Halbwertzeiten zu finden waren (STORSTEIN 1974a; FINKELSTEIN et al. 1975).

Untersuchungen über die Elimination von Herzglykosiden sollten immer nach mehrmaliger (chronischer) und nicht nach einmaliger Glykosidgabe erfolgten, da sonst, wahrscheinlich wegen nicht abgeschlossener Organverteilung, zu kurze Halbwertzeiten im Serum resultieren. Andererseits wurden mit spezifischen Antikörpern deutlich kürzere Plasmahalbwertzeiten als mit weniger spezifischen gemessen (PERRIER et al. 1977). Dies weist darauf hin, daß in der Regel

Metaboliten des Digitoxins bei den üblichen Konzentrationsmessungen miterfaßt werden, die erst nach längerer Digitoxineinnahme entstehen und nachweisbar werden.

Übereinstimmend wurde bei niereninsuffizienten Patienten eine kompensatorisch ausreichend erhöhte fäkale Elimination nachgewiesen, so daß eine von der Nierenfunktion unabhängige *Gesamtkörperclearance* für Digitoxin besteht (STORSTEIN 1974; KRAMER 1977; VÖHRINGER u. RIETBROCK 1979). Die im Urin und Stuhl ausgeschiedenen Glykosidmengen stehen bei Gesunden im Verhältnis 1,4:1 und bei niereninsuffizienten Patienten 1:2,6 (VÖHRINGER u. RIETBROCK 1979).

Durch *Hämodialyse* können wegen der hohen Albuminbindung im Serum ebenso wie durch *Peritonealdialyse* keine wesentlichen Digitoxinmengen eliminiert werden. Hingegen ließen sich durch *Hämoperfusion* mit beschichteter Aktivkohle etwa 24% der verabreichten Digitoxindosis innerhalb von 4–6 h bei einer Clearance von 26 ml/min und 53 ml/min bei 2 Patienten aus dem Körper entfernen (GILFRICH et al. 1978).

Das während der Hämodialyse gegebene Heparin erhöht die freie Fettsäurekonzentration im Serum. Diese verdrängen Digitoxin aus der Albuminbindung mit der Folge einer erhöhten freien Digitoxinkonzentration im Blut und einer höheren Ausscheidung (PERRIER et al. 1977). Die klinische Bedeutung dieses Mechanismus für Toxizität und Elimination ist allerdings noch nicht erwiesen. Auch bei 4 Patienten mit nephrotischem Syndrom ist eine kürzere Halbwertzeit von durchschnittlich 4,9 Tagen nachgewiesen worden (STORSTEIN 1976).

Durch die Ableitung des Gallensafts konnten wegen des erheblichen enterohepatischen Kreislaufs die Serumhalbwertzeiten um 50% gesenkt werden (STORSTEIN u. AMLIE 1979). Bei 6 Patienten mit chronisch aktiver Hepatitis und gleichzeitiger Einnahme von Azathioprin und Prednison wurde, allerdings nach nur einmaliger Digitoxingabe, eine kürzere Halbwertzeit im Serum (4,4 Tage) als bei Kontrollen (8,2 Tage) gemessen. Als Erklärung wurden schneller eliminierte Metaboliten durch einen veränderten hepatischen Stoffwechsel (möglicherweise allerdings auch unter der angegebenen Therapie) angenommen (STORSTEIN u. AMLIE 1979). Auch bei Patienten mit dekompensierter Leberzirrhose ist die Elimination von Digitoxin, sofern keine zusätzliche Niereninsuffizienz vorliegt, eher beschleunigt. Unter einer Dauerbehandlung mit Digitoxin bei akuter Hepatitis und Leberzirrhose kommt es ebenfalls nicht zu einer Kumulation (ZILLY 1979). Bei diesen Patienten sind sogar eher niedrigere Plasmakonzentrationen zu erwarten, da ein verändertes Metabolitenmuster zugunsten mehr polarer Metaboliten vorliegt (ZILLY 1979).

Proscillaridin und Meproscillarin werden ebenfalls unabhängig von der Nierenfunktion mit einer Halbwertzeit im Plasma von 40–47 h (BELZ u. BRECH 1974) bzw. 45–49 h (BECKMANN et al. 1979) ausgeschieden bei hohem extrarenalen Anteil an der Elimination. Dafür spricht auch der hohe Anteil von 55% der oral gegebenen Dosis, der im Gallensaft nach Drainage erscheint (STAUD et al. 1975).

IV. Pharmakodynamik

Die *positiv-inotrope Wirkung* der Herzglykoside am isolierten Herzmuskelpräparat wurde schon früh nachgewiesen (CATELL u. GOLD 1938). So nimmt die

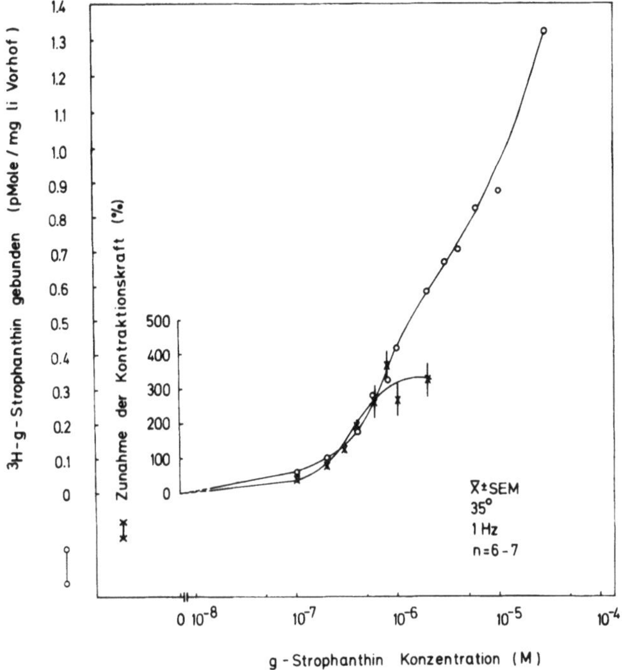

Abb. 4. Zunahme der Glykosid-Rezeptor-Bindung und der Kontraktionskraft des Herzmuskels. Isolierte linke Meerschweinchenvorhöfe wurden in Tyrode-Lösung bei den angegebenen Glykosidkonzentrationen jeweils bis zum Erreichen der maximalen Wirkung inkubiert. Die kardiale Glykosidbindung wurde bei den jeweiligen Konzentrationen gemessen (Details s. BROWN et al. 1983). Die Glykosidbindung verläuft zumindest bei niedrigen Konzentrationen parallel zur Kontraktionskraftzunahme. Bei Glykosidonzentrationenüber 3×10^{-6} M traten regelmäßig Herzrhythmusstörungen als Hinweis für Toxizität auf. Die Glykosidbindungsstellen sind bei dieser Strophanthinkonzentration noch nicht gesättigt

Kontraktionskraft des elektrisch gereizten Katzenpapillarmuskels ebenso wie beim intakten Herzen konzentrationsabhängig zu (WILLIAMS et al. 1966; KIM et al. 1975). Neuere Untersuchungen haben gezeigt, daß die Zunahme der Kontraktionskraft in etwa parallel verläuft mit der prozentualen Besetzung der spezifischen Herzglykosidrezeptoren durch die Glykosidmoleküle bis zum Eintreten von Herzrhythmusstörungen und Kontraktur des Herzmuskels bei hohen Glykosidkonzentrationen (ERDMANN et al. 1980). Der Herzglykosideffekt ist also konzentrationsabhängig und kein „Alles-oder-nichts-Effekt".

Im gesunden wie im insuffizienten Herzen wird durch Herzglykoside die Druckanstiegsgeschwindigkeit des linken Ventrikels (dp/dt_{max}) als isovolumetrischer Kontraktilitätsparameter ebenfalls konzentrationsabhängig erhöht (BRAUNWALD et al. 1961; MASON u. BRAUNWALD 1964; YANKOPOULOS et al. 1968; SMITH u. HABER 1973). Im Gegensatz zu den Vorgängen bei insuffizienten Herzen nimmt bei Gesunden das Herzminutenvolumen nach Herzglykosidgabe aber nicht zu, sondern eher sogar ab (BURWELL et al. 1927; RODMAN et al. 1961). Der Grund dafür ist zum einen zu sehen in der reflexbedingten Erhöhung des peripheren arteriellen Widerstands, die eine Nachlastzunahme bewirkt und zum anderen in einer Frequenzabnahme und Vorlasterniedrigung, die der Glykosidgabe folgen (BRAUNWALD et al. 1961; MCMICHAEL u. SHARPEY-SCHAFER 1944; DEMOTS et al. 1978). In therapeutischer Dosierung bewirkt Digitalis eine periphere Venokonstriktion (BRAUNWALD et al. 1961), welche zumindest beim Hund am ausgeprägtesten die Lebervenen betreffen soll und eine vermehrte Blutansammlung im Pfortadersystem durch Rückstau zur Folge hat. Wenn diese Untersuchungsergebnisse auch für den herzgesunden Menschen zutreffen, so resultiert ein verminderter venöser Rückstrom mit einer Abnahme des Herzminutenvolumens (MASON et al. 1969). Weitere Faktoren wie die digitalisbedingte Sensibilisierung der Barorezeptoren, die Zunahme des Vagotonus und ein allerdings nur geringer Rückgang des Sympathikusantriebs bei Gesunden mögen additiv wirken (FERRARI et al. 1981).

Beim herzinsuffizienten Patienten führt dagegen die direkte kontraktilitätssteigernde Wirkung, die Zunahme der zuvor erniedrigten Kontraktionskraft und -geschwindigkeit zu einem deutlichen Rückgang des vorher kompensatorisch erhöhten Sympathikusantriebs und damit zu einer Abnahme der peripheren Vasokonstriktion mit der Folge eines erhöhten Herzminutenvolumens (MASON 1974). Neben der Abnahme des Füllungsdrucks des linken Ventrikels kommt es dann häufig auch zur Reduktion des enddiastolischen Ventrikelvolumens (SMITH u. BRAUNWALD 1980). Beim Herzinsuffizienten tritt also die direkte vasokonstriktorische Gefäßwirkung des Digitalis zurück, es kommt im Gegenteil sogar zu einer Abnahme des peripheren Widerstands durch Erniedrigung des zuvor kompensatorisch erhöhten Sympathikotonus. Die Wirkungen der Herzglykoside auf die Kontraktionskraft, ist beim gesunden und kranken Herzen prinzipiell gleich, wie in Untersuchungen nachgewiesen wurde, bei denen während der Herzoperation röntgenologisch sichtbare Markierungen auf die Ventrikelwand aufgenäht wurden (SONNENBLICK et al. 1966; KLEIMAN et al. 1978; SMITH u. BRAUNWALD 1980). Damit waren nichtinvasive postoperative Messungen der zirkumferentiellen Faserverkürzungsgeschwindigkeit, der Auswurffraktion und des enddiastolischen Volumens vor und nach Digitalisgabe möglich. Sie zeigten den positiv-inotropen Effekt der Herzglykoside eindeutig auch bei nichtinsuffizienten Herzen (KLEIMAN et al. 1978).

Elektrophysiologische Wirkungen der Herzglykoside am Herzen werden regelmäßig bei hohen Konzentrationen gefunden und galten lange als Ausdruck von Intoxikationen. Die herzglykosidbedingte Hemmung der $(Na^+ + K^+)$-ATPase, die für den aktiven Na^+/K^+-Transport der Zellmembran verantwortlich ist, führt zu einer Abnahme der Kationengradienten an der Membran und damit zu einer Depolarisation des normalen Ruhemembranpotentials von 80–90 mV. An kultivierten isolierten, spontan schlagenden Herzmuskelzellen zeigen sich unter Herzglykosideinfluß die wesentlichen, direkten elektrophysiologischen Effekte ohne neurogene Einflüsse (TRITTHART 1978). Stillstehende Zellen werden durch Herzglykoside zur spontanen Aktivität angestoßen. Spontan schlagende Zellen erhöhen zunächst ihre Schlagfrequenz, dabei ist die langsame diastolische Depolarisation beschleunigt. Bei Abnahme des Ruhemembranpotentials kommt es dann bei höheren Konzentrationen von Digitalis zu einer Schlagfrequenzabnahme. Gleichzeitig zeigt sich eine Verkürzung der Aktionspotentiale, und es treten Zeichen der Übererregbarkeit auf. Einem elektrischen Reiz folgen dann z.B. Bi- oder Trigeminus oder kurze Perioden hochfrequenter Automatie. Unter weiterer Abnahme des Membranpotentials werden die Zellen schließlich inaktiv und unerregbar und verbleiben im systolischen Stillstand. An bereits vorgeschädigten Zellen mit erniedrigter intrazellulärer K^+-Konzentration können derartige toxische Effekte, die durch eine Hemmung der Na^+/K^+-Pumpe bedingt sind, schon früher auftreten.

Am *Sinusknoten* in vitro sind ähnliche Wirkungen im Sinne einer initialen Frequenzzunahme (STEINBECK 1978) bis hin zum späteren Stillstand bei höheren Konzentrationen bzw. bei längerer Einwirkzeit zu beobachten (STEINBECK et al. 1980). In vivo werden diese ausgeprägten direkten Herzglykosideffekte auf die Sinusknotenfunktion durch entgegengesetzte neurogene, vagale Stimulation völlig überlagert im Sinn einer Frequenzabnahme, einer Zunahme der Sinusknotenrefraktärzeit und von SA-Blockierungen (DHINGRA et al. 1975). Therapeutische Glykosidkonzentrationen führen über die Vagusaktivierung zu einer Abnahme der Automatieneigung von Vorhofzellen (GILLIS et al. 1975). Dieser Effekt soll für die günstige Wirkung von Herzglykosiden bei paroxysmaler, durch ektope Foci verursachte Vorhoftachykardien verantwortlich sein.

In vivo sind die Herzglykosidwirkungen auf den Vorhof und den *AV-Knoten* (Verlängerung der Reizleitung und Zunahme der effektiven Refraktärzeit) also primär cholinerge Effekte, die nach Atropinisierung weitgehend verschwinden (ROSEN et al. 1975). Höhere Digitaliskonzentrationen depolarisieren die Vorhofzellen und verlangsamen die Leitungsgeschwindigkeit auch im Vorhofmyokard durch direkte Wirkungen in ähnlicher Weise wie im Ventrikelmyokard (ROSEN et al. 1975). Die Bedeutung der indirekten Glykosideffekte wird durch Untersuchungen bei Patienten nach Herztransplantation mit denerviertem Herzen eindrucksvoll bestätigt (GOODMAN et al. 1975a, b). Bei diesen Patienten wurden durch therapeutische Glykosiddosen keine wesentlichen Änderungen der Sinusknoten- und der AV-Knotenfunktionen festgestellt.

Die dementsprechenden indirekten, vorwiegend vagal vermittelten antiarrhythmischen Glykosidwirkungen am Herzen werden weiterhin durch Beeinflussung des AV-Knotens verursacht, wo Zunahmen der Refraktärzeit und Abnahmen der Überleitungsgeschwindigkeit zu einer Verlängerung der AV-Überleitung bei Sinusrhythmus und zu einer Abnahme der Kammerfrequenz bei Vorhofflimmern bzw. Vorhofflattern führen (PRZYBYLA et al. 1974; ROSEN et al. 1975).

Im *Ventrikelmyokard* werden Abnahmen der Refraktärzeiten ebenso wie in Purkinje-Fäden gefunden sowie eine Abnahme des Ruhemembranpotentials und eine Zunahme der spontanen diastolischen Depolarisation (ROSEN et al. 1975). Diese im Experiment beobachteten direkten elektrophysiologischen Veränderungen im Purkinje-System und Kammermyokard werden für das Auftreten von Extrasystolen bei Digitalistherapie verantwortlich gemacht, da insbesondere hohe Dosen die Spontanaktivität beschleunigen (KASSEBAUM 1963; ROSEN et al. 1975). Sehr wahrscheinlich sind diese toxischen Glykosideffekte durch eine höhergradige Hemmung der ($Na^+ + K^+$)-ATPase bzw. des aktiven Na^+/K^+-Transports der Zellmembranen verursacht mit der Folge einer erniedrigten intrazellulären K^+-Konzentration und einer erhöhten Na^+-Konzentration, die sich ebenso als Digitaliseffekte an isolierten, kultivierten Herzmuskelzellen nachweisen lassen (TRITTHART 1978).

Herzglykoside in niedrigen Konzentrationen sollen durch eine Sensibilisierung des Barorezeptorreflexes eine Abnahme der Sympathikusaktivität nach sich ziehen, während bei höheren Konzentrationen eine sympathomimetische Wirkung nachweisbar wird (GILLIS et al. 1975). Nach der Denervierung des Herzens oder nach Unterbrechung der sympathomimetischen Afferenzen und Efferenzen werden ventrikuläre Arrhythmien erst bei höheren Glykosidkonzentrationen hervorgerufen (ERLIJ u. MENDEZ 1964).

1. Wirkungsbeginn und Wirkungsdauer

Die Zunahme der Kontraktionskraft des Herzens nach intravenöser oder oraler Glykosidgabe korreliert nicht mit der Serumkonzentration (SHAPIRO et al. 1970; DAVIDSON u. GIBSON 1973), sondern mit der Rezeptorbindung im Myokard. Bis zur Äquilibrierung der Serum- und Gewebskonzentrationen vergehen in der Regel mehrere Stunden. Deshalb kann ein Wirkungsbeginn der Herzglykosideffekte von einem Wirkungsmaximum (nach abgeschlossener Verteilung im Körper) unterschieden werden. Andererseits erfolgt die Rezeptorbindung aufgrund der hohen Bindungsaffinität schneller als die unspezifische Myokardaufnahme von Herzglykosiden, so daß bereits vor der Gleichgewichtsverteilung im Körper damit zu rechnen ist, daß eine Sättigung an den Herzglykosidrezeptoren eingetreten ist. Dementsprechend scheint das Wirkungsmaximum der positiv inotropen Herzglykosidwirkung bereits nach etwa 2–6 h eingetreten zu sein (PERRIER et al. 1977; AMLIE et al. 1979; BELZ et al. 1979), während die Äquilibrierung der Glykoside im Körper nach 2 h längst nicht abgeschlossen ist (LARBIG et al. 1978).

Die systolischen Zeitintervalle Q-S_2, LVET und PEP (WEISSLER et al. 1966, 1968) zeigen nach Digitalisapplikation dosisabhängige Verkürzungen, die mit der Zunahme der Druckanstiegsgeschwindigkeit des linken Ventrikels korrelieren. Damit ist eine nicht-invasive Messung positiv inotroper Pharmakaeffekte möglich. Mit Hilfe der systolischen Zeitintervalle wurden zumeist bei gesunden Versuchspersonen (wegen größerer Streuung der Werte bei herzinsuffizienten Patienten) (WEISSLER et al. 1968) nach intravenöser Gabe (1–1,6 mg) folgende Zeiten für den Wirkungsbeginn und das Wirkungsmaximum gemessen: g-Strophanthin 10 min/20 min, Digoxin 10 min/6 h, Digitoxin 30 min/6–24 h (WEISSLER et al. 1966; FORESTER et al. 1974). Andere Messungen ergaben ähnliche Werte für Digoxin 30 min/4 h (SHAPIRO et al. 1970). Die Abnahme der Herzglykosidwirkung wurde in diesen Untersuchungen ebenfalls gemessen. Sie folgten einer Geraden bei halblogarithmischer Auftragung, was auf eine einfache Reaktionskinetik 1. Ordnung schließen läßt. Deshalb kann sie auch als Halbwertzeit ($T_{1/2}$) ausgedrückt werden. Es ergaben sich folgende Halbwertzeiten: g-Strophanthin 22 h, Digoxin 33 h und Digitoxin 102–112 h (WEISSLER et al. 1966; SHAPIRO et al. 1970; WEISSLER 1974). Diese Werte stimmen erstaunlich gut mit den Halbwertzeiten der Serumkonzentrationen überein.

Bei invasiver Messung der Hämodynamik (dp/dt_{max}) wurde allerdings bereits 5 min nach intravenöser Gabe von 0,8 mg g-Methyldigoxin und 20 min nach 0,5 mg Digitoxin eine Zunahme der Kontraktilität und auch des Herzminutenvolumens von 15% bei Patienten mit kompensierter Herzinsuffizienz gemessen (SCHNEIDER u. GATTENLÖHNER 1971). Für Digitoxin konnten diese Messungen bestätigt werden, nach 0,75 mg i.v. ist eine Zunahme des isovolumetrischen Kontraktilitätsparameters dp/dt_{max} nach etwa 20–30 min meßbar, nach 60–120 min nähern sich die Werte asymptotisch dem Maximum (ERDMANN u. BOLTE 1979; BOLTE et al. 1981). Bei Hunden wurden Zunahmen der linksventrikulären Druckanstiegsgeschwindigkeiten (dp/dt_{max}) um 36–38% unter chronischer, therapeutischer Digoxingabe gemessen (MAHLER et al. 1974; HORWITZ et al. 1977). Propranolol hatte keinen Einfluß darauf und auf die ebenfalls gemessene Schlagvolumenzunahme um 16% unter Ruhebedingungen. An elektrisch gereizt schlagenden isolierten Herzmuskelpräparaten entwickelt sich die positiv-inotrope Wirkung von Digitoxin sogar etwas schneller als diejenige von Digoxin (SCHOLZ et al. 1979). An einem menschlichen Papillarmuskelstreifen begann die Digitoxinwirkung nach 10 min und war maximal nach 60 min (SCHOLZ et al. 1979). Auch beim Hund in vivo werden nach intravenöser Gabe von Digitoxin (2 mg) bereits nach 10 min positiv-inotrope Effekte registriert, die nach 1–2 h ihr Maximum erreicht haben (AMLIE et al. 1979; AMLIE u. STORSTEIN 1979). Andere Untersuchungen kamen zum gleichen Ergebnis (KLEIN et al. 1971). Nach intravenöser Gabe von 1,5 mg Digoxin waren bei vorwiegend herzinsuffizienten Patienten Erniedrigungen der rechten Vorhofdrucke bereits nach 10 min meßbar und innerhalb von 1 h auf die Minimalwerte abgefallen (MCMICHAEL u. SHARPEY-SCHAFER 1944). Ebenso waren bei diesen Patienten innerhalb dieser Zeiten Herzminutenvolumenanstiege zu registrieren. Sehr schnell wirkt Acetylstrophanthidin (1,5 mg i.v.). Schon 2–5 min nach der Injektion begannen die positiv-inotropen Auswirkungen auf die Kontraktionskraft meßbar zu werden und nach etwa 20 min war ein Maximum des Effekts erreicht (BRAUNWALD et al. 1961).

Nach oraler Applikation von 1,2 mg β-Acetyldigoxin oder Digitoxin waren in Hinsicht auf die zeitliche Kinetik der inotropen und elektrophysiologischen Wirkungen beider Glykoside keine Unterschiede festzustellen. Übereinstimmend wurde der Wirkungseintritt nach etwa 30 min und das Wirkungsmaximum nach 120 min anhand der systolischen Zeitintervalle erreicht (BELZ et al. 1979). Damit ergibt sich für Digitoxin kein zeitlicher Unterschied für die Wirkung bei intravenöser oder oraler Applikation (WEISSLER et al. 1968). Außerdem liegen diese Werte deutlich niedriger als die von WEISSLER et al. (1966, 1974) angegebenen Zeiten für den Eintritt des Wirkungsmaximus. Wahrscheinlich sind methodische Gründe verantwortlich, da die systolischen Zeitintervalle tageszeitmäßige, gerichtete Veränderungen zeigen. Andere Glykosideffekte, wie z.B. die Einwirkung auf die T-Welle im EKG, weisen eine deutlich langsamere Kinetik auf. Frühestens nach 2–4 h wurden Änderungen sichtbar und selbst nach 10 h war hier noch kein sicherer Maximaleffekt erreicht (HSIEH et al. 1978; BELZ et al. 1979). Die elektrokardiographischen Glykosidwirkungen scheinen tatsächlich sogar länger anzuhalten, als nach den Abklingzeiten der Serumspiegel bzw. der systolischen Zeitintervalle zu erwarten ist. So können ST-T-Veränderungen bei fahrradergometrischer Belastung noch bis zu 23 Tage nach Absetzen von β-Methyldigoxin auftreten (HAASIS et al. 1975) und reversible AV-Blockierungen trotz nicht mehr nachweisbarer Serumglykosidkonzentration über mehrere Tage persistieren (SCHNEIDER u. RUIZ-TORRES 1977; v. ARNIM et al. 1980). Auch nach anderen Untersuchungen sollen ST-T-Veränderungen noch 2–4 Wochen nach Absetzen von Herzglykosiden nachweisbar bleiben (HSIEH et al. 1978). Es ist daher vorgeschlagen worden, fahrradergometrische Belastungsuntersuchungen zum Nachweis einer koronaren Herzkrankheit erst 3 Wochen nach Absetzen von Digoxinpräparaten durchzuführen (HAASIS et al. 1975; OCHS et al. 1979).

2. Quantitative Aspekte der Wirkung

Wenn das Ausmaß der Herzglykosidwirkung von der Zahl der mit einem Herzglykosidmolekül besetzten Rezeptoren abhängig ist, dann sollten alle Herzglykoside quantitativ gleiche positiv-inotrope Effekte zeigen. Nur durch die unterschiedliche Affinität zum Rezeptor unterscheiden sich dementsprechend die einzelnen Herzglykoside mit verschiedenen Eigenschaften. Dies würde, einmal von kinetischen Unterschieden abgesehen, bei Herzglykosiden mit hoher Rezeptoraffinität ausgeprägte Wirkungen schon bei niedrigen Serumkonzentrationen bedeuten und umgekehrt. Tatsächlich spielen aber andere Pharmakoneigenschaften eine derartig große Rolle, daß diese Affinitätsunterschiede in vivo keine wesentliche Bedeutung haben. So hat Digitoxin zum menschlichen Herzglykosidrezeptor die höchste Affinität von den therapeutisch genutzten Herzglykosiden (ERDMANN 1978b). Wegen der hohen Serumeiweißbindung sind jedoch trotzdem sehr viel höhere Serumkonzentrationen bei therapeutisch digitalisierten Patienten vorhanden als etwa bei Digoxin, welches eine deutlich niedrigere (um den Faktor 2–3) Rezeptoraffinität aufweist. Die freie, nicht albumingebundene Herzglykosidkonzentration ist bei therapeutischer Glykosidgabe bei Strophanthin, Digoxin und Digitoxin mit etwa 0,8–1,0 ng/ml praktisch gleich (ERDMANN u. BOLTE 1981).

In vitro ist der maximal meßbare positiv-inotrope Herzglykosideffekt von Digoxin, β-Methyldigoxin und Digitoxin identisch, g-Strophanthin hatte möglicherweise eine geringfügig stärkere Wirkung, was aber nicht statistisch signifikant war (SCHOLZ et al. 1979). In Herz-Lungen-Präparaten der Katze sollen semisynthetische Digitoxigeninderivate ein 2- bis 3fach höheres Wirkungsmaximum haben, ehe Rhythmusstörungen eintreten (BEYER et al. 1981; ZAHORSKY 1980). Diese Befunde sind aber nicht unwidersprochen geblieben (CHEN u. FRICKE 1981).

Vergleichende invasive quantitative Untersuchungen in Hinsicht auf das Wirkungsmaximum in vivo beim Menschen liegen nicht vor, dies dürfte auch ziemlich schwierig sein. Bei Messungen der systolischen Zeitintervalle wurden bei Digitoxin, Digoxin und g-Strophanthin (SHAPIRO et al. 1970; FORESTER et al. 1974) ebenso wie bei β-Acetyldigoxin und Digitoxin (BELZ et al. 1979) in vergleichender Dosierung praktisch gleiche Maximaleffekte gemessen. Wirklich aussagefähige Dosis-Wirkungskurven liegen aber nicht vor, sondern nur Messungen bei jeweils einer (äquieffektiven) Dosis. Sicher ist, daß die Verkürzung der systolischen Zeitintervalle beim Menschen konzentrationsabhängig zunimmt und etwa bei einer täglichen Digitoxindosis von 0,12 mg p.o. durch eine weitere Dosissteigerung nicht mehr gesteigert werden kann. Die elektrophysiologischen Glykosidwirkungen (gemessen an QTc) können hingegen durch weitere Dosissteigerung noch verstärkt werden (BELZ u. ERBEL 1979). Auch bei instrumentierten Hunden waren die positiv-inotropen Herzglykosidwirkungen (g-Strophanthin, Acetylstrophanthin, Digoxin) quantitativ gleich bei allerdings unterschiedlicher zeitlicher Kinetik. Die Kontraktionskraft nahm bei diesen Untersuchungen linear bis zum Auftreten von Herzrhythmusstörungen zu (KLEIN et al. 1971; KIM et al. 1975). Wenn die Arrhythmie durch Gabe von Kalium unterdrückt wird, kommt es sogar noch zu einer weiteren Zunahme der Kontraktilitätsparameter (WILLIAMS et al. 1966). Direkte und indirekte elektrophysiologische Herzglykosidwirkungen insbesondere im AV-Knoten treten in der Regel wohl erst bei höheren Konzentrationen auf (KIM et al. 1975).

Zusammenfassend läßt sich sagen, daß es zumindest keinen sicheren Anhalt dafür gibt, daß die Herzglykoside sich, abgesehen von deutlich verschiedenen pharmakokinetischen Eigenschaften, die auch im Hinblick auf Beginn und Abklingen der Wirkungen bedeutungsvoll sind, in Hinsicht auf quantitative Effekte unterscheiden. Damit sind pharmakodynamisch prinzipiell alle Herzglykoside gleichwertig.

3. Änderungen der Rezeptoreigenschaften

In den vorangegangenen Abschnitten wurde davon ausgegangen, daß Herzglykoside entsprechend ihrer Konzentration im Serum oder Organbad an ihre spezifischen Rezeptoren binden. Tatsächlich befolgt diese Glykosid-Rezeptor-Bindung ja auch das Massenwirkungsgesetz, in dem die Menge des rezeptorgebundenen Anteils bei gleicher Dissoziationskonstante eine Funktion der Glykosidkonzentration ist (ERDMANN u. SCHONER 1974a). Dies gilt jedoch nur bei konstanten Inkubationsbedingungen in vitro bzw. bei konstanten Umgebungsbedingungen in vivo. Eine Änderung z.B. der Kaliumkonzentration hat eine Affinitätsänderung des Rezeptors für das Glykosid zur Folge, die große Ausmaße annehmen kann (ERDMANN et al. 1976a). Obwohl die Kaliumeffekte auf die Glykosidbindung am besten untersucht sind, soll darauf an dieser Stelle nicht eingegangen werden. Da die Kaliumeffekte unmittelbar die Dosierung von Herzglykosiden beeinflussen, sind sie in Abschnitt B.II.5 dargestellt.

Für Digoxin beträgt die Dissoziationskonstante an menschlichen Herzmuskelzellen etwa 2 nM (etwa 1,6 ng/ml). Dieser Wert, unter optimalen Bedingungen im Reagenzglas gemessen, liegt im Bereich therapeutischer Glykosidkonzentrationen. Er besagt, daß bei dieser freien Glykosidkonzentration die Hälfte der Rezeptoren ein Digoxinmolekül gebunden hat. Während Kalium die Dissoziationskonstante stark erhöht (5 mM K^+ um das Zehnfache) und damit die Affinität erniedrigt, hat Calcium den gegenteiligen Effekt (ERDMANN 1981). Wahrscheinlich hängt die bekannte toxische Wirkung von Calcium bei digitalisierten Patienten (BOWER u. MENGLE 1936) mit dieser Affinitätssteigerung in bezug auf die Glykosidbindung zusammen. Bei Hunden wurde diese synergistische bzw. zur Toxizität führende Calciumwirkung experimentell nachgewiesen (NOLA et al. 1970). Kürzlich wurde auch das Gegenteil beobachtet, eine vermin-

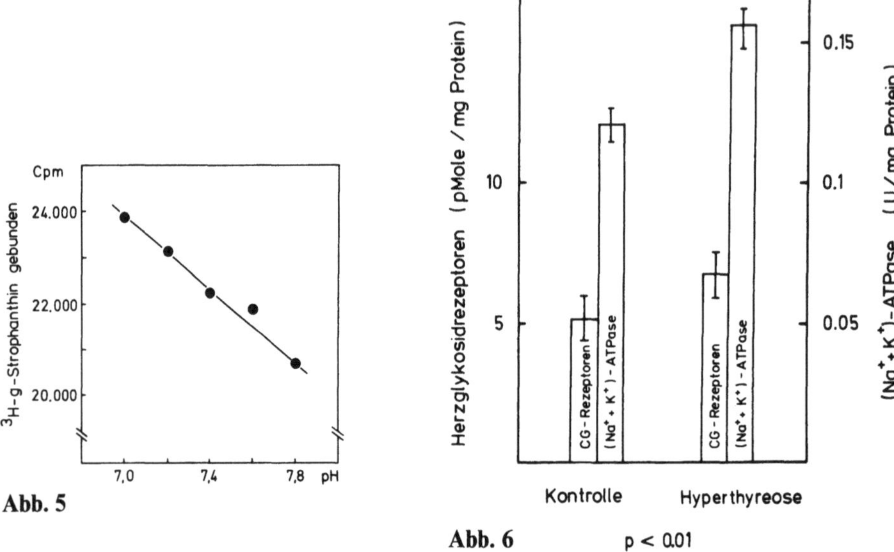

Abb. 5. Die spezifische Glykosid-Rezeptor-Bindung an isolierten menschlichen Herzmuskelzellmembranen wurde in Abhängigkeit vom pH-Wert des Inkubationsmediums (3 mM $MgCl_2$, 3 mM Imidazol/PO_4, 37° C) gemessen. Bei niedrigen pH-Werten ist die Rezeptoraffinität zum Glykosid deutlich erhöht

Abb. 6. Die Zahl der myokardialen Herzglykosidrezeptoren und die Aktivität der $(Na^+ + K^+)$-ATPase wurde bei Kontrollen und bei 6 hyperthyreoten Meerschweinchen gemessen. Es wurden 50 µg/100 g KG Triiodothyronin an 3 aufeinanderfolgenden Tagen intraperitonal gegeben, die Tiere am 4. Tag getötet und die Messungen an den Herzmuskelzellmembranen durchgeführt. Sowohl die Glykosidrezeptoren als auch die $(Na^+ + K^+)$-ATPase-Aktivität sind bei den hyperthyreoten Tieren erhöht (ERDMANN u. BROWN 1983)

derte Digoxinwirkung bei Hypocalciämie (CHOPRA et al. 1977). Eine Azidose erhöht die Rezeptoraffinität, eine Alkalose erniedrigt sie deutlich (ERDMANN 1981). Auch in diesem Fall korreliert die Änderung der Rezeptoreigenschaft mit der klinisch bekannten Zunahme der Glykosidempfindlichkeit bei Cor pulmonale und bei Azidose (DOHERTY et al. 1977b). An menschlichen isolierten Herzmuskelzellmembranen wurde außerdem eine deutliche Temperaturabhängigkeit der Glykosidbindung nachgewiesen (ERDMANN 1981). Bei niedrigen Temperaturen nimmt die Bindungsaffinität zu, bei hohen Temperaturen nimmt sie ab. 37° C liegt im Bereich der steilsten Stelle der Kurve. Am isolierten Herzmuskelpräparat wurde in Übereinstimmung damit bei leicht erhöhten Badtemperaturen ein geringerer Digoxineffekt gefunden (KOKENGE u. VAN ZWIETEN 1971). Diese Änderungen der Rezeptoreigenschaften bei klinisch häufig auftretenden Situationen werden besonders bei Interaktionen mit Pharmaka (s. B.III) wichtig. Wahrscheinlich sind manche Formen von Digitalisresistenz oder -überempfindlichkeit dadurch bedingt. Andererseits wurde in letzter Zeit nachgewiesen, daß auch die Zahl der Glykosidrezeptoren bei manchen Krankheiten bzw. Zuständen zu- oder abnehmen kann (ERDMANN et al. 1979). Ebenso wie bei der chronischen

Hypokaliämie (ERDMANN u. KRAWIETZ 1977) findet man bei der Hyperthyreose (Abb. 6) eine Zunahme der spezifischen Glykosidrezeptoren und der (Na^+ + K^+)-ATPase im Herzmuskel. Bei hypothyreoten Zuständen wird eine entsprechende Abnahme der Glykosidbindungsstellen gemessen. LIN et al. (1978) haben in Übereinstimmung damit eine erhöhte Zahl von Herzglykosidrezeptoren im Skelettmuskel, in der Leber und Niere bei experimenteller Hyperthyreose nachgewiesen. Diese Befunde erklären den mehrfach errechneten erhöhten Verteilungsraum für Herzglykoside bei der Hyperthyreose (DOHERTY u. PERKINS 1966) und den erniedrigten Verteilungsraum bei Hypothyreose durch die unterschiedliche Menge an Bindungsstellen (EICHELBAUM 1976; BONELLI et al. 1978). Die verminderte Glykosidwirkung bei der Hyperthyreose wird zum anderen aber teilweise auch durch die erhöhte Elimination erklärt (CROXSON u. IBBERTSON 1975).

Im Zusammenhang mit der erhöhten *Zahl von Glykosidrezeptoren* wäre es denkbar, daß eine größere Zahl von (Na^+ + K^+)-ATPase-Molekülen pro Membranoberfläche bei gleicher Glykosidkonzentration ungehemmt, d.h. aktiv bleibt. Dadurch wäre eine geringere Beeinflussung der Na^+/K^+-Fluxe durch Glykoside möglich mit der Folge der relativen Digitalisresistenz bei Hyperthyreose bzw. Digitalisempfindlichkeit bei Hypothyreose (CURFMAN et al. 1977). Tatsächlich soll die Digitalisdosierung entsprechend der hyperthyreoten Stoffwechsellage proportional gesteigert werden müssen (KOUP 1980; SZABO u. RITZL, 1981). Weitere Untersuchungen dazu sind sicherlich notwendig. Andererseits paßt in dieses hypothetische Konzept ebenso der Befund einer verminderten Zahl von Glykosidrezeptoren und (Na^+ + K^+)-ATPase-Molekülen bei Herzinfarkten im ischämischen Randbezirk (SCHWARTZ et al. 1973). Schon 6 h nach einem Herzinfarkt wird eine Abnahme der spezifischen Glykosidrezeptoren von etwa 40% gefunden (BELLER et al. 1974b). Auch dieser mit erhöhter Glykosidempfindlichkeit (wie Hypothyreose) einhergehende Zustand wäre dann durch die verminderte aktive Transportkapazität für Na^+ und K^+ an der Zellmembran bedingt.

Diese Änderungen der Rezeptoreigenschaften und Rezeptormenge bei manchen Krankheiten erklären sicherlich einen Teil der individuell so unterschiedlichen Glykosidwirkung. Wahrscheinlich sind uns noch viel zu wenige dieser Eigenschaften bekannt.

B. Therapeutische Gesichtspunkte

I. Indikationen für die Herzglykosidtherapie

Die Zunahme der Kontraktionskraft und Kontraktionsgeschwindigkeit des Herzens nach Applikation von Herzglykosiden konnte ebenso wie die verlängerte Erregungsleitung im AV-Knoten bei Patienten mit und ohne Herzinsuffizienz mehrfach nachgewiesen werden (BRAUNWALD et al. 1961; BEISER et al. 1968; YANKOPOULOS et al. 1968; GOLDMAN et al. 1975). Aus diesen Wirkungen leiten sich auch im wesentlichen die gesicherten Indikationen für die Herzglykosidtherapie ab, nämlich die Therapie der rhythmogenen Herzinsuffizienz bei Vorhofflimmern oder Vorhofflattern mit schneller Kammerfrequenz sowie die Behandlung der myogenen Herzinsuffizienz, verursacht durch eine verminderte oder nicht ausreichende Kontraktionskraft. Die kritische Betrachtung und Beurteilung der mehr oder weniger ausgeprägten therapeutischen Glykosideffekte bei den pathogenetisch höchst unterschiedlichen Ursachen der Herzinsuffizienz mit differenter Ansprechbarkeit lassen eine gemeinsame Besprechung nicht zu. Es soll daher eine Unterteilung nach den Indikationen bei myogener akuter und chronischer Herzinsuffizienz und bei Herzrhythmusstörungen vorgenommen werden.

Hervorgehoben werden muß, daß Herzglykoside entsprechend der Pathophysiologie der myogenen Herzinsuffizienz (s. S. 115) nur bei der manifesten bzw. der Belastungsherzinsuffizienz indiziert sind. Wie schon zuvor gesagt (s. A.IV) wird beim suffizienten Herzen zum einen das Herzminutenvolumen nach Herzglykosidgabe verringert (periphere Widerstandserhöhung) (BRAUNWALD et al. 1961), zum anderen nimmt der Sauerstoffverbrauch des Myokards zu (COVELL et al. 1966; COLEMAN 1967). Bei 12 Patienten mit kardial kompensierter essentieller Hypertonie, signifikanter Linksherzhypertrophie und normalem Koronarogramm kam es 50 min nach der intravenösen Injektion von 0,01 mg/kg Digoxin (innerhalb von 5 min) zwar zu einer deutlichen Zunahme der Inotropiegrößen, aber gleichzeitig auch zu einer Abnahme der Pumpfunktionsgrößen (Herzindex, Herzarbeit und Schlagindex); die Koronardurchblutung wurde um 8,8% gesenkt und der Koronarwiderstand sowie der periphere Widerstand stiegen ebenso wie die koronarvenöse Sauerstoffdifferenz um 11%, 14,9% bzw. 5,9% an (STRAUER 1978). Diese und ähnliche andere Befunde (COVELL et al. 1966; DEMOTS et al. 1978) weisen darauf hin, daß die herzglykosidbedingte Inotropiezunahme bei Patienten ohne Herzinsuffizienz therapeutisch nicht sinnvoll ist und sogar zu einer Koronarkonstriktion und erhöhtem Sauerstoffverbrauch führen kann, was bei kardial kompensierten Patienten mit koronarer Herzkrankheit Angina-pectoris-Anfälle auslösen kann. Da es keinen gesicherten Hinweis beim Menschen dafür gibt, daß die prophylaktische Glykosidgabe das Auftreten der manifesten Herzinsuffizienz verhindert oder verzögert, ist diese Indikation aus den oben genannten Gründen abzulehnen.

Interessant sind in diesem Zusammenhang Messungen der akuten Herzglykosidwirkungen bei nicht herzinsuffizienten Patienten, bei denen die rasche Infusion von 0,015 mg g-Strophanthin/kg Körpergewicht in 10 s bzw. 2 min zu einer ausgeprägten Zunahme des peripheren und koronaren Widerstands führte, die bei langsamer Infusion (in 15 min) nicht auftrat. Bei allen Patienten kam es jedoch zu einer Zunahme des myokardialen Sauerstoffverbrauchs (DEMOTS et al. 1978). Die schnelle intravenöse Gabe von Herzglykosiden kann wegen der vasokonstriktorischen Wirkung zu hypertensiven Krisen (KUMAR et al. 1973) und Lungenödemen führen (COHN et al. 1969). Sie sollte daher vermieden werden.

Das Ziel einer Therapie mit den positiv-inotrop wirksamen Herzglykosiden (ebenso wie mit Vor- bzw. Nachlast-vermindernden Pharmaka) ist die Zunahme der Wandspannungsreserve bzw. eine Abnahme der systolischen Wandspannung. Dann kann der linke Ventrikel bei gleicher ventrikeldynamischer Ausgangslage mehr Wandspannung bzw. bei zunehmender Ventrikeldilatation mit

Zunahme der instanten systolischen Wandspannung einen gleich hohen Wandspannungszuwachs erzeugen (RIECKER et al. 1978). Die als Folge einer primären oder sekundären Herzerkrankung auftretende Herzinsuffizienz ist nach Möglichkeit immer kausal zu behandeln, sei es, daß Klappen- oder Shuntvitien operativ korrigiert werden, sei es, daß die chronische Druckbelastung des linken Ventrikels bei der Hypertonie durch eine antihypertensive Therapie entsprechend reduziert wird etc. So ist eine erfolgreiche antihypertensive Therapie in Hinsicht auf die Abnahme der erhöhten Wandspannung des linken Ventrikels wirkungsvoller als der durch Herzglykoside erreichbare Effekt (RIECKER et al. 1978). Darauf soll in diesem Zusammenhang jedoch nicht näher eingegangen werden. Es soll vielmehr versucht werden, die Indikationen für eine Herzglykosidtherapie aufzuzeigen, wenn die Ursachen für die aufgetretene Herzinsuffizienz nicht bekannt sind oder kausal nicht behoben werden können.

Unter einer Herzinsuffizienz sollen im folgenden alle Zustände mit kardial bedingter Minderperfusion des Körpers verstanden werden, die bereits in Ruhe (Stadium IV der New York Heart Association) bzw. unter Belastung (Stadium II u. III) auftreten. Die exakte Diagnose einer Belastungsdyspnoe ist mit den bekannten Schwierigkeiten verbunden, darauf soll an dieser Stelle aber nicht eingegangen werden. Es sei nur vermerkt, daß die sehr großzügig gehandhabte Digitalisierung in Deutschland (etwa 4 Mill. Patienten erhalten Herzglykoside; BREITHAUPT 1979) sicherlich auch auf die überhäufig gestellte Diagnose einer Belastungsherzinsuffizienz zurückzuführen ist.

1. Akute Herzinsuffizienz

Die Akutwirkung der Herzglykoside bzw. die Wirkung bei der akuten Herzinsuffizienz ist wiederholt durch nichtinvasive Untersuchungen nachgewiesen worden (BRAUNWALD et al. 1961; YANKOPOULOS et al. 1968; FORESTER et al. 1974; AMLIE et al. 1979; BOLTE et al. 1981). Hinsichtlich des möglichen therapeutischen Nutzens bzw. der Nebenwirkungsrate einer derartigen Behandlung besteht jedoch keine Einigung. Wenn die Kontraktionskraft des Herzens etwa im Gefolge eines Herzinfarkts plötzlich abnimmt und es zum Lungenödem oder gar zum kardiogenen Schock kommt, treten andere Therapiemaßnahmen (z.B. Vor- und Nachlast-reduzierende Pharmaka, Beatmung etc.) in den Vordergrund. Herzglykoside, dann in hoher Dosierung oder innerhalb kurz aufeinanderfolgender Zeiten gegeben, können bei derartigen Zuständen zu toxischen Nebenwirkungen führen (KUMAR et al. 1973), eine sofortige Vollwirkung ist wegen der langsam einsetzenden Wirkung kaum zu erreichen (BUSSMANN 1978). Glykoside dienen bei der akuten Herzinsuffizienz allenfalls dazu, Rezidive in der Folgezeit zu verhindern.

Anders sieht es bei der Herzinsuffizienz im späteren Gefolge eines Myokardinfarkts aus. Bei 14 Infarktpatienten mit kongestiver Herzinsuffizienz bei verminderter Auswurffraktion des linken Ventrikels und großen Infarktarealen kam es im Gegensatz zu tierexperimentellen Untersuchungen (VATNER et al. 1978) zu keiner Infarktausdehnung (MORRISON et al. 1980). Andererseits waren die hämodynamischen Effekte (Zunahme der Auswurffraktion) auch nur gering. Bei 42 Patienten einer anderen Untersuchung mit manifester Herzinsuffizienz direkt nach einem Herzinfarkt kam es auch nach frühzeitiger (1.–4. Tag nach dem Infarktereignis), aber niedriger Glykosidgabe (0,4 mg Digoxin) nicht zu vermehrten Herzrhythmusstörungen, sondern regelmäßig zur Senkung der erhöhten Füllungsdrücke und zur Zunahme der Auswurfvolumina bei unverändertem arteriellem Blutdruck (Bachour u. Hochrein 1975). Wenn hingegen keine Herzinsuffizienz nachweisbar ist, führt die Digitalisgabe auch bei Herzinfarktpatienten zu einer Abnahme des Herzminutenvolumens. Bei einem von 11 Patienten ohne Herzinsuffizienz trat Angina pectoris 8 min nach der intravenösen Injektion von 0,5 mg Digoxin auf (Balcon et al. 1968). Wenn nach einem Herzinfarkt keine Herzinsuffizienz besteht, soll es durch Herzglykoside sogar zu einer Infarktausdehnung (gemessen an der CPK-Freisetzung) kommen (Varomkov et al. 1977).

Aus diesen und anderen im wesentlichen übereinstimmenden Berichten (s. Smith u. Braunwald 1980) ergibt sich, daß auch bei Herzinfarktpatienten nur bei nachweisbarer Herzinsuffizienz ein Vorteil von der Digitalisierung zu erwarten ist (Froer 1975). Wegen der Neigung zu Herzrhythmusstörungen nach einem Herzinfarkt wird eine eher vorsichtige Dosierung empfohlen (Sharpe et al. 1975; Schüren et al. 1980). Im kardiogenen Schock hat sich die Gabe von Herzglykosiden nicht bewährt (Amsterdam et al. 1976). Wahrscheinlich aufgrund der Vasokonstriktion, die bei diesen Patienten nachweisbar war (Cohn et al. 1969), kam es eher zu einer Abnahme des Herzminutenvolumens (Rahimtoola u. Gunnar 1975). Zu den akut einsetzenden Erkrankungen mit Herzinsuffizienz werden weiterhin gezählt die akute Rechtsherzinsuffizienz bei pulmonaler Embolie, Drucküberlastung bei hypertensiver Krise, plötzliche Volumenüberlastungen bei Sehnenfädenabrissen der Mitralklappe oder Septumperforationen nach Myokardinfarkten, toxische, pharmakologisch oder infektiös verursachte Herzinsuffizienzen. Wenn andere, z.B. operative, diuretische oder antihypertensive Maßnahmen nicht möglich oder nicht ausreichend sind, ist auch bei der akuten Druck- bzw. Volumenüberlastung des Herzens die Herzglykosidgabe indiziert. Die toxischen bzw. pharmakologisch z.B. durch Adriamycin (Bristow 1980) verursachte akute Herzinsuffizienz zeigt ebenfalls eine, wenn auch geringe Ansprechbarkeit auf die Herzglykosidtherapie (Al-Ismail u. Whittakker 1978; Balcerzak et al. 1978).

2. Chronisch manifeste Herzinsuffizienz

Die chronische Druck- oder Volumenüberlastung des Herzens mit den klinischen Symptomen der manifesten Herzinsuffizienz etwa bei rheumatischen Klappenfehlern, angeborenen Vitien oder dekompensierter arterieller Hypertonie spricht in der Regel gut auf die Herzglykosidtherapie an. Bei diesen Patienten können durch Rückgang der erhöhten Füllungsdrücke, durch Abnahme des enddiastolischen Volumens und der Wandspannung bei gleichzeitiger Zunahme des Schlagvolumens sogar die pektanginösen Beschwerden bei zugleich bestehender koronarer Herzkrankheit gebessert werden (Smith u. Braunwald 1980). Am ischämischen, insuffizienten linken Ventrikel sollen Herzglykoside dementsprechend über eine Abnahme der Herzgröße die systolische und diastolische vaskuläre Kompression vermindern und so zu einer Zunahme der endokardialen Perfusion führen (NELSON et al. 1975). Dieser sekundäre Effekt, nach Abnahme der Herzgröße, tritt beim nicht insuffizienten Herzen nicht auf, bei dem es nach g-Strophanthin sogar eher zu einer Durchblutungsumverteilung vom subendokardialen hin zum subepikardialen Bereich kommen soll (GROSS et al. 1977).

Damit ergibt sich auch die Indikation der Digitalistherapie bei der koronaren Herzerkrankung nur, wenn diese mit Herzinsuffizienzzeichen oder -symptomen einhergeht, nicht aber bei der kardial kompensierten ischämischen Herzerkrankung (STRAUER 1978; SCHÜREN et al. 1980). Ein günstiger Effekt auf das Beschwerdebild wird vornehmlich bei den Patienten gefunden, die infolge einer fortgeschrittenen koronaren Herzkrankheit – insbesondere nach überstandenem transmuralen Myokardinfarkt – bedeutsame Störungen ihrer linksventrikulären Funktion in Ruhe und unter Belastung zeigen, auch wenn das Herz noch normal groß ist und auffallende klinische Merkmale einer Herzinsuffizienz in Ruhe nicht erkennbar sind (SCHÜREN et al. 1980). Auch wenn bei diesen Patienten durch die gleichzeitig notwendige Gabe anderer Pharmaka (Antiarrhythmika, Betarezeptorenblocker) Hinweise für eine beginnende manifeste bzw. Belastungsherzinsuffizienz auftreten, ist eine Digitalisbehandlung indiziert.

Bei 4 Patienten mit fortgeschrittener koronarer Herzkrankheit und 4 Patienten mit Kardiomyopathie (davon 3 mit Alkoholkardiomyopathie), die alle eine schwere kongestive Herzinsuffizienz (III–IV) hatten, ergaben hämodynamische Messungen bis zu 4 h nach 2mal 0,5 mg Digoxin intravenös keine wesentlichen klinischen oder hämodynamischen Verbesserungen. Es kam vielmehr bei 5 Patienten zu Herzrhythmusstörungen und bei 4 Patienten zu einer Zunahme des Pulmonalkapillardrucks mit Abfall des Herzindex (COHN et al. 1975). Auch die Belastungstoleranz war nicht erhöht. Bei allen diesen Patienten bestand Sinusrhythmus.

Ebenfalls bei Sinusrhythmus wurde bei 6 offensichtlich ähnlichen Patienten, deren Ödeme vorher durch Diuretika eliminiert wurden, mit und ohne Digoxin innerhalb von 3 Monaten kein wesentlicher Digitaliseffekt registriert. Weder die subjektiven und objektiven Symptome, die Belastungsfähigkeit noch die Lungenfunktion waren durch Herzglykoside verbessert (MCHAFFIE et al. 1978). Auch in einer Doppelblindstudie, in der 11 älteren Patienten (73–94 Jahre), einige davon mit manifester Herzinsuffizienz, alternierend Digitoxin und Placebo gegeben wurde, ließ sich keine objektivierbare Herzglykosidwirkung nachweisen. Diese Patienten wiesen ebenfalls Sinusrhythmus auf (STARR u. LUCHI 1969). Aus diesen und anderen Untersuchungen (s. THOMAS 1971; FONROSE et al. 1974; DOBBS et al. 1977; HULL u. MACKINTOSH 1977; GUZ 1978; *Liverpool Therapeutics Group* 1978; MCHAFFIE et al. 1978; JOHNSTON u. MCDEVITT 1979; KRAKAUER u. PETERSEN, 1979) leiten einige Autoren Zweifel an der Wirksamkeit von Herzglykosiden bei der manifesten chronischen Herzinsuffizienz bei Sinusrhythmus ab (GUZ 1978; PIERACH u. BAUR 1979; OPIE 1980a).

Bei Patienten mit *Mitralklappenstenosen* und Sinusrhythmus ergaben sich bei invasiven Messungen im Gegensatz zu diesem Vitium mit Vorhofflimmern keine objektivierbaren hämodynamischen Vorteile von der Herzglykosidgabe, weder in Ruhe noch bei Belastung (BEISER et al. 1968). Andererseits wird von der Digitalisapplikation bei Patienten mit Mitralstenose und Sinusrhythmus erwartet, daß die akuten negativen Auswirkungen des Umschlagens in die Tachyarrythmie ausbleiben sollen (OPIE 1980).

Beim *chronischen Cor pulmonale* wird der Erfolg einer Herzglykosidbehandlung unterschiedlich beurteilt (SCHÜREN u. HÜTTEMANN 1974; DOHERTY et al. 1977b). Eine kürzlich durchgeführte Radionuklid-ventrikulographische Untersuchung (doppelt blind, randomisiert, cross-over) an 15 Patienten mit chronischem Cor pulmonale ergab, daß Herzglykoside die eingeschränkte rechtsventrikuläre Funktion nur bessern, wenn gleichzeitig eine Einschränkung der Funktion des linken Ventrikels vorliegt. Bei normaler linksventrikulärer Funktion dagegen war Digoxin auch nach 8wöchiger Gabe ohne nachweisbare Wirkung auf die rechtsventrikuläre Auswurffraktion. Die spirometrisch erfaßte Lungenfunktion sowie das Residualvolumen waren bei allen Patienten unverändert (MATHUR et al. 1981). Die Autoren weisen darauf hin, daß die rechte Ventrikelfunktion stärker nachlastabhängig ist als die linke. Eine relativ kleine Erhöhung des pulmonalarteriellen Drucks resultiert in einer relativ großen Minderung des rechtsventrikulären Schlagvolumens. Dementsprechend erstreckt sich die Wirkung der Herzglykoside im wesentlichen auf die durch linksventrikuläre Insuffizienz bedingte Druckerhöhung in der A. pulmonalis bei diesen Patienten. Und deshalb zeigte sich keine Änderung bei den Patienten mit Cor pulmonale, aber ohne linksventrikuläre Erkrankung. Andererseits sollen viele Patienten mit Cor pulmonale auch eine eingeschränkte linksventrikuläre Funktion haben (RAV et al. 1968).

Wesentliche Verbesserungen der Hämodynamik und des Befindens sind von Patienten mit Sinusrhythmus und *Kardiomyopathien,* insbesondere restriktiven Kardiomyopathien (Amyloidose, Hämochromatose, Endomyokardfibrose) sowie bei der *koronaren Herzkrankheit* mit ausgeprägten regionalen Kontraktionsstörungen und bereits hyperdynam schlagenden Ventrikelanteilen (z.B. bei Aneurysma oder Akinesien) nicht zu erwarten (WYNNE u. BRAUNWALD 1980). Dasselbe gilt für die *Pericarditis constrictiva.* Hier muß das mechanische Hindernis operativ beseitigt werden (DARSEE u. BRAUNWALD 1980).

Eine Reihe von Untersuchungen, wie oben beschrieben, belegen die akuten Wirkungen der Herzglykoside durch invasive oder nichtinvasive Meßmethoden. Es gibt aber nur wenige Langzeitstudien, die den Wert von Herzglykosiden bei der chronischen Herzinsuffizienz belegen. Bei genauer Betrachtung zeigen sich dabei mehrere Probleme. Zum einen gibt es experimentelle Hinweise, daß Herzglykoside bei chronischer Einnahme weniger wirkungsvoll sein sollen (BLUSCHKE et al. 1976; FORD et al. 1979a, b), zum anderen sind viele Patienten, die chronisch Herzglykoside einnehmen, nicht chronisch herzinsuffizient.

a) Die Wirkung von Herzglykosiden bei chronischer Einnahme

Die Aktivität der kardialen ($Na^+ + K^+$)-ATPase, des Rezeptorenzyms für Herzglykoside, ist am chronisch mit hohen Dosen von Digitoxin behandelten Meerschweinchen um etwa 30% gesteigert (BLUSCHKE et al. 1976; BONN u. GREEFF 1978). Dieser experimentelle Befund, der eine Tachyphylaxie, also eine Gewöhnung mit ausbleibender Wirkung von Herzglykosiden verständlich machen könnte, wurde am chronisch mit Digoxin behandelten Hund allerdings nicht bestätigt (KU et al. 1977). Bei Patienten mit chronischer Herzglykosideinnahme soll es nach etwa 10 Wochen zu einer Zunahme der Glykosidbindungsstellen und einer Abnahme der Glykosideffekte auf die systolischen Zeitintervalle kommen (FORD et al. 1979a, b). Diese Befunde sind noch unbestätigt, sie würden aber ebenfalls für eine Abnahme der Glykosidwirkung bei chronischer Einnahme sprechen, wenn man davon ausgeht, daß die Zunahme der Glykosidrezeptoren kausal verknüpft ist mit der angeblichen Abnahme der Wirkung. Es wird angenommen, daß die chronische Glykosidgabe zu einer Erhöhung der Zahl der $(Na^+ + K^+)$-ATPase-Moleküle führt. Wenn mehr $(Na^+ + K^+)$-ATPase-Moleküle vorhanden sind, benötigt man eine höhere Glykosidkonzentration, um die notwendige intrazelluläre Na^+-Akkumulation herbeizuführen, die mit der Glykosidwirkung verknüpft sein soll. Aber sowohl diese Befunde als auch diese Hypothese bedürfen der Bestätigung.

An nicht herzinsuffizienten Patienten mit intraoperativ in die linke Ventrikelwand implantierten Tantalumspiralen konnte jedenfalls 4 Wochen nach Digoxingabe noch ein positiv-inotroper Effekt nachgewiesen werden (KLEIMAN et al. 1978). Bei 10 Patienten mit schwerer manifester Herzinsuffizienz und Sinusrhythmus wurde mindestens 2 Monate nach Digitaliseinnahme und hämodynamischen invasiven und nichtinvasiven Messungen der Herzfunktion das Digoxinpräparat für 13 Tage bis zu 7 Wochen abgesetzt. Nach erneuten Untersuchungen ohne Digitalistherapie wurden dann nochmals 4–5 h nach 1 mg Digoxin i.v. alle Parameter zur Beurteilung des Akuteffekts des Herzglykosids gemessen. Diese Untersuchungen zeigten einen eindeutigen chronischen Herzglykosideffekt insofern, als nach Absetzen das Schlagvolumen abfiel, der Pulmonalkapillardruck von 21 mm Hg auf 29 mm Hg anstieg und der Herzindex von 2,4 auf 2,1 $l/min \times m^2$ sank. Nach der Akutgabe von 1 mg Digoxin kehrten die Meßparameter wieder auf die Ausgangswerte zurück (ARNOLD et al. 1980). Aus diesen Untersuchungen folgt, daß Herzglykoside bei der manifesten Herzinsuffizienz auch bei chronischer Gabe effektiv sind, d.h. positiv-inotrope Wirkung zeigen.

b) Herzglykoside bei vorübergehender Herzinsuffizienz

Bei weitem nicht alle Patienten, die einmal oder mehrfach Symptome einer Herzinsuffizienz in Ruhe oder unter Belastung aufwiesen, haben weiterhin ein ständig vermindertes oder nicht ausreichendes Herzminutenvolumen. Eine Reihe von Krankheiten führt sekundär und nur vorübergehend zu einer Überlastung der Pumpfunktion des Herzens. Dazu zählen die hypertone Krise, eine Bronchopneumonie bei vorgeschädigtem Herzen, eine wieder abgeheilte Myokarditis oder pulmonale Embolien. Nach erfolgreicher Behandlung dieser Krankheiten bilden sich die Herzinsuffizienzsymptome (entsprechend einer Abnahme der systolischen Wandspannung des linken Ventrikels) häufig wieder zurück und damit kann die Glykosidtherapie überflüssig werden. Dementsprechend gibt es eine Reihe von Untersuchungen an Patienten, die zum Zeitpunkt der Untersuchung keine Herzinsuffizienz mehr hatten. Deren Wohlbefinden änderte sich dann nach Absetzen der Digitalismedikation nicht, auch wurden keine neu auftretenden Herzinsuffizienzsymptome bemerkt (DOBBS et al. 1977; Liverpool Therapeutics Group 1978; KRAKAUER u. PETERSEN 1979). Solche Patienten, die nach einer erfolgreich mit Herzglykosiden behandelten Episode mit Herzinsuffizienz im Rahmen einer zusätzlichen Erkrankung dauernd weiterhin Herzglykoside einnehmen, davon aber keinen Nutzen mehr haben, sind sicherlich sehr häufig. Deshalb sollte die Indikation zur lebenslangen Digitalistherapie auch wegen der Nebenwirkungen sehr kritisch überprüft werden (PIERACH u. BAUR 1979).

Wenn bei der chronischen, hydropischen Herzinsuffizienz (III–IV) mit Sinusrhythmus Diuretika alleine nicht ausreichen, die Symptome des myokardialen Versagens zu beseitigen, werden in der Regel Herzglykoside zusätzlich gegeben (GUZ u. MCHAFFIE 1978). Die körperliche Leistungsfähigkeit bei diesen Patienten soll durch die zusätzliche Glykosidtherapie dann jedoch nicht verbessert werden (MCHAFFIE et al. 1978).

3. Herzrhythmusstörungen

Die Digitalisgabe bei Patienten mit rhythmogener Herzinsuffizienz aufgrund von Vorhofflimmern oder Vorhofflattern mit schneller Kammerfrequenz führt fast regelhaft zu deutlicher Besserung der Herzinsuffizienzsymptome (HURST et al. 1964), sofern eine Hyperthyreose oder eine Pericarditis constrictiva ausgeschlossen sind. Diese günstige Wirkung beruht im wesentlichen auf den vagomimetischen, indirekt antiadrenergen Glykosideffekten, die zu einer Frequenzreduktion und einer im AV-Knoten überleitungshemmenden Wirkung führen (LÜDERITZ 1981). Die Zunahme der Diastolendauer mit verbesserter Füllung des linken Ventrikels bedingt dann die bessere Auswurffraktion und den Anstieg des HZV (HURST et al. 1964; SMITH u. HABER 1973). Dementsprechend bestehen bei dieser Indikation für Herzglykoside keine Kontroversen (GUZ 1978; OPIE 1980a; SMITH u. BRAUNWALD 1980). Allerdings werden zur Kontrolle der Kammerfrequenz bei Vorhofflimmern häufig sehr hohe Herzglykosiddosen benötigt (HURST et al. 1964; GOLDMAN et al. 1975) mit der Gefahr von Intoxikationssymptomen. Andererseits wiesen CHAMBERLAIN et al. (1970) durch Messung der Serumkonzentrationen von Digoxin bei 116 Patienten darauf hin, daß bei Vorhofflimmern praktisch keine Korrelation zwischen der Höhe des Plasmaspiegels und der Ruheherzfrequenz besteht. Eigentlich erstaunt dieser Befund nicht, da eine Reihe von Patienten ja unter Vorhofflimmern mit langsamer Überleitung leiden. Bei diesen ist im übrigen von der Herzglykosidgabe kein Erfolg zu erwarten. Das bradykarde Vorhofflimmern mit Herzinsuffizienz ist primär eine Indikation für die Schrittmachertherapie. Sekundär mögen Herzglykoside von Nutzen sein nach Implantation des Herzschrittmachers.

Auch bei Vorhofflattern gelingt es mit Herzglykosiden häufig, eine Reduktion der Kammerfrequenz bei schneller Überleitung herbeizuführen (SMITH u. BRAUNWALD 1980). Der Übergang von Vorhofflattern in Vorhofflimmern soll durch Herzglykoside ebenso begünstigt werden (MOE u. FARAH 1975) wie die Überführung des Vorhofflimmerns in Sinusrhythmus (LUCKEY 1957). Dazu kann auch die Abnahme der Herzgröße bei Zunahme des HZV beitragen. Auch zur Stabilisierung des Sinusrhythmus nach Episoden von Vorhofflimmern werden Herzglykoside erfolgreich gegeben (JAHRMÄRKER 1973; ENGEL u. GONZALES 1978).

Kürzlich ist berichtet worden, daß auch bei einem 29–30 Wochen alten Fetus durch Gabe von Digoxin an die Mutter die supraventrikuläre Tachyarrhythmie erfolgreich in Sinusrhythmus übergeführt werden konnte (KERENYI et al. 1980). Diese transplazentale pharmakologische Kardioversion gelang, da Digoxin in etwa gleicher Konzentration im Fetus vorhanden ist. Möglicherweise sprechen Feten auch schon auf geringere Glykosidkonzentrationen an (KEARIN et al. 1980).

4. Prophylaktische und präoperative Digitalistherapie

Insbesondere von Anästhesisten wurde in den vergangenen Jahren die prophylaktische, präoperative Gabe von Herzglykosiden propagiert (WHEAT et al. 1961; BURMAN 1965; DEUTSCH u. DALEN 1969), obwohl sich bald herausstellte, daß bei diesen Patienten während und nach der Narkose die Rhythmusstörungen zunahmen (DOWDY u. FABIAN 1963; SELZER u. COHN 1970; SELZER 1981). Dies ist insbesondere bei größeren Blutverlusten (MEYER 1970), bei Verwendung von Succinylcholin (DOWDY u. FABIAN 1963; PEREZ 1970) und von Cyclopropan (MORROW u. TOWNLEY 1964) bekannt.

Bei der Vielzahl von teilweise sehr ernsten Nebenwirkungen der Digitalistherapie, die sich auch bei sorgfältiger Überwachung der Therapie wegen inter- und intraindividueller Empfindlichkeitsänderungen, Interaktionen mit anderen Pharmaka (DOWDY u. FABIAN 1963; DOERING u. KÖNIG 1979) und immer möglichen Änderungen der Nierenfunktion oder des Elektrolythaushalts bei den meist älteren Patienten nie vollständig vermeiden lassen, ist die prophylaktische Therapie abzulehnen (SELZER 1981). Trotzdem werden, insbesondere wegen der zu erwartenden negativ inotropen Wirkungen der meisten Anästhetika, häufig präoperativ Herzglykoside gegeben, da deren positiv-inotroper Effekt zumindest in vitro die durch Anästhetika verursachte Herzinsuffizienz aufzuheben vermag (SIEGEL u. SONNENBLICK 1964; KREBS u. KERSTING 1979). Dieses Vorgehen ist umstritten (JAHRMÄRKER 1973), da kontrollierte, vergleichende klinische Studien dazu fehlen und die Gefahr von Herzrhythmusstörungen bei den fast regelmäßig auftretenden Elektrolytverschiebungen bzw. -verlusten und der Hypoxie groß ist (DOWDY u. FABIAN 1963). Außerdem können postoperativ auftretende Rhythmusstörungen ohne präoperative Glykosidgaben besser zugeordnet und effektiver behandelt werden (SELZER et al. 1966).

Bei Patienten mit koronarer Herzerkrankung ohne Einschränkung der linksventrikulären Funktion ist vor einer aortokoronaren Bypass-Operation eine prophylaktische Digitalisierung nicht indiziert. Das gilt für Patienten mit Sinusrhythmus. Bei Patienten mit Vorhofflimmern und schneller Überleitung der Erregung auf die Kammern in Form einer Tachyarrhythmia absoluta ist die Digitalisgabe hingegen indiziert. Sie dient hierbei allerdings vornehmlich der Kontrolle der Kammerfrequenz und nicht der Vorbeugung einer myokardialen Insuffizienz während der postoperativen Phase. Diese Gefahr hat dank der intraoperativen Myokardprotektion deutlich abgenommen (KÜBLER 1981).

Einigkeit besteht darin, daß Patienten mit präoperativer Herzinsuffizienz oder Episoden von Vorhofflimmern auch postoperativ weiter Herzglykoside erhalten sollten (SELZER et al. 1966; JAHRMÄRKER 1973). Bei Eingriffen im Thoraxraum an Patienten über 70 Jahren, insbesondere bei Lobektomien, wird wegen der postoperativ fast regelhaft auftretenden Rechtsherzinsuffizienz die

Digitalistherapie auch ohne präoperative Hinweise für eine Herzinsuffizienz empfohlen (WOLF u. BRAUNWALD 1980). Trotzdem soll die Gesamtmortalität durch die präoperative Digitalisierung selbst bei kardiochirurgischen Eingriffen nicht verbessert werden (JOHNSON et al. 1976). In einer neueren Studie bei Patienten mit koronarer Herzkrankheit und durchgemachtem Myokardinfarkt wurde bei den präoperativ mit Herzglykosiden behandelten Kranken eine höhere Letalität festgestellt als bei den nicht behandelten (MOSS et al. 1980). Dabei wurde eine kausale Beziehung zwischen dieser Medikation und der Letalitätszunahme angenommen.

Bei indizierter präoperativer Herzglykosidtherapie (Herzinsuffizienz, Behandlung von Rhythmusstörungen) empfiehlt es sich, die Glykosidmedikation vor dem Operationstag abzusetzen und erst 1–2 Tage nach durchgeführtem Eingriff wieder fortzusetzen, wenn der Elektrolyt- bzw. Säure-Basen-Haushalt stabil und korrekt eingestellt sind (MEYER 1970; JOHNSON et al. 1976).

Generell läßt sich sagen, daß die Bedeutung der Herzglykoside bei postoperativ auftretenden Herzinsuffizienzen wegen der gut steuerbaren, rasch wirkenden, positiv-inotropen Katecholaminderivate (Dopamin und Dobutamin) zurückgegangen ist. Auch scheinen diese Pharmaka weniger mit Nebenwirkungen behaftet zu sein, so daß sich die prophylaktische präoperative Digitalistherapie tatsächlich weitgehend erübrigt.

II. Dosierung von Herzglykosiden

Die optimale Digitalisdosis macht bereits etwa 60% der toxischen aus (HESS 1981). Bei dieser geringen therapeutischen Breite und dem pharmakokinetisch recht komplizierten Verhalten (s. A.III, S. 569) dieser Pharmaka ist es verständlich, daß der korrekten Dosierung eine besondere Bedeutung zukommt. Trotz bekannter Resorptions- und Eliminationskinetik der verschiedenen Herzglykoside und der Möglichkeit, die Serumspiegel zu messen, sollen immer noch 10–20% der digitalisierten Patienten Intoxikationssymptome aufweisen (BODEM et al. 1977a; DEMERS 1980; LEVEY et al. 1980; HESS 1981) und 30% aller damit Behandelten sollen unterdigitalisiert sein (KOCHSIEK 1980; HESS 1981). Wenn insbesondere das Problem der „Unterdigitalisierung" auch vielschichtig sein mag, so macht doch die hohe Zahl der Patienten mit Symptomen und Zeichen der Überdosierung deutlich, daß Herzglykoside nicht unkritisch in Hinsicht auf die Indikation und die Menge verordnet werden dürfen (RIETBROCK u. KEWITZ 1980). In den letzten Jahren hat sich herausgestellt, daß Herzglykoside auch in niedrigen Konzentrationen bereits einen positiv-inotropen Effekt haben (MASON 1974; HUFFMAN u. AZARNOFF 1975). Dementsprechend sind die empfohlenen Dosierungen zur Vermeidung von Intoxikationen etwas zurückgenommen worden (KRAMER 1977; LARBIG et al. 1978; HOFFMAN u. BIGGER 1980). Wenn auch AUGSBERGER (1951) betont hat: „die richtige Dosis muß beim einzelnen Kranken je nach seinem Ansprechen ermittelt werden", so lagen seine mittleren oralen Erhaltungsdosen mit 1 mg Cedilanid, 0,6 mg Digoxin oder 0,15 mg Digitoxin doch zu hoch.

Die bei der Therapie mit Herzglykosiden notwendige Unterscheidung der Sättigungsphase und der Erhaltungsphase (SCHOLZ 1979) macht auch die Diffe-

Tabelle 2. Gesamte Sättigungsdosis entsprechend der Erhaltungsdosis für Patienten mit normaler und eingeschränkter Nierenfunktion. (Aus OHNHAUS 1983)

Erhaltungsdosis (mg/Tag)	Gesamte Sättigungsdosis (mg)
0,125	0,315
0,250	0,625
0,500	1,250

renzierung von *Sättigungs-* und *Erhaltungsdosen* notwendig. Während der Sättigungsphase wird der notwendige Wirkspiegel allmählich aufgebaut, während der Erhaltungsphase wird der Wirkspiegel durch Ersatz der täglich durch Abbau oder Ausscheidung unwirksam gewordenen Gykosidmenge mit der Erhaltungsdosis aufrechterhalten. Eine Therapie mit Erhaltungsdosen ohne Sättigungsdosen führt nach etwa 5–7 Halbwertzeiten (WAGNER 1974a, b), also bei Digoxin erst nach etwa 7–10 Tagen und bei Digitoxin erst nach etwa 40 Tagen, zu mittleren Gleichgewichtskonzentrationen (Vollwirkspiegel) (WAGNER 1974; RIETBROCK u. ALKEN 1980; OHNHAUS 1983). Die Erhaltungsdosis ist definiert als diejenige Glykosidmenge, die zur Aufrechterhaltung des Vollwirkspiegels täglich zugeführt werden muß (SCHOLZ 1979). Bei intravenöser Zufuhr ist also die *Erhaltungsdosis = Vollwirkspiegel × Abklingquote/100 (mg/Tag)*. Bei oraler Zufuhr muß auch die Bioverfügbarkeit bzw. die Resorptionsquote berücksichtigt werden:

$$\text{Erhaltungsdosis} = \frac{\text{Vollwirkspiegel} \times \text{Abklingquote}/100}{\text{Resorptionsquote}/100}$$

Für *Digitoxin* sind wegen nahezu vollständiger Resorption die oralen und intravenösen Erhaltungsdosen gleich (PERRIER et al. 1977). Für *Digoxin* muß entsprechend der etwa 75% Bioverfügbarkeit nur etwa $^3/_4$ der oralen Erhaltungsdosis intravenös gegeben werden (OHNHAUS 1983). Für β-Methyldigoxin, β-Acetyldigoxin und Meproscillaridin sind die entsprechenden Resorptionsquoten zu berücksichtigen (s. A.III.1, S. 569). Aufgrund pharmakokinetischer Berechnungen (WAGNER 1974a, b; WAGNER et al. 1974) steht die Erhaltungsdosis für die einzelnen Herzglykoside in enger Beziehung zu der Sättigungsdosis (Tabelle 2 u. 3), da sich im Körper ja ein Gleichgewicht einstellen muß.

Bis vor einigen Jahren wurde die *Vollwirkdosis,* also die im Organismus vorhandene Glykosidmenge in mg, für die Digoxine und für Digitoxin mit 2 mg angenommen (GILMAN u. GROSSE-BROCKHOFF 1963). Inzwischen weiß man, daß diese am Modell der tachykarden Arrhythmie ermittelte Menge (AUGSBERGER 1951) zu hoch gewählt wurde und häufig zu Intoxikationssymptomen führt. Patienten mit Sinusrhythmus benötigen sicherlich auch geringere Herzglykosidkonzentrationen als Patienten mit absoluter Tachyarrhythmie (HURST et al. 1964; GOLDMAN et al. 1975). In letzter Zeit werden Vollwirkdosen von

Tabelle 3. Aus OHNHAUS (1983)

	Digoxin (mg)	α, β-Acetyl-digoxin (mg)	β-Methyl-digoxin (mg)	Digitoxin (mg)
Rasche Sättigung (24 h) Gesamtdosis	1,5–2,0	1,6–2,0	0,6–0,8	–
Langsame Sättigung (2–5 Tage) Gesamtdosis	0,625–1,5	0,6–1,0	0,8–1,6	1,0–2,0
Erhaltungsdosis, Tagesdosis	0,25–0,75	0,2–0,4	0,1–0,3	0,05–0,15

Tabelle 4. Modifiziert nach GROSSE-BROCKHOFF et al. (1977)

Glykosid	Vollwirkdosis (Körper-bestand) (mg)	Absorptions-quote (%)	Tägliche Erhaltungs-dosis (mg)	Tägliche Abkling-quote (%)
Digitoxin	1,3–1,5	90	0,07–0,1 (0,15)	9
Digoxin	1,3–1,5	75	0,375–0,5	20
β-Acetyldigoxin	1,3–1,5	80	0,3–0,4	20
β-Methyldigoxin	1,3–1,5	90	0,2–0,3	15–20

1,0–1,3–1,5 mg als ausreichend angesehen (GROSSE-BROCKHOFF et al. 1977). Mit der geringeren Vollwirkdosis erniedrigen sich auch die Erhaltungsdosen. Diese sind in Tabelle 4 angegeben für nierengesunde Patienten.

Strophanthin ist in dieser Tabelle nicht enthalten. Nach den Untersuchungen von GREEFF et al. (1975, 1977) wird Strophanthin nach oraler Gabe inkonstant resorbiert, wobei der Prozentsatz der Absorption zwischen 0,5 und 4,4% schwankt. Die von v. ARDENNE u. RIEGER (1972) und von v. ARDENNE (1975) publizierte Meinung, daß Strophanthin besser wirke nach orale Gabe oder gar vollständig resorbiert werden, entbehrt damit jeder nachvollziehbaren Grundlage. Da nach intravenöser Gabe auch Digoxin innerhalb von 10–20 min wirkt, gibt es damit wohl kaum noch eine Indikation für die Therapie mit Strophanthin.

1. Dosierung bei Niereninsuffizienz

Da etwa 70–80% des Digoxins, β-Methyldigoxin und β-Acetyldigoxin renal eliminiert werden (RIETBROCK u. WOODCOCK 1981) und eine enge Korrelation zwischen der Digoxinclearance und der Kreatininclearance besteht (GROSSE-BROCKHOFF et al. 1975), verwundert es nicht, wenn etwa 70% aller mit Digoxinen behandelten Patienten mit Intoxikationssymptomen eine eingeschränkte Nierenfunktion aufweisen (v. ARNIM et al. 1980). Viele Versuche sind unternommen worden, die Therapie mit Digoxinen bei Niereninsuffizienz mit Hilfe von Nomogrammen einfacher zu machen (JELLIFFE u. BROOKER 1974; OHNHAUS

Tabelle 5. Dosierung von Digoxin, β-Acetyldigoxin und β-Methyldigoxin bei Niereninsuffizienz. Die Absorptionsquoten wurden angenommen mit 60% Digoxin, 80% für β-Acetyldigoxin und 90% für β-Methyldigoxin. (Nach GROSSE-BROCKHOFF u. PETERS 1981)

Endogene Kreatinin-clearance	Sättigungsdosis		Erhaltungsdosis		
	Intravenös (mg)	Oral (mg)	Intravenös (mg)	Oral (mg)	
Cl_{Cr} = 100 ml/min	0,6–1,2	1,0–2,0	0,2–0,3	0,375–0,5	(Digoxin)
		0,8–1,5	0,2–0,3	0,3–0,4	(β-Acetyldigoxin)
		0,7–1,3	0,2–0,3	0,2–0,3	(β-Methyldigoxin)
Cl_{Cr} = 50 ml/min	0,6–1,2	1,0–2,0	0,1–0,15	0,2–0,25	(Digoxin)
		0,8–1,5	0,1–0,15	0,15–0,2	(β-Acetyldigoxin)
		0,7–1,3	0,1–0,15	0,1–0,15	(β-Methyldigoxin)
Cl_{Cr} = <20 ml/min	0,6–1,0	1,0–1,7	0,075–0,1	0,125–0,17	(Digoxin)
		0,8–1,3	0,075–0,1	0,1–0,15	(β-Acetyldigoxin)
		0,7–1,1	0,075–0,1	0,075–0,1	(β-Methyldigoxin)

et al. 1974; DETTLI 1976). Alle diese Nomogramme basieren auf der linearen Beziehung zwischen der Digoxinelimination und der endogenen Kreatininclearance. Das Nomogramm von OHNHAUS (1974) setzt z.B. eine globale Eliminationskonstante für Digoxin von 0,144/Tag für anurische Patienten und 0,456/Tag für die normale Nierenfunktion voraus. Eine erfolgreiche Therapie nach diesem Schema ohne Intoxikationen ist durchgeführt worden (RISLER et al. 1974). Andererseits muß betont werden, daß angesichts der ausgeprägten Variation der Digitalistoleranz und der großen interindividuellen Streubreite der Digoxinkonzentration im Serum schon bei gleicher Dosierung und normaler Nierenfunktion allzu rigide Dosierungsschemata kritisch betrachtet werden sollten. Für die tägliche Praxis ist deshalb ein relativ einfaches Schema von GROSSE-BROCKHOFF u. PETERS (1981) vorgeschlagen worden, welches in Tabelle 5 wiedergegeben ist.

Das Wesentliche, die Reduktion der Digoxinerhaltungsdosis bei Niereninsuffizienz, sollte schon erfolgen, wenn das Serumkreatinin noch im Normbereich liegt, da dann schon die renale Elimination herabgesetzt ist (JUSKO et al. 1974; PETERS et al. 1978). Dies hat sich als ein wesentlicher Faktor für die hohe Intoxikationsquote insbesondere bei alten Patienten mit einer relativ diskreten Abnahme der Nierenfunktion herausgestellt (PETERS et al. 1978). Bei genauerer Betrachtung fällt außerdem auf, daß bei hochgradiger Niereninsuffizienz der fiktive Verteilungsraum für Digoxin um etwa 1/3 vermindert ist (REUNING et al. 1973; WAGNER 1974a). Dies bedeutet eine herabgesetzte Bindung von Digoxinen an Bindungsstellen im Gewebe. Es gibt experimentelle Hinweise dafür, daß z.B. bei der Urämie die Affinität der Herzglykosidrezeptoren im Gewebe für Digoxin herabgesetzt ist (ERDMANN et al. 1976a). Ob dies die Ursache für eine erhöhte Digoxintoleranz bei Urämie ist, wie sie von KRAMER et al. (1978) und KRAMER u. SCHELER (1980) gesehen wurde, bleibt zu untersuchen. Bekannt ist, daß die bei Urämie häufig auftretende Hyperkaliämie zu einer verminderten Glykosidbindung an die spezifischen Rezeptoren führt (ERDMANN et al. 1976b). In diesem

Zusammenhang ist interessant, daß die nachweisbare Umverteilung des gewebegebundenen Digoxins zugunsten des Serums wieder verschwindet, wenn die Nierenfunktion normalisiert ist (ARONSON 1980). Beim akuten Nierenversagen mit Oligo-Anurie werden in der Regel heute Vollwirkdosen bzw. Erhaltungsdosen wie bei der chronischen hochgradigen Niereninsuffizienz gewählt (PETERS 1983). Dabei sollte besonders bei den bekannten Schwankungen des Elektrolyt-, Wasser- und Säure-Basen-Haushalts bei diesem Krankheitsbild mit variabler Digitalistoleranz vorsichtig digitalisiert werden. Bei der Überwässerung sind andere Therapiemaßnahmen, die kausal angreifen, in jedem Fall der Glykosidgabe vorzuziehen. Beim nephrotischen Syndrom ohne Niereninsuffizienz aber mit Hypalbuminämie wird keine Dosisänderung notwendig (PETERS 1983).

Wegen der beschriebenen Probleme bei niereninsuffizienten Patienten mit Digoxin- bzw. Digoxinderivaten, wird in letzer Zeit wieder betont, daß beim *Digitoxin* Resorption und Elimination unabhängig von der Nierenfunktion gleich bleiben (VÖHRINGER u. RIETBROCK 1979a, b; PETERS et al. 1981a; VÖHRINGER 1981). Damit einhergehend finden sich keine Konzentrationsanstiege für Digitoxin bei älteren Patienten mit grenzwertig oder intermittierend eingeschränkter Nierenfunktion (STORSTEIN 1981) bzw. bei Urämikern (GROSSE-BROCKHOFF u. PETERS 1981). Es gibt sogar Hinweise dafür, daß bei terminaler Niereninsuffizienz die Digitoxinkonzentrationen bei gleicher Erhaltungsdosierung niedriger als bei anderen Patienten liegen (PETERS et al. 1981a). Zum einen steigt die extrarenale Clearance für Digitoxin von 30–40% (GROSSE-BROCKHOFF u. PETERS 1981) auf entsprechend höhere Werte an. Dabei werden Digitoxin und seine Metaboliten vorwiegend über die Faeces ausgeschieden (VÖHRINGER 1978). Zum anderen soll bei urämischen Patienten eine vermehrte Metabolisierung stattfinden (STORSTEIN 1974b). Dieser Befund ist jedoch nicht unwidersprochen (VÖHRINGER 1981).

Digitoxin wird entsprechend der gleichbleibenden Elimination bei Niereninsuffizienz also unverändert dosiert. Von einigen Autoren wird betont, daß Digitoxin trotz gleichbleibender Serumkonzentrationen bei eingeschränkter Nierenfunktion trotzdem eine längere Halbwertzeit aufweist als Digoxin (KOLENDA et al. 1978). Auch für Digoxin kann die Halbwertzeit im Serum bei Niereninsuffizienz aber bis zu 5 Tage betragen (KOUP et al. 1975). Andererseits scheint es nach den heute vorliegenden Untersuchungen bei Patienten mit Digitoxinmedikation tatsächlich weniger Intoxikationen zu geben. Bei prospektiven Untersuchungen in Frankreich und Norwegen ergaben sich bei 2120 und 649 Patienten Intoxikationsquoten von 3,2 bzw. 5,8% (BALIGADOO u. CHICHE 1981; STORSTEIN 1981a). Dabei wurden bei den Nichtintoxikierten im Durchschnitt täglich 0,082 mg Digitoxin p.o. gegeben, die Serumspiegel lagen bei 16 ng/ml. Bei den Patienten mit Intoxikationssymptomen betrug die Dosis 0,096 mg p.o., die Spiegel wurden im Mittel mit 27,6 ng/ml gemessen.

2. Dosierung bei Leberfunktionsstörungen

Weder für Digoxin noch für Digitoxin finden sich klinisch wesentliche Beeinträchtigungen des Metabolismus bzw. der Elimination bei Leberfunktionsstörungen (GROSSE-BROCKHOFF u. PETERS 1981; ZILLY 1981) (s. dazu auch A.III.4 und A.III.5). Bei Hypalbuminämie ist keine Dosisanpassung notwendig, da die Menge des Digoxins bzw. Digitoxins im Plasma nur einen sehr geringen Teil des gesamten Körperpools darstellt (GROSSE-BROCKHOFF u. HAUSAMEN 1975). Bei Digitoxin ist bei ausgeprägter Hypalbuminämie die eiweißgebundene Menge und wegen der 95–97% Albuminbindung auch die Plasmakonzentration niedriger. Die freie und pharmakologisch wirksame Digitoxinkonzentration ist aber praktisch unverändert. Bei Patienten mit Leber- und Niereninsuffizienz und dringlicher Indikation für eine Herzglykosidtherapie ist die Gabe von Digitoxin wegen starker Kumulation nicht zu empfehlen. Hier sollte Digoxin bevorzugt werden (RIETBROCK u. SCHÜREN 1978).

3. Dosierung bei Kindern

Kinder scheinen höhere Digoxinkonzentrationen zu tolerieren und zu benötigen als Erwachsene (KEARIN et al. 1980). Die empfohlenen Sättigungsdosen (20–30 µg per kg) und Erhaltungsdosen (10–20 µg per kg) für Digoxin liegen bei Babies und Kleinkindern deutlich höher als bei Erwachsenen (SOYKA 1981). Auch die Serumspiegel liegen bei Kindern mit ausreichender Dosierung deutlich höher (HAYES et al. 1973). Dafür sind pharmakokinetische und wahrscheinlich auch pharmakodynamische Unterschiede verantwortlich (IISALO et al. 1973). Am besten untersucht ist in dieser Hinsicht Digoxin (OHNHAUS 1983). So wurden ein höheres Verteilungsvolumen sowie eine erhöhte renale Digoxinclearance gemessen. Bei Neugeborenen allerdings liegt die renale Clearance weitaus niedriger als bei Säuglingen zwischen 2 und 12 Monaten (MORSELLI 1976; HALKIN et al. 1978). Dies muß berücksichtigt werden. Eine altersabhängige Zunahme der Digoxinclearance innerhalb des 1. Lebensjahrs ist gemessen worden (HALKIN et al. 1978). Möglicherweise nimmt nur die tubuläre Sekretion von Digoxin während dieser Zeit zu. Bewährt hat sich bei Kindern die Verabreichung als Lösung mit fast vollständiger Resorption (SOYKA 1981).

Neuere Untersuchungen an Neugeborenen haben eine erhöhte Anzahl von Herzglykosidrezeptoren der Erythrozyten nachgewiesen (KEARIN et al. 1980). Wenn diese Ergebnisse auf das Myokard übertragen werden können, dann erklärt dieser Befund möglicherweise die verminderte Toxizität.

Ab dem 1.–10. Lebensjahr werden 0,03 mg/kg Digoxin als Sättigungsdosis und 0,012 mg/kg/Tag als Erhaltungsdosis empfohlen (OHNHAUS 1983). Für das weniger häufig verwendete Digitoxin werden ab dem 2. Lebensjahr empfohlen 0,003 mg/kg/Tag als Erhaltungsdosis und 0,035 mg/kg als Sättigungsdosis (GIARDINA et al. 1975). Auch bei diesen Kindern benötigte man höhere Digitalisdosen zur Kontrolle der Tachyarrhythmie als zur Therapie der Herzinsuffizienz mit Sinusrhythmus. Bei Kindern hat sich die Dosierung anders als bei Erwachsenen (HUFFMAN u. AZARNOFF 1975) nach dem Körpergewicht bewährt (IISALO et al. 1973), obwohl eigentlich die Dosierung nach der Oberfläche besser wäre (NIEDER 1977). Dies hängt wahrscheinlich mit dem geringeren Fettanteil am Körpergewicht zusammen. Eine Übersicht der verschiedenen Dosierungsvorschläge für die Herzglykosidtherapie bei Kindern findet sich bei NIEDER (1977).

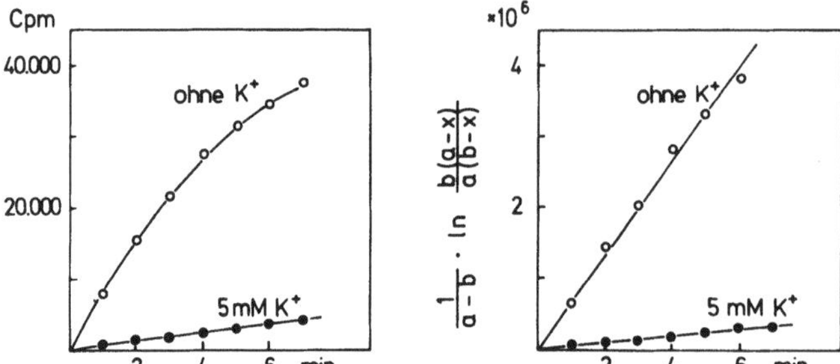

Abb. 7. Kaliumeffekt auf die Assoziationsgeschwindigkeit der Bindung von ^{3}H-g-Strophanthin an menschliche Herzmuskelzellmembranen. 1 mg Membranprotein (Na^+ + K^+)-ATPase-Aktivität = 0,2 U/mg Protein; initiale Rezeptorkonzentration = $a = 26 \times 10^{-12}$ Mol/2 ml = 13 nM) wurden inkubiert in 50 mM Imidazol/HCl Puffer pH 7,25, 3 mM $MgCl_2$, 3 mM Imidazol/PO_4 und $8{,}5 \times 10^{-12}$ Mol ^{3}H-g-Strophanthin = b = 4,25 nM bei 37° C. Gesamtvolumen 2 ml. Zu den angegebenen Zeiten wurde die Reaktion durch Zugabe von 2 ml Strophanthin 10^{-3} M 0° C und anschließendes rasches Abzentrifugieren unterbrochen. Bei *b* sind die Meßwerte von *a* in die Reaktionsgleichung für bimolekulare Reaktionen eingesetzt worden. Aus dem Anstieg der Geraden ist die Assoziationsgeschwindigkeitskonstante (k_{+1}) errechnet. o——o ohne Kalium, $k_{+1} = 1{,}2 \times 10^5$ M^{-1}; ●——● 5 mM Kalium, $k_{+1} = 8{,}2 \times 10^5$ M^{-1} s^{-1} (ERDMANN et al. 1976)

4. Faktoren, die die Dosierung beeinflussen

Neben der Niereninsuffizienz beeinflussen eine Reihe von Faktoren die pharmakokinetischen Parameter der Herzglykoside. Dies hat natürlich Konsequenzen für die Dosierung. Dazu sei verwiesen auf Abschnitt A.III. Andererseits werden durch verschiedene Einflüsse die Glykosidrezeptoreigenschaften im Myokard verändert (ERDMANN 1981; ERDMANN u. BROWN 1982). Dadurch kann es zu erhöhter Toxizität bei unverändertem Glykosidspiegel kommen.

Sehr genau, d.h. auf molekularer Ebene, ist der Kaliumeffekt auf die Glykosidwirkung untersucht. Kalium erniedrigt die Affinität des Rezeptors im menschlichen Myokard für Digoxin (oder ein anderes Glykosid) (ERDMANN et al. 1976b; AKERA et al. 1978). Dabei wird lediglich die Assoziationsgeschwindigkeit des Glykosids an den Rezeptor verlangsamt (s. Abb. 7), nicht aber die Dissoziationsgeschwindigkeit (s. Abb. 8). Daraus folgt, daß eine stattgefundene Glykosidintoxikation durch die Gabe von Kalium mit der Folge einer erhöhten Serumkaliumkonzentration dadurch reversibel wird, daß das vom Rezeptor abdiffundierende Glykosid nur sehr langsam wieder rückgebunden wird.

Aus den Untersuchungen an menschlichen myokardialen Zellmembranen (Abb. 9) wird weiterhin ersichtlich, daß im Bereich zwischen 2 und 6 mVal Serumkalium pro mVal etwa 8% mehr oder weniger rezeptorgebundenes Glykosid vorliegt. Man kann daraus leicht verstehen, daß bei Hypokaliämie leicht Überdosierungserscheinungen auftreten. Deshalb sollte insbesondere bei Dialysepatienten eine niedrige Glykosiddosierung gewählt werden. Bei diesen Patienten kommt es im Verlauf der Dialyse häufig zu Abfällen der Serumkaliumkonzentration in der Größenordnung von 2 mVal. Elektrophysiologische Untersuchungen und gleichzeitige Messungen des gebundenen ^{3}H-Digoxin an Purkinje-Fäden haben in Übereinstimmung mit diesen Befunden nach Erhöhung der K^+-Kon-

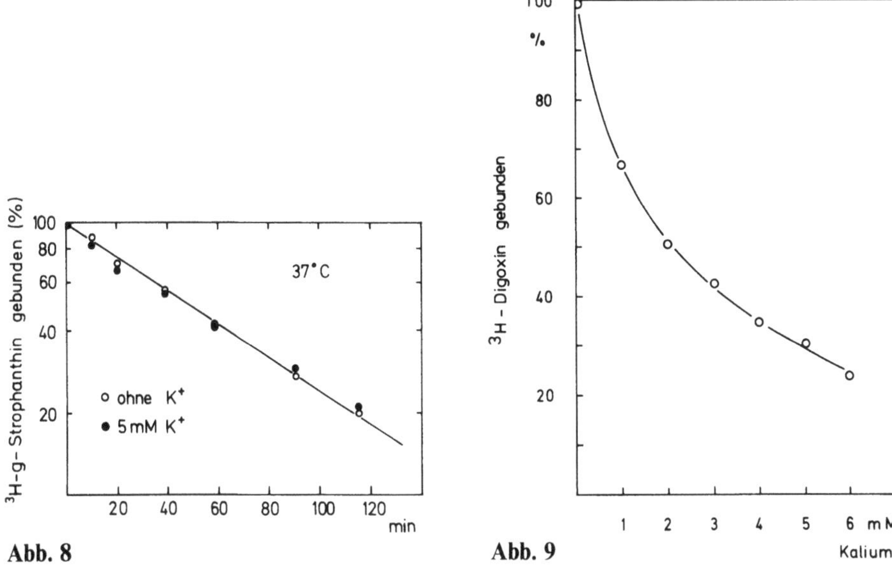

Abb. 8. Kaliumeffekt auf die Dissoziation des Strophanthin-Rezeptor-Komplexes menschlicher Herzmuskelzellmembranen. 50 mg Membranprotein wurden bei 37° C inkubiert in 50 mM Imidazol/HCl Puffer pH 7,25, 3 mM $MgCl_2$, 3 mM Imidazol/PO_4 und 4 nM ^{3}H-g-Strophanthin. Nach 120 min wurde 30 min bei 80,000 × g abzentrifugiert, das Sediment (^{3}H-g-Strophanthin-Rezeptor-Komplex) homogenisiert in 5 mM Imidazol/HCl Puffer pH 6,5. Von diesem ^{3}H-g-Strophanthin-Protein wurden 0,5 mg inkubiert in 50 mM Imidazol/HCl Puffer pH 7,25 3 mM $MgCl_2$, 3 mM Imidazol/PO_4 und 10^{-4} M unmarkiertem Strophanthin o—o ohne Kalium. •—• mit 5 mM KCl. Zu den angegebenen Zeiten wurde die Reaktion durch rasches Abzentrifugieren bei 0° C, 30 min bei 80,000 × g unterbrochen. $k_{-1} = 3 \times 10^{-4}\ s^{-1}$ (ERDMANN et al. 1976)

Abb. 9. Kaliumeffekt auf die Bindung von Digoxin an menschliche Herzmuskelzellmembranen. Durch steigende Kaliumkonzentrationen wird radioaktiv markiertes Digoxin aus seinen spezifischen Bindungsstellen an isolierten Herzmuskelzellmembranen verdrängt. Inkubationsmedium: 3 mM ATP, 3 mM $MgCl_2$, 150 mM NaCl, pH 7,25, 2,5 nM ^{3}H-Digoxin, 37° C

zentration eine Zunahme des Membranpotentials korreliert mit der Freisetzung von vorher gebundenem Digoxin gezeigt (ANDERSON et al. 1976). Andererseits ist die myokardiale Digoxinkonzentration bei Hypokaliämie höher als bei Kontrollen nach gleicher Glykosiddosis, und Rhythmusstörungen treten dementsprechend signifikant eher auf (STEINESS 1978).

Das Problem ist jedoch noch vielschichtiger, da bei chronischer Hypokaliämie, etwa im Gefolge einer chronischen Diuretikatherapie, eines Laxantienabusus oder anderer enteraler Kaliumverluste eine Zunahme der Glykosidrezeptoren nachgewiesen wurde (ERDMANN et al. 1971, 1979). Bei diesen Patienten ist eine relativ höhere Glykosidtoleranz anzunehmen als bei Patienten mit akuter Hypokaliämie. Exemplarisch zeigen diese Untersuchungen, daß die Affinität der Glykosidrezeptoren und ihre Zahl individuellen Änderungen unterliegen. Eine dementsprechende Dosisanpassung ist im Einzelfall schwierig. Wenn man aber außerdem berücksichtigt, daß ähnliche Änderungen der Rezeptorzahlen und Rezeptoraffinitäten bei pH-Schwankungen, Änderungen der Calciumkonzentrationen, der Temperatur, der Schilddrüsenfunktion etc. gefunden wurden (ERDMANN 1981; ERDMANN u. BROWN 1982), dann versteht man sehr gut, daß jeder Patient seine individuelle Glykosiddosis benötigt und daß eine schematische Dosierung ebensowenig wie eine Dosierung nach Glykosidspiegeln angebracht ist.

5. Dosierung im Alter

Morphologische oder funktionelle Kriterien eines „Altersherzens" sind nicht bekannt (MICHEL 1977; FRANKE et al. 1981). Deshalb unterscheidet sich die Therapie mit Herzglykosiden bei alten Patienten zumindest nicht in Hinsicht auf das Erfolgsorgan, obwohl bei diesen Patienten Herzerkrankungen (koronare Herzerkrankung, dekompensierte Hypertonie, Herzklappenfehler etc.) häufiger vorhanden sind (MICHEL 1981). Eine Doppelblindstudie an 12 Patienten zwischen 73 und 94 Jahren zeigt, daß Herzglykoside beim nicht insuffizienten Herz dieser Personen keinen subjektiven oder objektiv meßbaren Vorteil ergeben (STARR u. LUCHI 1969). Es gibt auch keinen Hinweis dafür, daß ältere Patienten aus Altersgründen digitalisiert werden sollten.

Wenn aber wegen einer Herzinsuffizienz oder Tachyarrhythmie die Indikation zur Herzglykosidtherapie bei diesen Personen besteht, dann muß beachtet werden, daß häufig wegen der altersbedingten Nierenfunktionseinschränkung (KRAMER 1977) eine besondere Gefahr der Digoxinkumulation besteht. Eine Verminderung des Glomerulumfiltrats führt zu verlangsamter Elimination und erhöhter Plasmakonzentration von Digoxinen. Die Plasmakonzentration steigt an, sobald die glomeruläre Filtrationsrate unter 50 ml/min absinkt. In diesem Bereich wird meist noch ein normales Serumkreatinin gemessen. So nimmt auch die Digoxinclearance im Alter deutlich ab; bei 80jährigen Patienten beträgt sie im Mittel nur noch 50% gegenüber der Vergleichsclearance bei jüngeren Menschen (WAGNER et al. 1974; COCKCROFT u. GAULT 1976). Tatsächlich ist die Niereninsuffizienz bei Verwendung von Digoxin und seinen Derivaten die häufigste Ursache einer Überdosierung (RIETBROCK u. SCHÜREN 1978). Auch Digitoxin wird zum überwiegenden Teil (60%) über die Nieren ausgeschieden, jedoch sind bei Patienten mit eingeschränkter Nierenfunktion weder die Plasmahalbwertzeit verlängert, noch die Serumkonzentrationen unter den üblichen täglichen Erhaltungsdosen im Vergleich zu nicht niereninsuffizienten Patienten verändert. Die herabgesetzte renale Ausscheidung wird durch verstärkte extrarenale Mechanismen, wie erhöhten Metabolismus und durch aktive Sekretion in den unteren Dickdarm vollständig kompensiert. Bei täglichen Erhaltungsdosen von 0,07–0,1 mg Digitoxin ist bei niereninsuffizienten Patienten die Gesamtglykosidkonzentration im Serum nie erhöht (RIETBROCK u. SCHÜREN 1978).

Mit der altersbedingten Abnahme des fettfreien Muskelgewebes wird der Hauptteil des Digitalisverteilungsraums vermindert. Deshalb sollten dann generell etwas niedrigere Dosierungen gewählt werden (WEISS u. TEUFEL 1979). RIETBROCK u. SCHÜREN (1978) schlagen dementsprechend bei Patienten über 70 Jahren 0,07 mg Digitoxin bzw. 0,25 mg Digoxin pro Tag als Erhaltungsdosis vor. Ob Hypokaliämien und damit eine erhöhte Glykosidempfindlichkeit im Alter häufiger sind, kann nicht bewiesen werden, man wird aber darauf achten.

Neuere Untersuchungen haben ergeben, daß in den Herzen älterer Patienten eine erniedrigte Zahl von Glykosidrezeptoren nachweisbar ist (PRESEK 1982). Dieser Befund spricht für eine erhöhte Digitalisempfindlichkeit, die auch von allen Autoren übereinstimmend betont wird (THOMAS 1971; LANG 1978; WEISS u. TEUFEL 1979; MICHEL 1981). Andererseits wird bei älteren Patienten mit manifester Herzinsuffizienz besonders häufig zugleich mit Digitalis eine diuretische Therapie durchgeführt. Diese Kombination ist wegen der Gefahr der Hypokaliämie und Hypomagnesiämie (SELLER et al. 1970) mit nachfolgender erhöhter Digitalisempfindlichkeit besonders bei alten Leuten vorsichtig anzuwenden.

Bei der von einigen Autoren propagierten Digoxindosierung nach dem Körpergewicht (SCHNEIDER u. RUIZ-TORRES 1977) müßte bei den alten Patienten eine beginnende Niereninsuffizienz ausgeschlossen werden sowie der Fettanteil am Gesamtgewicht abgeschätzt werden. Dies hat sich nicht bewährt, möglicherweise, weil eingehende Untersuchungen an diesen Patienten noch nicht einmal eine Korrelation zwischen Digoxinspiegeln und Dosierung gezeigt haben (DIMANT u. MERRIT 1978). Intoxikationen sind aus den schon aufgeführten Gründen auch bei niedrigeren Glykosidkonzentrationen im Alter häufiger (SCHWARZFISCHER 1976).

III. Herzglykoside in Kombination mit anderen Pharmaka – Wirkungen und Interaktionen

Unter den zur stationären Behandlung einer Herzinsuffizienz in die Klinik eingewiesenen Patienten sieht man nur ausnahmsweise solche mit einer Monotherapie mit Herzglykosiden. Die meisten Patienten mit schwerer Herzinsuffizienz erhalten heute neben Digitalis noch Diuretika und häufig zusätzlich Vasodilatantien. Obwohl die Zahl der Nebenwirkungen der Herzglykoside insbesondere mit der gleichzeitigen Gabe von Diuretika steigt, vorwiegend wohl, weil es zu Kalium- oder Magnesiumverlusten kommt, wird besonders diese Kombination häufig rezeptiert.

Herzglykoside werden andererseits aber auch zusammen mit Antiarrhythmika und Betarezeptorenblockern gegeben, um deren negativ-inotropen Effekten entgegenzuwirken oder um die antiarrhythmische Wirkung zu verstärken. So werden Glykoside mit Chinidin zur Überführung des paroxysmalen Vorhofflimmerns in Sinusrhythmus verordnet. Gerade diese Kombinationstherapie hat sich als problematisch erwiesen, wegen eigentlich ungeklärter plötzlicher schwerer Rhythmusstörungen, die möglicherweise durch die in neuerer Zeit nachgewiesene Beeinflussung der Digoxinserumspiegel durch Chinidin ihre Erklärung finden. In diesem Abschnitt werden deswegen sowohl die besonderen Wirkungen der jeweiligen Kombinationstherapie als auch einige spezielle Pharmakoninteraktionen zu besprechen sein.

1. Herzglykoside und Diuretika

Bei der Herzinsuffizienz werden im Gefolge einer erniedrigten renalen Durchblutung ein Abfall der glomerulären Filtrationsrate, eine Zunahme der Aldosteronkonzentration sowie schließlich eine Na^+- und Wasserretention gefunden (TAYLOR 1977; VECSEI et al. 1978). Sowohl die Renin- als auch die Aldosteronkonzentration im Serum soll direkt mit dem Ausmaß der Herzinsuffizienz zusammenhängen, da Aldosteron in der Leber flußabhängig metabolisiert wird und Renin in Abhängigkeit von der Nierendurchblutung freigesetzt wird. Da die Na^+- und Wasserretention weitgehend die Symptome der Herzinsuffizienz bestimmt und ihrerseits auch wieder zu erhöhter Vorlast führt, wird insbesondere in England die Diuretikatherapie als erster und wichtigster therapeutischer Schritt angesehen (GUZ 1978), dem Herzglykoside nur bei nicht ausreichender oder mangelnder Wirkung zugefügt werden. Dabei wird eine Untersuchung an 6 Patienten mit hydropischer Herzinsuffizienz (III–IV) und Sinusrhythmus hervorgehoben, deren Ödeme und Gewicht mit Furosemid kontrolliert wurden bis zur Grenze des Serumkreatininanstiegs wobei allerdings „postural hypotension" vermieden wurde (MCHAFFIE et al. 1978). Bei diesen Patienten führte die zusätzliche Gabe von Digoxin zu keinen subjektiven bzw. objektivierbaren Besserungen des Befindens oder der körperlichen Leistungsfähigkeit in einer Reihe von Belastungstests. Wenn die Diuretika wieder entzogen wurden, kam es sofort erneut zu Ödemen. Andererseits werden Patienten mit schweren, auf Herzglykoside ansprechenden Formen der Herzinsuffizienz meist gleichzeitig mit Diuretika und Digitalis behandelt, weil zur Kontraktionskraftzunahme durch die Ausschwemmung der Ödeme zusätzlich eine nachlastreduzierende Wirkung mit Erniedrigung des arteriellen Mitteldrucks auftritt. So läßt sich Vor- und Nachlastabnahme (Diuretika) mit der positiven Inotropie der Herzglykoside kombinieren. Beides zusammen führt zur Abnahme der Herzgröße und Zunahme des Herzminutenvolumens (RADER et al. 1964; OPIE 1980a).

In diesem Zusammenhang ist hervorzuheben, daß die Nebenwirkungen der Digitalistherapie, vorwiegend Rhythmusstörungen, durch eine mit Thiaziddiuretika evtl. verursachte Hypokaliämie, Hypomagnesiämie und Hyperkalziämie schon bei geringeren Glykosiddosen auftreten können (GUZ u. MCHAFFIE 1978; TACKETT u. HOLL 1981). Deshalb wird empfohlen, bei normaler Nierenfunktion ein kaliumsparendes Diuretikum (z.B. Amilorid, Triamteren oder Spironolacton) mit einem Thiazid zu kombinieren (BREITHAUPT 1979). *Triamteren* soll bei gleichzeitiger Glykosidgabe antiarrhythmische Wirkungen haben. Es verlängert das durch Digitalis verkürzte Aktionspotential und damit die Refraktärzeit am Myokard (LÜDERITZ et al. 1975, 1977). Andererseits wird von mehreren Autoren ein antiarrhythmischer Effekt der kaliumsparenden Diuretika (*Triamteren* und *Spironolacton*) bei gleichzeitiger Glykosidgabe beschrieben (SELYE et al. 1969; WEBER 1972; DE GUZMAN u. YEH 1975; SELLER et al. 1975a, b; YEH et al. 1976; GÜTTLER et al. 1979). Es könnte sein, daß die nachgewiesenen Wirkungen durch eine erhöhte K^+-Konzentration im Serum bedingt sind, obwohl dieses bzw. eine intrazelluläre K^+-Anreicherung bei sofortiger Messung nach Diuretikaapplikation nicht nachgewiesen wurden (SLANY u. MÖSSLACHER 1976). Trotzdem fällt auf, daß diese antiarrhythmischen Wirkungen bei gleichzeitiger Glykosidmedikation allen kaliumsparenden Diuretika (*Triamteren, Amilorid* und *Spironolacton*) eigen zu sein scheint (WALDORFF et al. 1981). Von Amilorid wird beschrieben, daß es in einer Dosierung von 2mal 5 mg/Tag bei 6 Versuchspersonen den glykosidbedingten positiv-inotropen Effekt (gemessen an systolischen Zeitintervallen) abschwächt oder ganz verhindert (WALDORFF et al. 1981). Diese Interaktionen sind aber zumindest für Triamteren nicht spezifischer, d.h. am Digitalisrezeptor angreifender Natur (ERDMANN u. KRAWIETZ 1976). Der Hauptmetabolit des Spironolactons, das Canrenon, hat eine gewisse Affinität zum Herzglykosidrezeptor (FINOTTI u. PALATINI 1981). Da es die $(Na^+ + K^+)$-ATPase genauso hemmt wie Glykoside, ist ein antiarrhythmischer Effekt ebenfalls nicht durch eine direkte Rezeptorwirkung zu erwarten (ERDMANN et al. 1977). Diese müßte antagonistischer Art sein, d.h. Herzglykoside aus der Rezeptorbindung verdrängen, aber die $(Na^+ + K^+)$-ATPase nicht hemmen. Eine derartige Wirkung konnte für Phenytoin nachgewiesen werden (ERDMANN u. SCHONER 1974b).

Schleifendiuretika werden bei Patienten mit eingeschränkter Nierenfunktion eingesetzt, oder wenn wie beim Lungenödem eine rasche Ausschwemmung der Ödeme notwendig ist (BREITHAUPT 1979). Bei diesen Medikamenten ist besonders auf Elektrolytstörungen zu achten (TACKETT u. HOLL 1981).

2. Herzglykoside und Vasodilatantien

Es ist nicht Aufgabe dieses Abschnitts, die pathophysiologischen Grundlagen der Vasodilatantientherapie darzulegen (s. dazu BOLTE 1981), sondern die Rolle der Kombinationstherapie mit Herzglykosiden aufzuzeigen. Die theoretisch verständliche gute Kombination einer Behandlung, die zu peripherer Widerstandsabnahme führt, mit einer Kontraktionsgeschwindigkeit und Kontraktionskraft steigernden Maßnahme hat sich tatsächlich sehr bewährt (TAYLOR 1977; BOLTE 1980; STRAUER 1982). Besonders bei schweren Formen der Herzinsuffizienz, die durch Diuretika und Herzglykoside sowie adjuvante Maßnahmen (z.B. Diät, körperliche Schonung etc.) alleine nicht gebessert werden können, werden zunehmend Vasodilatatoren zusätzlich gegeben. Ziele der Vasodilatatorentherapie sind die Abnahme der Nachlast und auch der Vorlast (reduzierter venöser Rückstrom) des Herzens mit der Folge einer Verkleinerung des linken Ventrikels, des Sauerstoffverbrauchs und einer Verbesserung der Ventrikelfunktion (BREKKENRIDGE 1982). Die additiv zur Glykosid- und Diuretikawirkung gesicherte ventrikelfunktionsverbessernde Akutwirkung der meisten Vasodilatatoren sowie ihre potentielle Wirksamkeit bei chronischer Applikation rechtfertigen den Versuch, sie bei Herzinsuffizienten unterschiedlicher Genese, aber vorwiegend bei dilatierten Herzen einzusetzen (STRAUER 1982). Mit Therapieversagern ist bei etwa 50% der Patienten zu rechnen. Toleranzentwicklungen und z.T. erhebliche Nebenwirkungen (Blutdruckabfall, Brady- bzw. Tachykardie, Kopfschmerzen, Synkopen, Lupus erythematodes etc.) kommen bei therapiewirksamer Dosierung vor (MILLER et al. 1976; PACKER et al. 1979; THADANI et al. 1980; SODUMS et al. 1981). Ähnlich wie Herzglykoside sollen Vasodilatatoren nicht oder zumindest schlecht vorhersagbar bei alleiniger Rechtsherzinsuffizienz wirken (BREKKENRIDGE 1982).

Tatsächlich ist nicht erwiesen, ob die Vasodilatatortherapie bei schweren Formen der Herzinsuffizienz zusätzlich zu Diuretika und Digitalis auf Dauer wirksam ist, ob sie überhaupt lebensverlängernd wirkt, d.h. den natürlichen Verlauf der Herzerkrankung aufhält (HAUF et al. 1981). Jedenfalls meinen enthusiastische Befürworter dieser Therapieform, die periphere Widerstandserniedrigung sei die bessere, weil logische Therapie der Herzinsuffizienz, besser sogar als Digitalis, welches bei diesen Patienten besonders häufig zu Intoxikationen führt (MASON 1978). Deswegen wird bei diesen Kranken und dieser Kombinationstherapie eine eher niedrige Digitalisdosierung vorgeschlagen. Eine gegenseitige negative Beeinflussung der Herzglykoside und der Vasodilatantien ist nicht bekannt.

3. Herzglykoside und andere positiv-inotrope Pharmaka

Insbesondere bei schwerer, kaum behandelbarer Herzinsuffizienz werden eine Reihe von Medikamenten zusätzlich zu Diuretika und Digitalis gegeben, die einzeln zu besprechen diesen Rahmen sprengen würde. Es handelt sich um positiv-inotrope Pharmaka (Dopamin, Dobutamin, Prenalterol, Salbutamol, Pirbuterol, Amrinon) sowie um Captopril und die schon vorher genannten Vasodilatantien. Während für Amrinon (BENOTTI et al. 1978; KATZ 1978; ALOUSI et al. 1979; HONERJÄGER et al. 1981) sowie Captopril (LEVINE et al. 1980) noch zu wenige Daten vorliegen, um eine positive oder negative Interaktion bzw. den zusätzlich zu Digitalis erreichbaren Effekt und dessen Dauer beurteilen zu können, gehören Dopamin und das relativ β_1-selektive Dobutamin (SABIN et al. 1981; SPANNBRUCKER et al. 1981) heute zu den bewährten Medikamenten für die Therapie des akuten kardialen Pumpversagens vorwiegend in der intensivmedizinischen Anwendung (OCHS u. BODEM 1981). Bei hoher Dosierung können die Katecholamine (β_1- und β_2-Rezeptoragonisten) selbst Rhythmusstörungen verursachen (WEINER 1980). Im Zusammenhang mit gleichzeitiger Digitalistherapie soll die heterotope Reizbildung noch verstärkt werden ebenso wie bei gleichzeitiger Gabe von Terbutalin, Pirbuterol, Fenoterol, Salbutamol und Prenalterol (DUKES 1980). Da diese Substanzen teilweise noch im Stadium der klinischen Prüfung befindlich sind (COLUCCI et al. 1981), wird man weitere Erfahrungen abwarten müssen.

4. Herzglykoside und Betarezeptorenblocker

Aufgrund ihrer antiadrenergen Wirkungen haben Betarezeptorenblocker einen negativ-inotropen Effekt. Es wird deshalb empfohlen, bei zwingender Indikation für eine Betablockertherapie und auftretenden Herzinsuffizienzzeichen gleichzeitig Herzglykoside zu verabreichen (WEINER 1980). Die positiv-inotrope Glykosidwirkung wird durch Betablocker nicht beeinflußt, aber beide Pharmaka verlängern die AV-Überleitung. Bei gleichzeitiger Glykosidgabe, aber insbesondere bei digitalisbedingtem AV-Block I^0 können Betablocker deshalb zur AV-Dissoziation bzw. zum totalen AV-Block führen. Weiterhin sind Betarezeptorenblokker gut wirksam bei glykosidinduzierten ventrikulären Extrasystolen. Es wird angenommen, daß β-Blocker dabei sowohl durch direkten kardialen als auch durch zentralnervösen Angriff wirken (GILLIS 1969). Phenytoin und Lidocain sollen bei dieser Indikation aber weniger Nebenwirkungen (AV-Block, Bradykardie) haben (BIGGER u. HOFFMAN 1980).

Obwohl Betarezeptorenblocker negativ-inotrope Wirkungen haben und sogar plötzliches Linksherzversagen provozieren können (WEINER 1980), ist vor einiger Zeit publiziert worden, daß eine chronische Betablockertherapie bei *kon-*

gestiver Kardiomyopathie zu einer signifikanten Besserung führen kann (WAAGSTEIN et al. 1975). Diese auf den ersten Blick erstaunliche Therapie wird verständlich, wenn man weiß, daß diese Patienten trotz Diuretika und Digitalisbehandlung eine Ruhetachykardie von 93 ± 13 Schlägen/min aufwiesen. Wahrscheinlich war hier der frequenzreduzierende Effekt der Betablocker bei der dilativen Kardiomyopathie ausschlaggebend. Es wurden auch geringe Dosen der Betablocker (Alprenolol 2mal 50 mg p.o. und Practolol 2mal 50 (−400) mg p.o.) vorgeschlagen. Eine direkte Pharmakon-Interaktion zwischen Betablockern und Digitalis ist nicht bekannt.

5. Herzglykoside und Chinidin

Chinidin wird seit mehr als 70 Jahren zur Therapie von Rhythmusstörungen angewendet, seit man bei Malariapatienten, die mit Chinin oder Chinidin behandelt wurden, das gelegentliche Umschlagen von Vorhofflimmern in Sinusrhythmus beobachtete. Später kamen dann noch andere supraventrikuläre und ventrikuläre Rhythmusstörungen als Indikationsgebiet hinzu (WENKEBACH 1914). Bei der Therapie des paroxysmalen Vorhofflimmerns nur mit Chinidin kann es aufgrund einer manchmal auftretenden initialen Verlangsamung der Vorhoffrequenz zu einer 1:1 Überleitung der Vorhoferregungen auf die Kammern kommen. Wegen dieser möglichen, dann bedrohlichen „paradoxen" Zunahme der Kammerfrequenz bei Vorhofflimmern wird bei dieser Indikation in der Regel zunächst Digitalis zur Blockierung der schnellen AV-Überleitung gegeben und anschließend Chinidin (BIGGER u. HOFFMAN 1980). Aber auch bei der Stabilisierung des Sinusrhythmus werden mit gutem Erfolg Digitalis und Chinidin gemeinsam verordnet (BIGGER 1981). Eine bekannte und gefürchtete Nebenwirkung dieser Kombinationstherapie sind die bekannten „Chinidin-Synkopen", die möglicherweise durch eine relativ spezifische Interaktion der beiden Pharmaka bedingt sind (DOHERTY 1982).

Es ist schon seit langem bekannt, daß die *Kombination von Digitalis mit Chinidin* zu teilweise lebensbedrohlichen Rhythmusstörungen führen kann (GOLD et al. 1932). Besonders die Therapie von glykosidbedingten Rhythmusstörungen mit Chinidin hatte sich als gefährlich erwiesen (GOLD 1950). EJVINSSON (1978) hat dann als erster erkannt, daß die gleichzeitige Gabe beider Medikamente bei Patienten regelmäßig zu einer Erhöhung der Serumdigoxinkonzentration führt. Diese Befunde an 12 Patienten wurden sofort von mehreren Autoren bestätigt (DOERING 1979; LEAHEY et al. 1979a, b; CHEN u. FRIEDMAN 1980; SCHENCK-GUSTAFSSON u. DAHLQVIST 1981). Die Digoxinspiegel im Serum steigen in Abhängigkeit von der Chinidindosis an, wobei 1 g Chinidin p.o. eine Zunahme der Digoxinkonzentration von etwa 100% ausmacht (DOERING u. KÖNIG 1978). Als Ursache dieser Zunahme der Glykosidkonzentration im Serum wurde sowohl eine erniedrigte Digoxinclearance unter Chinidinmedikation als auch ein verändertes Verteilungsvolumen für Digoxin im Körper gefunden. Da aber auch bei Patienten mit terminaler Niereninsuffizienz ähnliche, sofort meßbare Konzentrationsanstiege für Digoxin im Serum nachweisbar waren, kann die verminderte Digoxinclearance zumindest nicht alleine dafür verantwortlich sein (HIRSCHBERG et al. 1981). Ein vermindertes fiktives Verteilungsvolumen für Digoxin unter Chinidingabe von 10,87 l/kg auf 7,35 l/kg (HAGER et al. 1979) bedeutet, daß Digoxin durch Chinidin aus seinen Bindungsstellen verdrängt wird. Tatsächlich kommt es trotz steigender Serumdigoxinspiegel zu einer Abnahme der Digoxinkonzentration im Myokard (und Zunahme im Hirn) (DOHERTY et al. 1980). DOERING (1979) hatte keine Verdrängung von Strophanthin aus der spezifischen Rezeptor-Bindung an Herzmembranen gesehen. STRAUB et al. (1978) hingegen sahen eine Interaktion an Membranbindungsstellen. Untersuchungen mit ^{3}H-Digoxin und ^{3}H-Digitoxin zeigten, daß Chinidin an isolierten menschlichen Herzmuskel- und Skelettzellmembranen keine spezifische Affinität zum Glykosidrezeptor in klinisch relevanten Konzentrationen hat. An intakten Erythrozyten allerdings ist eine Verdrängung von ^{3}H-Digoxin aus der Membranbindung nachweisbar (ERDMANN u. WERDAN 1981). Wahrscheinlich führt dementsprechend Chinidin nur zu einer Abnahme der „unspezifischen" Digoxinbindung, d.h. aus anderen Bindungsstellen als der Glykosidrezeptorbindung. Die Bedeutung dieser Problematik wird sofort klar, wenn die kardiale Wirkung dieser erhöhten Digoxinserumspiegel beurteilt werden soll. Es ist z.Z. nach klinischen Untersuchungen keineswegs sicher, ob die erhöhten Digoxinspiegel außer pharmakokinetischer auch klinische Bedeutung haben. Die erhöhte Toxizität (LEAHEY et al. 1979b; BELZ et al. 1982) könnte auch durch digoxinunabhängige Rhythmusstörungen bedingt sein. Wenn kein Digoxin aus spezifischen Bindungsstellen im Myokard verdrängt wird und die myokardiale Digoxinkonzentration trotz angestiegener Serumspiegel auch nicht erhöht ist, kann eigentlich auch keine direkte Beeinflussung der Digoxinwirkung, zumindest keine Zunahme der Digoxinwirkung, erwartet werden. Andererseits kann Chinidin je nach Konzentration selbst positiv- und negativ-inotrop wirken (PARMLEY u. BRAUNWALD 1967; JORK et al. 1967; LOWRY et al. 1972; WILLIAMS u. MATHEW 1981), so daß eine Beurteilung der Auswirkungen dieser pharmakokinetischen Interaktion schwierig ist. Der eindeutige Beweis für eine klinische Bedeutung der erhöhten Digoxinspiegel unter Chinidinmedikation steht also noch aus (DOHERTY 1982). Trotzdem wird man aus Sorgfaltsgründen die Digoxindosis bei gleichzeitiger Gabe von etwa 1 g Chinidin p.o. um die Hälfte reduzieren.

Eine sehr genaue Analyse der Chinidin-*Digitoxin*-Interaktion an 10 Versuchspersonen zeigte nach Gabe von 750 mg Chinidin p.o. einen Anstieg der Digitoxinkonzentration von 17 ng/ml auf 22,4 ng/ml Serum (PETERS et al. 1981). Die Digitoxinhalbwertzeit im Serum stieg von $7{,}6 \pm 1{,}6$ auf $10{,}8 \pm 2{,}1$ Tage an. Renale Elimination und Eiweißbindung des Digitoxins (97%) waren unverändert. Bei keinem Patienten traten Intoxikationszeichen auf.

Der Vergleich einer Kombinationstherapie von Digitoxin bzw. Digoxin und Chinidin ergibt dementsprechend, daß unter Chinidin die Digitoxinkonzentration im Serum im Mittel um 29% ansteigt, während dagegen beim Digoxin, abhängig von der Chinidindosis, der Anstieg der Serumkonzentration mit 63 bzw. 125% wesentlich deutlicher ausfällt. Damit ergeben sich für Digitoxin und gleichzeitige Chinidinmedikation keine Konsequenzen in bezug auf eine Dosisreduktion. In diesem Zusammenhang ist erwähnenswert, daß die ersten Berichte über eine Gefahr der Digitalis-Chinidin-Kombination von GOLD (1932, 1950) durch Beobachtungen an Patienten mit Digitoxintherapie verursacht wurden. Dies zeigt, daß die pharmakokinetisch eindrucksvolle Interaktion, die vorwiegend für Digoxin gilt und beim Digitoxin nur wenig ausgeprägt ist, evtl.

gar nicht kausal mit der toxischen Wirkung der Digitalis-Chinidin-Kombinationstherapie verknüpft ist. Weitere Untersuchungen sind notwendig, um diesen Mechanismus besser zu verstehen.

6. Herzglykoside und Antiarrhythmika

Nach der Entdeckung der Chinidin-Digoxin-Interaktion sind eine Reihe von Pharmaka daraufhin untersucht worden, ob sie die Digitaliswirkungen bzw. Digitalisserumkonzentrationen beeinflussen. Bei den Antiarrhythmika liegt dem die Erfahrung zugrunde, daß viele Patienten mit behandlungsbedürftigen Herzrhythmusstörungen gleichzeitig herzinsuffizient sind und Herzglykoside benötigen. Diese aber können praktisch jede Form von Herzrhythmusstörungen selbst hervorrufen (SHAPIRO 1978; KOCH-WESER 1979). Es ist deshalb häufig auch schwierig, zusätzliche, digitalisinduzierte Rhythmusstörungen auszuschließen. Tatsächlich beeinflussen einige Medikamente die Digitalisserumkonzentrationen, und es erscheint dementsprechend vernünftig, in diesen Fällen die Digitalisdosierung bei gefährdeten Patienten zu vermindern, auch wenn die klinische Relevanz dieser erhöhten Spiegel nicht sicher erwiesen ist.

Amiodarone (600 mg p.o./die) verursachte bei 7 Patienten eine Zunahme der Digoxinkonzentration im Serum von 69% (MOYSEY et al. 1981). Bei 4 Patienten wurden gleichzeitig Hinweise für eine toxische Digitaliswirkung festgestellt. *Verapamil* (3mal 80 mg p.o./die) und *Nifedipin* (3mal 10 mg p.o./die) führten zu einer Zunahme der Digoxinkonzentration im Serum von 77% bzw. 45% bei 12 Versuchspersonen (KLEIN et al. 1980; BELZ et al. 1981). Über Nebenwirkungen oder Intoxikationen wurde bei diesen Medikamenten nichts berichtet. *Procainamid* (LEAHEY et al. 1979a) und *Prajmalin* (HAASIS et al. 1980) ändern die Digoxinkonzentration nicht. Bei gleichzeitiger Gabe von Digoxin und *Phenylhydantoin* ist die Digoxinresorption erniedrigt (LAHIRI u. ERTEL 1972). Die Ursache ist unklar. Von Phenytoin wurde immer wieder berichtet, daß es besonders geeignet sei, digitalisinduzierte tachykarde Herzrhythmusstörungen zu beseitigen (KAUFMAN u. HAUSER 1968; LÜLLMANN u. WEBER 1968; HANSEN et al. 1974; HAGEN 1971). Diese positive Interaktion konnte aufgeklärt werden. Es stellte sich nämlich heraus, daß Phenytoin (Diphenylhydantoin) ^{3}H-g-Strophanthin aus seiner spezifischen Rezeptorbindung verdrängt, ohne daß es selbst die $(Na^+ + K^+)$-ATPase-Aktivität signifikant hemmt, also ohne daß es selbst wie ein Glykosid wirkt (ERDMANN u. SCHONER 1974b). Da Diphenylhydantoin selbst nicht blockiernd am AV-Knoten wirkt, ist es damit wahrscheinlich besser als Propranolol zur Therapie von digitalisinduzierten Rhythmusstörungen geeignet (DOLLERY et al. 1974). Andererseits sind bei intravenöser Phenytoingabe sowohl 1:1-Überleitungen bei Patienten mit Vorhofflimmern (GRISSOM et al. 1967) als auch Bradykardie und AV-Dissoziation bei Sinusrhythmus (DELIUS 1966) berichtet worden. Bei oraler Therapie wurden diese gefährlichen Rhythmusstörungen nicht gesehen.

7. Herzglykoside und andere Pharmaka

Chinin (750 mg p.o./die) führt zu einer allenfalls leichten Zunahme der Digoxinkonzentration im menschlichen Serum (DOERING 1981), die keine klinische Relevanz hat. Beim Hund sind nach Chinin Anstiege von $1,12 \pm 0,15$ auf $2,58 \pm 0,24$ ng/ml beschrieben worden (WILKERSON et al. 1980).

Antiphlogistika (*Piroxicam, Indomethacin, Iboprufen* und *Acetylsalicylsäure*) erhöhen die Digoxinkonzentration im Serum in den üblichen Dosierungen ebenfalls nicht wesentlich (DOERING et al. 1981), während sie beim Hund einen signifikanten Einfluß auf die Elimination haben (WILKERSON et al. 1980).

Katecholamine sowie – indirekt über denselben Mechanismus initital – *Reserpin* in Kombination mit Herzglykosiden erhöhen die ektope Reizbildungsneigung und können zu Rhythmusstörungen führen (DOLLERY et al. 1974; HUTCHEON 1975).

Spironolacton hemmt die tubuläre Sekretion von Digoxin. Bei 8 Versuchspersonen hatte die gleichzeitige Spironolactonapplikation (100 mg/Tag) einen leichten Anstieg der Serumdigoxinkonzentration zur Folge (WALDORFF et al. 1978). Intoxikationen wurden nicht beobachtet. Die Elimination von β-Methyldigoxin wurde durch hohe Dosen von Spironolacton (400–500 mg/Tag) hingegen nicht beeinflußt (ABSHAGEN et al. 1976). In derselben Dosierung wird die Halbwertzeit des Digitoxins um etwa 20% vermindert, wahrscheinlich durch induzierte Metabolisierung (TAYLOR et al. 1972). Dementsprechend werden vermehrt hydrophile Metaboliten im Urin nachgewiesen bei gleichzeitiger Spironolactontherapie (WIRTH et al. 1976). Klinische Bedeutung kommt diesen Interaktionen wahrscheinlich wegen der geringen Effekte nicht zu.

Methylxanthine wie *Theophyllin* werden bei Patienten mit Asthma häufig zusammen mit Herzglykosiden gegeben. Experimentell wurde nachgewiesen, daß g-Strophanthin zu einer Zunahme von ventrikulären Rhythmusstörungen bei gleichzeitiger Theophyllintherapie führt (SIMAAN u. FAWAZ 1973). Ob dies auch klinisch bei üblicher Dosierung bedeutungsvoll ist, erscheint fraglich, da bei diesen Patienten der Sauerstoffmangel bzw. Änderungen des Säure-Basen-Haushalts eine größere Rolle zu spielen scheinen.

Bei Patienten mit *Lithiumtherapie* werden EKG-Veränderungen gefunden, die denen bei Digitaliseinnahme entsprechen (WELLENS et al. 1975). Obwohl Lithium die $(Na^+ + K^+)$-ATPase unter bestimmten Bedingungen stimulieren oder hemmen kann (ROBINSON 1975; SWANN et al. 1980), sind Interaktionen bei einer Kombinationstherapie nicht beobachtet worden.

Aus einigen klinischen Beobachtungen geht hervor, daß eine *zytostatische Therapie* (insbesondere mit Cyclophosphamid, Vincristin, Adriamycin oder Bleomycin) die Resorptionsgeschwindigkeit und die Resorptionsquote von β-Acetyldigoyin, β-Methyldigoxin oder Digoxin (wahrscheinlich aber nicht Digitoxin) um 40–50% erniedrigt (s. KUHLMANN 1981). Als ursächlicher Mechanismus kommt eine rasch einsetzende, reversible Schädigung der Darmschleimhaut durch die Zytostatika in Betracht. Die bis zu 7 Tage nach der ersten Zytostatikagabe anhaltende Beeinträchtigung der Glykosidresorption, unabhängig davon, ob Cyclophosphamid nur einmal oder fraktioniert über 3–5 Tage verabreicht wurde, läßt vermuten, daß vornehmlich die *Kombination von Cyclophosphamid und Vincristin* schwere Schleimhautschädigungen hervorruft. Im Gegensatz zum β-Acetyldigoxin wurde die Resorption von Digitoxin bei 4 Patienten durch die gleichzeitige Zytostatikagabe nicht vermindert (KUHLMANN 1981). Während Digoxin und seine Derivate vornehmlich im oberen Duodenum resorbiert werden, kann die Aufnahme des hochlipophilen Digitoxins auch noch in den distalen Darmabschnitten erfolgen (BEERMAN et al. 1971).

Diese Befunde legen es nahe, während einer zytostatischen Therapie die Glykosid-Plasmakonzentrationen zu bestimmen, wenn klinische Hinweise für eine verminderte Glykosidwirkung auftreten. Andere Pharmaka, die die Absorption oder die Elimination der Herzglykoside beeinflussen, sind in Abschnitt A.III (Pharmakokinetik) erwähnt worden.

Obwohl eine ganze Reihe von Pharmaka eine pharmakokinetisch meßbare Interaktion mit Herzglykosiden zeigt, sind nur wenige dieser gegenseitigen Beeinflussungen klinisch wesentlich. Man muß allerdings bedenken, daß hier nur Interaktionen zwischen zwei Medikamenten genannt wurden. Bei drei oder mehr gleichzeitig eingenommenen Pharmaka werden die Verhältnisse unübersichtlich, dazu liegen auch noch keine aussagekräftigen Untersuchungen vor. Wegen der häufigen Mehrfachverschreibungen von Pharmaka sollten wir stets an Nebenwirkungen bei ungewöhnlichen Symptomen denken. Das für den Patienten Gefahrvolle ist nicht die Pharmakoninteraktion selbst, sondern das Nichtwissen oder Nichterkennen dieser durch den Arzt. Mit neuen Medikamenten wird die Zahl der Interaktionen zunehmen.

IV. Nebenwirkungen der Digitalistherapie

Die Wirkungen und teilweise auch die Nebenwirkungen der Digitalistherapie sind, da sie im wesentlichen pharmakodynamische Wirkungen sind, in Abschnitt A.IV bereits beschrieben. Im folgenden soll mehr auf die klinischen Aspekte der unerwünschten Glykosidwirkungen eingegangen werden. Die Begriffe „Intoxikation", „Nebenwirkungen", „Überdosierungszeichen" werden weitgehend synonym gebraucht, da die unerwünschten Glykosidwirkungen in der Regel bei Überdosierung bzw. bei üblicher Dosierung, aber verminderter Elimination, also relativer Überdosierung, auftreten. Andererseits findet man bei einer Reihe von Patienten mit normaler Dosierung, normaler Elimination und im Normbereich liegenden Serumglykosidkonzentrationen bereits Nebenwirkungen der Glykoside. Wir sprechen in diesem Fall von „Digitalisüberempfindlichkeit". Es ist anzunehmen, daß die Sensitivität des Endorgans, der Herzmuskelzelle, bei einer Reihe von Erkrankungen erhöht ist, sei es, daß die Affinität des Herzglykosidrezeptors zum Glykosid erhöht ist (Hypokaliämie, Hyperkalziämie, Acidose, niedrige Temperaturen etc., s. A.IV), sei es, daß die Zellmembranintegrität gestört ist (O_2-Mangel, akute Ischämie, Kardiomyopathie etc.) oder daß intrazelluläre Veränderungen vorliegen. Das letztere ist für die Amyloidose des Herzens beschrieben worden (RUBINOW et al. 1981). Daß Patienten mit extrem hohen Serumglykosidkonzentrationen z.B. nach akzidentellen oder suizidalen Vergiftungen Intoxikationssymptome zeigen, ist hingegen nicht verwunderlich. Die enge therapeutische Breite dieser Pharmaka ist aber nur ein Grund für die nahe beieinanderliegenden, erwünschten positiv-inotropen oder antiarrhythmischen Wirkungen und die unerwünschten, z.B. zu Rhythmusstörungen führenden Effekte. Die unterschiedliche Empfindlichkeit des Endorgans ist die Ursache für die mangelnde Korrelation zwischen Serumglykosidkonzentrationen und Wirkungen bzw. Nebenwirkungen im Einzelfall (SHAPIRO 1978).

1. Symptome der Glykosidnebenwirkungen

Bei Digitalisintoxikationen treten kardiale und extrakardiale Nebenwirkungen auf, von denen die ersteren in Form von Herzrhythmusstörungen die größte diagnostische Bedeutung haben. Sie sind nicht nur in über 90% bei Intoxikierten zu finden (v.ARNIM et al. 1980), sondern sind häufig auch als das einzige Symptom der Digitalisüberdosierung nachweisbar (BAEDEKER u. WIRTZFELD 1973).

Die extrakardialen Symptome sind bei der Intoxikation durch zu hohe Dosen häufiger als bei erniedrigter Glykosidtoleranz. Während der klinischen Glykosidbehandlung traten bei 1000 Patienten 143mal Rhythmusstörungen auf, 52mal gastrointestinale Störungen und 10mal nervöse und visuelle Störungen (SCHÖLMERICH et al. 1964). In einer Untersuchung an 200 Patienten mit Nebenwirkungen unter Digitalistherapie waren bei 96% Rhythmusstörungen aufgetreten, nur bei 4% waren lediglich gastrointestinale bzw. neurogene Symptome feststellbar ohne Rhythmusstörungen. 30% der Patienten mit gesicherten, d.h. nach Absetzen der Digitalismedikamente reversiblen Symptomen, hatten sowohl Rhythmusstörungen als auch extrakardiale Nebenwirkungen (v. ARNIM et al. 1980).

Die toxischen extrakardialen Wirkungen umfassen Übelkeit, Erbrechen, Müdigkeit, Kopfschmerzen, Psychosen, Augensymptome (Farben- bzw. Gelbsehen, Flimmern, Wolkensehen). Farbsinnstörungen sind bei genauer Analyse häufiger als allgemein angenommen. Zum Nachweis bedarf es dann aber einer differenzierten Prüfanordnung (RIETBROCK et al. 1982), die bei digitalisierten Patienten in fast 30% Farbsinnstörungen aufdeckt. Kürzlich sind zwei Fälle von digitalisbedingten nicht-okklusivem Mesenterialinfarkt mitgeteilt worden (HESS u. STUCKI 1975). Bei einer Patientin wurde der Digitoxinspiegel mit 64 ng/ml gemessen; bei beiden Patienten waren im EKG schwere Rhythmusstörungen nachweisbar. Die spastische Gefäßverengung unter Digitalis ist tierexperimentell gesichert und soll besonders das Splanchnikusgebiet betreffen (SHANBOUR et al. 1971). Es ist allerdings unklar, warum diese ernsthafte Nebenwirkung (beide Patienten verstarben) bei der relativen Häufigkeit von Digitalisintoxikationen so selten ist. Ein weiterer Fall einer zum Tode führenden Darmnekrose nach 15 mg Digitoxin wurde ebenfalls kürzlich berichtet (PATART 1981).

Bei den kardialen Symptomen sind die ventrikulären Extrasystolen und die AV-Blockierungen wohl am häufigsten (BAEDEKER u. WIRTZFELD 1973; HAASIS u. LARBIG 1975). Die paroxysmale atriale Tachykardie und das Vorhofflimmern haben je einen Anteil zwischen 10 und 30% aller Digitalis-bedingten Rhythmusstörungen. Etwas weniger häufig sind die Knotentachykardien und die ventrikulären Tachykardien. Die Häufigkeit der übrigen Rhythmusstörungen (sinuatriale Blockierungen, Vorhofextrasystolen, Knotenextrasystolen, Sinustachykardien, wandernder Schrittmacher, Kammerflimmern und Kammerflattern) liegt jeweils unter 10%. Prinzipiell sind alle Rhythmusstörungen durch Herzglykoside hervorzurufen. Obwohl immer wieder verschiedene Tests empfohlen wurden (Kaliumgabe, Kalziumprovokation, Karotissinusstimulation, Edrophoniumchlorid, Acetylstrophanthidin-Toleranztest etc.), um die Digitalisintoxikation von anderen Ursachen solcher Rhythmusstörungen zu unterscheiden (KLEIN et al. 1974), gibt es heute kein sicheres und klinisch brauchbares, differentialdiagnostisches Kriterium (BAEDEKER u. WIRTZFELD 1973). Dagegen findet

Tabelle 6. Aufschlüsselung von insgesamt 194 Patienten mit Digitalisintoxikation nach Einnahme von Digoxin, β-Acetyldigoxin oder β-Methyldigoxin und Herzrhythmusstörungen nach deren Häufigkeit. (Aus HAASIS u. LARBIG 1975)

Art der Rhythmusstörung	Patienten		Serumglykosid-konzentration ($\bar{x} \pm s$) [ng/ml]
	n	%	
PQ-Verlängerung	51	27	3,4 ± 0,57
Ventrikuläre Extrasystolen	32	17	3,0 ± 0,93
Ventrikulärer Bigeminus	20	10	3,6 ± 1,51
AV-Block II. Grades	15	8	3,9 ± 1,82
Typ I (Wenckebach)	10		4,2 ± 1,91
Typ II (Mobitz)	5		3,3 ± 1,12
Bradykardes Vorhofflimmern (< 55/min)	15	8	3,9 ± 1,97
Vorhoftachykardie mit Block	14	7	4,7 ± 2,14
Sinusbradykardie (< 55/min)	8	4	3,0 ± 0,54
AV-Block III. Grades	7	4	5,7 ± 2,45
Kammerflimmern	7	4	6,3 ± 3,00
Supraventrikuläre Extrasystolen	7	4	3,1 ± 0,87
Knotenrhythmus	7	4	3,7 ± 1,21
Sinu-atrialerBlock	3	1,5	4,8 ± 1,60
Kammertachykardie	3	1,5	3,8 ± 1,27
AV-Dissoziation	2	1,0	4,2 ± 1,28
Linksschenkelblock	2	1,0	2,8 ± 0,21
Supraventrikuläre Tachykardie	1		3,3

man einzelne Rhythmusstörungen, wie z.B. die paroxysmale atriale Tachykardie mit Block oder die bidirektionale Tachykardie bei der Digitalisintoxikation häufiger als aus anderer Ursache (DJONLAGIĆ et al. 1974). Höhergradige AV-Blockierungen sollen auch mit einem höhergradigen Digitalisspiegel einhergehen (HAASIS u. LARBIG 1975). Andererseits wird von allen Untersuchern übereinstimmend gefunden, daß keine Rhythmusstörung sich einer bestimmten Höhe der Glykosidspiegel zuordnen läßt (HOCHREIN et al. 1975; BIDDLE et al. 1978; LEHMANN et al. 1978) (s. dazu Tabelle 6).

Bei Herzgesunden mit massiver Digitalisintoxikation zeigt sich eine besondere Vielfalt von Reizbildungs- und Reizleitungsstörungen mit rascher Änderung des elektrokardiographischen Bildes. Es überwiegen Störungen der Automatie im Bereich des Sinus- und Tawara-Knotens sowie des Vorhofs (RÖSCH u. WEISE 1973). Sinusasystolien, Sinusarrhythmien, Vorhofflimmern, Knotenrhythmen und Pararrhythmien werden beschrieben. Ventrikuläre Extrasystolen, ventrikuläre Tachykardien oder Kammerflattern als Zeichen einer gesteigerten Erregbarkeit des Kammermyokards werden bei Herzgesunden nur selten registriert. Dies spricht dafür, daß die myokardiale Vorschädigung beim Herzkranken weitgehend das Bild der Rhythmusstörungen bestimmt (HOCHREIN et al. 1975). Auch die Prognose der Digitalisintoxikation hängt dementsprechend weitgehend vom Zustand des Myokards vor der Glykosideinnahme ab. Während manche Herzkranken schon durch die therapeutische Dosierung gefährdet sind, „verträgt" der Herzgesunde weit höhere Glykosidmengen (RÖSCH u. WEISE 1973;

GILFRICH u. SCHÖLMERICH 1978). Bei Herzgesunden soll die digitalisbedingte Verkürzung der QT-Zeit gut mit der Glykosidkonzentration im Serum korrelieren (ERBEL et al. 1979). Senkungen der ST-Strecke, „muldenförmig", oder T-Negativierungen zeigten keine signifikante Korrelation zur Glykosidkonzentration im Serum in der gleichen Untersuchung.

Auch bei Kindern ohne Herzerkrankungen werden höhere Glykosidkonzentrationen erstaunlich gut toleriert. Bei massiver Intoxikation wurden bei einem 10,5jährigen Knaben 8 h nach der in suizidaler Absicht erfolgten Einnahme von 80 Tabl. Novodigal (à 0,2 mg β-Acetyldigoxin) 31,8 ng/ml Serum gemessen (STOPFKUCHEN u. GILFRICH 1980). Neben einem totalen AV-Block mit langsamer Kammerfrequenz (aber Ansprechen auf Atropin) traten gastrointestinale und visuelle Störungen auf. Lediglich 24 h nach Tabletteneinnahme kam es kurzfristig zu salvenartigen ventrikulären Extrasystolen.

2. Befunde bei schweren Intoxikationen

Bei *massiven Intoxikationen* kommt es regelmäßig zu einer Hyperkaliämie (BECK et al. 1974; ERDMANN 1977; STOPFKUCHEN u. GILFRICH 1980), die durch eine Hemmung der ($Na^+ + K^+$)-ATPase im Körpergewebe bedingt ist, mit konsekutiver intrazellulärer Kaliumabnahme. Die Untersuchung der Herzmuskelelektrolyte bei einer verstorbenen Patientin, die etwa 20–25 mg Digoxin in suizidaler Absicht eingenommen hatte, ergab dementsprechend eine deutliche Zunahme der linksventrikulären intrazellulären Na^+-Konzentration auf 167 mmol/kg Intrazellulärwasser (Kontrollwert 44,7 mmol/kg Intrazellulärwasser). Im rechten Ventrikel lagen die Werte etwas niedriger, und im Skelettmuskel war der Unterschied nicht signifikant. Die Serumdigoxinkonzentration betrug 30 ng/ml (DYCKNER et al. 1977).

Bei *Patienten mit Schrittmachern* findet man gelegentlich hohe Serumglykosidkonzentrationen und sogar Erbrechen ohne elektrokardiographische Hinweise für die Digitalisintoxikation (HAASIS u. LARBIG 1975). Offensichtlich unterdrückt im allgemeinen der schrittmacherinduzierte Kammerrhythmus eine ventrikuläre Extrasystole, die die typische EKG-Veränderung im unteren toxischen Bereich darstellt. Glykosidbedingte bradykarde Herzrhythmusstörungen werden durch die Schrittmacherimpulse ohnehin maskiert, nicht jedoch tachykarde, heterotope Reizbildungsstörungen, die bei weiterer Glykosidakkumulation auftreten können. Auch ein negativ-chronotroper glykosidtoxischer Effekt auf die Sinusknotentätigkeit läßt sich bei Schrittmacherpatienten zur Überwachung der Glykosidtherapie nicht heranziehen (HAASIS u. LARBIG 1975).

Von 25 an einer Glykosidintoxikation verstorbenen Patienten litten 5 an einem chronischen *Cor pulmonale*. Bemerkenswerterweise lag bei diesen die Serumdigoxinkonzentration mit $3{,}3 \pm 0{,}75$ ng/ml signifikant niedriger als bei den übrigen. HAASIS u. LARBIG (1975) folgern daraus eine erhöhte Glykosidempfindlichkeit von Patienten mit chronischem Cor pulmonale. Dies wird auch von anderen Autoren bestätigt (DOERING u. KÖNIG 1977; DOHERTY et al. 1977b; SCHÜREN u. RIETBROCK 1977).

Die paroxysmale atriale Tachykardie mit Block ist zwar recht selten – EVERED u. CHAPMAN (1971) fanden sie bei 22 intoxikierten Patienten einmal –, sie ist jedoch häufig digitalisbedingt (DJONLAGIĆ et al. 1974) und wird manchmal in Verkennung dieses Kausalzusammenhangs mit hohen Glykosiddosen behandelt. Wahrscheinlich rührt daher die mit bis zur Hälfte der Fälle sehr hoch angegebene Mortalität (BAEDEKER u. WIRTZFELD 1973).

Bei jungen und insbesondere herzgesunden Personen, die zumeist in suizidaler Absicht extreme Glykosidmengen eingenommen haben, werden im wesentlichen AV-Blockierungen, AV-Ersatzrhythmen bzw. Sinusknotenstillstände registriert. Es fehlen das Auftreten von ventrikulären Extrasystolen und intraventrikuläre Leitungsverzögerungen (RÖSCH u. WEISE 1973; BECK et al. 1974; GILFRICH u. SCHÖLMERICH 1975). Die aktive Kammerektopie tritt meist bei vorgeschädigtem Herzen auf.

Bei Patienten mit massiven Intoxikationen wird die Hyperkaliämie, die Werte bis über 8 mval/l erreichen kann (BECK et al. 1974; SMITH et al. 1976), häufig zum ernsten Problem, welches dann durch Hämodialyse behandelt werden muß. An der Hyperkaliämie und nicht an digitalisbedingten Rhythmusstörungen sind manche Patienten verstorben.

3. Seltene Nebenwirkungen

Herzglykoside ähneln hinsichtlich ihres Cyclopentanoperhydrophenanthren-Grundgerüsts den Steroidhormonen, obwohl die Ringverbindung (cis-trans-cis) räumlich anders angeordnet ist. Trotzdem wird berichtet, daß bei Männern, insbesondere bei Patienten mit Leberfunktionsstörungen, eine Gynäkomastie auftreten kann (MAHON 1980; LAUBE 1981). Der östrogenartige Effekt der Herzglykoside (HOFFMAN u. BIGGER 1980) soll bei Frauen nach der Menopause zur Hemmung der Exkretion des hypophysären Gonadotropins führen können. Ob diese Wirkungen dem Digoxin oder Digitoxin bzw. Metaboliten (Geninen?) eigen sind, ist unklar (MAHON 1980).

Thrombozytopenie sowie Digitoxin-spezifische Antikörper bei einigen dieser Patienten sind berichtet worden (MEDENICA et al. 1972). Eosinophilie mit und ohne allergische Hauterscheinungen (Urtikaria) sollen vorkommen (ALMEYDA u. LEVANTINE 1973). Bei der Vielzahl der mit Herzglykosiden behandelten Patienten spricht allerdings die geringe Zahl der diesbezüglichen Publikationen für sich.

Kanzerogene bzw. embryopathische Wirkungen beim Menschen wurden nie mitgeteilt (MAHON 1980). Bei einer Vergiftung mit 8,9 mg Digitoxin kam es zu mütterlicher und fetaler Intoxikation; das Kind verstarb am dritten Lebenstag – möglicherweise an den Folgen intrauteriner Anoxie (NISHIMURA u. TANINURA 1976).

Bei schweren Digitalisvergiftungen können krisenartige Blutdruckanstiege vorkommen, wahrscheinlich als Ausdruck der direkten vasokonstriktorischen Glykosidwirkung (GILFRICH et al. 1979).

V. Therapie der Herzglykosidintoxikation

Wie in den vorhergehenden Abschnitten ausgeführt, sind die Symptome der wesentlichen Herzglykosidnebenwirkungen insbesondere elektrokardiogra-

Tabelle 7. Extrakardiale Symptome der Digitalisintoxikation. (Nach SCHÜREN u. RIETBROCK 1977)

1. Allgemeine Symptome	2. Gastrointestinale Symptome	3. Zentralnervöse Symptome
Müdigkeit	Appetitlosigkeit	Desorientiertheit
Interesselosigkeit	Übelkeit	Unruhe
Allgemeine Schwäche	Erbrechen	Schlaflosigkeit
	Durchfälle	Psychosen
	Abdominelle Schmerzen	Apathie
		Schwindel
		Sehstörungen

phischer Art recht häufig. Sie werden mit 10–20% der mit Digitalis behandelten Patienten angegeben. Allerdings sind nicht alle Patienten mit Herzglykosidmedikation und Intoxikationszeichen auch tatsächlich „intoxikiert". Die elektrokardiographischen Hinweise ebenso wie die allgemeinen oder neurologischen Symptome (s. Tabelle 7) sind recht unspezifisch und können ebenso Ausdruck der Herzinsuffizienz sein (z.B. Extrasystolie, AV-Blockierungen oder Stauungsgastritis etc.). VON ARNIM et al. (1980) haben bei 206 Patienten mit den Symptomen einer „Digitalisintoxikation" eine Woche lang das Glykosid abgesetzt. Nur bei 81 dieser Patienten kam es daraufhin zum Verschwinden der Symptome. Nun ist selbstverständlich, daß bei Verdacht auf eine Digitalisintoxikation das Glykosid abgesetzt wird. Diese Maßnahme ist manchmal schon ausreichend zur Therapie der Herzglykosidintoxikation. Andererseits ist bei massiver Intoxikation eine Reihe von teilweise eingreifenden Behandlungsschritten notwendig. Zur besseren Unterscheidung soll dieser Abschnitt daher unterteilt werden in Therapiemaßnahmen bei leichten und in Therapiemaßnahmen bei schweren Intoxikationen.

1. Therapiemaßnahmen bei nicht lebensbedrohlicher Digitalisintoxikation

Die bei weitem überwiegende Zahl der Patienten mit elektrokardiographischen oder anderen Hinweisen für eine Digitalisintoxikation wird außerhalb der Klinik gesehen und (erfolgreich) behandelt, da extreme Überdosierungen sehr selten sind und fast nur in suizidaler Absicht vorkommen (GILFRICH u. SCHÖLMERICH 1978). Bei Verdacht auf eine Glykosidintoxikation wird zumeist eine Konzentrationsbestimmung im Serum veranlaßt, damit zumindest im Nachhinein eine zusätzliche Bestätigung der Diagnose vorliegt (KOCHSIEK et al. 1977). Unabhängig von dem in der Regel erst später eintreffenden Laborergebnis sollte die Therapie der Intoxikation sofort begonnen werden, da die herzkranken Patienten mit Herzrhythmusstörungen gefährdet sind.

Bei bradykarden Herzrhythmusstörungen, insbesondere bei AV-Blockierungen wird *Atropin* mit gutem Erfolg gegeben, da diese Herzglykosidwirkungen im wesentlichen indirekter Natur und neurogen bzw. vagal vermittelt sind (WILKERSON 1981). Wenn 0,5–1,0 mg Atropin i.v. die Bradykardie nicht beheben, soll man nicht zögern, eine transvenöse, passagere Schrittmachersonde in den rechten Ventrikel zu plazieren. Die Diskussion über eine mögliche Auslösung von Extrasystolie bzw. Kammerflimmern ist eher theoretischer Natur, da sich dieses Verfahren als außerordentlich sicher erwiesen hat (GILFRICH u. SCHÖLMERICH 1975; MASON u. FORESTER 1981).

Bei den häufig auftretenden Ektopien bis hin zum ventrikulären Bigeminus unter Herzglykosidmedikation bzw. bei Überdosierung hat sich das *Diphenylhydantoin* sehr bewährt, während es praktisch keine Wirkung bei Patienten mit Vorhofrhythmusstörungen zeigt (HARRIS u. KOKERNOT 1950; CONN 1965; KARLINER 1967; BASHOUR et al. 1968; HELFANT et al. 1969). Diphenylhydantoin fördert beim Menschen eher die AV-Überleitung und unterdrückt fast spezifisch die herzglykosidinduzierte Extrasystolie, während es die Sinusknotenfunktion und die intraventrikuläre Erregungsleitung weitgehend unbeeinflußt läßt (HELFANT et al. 1967). Es soll nach einigen Berichten sogar die digitalisinduzierte AV-Blockierung aufheben können (MASON u. FOERSTER 1981). Die besonders bei Glykosidintoxikation ausgeprägte antiarrhythmische DPH-Wirkung konnte auch im Tierexperiment nachgewiesen werden (LÜLLMANN u. WEBER 1968; STRAUSS et al. 1968). Als Ursache dieser digitalisantagonistischen Wirkung wurde eine Konkurrenz am Herzglykosidrezeptor mit Verdrängung von Herzglykosiden ohne deren Hemmung der $(Na^+ + K^+)$-ATPase-Aktivität gefunden (ERDMANN u. SCHONER 1974b).

Wenn Diphenylhydantoin trotz seiner ausgeprägten, digitalisantagonistischen Wirkung nicht überall gegeben wird – auch wenn es sich praktisch als kausale Therapie erwiesen hat –, so liegt das wahrscheinlich daran, daß bei den herzkranken, älteren Patienten nach rascher intravenöser Gabe Herzstillstände bzw. lebensbedrohliche Bradykardien berichtet worden sind (GOLDSCHLAGER et al. 1967; KEERAN 1967). Dabei scheint die schnelle intravenöse Applikation für diese gefährliche Nebenwirkung verantwortlich zu sein (HARRIS u. KOKERNOT 1950). Langsame Injektionen (über 3 min gegeben) von 100–200 mg i.v. sollen dementsprechend diesen Effekt nicht haben. Im Tierexperiment (Hund bzw. Kaninchen) wurden bei extrem hohen Konzentrationen (10^{-4} M) DPH allerdings Sinusstillstände und AV-Blockierungen gesehen (STRAUSS et al. 1968).

Zusammenfassend läßt sich sagen, daß Diphenylhydantoin ein bei Digitalisbedingten Kammerektopien bewährtes Antiarrhythmikum darstellt, dessen Wirkung auf einer Verdrängung von Herzglykosiden aus der Rezeptorbindung beruht. Die Effektivität dieser Therapie ist klinisch in einer Reihe von Studien bewiesen (HARRIS u. KOKERNOT 1950; CONN 1965; HELFANT et al. 1967; KARLINER 1967; LARNO et al. 1975), es besteht aber bei rascher intravenöser Injektion die Gefahr von lebensbedrohlichen Bradykardien. Bei den üblichen Dosierungen werden die Kontraktionskraft und die Pumpfunktion des Herzens nicht beeinflußt (CONN et al. 1967), erst bei Gaben von 500 mg DPH intravenös kommt es zu Abnahmen des Herzminutenvolumens (um 21% bei 12 Patienten mit chronischer Herzinsuffizienz unter Digitalisierung) (KAUFMANN u. WEBER-EGGENBERGER 1970).

Wenn bei digitalisierten Patienten die elektrische Defibrillation notwendig werden sollte, wird zuvor die Applikation von DPH empfohlen. Bei 12 dementsprechend behandelten Patienten traten keine „Postshock"-Arrhythmien auf (HELFANT et al. 1969).

Andere Antiarrhythmika werden bei digitalisbedingten ventrikulären Rhythmusstörungen ebenfalls gegeben. *Lidocain* ist besonders bei hohen Kaliumkonzentrationen wirksam (Schüren u. Rietbrock 1977; Opie 1980b). Bei Dosierungen über 3–4 mg/min und verminderter Leberdurchblutung können zerebrale Nebenwirkungen (Sprachstörungen, Eintrübungen, Verwirrtheit) besonders bei älteren Patienten auftreten. Auch *Ajmalin* soll eine günstige Wirkung bei dieser Konstellation gehabt haben (Schölmerich et al. 1964). *Propranolol* wird bei digitalisbedingter ventrikulärer Ektopie vorgeschlagen (Nickerson u. Collier 1975; Schüren u. Rietbrock 1977). Wegen der AV-blockierenden Wirkung der Betarezeptorenblocker, die sich zusammen mit Herzglykosiden noch verstärkt, sollte man damit aber zurückhaltend umgehen. Intravenöse Injektionen von Propranolol bei dieser Indikation können zum totalen AV-Block führen (Hoffman u. Bigger 1980). Hingegen hat sich Propranolol bei Patienten mit digitalisinduzierter paroxysmaler supraventrikulärer Arrhythmie mit und ohne AV-Block bewährt, da es dann die Ventrikelfrequenz herabsetzt (Mason u. Forester 1981). *Chinidin* sollte wegen der Behinderung der Digoxinelimination bei Digitalisintoxikationen nicht gegeben werden.

Wie schon zuvor beschrieben (s. B.II.4) hat *Kalium* eine direkte digitalisantagonistische Wirkung am Herzglykosidrezeptor. Bei niedrigen und mittleren Serumkaliumkonzentrationen und tachykarden Rhythmusstörungen bzw. Kammerektopien unter Herzglykosidmedikation sollte deshalb als 1. Mittel der Wahl Kalium gegeben werden, entweder 40–120 mval/die p.o. oder als Infusion (5–10 mval/h i.v.). Selbstverständlich gilt dieser Therapievorschlag nicht bei Niereninsuffizienz sowie bei Intoxikationen mit extremen Digitalisdosen, bei denen mit einer Hyperkaliämie gerechnet werden muß.

Bei normaler Nierenfunktion kommt es nach der Gabe von 40–80 mval Kalium p.o. zu einem 60–120 min währenden Anstieg der Serumkaliumkonzentration von etwa 0,7 mval/l (Erdmann 1977). Entsprechend der experimentell gestützten Vorstellung über die Kaliumeffekte auf die Glykosid-Rezeptorbindung bedeutet dies eine Abnahme der spezifischen Rezeptorbindung um etwa 6% (s. Abb. 9). Natürlich hat Kalium auch eigene direkte antiarrhythmische Wirkungen (Mudge u. Welt 1975), darauf soll in diesem Zusammenhang nicht eingegangen werden. Es empfehlt sich aber Zurückhaltung mit der Kaliumgabe bei bereits vorhandenen AV-Überleitungsstörungen (Mason u. Foerster 1981), da Kalium selbst die Erregungsausbreitung verzögert und die AV-Knotenrefraktärzeit verlängert (Fisch et al. 1966).

Über die Bedeutung des *Magnesiums* bei der Entwicklung der Intoxikationssymptome und der Therapie der Herzglykosidüberdosierung liegen widersprüchliche Befunde vor. Während manche Autoren eine Hypomagnesiämie bei Patienten unter einer Kombinationsbehandlung mit Digitalis und Saluretika sowie möglicherweise damit zusammenhängende elektrokardiographische Hinweise für eine erhöhte Digitalisempfindlichkeit (Seller et al. 1970; Editorial 1975) berichten und dementsprechend auch die Therapie der Intoxikationssymptome (ventrikuläre Tachyarrhythmien) mit Magnesiumchlorid (Ghani u. Smith 1974) oder Magnesiumsulfat (Neff et al. 1972) propagieren, ist anderen gar nicht klar, daß Magnesiumkonzentrationsänderungen überhaupt eine Bedeutung haben (Holt u. Goulding 1975). In einer prospektiven Studie war Hypermagnesiämie (>2,22 mval/l Serum) häufiger mit Überdosierungszeichen verknüpft als Hypomagnesiämie (<1,7 mval/l Serum) (BELLER et al. 1974a). Im Tierversuch gelingt es allerdings, digoxininduzierte ventrikuläre Tachykardien durch $MgSO_4$-Infusionen zu therapieren (SPECTER et al. 1975). Möglicherweise spielt die diuretikaverursachte Hypokaliämie mit mehr oder weniger konkomitant außerdem auftretender Hypomagnesiämie eine wesentlich größere Rolle (HOLT u. GOULDING 1975). Starke Schwankungen der Serummagnesiumkonzentrationen bei Glykosidintoxikationen wurden von BODEM et al. (1977a), nicht gesehen, was eigentlich auch nicht viel aussagt, da nur 5% des Körpermagnesiums in der Extrazellulärflüssigkeit vorhanden sind. Eine günstige klinische Wirkung der Magnesiumtherapie der Herzglykosidintoxikation ist jedoch noch nicht gesichert.

2. Therapie der lebensbedrohlichen Herzglykosidintoxikation

Bei der häufigen Notwendigkeit einer Langzeittherapie mit Herzglykosiden werden in der Regel größere Arzneimengen auf einmal rezeptiert als bei anderen stark wirksamen Medikamenten. Damit ergibt sich für bestimmte Patienten die Möglichkeit der unkontrollierten Einnahme großer Tablettenmengen in suizidaler oder demonstrativer Absicht. Tatsächlich sind in den vorliegenden Berichten über lebensbedrohliche Digitalisintoxikationen meistens die Suizidabsichten der Patienten genannt. Bei diesen Patienten wird bei Krankenhausaufnahme häufig noch ein großer Teil der Tabletten im Magen gefunden, da derartige Digitalismengen (z.B. 50 Tabletten) sehr verzögert resorbiert werden (SMITH u. WILLERSON 1971; BODEM et al. 1977). Ein Versuch, die noch im Magen vorhandenen Digitalisreste z.B. durch *Magenspülung* zu entfernen, ist häufig erfolgreich (GILFRICH u. SCHÖLMERICH 1978). Allerdings sollte diese, den Vagus stimulierende Maßnahme unter intensivmedizinischer Überwachung und evtl. nach Gabe von Atropin erfolgen, da Asystolien mit letalem Ausgang bei dieser Indikation berichtet wurden (HOBSON u. ZETTNER 1973). Anschließend empfiehlt sich die Verabreichung von Kohle oder Cholestyramin, um auf diesem Wege eine möglichst große Glykosidmenge, die durch die Magenspülung nicht erreicht wurde, aber noch nicht resorbiert ist, zu adsorbieren (BODEM et al. 1977).

Durch *Hämodialyse, Peritonealdialyse* oder *forcierte Diurese* ist keine wesentliche Entgiftung möglich, da der weitaus größte Anteil des Glykosidkörperbestands (>99%) im Gewebe gebunden ist und die Rückverteilung in das Blut nur langsam vor sich geht. Auch eine *Plasmapherese* kann aus diesem Grund für Digoxin nicht erfolgreich sein. Bei Digitoxin gelang bei 3 Patienten nach einmaliger Gabe des Glykosids durch Plasmaseparation eine Elimination von 86,1 ng in 1,33 h, was einer Clearance von 26,9 ml/min entspricht (GRABENSEE et al. 1981). Das Verfahren ist jedoch noch nicht an Patienten nach erfolgter Gewebeverteilung ausprobiert worden. Hingegen ist das Prinzip der *Digoxin-spezifischen Antikörper (Fab-Fragmente)* sehr erfolgversprechend (SMITH et al. 1976; BUTLER et al. 1977). Diese Fab-Fragmente der IgG-Klasse binden das Digoxin (bzw. ein anderes Glykosid) mit höherer Affinität (Dissoziationskonstante $\sim 10^{-10}$ M) als der Herzglykosidrezeptor (Dissoziationskonstante $\sim 10^{-9}$ M). Die Digoxin-Antikörperkomplexe werden renal ausgeschieden; immunologische Reaktionen sind nicht beobachtet worden. Damit kann innerhalb von wenigen Stunden eine schwere Intoxikation behoben werden (SMITH et al. 1976; HESS et al. 1982). Inzwischen sind mehr als 24 Patienten, die mit bisherigen Mitteln praktisch nicht therapiebar waren, erfolgreich mit Digoxin-spezifischen Antikörperfragmenten behandelt worden (T.W. SMITH, persönliche Mitteilung).

Im Vordergrund der Therapie der massiven Digitalisintoxikation der ersten 12 Stunden kann die Behandlung der Hyperkaliämie stehen. Durch Infusion von *Glukose und Insulin* wird die Hyperkaliämie zumindest kurzzeitig behoben. Gelegentlich ist die Hämodialyse notwendig (GILFRICH u. SCHÖLMERICH 1978).

Auf die symptomatische Therapie der Herzrhythmusstörungen wurde oben schon eingegangen. Wegen der Häufigkeit von SA- bzw. AV-Blockierungen und schweren Bradykardien wird frühzeitig das Legen der *temporären Schrittmachersonde* empfohlen (SCHÜREN u. RIETBROCK 1977). Wenn Kammerflimmern oder Kammerflattern trotz Diphenylhydantoin, Lidocain bzw. hoher Kaliumkonzentrationen im Serum auftritt, bleibt keine andere Wahl als die *elektrische Defibrillation*, die als elektiver Eingriff, z.B. um Vorhofflimmern zu regularisieren, bei digitalisierten Patienten sonst kontraindiziert ist (LOWN et al. 1965; BELZ 1974). Gefürchtet sind die sog. „Postcountershock“-Arrhythmien bei digitalisierten Patienten, die auf Noradrenalinfreisetzung durch die Defibrillation beruhen sollen (TEN EICK et al. 1967). Kürzlich wurde allerdings mitgeteilt, daß digoxinbehandelte Patienten ohne klinische Intoxikationszeichen kein erhöhtes Risiko für neu auftretende ventrikuläre Rhythmusstörungen haben sollen (DITCHEY u. KARLINER 1981). Die neuere Erfahrung zeigt aber auch, daß die elektrische Defibrillation mit sehr niedrigen Stromstärken bei den schwerst Intoxikierten mit Kammerflimmern oder ventrikulärer Tachykardie ausreichen kann, um die Rhythmusstörung zu beseitigen und ohne neue Arrhythmien hervorzurufen. So sollen bei den meisten Patienten etwa 25–50 Ws ausreichend sein (LOWN et al. 1965) und manche dieser massiv Intoxikierten wurden im Verlauf von Tagen 20–30 mal defibrilliert (T.W. SMITH, persönliche Mitteilung). Vor einer geplanten Defibrillation sollte bei digitalisierten Patienten *Diphenylhydantoin* gegeben werden (HELFANT et al. 1969).

Von größerer Bedeutung als die oben geschilderte symptomatische Therapie der Herzglykosidintoxikation wäre die rasche Entgiftung. Wie schon beschrieben, sind nur wenige Methoden dazu effektiv. Bei Digitoxin kann *Cholestyramin* (4 × 8 g p.o.) wegen des erheblichen enterohepatischen Kreislaufes dieses Glykosids die Halbwertzeit von 6–7 auf etwa 4,5 Tage verkürzen (GILFRICH et al. 1979). Dies reicht jedoch bei lebensbedrohlichen Vergiftungen wahrscheinlich nicht aus. Bei Digoxin ist lediglich eine Bindung des noch nicht resorbierten Anteils an dieses steroidbindende Ionenaustauscherherz zu erwarten.

In den letzten Jahren haben Untersuchungen mit der *Hämoperfusionsmethode* mit beschichteter Aktivkohle oder Austauscherharzen gezeigt, daß etwa 24% des im Körper befindlichen Digitoxins auf diese Weise eliminiert werden können (GILFRICH et al. 1978). Eine Patientin mit Kammerflimmern nach Einnahme von 10 mg Digitoxin und Blutspiegeln von 158 ng/ml konnte so wahrscheinlich durch die zweimalige jeweils 8 h dauernde Hämoperfusion gerettet werden. Die Serumhalbwertzeit für Digitoxin betrug dabei nur 20 h (GILFRICH et al. 1979).

Der Einsatz der Hämoperfusion hat wegen des erheblich höheren Digitoxingehalts im Blut (verglichen mit Digoxin) nur beim Digitoxin Sinn. Vom Digoxin werden durch dieses Verfahren keine wesentlichen Mengen aus dem Körper entfernt. Nur die Thrombopenie stellt eine Kontraindikation für die Hämoperfusion bei einer schweren Digitoxinvergiftung dar.

VI. Kontraindikationen für eine Digitalistherapie

Da eine günstige prophylaktische Wirkung der Herzglykoside beim Menschen nie nachgewiesen wurde (SMITH u. BRAUNWALD 1980), gilt bei Patienten mit stabilem Sinusrhythmus der Satz: keine Herzglykosidbehandlung ohne Herzinsuffizienz. Das bezieht sich aber nur auf die Indikation oder besser Nichtindikation zur Therapie, während es andererseits einige Erkrankungen gibt, bei denen sogar mehr oder weniger gewichtige Gründe gegen die Gabe von Herzglykosiden vorliegen.

Da Digitalis die AV-Überleitung hemmt und dadurch AV-Blockierungen auszulösen vermag, sollten Herzglykoside nicht bei *AV-Blöcken II°* verordnet werden. Der mögliche höhergradige AV-Block bzw. der Adam-Stoke-Anfall oder die Asystolie wären vorprogrammiert (HOFFMAN u. BIGGER 1980). Wenn bei Patienten mit stabilem AV-Block II° aus hämodynamischen Gründen eine Digitalisbehandlung unbedingt notwendig werden sollte, muß zuvor ein Herzschrittmacher implantiert werden.

Ein vorbestehender AV-Block I° stellt keine Kontraindikation gegen eine Herzglykosidbehandlung dar (STEINBECK 1983). Allerdings sollten zu Beginn der Therapie und auch im weiteren Verlauf sorgfältige klinische und elektrokardiographische Kontrolluntersuchungen zum frühzeitigen Erkennen eines AV-Block II° durchgeführt werden. Tatsächlich wird ja das PQ-Intervall unter Digitalis fast regelhaft länger.

Beim *Sinusknotensyndrom* gibt es klinische und elektrokardiographische Hinweise für eine erhöhte Toxizität der Herzglykoside (MARGOLIS et al. 1975; MASON u. AWAN 1979; STEINBECK 1983). Deutliche Verlängerungen der Sinusknotenerholungszeiten und Bradykardien können vorkommen. Manchmal werden Patienten mit tachykardem Vorhofflimmern digitalisiert und es kommt nach effektiver Therapie zum „Umschlagen" in den Sinusrhythmus allerdings mit ausgeprägter Sinusbradykardie trotz im therapeutischen Bereich liegender Digitalisspiegel. Dem liegt dann häufig ein Sinusknotensyndrom zugrunde. Die Schrittmacherimplantation bei gleichzeitiger Digitalisgabe führt am ehesten zum Erfolg in dieser Situation.

Auch im Rahmen eines *Karotissinus-Syndroms* kann es durch die Herzglykosidgabe zu schweren Bradykardien kommen.

Das *Wolff-Parkinson-White-Syndrom* stellt eine Kontraindikation für Herzglykoside dar, da Digitalis die Refraktärzeit der antegraden Leitung über den AV-Knoten verlängert aber die effektive Refraktärzeit der akzessorischen Leitungsbahn verkürzen kann (WELLENS u. DURRER 1973). Bei Vorhofflattern oder Vorhofflimmern kann dadurch die Zahl der Impulse, die über die antegrade Leitung über das Kent-Bündel bei Vorhofflimmern den Ventrikel erreichen, sehr zunehmen (SELLERS et al. 1977). Die Digitalisgabe hat dementsprechend bei diesen Patienten in dieser Situation zu einer gefährlichen Zunahme der Kammerfrequenz geführt. Eine Vorhersagbarkeit dieser Herzglykosidwirkungen ist nach den sehr genauen elektrophysiologischen Untersuchungen von SELLERS et al. (1977) nicht möglich.

Wenn bei diesen Patienten eine Digitalistherapie für unbedingt notwendig erachtet wird, muß vor Beginn der Behandlung durch elektrophysiologische Messung der antegraden Leitung via akzessorische Bahn und der dadurch determinierten Kammerfrequenz während des Vorhofflimmerns der Digitaliseffekt bestimmt werden (STEINBECK 1983).

Die meisten Herzrhythmusstörungen stellen keine absolute Kontraindikation für die Digitalistherapie dar, sondern erfordern eine sorgfältige Überwachung, z.B. durch das Langzeit-EKG (Sinusbradykardie, AV-Block I°, ventrikuläre Extrasystolie). Andererseits sollte gerade bei Patienten mit komplexen Herzrhythmusstörungen die Indikation zur Digitalisbehandlung sehr streng gestellt werden. Die bradykarde Herzinsuffizienz, die Sinusbradykardie sowie der AV-Block II° werden sowieso zumeist mit einem Herzschrittmacher versorgt.

Bei der *obstruktiven Kardiomyopathie* (idiopathische hypertrophische Subaortenstenose) können Herzglykoside durch Zunahme der Kontraktilität des linken Ventrikels den Druckgradient an der Ausflußbahn sogar noch erhöhen (BRAUNWALD et al. 1962). Synkopen können dadurch provoziert werden. Zumindest ist bei der kardial kompensierten obstruktiven Kardiomyopathie kein günstiger Glykosideffekt zu verzeichnen. Wenn, in einem späteren Stadium dieser prognostisch ungünstigen Erkrankung, die kongestive Herzinsuffizienz eintritt und für die Beschwerden des Patienten wesentlicher wird als die Obstruktion, sollten wieder Herzglykoside gegeben werden (SMITH u. BRAUNWALD 1980).

Beim *disseziierenden Aortenaneurysma* ist jede Kontraktilitätszunahme zu vermeiden. Deshalb sind auch Herzglykoside kontraindiziert. Man wird im Gegenteil sogar Betarezeptorenblocker geben (WHEAT 1980).

Literatur

Abshagen U, Rennekamp H, Kuhlmann J (1976) Effects of pretreatment with spironolactone on pharmacokinetics of 4‴-methyldigoxin in man. Naunyn Schmiedebergs Arch Pharmacol 292:87–92

Akera T (1977) Membrane adenosinetriphosphatase: a digitalis receptor? Science 198:569–574

Akera T, Brody TM (1978) The role of Na^+, K^+-ATPase in the inotropic action of digitalis. Pharmacol Rev 29:187–220

Akera T, Baskin SI, Tobin T, Brody TM (1973) Ouabain: temporal relationship between the inotropic effect and the in vitro binding to, and dissociation from ($Na^+ + K^+$)-activated ATPase. Naunyn Schmiedebergs Arch Pharmacol 277:151–12

Akera T, Temma K, Wiest SA, Brody TM (1978) Reduction of the equilibrium binding of cardiac glycosides and related compounds to Na^+, K^+-ATPase as a possible mechanism for the potassium-induced reversal of their toxicity. Naunyn Schmiedebergs Arch Pharmacol 304:157–165

Al-Ismail SAD, Whittaker JA (1978) Systolic time interval to predict doxorubicin cardiotoxicity. Lancet 2:1315

Allen JC, Harris RA, Schwartz A (1971) The nature of the transport ATPase-digitalis complex. J Mol Cell Cardiol 3:297–300

Allonen H (1977) The effect of phenytoin on the tissue concentrations of digoxin in the rat. Acta Pharmacol Toxicol 1:481–488

Almeyda J, Levantine A (1973) Cutaneous reactions to cardiovascular drugs. Br J Dermatol 88:313–324

Alousi AA, Farah AE, Lesher GY, Opalka CJ (1979) Cardiotonic activity of amrinone – Win 40680 (5-Amino-3,4′-biphyridin-6-(1H)-one). Circ Res 45:666–677

Amlie JP, Storstein L (1979) Digitoxin induced changes in contractility and electrophysiology in the dog heart in sites in relation to serum concentrations after a single intravenous dose. In: Greeff K, Rietbrock N (Hrsg) Digitoxin als Alternative in der Therapie der Herzinsuffizienz. Schattauer, Stuttgart New York, S 149–157

Amlie JP, Storstein L, Heldaas O (1979) Correlation between pharmacokinetics and inotropic and electrophysiologic responses to digitoxin in the intact dog. J Cardiovasc Pharmacol 1:529–540

Amsterdam E, De Maria A, Hughes J, Hurley E, Lurie A, Williams D, Miller R, Mason D (1976) Myocardial infarction shock: mechanisms and management. In: Mason D (ed) Congestive heart failure. Yorke Medical Books, Dun-Donnelley New York, pp 365–396

Anderson GJ, Bailey JC, Reiser J, Freeman A (1976) Electrophysiological observations on the digitalis-potassium interaction in canine purkinje fibers. Circ Res 39:717–723

Andersson K-E, Nyberg L, Dencker H, Göthlin J (1975) Absorption of digoxin in man after oral and intrasigmoid administration studied by portal vein catherization. Eur J Clin Pharmacol 9:39–47

Applefeld MM, Adir J, Crouthhamel WG, Roffman DS (1981) Digoxin pharmacokinetics in congestive heart failure. J Clin Pharmacol 21:114–120

Ardenne vM (1975) Messungen zur Wirksamkeit von perlingual gegebenem g-Strophanthin nach der Methode des kardialen Anspannungsindex. Acta Cardiol 10/11:3–16

Ardenne vM, Rieger F (1972) Theoretische und experimentelle Grundlagen zur außergewöhnlichen Pharmakokinetik des g-Strophanthin. Arzneimittelforsch 22:3–28

Ardenne M v, Ardenne A v (1975) Messungen zur Wirksamkeit von perlingual gegebenem g-Strophanthin nach der Methode des kardialen Anspannungsindex. Cardiol Bull (Acta Cardiol) 10:193–206

Arnim Th v, Krawietz W, Vogt W, Erdmann E (1980) Is the determination of serum digoxin concentration useful for the diagnosis of digitalis toxicity? Int J Clin Pharmacol Ther Toxicol 18:261–268

Arnold SB, Byrd RC, Meister W, Melmon D, Cheitlin M, Bristow JD, Parmey WW, Chatterjee K (1980) Long-term digitalis therapy improves left ventricular function in heart failure. N Engl J Med 303:1443–1448

Aronson JK (1980) Clinical pharmacokinetics of digoxin. Clin Pharmacokinet 5:137–149

Augsberger A (1951) Quantitatives zur Therapie mit Herzglykosiden. 1. Mitteilung: Die Variabilität von Glykosidbedarf und -toleranz. Med Welt 47:1471–1475

Aust PE, Belz GG (1980) Die Bedeutung des Glykosidspiegels bei der Digitalistherapie. Med Klin 75:650–653

Avery GS (1973) Check list to potentially clinically important interactions. Drugs 5:187–199

Bachour G, Hochrein (1975) Digitalis beim akuten Herzinfarkt. Dtsch Med Wochenschr 100:2417–2422

Baedeker W, Wirtzfeld A (1973) Rhythmusstörungen bei Digitalis-Intoxikation. Int J Clin Pharmacol 8:292–301

Balcerzak SP, Christakis J, Lewis RP, Olson HM, Malspeis L (1978) Systolic time intervals in monitoring adriamycin-induced cardiotoxicity. Cancer Treat Rep 62:893–899

Balcon R, Hoy J, Sowton E (1968) Haemodynamic effects of rapid digitalization following acute myocardial infarction. Br Heart J 30:373–376

Baligadoo S, Chiche P (1981) Frequency of toxicity of digitoxin and factors predisposing to toxicity in ambulatory patients: a multifactorial correspondence analysis of 2120 outpatients. In: Kochsiek K, Rietbrock N (Hrsg) Digitalistherapie bei Herzinsuffizienz. Urban & Schwarzenberg, München, S 118–126

Bashour FA, Edmonson RE, Gupta DN, Prati R (1968) Treatment of digitalis toxicity by diphenylhydantoin (Dilantin). Dis Chest 53:263–270
Beck OA, Krämer K-D, Hochrein H (1974) Verlauf einer suizidalen Digoxin-Intoxikation mit Hyperkaliämie. Dtsch Med Wochenschr 99:756–764
Beckmann H, Belz GG, Quellhorst E (1979) Meproscillarin bei gleichzeitiger Nieren- und Herzinsuffizienz. Med Klinik 74:1761–1766
Beermann B, Hellström K, Rosen A (1971) Fate of orally administered ^{3}H-digitoxin in man with special reference to the absorption. Circulation 43, 852–857
Beermann B, Hellström K, Rosen A (1972) The absorption of orally administered (12a-^{3}H)-digoxin in man. Clin Sci 43:507–511
Beiser GD, Epstein SE, Stampfer M, Robinson B, Braunwald E (1968) Effects of ouabain on the hemodynamic response to exercise in patients with mitral stenosis in normal sinus rhythm. Studies on Digitalis 278:131–137
Beller GA, Hood WB, Smith ThW, Abelmann WH, Wacker WEC (1974a) Correlation of serum magnesium levels and cardiac digitalis intoxication. Am J Cardiol 33:225–229
Beller GA, Conroy J, Smith TW (1974b) Altered myocardial Na^{+},K^{+}-ATPase activity following acute myocardial ischemia. Circulation 40:III–11
Belz GG (1974) Regularisierung von Vorhofflimmern. Med Klin 69:1152–1156
Belz GG, Brech WJ (1974) Plasmaspiegel und Kumulationsverhalten von Proscillaridin bei Niereninsuffizienz. Klin Wochenschr 52:640–644
Belz GG, Erbel R (1979) Einfluß von Digitoxin auf die systolischen Zeitintervalle beim Menschen. In: Greeff K, Rietbrock N (Hrsg) Digitoxin als Alternative in der Therapie der Herzinsuffizienz. Schattauer, Stuttgart New York, S 158–160
Belz GG, Heinz N (1977) The influence of polar and non-polar digoxin and digitoxin metabolites on the $^{86}Rb^{+}$-uptake of human erythrocytes of guinea pig papillary muscles. Arzneimittelforsch 27:653–659
Belz GG, Kleeberg UR (1975) Plasma half life of β-methyl digoxin following repetitive application in man. Klin Wochenschr 53:491–492
Belz G, Nübling H (1975) Half life in plasma following repetitive application of β-acetyldigoxin in man. Klin Wochenschr 53:543–544
Belz GG, Nübling H, Schmidt-Wiederkehr P, Franz HE (1974) Plasmakonzentrationen und Elimination von Methylproscillaridin bei Niereninsuffizienz. Klin Wochenschr 52:1078–1081
Belz GG, Schreiter H, Wolf GK (1976a) Pharmacokinetics and pharmacodynamics of methylproscillaridin in healthy man. Eur J Clin Pharmacol 10:101–108
Belz GG, Nübling H, Belz G (1976b) Plasma concentrations during repeated intravenous and oral methyl-proscillaridin application in man. Arzneimittelforsch 26:277–278
Belz GG, Erbel R, Schumann K, Gilfrich HJ (1978) Dose-response relationships and plasma concentrations of digitalis glycosides in man. Eur J Clin Pharmacol 13:103–111
Belz GG, Czermak E, Belz G (1979) Die zeitliche Kinetik der Wirkung von Digitoxin und β-Acetyl-Digoxin nach oraler Applikation beim Menschen. Z Kardiol 68:77–81
Belz GG, Aust PE, Munkes R (1981) Digoxin plasma concentrations and nifedipine. Lancet 2:844–845
Belz GG, Doering W, Aust PE, Heinz M, Matthews J, Schneider B (1982) Quinidine-digoxin interaction: cardiac efficacy of elevated serum digoxin concentration. Clin Pharmacol Ther 31:548–554
Benotti JR, Grossman W, Braunwald E, Davolos DD, Alousi AA (1978) Hemodynamic assessment of amrinone. A new inotropic agent. N Engl J Med 299:1373–1377
Bentfeld M, Lüllmann H, Peters T, Proppe D (1977) Interdependence of ion transport and the action of ouabain in heart muscle. Br J Pharmacol 61:19–27
Besch HR, Allen JC, Glick G, Schwartz A (1970) Correlation between the inotropic action of ouabain and its effects on subcellular enzyme systems from canine myocardium. J Pharmacol Exp Ther 171:1–13
Beyer C, Lüllmann H, Peters Th, Zahorsky R (1981) Tierexperimentelle Untersuchungen zur Wirksamkeit und Toxizität von klassischen und semisynthetischen Herzglykosiden. Z Kardiol 70:290

Biddle TL, Weintraub M, Lasagna L (1978) Relationship of serum and myocardial digoxin concentration to electrocardiographic estimation of digoxin intoxication. J Clin Pharmacol 18:10–15
Bigger JT (1981) Management of arrhythmias. In: Braunwald E (ed). Heart disease. Saunders, Philadelphia, pp 691–743
Bigger JT, Hoffman B (1980) Antiarrhythmic drugs. In: Goodman-Gilman A, Goodman L, Gilman A (eds) The pharmacological basis of therapeutics. MacMillan, New York, pp 176–210
Binnion PF (1978) Comparative pharmakokinetics of various digoxin preparations in man. In: Bodem G, Dengler D (eds) Cardiac glycosides. Springer, Berlin Heidelberg New York, pp 199–206
Binnion PF, Aristarco M (1974) The absorption of digoxin tablets. Clin Pharmacol Ther 16:807–812
Blaustein MP (1977) Sodium ions, calcium ions, blood pressure regulation, and hypertension: a reassessment and a hypotheses. Am J Physiol 232:C165–C173
Blumenthal HP (1979) Pharmacokinetics models for digitoxin. In: Greeff K, Rietbrock N (Hrsg) Digitoxin als Alternative in der Therapie der Herzinsuffizienz. Schattauer, Stuttgart New York, S 52–60
Bluschke V, Bonn R, Greeff K (1976) Increase in the ($Na^+ + K^+$)-ATPase activity in heart muscle after chronic treatment with digitoxin or potassium deficient diet. Eur J Pharmacol 37:189–191
Bodem G (1977) Prospektive Studien mit Digitalis. Verh Dtsch Ges Inn Med 83:76–83
Bodem G (1980) Überwachung der Digitalistherapie. Med Welt 31:1–4
Bodem G, Gilfrich HJ (1973) Methoden zur Bestimmung von Digoxin und Digitoxin im Blut und ihre klinische Bedeutung. Klin Wochenschr 51:57–62
Bodem G, Ochs H (1979) Metabolimus und Ausscheidung von Digitoxin. In: Greeff K, Rietbrock N (Hrsg) Digitoxin als Alternative in der Therapie der Herzinsuffizienz. Schattauer, Stuttgart New York, S 101–113
Bodem G, Wirth K, Gernand E, Dengler HJ (1974) Pharmacokinetics and metabolism of a-acetyldigoxin in man. Arch Int Pharmacodyn Ther 208:102–116
Bodem G, Wirth K, Ochs H (1975) Die biologische Verfügbarkeit von Digoxin. Inn Med 2:110–115
Bodem G, Gilfrich HJ, Aulepp H, Ochs H, Dengler HJ (1977a) Klinische und pharmakologische Untersuchungen zur Digitalisintoxikation. Klin Wochenschr 55:13–21
Bodem G, Boldt U, Ochs H (1977b) Konzentrationen von Digoxin und Beta-Methyldigoxin im Liquor und Plasma. Klin Wochenschr 55:355–356
Bolte H-D (1977) Wirkungsmechanismus der herzwirksamen Glykoside unter pathophysiologischen Bedingungen. Verh Dtsch Ges Inn Med 83:19–28
Bolte H-D (1980) Behandlung der Herzinsuffizienz mit Vasodilatantien. Internist 21:753–759
Bolte H-D (Hrsg) (1981) Katecholamine und Vasodilatantien bei Herzinsuffizienz. Springer, Berlin Heidelberg New York, S 1–100
Bolte H-D, Lankisch PG, Buchesfeld R, Larbig D (1972) Speichelelektrolyte (Natrium, Kalium, Calcium) bei Herzglykosidbehandlung. Verh Dtsch Ges Inn Med 78:1603 1606
Bolte H-D, Buckesfeld R, Lankisch PK, Larbig D (1973) Speichelelektrolyte und Glykosidintoxikation. Verh Dtsch Ges Inn Med 79:1047–1050
Bolte H-D, Erdmann E, Cyran J (1981) Untersuchungen zum Wirkungsbeginn und Wirkungsmaximum von Digitoxin nach intravenöser Injektion bei Patienten. In: Kochsiek K, Rietbrock N (Hrsg) Digitalistherapie bei Herzinsuffizienz. Urban & Schwarzenberg, München, S 88–92
Bonelli J, Haydl H, Hruby K, Kaik G (1978) The pharmacokinetics of digoxin in patients with manifest hyperthyroidism and after normalization of thyroid function. Int J Clin Pharmacol 16:302–306
Bonelli J, Rameis H, Waginger H (1981) Digoxin concentration in cerebrospinal fluid – a study carried out after 9 days of treatment with β-methyldigoxin or β-acetyldigoxin. Int J Clin Pharmacol 19:93–95
Bonn R, Greeff K (1978) The effect of chronic administration of digitoxin on the activity

of the myocardial ($Na^+ + K^+$)-ATPase in guinea-pigs. Arch Int Pharmacodyn Ther 233:53–64
Bower J, Mengle H (1936) The addition effect of calcium and digitalis. Am Med Assoc 106:1151–1153
Brachtel R, Gilfrich HJ (1977) Die intestinale Resorption von Digoxin bei Patienten mit progressiver Sklerodermie. Klin Wochenschr 55:439–444
Brass H, Philipps H (1970) Die Elimination von α-Acetyldigoxin und k-Strophanthin bei Niereninsuffizienz. Klin Wochenschr 48:972–978
Braunwald E, Bloodwell RD, Goldberg LI, Morrow AG (1961) Studies on Digitalis. IV. Observations in man on the effects of digitalis preparations on the contractility of the non-failing heart and on total vascular resistance. J Clin Invest 40:52–59
Braunwald E, Brockenbrough EC, Frye RL (1962) Studies on digitalis. V. Comparison of the effects of ouabain on left ventricular dynamics in valvular aortic stenosis and hypertrophic subaortic stenosis. Circulation 26:166–17
Breckenridge A (1982) Vasodilators in heart failure. Br Med J 284:765–766
Breithaupt H (1979) Behandlung der Herzinsuffizienz. Med Welt 30:1531–1539
Bristow MR (1980) Anthracycline cardiotoxicity. In: Bristow MR (ed) Drug-induced heart disease. Elsevier/North-Holland Biomedical Press, Amsterdam, pp 191–215
Brock A (1975) Binding of digitoxin to human serum proteins: influence of pH on the binding to human albumin. Acta Pharmacol Toxicol 36:13–24
Brody TM, Akera T (1977) Relations among $Na^+ + K^+$-ATPase activity, sodium pump activity, transmembrane sodium movement, and cardiac contractility. Fed Proc 36:2219–2224
Brown DD, Juhl RP (1976) Decreased bioavailability of digoxin due to antacids and kaolin-pectin. N Engl J Med 295:1034–1037
Brown L, Werdan K, Erdmann E (1983) Consequences of specific ^3H-ouabain binding to guinea pig left atria and cardiac cell membranes. Biochem Pharmacol 32:423–435
Burman SO (1965) Digitalis and thoracic surgery. J Thorac Cardiovasc Surg 50:873–881
Burwell CS, Neigbors DW, Regen EM (1927) The effect of digitalis upon the output of the heart in normal man. J Clin Invest 5:125–140
Bussmann W-D (1978) Therapie der schweren Herzinsuffizienz. Dtsch Med Wochenschr 103:1500–1502
Butler VP, Lindenbaum J (1975) Serum digitalis measurements in the assessment of digitalis resistance and sensitivity. Am J Med 58:460–469
Butler VP, Smith ThW, Schmidt DH, Haber E (1977) Immunological reversal of the effects of digoxin. Fed Proc 36:2235–2241
Caldwell PC, Keynes RD (1959) The effect of ouabain on the efflux of sodium from a squid giant axon. J Physiol 148:8P–9P
Catell M, Gold H (1938) The influence of digitalis glycosides on the force of contraction of mammalian cardiac muscle. J Pharmacol Exp Ther 62:116–125
Chamberlain DA, White RJ, Howard MR, Smith TW (1970) Plasma digoxin concentrations in patients with atrial fibrillation. Br Med J 3:429–432
Chavaz A, Balant D, Fabre SJ (1974) Influence de l'âge sur la digoxinémie et la digitalisation. Schweiz Med Wochenschr 104:1823–1825
Chen C, Fricke U (1981) Effect of potassium on the action of semisynthetic digitalis glycosides in guinea pig isolated cardiac muscle. Naunyn Schmiedebergs Arch Pharmacol 316:R36
Chen S-S, Friedman HS (1980) Alteration of digoxin pharmacokinetics by single dose of quinidine. JAMA 244:669–672
Chopra D, Janson P, Sawin C (1977) Insensitivity of digoxin associated with hypocalcemia. N Engl J Med 296:917–918
Clasen R, Kemmeter H, Gilfrich HJ (1979) Biologische Verfügbarkeit von Digoxin und Beta-Acetyldigoxin nach Einmalapplikation. Dtsch Med Wochenschr 104:543–546
Clausen T, Hansen O (1977) Active Na–K-transport and the rate of ouabain binding. The effect of insulin and other stimuli on skeletal muscle and adipocytes. J Physiol 270:415–430
Cocco G, Strozzi C (1978) Digitalistherapie bei Niereninsuffizienten. Inform Arzt 9:59–70

Cockcroft DW, Gault MH (1976) Prediction of creatinine clearance from serum creatinine. Nephron 16:31–41
Cohn JN, Tristani EE, Khatri IM (1969) Cardiac and peripheral vascular effects of digitalis in clinical cardiogenic shock. Am Heart J 78:318–330
Cohn K, Selzer A, Kersh ES, Karpman LS, Goldschlager N (1975) Variability of hemodynamic response to acute digitalization in chronic cardiac failure due to cardiomyopathy and coronary artery disease. Am J Cardiol 35:461–468
Coleman HN (1967) Role of acetylstrophanthidin in augmenting myocardial oxygen consumption. Circ Res 21:487–495
Coltart JD, Güllern HG, Billingham M, Goldman RH, Stinson EB, Kalman SM, Harrison DC (1974) Physiological distribution of digoxin in human heart. Br Med J 4:733–736
Colucci W, Wayne AR, Williams G, Rude R, Holman B, Konstam M, Wynne J, Mudge G, Braunwald E (1981) Decreased lymphocyte beta-adrenergic-receptor density in patients with heart failure and tolerance to the beta-adrenergic agonist pirbuterol. N Engl J Med 305:185–190
Conn RD (1965) Diphenylhydantoin sodium in cardiac arrhythmias. N Engl J Med 272:277–282
Conn RD, Kennedy JW, Blackmon JR, Wash S (1967) The hemodynamic effects of diphenylhydantoin. Am Heart J 73:500–505
Covell JW, Braunwald E, Ross J, Sonnenblick EH (1966) Studies on digitalis. XVI. Effects on myocardial oxygen consumption. J Clin Invest 45:1535–1541
Croxson MS, Ibbertson HK (1975) Serum digoxin in patients with thyroid disease. Br Med J 3:566–568
Curfman GD, Crowley TJ, Smith TW (1977) Throid-induced alterations in myocardial sodium- and potassium-activated adenosine triphosphatase, monovalent cation active transport, and cardiac glycoside binding. J Clin Invest 59:586–590
Dahl JL, Hokin LE (1974) The sodium-potassium adenosinetriphosphatase. Annu Rev Biochem 43:327–356
Darsee JR, Braunwald E (1980) Disease of the percardium. In: Braunwald E (ed) Heart disease. Saunders, Philadelphia, pp 1517–1582
Daut J, Rüdel R (1980) The electrogenic pump current in guinea-pig myocardium. J Physiol (Lond) 305:22P
Davidson C, Gibson D (1973) Clinical significance of positive inotropic action of digoxin in patients with left ventricular disease. Br Heart J 35:970–976
Delius W (1966) Diphenylhydantoin-Therapie bei Herzrhythmusstörungen. Med Klin 61:1836–1838
Demers HG (1980) Neue Erkenntnisse in der Digitalistherapie. Diagn Intensivther 9:95–99
DeMots H, Rahimtoola SH, McAnulty JH, Porter GA (1978) Effects of ouabain on coronary and systemic vascular resistance and myocardial oxygen consumption in patients without heart failure. Am J Cardiol 41:88–93
Dengler HH, Bodem G, With K (1973a) Pharmacokinetic and metabolic studies with lanatoside C, and β-acetyldigoxin and digoxin in man. In: Pharmacology and the future of man, vol 3. Proc 5th Int Congr Pharmacol, San Francisco 1972. Karger, Basel, pp 112–126
Dengler HJ, Bodem G, Wirth K (1973b) Pharmakokinetische Untersuchungen mit ^{3}H-Digoxin und ^{3}H-Lanatoxid beim Menschen. Arzneimittelforsch 32:64–74
DePover A, Godfraind T (1979) Interaction of ouabain with ($Na^{+}+K^{+}$)-ATPase from human heart and from guinea pig heart. Biochem Pharmacol 28:30–3056
Dettli L (1976) Arzneimitteldosierung bei Niereninsuffizienz. In: Kümmerle HP, Garrett ER, Spitzy KH (Hrsg) Klinische Pharmakologie. Urban & Schwarzenberg, München, S 83–89
Deutsch S, Dalen J (1969) Indications for prophylactic digitalisation. Anaesthesiology 30:648–652
Dhingra RC, Amat-Y-Leon F, Wyndham C, Wu D, Denes P, Rosen KM (1975) The electrophysiological effects of ouabain on sinus node and atrium in man. J Clin Invest 56:555–562

Dimant J, Merrit W (1976) Serum digoxin levels in elderly nursing home patients: Appraisal of routine periodic measurements. J Am Geriatr Soc 26:378–379
Ditchey RV, Karliner JS (1981) Safety of electrical cardioversion in patients without digitalis toxicity. Ann Intern Med 95:676–679
Djonlagić H, Kurnatowski H-A von, Diederich K-W (1974) Bidirektionale Tachykardie bei Digitalisbehandlung. Dtsch Med Wochenschr 99:502–509
Dobbs SM, Kenyon WI, Dobbs RJ (1977) Maintenance digoxin after an episode of heart failure: placebo-controlled trial in outpatients. Br Med J 19:749–752
Doering W (1979) Quinidine-digoxin interaction: pharmacokinetics, underlying mechanism and clinical implications. N Engl J Med 301:400–404
Doering W (1981) Chinin-Digoxin-Interaktion. Der informierte Arzt 13:56–58
Doering W, Blümel E (1978) Vereinfachte Serum-Digoxin-Bestimmung mit einem Jod-125-Solid-Phase-Test. Klin Wochenschr 56:497–502
Doering W, König E (1977) Digitalisintoxikation. Ursachen, Diagnose, Prophylaxe. Dtsch Med Wochenschr 102:579–585
Doering W, König E (1978) Anstieg der Digoxinkonzentration im Serum unter Chinidinmedikation. Med Klin 73:1085–1088
Doering W, König E (1979) Die Therapie der Herzinsuffizienz. Neuere Aspekte der Glykosidtherapie. Pharmakotherapie 2:85–94
Doering W, Isbary J, König E (1981) Besteht eine klinisch relevante Interaktion zwischen Digoxin und diversen Antiphlogistika? Z Kardiol 70:289
Doherty J (1973) The influence of renal function on digoxin metabolism. In: Storstein O (ed) Symposium on digitalis. Gyldendal Norsk, Oslo, pp 168–178
Doherty JE (1982) The digoxin-quinidine-interaction. Annu Rev Med 33:163–170
Doherty J, Perkins W (1966) Digoxin metabolism in hypo- and hyperthyroidism. Ann Intern Med 64:489–507
Doherty JE, Flanigen WJ, Murphy ML, Bulloch RT, Dalrymple GL, Beard OW, Perkins WH (1970) Tritiated digoxin. Circulation 42:867–873
Doherty JE, Dalrymple GV, Murphy ML, Kane JJ, Bissett JK DeSoyza N (1977a) Pharmacokinetics of digoxin. Fed Proc 36:2242–2246
Doherty JE, Kane JJ, Phillips JR, Adamson JS (1977b) Digitalis in pulmonary heart disease (Cor pulmonale). Drugs 13:142–151
Doherty JE, Straub KD, Murphy ML, Soyza N de, Bissett JK, Kane JJ (1980) Digoxin-quinidine interaction. Changes in canine tissue concentration from steady state with quinidine. Am J Cardiol 45:1196–1210
Dollery C, George C, Orme M (1974) Drug interactions affecting cardiovascular therapy. In: Cheff L, Petrie J (eds) Clinical effects of interaction between drugs. Excerpta Medica, Amsterdam, pp 117–152
Dowdy EG, Fabian LW (1963) Ventricular arrhythmias induced by succinyl-choline in digitalized patients. Anaesth Analg 42:501–513
Dransfeld H, Greeff K, Berger H, Cautius V (1966) Die verschiedene Empfindlichkeit der $Na^+ + K^+$-aktivierten ATPase des Herz- und Skelettmuskels gegen k-Strophanthin. Naunyn Schmiedebergs Arch Pharmakol 254:225–234
Dukes MNG (1980) Drugs affecting autonomic functions or the extrapyramidal system. In: Dukes MNG (ed) Meyler's side effects of drugs, 9th edn. Excerpta Medica. Amsterdam, pp 213–233
Dutta S, Goswami S, Lindower JO, Marks BH (1968) Subcellular distribution of digoxin-H^3 in isolated guinea-pig and rat hearts. J Pharmacol Exp Ther 159:324–334
Dwenger A (1973) Chemie, Biochemie und klinische Pharmakologie der Digitalisglykoside. Arzneimittelforsch 23:1439–1446
Dyckner T, De Faire U, Wester PO (1977) Intracellular electrolytes in cardiac and skeletal muscle in fatal digitalis intoxication. Br Heart J 38:1029–1032
Editorial (1975) Calcium, magnesium and diuretics. Br Med J 25:170–171
Eichelbaum M (1976) Drug metabolism in thyroid disease. Clin Pharmacokinetics 1:339–350
Ejvinsson G (1978) Effect of quinidine on plasma concentrations of digoxin. Br Med J 1:279–280

Engel TR, Gonzales ADC (1978) Effects of digitalis on atrial vulnerability. Am J Cardiol 42:570–576
Erbel R, Kraemer R, Kleesiek K, Schweizer P, Pop T, Effert S (1979) Suizidale Digitalisintoxikation: Beziehung zwischen der Digitalis-Serumkonzentration und den elektrokardiographischen Befunden. Z Kardiol 68:590–598
Erdmann E (1975) Bestimmung der Herzglykosidkonzentration im Serum. Internist 16:185–189
Erdmann E (1977) Die Herzglykosidintoxikation. Der informierte Arzt 5:102–112
Erdmann E (1978a) Quantitative Aspekte der spezifischen Bindung von Herzglykosiden an Membranrezeptoren. Habilitationsschrift, Universität München Fortschr Med 96:1758
Erdmann E (1978b) Vergleichende Messungen der Herzglykosidaffinität und der Hemmung der ($Na^+ + K^+$)-ATPase durch Digitoxin, Digoxin, Methyldigoxin, Strophanthin, Procillaridin an isolierten menschlichen Herzmuskelzellmembranen. Arzneimittelforsch 28:531–535
Erdmann E (1980) Überwachung der Digitalistherapie. Med Welt 31:1–3
Erdmann E, Philipp G, Scholz H (1980) Cardiac glycoside receptor, ($Na^+ + K^+$)-ATPase activity, and force of contraction in rat heart. Biochem Pharmacol 29:3219–3229
Erdmann E (1981) Influence of cardiac glycosides on their receptor. In: Greef K (ed) Handbook of Experimental Pharmacology, vol 56. Springer, Berlin Heidelberg New York, pp 337–380
Erdmann E, Bolte H-D (1979) Zellulärer Mechanismus der Digitaliswirkung. In: Greeff K, Rietbrock N (Hrsg) Digitoxin als Alternative in der Therapie der Herzinsuffizienz. Schattauer, Stuttgart New York, S 131–140
Erdmann E, Bolte H-D (1981) Über den Mechanismus der Herzglykosidwirkung unter besonderer Berücksichtigung des Digitoxins. In: Kochsiek K, Rietbrock N (Hrsg) Digitalistherapie bei Herzinsuffizienz. Urban & Schwarzenberg, München Wien Baltimore, S 66–70
Erdmann E, Brown L (1983) The cardiac-glycoside-receptor-system in the human heart. Eur J Cardiol [Suppl] 4:61–65
Erdmann E, Krawietz W (1976) On the action of triamterene on isolated cell membranes. Arzneimittelforsch 26:1812–1817
Erdmann E, Krawietz W (1977) Increased number of ouabain binding sites in human erythrocyte membranes in chronic hypokalaemia. Acta Biol Med Germ 36:879–883
Erdmann E, Schoner W (1973a) Ouabain-receptor interactions in $Na^+ + K^+$)-ATPase preparations from different tissues and species. Determination of kinetic constants and dissociation constants. Biochim Biophys Acta 307:386–398
Erdmann E, Schoner W (1973b) Ouabain-receptor interactions in ($Na^+ + K^+$)-ATPase preparations. II. Effects of cations and nucleotides on rate constants and dissociation constants. Biochim Biophys Acta 330:302–315
Erdmann E, Schoner W (1973c) Ouabain-receptor interactions in ($Na^+ + K^+$)-ATPase preparations. III. On the stability of the ouabain receptor against physical treatment, hydrolases, and SH-reagents. Biochim Biophys Acta 330:316–324
Erdmann E, Schoner W (1974a) Eigenschaften des Receptors für Herzglykoside. Klin Wochenschr 52:705–718
Erdmann E, Schoner W (1974b) Die Affinität verschieden strukturierter Herzglykoside sowie DPH und Ro 2-2935 zum Herzglykosidrezeptor. Verh Dtsch Ges Kreislaufforsch 40:309–314
Erdmann E, Werdan K (1981) Untersuchungen zur Chinidin-Digoxin- und Chinidin-Digitoxin Interaktion. In: Kochsiek K, Rietbrock N (Hrsg) Digitalistherapie bei Herzinsuffizienz. Urban & Schwarzenberg, München Wien Baltimore, S 143–146
Erdmann E, Bolte H-D, Lüderitz B (1971) The ($Na^+ + K^+$)-ATPase activity of guinea pig heart muscle in potassium deficiency. Arch Biochem Biophys 145:121–125
Erdmann E, Krawietz W, Vogt W (1976a) Zur Bedeutung der Digoxin-Serumkonzentration und deren Beeinflussung. Fortschr Med 94:567–573
Erdmann E, Presek P, Swozil R (1976b) Über den Einfluß von Kalium auf die Bindung von Strophanthin an menschliche Herzmuskelzellmembranen. Klin Wochenschr 54:383–387

Erdmann E, Krawietz W, Poppert D, Krüger R, Arnim Th von, Vogt W, Bolte H-D (1977) Zur kardialen Wirkung antikaliuretischer Diuretika – klinische und biochemische Untersuchungen. Klin Wochenschr 55:985–994

Erdmann E, Presek P, Krawietz W (1978) Quantitative und qualitative Messungen der Herzglykosid-Rezeptor-Interaktionen des menschlichen Herzens. Z Kardiol 67:195

Erdmann E, Krawietz W, Koch M (1979) Cardiac glycoside receptors in disease: The number of ouabain binding sites in human erythrocytes is subject to regulation. In: Skou JC, Nørby JG (eds) Na,K-ATPase, structure and kinetics. Academic Press, London, pp 518–524

Erlij D, Mendez R (1964) The modification of digitalis intoxication by excluding adrenergic influences on the heart. J Pharmacol Exp Ther 144:97–104

Evered DC, Chapman C (1971) Plasma digoxin concentrations and digoxin toxicity in hospital patients. Br Heart J 33:540–545

Falch D (1973) The influence of kidney function, body size and age on plasma concentration and urinary excretion of digoxin. Acta Med Scand 194:251–256

Falch D, Teien A (1973) The influence of kidney function on the plasma level and urinary excretion of digoxin. In: Storstein O (ed) Symposium on digitalis. Gyldendal Norsk, Oslo, pp 183–189

Ferrari A, Gregorini L, Ferrari MC, Preti L, Mancia G (1981) Digitalis and baroreceptor reflexes in man. Circulation 63:279–285

Finkelstein FO, Goffinet JA, Hendler ED, Lindenbaum J (1975) Pharmacokinetics of digoxin and digitoxin in patients undergoing hemodialysis. Am J Med 58:525–531

Finotti P, Palatini P (1981) Canrenone as a partial agonist at the digitalis receptor site of sodium-potassium-activated adenosine triphosphatase. J Pharmacol Exp Ther 217:784–790

Fisch C, Knoedel SB, Feigenbaum H (1966) Potassium and the monophasic action potential, electrocardiogram, conduction and arrhythmias. Prog Cardiovasc Dis 8:387–405

Flasch H (1975) Die biologische Verfügbarkeit von β-Acetyldigoxin und Digoxin. Klin Wochenschr 53:873–877

Flasch H, Heinz N (1978) Correlation between inhibition of (Na^+, K^+)-membrane-ATPase and positive inotropic activity of cardenolides in isolated papillary muscles of guinea pig. Naunyn Schmiedebergs Arch Pharmacol 304:37–44

Flasch CI, Heinz N (1979) Klinische Untersuchungen mit Digoxin-Tabletten hoher Bio-Verfügbarkeit. Arzneimittelforsch 29:2–12

Flasch H, Asmussen B, Heinz N (1978) Erhöhte Bioverfügbarkeit von Digoxin aus Kieselsäure-Matrix-Zubereitungen. Arzneimittelforsch 28:326–330

Follath F, Roth M (1980) Bedeutung der Serumkonzentrationsbestimmung bei der Diagnose einer Digitalisintoxikation. Cardiology 65:9–12

Fonrose H, Ahlbaum N, Bugatch E, Cohen M, Genovese C, Kelly J (1974) The efficacy of digitalis withdrawal in an institutional aged population. J Am Geriatr Soc 22:208–211

Forbush B, Hoffmann JF (1979) Evidence that ouabain binds to the same large polypeptide chain of dimeric Na, K-ATPase that is phosphorylated from P_i. Biochemistry 18:2308–2315

Ford AR, Aronson JK, Grahame-Smith DG, Rose JA (1979a) The characteristics of the binding of 12-x-(^{3}H)-digoxin to the membranes of intact human erythrocytes: Relevance to digoxin therapy. Br J Pharmacol 8:115–124

Ford AR, Aronson JK, Grahame-Smith DG, Carver JG (1979) Changes in cardiac glycoside receptor sites, ^{86}Rb-uptake and intracellular sodium concentrations in the erythrocytes of patients receiving digoxin during the early phases of treatment of cardiac failure in regular rhythm and of atrial fibrilation. Br J Clin Pharmacol 8:125–134

Forester W, Lewis RP, Weissler AM, Wilke TA (1974) The onset and magnitude of the contractile response to commonly used digitalis glycosides in normal subjects. Circulation 49:517–521

Fozzard HA, Smith JR (1965) Observations on the localization of tritiated digoxin in myocardial cells by autoradiography and ultramicroscopy. Am Heart J 69:245–252

Franke H, Chowanetz W, Gerhardt K-H, Schramm A (1981) Die Besonderheiten der Herz- und Kreislauferkrankungen im Alter. Internist Prax 21:1–18
Fricke U (1978) Myocardial activity of inhibitions of the $Na^+ - K^+$-ATPase: Differences in the mode of action and subcellular distribution pattern. Naunyn Schmiedebergs Arch Pharmacol 303:197–204
Froer KL (1975) Therapie des akuten Herzinfarktes und seiner Komplikationen. Wien Med Wochenschr 13:198–201
Gault MH, Charles JD, Sugden DL, Kepkay DC (1977) Hydrolysis of digoxin by acid. J Pharm Pharmacol 29:27–32
Gault H, Kalra J, Ahmed M, Kepkay D, Longerich L, Barrowman J (1981) Influence of gastric pH on digoxin biotransformation. II. Extractable urinary metabolites. Clin Pharmacol Ther 29:181–190
Ghani MF, Smith JR (1974) The effectiveness of magnesium chloride in the treatment of ventricular tachyarrhythmias due to digitalis intoxication. Am Heart J 88:621–626
Ghysel-Burton J, Godfraind T (1975) Stimulation and inhibition by ouabain of the sodium pump in guinea-pig atria. Br J Pharmacol 55:249P
Ghysel-Burton J, Godfraind T (1979) Stimulation and inhibition of the sodium pump by cardioactive steroids in relation to their binding sites and their inotropic effect on guinea-pig isolated atria. Br J Pharmacol 66:175–184
Giardina ACV, Ehlers KH, Morrison JB, Engle MA (197) Serum digitoxin concentrations in infants and children. Circulation 51:713–717
Gilfrich HJ, Schölmerich P (1975) Digitalisintoxikation. Neuere Gesichtspunkte zur Entstehung und Bewertung. Dtsch Med Wochenschr 100:831–838
Gilfrich HJ, Schölmerich P (1978) Digitalisintoxikation: Komplikationen und Therapie nach Einnahme extremer Dosen. Notfallmedizin 4:266–273
Gilfrich HJ, Schölmerich P (1980) Digitalisintoxikation: Kompikationen und Therapie nach Einnahme extremer Dosen. Klinikarzt 9:9–14
Gilfrich HJ, Okonek S, Manns M, Schuster CJ (1978) Digoxin and digitoxin elimination in man by charcoal hemoperfusion. Klin Wochenschr 56:1179–1183
Gilfrich HJ, Okonek S, Schölmerich P (1979) Ursachen, Erkennung und Behandlung der Glykosidintoxikation. In: Physiologische und pharmakologische Grundlagen der Therapie. Vieweg, Braunschweig
Gillis R (1969) Cardiac sympathetic nerve activity; changes induced by ouabain and propranolo. Science 166:508–510
Gillis RA, Pearle DL, Levitt B (1975) Digitalis: A neuroexcitatory drug. Circulation 52:739–742
Gilman H, Grosse-Brockhoff F (1963) Die Therapie mit Herzglykosiden – Richtlinien und Fehlermöglichkeiten. Dtsch Med Wochenschr 88:1–16
Glynn IM (1964) The action of cardiac glycosides on ion movements. Pharmacol Rev 16:381–407
Glynn IM, Karlish SJD (1975) The sodium pump. Annu Rev Physiol 37:13–55
Godfraind T (1975) Cardiac glycoside receptors in the heart. Biochem Pharmacol 24:823–827
Godfraind T, Ghysel-Burton J (1977) Binding sites related to ouabain-induced stimulation or inhibition of the sodium pump. Nature 265:165–166
Godfraind T, Ghysel-Burton J (1979) The inotropic effect of ouabain, ouabagenin and dihydroouabain on guinea-pig atria. Arch Int Pharmacodyn Ther 232:339
Gold H (ed) (950) Quinidine in disorders of the heart. Hoeber, New York, pp 85–95
Gold H, Modell W, Price L (1932) Combined actions of quinidine and digitalis on the heart. Arch Intern Med 50:766–772
Goldfinger A, Heizer W, Smith T (1973) Absorption of digoxin in patients with malabsorption. In: Storstein O (ed) Symposium on digitalis. Gyldendal, Oslo, pp 224–228
Goldman S, Probst P, Selzer A, Cohn K (1975) Inefficacy of "therapeutic" serum levels of digoxin in controlling the ventricular rate in atrial fibrillation. Am J Cardiol 35:651–655
Goldschlager AW, Karliner JS, Bronx NY (1967) Ventricular standstill after intravenous diphenylhydantoin. Am Heart J 74:410–412

Goodman DJ, Rossen RM, Cannom DS, Rider AK, Harrison DC (1975a) Effect of digoxin on atrioventricular conduction. Circulation 51:251–256
Goodman DJ, Rossen RM, Inghem R, Rider AK, Harrison DC (1975b) Sinus node function in the denervated human heart. Br Heart J 37:612–618
Grabensee B, Peters U, Risler T (1981) Digitoxin-Elimination durch Plasmaseparation. In: Kochsiek K, Rietbrock N (eds) Digitalistherapie bei Herzinsuffizienz. Urban & Schwarzenberg, München Wien Baltimore, S 157–158
Grahame-Smith DG (1978) Digoxin biovailability problem. In: Dickinson CJ, Marks J (eds) Developments in cardiovascular medicine. MTP, Lancaster, pp 235–254
Greeff K (1974) Bestimmungen des Blutspiegels von Digoxin, Digitoxin und g-Strophanthin mit Hilfe radioimmunologischer Methoden. Herz/Kreislauf 6:145–149
Greeff H (1977) Zur Pharmakokinetik des g-Strophanthins. Dtsch Med Wochenschr 102:135–139
Greeff K, Schadewaldt H (1981) Introduction and remarks on the history of cardiac glycosides. In: Greeff K (ed) Handbook of experimental pharmacology, vol 56/1: Cardiac glycosides. Springer, Berlin Heidelberg New York, pp 1–12
Greeff K, Wirth K (1981) Pharmacokinetics of strophanthus glycosides. In: Greeff K (ed) Handbook of experimental pharmacology, vol 56: Cardiac glycosides. Springer, Berlin Heidelberg New York, pp 57–86
Greeff K, Strobach H, Verspohl E (1975) Ergebnisse radioimmunologischer Bestimmungen von Digitoxin, Digoxin und g-Strophanthin am Menschen. In: Jahrmärker H (Hrsg) Digitalistherapie, Beiträge zur Pharmakologie. Springer, Berlin Heidelberg New York, S 52–61
Greeff H, Hafner D, Strobach H, Wirth KE (1977) Vergleich der Bioverfügbarkeit bzw. enteralen Resorption des Digoxins, β-Acetyldigoxins und β-Methyldigoxins. Arzneimittelforsch 27:2358–2364
Grissom JH, Sy BG, Duffy JP, Dunea G (1967) Dangerous consequence from use of phenytoin in atrial flutter. Br Med J 4:37
Gross GJ, Warltier DC, Hardman HF, Somani P (1977) The effect of ouabain on untritional circulation and regional myocardial blood flow. Am Heart J 93:487–492
Grosse-Brockhoff F, Hausamen T-U (1975) 200 Jahre Herztherapie mit Digitalis. Dtsch Med Wochenschr 100:1980–1991
Grosse-Brockhoff F, Peters U (1981) Clinical indications and choice of cardiac glycosides, clinical conditions influencing glycoside effects. In: Greeff K (ed) Handbook of experimental pharmacology, vol 56. Cardiac glycosides. Springer, Berlin Heidelberg New York, pp 239–274
Grosse-Brockhoff F, Hengels K, Fritsch W, Grabensee B, Hausamen T (1973) Serumdigoxin und Nierenfunktion. Dtsch Med Wochenschr 98:1547–1551
Grosse-Brockhoff F, Grabensee B, Hausamen T (1977) Glykosidbehandlung in Klinik und Praxis. Verh Dtsch Ges Inn Med 83:57–75
Güllner H-G, Stinson EB, Harrison DC, Kalman SM (1974) Correlation of serum concentrations with heart concentrations of digoxin in human subjects. Circulation 50:653–655
Güttler K, Klaus W, Land E (1979) Antagonistic effect of triamterene to ouabain toxicity. Arzneimittelforsch 29:623–628
Guz A (1978) The clinical value of digoxin in patients with heart failure and sinus rhythm. In: Dickinson CJ, Marks J (eds) Developments in cardiovascular medicine, MTP, Lancaster, pp 89–101
Guz A, McHaffie D (1978) The use of digitalis glycosides in sinus rhythm. Clin Sci Mol Med 55:417–421
Guzman NT De, Yeh BK (1975) Potassium canrenoate in the treatment of long-term digoxin-induced arrhythmias in conscious dogs. Am J Cardiol 35:413–420
Hass A, Lüllmann H (1972) The absorption rates of some cardiac glycosides and portal blood flow. J Pharmacol 19:366–372
Haasis R, Larbig D (1975) Serumglykosidkonzentration und Digitalisintoxikation. Dtsch Med Wochenschr 100:1768–1773

Haasis R, Larbig D, Klenk KO (1975) Glykosidkonzentration im Serum und Urin bei Herzgesunden nach Gabe von Beta-Methyl-Digoxin. Klin Wochenschr 53:529–533
Haasis R, Larbig D, Stunkat R, Bader H, Seboldt H (1977) Radioimmunologische Bestimmung der Glykosidkonzentration im menschlichen Gewebe. Klin Wochenschr 55:23–30
Haasis R, Mikulla A, Roth W (1980) Klinische Studie zur Interaktion zwischen prajmaliumbitartrat und β-Methyldigoxin. Med Welt 43:3–10
Härtel G, Kyllönen K, Merikallio E, Ojala K, Manninen V, Reissell P (1976) Human serum and myocardium digoxin. Clin Pharmacol Ther 19:153–157
Hagen H (1971) Behandlung von Herzrhythmusstörungen mit Diphenylhydantoin. Dtsch Med Wochenschr 96:380–384
Hager WD, Fenster P, Mayersohn M (1979) Digoxin-quinidine interaction: pharmacokinetic evaluation. N Engl J Med 300:1238
Halkin H, Radomsky M, Millman P, Almog S, Blieden L, Boichis H (1978) Steady state serum concentrations and renal clearance of digoxin in neonates, infants and children. Eur J Clin Pharmacol 13:113–117
Hamer J (1979) The paradox of the lack of the efficacy of digitalis in congestive heart failure with sinus rhythm. Br J Clin Pharmacol 8:109–113
Hansen H-W, Marquort B, Pelz W (1974) Die Indikation für Phenytoin bei Rhythmusstörungen des Herzens. Dtsch Med Wochenschr 99:638–642
Harrigan J, Kangos J, Sikka A, Spisso K, Natarajan N, Rosenfeld D, Leiman S, Korn D (1981) Successful treatment of fetal congestive heart failure secondary to tachycardia. N Engl J Med 304:1527–1529
Harris AS, Kokernot RH (1950) Effects of diphenylhydantoin sodium (Dilantin sodium) and phenobarbital sodium upon ectopic ventricular tachycardia in acute myocardial infarction. Am J Physiol 163:505–516
Hauf G, Bubenheimer E, Lönne E, Roskamm H (1981) Behandlung der Stauungsherzinsuffizienz mit Vasodilatatoren. Dtsch Med Wochenschr 106:1607–1612
Haustein K-O (1977) Absorption and metabolism in man of 16-epi-gitoxin, a new semisynthetic cardioactive glycosde. Eur J Clin Pharmacol 11:455–458
Hayes C, Butler V, Gersont W (1973) Serum digoxin studies in infants and children. Pediatrics 52:561–578
Heizer WD, Smith TW, Goldfinger SE (1971) Absorption of digoxin in patients with malabsorption syndromes. N Engl J Med 285:257–259
Helfant RH, Scherlag BJ, Damato AN (1967) The electrophysiological properties of diphenylhydantoin sodium as compared to procaine amide in the normal and digitalis-intoxicated heart. Circulation 36:108–118
Helfant RH, Seuffert GW, Patton RD, Stein E, Damato AN, Island S (1969) The clinical use of diphenylhydantoin (Dilantin) in the treatment and prevention of cardiac arrhythmias. Am Heart J 77:315–323
Hess T (1976) Herzinsuffizienz und Digitalisbehandlung. Schweiz Rundschau Med 65:6–14
Hess T (1981) Unterdosierung und Überdosierung von Digitalis. Schweiz Med Wochenschr 111:455–460
Hess T, Stucki P (1975) Mesenterialinfarkt bei Digitalisintoxikation. Schweiz Med Wochenschr 105:1237–1240
Hess T, Dubach HU, Scholtysik G, Riesen W (1982) Suicidal digoxin poisoning: Conventional treatment and antibody therapy. Klin Wochenschr 60:401–405
Hirschberg R, Schaefer K, Herrath D von, Kreutz G, Kewitz H (1981) Digoxin-quinidine interaction in patients with renal failure. Klin Wochenschr 59:521–522
Hobson JD, Zettner A (1973) Digoxin serum half-life following suicidal digoxin poisoning. JAMA 223:147–149
Hoch JH (1961) A survey of cardiac glycoside and genius. University of South Carolina Press, South Carolina
Hochrein H, Lehmann H-U, Helwing H-P (1975) EKG-Veränderungen bei Koronarinsuffizienz und unter dem Einfluß von Digitalis. Klinikarzt 4:403–407

Hoeschen RJ, Cuddy TE (1975) Dose-response relation between therapeutic levels of serum digoxin and systolic time intervals. Am J Cardiol 35:469–472
Hoffman B, Bigger J (1980) Digitalis and allied cardiac glycosides. In: Goodmann K, Gilman A (eds) The pharmacological basis of therapeutics. MacMillan, New York, pp 729–760
Hoffman JF (1966) The red cell membrane and the transport of sodium and potassium. Am J Med 41:666–680
Hokin IE (1974) Purification and properties of the (sodium + potassium)-activated adenosinetriphosphatase and reconstitution of sodium transport. Ann NY Acad Sci 242:12–23
Holt DW, Goulding R (1975) Magnesium depletion and digoxin toxicity. Br Med J 15:627–628
Honerjäger P, Schäfer-Korting M, Reiter M (1981) Involvement of cyclic AMP in the direct inotropic action of amrinone. Biochemical and functional evidence. Naunyn Schmiedebergs Arch Pharmacol 31:112–120
Horvath I, Kiraly C, Suerb J (1949) Action of cardiac glycosides on the polymerisation of actin. Nature 165:792
Horwitz LD, Atkins JM, Saito M (1977) Effect of digitalis on left ventricular function in exercising dogs. Circ Res 41:744–750
Hsieh Y-Y, Goldberg LI, Arnsdorf MF (1978) Cardiac glycosides, theophylline, morphine, and vasodilators. In: Hurst J (ed) The heart, arteries and veins. McGraw-Hill, New York, pp 1965–1980
Huffman DH (1975) Relationship between digoxin concentrations in serum and saliva. Clin Pharmacol Ther 17:310–312
Huffman DH, Azarnoff DL (1975) Pharmakologie und praktische Therapie. Die Anwendung von Digitalisglykosiden. Internist 16:29–35
Hull SM, Mackintosh A (1977) Discontinuation of maintenance digoxin therapy in general practice. Lancet 1:1054
Hurst JW, Paulk EA, Proctor HD, Schlant RC (1964) Management of patients with atrial fibrillation. Am J Med 37:728–741
Hutcheon DE (1975) Cardiovascular drug interactions. J Clin Pharmacol 15:129–134
Iisalo E, Dahl M, Sundqvist H (1973) Serum digoxin in adults and children. Int J Clin Pharmacol 7:219–222
Ingelfinger JA, Goldman P (1976) The serum digitialis concentration – does it diagnose digitalis toxicity? N Engl J Med 294:867–870
Jacobsen AL (1968) Effect of ouabain on the ATPase of cardiac myosin B at high ionic strength. Circ Res 22:625–632
Jahrmärker H (1973) Zur prophylaktischen Glykosidanwendung. Internist 14:306–312
Jelliffe RW, Brooker G (1974) A nomogram for digoxin therapy. Am J Med 57:63–68
Jogestrand T, Sundqvist K (1981) Skeletal muscle digoxin concentration and its relation to serum digoxin concentration and cardiac effect in healthy man. Eur J Clin Pharmacol 19(2):89–95
Jogestrand T, Ericsson F, Sundqvist K (1981) Skeletal muscle digoxin concentration during digitalization and during withdrawal of digoxin treatment. Eur J Clin Pharmacol 19:97–105
Johnson LW, Dickstein RA, Fruehan CTh, Kane P, Potts JL, Smulyan H, Webb WR, Eich RH (1976) Prophylactic digitalization for coronary artery bypass surgery. Circulation 53:819–822
Johnston GD, McDevitt DG (1978) Digoxin compliance in patients from general practice. Br J Clin Pharmacol 6:339–343
Johnston GD, McDevitt DG (1979) Is maintenance digoxin necessary in patients with sinus rhythm? Lancet 1:567–570
Jørgensen PL (1975) Isolation and characterization of the components of the sodium pump. Q Rev Biophys 7:239–274
Jork K, Kuschinsky G, Reuter H (1967) Der Einfluß der extracellulären Calciumkonzentration auf die Wirkung von Noradrenalin, β-Adrenolytica und Chinidin an isolierten Meerschweinchenvorhöfen. Naunyn Schmiedebergs Arch Pharmacol 258:59–68

Juhl RP, Summers RW, Guillory JK, Blaug SM, Cheng FH, Brown DD (1976) Effect of sulfasalazine on digoxin bioavailability. Clin Pharmacol Ther 20:387–394

Jusko WJ, Szefler St, Godfarb A (1974) Pharmacokinetics design of digoxin dosage regimens in relativ to renal function. J Clin Pharmacol 14:525–535

Karjalainen J, Ojala K, Reissell P (1974) Non-equivalent digoxin tablets. Ann Clin Res 6:132–136

Karliner JS (1967) Intravenous diphenylhydantoin sodium (Dilantin) in cardiac arrhythmias. Dis Chest 51:256–269

Kassebaum D (1963) Electrophysiological effects of strophanthin in the heart. J Pharmacol Exp Ther 140:329–334

Katz AM (1978) A new inotropic drug: Its promise and a caution. N Engl J Med 299:1409–1410

Kaufmann G, Hauser K (1968) Erfahrungen mit Diphenylhydantoin (Antisacer) in der Behandlung kardialer Rhythmusstörungen. Schweiz Med Wochenschr 98:1223–1226

Kaufmann G, Weber-Eggenberger S (1970) Hämodynamische Veränderungen durch Diphenylhydantoin bei digitalisierten Herzkranken. Schweiz Med Wochenschr 100:2164–2168

Kearin M, Kelly JG, O'Malley K (1980) Digoxin "receptors" in neonates: An explanation of less sensitivity to digoxin than in adults. Clin Pharmacol Ther 28:346–349

Keeran M (1967) Cardiac arrest following intravenous administration of diphenylhydantoin. OSMA J 60:334–335

Keller F, Blumenthal HP, Maertin K, Rietbrock N (1977) Overall pharmacokinetics during prolonged treatment of healthy volunteers with digoxin and β-methaldigoxin. Eur J Clin Pharmacol 12:387–392

Kerenyi Th, Gleicher N, Meller J, Brown E, Steinfeld L, Chitkara U, Raucher H (1980) Transplacental cardioversion of intrauterine supraventricular tachycardia with digitalis. Lancet 1:393–394

Kim YI, Noble RJ, Zipes DP (1975) Dissociation of the ionotropic effect of digitalis from its effect on atrioventricular conduction. Am J Cardiol 36:459–467

Klaassen CD (1974) Stimulation of the development of the hepatic excretory mechanism for ouabain in newborn rats with microsomal enzyme inducers. J Pharmacol Exp Ther 191:212–218

Kleiman JH, Ingels NB, Daughters G, Stinson EB, Alderman EL, Goldman RH (1978) Left ventricular dynamics during long-term digoxin treatment in patients with stable coronary artery disease. Am J Cardiol 41:937–942

Klein M, Nejad NS, Hagemeijer F, Barr I (1971) Correlation of the electrical and mechanical changes in the dog heart during progressive digitalization. Circ Res 29:635–645

Klein MD, Lown B, Barr I, Hagemeijer F, Garrison H, Axelrod P (1974) Comparison of serum digoxin level measurement with acetyl strophanthidin tolerance testing. Circulation 44:1053–1062

Klein H, Lang R, Segni E, Kaplinsky E (1980) Verpamil-digoxin interaction. N Engl J Med 303:160

Kochsiek K (1980) Probleme der Digoxintherapie. Dtsch Med Wochenschr 105:539–541

Kochsiek K, Larbig D, Haasis R (1977) Klinik und Therapie der Digitalisintoxikation. Verh Dtsch Ges Inn Med 83:199–115

Koch-Weser J (1979) Drug-induced dysrhythmias in man. Pharmacol Ther [B] 5:125–131

Kokenge F, Zwieten P van (1971) A diminished response to digoxin in isolated heart muscle as a result of fever. Klin Wochenschr 49:1236–1237

Kolenda KD, Jost St, Kokenge F (1978) Digoxin oder Digitoxin? Ein Beitrag zur rationellen Therapie mit Herzglykosiden. Therapiewoche 28:8726–8730

Koup JR (1980) Distribution of digoxin in hyperthyroid patients. Int J Clin Pharmacol 18:234–235

Koup JR, Jusko WJ Elwood CM, Kohli RK (1975) Digoxin pharmacokinetics: Role of renal failure. Clin Pharmacol Ther 18:9–21

Krakauer R, Petersen B (1979) The effects of discontinuing maintenance digoxin therapy; a study of elderly cardiac patients in sinus rhythm. Dan Med Bull 26:10–13

Kramer P (1977) Digitalis pharmacokinetics and therapy with respect to impaired renal function. Klin Wochenschr 55:1–11
Kramer P, Scheler F (1972) Renale Eliminationskinetik verschiedener Herzglykoside. Dtsch Med Wochenschr 97:1485–1490
Kramer P, Scheler F (1980) Digitalis und Urämie. Dtsch Med Wochenschr 105:848–850
Kramer P, Quellhorst E, Horenkamp G, Scheler F (1972) Dialysance and prozentuale Elimination verschiedener Herzglykoside während der Hämo- und Peritomaldialyse. Klin Wochenschr 50:609–613
Kramer P, Köthe E, Saul J, Scheler F (1974) Uraemic and normal plasma protein binding of various cardiac glycosides under „in vivo" conditions. Eur J Clin Invest 4:53–58
Kramer P, Langescheid C, Saul J, Heurer E, Löffler G, Köthe E, McIntosh C, Scheler F (1977) Plasma digoxin levels in anuric patients and normal subjects taking digitoxin. Klin Wochenschr 55:245–246
Kramer P, Stroh E, Matthaei D, Teiwes F, Scheler F (1978) Increased digitalis tolerance in uraemie patients. In: Bodem G, Dentler H (eds) Cardiac glycosides. Springer, Berlin Heidelberg New York, pp 304–313
Kraupp O (1980) Pharmakodynamische Beeinflussung der Rhythmik, Dynamik und Durchblutung des Herzens. In: Forth W, Nenschler D, Rummel W (Hrsg) Allgemeine und spezielle Pharmakologie und Toxikologie. Wissenschaftsverlag, Bibliographisches Institut, Mannheim Wien Zürich, S 165–225
Krebs R (1976) Modifizierende Faktoren in der Therapie mit Herzglykosiden. Med Klin 71:1759–1770
Krebs R, Kersting F (1979) The effect of barbiturates on the myocardium and its reversibility. Prog Pharmacol 2:1–16
Ku DD, Akera T, Brody TM, Weaver LC (1977) Chronic digoxin treatment on canine myocardial Na^+, K^+-ATPase. Naunyn Schmiedebergs Arch Pharmacol 301:39–47
Kübler W (1981) Digitalisglykoside vor aortokoronarer Bypass-Operation? Dtsch Med Wochenschr 106:555
Kuhlmann J (1981) Digitalisierung bei zytostatischer Therapie. Dtsch. Med Wochenschr 106:468–470
Kuhlmann J, Abshagen U, Rietbrock N (1974) Pharmacokinetics and metabolism of digoxigenin-mono-digitoxoside in man. Eur J Clin Pharmacol 7:87–94
Kuhlmann J, Kötter V, Leitner E v, Arbeiter G, Schröder R, Rietbrock N (1975) Concentration of digoxin, methyldigoxin, digitoxin and ouabain in the myocardium of the dog following coronary occlusion. Naunyn Schmiedebergs Arch Pharmacol 287:399–411
Kuhlmann J, Erdmann E, Rietbrock N (1979) Distribution of cardiac glycosides in heart and brain of dogs and their affinity to the ($Na^+ + K^+$)-ATPase. Nauny Schmiedebergs Arch Pharmacol 307:65–71
Kumar R, Yankoponlos NA, Abelmann WH (1973) Ouabain-induced hypertension in a patient with decompensated hypertensive heart disease. Chest 63:105–107
Kuschinsky K (1968) Bestimmung der Eiweißbindung verschiedener Herzglykoside mittels Sephadex-Gelfiltration. Naunxyn Schmiedebergs Arch Pharmacol 29:394–399
Lahiri K, Ertel N (1972) Mechanism of diphenylhydantoin (DPH) induced decrease in serum digoxin (DG) levels. Clin Res 20:410–414
Lang E (1978) „Gibt es ein Altersherz"? Musik und Medizin 9:29–38
Langer GA (1972) Effects of digitalis on myocardial ionic exchange. Circulation 46:180–187
Langer GA (1977) Relationship between myocardial contractility and the effect of digitalis on ionic exchange. Fed Proc 36:2231–2234
Larbig D, Kochsiek K, Schrader Chr (1972) Klinische Aspekte der radioimmunchemischen Bestimmung der Serum-Digoxinkonzentration. Dtsch Med Wochenschr 97:139–145
Larbig D, Haasis R, Kochsiek K (1978) Die Glykosidkonzentration und ihre klinische Bedeutung. In: Forum Cardiologium 15. Mannheimer Morgen, Mannheim
Larno S par, Witchitz S, Giudicelli JF, Boissier JR (1975) Association dephénylhydantoine-adrénolytiques β et intoxication digitalique. Cœur Med Interne 14:459–463

Lasagna L (1976) How useful are serum digitalis measurements? N Engl J Med 294:898–899
Laube H (1981) Gynäkomastie. Dtsch Aertzebl 6:217–222
Lauf PK (1975) Antigen-antibody reactions and cation transport in biomembranes: Immunophysiological aspects. Biochem Biophys Acta 415:173–229
Lauterbach F (1981) Intestinal absorption and secretion of cardiac glycosides. In: Greeff K (ed) Handbook of experimental pharmacology, vol 56: Cardiac glycosides. Springer, Berlin Heidelberg New York, pp 104–139
Leahey EB, Giardina E-GV, Reiffel JA, Bigger JT (1979a) Serum digoxin concentrations during quinidine and procainamide administration. Circ Res 59:II–101
Leahey EB, Reiffel JA, Heissenbuttel RH, Drusin RE, Lovejoy WP, Bigger JT (1979b) Enhanced cardiac effect of digoxin during quinidine treatment. Arch Intern Med 139:519–521
Lee ChO, Kang DH, Sokol JH, Lee KS (1980) Relation between intracellular Na ion activity and tension of sheep cardiac Purkinje fibers exposed to dihydro-ouabain. Biophys J 29:315–330
Lee KS, Klaus W (1971) The subcellular basis for the mechanism of inotropic action of cardiac glycosides. Pharmacol Rev 23:193–261
Lehmann H-U, Witt E, Temmen L, Hochrein H (1978) Lebensbedrohliche Digitalisintoxikationen mit und ohne saluretische Zusatztherapie. Dtsch Med Wochenschr 40:1566–1571
Leopold G, Pabst J, Ungethüm W, Schad W, Meub R (1979) Bioverfügbarkeit von Digitoxin. In: Greeff K, Rietbrock N (Hrsg) Digitoxin als Alternative in der Therapie der Herzinsuffizienz. Schattauer, Stuttgart New York, S 35–51
Levey M, Kewitz H, Altwein W, Hillebrand J, Eliakim M (1980) Hospital ademissions due to adverse drug reactions: A comparative study from Jerusalem and Berlin. Eur J Clin Pharmacol 17:25–31
Levine B, Franciosa J, Cohn J (1980) Acute and long term response to an oral converting-enzyme inhibitor, captopril, in congestive heart failure. Circulation 62:35–41
Lichey J, Havestatt Ch, Weinmann J, Hasford J, Rietbrock N (1978) Human myocardium and plasma digoxin concentration in patients on long-term digoxin therapy. Int J Clin Pharmacol 16:460–462
Lin MH, Romsos DR, Akera T, Leveille GA (1978) Na^+, K^+-ATPase Enzyme units in skeletal muscle from lean and obese mice. Biochem Biophys Res Commun 80:398–404
Lindenbaum J, Mellow MH, Blackstone MO, Butler VP (1971) Variation in biologic abailability of digoxin from four preparations. N Engl J Med 285:1344–1347
Lindenbaum J, Maulitz RM, Butler VP (1976) Inhibition of digoxin absorption by neomycin. Gastroenterology 71:399–404
Lindenbaum J, Rund D, Butler V, Tse-Eng D, Saha J (1981) Inactivation of digoxin by the gut flora: Reversal by antibiotic therapy. N Engl J Med 305:789–794
Lindenmayer GE, Schwartz A, Thopson HK (1974) A kinetic description for sodium and potassium effects on ($Na^+ + K^+$)-adenosine triphosphatase: A model for a two-nonequivalent site potassium activation and an analysis of multiequivalent site models for sodium activation. J Physiol 236:1 28
Liverpool Therapeutics Group (1978) Use of digitalis in general practice. Br Med J 2:673–675
Lown B, Kleiger R, Williams J (1965) Cardioversion and digitalis drugs: Changed threshold to electric shock in digitalized animals. Circ Res 17:519–531
Lowry K, Nagarj R, Pitts B, Askari A (1973) Effects of quinidine on some reactions and ion transport catalyzed by the Na,K-ATPase complex. Biochem Pharmacol 22:1369–1377
Luchi RJ, Gruber JW (1968) Unusually large digitalis requirements. Am J Med 45:322–328
Luckey H (1957) Selection of digitalis preparations and their proper administration. Am J Med 17:21–274
Lüderitz B (1981) Einführung: Ventrikuläre Herzrhythmusstörungen. Pathophysiologie,

Klinik, Therapie. In: Lüderitz B (Hrsg) Ventrikuläre Herzrhythmusstörungen. Springer, Berlin Heidelberg New York, S 1–25
Lüderitz B, Naumann d'Alnoncourt C, Thomas E, Steinbeck G (1975) Elektrophysiologische Untersuchungen über kardiale Wirkungen von Diuretika. Verh Dtsch Ges Kreislaufforsch 41:305–310
Lüderitz B, Naumann d'Alnoncourt C, Steinbeck G (1977) Effects on antikaliuretic agents on cardiac electrophysiology – measurements in papillary heart muscle and in Purkinje fibers. Klin Wochenschr 55:423–427
Lüllmann H, Peters T (1974) Cardiac glycosides and contractility. Adv Cardiol 12:174–182
Lüllmann H, Weber R (1968) Über die Wirkung von Phenytoin auf Digitalis-bedingte Arrhythmien. Aerztl Forsch 22:49–55
Lüllmann H, Peters T, Seiler K-U (1971) Über die Verteilung und Biotransformation verschiedener Herzglykoside. Dtsch Med Wochenschr 96:1018–1021
Lüllmann H, Peters T, Ziegler A (1979) Kinetic events determining the effects of cardiac glycosides. TIPS, pp 012–106
Lukas D (1973a) Binding of digitoxin, digoxin, their genius and related digitoxosides to human plasma protein. In: Storstein O (ed) Symposium on digitalis. Gyldendal Norsk, Oslo, pp 31–48
Lukas D (1973b) The pharmakokinetics and metabolism of digitoxin in man. In: Storstein O (ed) Symposium on digitalis. Gyldendal Norsk, Oslo, pp 84–102
Lukas D (1973c) The role of the liver in the chemical transformation of digitoxin. In: Storstein O (ed) Symposium on digitalis. Gyldendal Norsk, Oslo, pp 192–199
Macdonald Hull S (1977) Discontinuation of maitenance digoxin therapy in general practice. Lancet 2:1054–1055
Mahler F, Karliner JS, O'Raurke RA (1974) Effects of chronic digoxin in the normal conscious dog. Circulation 50:720–727
Mahon WA (1980) Cardiac glykosides and drugs used in arrhythmias. In: Dukes M (ed) Meyler's side effects of drugs. Excerpta Medica, Amsterdam Oxford Princeton, pp 280–294
Malcolm A, Coltart J (1977) Relation between concentrations of digoxin in the myocardium and in the plasma. Br Heart J 39:935–938
Manninen V, Apajalakti A, Melin J (1973) Altered absorption of digoxin in patients given propantheline and metoclopramide. Lancet 1:398–400
Marcus FI (1973a) Metabolism of digoxin in normal man and factors influencing the body distribution. In: Storstein O (ed) Symposium on digitalis. Gyldendal Norsk, Oslo, pp 112–125
Marcus FI (1973b) The role of the liver in the transformation and excretion of digoxin. In: Storstein O (ed) Symposium on digitalis. Gyldendal Norsk, Oslo, pp 200–208
Marcus FI (1975) Digitalis pharmacokinetics and metabolism. Am J Med 58:452–459
Marcus FI (1980) Editorial: Use of digitalis in acute myocardial infarction. Circulation 62:17–19
Marcus FI, Ryan JN, Stafford MG (1975) The reactivity of derivates of digoxin and digitoxin as measured by the Na – K-ATPase displacement assay and by radioimmunoassay. J Lab Clin Med 85:610–620
Mårdh S (1973) A simple enzymatic assay of cardiac glycosides and its application to analysis of glycoside levels in plasma. Clin Chim Acta 44:165–172
Margolis JR, Strauss HC, Miller HC, Gilbert M, Wallace AG (1975) Digitalis and the sick sinus syndrome clinical and electrophysiologic documentation of a severe toxic effect on sinus node function. Circulation 52:162–169
Maroko PR, Ribeiro LGT, Kloner RA, Hale SL, Ingwall JS (1978) Transport of ATP by liposomes into the ischemic myocardium. Circulation 57:II–58
Mason DT (1974) Digitalis pharmacology and therapeutics: Recent advances. Ann Intern Med 80:520–530
Mason D T (1978) Symposium perspective. Am J Med 65:101–105
Mason DT, Awan NA (1979) Recent advances in digitalis research. Am J Cardiol 43:1056–1059

Mason DT, Braunwald E (1964) Studies on digitalis. X. Effects of ouabain on forearm vascular resistance and venous tone in normal subjects and in patients in heart failure. J Clin Invest 43:532–543

Mason DT, Forester JM (1981) Side effects and intoxication of cardiac glycosides: manifestations and treatment. In: Greeff K (ed) Handbook of experimental pharmacology, vol 56/II: Cardiac glycosides. Springer, Berlin Heidelberg New York, pp 275–297

Mathur PN, Powles P, Pugsley StO, McEwan MP, Campbell M (1981) Effect of digoxin on right ventricular function in severe chronic airflow obstruction. Ann Intern Med 95:283–288

Mayahara H, Ogawa K (1980) Ultracytochemical localization of ouabain-sensitive, potassium-dependent p-nitrophenyl-phosphatase activity in the rat kidney. Acta Histochem Cytochem 13:90–102

Mayahara H, Fujimoto K, Anso T, Ogawa K (1980) A new one-step method for the cytochemical localization of ouabain-sensitive, potassium-dependent p-nitrophenyl-phosphatase activity. Histochemistry 67:125–138

McCall D (1979) Cation exchange and glycoside binding in cultured rat heart cells. Am J Physiol 236:C87–C95

McHaffie S, Purcell H, Mitchell-Heggs P, Guz A (1978) The clinical value of digoxin in patients with heart failure and sinus rhythm. Q J Med 47:401–419

McMichael J, Sharpey-Schafer EP (1944) The action of intravenous digoxin in man. Q J Med 52:123–135

Medenica R, Hatam K, Hatam V, Girard J, Junet R (1972) Digitoxin induced thrombocytopenia. Int Arch Allergy Appl Immunol 43:1–9

Meyer J (1970) Zur Frage der Digitalisanwendung vor, während und nach Operationen. Anaesthesist 19:365–369

Michael LH, Schwartz A, Wallick ET (1979) Nature of the transport adenosine triphosphatase-digitalis complex: XIV. Inotropy and cardiac glycoside interaction with Na^+,K^+-ATPase of isolated cat papillary muscle. Mol Pharmacol 16:135–146

Michel D (1977) Das sogenannte Altersherz und seine Behandlung. Therapiewoche 27:5425–5433

Michel D (1981) Digitalis-Therapie im Alter. Folge 2: Risiken, Glykosid-Präparate. Fortschr Med 99:669–675

Miller RR, Vismara LA, Williams DO, Amsterdam EA, Mason DT (1976) Pharmacological mechanisms for left ventricular unloading in clinical congestive heart failure. Differential effects of nitroprusside, phentolamine, and nitroglycerin on cardiac function and peripheral circulation. Circulation 39:127–133

Moe G, Farah A (1975) Digitalis and allied cardiac glycosides. In: Goodman L, Gilman A (eds) The pharmacological basis of therapeutics. MacMillan, New York, pp 653–682

Morrison J, Coromilas J, Robbins J, Ong L, Eisenberg S, Stechel R, Zema M, Reiser P, Scherr L (1980) Digitalis and myocardial infarction in man. Circulation 62:8–16

Morrow D, Townley N (1964) Anaesthesia and digitalis toxicity: an experiment study. Anesth Analg (Paris) 43:510–519

Morselli P (1976) Clinical pharmacokinetics in neonates. Clin Pharmacokinetics 1:81–98

Moss A, Davies H, Conrad D, De Camilla C, Odoroff C (1980) Digitalis associated cardiac mortality after myocardial infarktion. Circulation 64:1150–1156

Moysey JO, Jaggarao NSV, Grundy EN, Chamberlain DA (1981) Amiodarone increases plasma digoxin concentrations. Br Med J 282:272

Mudge G, Welt L (1975) Agents affecting volume and composition of body fluids. In: Godman LS, Gilman A (eds) The Pharmacological basis of therapeutics. MacMillan, New York, pp 753–797

Müller H, Bräuer H, Förster G, Reinhardt F (1978) Digoxinbestimmung mit Enzymimmunoassay und Radioimmunoassay. Klin Wochenschr 56:493–496

Murthy RV, Kidwai AM, Daniel EE (1974) Dissociation of contractile effect and binding and inhibition on Na^+-K^+-adenosine triphosphatase by cardiac glycosides in rabbit myometrium. J Pharmacol Exp Ther 188:575–581

Neff MS, Mendelssohn S, Kim KE, Banach S, Swartz C, Seller RH (1972) Magnesium sulfate in digitalis toxicity. Am J Cardiol 29:377–382
Nelson GR, Sonnenblick EH, Kirk ES (1975) Mechanism of the salutory effects of digitalis on myocardial ischemia with failure. Clin Res 23:382A
Neuvonen PJ, Elfving SM, Elonen E (1978) Reduction of absorption of digoxin, phenytoin and aspirin by activated chracoal in man. Eur J Clin Pharmacol 13:213–318
Nickerson M, Collier B (1975) Drugs inhibiting adrenergic nerves and structures innervated by them. In: Goodman LS, Gilman A (eds) The pharmacological basis of therapeutics. MacMillan, New York, pp 533–564
Nieder R (1977) Dosierung von β-Acetyldigoxin für Kinder. Kinderarzt 3:1–12
Nishimura H, Taninura T (1976) Clinical aspects of teratogenity of drugs. Excerpta Medica, Amsterdam Oxford, pp 124–168
Noble D (1980) Mechanism of action of therapeutic levels of cardiac glycosides. Cardiovasc Res 14:495–514
Nola G, Pope S, Harrison D (1970) Assessment of the synergistic relationship between serum calcium and digitalis. Am Heart J 79:499–507
Ochs H, Bodem G (1981) Alternation zur Digitalistherapie? Dtsch Med Wochenschr 106:583–586
Ochs H, Bodem G, Dengler HJ (1974) Die biologische Verfügbarkeit von Digoxin aus Kombinationspräparaten. Klin Wochenschr 52:637–639
Ochs H, Bodem G, Shäfer PK, Kodrat G, Dengler HJ (1975) Absorption of digoxin from the distal parts of the intestine in man. Eur J Clin Pharmacol 9:95–97
Ochs HR, Otten H, Bodem G (1979) Digoxin-induzierte Veränderungen des Belastungs-EKG in Relation zur Digoxinplasmakonzentration. Klin Wochenschr 57:161–168
Ochs HR, Greenblatt DJ, Harmatz JS, Bodem G, Dengler HJ (1981) Clinical implications of serum digoxin concentrations. Klin Wochenschr 59:501–507
Ohnhaus EE (1983) Dosierung von Herzglykosiden. In: Erdmann E (Hrsg) Therapie mit Herzglykosiden. Springer, Berlin Heidelberg New York, S 40–47
Ohnhaus EE, Spring P, Dettli L (1972) Protein binding of digoxin in human serum. Eur J Clin Pharmacol 5:34–36
Ohnhaus EE, Spring P, Dettli L (1974) Eliminationskinetik und Dosierung von Digoxin bei Patienten mit Niereninsuffizienz. Dtsch Med Wochenschr 99:1797–1803
Ohnhaus EE, Vozeh S, Nuesch E (1979) Absorption of digoxin in severe right heart failure. Eur J Clin Pharmacol 15:115–120
Okarma TB, Tramell P, Kalman SM (1972) The surface interaction between digoxin and cultured heart cells. J Pharmacol Exp Ther 185:559–576
Okita GT (1975) Dissociation of the positive inotropic effects from the cardiotoxicity effects of digitalis. Proc West Pharmacol Soc 18:14–19
Okita GT, Richardson F, Roth-Schechter BF (1973) Dissociation of the positive inotropic action of digitalis from inhibition of sodium- and potassium-activated adenosine triphosphatase. J Pharmacol Exp Ther 185:1–11
Oliver GC, Parker M, Brasfield D (1968) The measurement of digitoxin in human serum by radioimmunoassay. J Clin Invest 47:1035–1041
Oliver G, Taxman R, Frederickson R (1973) Influence of congestive heart failure on digoxin blood levels. In: Storstein O (ed) Symposium on digitalis. Gyldendal Norsk, Oslo, pp 336–347
Olson RE, Ellenbogen E, Iyengar R (1961) Cardiac myosin and congestive heart failure in the dog. Circulation 24:475–482
Opie LH (1980a) Digitalis and sympathomimetic stimulants. Lancet 1:912–918
Opie LH (1980b) Drugs and the heart. IV. Antiarrhythmic agents. Lancet 1:861–867
O'Rourke RA, Henning H, Theroux P, Crawford MH, Ross J (1976) Favorable effects of orally administered digoxin on left heart size and ventricular wall motion in patients with previous myocardial infarction. Am Heart J Cardiol 37:708–715
Packer M, Meller J, Gorlin R, Herman MV (1979) Hemodynamic and clinical tachyphylaxis to prazosin-mediated afterload reduction in severe chronic congestive heart failure. Circulation 59:531–539

Parmley WW, Braunwald E (1967) Comparative myocardial depressant and antiarrhythmic properties of d-propranolol, dl-propranolol and quinidine J Pharmacol Exp Ther 158:11–21
Patart O, Desnos M, Leroy G, Lauru Y, Mogenet M, Garbay M, Barrillon A, Gerbaux A (1981) Nécrose hémorragique du tube digestif au cours d'une intoxication digitalique massive. Nouv Presse Med 10:1489–1491
Perez HR (1970) Cardiac arrhythmia after succinylcholine. Anaesth Analg 49:33–48
Perrier D, Mayersohn M, Marcus FI (1977) Clinical pharmacokinetics of digitoxin. Clin Pharmacokinet 2:292–311
Perrone JP, Blostein R (1973) Asymmetric interaction of inside-out and rightside-out erythrocyte membrane vesicles with ouabain. Biochim Biophys Acta 291:680–689
Peters U (1980) Klinische und pharmakologische Grundlagen für eine kontrollierte Digitalistherapie. Z Kardiol 69:247–261
Peters U (1983) Dosierung von Herzglykosiden bei Niereninsuffizienz. In: Erdmann E (Hrsg) Therapie mit Herzglykosiden. Springer, Berlin Heidelberg New York, S 48–59
Peters U, Kalman SM (1978) Dihydrierte Metaboliten des Digoxins: Klinische Bedeutung und Nachweisverfahren. Z Kardiol 67:342–345
Peters U, Falk LC, Kalman SM (1978) Digoxin metabolism in patients. Arch Intern Med 138:1074–1076
Peters U, Grabensee B, Grosse-Brockhoff F (1981a) Digitoxinapplikation bei chronischer Niereninsuffizienz. In: Kochsiek K, Rietbrock N (Hrsg) Digitalistherapie bei Herzinsuffizienz. Urban & Schwarzenberg, München Wien Baltimore, S 34–46
Peters U, Risler T, Grabensee B, Falkenstein U (1981b) Untersuchungen zur Interaktion von Chinidin und Digitoxin. In: Kochsiek K, Rietbrock N (Hrsg) Digitalistherapie bei Herzinsuffizienz. Urban & Schwarzenberg, München Wien Baltimore, S 136–142
Pierach C, Baur H (1979) Ist eine Dauerbehandlung mit Digitalisglykosiden sinnvoll? Dtsch Med Wochenschr 104:1251–1252
Pitts BJR, Schwartz A (1975) Improved purification and partial characterization of (Na^+,K^+)-ATPase from cardiac muscle. Biochim Biophys Acta 401:184–195
Presek P (1982) Spezifische Herzglykosidrezeptoren – Quantitative Aspekte der Bindung von g-Strophanthin an Zellmembranpräparationen verschiedener menschlicher Gewebe. Dissertation, Universität München
Proctor JD (1974) Zur individuellen Dosierung von Digitoxin und Digoxin. Medizin 8:215–218
Pryzbyle AC, Paulay KS, Stein W, Damato AN (1974) Effects of digoxin on atrioventricular conduction patterns in man. Am J Cardiol 33:344–350
Rader B, Smith WW, Berger AR, Eichna LW (1964) Comparison of the hemodynamic effects of mercurial diuretics and digitalis in congestive heart failure. Circulation 24:328–344
Rahimtoola S, Gunnar R (1975) Digitalis in acute myocardial infartion: Help or hazard? Ann Intern Med 82:234–236
Rav B, Cohn C, Eldridge F, Haucock E (1968) Left ventricular failure secondary to chronic pulmonary disease. Am J Med 45:229–241
Repke KRH (1972) Biochemische Grundlagen der Entwicklung neuartiger Herzmittel des Digitalistyps. Pharmazie 27:693–700
Repke KRH, Megges R (1973) Drug Latention – ein neues Wirkungsprinzip in der Therapie mit Herzglykosiden. Therapiewoche 27:2314–2318
Repke K, Portius HJ (1963) Über die Identität der Ionenpumpen-ATPase in der Zellmembran des Herzmuskels mit einem Digitalis-Rezeptorenzym. Sep Exp 19:1–7
Repke K, Est M, Portius HJ (1965) Über die Ursache der Speciesunterschiede in der Digitalisempfindlichkeit. Biochem Pharmacol 14:1785–1802
Reuning R, Sams R, Notari R (1973) Role of pharmacokinetics in drug dosage adjustment. I. Pharmacologic effect, kinetics and apparent volume of distribution of digoxin. J Clin Pharmacol 13:127–141
Reuter H, Scholz H (1977) A study of the ion selectivity and the kinetic properties

of the calcium-dependent slow inward current in mammalian cardiac muscle. J Physiol 264:49–62
Richter M, Haustein K-O (1977) Binding of 16 α-gitoxin and its 16-acetate to human serum albumin. Eur J Clin Pharmacol 11:459–461
Riecker G, Bolte H-D, Lüderitz B, Strauer BE (1978) Der kardiale Notfall. Ätiologische und pathophysiologische Grundlagen des akuten Myokardversagens. Verh Dtsch Ges Kreislaufforsch 44:79–98
Rietbrock N Alken R (1980) Die Therapie der Herzinsuffizienz mit Digitalis. Dtsch Med Wochenschr 105:1622–1628
Rietbrock N, Kewitz H (1980) Wahl des Herzglykosids. Muench Med Wochenschr 122:775–776
Rietbrock N, Schüren KP (1978) Glykosidkonzentrationen, Glykosidwahl und Glykosidbedarf im Alter. Z Gerontol 11:433–445
Rietbrock N, Woodcock BG (1981) On the rational choice of cardiac glycoside. TIPS, pp 206–209
Rietbrock N, Guggenmos J, Kuhlmann J, Hess U (1976) Bioavailability and pharmacokinetics of β-methyldigoxin after multiple oral and intravenous doses. Eur J Clin Pharmacol 9:373–379
Rietbrock N, Vöhringer HF, Kuhlmann J (1977) Der Metabolismus herzwirksamer Glykoside. Herz/Kreisl 9:825–832
Rietbrock N, Alken RG, Ebert G (1979a) Vergleichende Untersuchungen der absoluten Bioverfügbarkeit von vier oralen Digoxin-Präparaten. Arzneimittelforsch 29:1724–1745
Rietbrock N, Hoppe H-J, Kozma C, Vöhringer HF (1979b) Vergleich der absoluten Bioverfügbarkeit von verschiedenen Digoxintabletten. Herz/Kreisl 11:470–473
Rietbrock N, Woodcock BG, Kuhlmann J (1983) Nebenwirkungen und Interaktionen mit anderen Pharmaka. In: Erdmann E (Hrsg) Therapie mit Herzglykosiden. Springer, Berlin Heidelberg New York, S 76–98
Risler T, Grabensee B, Grosse-Brockhoff F (1974) Eliminationskinetik und Dosierung von Digoxin bei Patienten mit Niereninsuffizienz. Dtsch Med Wochenschr 99:2130–2131
Robinson JD (1975) Mechanisms by which Li^+ stimulates the $(Na^+ + K^+)$-dependent ATPase. Biochim Biophys Acta 413:459–471
Rodman T, Gorczyca CA, Pastor BH (1961) The effect of digitalis on the cardiac output of the normal heart at rest and during exercise. Ann Intern Med 55:620–31
Rösch D, Weise HJ (1973) Elektrokardiographisches Bild der suizidalen Digitalisvergiftung beim Herzgesunden. Med Klin 68:1300–1303
Rosen MR, Wit AL, Hoffman BF (1975) Electrophysiology and pharmacology of cardiac arrhythmias. IV. Cardiac antiarrhythmie and toxic effects of digitalis. Am Heart J 89:391–399
Rossi B, Vuilleumier P, Gache C, Balerna M, Lazdunski M (1980) Affinity labeling of the digitalis receptor with p-nitrophenyltriazene-ouabain. A highly specific alkylating agent. J Biol Chem 255:9936–9941
Rubinow A, Skinner M, Cohen AS (1981) Digoxin sensitivity in amyloid cardiomyopathy. Circulation 63:1285–1288
Ruoho A, Kyte J (1974) Photoaffinity labeling of the ouabain-binding site on $(Na^+ + K^+)$ adenosinetriphosphatase. Proc Natl Acad Sci 71:2352–2356
Sabin G, Nebel W, Szurawitzki G, Schneider M (1981) Behandlung der schweren hämodynamischen Komplikationen des akuten Myokardinfarktes durch kombinierte Anwendung von Dopamin/Dobutamin und Nitroglycerin. Intensivmed 18:319–324
Schatzmann HJ (1953) Herzglykoside als Hemmstoffe für den aktiven Kalium- und Natriumtransport durch die Erythrocytenmembran. Helv Physiol Acta 11:346–354
Schenck-Gustafsson K, Dahlqyist R (1981) Pharmacokinetics of digoxin in patients subjected to the quinidine-digoxin interaction. Br J Clin Pharmacol 11:181–186
Schmoldt A, Beuthe H, Haberland G (1975) Digitoxin metabolism by rat liver microsomes. Biochem Pharmacol 24:1639–1643
Schneider KW, Gattenlöhner W (1971) Die unterschiedlichen Veränderungen der zentra-

len Hämodynamik durch Digitalis-pur-purea- und Lanata-Präparate. Verh Dtsch Ges Inn Med 77:980–982
Schneider J, Ruiz-Torres A (1977) Bedeutung des Körpergewichts für die Therapie mit Digoxin und Digoxinderivaten. Dtsch Med Wochenschr 102:116–118
Schölmerich P, Pabst K, Jahrreis O, Lange P (1964) Nebenwirkungen der Therapie mit Herzglykosiden. Dtsch Med Wochenschr 89:12–18
Scholz H (1979) Herzinsuffizienz. In: Fülgraff G, Palm D (Hrsg) Pharmakotherapie, Klinische Pharmakologie. Fischer, Stuttgart New York, S 37–52
Scholz H, Hackbarth I, Schmitz W (1979) Intensität und zeitlicher Verlauf der Digitoxinwirkung im Vergleich zu anderen herzwirksamen Glykosiden am isolierten Warmblütlerherzen. In: Greeff K, Rietbrock N (Hrsg) Digitoxin als Alternative in der Therapie der Herzinsuffizienz. Schattauer, Stuttgart New York, S 141–148
Schüren KP, Hüttemann U (1974) Chronisch obstruktive Lungenerkrankungen: Die hämodynamische Wirkung von Digitalis beim chronischen Cor pulmonale in Ruhe und unter Belastung. Klin Wochenschr 52:736–746
Schüren KP, Rietbrock N (1977) Klinische Aspekte der Digitalisintoxikation. Internist Prax 17:581–601
Schüren KP, Kötter V, Schröder R (1980) Digitalis und koronare Herzkrankheit. Z Kardiol 69:271–328
Schwartz A, Matsui H, Laughter AH (1968) Tritiated digoxin binding to ($Na^+ + K^+$)-ATPase: possible allosteric site. Science 159:323–325
Schwartz A (1976a) Is the cell membrane Na^+, K^+-ATPase enzyme system the pharmacological receptor for digitalis? Circ Res 39:2–7
Schwartz A (1976b) Sodium-potassium denosine triphosphatase – a receptor for digitalis? Biochem Pharmacol 25:237–239
Schwartz A, Sordahl LA, Entman ML, Allen JC, Reddy YS, Goldstein MA, Luchi RJ, Wyborny LE (1973) Abnormal biochemistry in myocardial failure. Am J Cardiol 32:407–421
Schwartz A, Lindenmayer G, Allen JC (1975) The sodium-potassium adenosine triphosphatase: pharmacological, physiological and biochemical aspects. Pharmacol Rev 27:3–134
Schwarzfischer P (1976) Serumglykosid-Spiegel im Alter. Probleme der Verlaufskontrolle bei Glykosid-Therapie. Fortschr Med 94:841–847
Selden R, Haynie G (1975) Ouabain plasma level kinetics and removal by dialysis in chronic renal failure. Ann Intern Med 83:15–19
Seller RH, Cangiano J, Kim KE, Mendelssohn S, Brest AN, Swartz C (1970) Digitalis toxicity and hypomagnesemia. Am Heart J 79:57–68
Seller RH, Greco J, Banach S, Seth R (1975a) Increasing the inotropic effect and toxic dose of digitalis by the administration of antikaliuretic drugs – further evidence for a cardiac effect of diuretic agents. Am Heart J 9:56–67
Seller RH, Banach S, Namey T, Neff M, Swartz C (1975b) Cardiac effect of diuretic drugs. Am Heart J 89:493–500
Sellers TD, Bashore TM, Gallaglur JJ (1977) Digitalis in the preexcitation syndrome. Analysis during atrial fibrillation. Circulation 56:260–267
Selye H, Krajny M, Savoie L (1969) Digitoxin poisoning: Prevention by spironolactone. Science 164:842–843
Selzer A (1981) Digitalis in cardiac failure. Arch Intern Med 141:18–19
Selzer A, Cohn K (1970) Some thoughts concerning the prophylactic use of digitalis. Am J Cardiol 26:214–219
Selzer A, Kelly JJ, Gerbode F, Kerth WJ, Osborn JJ, Poper RW (1966) Case against routine use of digitalis in patients undergoing cardiac surgery. JAMA 195:141–145
Shanbour L, Jacobson E, Brobman G, Hinshaw L (1971) Effects of ouabain on splanchnic hemodynamics in the rhesusmonkey. Am Heart J 4:511–517
Shapiro W, Narahara K, Taubert K (1970) Relationship of plasma digitoxin and digoxin to cardiac response following intravenous digitalization in man. Circulation 42:1065–1072

Shapiro W (1978) Correlative studies of serum digitalis levels and the arrhythmias of digitalis intoxication. Am J Cardiol 41:852–859

Sharpe DN, Norris RM, White BMCL (1975) Treatment with digoxin and measurement of serum digoxin levels after myocardial infarction. Br Heart J 37:530–533

Shaw TRD (1978) Bioavailability studies: Their influence on the clinical use of digitalis. In: Bodem G, Dengler D (eds) Cardiac glycosides. Springer, Berlin Heidelberg New York, pp 187–195

Siegel J, Sonnenblick E (1964) Quantification and prediction of myocardial failure. Arch Surg 89:1026–1032

Simaan J, Fawaz G (1973) The effect of theophylline alone and in combination with ouabain on the isolated dog heart. Naunyn Schmiedebergs Arch Pharmacol 278:45–54

Singer SJ, Nicolson GL (1972) The fluid mosaic model of cell membranes. Science 175:720–731

Skou JC (1957) The influence of some cations on an adenosine triphosphatase from peripheral nerves. Biochim Biophys Acta 23:349–401

Skou JC (1965) Enzymatic basis for active transport of Na^+ and K^+ across cell membranes. Physiol Rev 45:596–617

Skou JC, Nørby JG (1979) Na,K-ATPase, Structure and kinetics. Academic Press, London New York San Francisco, pp 3–535

Slany J, Mösslacher H (1976) Einfluß von Spirolactone auf die myokardiale Kaliumbilanz unter Strophanthin beim Menschen. Klin Wochenschr 54:671–676

Smith TW (1975) Digitalis toxicity: Epidemiology and clinical use of serum concentration measurements. Am J Med 58:470–476

Smith TW, Braunwald E (1980) The Management of heart failure. In: Braunwald E (ed) Heart disease. A textbook of cardiovascular medicine. Saunders, Philadelphia London Toronto, pp 509–570

Smith TW, Haber E (1970) Digoxin intoxication: the relationship of clinical presentation to serum digoxin concentration. J Clin Invest 49:2377–2386

Smith TW, Haber E (1973) Digitalis. Clinical value of the radioimmunoassay of the digitalis glycosides. Pharmacol Rev 25:219–228

Smith TW, Butler VP, Haber E (1969) Determination of therapeutic and toxic serum digoxin concentrations by radioimmunoassay. N Engl J Med 281:1212–1216

Smith TW, Willerson JT (1971) Suicidal and accidental digoxin ingestion. Report of five cases with serum digoxin level correlations. Circulation 44:29–36

Smith TW, Wagner H, Strosberg AD, Young M (1974) Characterization of solubilized myocardial $(Na^+ + K^+)$-ATPase. Ann NY Acad Sci 242:53–68

Smith TW, Haber E, Yeatman L, Butler VP (1976) Reversal of advanced digoxin intoxication with FAB fragments of digoxin-specific antibodies. N Engl J Med 294:797–800

Sodums MT, Walsh RA, O'Rourke RA (1981) Digitalis in heart failure. Farewell to the foxglove? Clin Cardiol 246:158–160

Sonnenblick EH, Williams JF, Glick G, Mason DT, Braunwald E (1966) Studies on digitalis XV. Effects of cardiac glycosides on myocardial force-velocity relations in the nonfailing human heart. Circulation 34:532–546

Soyka LF (1981) Pediatric clinical pharmacology of digoxin. Pediatr Clin North Am 28:203–215

Spannbrucker N, Vogel F, Kleinschmidt R, Klehr U (1981) Hämodynamische Auswirkungen einer Kombinationsbehandlung mit Dobutamin und Dopamin bei Patienten mit therapierefraktärer Herzinsuffizienz. Intensivmed 18:219–222

Specter MJ, Schweizer E, Goldman RH (1975) Studies of magnesium's mechanism of action in digitalis-induced arrhythmias. Circulation 52:1001–1005

Starr I, Luchi RJ (1969) Blind study on the action of digotixin on elderly women. Am Heart J 78:740–751

Staud R, Rietbrock N, Fassbender HP (1975) Excretion of methylproscillaridin in patients with a biliary fistula. Eur J Clin Pharmacol 9:99–1003

Steinbeck G (1983) Kontraindikationen gegen die Digitalistherapie. In: Erdmann E (Hrsg) Therapie mit Herzglykosiden. Springer, Berlin Heidelberg New York, S 99–107

Steinbeck G (1978) Zur Pathogenese von Herzrhythmusstörungen. Internist 19:200–206

Steinbeck G, Bonke FIM, Allessie MA, Lammers WJEP (1980) The effect of ouabain on the isolated sinus node preparation of the rabbit studied with microelectrodes. Circ Res 46:406–414
Steiness E (1973) Renal excretion of digoxin. In: Storstein O (ed) Symposium on digitalis. Gyldendal Norsk, Oslo, pp 178–182
Steiness E (1978) Digoxin toxicity compared with myocardial digoxin and potassium concentration. Br J Pharmacol 63:233–237
Stone JM, Fish C (1969) Digitalis toxicity: A review. J Indian Med Assoc 62:459–468
Stopfkuchen H, Gilfrich HJ (1980) Symptome und Therapie der akuten Digitalisintoxikation im Kindesalter. Klinikarzt 9:15–17
Storstein I (1974a) Renal excretion of digitoxin and its cardioactive metabolites. Clin Pharmacol Ther 16:14–24
Storstein L (1974b) The influence of impaired renal function of the renal excretion of digitoxin and its cardioactive metabolites. Clin Pharmacol Ther 16:25–34
Storstein L (1976) Studies on digitalis VII. Influence of nephrotic syndrome on protein binding, pharmakokinetics and renal excretion of digitoxin and cardioactive metabolites. Clin Pharmacol Ther 20:158–166
Storstein L (1981a) Prospektive Untersuchungen zur Digitalis-Intoxikation. Fortschr Med 31–32:1247–1254
Storstein L (1981b) The influence of age on digitoxin pharmacokinetics. In: Kochsiek K, Rietbrock N (eds) Digitalistherapie bei Herzinsuffizienz. Urban & Schwarzenberg, München Wien Baltimore, S 30–33
Storstein L, Amlie J (1979) Pharmacokinetics and metabolism of digitoxin in patients with chronic active hepatitis. In: Greeff K, Rietbrock N (eds) Digitoxin als Alternative in der Therapie der Herzinsuffizienz. Schattauer, Stuttgart New York, S 191–198
Storstein O, Hansteen V, Hatle L, Hilestad L, Storstein L (1977) Studies of digitalis. XIII. A Prospective study of 649 patients on maintenance treatment with digoxin. Am Heart J 93:434–443
Storz H (1981) Über den klinischen Aussagewert von Glykosidkonzentrationsbestimmungen im Blutplasma. Herz/Kreisl 9:463
Straub KD, Kane JJ, Bissett JK, Doherty JE (1978) Alteration of digitalis binding by quinidine: a mechanism of digitalis-quinidine interaction. Circulation [Suppl II] 58:58
Strauer BE (1978) Das Hochdruckherz. Dtsch Med Wochenschr 103:1691–1695
Strauer B (1982) Der Stellenwert der Vasodilatatoren in der Therapie der Myokardinsuffizienz. Dtsch Med Wochenschr 107:1026–1029
Strauss HC, Bigger JT, Bassett AL, Hoffman BF (1968) Actions of diphenylhydantoin on the elctrical properties of isolated rabbit and canine atria. Circ Res 23:463–477
Swann AC, Marini JL, Sheard MH, Maas JW (1980) Effects of chronic dietary lithium on activity and regulation of (Na^+, K^+)-adenosine triphosphate in rat brain. Biochem Pharmacol 29:2819–2823
Szabo Z, Ritzl E (1981) Einfache Berechnung der Digoxindosierung bei Hyperthyreose. Der Krankenhausarzt 54:440–444
Tackett RL, Holl JE (1981) Increased automaticity and decreased inotropism of ouabain in dogs with furosemide-induced hypomagnesemia. J Cardiovasc Pharmacol 3:1269 1277
Taylor SA, Rawlins MD, Smith SE (1972) Spironolactone – a week enzyme inducer in man. J Pharm Pharmacol 24:578–579
Taylor SH (1977) Heart failure-I. In: Hamer J (ed) Recent advances in cardiology. Churchill Livingstone, London Edinburgh, pp 369–398
Ten Eick RE, Wyte SR, Ross SM, Hoffman BF (1967) Post-countershock arrhythmias in untreated and digitalized dogs. Circ Res 21:375–389
Thadani U, Manyari D, Parker JO, Fung H-L (1980) Tolerance to the circulatory effects of oral isosorbide dinitrate. Rate of development and cross-tolerance to glyceryl trinitrate. Circulation 61:526–535
Thomas JH (1971) The use and abuse of digitalis in the elderly. Geront Clin 13:285–295
Tillement JP, Lhoste F, Giudicelly JF (1978) Diseases and drug protein binding. Clin Pharmacol 3:144–154

Titus EO (1975) Characterization of pharmacological receptors. Naunyn Schmiedebergs Arch Pharmacol 288:269–281
Towbin EG, Doherty JE, Ferrell CB (1964) Renal excretion of tritiated digoxin (localization). Circulation [Suppl III] 30:170
Tritthart HA (1978) Neuere Aspekte der Wirkung von Herzglykosiden auf die elektrische und mechanische Aktivität des Myokards. Herz/Kreisl 10:211–217
Unruh G V (1979) Bestimmung von Dihydrodigitoxin. In: Greeff K, Rietbrock N (Hrsg) Digitoxin als Alternative in der Therapie der Herzinsuffizienz. Schattauer, Stuttgart New York, S 21–26
Varomkov Y, Shell WE, Smirnov V, Jukovsky D, Chazov EI (1977) Augmentation of serum CPK activity by digitalis in patients with acute myocardial infarction. Circulation 55:719
Vatner SF, Baig H, Manders WT, Muray PA (1978) Effects of a cardiac glycoside in combination with propranolol on the ischemic heart of conscious dogs. Circulation 57:568–572
Vecsei P, Hackenthal E, Ganten D (1978) The renin-angiotensinaldosterone system. Past, present and future. Klin Wochenschr 56:3–46
Vöhringer HF (1978) Pharmakokinetik von Digitoxin, Digitoxigenin, Monodigitoxosid und Digitoxigenin-didesoxyrhamnosid beim Menschen unter besonderer Berücksichtigung niereninsuffizienter Patienten. Habilitationsschrift, Universität Berlin
Vöhringer HF (1981) Pharmakokinetik von Digitoxin im Vergleich zu Digoxin bei Niereninsuffizienz. In: Kochsiek K, Rietbrock N (Hrsg) Digitalistherapie bei Herzinsuffizienz. Urban & Schwarzenberg, München Wien Baltimore, S 21–29
Vöhringer HF, Rietbrock N (1974) Metabolism and excretion of digitoxin in man. Clin Pharmacol Ther 16:796–806
Vöhringer HF, Rietbrock N (1979a) Varianz der Digitoxinkonzentration im Plasma – Eine Analyse der bestimmenden Faktoren. In: Greeff K, Rietbrock N (Hrsg) Digitoxin als Alternative in der Therapie der Herzinsuffizienz. Schattauer, Stuttgart New York, S 61–67
Vöhringer HF, Rietbrock N (1979b) Renale und extrarenale Elimination von Digitoxin. In: Greeff K, Rietbrock N (Hrsg) Digitoxin als Alternative in der Therapie der Herzinsuffizienz. Schattauer, Stuttgart New York, S 114–115
Vöhringer HF, Kuhlmann J, Rietbrock N (1976) Der Einfluß von Antacida auf die Plasmakonzentration von Digoxin beim Menschen. Dtsch Med Wochenschr 101:106–108
Waagstein F, Hjalmarson A, Varnauskas E, Wallentin I (1975) Effect of chronic beta-adrenergic receptor blockade in congestive cardiomyopathy. Br Heart J 37:1022–1036
Wagner JG (1974a) Appraisal of digoxin bioavailability and pharmacokinetics in relation to cardiac therapy. Am Heart J 88:133–138
Wagner JG (1974b) Loading and Maintenance doses of digoxin in patients with normal renal function and those with severely impaired renal function. J Clin Pharmacol 14:329–338
Wagner JG, Yates JD, Willis PW, Sakmar E, Stoll RG (1974) Correlation of plasma levels of digoxin in cardiac patients with dose and measures of renal function. Clin Pharmacol Ther 15:291–301
Waldorff S, Damgaard Andersen J, Heebøll-Nielsen N, Nielsen OG, Moltke E, Sørensen U, Steiness E (1978) Spironolactone-induced changes in digoxin kinetics. Clin Pharmacol Ther 24:162–167
Waldorff S, Hansen PB, Kjaergard H, Buch J, Egeblad H, Steiness E (1981) Amiloride-induced changes in digoxin dynamics and kinetics: Abolition of digoxin-induced inotropism with amiloride. Clin Pharmacol Ther 30:172–176
Wallick ET, Lane LK, Schwartz A (1979) Biochemical mechanism of the sodium pump. Annu Rev Physiol 41:397–412
Wambach G, Helber A, Saborowski F, Bönner G, Kaufmann W (1979) Zur Genese der Elektrolytstörungen nach schweren Digitalisintoxikationen. Herz/Kreisl 11:24–27
Waser PG, Volkart O (1954) Wirkung von Herzglykosiden auf Aktomyosin. Helv Physiol Acta 12:12–22

Weber DJ (1972) Intravenous triamterene in the treatment of acute digitalis intoxication. Clin Pharmacol Ther 13:868–874
Weiner N (1980) Drugs that inhibit adrenergic nerves and block adrenergic receptors. In: Goodman A, Gilman A (eds) The pharmacological basis of therapeutics. MacMillan, New York, pp 176–210
Weiner N (1980) Norepinephrine, epinephrine, and the sympathomimetic amines. In: Godman A, Gilman A (eds) The pharmacological basis of therapeutics. Macmillan, New York, pp 138–175
Weinmann J, Hasford J, Kuhlmann J, Bippus PH, Lichey J, Rietbrock N (1979) Digoxinkonzentrationen in Plasma und Gewebe. Med Klin 74:613–619
Weiss W, Teufel W (1979) Digitalisierungsprobleme im Alter. Ther Ggw 118:884–906
Weissler AM (1974) Assessment of the left ventricular response to cardioactive agents by non-invasive techniques. In: Dengler HJ (ed) Symposia Medica Hoechst. Schattauer, Stuttgart New York, pp 5–18
Weissler AM, Snyder JR, Schoenfeld GD, Cohen S (1966) Assay of digitalis glycosides in man. Am J Cardiol 17:768–780
Weissler AM, Harris WS, Schoenfeld CD (1968) Systolic time intervals in heart failure in man. Circulation 37:149–159
Wellens HJ, Durrer D (1973) Effect of digitalis on atrioventricular conduction and circus movement tachycardias in patients with Wolff-Parkinson-White-syndrome. Circulation 47:1229–1233
Wellens HJ, Cats VM, Düren DR (1975) Symptomatic sinus node abnormalities following lithium carbonate therapy. Am J Med 59:285–287
Wenkebach K (1914) Die unregelmäßige Herztätigkeit und ihre klinische Bedeutung. Engelmann, Leipzig, S 3–124
Wettrell G, Anderson K-E (1975) Absorption of digoxin in infants. Eur J Clin Pharmacol 9:49–55
Wheat MW (1980) Acute dissecting aneurysms of the aorta: diagnostic and treatment – 1979. Am Heart J 99:373–387
Wheat MW, Fla G, Burford TH (1961) Digitalis in surgery: Extension of classical indications. J Thorac Cardiovasc Surg 41:162–168
White R, Chamberlain D, Howard M, Smith T (1971) Plasma concentrations of digoxin after oral administration in the fasting and postprandiol state. Br Med J 1:380–387
Whittam R, Chipperfield AR (1973) Ouabain binding to the sodium pump in plasma membrane isolated from ox-brain. Biochim Biophys Acta 307:563–577
Wilkerson RD (1981) Effects of digitalis glycosides on myocardial function. In: Wilkerson RD (ed) Cardiac pharmacology. Academic Press, New York London Toronto, pp 113–126
Wilkerson R, Mockridge P, Massing G (1980) Effects of selected drugs on serum digoxin concentration in dogs. Am J Cardiol 45:1201–1210
Williams JF, Mathew FB (1981) Effect of quinidine on positive inotropic action of digoxin. Am J Cardiol 47:1052–1055
Williams JF, Klocke FJ, Braunwald E (1966) Studies on digitalis. XIII. A comparison of the effects of potassium on the inotropic and arrhythmiaproducing actions of ouabain. J Clin Invest 45:346–352
Wirth KE, Frölich JC, Hollifield JW, Falkner FC, Sweetman BS, Oates JA (1976) Metabolism of digitoxin in man and its modification by spironolactone. Eur J Clin Pharmacol 9:345–354
Wolf M, Braunwald E (1980) General anesthesia and noncardiac surgery in patients with heart disease. In: Braunwald E (ed) Heart disease. Saunders, Philadelphia London Toronto, pp 1911–1922
Wynne J, Braunwald E (1980) The cardiomyopathies and myocarditides. In: Braunwald E (ed) Heart disease. Saunders, Philadelphia, pp 1437–1498
Yamamoto S, Akera T, Brody TM (1979) Sodium influx rate and ouabain-sensitive rubidium uptake in isolated guinea pig atria. Biochim Biophys Acta 55:270–284
Yankopoulos NA, Kawai C, Federici EE, Adler LN, Abelmann WH (1968) The hemodynamic effects of ouabain upon the diseased left ventricle. Am Heart J 76:466–480

Yeh BK, Chiang BN, Sung P-K (1976) Antiarrhythmic activity of potassium canrenoate in man. Am Heart J 92:308–314

Yoda S, Sarrif AM, Yoda A (1975) Structure-activity relationship of cardiaotonic steroids for the inhibition of sodium- and potassium-dependent adenosine triphosphatase. IV. Dissociation rate constants for complexes of the enzyme with cardiac oligodigitoxides. Mol Pharmacol 11:647–652

Zahorsky R (1980) Action of semisynthetic digitoxin – and scillarenin-derivatives on the heart-lung-preparation of the cat. Naunyn Schmiedebergs Arch Pharmacol 311:R42

Zilly W (1979) Digitoxin bei akuter und chronischer Leberinsuffizienz. In: Greeff K, Rietbrock N (Hrsg) Digitoxin als Alternative in der Therapie der Herzinsuffizienz. Schattauer, Stuttgart New York, S 199–212

Zilly W (1981) Digitoxin bei Patienten mit Leber-Insuffizienz. In: Kochsiek K, Rietbrock N (Hrsg) Digitalistherapie bei Herzinsuffizienz. Urban & Schwarzenberg, München Wien Baltimore, S 57–65

Zilly W, Richter E, Rietbrock E (1975) Pharmacokinetics and metabolism of digoxin- and β-methyl-digoxin-12α-^{3}H in patients with acute hepatitis. Clin Pharmacol Ther 17:302–309

Der Einsatz von Vasodilatatoren bei chronischer Herzinsuffizienz

W.-D. Bussmann

Mit 35 Abbildungen und 4 Tabellen

A. Pathophysiologische Mechanismen bei chronischer Herzinsuffizienz

Das chronisch insuffiziente Herz verfügt über spezielle Anpassungsmechanismen.

I. Frank-Starling-Mechanismus

Bei einer chronischen Stauungsinsuffizienz sind die Regulationsmöglichkeiten über den Frank-Starling-Mechanismus bereits ausgeschöpft. Der insuffiziente Ventrikel arbeitet an der Grenze seiner möglichen Vordehnung. Eine akute weitere Zunahme der Vordehnung ist aus anatomisch-myokardialen Gründen und durch die Umgrenzung durch das Perikard nicht möglich. Die einer größeren Vordehnung folgende vermehrte Auswurfleistung ist aufgrund der Insuffizienz nicht in eine vermehrte Inotropie umsetzbar. Es müssen andere, periphere Hilfsregulationen zur Verbesserung der kardialen Funktion herangezogen werden.

II. Sympathische Stimulation

Es kommt zur sympathischen Stimulation mit der Folge, daß das Blutangebot zum Herzen durch venöse Konstriktion steigt, der periphere Widerstand zunimmt und die myokardialen Reserven im Sinne einer positiven Inotropie mobilisiert werden. Ist das Herz groß, der enddiastolische Druck hoch und das Schlagvolumen niedrig, sind auch die Katecholaminspiegel meist erhöht im Plasma nachweisbar (Lehmann u. Keul 1982). Die sympathischen Überträgerstoffe sind in der Lage, die in der Regel noch unverändert ansprechbaren venösen und arteriellen Gefäße zu tonisieren, nicht aber das Myokard selbst ausreichend zu stimulieren.

1. Reduktion der Betarezeptorendichte

Nach einer kürzlich veröffentlichten Untersuchung von Bristow et al. (1982) wiesen die Herzen von Patienten, die sich einer Herztransplantation unterziehen mußten, eine 50%ige Reduktion der adrenergen Betarezeporendichte auf. Auch ist die maximale Stimulierbarkeit mit Isoproterenol bei diesen Herzen auf 50–70% im Vergleich zu gesunden Ventrikeln reduziert. Ähnliche Befunde wurden in vivo erhoben mit dem Nachweis, daß die durch Isoproterenolgabe erreichte Kontraktilitätssteigerung bei den schwer herzinsuffizienten Patienten ausbleibt (BUSSMANN 1974; BUSSMANN et al. 1977a, b, 1978a, b). Die Frage ist nur, in welchen Gebieten des linken Ventrikels die Betarezeptorendichte abnimmt. Wenn sie da abnimmt, wo bereits der Funktionsverlust, also Nekrose oder Fibrose vorliegt, ist dies nicht verwunderlich.

2. Abnahme der myokardialen Noradrenalinspeicher

Seit langem ist auch eine Abnahme der kardialen Noradrenalinspeicher bei Patienten mit schwerer Herzinsuffizienz bekannt (CHIDSEY et al. 1964).

Während bei akuter Herzinsuffizienz oder Myokardischämie die Anzahl der Betarezeptorendichte eher zunimmt, kommt es bei genügend langer Dauer zu einer Abnahme und damit, zusammen mit dem verminderten myokardialen Katecholamingehalt, zu einer Abnahme der Ansprechbarkeit auf die nervale sympathische Stimulation. Damit wird das insuffiziente Herz immer mehr von dem nötigen adrenergen Antrieb abgekoppelt (WILLERSON 1982).

Da die sympathische Stimulation an den venösen und arteriellen Gefäßen aber umgesetzt wird und effektiv ist, kommt es zu einer Zunahme der Füllungsdrücke durch venöse Konstriktion und auf der arteriellen Steite zu einer Zunahme des peripheren Widerstands. Das insuffiziente Herz reagiert auf den steigenden Widerstand besonders empfindlich. Die Austreibungsfraktion kann deshalb weiter abnehmen.

III. Stimulation des Renin-Angiotensin-Aldosteron-Systems

Nach Untersuchungen von ZELIS u. FLAIM (1983) überwiegt bei fortgeschrittener Herzinsuffizienz die Vasokonstriktion, besonders in den kutanen, renalen und abdominellen Gefäßbezirken. Die Vasokonstriktion ist durch den erhöhten, neurogenen sympathischen Gefäßtonus, durch die Erhöhung des zirkulierenden Noradrenalins und durch die über das Renin-Angiotensin-System erhöhte Aktivität des zirkulierenden Angiotensins bedingt. Patienten mit leichteren Herzinsuffizienzformen mögen unter Ruhebedingungen noch normale regionale arterielle Flußwerte aufweisen, haben aber unter körperlicher Belastung eine überschießende Vasokonstriktion.

IV. Reagibilität der Gefäßwand bei chronischer Herzinsuffizienz

Die Reagibilität der Gefäßwand bei Herzinsuffizienz ist nach ZELIS durch den erhöhten Natriumgehalt gestört, so daß die Regulationsmöglichkeiten bei metabolischen Reizen eingeschränkt sind. Die erhöhte Steifigkeit der Gefäßwand limitiert den Blutfluß in der Skelettmuskulatur, der normalerweise unter Arbeit deutlich ansteigen sollte. So kann es zur Ischämie des Muskels unter Arbeit kommen, wodurch über afferente Nerven die sympathiko-adrenale Reaktion verstärkt wird. Auch sind die Barorezeptoren, die für die Regulation der Vasokonstriktion bei körperlicher Belastung verantwortlich sind, nicht in der Lage, genügend gegenzuregulieren, so daß sich die vasokonstriktorische Komponente weiter verstärkt.

V. Renale Vasokonstriktion

Die Niere benötigt 20% des Herzminutenvolumens zur Bildung des Glomerulumfiltrats. Die verstärkte Wasser- und Natriumretention bei Herzinsuffizienz beruht vornehmlich auf einer Umverteilung der Durchblutung innerhalb der Niere selbst: Aufgrund der Vasokonstriktion werden vorzugsweise die äußeren Rindenbezirke von der Minderdurchblutung betroffen. Die unterschiedliche Architektur der außen- und der juxta-medullär gelegenen Nephrone erklärt die stärkere Wasser- und Natriumrückresorption (Kilcoyne et al. 1973).

Schließlich ist die renale Vasokonstriktion der Stimulus für das Renin-Angiotensin-Aldosteron-System. Dadurch wird die Wasser- und Natriumrückresorption weiter verstärkt.

B. Neuere Aspekte zur Therapie der chronischen Herzinsuffizienz

I. Digitalis und Diuretika

Aus der Pathophysiologie der chronischen Herzinsuffizienz sind entsprechende therapeutische Schlußfolgerungen ableitbar. Durch direkten Angriffspunkt am Herzen läßt sich die Kontraktilität des geschädigten Ventrikels durch positiv-inotrope Substanzen verbessern. Im Vordergrund steht die Anwendung von Digitalis. In neuerer Zeit sind zusätzlich auch oral wirksame positiv-inotrope Substanzen einsetzbar.

Ein anderer Ansatzpunkt geht primär von einer Herzentlastung durch Angriffspunkte in der Peripherie aus. Hier sind in erster Linie die Diuretika zu nennen, die über eine Verminderung des Blutvolumens allerdings nur einen Teil der gewünschten Wirkung erzielen: Sie sind in der Lage, die Stauung zu beseitigen, sind dagegen nicht geeignet, die Förderleistung des Herzens zu verbessern. Im Gegenteil, Diuretika führen regelhaft zu einer Abnahme des schon reduzierten Herzminutenvolumens.

II. Vasodilatatoren

Die dritte therapeutische Möglichkeit ist die Anwendung von vasodilatierenden Substanzen. Durch venöse und arterielle Gefäßdilatation kommt es sowohl zur Abnahme der Stauung mit Reduktion der Füllungsdrücke des Herzens als auch gleichzeitig zu einer Verbesserung der Auswurfleistung des linken Ventrikels durch Reduktion der Nachlast des Herzens.

Diese drei Therapieverfahren, Digitalis oder Diuretika oder Vasodilatatoren, stehen in einer gewissen Konkurrenz zueinander. Nur wenige Autoren vertreten die Meinung, daß die chronische Herzinsuffizienz mit Vasodilatatoren allein zu behandeln wäre. Andere Autoren bevorzugen bei chronischer Herzinsuffizienz primär die Diuretika. Am meisten verbreitet ist jedoch nach wie vor folgendes Vorgehen bei Herzinsuffizienz: Zunächst die Einstellung des Patienten mit Digitalis. Reicht diese Therapie nicht aus, werden zusätzlich Diuretika gegeben. Weil die Daueranwendung von vasodilatierenden Substanzen durch Nebenwirkungen kompliziert ist, stellt die chronische Anwendung von vasodilatierenden Substanzen eine adjuvante Therapiemöglichkeit dar.

Dieses Konzept einer aufbauenden Therapie, die mit Digitalis beginnt, ist pathophysiologisch am ehesten zu begründen. Bei der chronischen Herzinsuffizienz liegt die primäre Störung am Herzen selbst und in der reduzierten myokardialen Funktion begründet. Digitalispräparate sind in der Lage die Kontraktilität zu verbessern, wobei die Funktionsverbesserung sich häufig auf die weniger stark geschädigten Myokardareale bezieht. Trotz der geringen therapeutischen Breite dieser Präparate geht auch aus neueren Untersuchungen klar hervor, daß eine dauerhafte Wirksamkeit dieser Substanzen unzweifelhaft ist.

Der logische zweite Schritt ist die diuretische Therapie, die bei Versagen der alleinigen Digitalistherapie, insbesondere die Stauungskomponente der chronischen Herzinsuffizienz günstig beeinflußt.

1. Kritische Wertung des Therapiekonzepts

Der Stellenwert der vasodilatierenden Substanzen ist insofern nach wie vor umstritten, als mit diesen Medikamenten versucht werden soll, die für die Herzinsuffizienz notwendigen Anpassungsmechanismen, insbesondere die periphere Vasokonstriktion zu durchbrechen. Im Akutversuch ist die Entlastung durch vasodilatierende Substanzen durchaus möglich und auch effektiv. Unter chronischen Bedingungen setzt jedoch eine ausgeprägte Gegenregulation ein, die versucht, die Bedingungen der arteriellen und venösen Konstriktion wiederherzustellen. Der gefäßerweiternde Effekt wird abgeschwächt oder sogar aufgehoben.

Die Durchbrechung eines pathophysiologischen Regulationsmechanismus ist auch theoretisch nur schwer begründbar, werden doch für das insuffiziente Herz wichtige Kompensationsmechanismen wie vermehrte Füllung des Herzens und regionale Durchblutungseinschränkung als Einsparmöglichkeiten außer Kraft gesetzt. Die Hauptursache der Herzinsuffizienz ist ja nicht die Kreislaufperipherie, sondern das in seiner Kontraktionskraft eingeschränkte Herz. Es wird immer unterstellt, daß der bei Herzinsuffizienz notwendigerweise vorliegende, aus der reduzierten Förderleistung errechnete periphere Widerstand überkompensatorisch erhöht ist.

Diese theoretische Prämisse ist nur ungenügend untermauert. Insgesamt bedarf deshalb das Konzept der Therapie mit Vasodilatatoren immer wieder einer kritischen Analyse. Nur Stoffe, die direkt in den Regulationsmechanismus des Renin-Angiotensin-Systems eingreifen, wie die Converting-enzyme-Hemmer, sind möglicherweise geeignet, auf Dauer die chronische Herzinsuffizienz zu bessern.

2. Das klassische Behandlungskonzept

Die Behandlung der chronischen Herzinsuffizienz wird deshalb nach wie vor nach dem klassischen Konzept mit Digitalis und Diuretika vorgenommen. Führt auch die kombinierte Digitalis-Diuretika-Behandlung nicht zum Erfolg, liegt eine chronisch-therapieresistente Herzinsuffizienz vor. In dieser Situation kann die chronische Anwendung eines Vasodilatators ins Auge gefaßt werden. Viele Substanzen sind untersucht worden. Eine endgültige Festlegung auf bestimmte Substanzgruppen ist z.Z. noch nicht möglich. Immer neue Stoffe werden untersucht, offenbar deshalb, weil die geprüften nicht befriedigend waren.

3. Beschränkung auf Patienten mit schwerer Herzinsuffizienz

Die Anwendung von Vasodilatatoren bei der chronischen Herzinsuffizienz beschränkt sich deshalb bisher auf die kleine Gruppe von Patienten, die sich im Endstadium einer schweren Herzerkrankung befinden und klinisch dem Schweregrad III und IV der New York Heart Association angehören. Bei diesen Patienten ist in der Regel auch keine chirurgische Verbesserung der kardialen Situation, z.B. durch Klappenersatz oder Bypass-Chirurgie möglich. Es handelt sich vielmehr um Endstadien von Kardiomyopathien, koronarer Herzkrankheit oder rheumatischen Klappenvitien, jeweils mit schwerer Ventrikeldysfunktion.

Die nüchterne Betrachtung des Stellenwertes der Therapie mit Vasodilatatoren bei der chronischen Herzinsuffizienz ist keineswegs mit der bei der akuten Herzinsuffizienz vergleichbar. Während Vasodilatatoren bei der chronischen Herzinsuffizienz nur adjuvante Therapiemöglichkeiten darstellen, sind sie bei der akuten Herzinsuffizienz häufig Therapeutika der ersten Wahl (BUSSMANN u. SCHUPP 1978). Andererseits sind auch die klinischen Resultate bei Anwendung der Vasodilatatoren bei chronischer Herzinsuffizienz im Einzelfall von hervorragender klinischer Wirksamkeit und mit dauerhaften Erfolgen versehen, wenn nicht durch das Fortschreiten der Grundkrankheit schließlich alle Therapieverfahren ineffektiv werden.

C. Die Anwendung von Nitraten bei der chronischen Herzinsuffizienz

Nitroglycerin und Isosorbiddinitrat haben einen gut dokumentierten Effekt bei der Behandlung der akuten Herzinsuffizienz. Die Substanzen wurden erfolgreich bei der infarktbedingten akuten Linksinsuffizienz eingesetzt. Eine rasche klinische Besserung läßt sich beim akuten Lungenödem erreichen. Spezielle Indikationen ergeben sich beim Papillarmuskelsyndrom, bei der Ventrikelseptumruptur und der akuten Endokarditis-bedingten Aorten- oder Mitralinsuffizienz. Insbesondere bei diesen mit Insuffizienzen einhergehenden Ventildefekten werden drastische Besserungen erreicht.

Bei den ausgezeichneten Erfolgen der akuten Herzinsuffizienz-Therapie stellt sich die Frage, ob bei der chronischen Herzinsuffizienz ähnliche günstige Wirkungen erzielbar sind. Insbesondere geht es dabei darum, ob die Wirksamkeit bei oraler Dauermedikation erhalten bleibt. Zu dieser Fragestellung liegen bisher nur zwei kontrollierte Studien vor (FRANCIOSA et al. 1978; FRANCIOSA und COHN 1980; LEMKE et al. 1978; LEMKE et al. 1979).

I. Akute Wirkung bei chronischer Herzinsuffizienz

1. Unter Ruhebedingungen

Zunächst ist aber die Frage zu stellen, ob Nitrate bei chronisch persistierender Herzinsuffizienz eine akute Wirkung entfalten. Wir untersuchten dazu Patienten, die sich im Stadium III und IV der New York Heart Association befanden und alle digitalisiert waren. Sie erhielten auch fast ausnahmslos Digitalis und Diuretika. Die Ursache der Herzinsuffizienz war bei der Mehrzahl der Fälle eine koronare Herzkrankheit mit wiederholt abgelaufenen Infarkten. Die Herzgröße hatte deutlich zugenommen, häufig über 1200 ml/1,73 m^2 Körperoberfläche (Norm bis 800 ml/1,73 m^2). Bei der Mehrzahl der Patienten lagen eine chronische Lungenstauung, periphere Ödeme und eine Lebervergrößerung vor. Sie klagten über Dyspnoe und Nykturie. Als subjektives Maß für die Belastbarkeit wurde die Wegstrecke zu ebener Erde in Kilometern eruiert. Sie war auf wenige Meter bis maximal 3 km reduziert und betrug im Mittel 1,3 km. Die Patienten wiesen außerdem deutlich reduzierte Leistungen beim Treppensteigen auf und konnten im Mittel nur 8 Stufen ohne Unterbrechung steigen. Die linksventrikuläre Austreibungsfraktion war deutlich reduziert.

Obwohl die Patienten mit Digitalis und Diuretika eingestellt waren, bestanden die objektiven und subjektiven Symptome der Herzinsuffizienz weiterhin. Die Patienten erhielten deshalb als Testdosis 5 mg Isosorbiddinitrat sublingual (Abb. 1, LEMKE et al. 1979). Es kam zu einer sofortigen Abnahme des mittleren Pulmonalarteriendrucks und damit des linksventrikulären Füllungsdrucks. Das Herzminutenvolumen nahm nur geringfügig zu (LEMKE et al. 1978, 1979).

Die Ergebnisse zeigen ähnlich wie die von FRANCIOSA et al. (1978, 1980), daß die akute Verabreichung von Isosorbiddinitrat bei bestehender chronischer therapierefraktärer Herzinsuffizienz zu einer akuten Besserung der hämodyna-

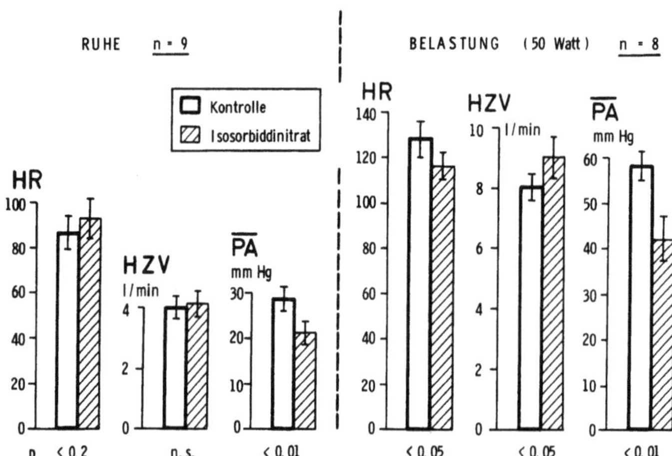

Abb. 1. Wirkung von 5 mg Isosorbiddinitrat sublingual bei Patienten mit chronischer Herzinsuffizienz in Ruhe und unter körperlicher Belastung. Signifkante Reduktion des Pulmonalarterienmitteldrucks ($\overline{PA}$) und Zunahme des Herzminutenvolumens (*HZV*) mit Reduktion der Herzfrequenz (*HR*) unter Belastung (LEMKE et al. 1979)

mischen Situation mit entsprechend höherer Belastbarkeit führt. Verglichen mit den akuten Nitrateffekten beim frischen Herzinfarkt scheint der Effekt etwas geringer ausgeprägt zu sein, möglicherweise deshalb, weil nur in Einzelfällen eine zusätzlich bestehende Myokardischämie günstig beeinflußt wird. So fehlt, ähnlich wie HECHT et al. (1982) mitteilten, häufig eine stärkere Herzminutenvolumenzunahme.

Grundsätzlich kann man aber davon ausgehen, daß ein Patient mit chronischer Herzinsuffizienz, der in die Praxis oder Klinik kommt, unter einer akuten Nitratzufuhr eine deutliche klinische Besserung erfährt. Die Medikation kann in Form von Isosorbiddinitrat sublingual und oral erfolgen sowie mit Nitroglycerin auf sublingualem, bukkalem, oralem oder intravenösem Weg.

a) Anhaltende Wirkung

Nach den beim frischen Infarkt gemachten Beobachtungen mit intravenöser Nitroglycerinzufuhr bleibt der Effekt auf den Füllungsdruck dauerhaft erhalten ohne Anhalt für eine kurzfristige Toleranzentwicklung. Unter Dauerinfusion von Nitroglycerin in einer Dosis von ca. 4 mg/h kommt es gegenüber einer nichtbehandelten Kontrollgruppe zu einer dauerhaften Senkung des diastolischen Pulmonalarteriendrucks, zu einer Steigerung des Herzminutenvolumens, zu einer Abnahme des mittleren arteriellen Drucks und einer Verminderung des peripheren Widerstands. Daraus ist zu schließen, daß die Effekte der Nitrattherapie über einen Zeitraum von mindestens 2 Tagen voll erhalten bleiben. Dies hat besondere Bedeutung für Patienten mit chronischer Herzinsuffizienz, die akut dekompensiert zur Aufnahme kommen und mit Hilfe hochdosierter oraler oder intravenöser Nitratzufuhr eine anhaltende Besserung erfahren sollen. Nur wenige Untersucher haben bisher bei Fortführung der Therapie täglich erneut Messungen vorgenommen (BLASINI et al. 1982).

b) Steigerung des Herzminutenvolumens

Bezüglich der Wirkung von Nitraten auf das Herzminutenvolumen gelten die im Kapitel über die akute Therapie gemachten Angaben. Das Herzminutenvolumen steigt, wenn der Füllungsdruck hoch oder das Herzminutenvolumen niedrig ist. Offenbar spielt auch die Genese der Herzinsuffizienz eine Rolle, wobei Patienten mit Myokardischämie meist eine Schlagvolumenverbesserung zeigen. Ergänzend dazu sind die Befunde von GOLDBERG et al. (1978) zu werten, die nur dann eine Zunahme des Herzminutenvolumens bzw. des Schlagvolumens fanden, wenn der periphere Widerstand deutlich erhöht war. Betrug der Widerstand mehr als 2.500 $dyn \times s \times cm^{-5}$, zeigte sich eine deutliche Herzminutenvolumensteigerung. Bei Werten unter 1.500 $dyn \times s \times cm^{-5}$ stieg das Herzminutenvolumen nicht an. Dabei ist allerdings zu berücksichtigen, daß es sich um Patienten mit Mitral- oder Aorteninsuffizienz handelte, bei denen bezüglich der Förderleistung eher eine Steigerung zu erwarten ist. Zu ähnlichen Befunden kamen RABINOWITZ et al. (1982) mit intravenöser Zufuhr von Isosorbiddinitrat. Patienten mit akuter (Herzinfarkt) und chronischer (koronare Herzkrankheit) Pumpschwäche profitierten gleichermaßen (Abb. 2, RABINOWITZ et al. 1982).

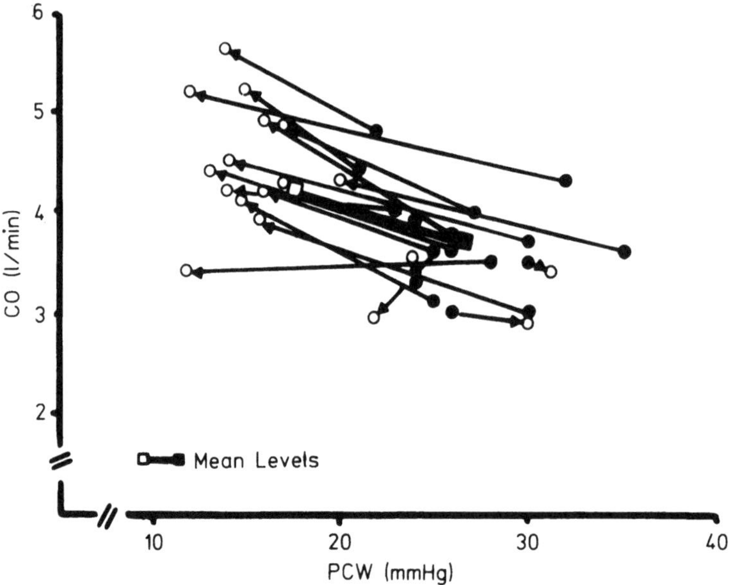

Abb. 2. Nach intravenöser Zufuhr von Isosorbiddinitrat kommt es bei Patienten mit erhöhten Füllungsdrücken ausnahmslos zu einer Abnahme des linksventrikulären Füllungsdrucks (*PCW*) und Zunahme des Herzminutenvolumens (*CO*). Die Funktionsverbesserung war nachweisbar bei nahezu allen Patienten mit akuter Herzinsuffizienz, aber auch bei Patienten mit chronischer Pumpschwäche aufgrund von koronarer Herzkrankheit (RABINOWITZ et al. 1982)

2. Unter körperlicher Belastung

Bei einer Belastung von 50 Watt zeigte sich bei den von LEMKE untersuchten Patienten mit chronischer Herzinsuffizienz eine deutliche Herzminutenvolumensteigerung, eine erhebliche Reduktion des linksventrikulären Füllungsdrucks und eine deutliche Abnahme der Belastungsfrequenz. Die Beschwerden, die vom Patienten während Belastung angegeben wurden, waren nach sublingualer Gabe von Isosorbiddinitrat deutlich geringer (LEMKE et al. 1979).

HECHT et al. (1982) kamen zu ähnlichen Ergebnissen wie LEMKE et al. (1979). Sie gaben 4 × 40 mg Isosorbiddinitrat über einen Zeitraum von 24 Stunden. Alle Patienten waren im Stadium III der New York Heart Klassifizierung auf dem Boden einer kongestiven Kardiomyopathie oder einer koronaren Herzkrankheit mit deutlich reduzierter Austreibungsfraktion. In Ruhe und unter Belastung kam es zu einer Reduktion des linksventrikulären Füllungsdrucks. Unter basalen Bedingungen fehlte die Herzminutenvolumensteigerung. Sie betrug mit körperlicher Belastung im Mittel 30% (Abb. 3, HECHT et al. 1982).

II. Chronische Wirkung der Nitrate

Naturgemäß ist bei Patienten mit globaler Einschränkung der Ventrikelfunktion nur mit kleinen Erfolgen durch eine zusätzliche Therapie zu rechnen. Wenn der Therapieeffekt nicht groß sein kann, ist auch dessen Nachweis schwierig.

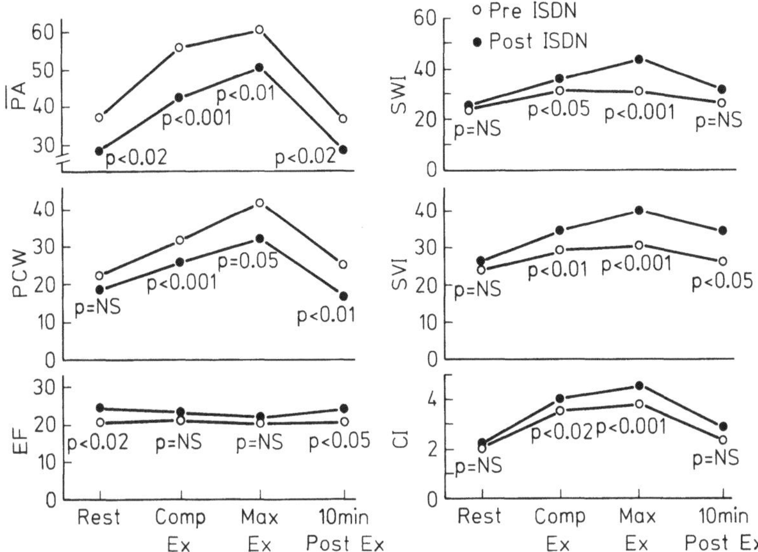

Abb. 3. Wirkung von 4 × 40 mg Isosorbiddinitrat oral bei chronischer Herzinsuffizienz: Signifikante Reduktion des mittleren Pulmonalarteriendrucks (*PA*) und des Pulmonalkapillardrucks (*PCW*) in Ruhe und unter körperlicher Belastung (*EX*) sowie 10 min nach der Belastung. Diese Änderungen gingen einher mit einer Zunahme der Schlagarbeit (*SWI*), des Schlagvolumens (*SVI*) und des Herzminutenvolumens (*CI*). Auch die Austreibungsfraktion (*EF*) verbesserte sich teilweise. *Comp Ex* vergleichbare Belastungshöhe, *Max Ex* maximale Belastungshöhe (HECHT et al. 1980)

Hinzu kommt, daß im Verlauf der Beobachtungsphase infolge spontaner hämodynamischer Verschlechterungen oder Besserungen die Medikation geändert und z.B. die Diuretikadosis angepaßt werden muß. Außerdem läßt sich bei den vorwiegend ambulanten Patienten die Lebensführung, die Medikamenteneinnahme und die Flüssigkeitsbilanz nur begrenzt überwachen.

Zur objektiven Beurteilung des klinischen und hämodynamischen Verlaufs müssen objektive Parameter herangezogen werden. Besonders eignen sich das röntgenologische Herzvolumen, die echokardiographischen Parameter der Ventrikelfunktion und die invasiv gewonnenen hämodynamischen Werte, letztere möglichst unter Ruhe und Belastungsbedingungen.

Patienten im Stadium II, III und IV der Herzinsuffizienz erhielten nichtretardiertes Isosorbiddinitrat in einer Dosierung von 4 × 20 mg und einer zusätzlichen abendlichen Gabe von 40 mg über einen Zeitraum von 4 Wochen (Tagesdosis 120 mg). Gegenüber einer ebenso langen Placebophase ergab sich eine mäßige Steigerung des Herzminutenvolumens, eine nicht signifikante Verminderung der Pulmonalarteriendrücke in Ruhe und nur geringfügige Veränderungen unter körperlicher Belastung (Abb. 4, LEMKE et al. 1979). Es ergab sich aber keine Abnahme des Herzvolumens und keine Veränderung bezüglich der Stadieneinteilung nach der New York Heart Association.

Bei der genaueren Analyse der Einzelverläufe zeigt sich, daß bei allen Patienten mit einem Pulmonalarterienmitteldruck über 30 mm Hg auch chronisch eine Füllungsdrucksenkung nachweisbar war. Bei Werten unter 30 mm Hg war das

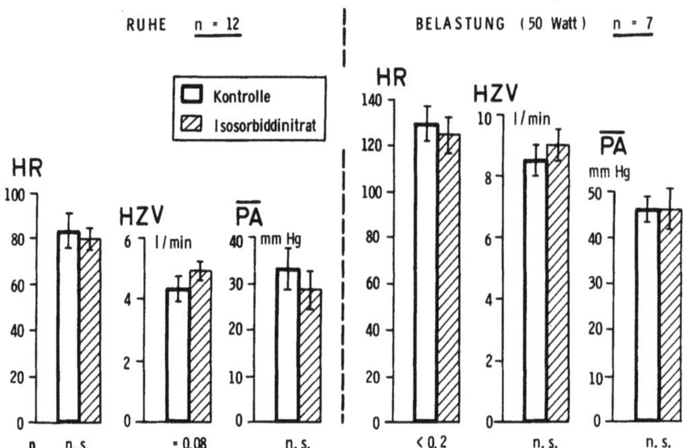

Abb. 4. Nach 4wöchiger Gabe von 120 mg Isosorbiddinitrat (ISD) pro Tag ist die Wirkung auf den mittleren Pulmonalarteriendruck ($\overline{PA}$) gegenüber der akuten Gabe abgeschwächt und unter körperlicher Belastung nicht mehr nachweisbar. Mäßige Steigerung des Herzminutenvolumens (*HMV*). Die Herzfrequenz (*HR*) wird nicht beeinflußt (LEMKE et al. 1979)

Verhalten unterschiedlich bei 3 Patienten kam es zu einer Abnahme, bei 4 anderen zu einer mäßigen Zunahme in der chronischen Phase (Abb. 5, BUSSMANN 1983).

Eine andere kontrollierte Studie zur Langzeitwirkung von Isosorbiddinitrat bei chronischer Herzinsuffizienz wurde im Doppelblindversuch von FRANCIOSA u. COHN (1980) veröffentlicht. Die Autoren fanden eine dauerhafte signifikante Senkung des linksventrikulären Füllungsdrucks bei einer Tagesdosis von 160 mg Isosorbiddinitrat pro Tag. Aber auch in der Placebogruppe kam es zu einer Reduktion des Füllungsdrucks, die jedoch nicht signifikant war. Alle Patienten erhielten zunächst eine Einzeldosis von 40 mg Isosorbiddinitrat oral. Der linksventrikuläre Füllungsdruck fiel dabei ab, ebenso wie der mittlere arterielle Druck. Das Herzminutenvolumen änderte sich unwesentlich. Anschließend erhielt die eine Hälfte der Patienten 160 mg Isosorbiddinitrat täglich, die andere Hälfte Placebo. Nach 3 Monaten wurden die Messungen wiederholt. Nach der Nachtpause (mindestens 8 h) wurde am nächsten Morgen die Testdosis gegeben. Es kam nach dieser Dosis zu einer signifikanten Abnahme des Pulmonal-Kapillardrucks, zur Verminderung des arteriellen Blutdrucks, zu einem leichten Anstieg des Herzminutenvolumens und zu einer signifikanten Abnahme des peripheren Widerstands. In der Placebogruppe waren solche Veränderungen nicht nachweisbar (Abb. 6, FRANCIOSA u. COHN 1980). Kritisch könnte man anmerken, daß durch das therapiefreie Intervall von 8 h und mehr die Toleranz aufgehoben und die Wirksamkeit des Nitrats wiederhergestellt worden sein könnte. Es würde sich dann bei der Testdosis lediglich um einen Akutversuch handeln.

Ähnlich wie in den eigenen Untersuchungen (LEMKE et al. 1979) kam es bei den Patienten nicht zu einer eindeutigen klinischen Befundverbesserung, obwohl positive hämodynamische Veränderungen nachweisbar waren.

Nach Befunden der beiden Arbeitsgruppen muß man davon ausgehen, daß bei hochdosierter Gabe von Isosorbiddinitrat mit Dosen zwischen 120 und

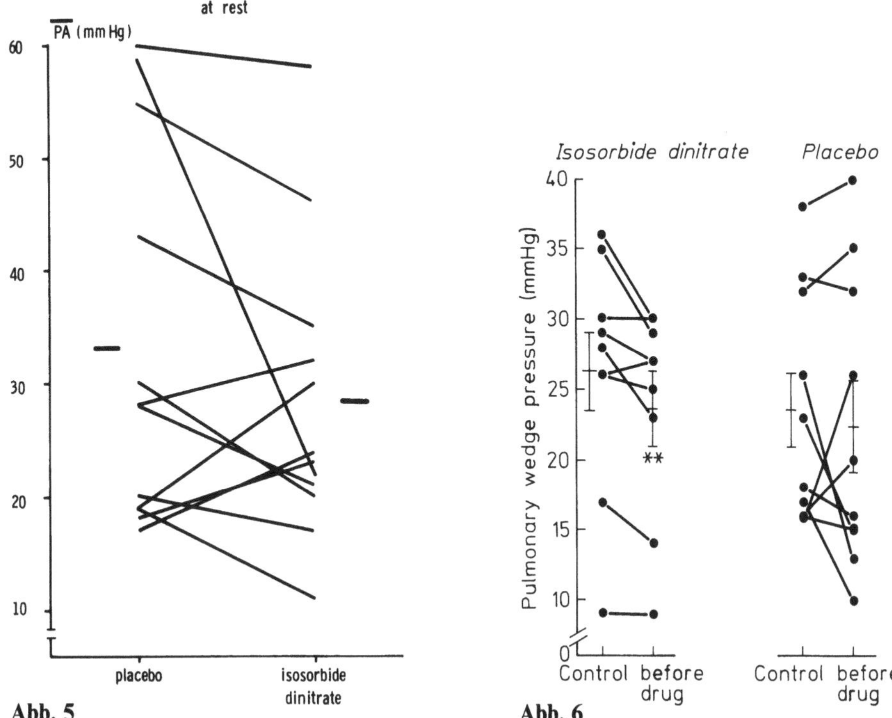

Abb. 5

Abb. 6

Abb. 5. Bei einer Analyse der Einzelwerte zeigte sich, daß insbesondere bei den Patienten mit chonischer Herzinsuffizienz eine deutliche Füllungsdruckreduktion nachweisbar war, bei denen die initialen Druckwerte deutlich erhöht waren (*PA* mittlerer Pulmonalarteriendruck). Isosorbiddinitrat (120 mg/d) wurde 4 Wochen lang appliziert (Bussmann 1983)

Abb. 6. Doppelblindstudie mit 160 mg Isosorbiddinitrat im Cross-over-Verfahren gegenüber Placebo: Signifikante Senkung des Pulmonalkapillardrucks (pulmonary wedge pressure) in der Behandlungsgruppe. Keine signifikanten Veränderungen unter Placebo (Franciosa u. Cohn 1980)

160 mg/Tag auch bei der chronischen Herzinsuffizienz eine dauerhafte Füllungsdrucksenkung erreichbar ist. Allerdings scheint dies nicht in jedem Fall möglich zu sein. Die Ursachen für die unterschiedlichen Wirkungen, besonders bezüglich des Herzminutenvolumens wurden schon genannt. Man kann nur dann von einer Herzminutenvolumensteigerung ausgehen, wenn der periphere Widerstand primär deutlich erhöht ist, bzw. das Herzminutenvolumen deutlich erniedrigt ist. Gegenregulatorische Mechanismen können außerdem den Effekt auf der venösen Seite abschwächen, da, wie weiter oben besprochen, die venöse Gefäßkonstriktion bei der Herzinsuffizienz als Kompensationsmechanismus immer wieder reaktiviert wird.

1. Nitrattoleranz

Die antianginöse Potenz der Nitrate bleibt aber dauerhaft erhalten (Becker et al. 1976; Schneider et al. 1983). Koronarpatienten mit Herzinsuffizienz könnten also unabhängig von den peripheren hämodynamischen Effekten (venöses pooling, arterielle Dilatation) auch von der direkten Koronarwirkung der Nitrate profitieren, die in einer Erweiterung der großen Koronargefäße einschließlich exzentrisch stenosierter Gefäßabschnitte besteht. Dabei ist außerdem durchaus möglich, daß mit einer Steigerung der Dosis auf 240 bzw. 480 mg/Tag ein noch besserer therapeutischer Effekt ermöglicht wird (SCHNEIDER et al. 1982).

2. Nebenwirkungen

Unter der Dauermedikation mit Isosorbiddinitrat kann es bei den Patienten mit chronischer Herzinsuffizienz zu einem leichten Gewichtsanstieg kommen. Sechs der 23 Patienten zeigten eine Gewichtszunahme, die jeweils durch Änderung der Diuretikadosis kompensiert werden konnte. Es kam aber auch in der Placebophase zu Zunahmen des Körpergewichts. Nicht mit Sicherheit kann deshalb davon ausgegangen werden, daß es unter einer chronischen Nitrattherapie zu einer Ödemneigung kommt, wie sie von Substanzen bekannt ist, die primär auf der arteriellen Seite wirksam sind (Prazosin, Hydralazin).

Als weitere Nebenwirkung entwickelten 10% der Patienten starke, nicht beeinflußbare Kopfschmerzen, so daß die Therapie abgebrochen werden mußte. Bei annähernd 50% der Patienten waren initial Kopfschmerzen vorhanden, die im weiteren Verlauf spontan verschwanden (LEMKE et al. 1979).

3. Kombination mit Hydralazin

Besonders in den Vereinigten Staaten bestehen Erfahrungen mit der kombinierten Gabe von Isosorbiddinitrat und Hydralazin. Hydralazin als reiner arterieller Dilatator wird ergänzt durch Isosorbiddinitrat mit einer primär venösen Wirkungskomponente. Positive, anhaltende Effekte sind beschrieben worden (MASSIE et al. 1977). Einzelheiten s. Abschnitt D.

4. Pharmakokinetik von Isosorbiddinitrat bei chronischer Herzinsuffizienz

Unter den Bedingungen der chronischen Herzinsuffizienz kommt es zu keinen wesentlichen Veränderungen im Metabolismus von Isosorbiddinitrat (MEINERTZ 1983). Die Spiegel von Isosorbiddinitrat sowie der beiden Metaboliten 2- und 5-Mononitrat liegen eine Woche nach Therapiebeginn jedoch deutlich höher als bei Einzelgabe der Substanz. Diese geringfügige Kumulation ist unabhängig davon, ob eine Herzinsuffizienz vorliegt oder nicht.

D. Hydralazin bei chronischer Herzinsuffizienz

Hydralazin ist als antihypertensive Substanz schon seit über 30 Jahren bekannt. Es wurde relativ breit angewandt, bis bekannt wurde, daß erhebliche Nebenwirkungen auftreten können. Durch Dosisreduktion und Kombination mit Diuretika oder betarezeptorenblockierenden Substanzen nahm der Einsatz bei der Hypertonie wieder zu.

Erst in den letzten Jahren, etwa seit 1972, kam Hydralazin mehr und mehr auch bei der chronischen Herzinsuffizienz zur Anwendung (CHATTERJEE et al. 1976, 1979).

I. Pharmakokinetik von Hydralazin

Unter den verschiedenen Phthalazinderivaten mit hypotensiver Wirkung sind Hydralazin und Dihydralazin die am meisten verbreiteten Substanzen. Hydralazin wird rasch und so gut wie komplett resorbiert. Nur 10% sind im Stuhl nachweisbar. Maximale Blutspiegel werden nach $^1/_2$–2 h erreicht. Hydralazin ist im Serum vornehmlich an Eiweiß gebunden. Nach oraler Aufnahme dauert es 20–30 min, nach intravenöser Gabe 10–20 min bis zum Wirkungseintritt. Nach oraler Gabe sind die Blutspiegel deutlich niedriger als nach intravenöser Applikation. Bei Gabe von 100 mg Hydralazin oral werden ähnliche Plasmaspiegel erreicht wie nach 25 mg intravenös. In der Gefäßwand von Arterien der Niere, der Leber, der Milz, des Herzens, der Lunge, des Gehirns und der Muskeln ist Hydralazin konzentriert nachweisbar.

Die Plasmahalbwertzeit von Hydralazin liegt zwischen 2 und 4 h. Wegen der höheren Konzentration in der Muskularis der Arterienwände ist die biologische Halbwertzeit deutlich länger (KOCH-WESER 1976).

Bei der ersten Leberpassage wird Hydralazin acetyliert (40%), der Grund für die verminderte orale Bioverfügbarkeit. Zudem bestehen genetische Unterschiede in der Konzentration der hepatischen N-acetyl-transferase. Die „langsamen“ Acetylierer mit niedrigerer N-acetyl-transferase weisen schon nach kleineren Dosen deutlich höhere Plasmaspiegel von Hydralazin auf. Toxische Erscheinungen sind bei diesen Patienten eher zu erwarten. Etwa 50% der Bevölkerung sind sog. langsame Acetylierer.

Der weitere Metabolismus besteht in einer Hydroxylierung und Konjugation mit Glucuronsäure. Innerhalb von 48 h wird der größte Teil von Hydralazin und seinen Metaboliten wieder ausgeschieden, ein Prozeß, der bei Niereninsuffizienz deutlich länger dauert. Eine Akkumulation ist nicht selten. So sollen bei „schnellen“ Acetylierern Komplikationen wie das Lupus-Syndrom oder die gelegentlich auftretende Polyneuropathie seltener vorkommen, selbst bei Gabe von höheren Dosen. Den Acetylierungsstatus kann man mit Hilfe des Isoniazidtests bestimmen (CHATTERJEE et al. 1976; MASSIE et al. 1981). Die Dosis wird bei den „langsamen“ Acetylierern halbiert.

II. Wirkungsmechanismus von Hydralazin

Hämodynamische Effekte

Hydralazin entfaltet seine Wirkung durch direkten Angriff an der glatten Muskulatur der Gefäße. Die Dilatation vollzieht sich primär an den arteriolären Widerstandsgefäßen. Die venösen Kapazitätsgefäße der Haut und der Skelettmuskeln werden nur geringfügig beeinflußt. Die Wirkung auf die Koronararterien, Nierenarterien, Eingeweidearterien und Hirngefäße ist ausgeprägt. Der Effekt auf das pulmonale Gefäßbett ist nicht einheitlich. Bei starker Zunahme

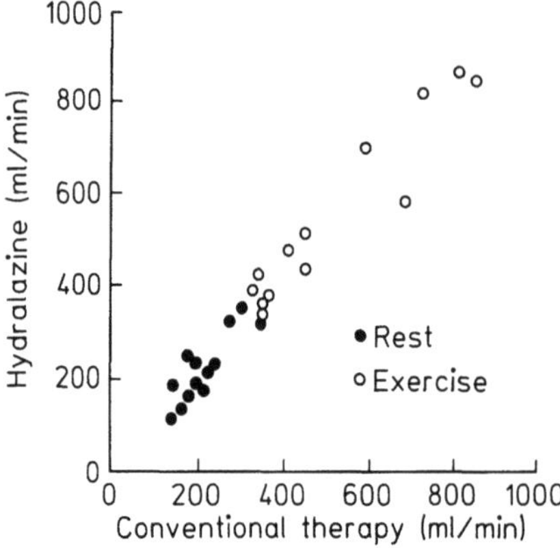

Abb. 7. Sauerstoffverbrauch unter Hydralazin im Vergleich zur konventionellen Therapie. In Ruhe und unter körperlicher Belastung wird unter Hydralazin keine vermehrte Sauerstoffextraktion erreicht (CHATTERJEE et al. 1979)

des Herzminutenvolumens unter Hydralazin kann es bei unverändertem Pulmonalarteriendruck zu einer Abnahme des pulmonalen Widerstands kommen.

Die Verminderung des systemischen Widerstands unter Hydralazin geht einher mit einer deutlichen Zunahme des Herzminutenvolumens. Auf diese Weise wird bei Patienten mit chronischer Herzinsuffizienz eine zu ausgeprägte Verminderung des Blutdrucks vermieden. Bei Patienten mit Hypertonie ohne Herzinsuffizienz kommt es dagegen unter Hydralazin zu einer Abnahme des Blutdrucks. Dabei kann es gelegentlich zu Hypotension kommen, die mit einer Reflextachykardie einhergeht. Infolge Erhöhung des Sympathikotonus resultiert eine vermehrte myokardiale Kontraktilität. Wegen der Schlag- und Herzminutenvolumensteigerung kommt es bei Patienten mit Herzinsuffizienz nur in Ausnahmefällen zu einer Reflextachykardie oder Hypotonie. Einige Autoren gehen davon aus, daß Hydralazin auch bei vorliegender Herzinsuffizienz die myokardiale Kontraktilität steigert (KMENT 1981; KHATRI et al. 1977).

Die mit der Abnahme des peripheren Widerstandes einhergehende massive Herzminutenvolumensteigerung sollte kritisch betrachtet werden. Obwohl es unter Hydralazin in Ruhe und unter körperlicher Belastung zu einer erheblichen kardialen Funktionsverbesserung kommt, konnte eine Besserung der Arbeitskapazität oder eine Zunahme des Gesamtsauerstoffverbrauchs nicht nachgewiesen werden (CHATTERJEE et al. 1979). Hydralazin steigert zwar das Herzminutenvolumen unter Belastung, die Sauerstoffextraktion nimmt aber proportional ab, so daß der Sauerstoffverbrauch des Organismus unverändert bleibt (Abb. 7, CHATTERJEE et al. 1979). Der mit mehr Blut oder mit mehr Sauerstoff durchströmte Muskel entnimmt, obwohl er es nötig hätte, nicht mehr Sauerstoff, mit dem er eine größere Leistung vollbringen könnte. Bisher ist nicht geklärt, warum das so ist. Offenbar wird die Mikrozirkulation ungünstig beeinflußt und durch Eröffnung von arteriovenösen Shunts der Steigerung des nutritiven Flusses entgegenwirkt.

Das Ausmaß der Steigerung des Schlagvolumens unter Hydralazin ist abhängig von der diastolischen Ventrikelgröße. Je größer der diastolische Durchmesser, um so stärker nimmt das Schlagvolumen zu. PACKER et al. (1980) fanden oberhalb eines Ventrikeldurchmessers von 55 mm eine Zunahme des Schlagvolumens, unterhalb von 55 mm eine Abnahme des Schlagvolumens.

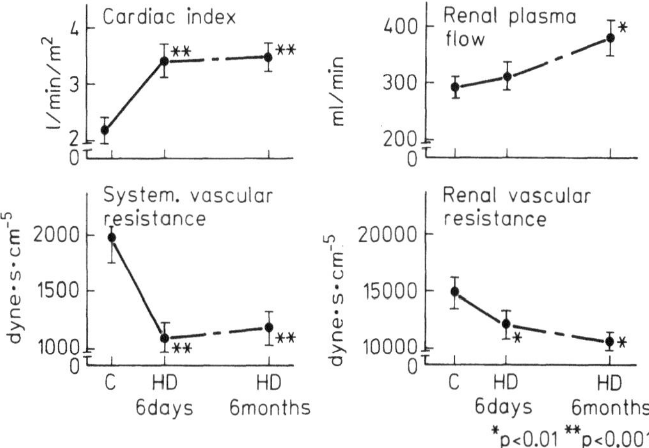

Abb. 8. Nach Untersuchung von MATHEY (1983) bleibt die akute Steigerung des Herzminutenvolumens (cardiac index) und die systemische Widerstandsverminderung unter Hydralazin dauerhaft erhalten. Die renale Plasmaflußsteigerung und Widerstandsabnahme ist erst chronisch eindeutig nachweisbar

a) Renale Wirkung

Durch die Abnahme des renovaskulären Widerstands kommt es zu einer Verbesserung des renalen Blutflusses und einer günstigen glomerulären Filtrationsrate (COGAN et al. 1979). Nach Untersuchungen von MATHEY et al. (1980) ist die renale Plasmaflußsteigerung akut noch gering, nach 6 Monaten jedoch ausgeprägt (Abb. 8, MATHEY 1983). Bei hypertensiven Patienten ohne Herzinsuffizienz kommt es dagegen zu keinen Änderungen der glomerulären Filtrationsrate.

b) Koronare Durchblutung

Unter Hydralazin kommt es zu einer Steigerung der Koronardurchblutung um 25%, die mit einer ebenso großen Abnahme des Koronarwiderstands einhergeht. Die arterio-koronarvenöse Sauerstoffdifferenz vermindert sich um 16%. Dies entspricht einer primären Koronardilatation bei unverändertem myokardialen Sauerstoffverbrauch. Die Wirkung auf das koronare Gefäßbett scheint damit ähnlich zu sein wie nach Gabe von Natriumnitroprussid. Unter Nitroprussid kommt es zu einer Verminderung des Druckgradienten zwischen Arterie und Vene. Der verminderte Druckgradient bedingt die Eröffnung von arterio-venösen Shunts, so daß die ausgiebige Durchblutungssteigerung nicht nutritiv genutzt werden kann. Klinisch könnte das der gelegentlich beobachteten Verstärkung der Angina-pectoris-Symptomatik entsprechen mit der Möglichkeit, daß es unter Hydralazin zu einem Coronary-steel-Phänomen kommt.

Im Gegensatz zu KMENT et al. (1980) wiesen MAGORIEN et al. (1982) bei einer oralen Hydralazindosis von 1 mg/kg eine signifikante Zunahme des myokardialen Sauerstoffverbrauchs nach, bestätigten aber gleichzeitig, daß die arterio-koronarvenöse Sauerstoffdifferenz und die myokardiale O_2-Extraktion abnimmt.

Hydralazin führt nach diesen Autoren zu einer erheblichen koronaren Durchblutungssteigerung um 50%, wovon ein Teil (ca. 30%) zur Deckung eines höheren myokardialen Sauerstoffverbrauchs herangezogen wird. Da systolischer Blutdruck und Ventrikeldurchmesser abnehmen, resultiert unter Hydralazin eine Abnahme der myokardialen Wandspannung. Diese sollte zu einer Reduktion des Sauerstoffverbrauchs des Herzens führen. Da die Herzfrequenz nicht zunimmt, muß auch aus dieser energetischen Sicht gefolgert werden, daß die myokardiale Kontraktilität als weitere Determinante des O_2-Verbrauchs zunimmt. Untersuchungen der letzten Zeit bei Patienten mit chronischer Herzinsuffizienz weisen in der Tat darauf hin (LEIER et al. 1980).

c) Durchblutungszunahme in anderen Gefäßprovinzen

In der Tat ist es so, daß die durch Hydralazin verursachte Zunahme des Herzminutenvolumens zu einer Flußsteigerung in verschiedenen Organen führt. Die Steigerung des renalen Blutflusses wurde schon erwähnt. LEIER et al. (1981) fanden neben der Steigerung des renalen Blutflusses auch eine Zunahme der Durchblutung in der Skelettmuskulatur (Beindurchblutung) und in der Leber. Die Durchblutungssteigerung entsprach prozentual der Steigerung des Herzminutenvolumens. Der vermehrte Fluß in diesen Organen bedeutet aber nicht unbedingt eine Verbesserung der Sauerstoffversorgung.

III. Akute und chronische Wirkung von Hydralazin

1. Funktionsverbesserung in Ruhe

Schon seit 1956 ist bekannt, daß intravenös appliziertes Hydralazin bei Patienten mit Herzinsuffizienz und Hypertonie zu einer Verminderung des peripheren Widerstands mit Zunahme des Herzminutenvolumens und des Schlagvolumens führt (JUDSON et al. 1956). CHATTERJEE et al. wiesen dann erstmals 1976 nach, daß oral appliziertes Hydralazin bei Patienten mit therapierefraktärer Herzinsuffizienz zu einer Steigerung des cardiac index von 2,0 auf 3,4 $l/min \times m^2$ führt, ohne daß es zu einer Änderung des arteriellen Mitteldrucks kommt. Bei hypotensiven Patienten kam es sogar zu einer Blutdrucksteigerung.

Bei einer Dosis von 4×50 bis 4×75 mg Hydralazin täglich in 6stündlichen Abständen kam es bei allen Patienten unabhängig von der Ätiologie der Herzinsuffizienz zu einer signifikanten Abnahme des systemischen und pulmonalen Gefäßwiderstands (Tabelle 1, CHATTERJEE u. PARMLEY 1977). Der links- und rechtsventrikuläre Füllungsdruck blieb unverändert. Die Zunahme des Herzminutenvolumens war bei 25 mg gering, bei 50 mg deutlich und konnte bei einer Dosis von 75 mg noch gesteigert werden. Die Steigerung des Herzminutenvolumens war um so ausgeprägter, je höher der initiale periphere Widerstand war. Ähnliche Befunde wurden von FRANCIOSA et al. (1977), MATHEY et al. (1980) und REIFART et al. (1982) erhoben.

Unterschiedliche Angaben gibt es dazu, ob die 50–70%ige Steigerung des Herzminutenvolumens, die akut nachweisbar ist, auch unter Langzeitbedingungen bestehen bleibt, zumal Toleranz- und Tachyphylaxieprobleme bekannt wurden.

Tabelle 1. Hämodynamische Effekte von oral appliziertem Hydralazin bei Patienten mit refraktärem Herzversagen (N = 10; n.s. = nicht signifikant). (Nach CHATTERJEE et al. 1977)

	Kontrolle	Hydralazin	p
Herzfrequenz (Schläge/min)	90 ± 6,9	90 ± 5,8	n.s.
Mittlerer arterieller Druck (mm Hg)	89 ± 4,5	85 ± 4,0	n.s.
Mittlerer pulmonalarterieller Druck (mm Hg)	37 ± 3,4	38 ± 3,1	n.s.
Linksventrikulärer Füllungsdruck (mm Hg)	24 ± 2,0	23 ± 2,1	n.s.
Herzindex (l/min/m²)	1,99 ± 0,15	3,39 ± 0,29	< 0,001
Schlagvolumenindex (ml/m²)	23 ± 3,0	38 ± 3,5	< 0,001
Schlagarbeitsindex (g·m/m²)	23 ± 2,4	36 ± 3,7	< 0,001
Systemischer vaskulärer Widerstand (dyn·s·cm⁻⁵)	1748 ± 129	998 ± 115	< 0,001
Pulmonalvaskulärer Widerstand (dyn·s·cm⁻⁵)	328 ± 54	203 ± 32	< 0,001

a) Langzeiteffekt

Bei Tagesdosen zwischen 200 und 300 mg Hydralazin blieb die initial erzielte Herzminutenvolumensteigerung über einen Zeitraum von 3–6 Monaten erhalten. So betrug nach CHATTERJEE et al. (1980) die initiale Steigerung des Herzminutenvolumens 56% und nach 3 Monaten 65%. Zu ähnlichen Befunden kamen MATHEY et al. (1980) (Abb. 8, MATHEY 1983). Allerdings wurde nicht gegen Placebo verglichen.

b) Abschwächung der Wirkung?

Nach REIFART u. BUSSMANN (1982), die, im Gegensatz zu CHATTERJEE und MATHEY, gegen eine Placebophase verglichen, war bei einer 12wöchigen Behandlung mit täglich 200 mg Dihydralazin der hämodynamische Effekt deutlich abgeschwächt (Abb. 9 und 10, REIFART et al. 1982). Die Herzminutenvolumensteigerung war bei Daueranwendung nur gering und nicht mehr signifikant nachweisbar. Der periphere Widerstand war nur mäßig reduziert. Die mittels eindimensionaler Echokardiographie erfaßte Verkürzungsfraktion und die zirkumferentielle Faserverkürzungsgeschwindigkeit zeigten nur noch eine Tendenz zur Zunahme, obwohl im Akutversuch eine ausgiebige Steigerung zu beobachten war.

c) Klinische Besserung?

Auch bezüglich der klinischen Klassifizierung ergaben sich keine sehr ins Gewicht fallenden Verbesserungen. Nur 3 von 10 Patienten konnten sich um eine Klassifizierungsstufe verbessern (REIFART et al. 1982). Daraus folgt, daß es mit Dihydralazin nur in einigen Fällen zu einer deutlichen Besserung der Herzinsuffizienz kommt. Am ehesten profitieren Patienten, die sich noch im Stadium III der Herzinsuffizienz befanden, bzw. bei denen primär ein hoher systemischer Widerstand vorlag. Die Abschwächung der Wirkung kommt möglicherweise durch gegenregulatorische Mechanismen zustande. Auch MATHEY (1983) wies darauf hin, daß nur eine geringe klinische Besserung bei Dauertherapie mit Hydralazin zustande kam. Nur 5 seiner 19 Patienten fühlten sich unter der

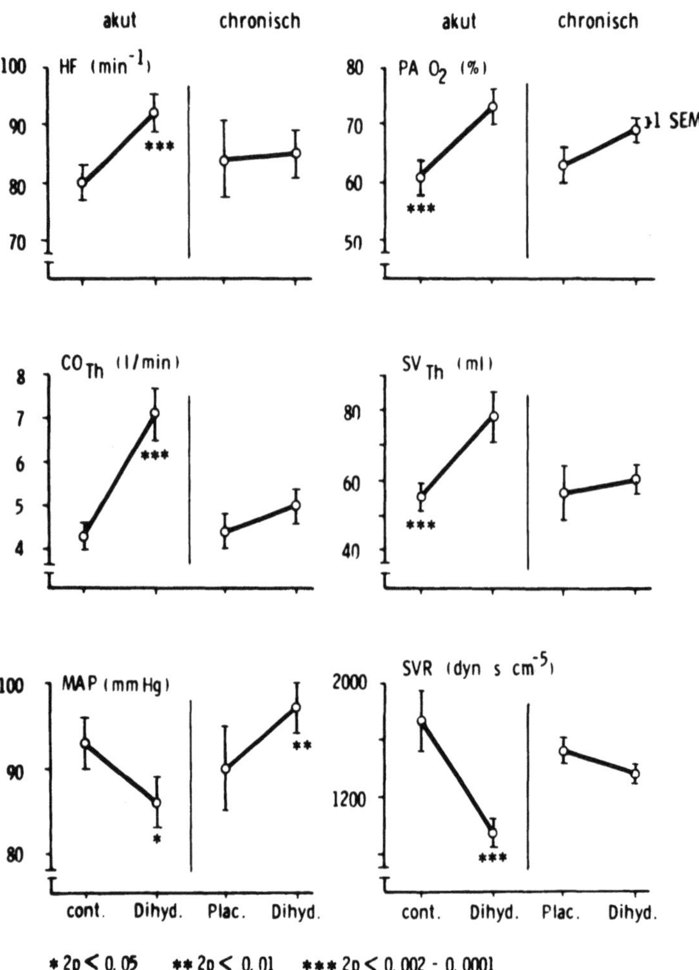

Abb. 9. Abschwächung der akuten Dihydralazinwirkungen unter chronischer Dauertherapie (12 Wochen) bei Patienten mit chronischer Herzinsuffizienz. Chronisch: fehlende Zunahme der gemischtvenösen Sättigung (*PA* O_2) sowie des Herzminutenvolumens (*CO*) und des Schlagvolumens (*SV*). Auch die Wirkung auf den Blutdruck (*MAP*) und den systemischen Widerstand (*SVR*) fehlt (REIFART et al. 1982)

chronischen Hydralazintherapie besser, obwohl der größte Teil deutliche hämodynamische Funktionssteigerungen aufwies.

2. Wirkung von Hydralazin unter körperlicher Belastung

Auch hier muß zwischen der akuten und chronischen Wirkung unterschieden werden. Bei Einzelgaben von Hydralazin kommt es zu einer erheblichen Steigerung des Herzminutenvolumens unter Belastung, die, ähnlich wie in Ruhe, weit über den Werten der Kontrollbelastung liegt. Entsprechend ist der periphere Widerstand deutlich erniedrigt. Ein Effekt auf den linksventrikulären Füllungsdruck unter Belastung ist nicht nachweisbar. Die Herzfrequenz steigt nur leicht oder unbedeutend an.

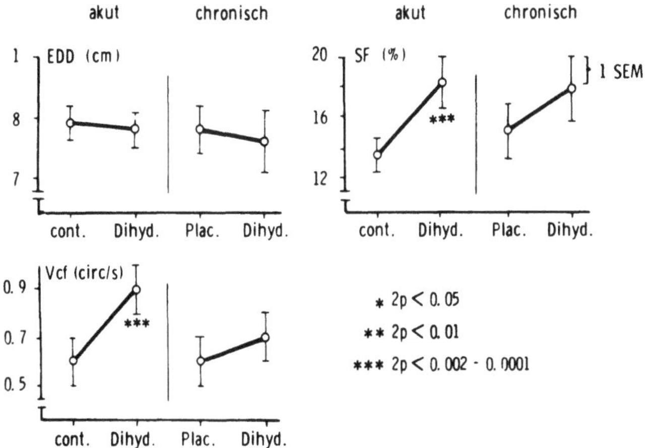

Abb. 10. Akute und chronische Wirkung von Dihydralazin bei chronischer Herzinsuffizienz. Der echokardiographisch bestimmte enddiastolische Durchmesser (*EDD*) ändert sich weder akut noch chronisch. Die akute nachweisbare Zunahme der Verkürzungsfraktion (*SF*) und der zirkumferentiellen Verkürzungsgeschwindigkeit (*Vcf*) ist chronisch nicht mehr nachweisbar (Reifart et al. 1982)

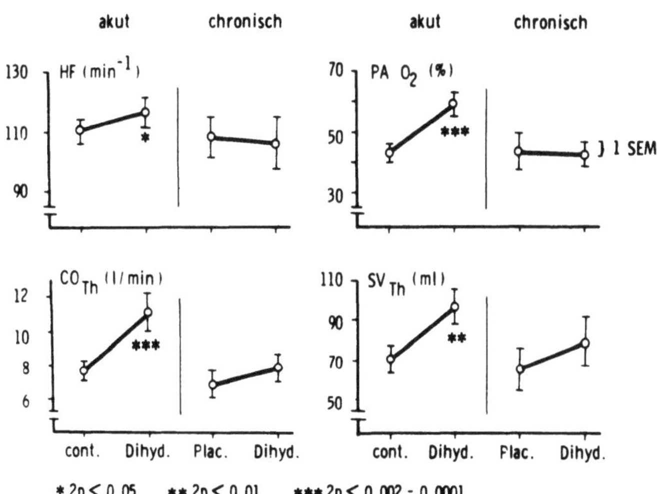

Abb. 11. Unter körperlicher Belastung sind unter Dauerbehandlung mit Dihydralazin die Effekte abgeschwächt. Es fehlt die Zunahme der pulmonalarteriellen Sauerstoffsättigung (PAO_2) und die Zunahme des Herzminutenvolumens (*CO*) und des Schlagvolumens (*SV*) (Reifart et al. 1982)

a) Akut- und Langzeitwirkung

Chatterjee et al. (1980) sowie Mathey et al. (1980) fanden, daß die akut erzielte Steigerung des Herzminutenvolumens unter Belastung und die Abnahme des peripheren Widerstands dauerhaft erhalten bleiben. Reifart et al. (1982) fanden dagegen eine deutliche Abschwächung des Hydralazineffekts unter körperlicher Belastung bei Dauertherapie gegenüber der Placebophase (Abb. 11, Reifart et al. 1982).

Obwohl die Arbeitsgruppen um Chatterjee und Mathey einen positiven hämodynamischen Effekt dauerhaft nachweisen konnten, ergab sich keine durchgreifende klinische Besserung der Patienten. Die Diskrepanz zwischen den hämodynamischen und klinischen Resultaten führt zu der Frage, ob die Blutversorgung verschiedener Organe wirklich gesteigert ist und nicht nur unnötige Flußsteigerungen zustande kommen, die eine nutritive Funktion nicht erfüllen. Auch Franciosa et al. (1980) konnten keinen Unterschied in der Arbeitskapazität gegenüber einer Placebogruppe nachweisen, wenn Hydralazin in einer täglichen Dosis von 200 mg über 6 Monate gegeben wurde. Trotz erheblicher Zunahme des Herzminutenvolumens war der maximale Laktatspiegel im Blut während körperlicher Belastung nicht niedriger als ohne Hydralazin. Die Ergebnisse deuten darauf hin, daß eine echte Steigerung der Durchblutung der Skelettmuskulatur mit entsprechender Leistungssteigerung unter Hydralazin nicht zustande kommt.

b) Fehlende Zunahme der Sauerstoffextraktion

Zu ähnlichen Befunden kamen neuerdings auch Wilson et al. (1981), die unter Hydralazin die Sauerstoffextraktion und die Laktatkonzentration aus der Armvene in Ruhe und unter Handgrip-Belastung untersuchten. Die verminderte Belastbarkeit von Patienten mit Herzinsuffizienz ist zumindest teilweise durch eine ungenügende Sauerstoffversorgung des Skelettmuskels bedingt. Hydralazin führte aber nicht zu einer Verbesserung der Sauerstoffaufnahme während Belastung. Auch wurde die Laktatproduktion nicht beeinflußt. Trotz erheblicher Steigerung des Herzminutenvolumens und möglicherweise auch der Durchblutung des Muskels ist die Substanz nicht in der Lage, die anaerobe metabolische Aktivität des Skelettmuskels während leichter körperlicher Arbeit zu reduzieren.

3. Die Anwendung von Hydralazin bei Mitral- oder Aorteninsuffizienz

a) Mitralinsuffizienz

Bei Patienten mit Mitral- oder Aorteninsuffizienz hängt die Höhe des effektiven Schlagvolumens eng mit der Höhe der aortalen Impedanz zusammen. Wird die Impedanz reduziert, nimmt das Vorwärtsschlagvolumen zu und fällt das regurgitierende Volumen ab. Ähnlich wie Natriumnitroprussid ist auch Hydralazin als potenter arterieller Dilatator in der Lage, eindrucksvolle akute hämodynamische Funktionsverbesserungen bei Patienten mit mitraler oder aortaler Regurgitation herbeizuführen (Chatterjee et al. 1973; Greenberg et al. 1978, 1980, 1982).

Während Hydralazin bei Patienten mit chronischer Herzinsuffizienz keinen wesentlichen Einfluß auf den Pulmonalkapillardruck hat, kommt es bei Mitralinsuffizienz regelhaft zu einer Abnahme des linksventrikulären Füllungsdrucks und einer Abnahme der überhöhten v-Welle im linken Vorhof (Abb. 12, Greenberg et al. 1978). Die Verminderung der v-Welle entspricht einer Abnahme des systolischen Reflux in den linken Vorhof. Die Regurgitationsfraktion kann um 30% reduziert werden. Mit der Abnahme der Regurgitationsfraktion kommt es zu einer Zunahme des Vorwärtsschlagvolumens um ca. 50%. Interessant

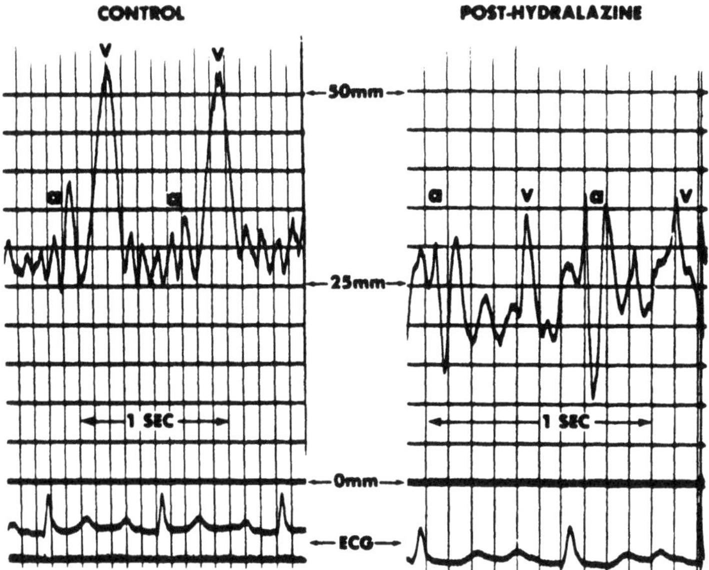

Abb. 12. Hohe v-Welle bei einem Patienten mit Mitralinsuffizienz (*links*). Nach Hydralazingabe deutliche Abnahme der v-Welle, mit mäßiger Senkung des mittleren Pulmonalkapillardrucks (GREENBERG et al. 1978)

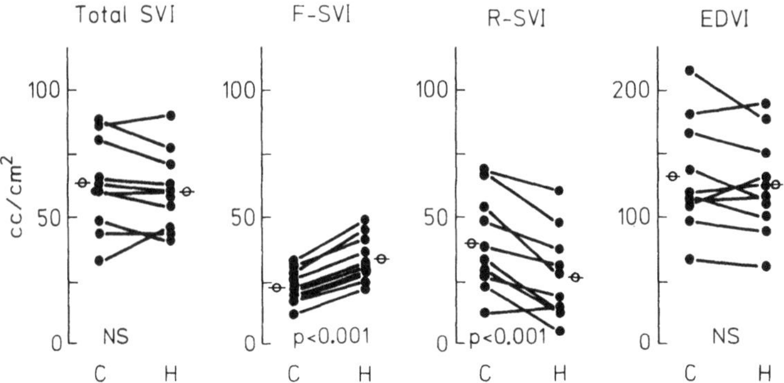

Abb. 13. Wirkung von Hydralazin (*H*) intravenös bei Patienten mit Mitralinsuffizienz. Während sich das totale Schlagvolumen nicht ändert (*Total SVI*), kommt es zu einer signifikanten Steigerung des Vorwärtsvolumens (*F-SVI*) und zu einer deutlichen Reduktion des Regurgitationsvolumens (*R-SVI*). Das enddiastolische Volumen (*EDVI*) bleibt unverändert (GREENBERG et al. 1978)

ist, daß sich das enddiastolische und endsystolische Ventrikelvolumen und die Austreibungsfraktion nicht ändern, sondern lediglich die Verteilung des Schlagvolumens aufgrund veränderter Widerstandsverhältnisse neu reguliert wird. Der Einfluß auf das Vorwärts- und Rückwärtsschlagvolumen ist in Abb. 13 (GREENBERG et al. 1978) wiedergegeben.

Bei einem großen Teil der Patienten sind diese hämodynamischen Befundverbesserungen anhaltend. So berichteten GREENBERG et al. (1982) über 8 von 16

Patienten, bei denen die funktionelle Besserung um 1–2 Klassen über 1 Jahr lang anhielt. Bei den übrigen Patienten mußte die Therapie wegen unerwünschter Wirkungen abgesetzt werden. Ein weiterer Teil wurde einer operativen Behandlung zugeführt.

b) Aorteninsuffizienz

Bei schwerer Aorteninsuffizienz führt die Gabe von Hydralazin zu ähnlichen Wirkungen. Es kommt zu einem Anstieg des Herzminutenvolumens um 70% mit Verminderung des Pulmonalkapillardurcks. Auch unter körperlicher Belastung ist die hämodynamische Entlastung deutlich (GREENBERG et al. 1980).

Ebenso wie nach Natriumnitroprussid oder Nitroglycerin läßt sich bei Patienten mit schwerer Mitral- oder Aorteninsuffizienz unter Hydralazin eine deutliche Funktionsverbesserung mit Abnahme der Regurgitationsfraktion nachweisen. Patienten, bei denen eine Klappenersatzoperation vorgesehen ist, können so besser für die Operation vorbereitet werden. Bei inoperablen Patienten läßt sich mit dieser Medikation eine adäquate Langzeittherapie durchführen, die zu eindrucksvollen klinischen Besserungen führt. Patienten mit Klappeninsuffizienz sind gewissermaßen die Krankheitsgruppe mit den besten klinischen Erfolgen unter der Therapie mit Vasodilatatoren.

4. Hydralazin: Einfluß auf die Prognose?

Die Prognose von Patienten mit schwerer Herzinsuffizienz und dem klinischen Schweregrad III und IV ist in erster Linie durch den genuinen Verlauf der Grunderkrankung bestimmt. Therapeutische Interventionen können den Verlauf nur wenig beeinflussen, da es sich um Patienten mit Endstadien einer Herzkrankheit koronaren, kardiomyopathischen oder rheumatischen Typs handelt. Die Einjahresmortalität liegt sehr hoch, in der Größenordnung von 50% (Abb. 14, MASSIE et al. 1981a). $^1/_3$ der Todesfälle waren plötzlich (sudden death), $^1/_3$ durch progressive Herzinsuffizienz und $^1/_3$ durch Herzinfarkt oder andere Ursachen bedingt (MASSIE et al. 1981; WALSH u. GREENBERG 1981).

MASSIE fand bei etwas mehr als der Hälfte seiner Patienten mit einer initialen Funktionsbesserung einen günstigen Verlauf auf Hydralazin. Bei diesen gebesserten Patienten blieb der Effekt auch langfristig erhalten. Die Mortalität war gering. Bei Patienten aber, bei denen initial keine Funktionsverbesserung eintrat, war die Prognose innerhalb und jenseits von 6 Monaten außerordentlich stark beeinträchtigt. Nach 6 Monaten war nur noch ein Patient von 24 am Leben.

Auch nach WALSH u. GREENBERG (1981) profitiert ein größerer Teil der Patienten mit refraktärer Herzinsuffizienz nicht eindeutig von der Hydralazinmedikation. Etwa ein Viertel der Patienten, die mit Hydralazin eingestellt werden konnten, hatten aber einen günstigen, dauerhaften klinischen Erfolg. Ähnlich wie MASSIE et al. (1981) fanden auch diese Autoren, daß die initiale hämodynamische Reaktion für den weiteren Verlauf entscheidend ist. Zwischen Patienten, die eine Langzeittherapie erhielten bzw. nicht erhielten, ergaben sich aber keine wesentlichen Unterschiede in der Einjahresmortalität (Abb. 15, WALSH u. GREENBERG 1981). Ein häufiger Grund für den Abbruch der Therapie waren gravierende Nebenwirkungen (24%).

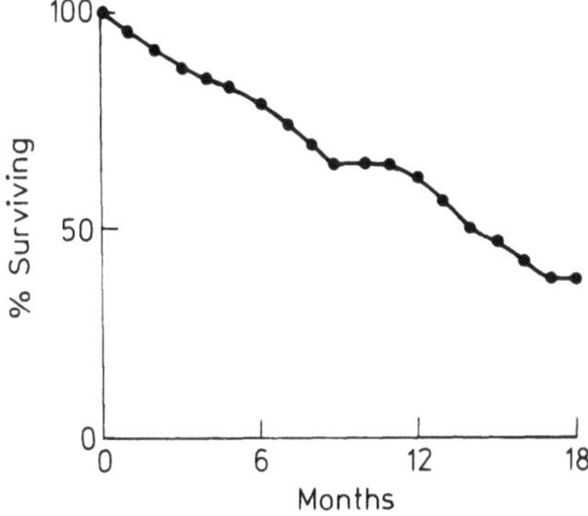

Abb. 14. Prognose von Patienten mit schwerer Herzinsuffizienz (klinischer Schweregrad III und IV). Die Überlebensraten bei 6, 12 und 18 Monaten betrugen 78%, 65% und 37% (n = 56) (MASSIE et al. 1981 a)

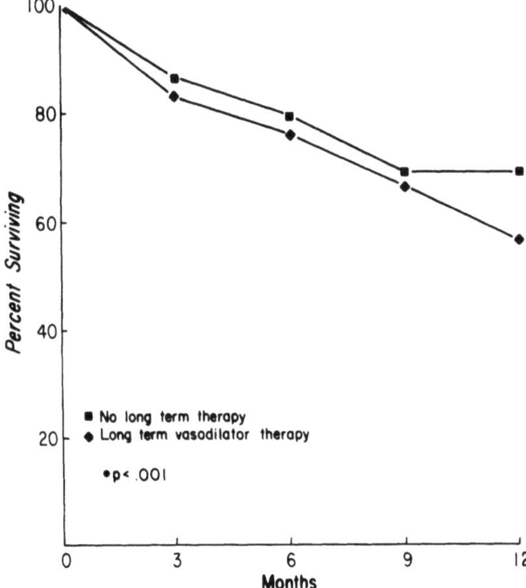

Abb. 15. Bezüglich der Einjahresmortalität ergab sich nach Untersuchungen von WALSH u. GREENBERG (1981) zwischen der mit Vasodilatatoren behandelten und der nicht behandelten Gruppe kein Unterschied

5. Nebenwirkungen von Hydralazin

Die unerwünschten Wirkungen von Hydralazin sind deshalb so gut bekannt, weil die Substanz schon seit vielen Jahren in der Hypertoniebehandlung Verwendung findet. Deshalb bezieht sich die Nebenwirkungsrate von 18% vornehmlich auf dieses Krankengut (MCMAHON 1978). Genaue Angaben über die Art und Inzidenz von Nebenwirkungen der Substanz bei chronischer Herzinsuffizienz existieren nicht.

a) Lupus-erythematodes-Syndrom

Die schwerste Komplikation der Hydralazintherapie ist das Lupus-erythematodes-Syndrom. Die Häufigkeit liegt bei 6–13% bei Patienten mit Hypertonie (MORROW et al. 1953). Angaben über die Inzidenz bei herzinsuffizienten Patienten liegen nicht vor. Das Syndrom geht einher mit Krankheitsgefühl, Gelenkschmerzen und Gelenkentzündungen, Fieber, Hautläsionen, Brustschmerzen, Hepatosplenomegalie und Lymphadenitis. Perikarditis und Pleuritis kommen gelegentlich vor. Antinukleare Antikörper sind häufig nachweisbar. Der LE-Zelltest wird positiv und es ergeben sich falsch-positive serologische Tests für Lues. Die Blutkörperchensenkungsgeschwindigkeit ist häufig erhöht. Außerdem kann sich eine mikrozytäre Anämie und eine Proteinurie entwickeln. Da das Auftreten antinuklearer Antikörper oft der Manifestation des Lupus-ähnlichen Bildes vorausgeht, sollten bei einer Dauertherapie mit Hydralazin regelmäßige Kontrollen gemacht werden.

Entscheidend für das Auftreten ist die Dauer der Applikation und die Höhe der Dosis. Im Mittel sind es 12 Monate bis es zu dieser Komplikation kommt, mit einer großen Variationsbreite zwischen 2 und 24 Monaten. Wird die Dosis von 400 mg Hydralazin pro Tag überschritten, nimmt die Inzidenz zu. Es kann aber auch bereits bei kleineren Dosen zum Auftreten des Krankheitsbildes kommen. Ein weiterer disponierender Faktor ist das gleichzeitige Vorhandensein einer Niereninsuffizienz. Ausgesprochen frühzeitig auftretende toxische Zeichen sprechen für einen komplikationsreichen Verlauf.

Wie oben schon erwähnt, ist die Acetylierung ein wichtiger Prozeß im Metabolismus von Hydralazin. Es ergeben sich genetische Unterschiede in der Geschwindigkeit der Acetylierung, so daß „schnelle" Acetylierer weniger häufig zu einem Lupus-Syndrom neigen. Mit dem Isoniazid-Test läßt sich der Acetylierungsphänotyp festlegen. Bei einer Langzeittherapie mit Hydralazin sollte man auf diesen Test deshalb nicht verzichten.

b) Neuropathie

Neben dem Lupus-Syndrom kann es auch zu einer peripheren Neuropathie kommen, die möglicherweise durch eine Bindung von Pyridoxin zustande kommt. Hydralazin bindet Pyridoxin, so daß es auf diesem Weg zu einer relativen Verminderung kommt.

c) Febriler Krankheitszustand

Eine weitere Nebenwirkung besteht in der Auslösung eines akuten febrilen Krankheitszustands, der ähnlich verläuft wie eine Serumkrankheit und innerhalb der ersten 1–4 Wochen auftritt. Das Syndrom geht einher mit Fieber, Gelenk- und Muskelschmerzen, Hautrötung und Lymphknotenschwellung.

d) Reflextachykardie

Die von der Hypertonie her bekannten Nebenwirkungen wie Reflextachykardie, Herzklopfen und orthostatische Hypotension sind bei Patienten mit chronischer Herzinsuffizienz selten. Zu Beginn der Therapie kann es aber zu Appetitlosigkeit, Übelkeit und Erbrechen kommen, selten zu einer Verschlimmerung der Angina pectoris bei ischämischer Herzerkrankung.

e) Flüssigkeitsretention

Nicht selten ist eine Flüssigkeitsretention und eine Gewichtszunahme, trotz Verbesserung des Herzminutenvolumens und der Hämodynamik. Die Flüssigkeitsretention hängt möglicherweise mit dem Renin-Angiotensin-Aldosteron-System zuammen, ist möglicherweise aber auch nur hydrostatisch bedingt (s. Abschnitt E.VI.2.).

f) Flush

Der gelegentlich auftretende Flush und die Urtikaria hängen wahrscheinlich mit der vermehrten Freisetzung von Histamin zusammen, die durch die Hydralazin-induzierte Hemmung der Histaminase bedingt ist.

Aus den bisherigen Erfahrungen mit Hydralazin bei der chronischen Herzinsuffizienz sind nur wenig Fälle mit Lupus-Syndrom bekannt geworden. Das mag insbesondere daran liegen, daß als Grenzdosis 200 mg Hydralazin pro Tag angesehen werden. Bei dieser Dosis ist das Auftreten des Syndroms sehr selten (Übersicht s. CHATTERJEE et al. 1979).

6. Hydralazin in Kombination mit Nitraten

Es lag nahe, bei der effektvollen Steigerung des Herzminutenvolumens unter Hydralazin und mehr oder weniger fehlender Wirkung auf den linksventrikulären Füllungsdruck, das Medikament mit Nitraten zu kombinieren. So läßt sich gleichzeitig der linksventrikuläre Füllungsdruck senken und damit die Stauung beseitigen. CHATTERJEE et al. (1976) wiesen schon früh auf diese Kombinationsmöglichkeit hin. Die Effekte auf Herzminutenvolumen und Füllungsdruck blieben auch im Langzeitversuch bestehen (240 Tage).

a) Langzeiteffekt

MASSIE et al. (1977) untersuchten den Langzeiteffekt dieser Kombinationstherapie. Die Autoren konnten nachweisen, daß die Arbeitskapazität und die maximale Sauerstoffaufnahme nach 3 Monaten gesteigert waren. Die Dosis von Hydralazin wurde bis auf 4 × 100 mg/Tag, diejenige von Isosorbiddinitrat auf 15 mg alle 2 h gesteigert. Eine sichere Beurteilung des Langzeiteffekts ist jedoch nur im Rahmen einer kontrollierten Studie möglich.

Bei Patienten, bei denen die Herzinsuffizienz aufgrund einer koronaren Herzkrankheit zustande gekommen ist, scheint die klassische Nitrattherapie in Kombination mit dem arteriellen Dilatator Hydralazin sinnvoll. Es bestehen zwar große Infarktnarben, die vornehmlich die Herzinsuffizienz bedingen, zusätzlich sind aber ischämische Areale zu erwarten, zumal dann, wenn es sich um einen diffusen Gefäßbefall handelt. Die Kombination von Hydralazin mit hochdosiertem Isosorbiddinitrat, 120–240 mg p.d., ist deshalb angezeigt.

b) Nebenwirkungen

Bei der Kombination von Substanzen mit gefäßdilatierenden Eigenschaften kommt es bei Einleitung der Therapie häufig zu stärkeren hämodynamischen Nebenwirkungen, gelegentlich auch während der Langzeittherapie. Die Herzfrequenz kann akut deutlich ansteigen und der arterielle Blutdruck stärker abfallen, insbesondere, wenn sich der Patient in sitzender oder stehender Position befin-

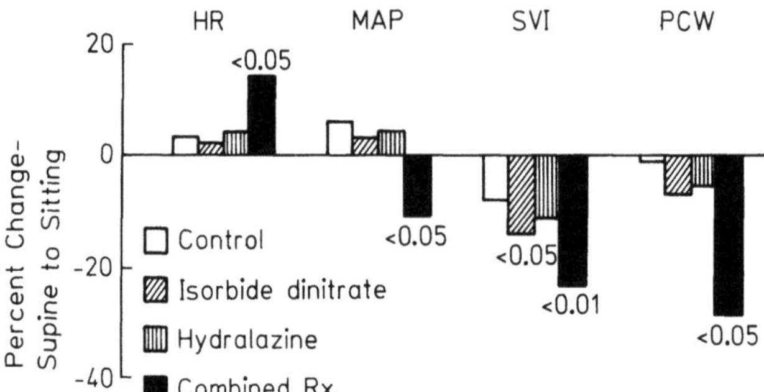

Abb. 16. Werden zwei vasodilatierende Substanzen kombiniert wie Isosorbiddinitrat und Hydralazin (combined Rx), so können sich beim Übergang von liegender zur sitzender Position unerwünschte hämodynamische Effekte ergeben. Stärkere Zunahme der Herzfrequenz (*HR*), größere Abnahme des arteriellen Blutdrucks (*MAP*), Abnahme des Schlagvolumens (*SVI*) und des Pulmonalkapillardrucks (*PCW*) beim Übergang zu stehender Position (MASSIE et al. 1981 b)

det. Systematische Untersuchungen zeigen, daß im Stehen bei kombinierter Gabe von Hydralazin und Isosorbiddinitrat die Herzfrequenz im Mittel um 12 Schläge zunimmt und der mittlere arterielle Druck von 84 auf 66 mm Hg abnimmt. In liegender Position sind diese Veränderungen deutlich geringer, und es fehlt die Herzfrequenzzunahme (Abb. 16, MASSIE et al. 1981 b).

Diese Befunde deuten darauf hin, daß stärkere orthostatische Störungen und unerwünschte stärkere Blutdruckabfälle auftreten können, wenn vasodilatierende Substanzen kombiniert werden. Obwohl sich diese Effekte mit der Zeit abschwächen, kann es über diesen Weg doch zu erheblichen, oft schwer zu deutenden Störungen in der Langzeittherapie kommen.

E. Prazosin bei chronischer Herzinsuffizienz

Prazosin ist ein seit 1974 in die Therapie eingeführtes Antihypertensivum, das erst in den letzten Jahren zunehmend Verbreiterung fand. Über den Wirkungsmechanismus bestand zunächst Unklarheit. Auch hat das Phänomen der „ersten Dosis", d.h. der gelegentlich zu beobachtende orthostatische Kollaps bei Verabreichung von 2 oder mehr mg als Initialdosis dazu beigetragen, daß sich die Substanz nur langsam verbreitete.

I. Wirkungsmechanismus von Prazosin

Seit AHLQUIST (1948) vor mehr als 30 Jahren die Hypothese von zwei Rezeptortypen, den Alpha- und Betarezeptoren aufstellte, lag das Schwergewicht des Interesses bei den Betarezeptoren und ihrer Blockierung durch die entsprechenden Substanzen. Später wurde erkannt, daß die zentralen Alpharezeptoren durch ihre Stimulation zur Blutdrucksenkung führen, ein Effekt, der durch zentral angreifende Inhibitoren aufgehoben werden kann.

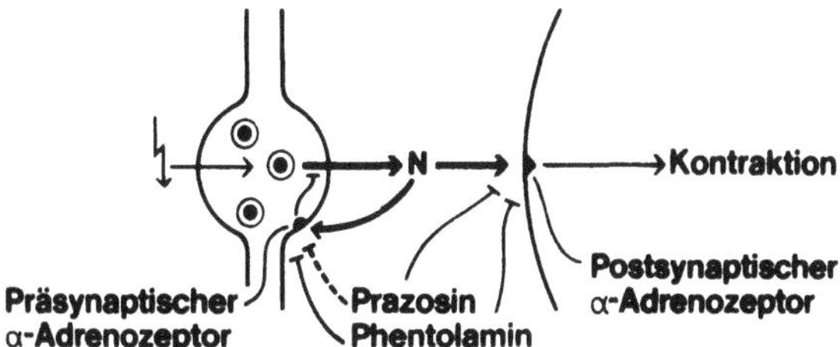

Abb. 17. Postsynaptische Blockierung der Alpharezeptoren durch Prazosin. Die negative Rückkoppelung durch Noradrenalin (*N*) bleibt erhalten. Im Gegensatz dazu ist Phentolamin ein prä- und postsynaptischer Alpharezeptorenblocker (STARKE 1981)

Erst seit 1974 gibt es Informationen über die prä- und postsynaptischen Alpharezeptoren und ihre Rolle bei der Impulsübertragung (STARKE 1977). Seit den grundlegenden Untersuchungen von CONSTANTINE et al. (1973) wird angenommen, daß Prazosin peripher wirkt und nicht wie Clonidin und Alphamethyldopa am Zentralnervensystem angreift. Prazosin hemmt die Erregungsübertragung vom terminalen Axon auf den kontraktilen Apparat zwischen den postganglionär-sympathischen Nervenendigungen und der glatten Muskulatur der Blutgefäße (STARKE 1981).

Zunächst wurde vermutet, daß Prazosin einen ähnlichen Wirkmechanismus hat wie Papaverin. Papaverin hemmt die Phosphodiesterase, und bedingt durch Anstieg des zyklischen AMP eine direkte Gefäßrelaxation. In der Tat ist Prazosin in der Lage, in sehr hohen Konzentrationen die Phosphodiesterase zu hemmen. Diese Konzentrationen werden aber klinisch nicht erreicht.

Prazosin – das wurde in den letzten Jahren klar – ist ein Alphaadrenolytikum. Es hemmt die Vasokonstriktion, die durch den Alpharezeptoragonisten, insbesondere durch Noradrenalin, ausgelöst wird. Die Erregungsübertragung wird postsynaptisch in der Endstrecke unterbrochen.

1. Alphaadrenolytika

Auch Phentolamin und Phenoxybenzamin sind als klassische Alphaadrenolytika in der Lage, den Blutdruck und den peripheren Widerstand zu senken. Es kommt aber immer zu einer Tachykardie und einer Stimulierung der Reninsekretion. Die beiden Substanzen sind deshalb abgesehen von therapeutischen Einsätzen bei Phäochromozytom klinisch unbrauchbar.

2. Prazosin – ein postsynaptischer Alpharezeptorenblocker

Während die postsynaptischen Alpharezeptoren schon lange bekannt sind, wurden im Jahre 1977 präsynaptische Rezeptoren nachgewiesen (Abb. 17, STARKE 1981). Trifft ein Reiz in den sympathischen Varikositäten (Auftreibungen des Nerven) ein, wird als Transmittersubstanz Noradrenalin freigesetzt. Dieses löst über die postsynaptischen Rezeptoren die Antwort an der Zelle aus und führt zur Kontraktion der glatten Muskelzelle. Das freigesetzte Noradrenalin aktiviert aber auch die präsynaptischen Alpharezeptoren und bremst damit die Freisetzung von Noradrenalin. So entsteht eine negative Rückkopplung: Je höher die Konzentration von Noradrenalin im synaptischen Spalt absteigt, desto stärker wird die weitere Freisetzung gehemmt. Prazosin ist der Prototyp eines selektiv-postsynaptischen Alphaadrenolytikums. Es blockiert postsynaptisch ohne die Freisetzung von Noradrenalin zu enthemmen.

Die klassischen Alpharezeptorenblocker wie Phentolamin blockieren post- und präsynaptisch (Abb. 17). Dadurch wird die Selbsthemmung durchbrochen. Das hat am Herzen die Konsequenz, daß eintreffende Sympathikusimpulse bei der Vielzahl von Betarezeptoren eine Tachykardie auslösen. An der Niere führt die Stimulation der Betarezeptoren der juxtaglomulären Zellen zu einer Steigerung der Reninsekretion. Die Blockade präsynaptischer Alpharezeptoren erhöht also die sympathisch ausgelöste Reninsekretion.

Wesentlich für Prazosin ist, daß die präsynaptische Eigenhemmung im postganglionären Sympathikus erhalten bleibt. Prazosin ist deutlich wirksamer als Phentolamin, da die Hyperreninämie der Senkung des Gefäßwiderstands entgegenwirkt. KERSTING et al. (1980) kommen allerdings aufgrund eigener Untersuchungen zu etwas anderen Schlußfolgerungen. Größere Unterschiede zwischen Prazosin und Phentolamin ergeben sich nach Angaben dieser Autoren nicht. Die hämodynamischen Effekte und die Wirkung auf den Plasmanoradrenalinspiegel waren annähernd gleich.

3. Plasmareninaktivität unter Prazosin

Bei Therapiebeginn mit Prazosin kann es zum Anstieg der Plasmareninaktivität kommen. Bei fortgesetzter Therapie normalisiert sich die Reninkonzentration wieder. Nähere Angaben zum Verhalten der Plasmareninaktivität unter Dauertherapie mit Prazosin bei chronischer Herzinsuffizienz liegen bisher nicht vor.

4. Myokardialer Sauerstoffverbrauch

Der Effekt von Prazosin auf die koronare Hämodynamik wurde von MACHOW u. VATNER (1982) am wachen Hund untersucht. Nach Prazosin kommt es zu einer anhaltenden koronaren Vasodilatation mit Abnahme des Koronarwiderstands. Dabei steigt die Koronardurchblutung nicht wesentlich an, da der systolische Ventrikeldruck und der arterielle Blutdruck sowie der enddiastolische und endsystolische Durchmesser des linken Ventrikels gleichzeitig abnehmen. Da die wichtigsten Determinanten des Sauerstoffverbrauchs reduziert werden, wäre eine entsprechende Reduktion der Koronardurchblutung und eine Zunahme des Koronarwiderstands zu erwarten. Die sich einstellende milde koronare Vasodilatation kommt durch die Blockade der postsynaptischen Alpharezeptoren zustande, da diese Wirkung nach Katecholamin-Entspeicherung durch Reserpin nicht mehr nachweisbar ist. Hinweise für eine direkte Koronardilatation ergeben sich nicht.

II. Pharmakokinetik von Prazosin

1. Kinetik bei Patienten mit Hypertonie

Prazosin wird nach oraler Gabe schnell und vollständig resorbiert. Nach 1–2 h werden die höchsten Plasmakonzentrationen erreicht. Die Plasmahalbwertzeit beträgt beim Menschen 2–4 h. Radioaktiv markiertes Prazosin zeigt besonders hohe Konzentrationen in der Wand von Arterien. Daraus läßt sich auf einen längeren hypotensiven Effekt schließen als von der kürzeren Plasmahalbwertzeit zu erwarten ist. Das Verteilungsvolumen ist groß (78–118 l).

2. Kinetik bei Patienten mit Herzinsuffizienz

Die pharmakokinetischen Daten, die bei Patienten mit chronischer Herzinsuffizienz gewonnen wurden, unterscheiden sich nicht wesentlich von den oben gemachten Angaben, die von Patienten mit Hypertonie stammen. Nach 5 mg wird ein Maximum nach 4 h (40 ng/ml) erreicht. Die Plasma-Halbwertzeit liegt bei 6 h im Vergleich zu 2–4 h bei gesunden Kontrollpersonen (HOBBS et al. 1978). Bei weiterer Medikation (5 mg alle 6 h) steigt der Blutspiegel weiter an und erreicht nach der 5. Dosis Plasmakonzentrationen um 70 ng/ml (ARNOLD et al. 1979).

3. Elimination

Prazosin unterliegt ähnlich wie Propranolol einem ausgeprägten First-pass-Effekt in der Leber. Etwa 90% der Substanz werden durch biliäre Sekretion eliminiert. Der Hauptabbauweg ist die Demethylierung einer der beiden Methoxygruppen. Die Demethylierungsprodukte werden anschließend mit Glucuronsäure konjugiert. Nur 6% der Substanz gelangen unverändert in den Harn (HOBBS et al. 1978; TAYLOR et al. 1977).

4. Prazosin bei Niereninsuffizienz

Bei Vorliegen einer chronischen Niereninsuffizienz kann Prazosin ohne Bedenken eingesetzt werden. Allerdings scheinen diese Patienten etwas empfindlicher zu reagieren als Patienten mit normaler Nierenfunktion. Die Erhaltungsdosis bei Patienten mit Niereninsuffizienz ist allerdings gleich hoch wie bei solchen mit normaler Funktion.

5. Dosierung

Die Initialdosis bei Patienten mit Hypertonie oder Herzinsuffizienz beträgt 0,5 mg 3mal täglich. Die erste Dosis wird deshalb so niedrig gewählt, damit es nicht zum unerwünschten Blutdruckabfall kommt (first dose phenomenon). Einige Autoren verdoppeln die Dosis jeweils nach 1 Woche, sie kann aber auch in kürzeren Abständen heraufgesetzt werden (alle 3 Tage). Bei der Hypertoniebehandlung genügen tägliche Dosen zwischen 2 und 8 mg, während bei Herzinsuffizienz Dosierungen zwischen 10 und 20 mg täglich eingesetzt werden (3–4 × 5 mg).

III. Akute und chronische Wirkung von Prazosin bei Herzinsuffizienz

1. Akute Wirkung von Prazosin

Prazosin hat einen ausgeglichenen Effekt auf den venösen und arteriellen Gefäßschenkel.

AWAN et al. beschrieben 1977 die akute Wirkung von Prazosin. Bei Patienten mit chronischer therapierefraktärer Herzinsuffizienz kommt es nach 4 mg Prazosin (2–7 mg) innerhalb von 1 h zu einem Abfall des mittleren arteriellen Drucks um ca. 20 mm Hg, zu einem Anstieg des Herzminutenvolumens von 2,0 auf 2,9 $l/min \times m^2$ mit einer entsprechenden Verminderung des peripheren Widerstands. Gleichzeitig fällt der linksventrikuläre Füllungsdruck erheblich ab (von 32 auf 18 mm Hg, Abb. 18, AWAN et al. 1977). Der echokardiographisch ermittelte enddiastolische Durchmesser des linken Ventrikels reduzierte sich von 5,7 auf 5,4 cm, ebenso nahm der endsystolische Durchmesser ab. Die Verkürzungsfraktion verbesserte sich geringfügig (Abb. 19, AWAN et al. 1977).

Ähnlich günstige Effekte wurden von LEMKE et al. 1979 und 1981 berichtet sowie von KUCK et al. (1980), WIRTZFELD et al. (1980) und HIMMLER et al. (1980) (Abb. 20, LEMKE et al. 1979). Nach Untersuchungen von HEPP et al. (1980) ergibt sich nach Gabe von 2,5 mg Prazosin oral nicht immer eine positive Wirkung auf die Hämodynamik im Akutversuch.

Prazosin zeigte im Vergleich zu Natriumnitroprussid keine wesentlichen Unterschiede (AWAN et al. 1978b). Die Herzfrequenz stieg nicht an. Entsprechend der Verminderung des arteriellen Blutdrucks nahm das Druckfrequenzprodukt ab. Damit reduzierte sich der myokardiale Sauerstoffverbrauch, so daß

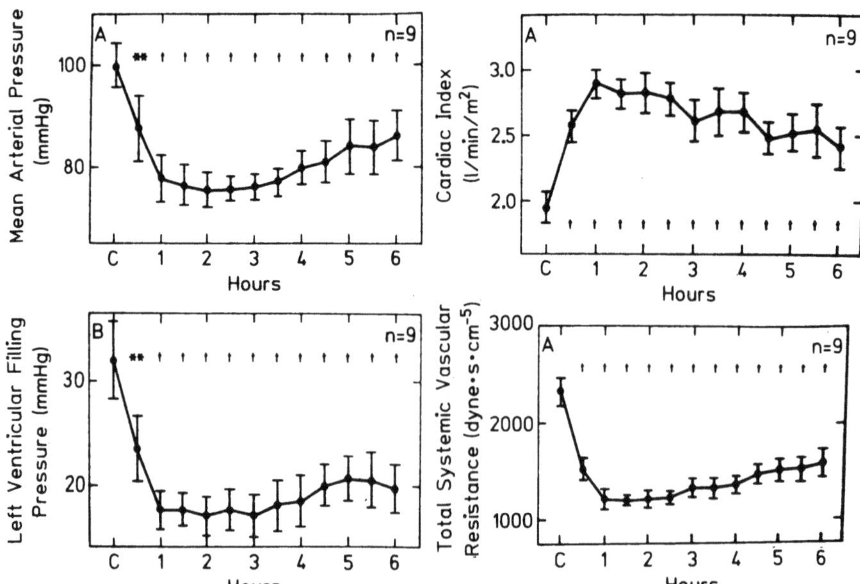

Abb. 18. Nach Einnahme von 4 mg Prazosin kommt es zu einer deutlichen Senkung des mittleren arteriellen Blutdrucks, Steigerung des Herzminutenvolumens (cardiac index), einer erheblichen Reduktion des linksventrikulären Füllungsdrucks und einer signifikanten Verminderung des systemischen Gefäßwiderstands (AWAN et al. 1977)

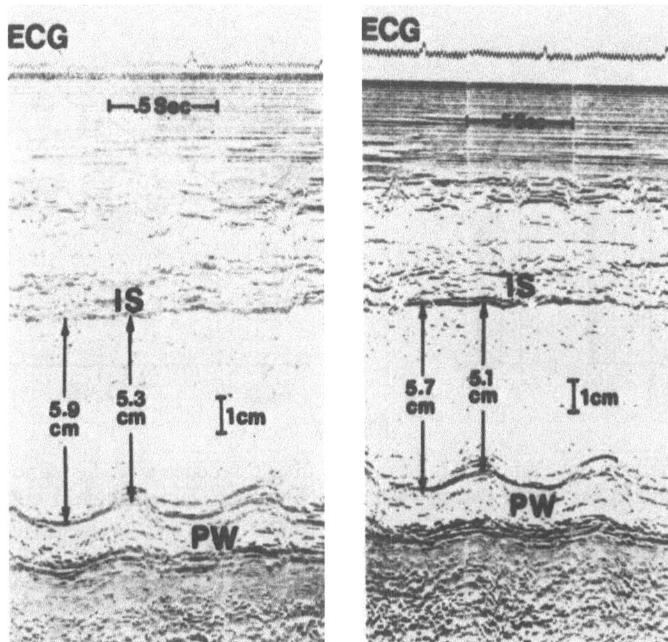

Abb. 19. Echokardiographische Veränderungen vor und nach 2wöchiger Gabe von Prazosin (4 mg 4 × täglich) bei einem Patienten mit chronischer, koronarbedingter Herzinsuffizienz. Deutliche Abnahme des enddiastolischen und endsystolischen Ventrikeldurchmessers (AWAN et al. 1977)

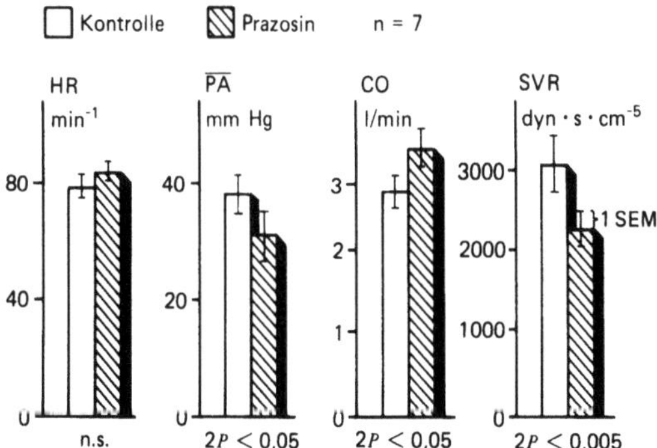

Abb. 20. Die akute Gabe von 2 mg Prazosin oral führte zu einer signifikanten Reduktion des mittleren Pulmonalarteriendrucks ($\overline{PA}$) und einer signifikanten Zunahme des Herzminutenvolumens (*CO*) mit entsprechender Abnahme des systemischen Widerstands (*SVR*). Die Herzfrequenz (*HR*) änderte sich nicht signifikant (LEMKE et al. 1979, 1981)

sich bei Patienten mit koronarer Herzkrankheit positive Auswirkungen ergaben. Es wurde berichtet, daß bei Patienten mit koronarer Herzkrankheit die Angina-pectoris-Frequenz zurückgeht.

Regionale Durchblutung

Bei einer entsprechenden Abnahme des peripheren Widerstands kommt es unter Prazosin auch regional zu Flußverbesserungen. So nahm die Durchblutung im

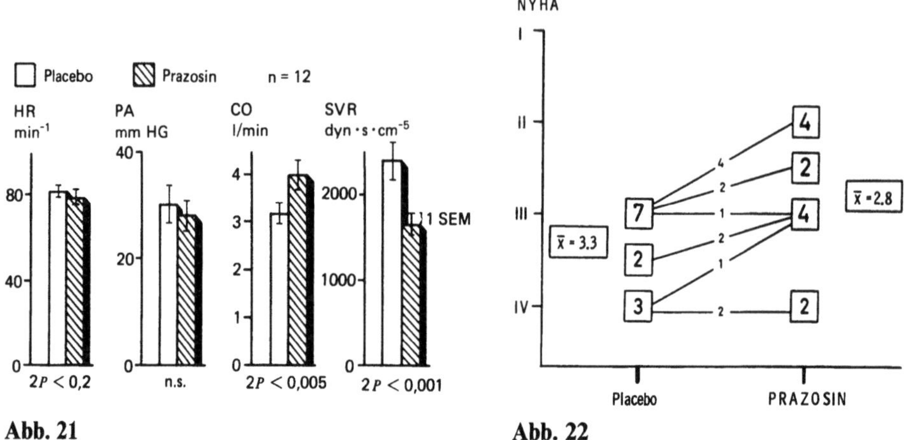

Abb. 21 **Abb. 22**

Abb. 21. Unter Dauertherapie mit täglich 20 mg Prazosin über 6 Wochen sind die hämodynamischen Veränderungen gegenüber Placebo weiter nachweisbar: Zunahme des Herzminutenvolumens (*CO*) und Abnahme des systemischen Widerstands (*SVR*). Lediglich die Wirkung auf den mittleren Pulmonalarteriendruck (*PA*) ist nicht mehr eindeutig nachweisbar (LEMKE et al. 1979)

Abb. 22. Unter Dauertherapie mit Prazosin zeigten 9 der 12 Patienten eine klinische Funktionsverbesserung im Vergleich zur Placebophase (LEMKE et al. 1979)

Vorderarm zu und der arterioläre Widerstand entsprechend ab. Der venöse Tonus im Vorderarm verminderte sich ebenso. Man kann davon ausgehen, daß die Wirkung auf der venösen und arteriellen Seite in diesem Gefäßgebiet etwa gleich ist (AWAN et al. 1978a).

2. Langzeitwirkung von Prazosin

Schon die ersten Berichte bei Daueranwendung von Prazosin in Dosen zwischen 8 und 28 mg/Tag zeigten, daß mit dieser Medikation ein günstiger Langzeiteffekt erzielt werden kann, der über die alleinigen Wirkungen von Digitalis und Diuretika hinausgeht (AWAN et al. 1977, 1978a). Die Belastbarkeit am Fahrradergometer verlängerte sich.

a) Verlaufsbeobachtungen

Viele Autoren beschränken sich darauf, die einmal auf Prazosin eingestellten Patienten über 3–6 Monate bis zu einem Jahr zu verfolgen und durch wiederholte invasive hämodynamische Untersuchungen den Verlauf zu dokumentieren (KUCK et al. 1980). So fanden KUHN et al. (1981) bei Patienten mit kongestiver Kardiomyopathie nach 3 Monaten eine Besserung der Beschwerden. Unter körperlicher Belastung ergab sich eine deutliche hämodynamische Funktionsverbesserung. Das Körpergewicht, der Herz-Thorax-Quotient und die Durchmesser des linken Ventrikels blieben aber unverändert. Deutliche Steigerungen der Leistungsfähigkeit ergaben sich nach den Untersuchungen von BERTEL u. BURKARD (1981), AWAN et al. (1977) sowie LEMKE et al. (1979, 1981) und METHA et al. (1981).

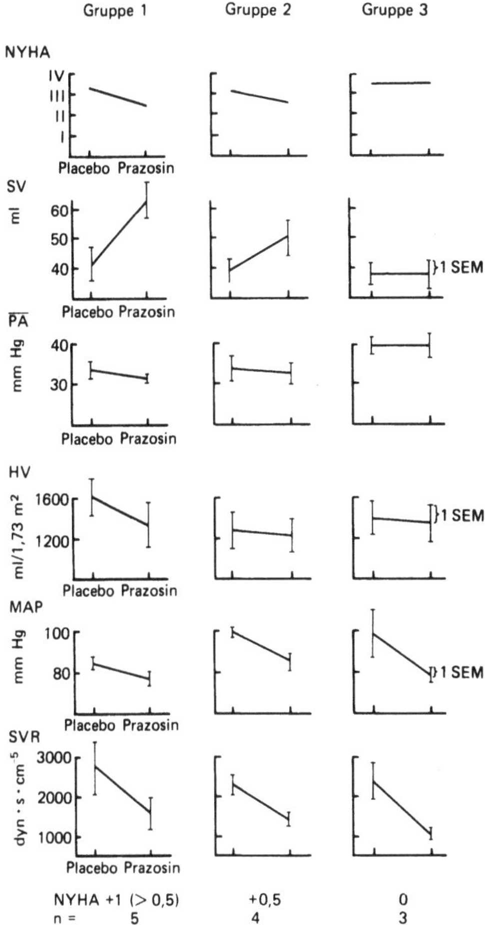

Abb. 23. Einteilung des Patientenkollektivs nach dem Grad der Funktionsverbesserung unter Prazosin. Die drei Patienten der Gruppe 3 zeigten keine klinische Besserung (*NYHA*), wiesen das niedrigste Schlagvolumen (*SV*) und die höchsten Pulmonalarteriendrücke (*PA*) auf. Die Herzgröße änderte sich nicht (*HV*). Die Wirkung selbst kann jedoch an der deutlichen Senkung des Blutdrucks (*MAP*) und der Verminderung des systemischen Widerstands abgelesen werden. Gruppe 1 und 2 deutliche Funktionsverbesserung (LEMKE et al. 1979)

b) Placebo-kontrollierte Studien

Sicherer wird die Beurteilung des Langzeiteffekts einer Substanz, wenn gegen eine Placebophase verglichen wird, im offenen oder doppelblinden Verfahren. Im Vergleich zu einer 6wöchigen Placebophase fanden LEMKE et al. (1979) eine deutliche Verminderung des peripheren Widerstands und eine signifikante Steigerung des Herzminutenvolumens in Ruhe und unter körperlicher Belastung. Der Einfluß auf den linksventrikulären Füllungsdruck war gering (Abb. 21, LEMKE et al. 1979). Ein großer Teil der Patienten zeigte auch eine deutliche subjektive Besserung und damit eine günstigere Klassifizierung nach der New York Heart Association (Abb. 22, LEMKE et al. 1979). Auffallend war, daß bei der Mehrzahl der Fälle auch eine deutliche Abnahme der Herzgröße zu verzeichnen war.

3 von 12 Patienten zeigten keine eindeutige Besserung. Bei ihnen fiel zwar der arterielle Blutdruck unter Prazosin deutlich ab, es kam jedoch nicht zu einer Steigerung des Schlagvolumens (Abb. 23, LEMKE et al. 1979). Trotz deutlicher Vasodilatation scheinen bei diesen Patienten die myokardialen Reserven vollständig zu fehlen, so daß eine Besserung der hämodynamischen Situation

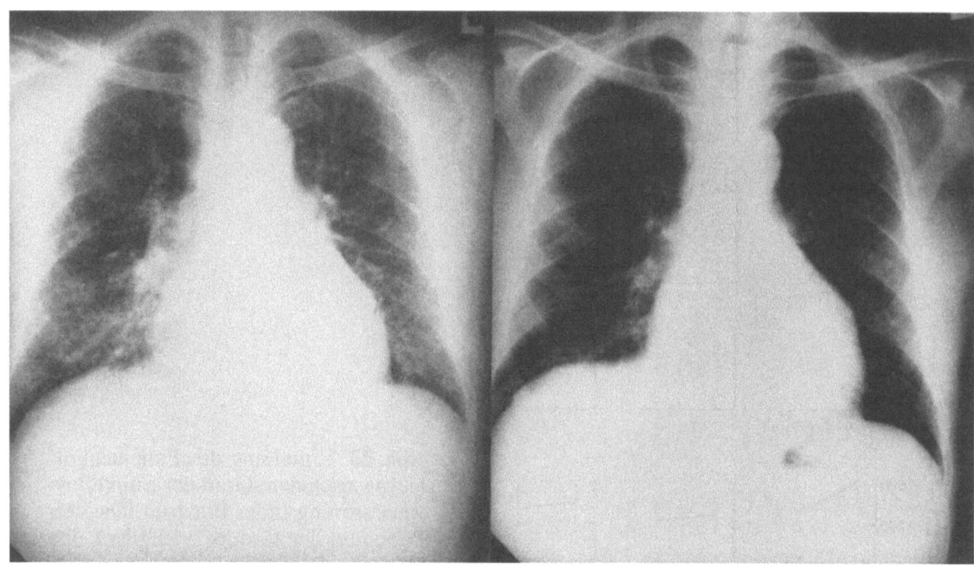

a

Abb. 24a, b. Abnahme der Herzgröße und Verschwinden der Lungenstauung unter Dauertherapie mit Prazosin über 3–6 Wochen bei einem Patienten mit schwerer Herzinsuffizienz (ARONOW et al. 1979)

nicht mehr eintreten kann. In der Tat zeigten diese Patienten die schwerste klinische Symptomatik. Die myokardiale Schädigung war offenbar so weit fortgeschritten, daß eine klinische Besserung nicht mehr erreicht werden konnte.

Ähnliche Befunde wurden von ARONOW et al. (1979) erhoben. Die Patienten erhielten doppelblind Placebo oder Prazosin über 3–6 Wochen. Prazosin reduzierte den systolischen und diastolischen Blutdruck, verbesserte die klinischen Symptome und verminderte die Herzgröße (Abb. 24a, b, ARONOW et al. 1979). Es kam allerdings erst nach 6 Wochen zu einer Abnahme des enddiastolischen und endsystolischen Durchmessers des linken Ventrikels und einer Zunahme der Austreibungsfraktion. Ähnliche Befunde wurden mit Trimazosin erhoben (ARONOW u. DANAHY 1978).

In einer anderen Doppelblind-Studie über 2 Monate wurden ähnlich günstige Effekte nachgewiesen. Es wurde zwar eine gewisse Abschwächung festgestellt, die Verbesserung der Austreibungsfraktion (nuklearmedizinisch) und die echokardiographisch bestimmte Zunahme der Austreibungsfraktion blieben jedoch erhalten (COLUCCI et al. 1980).

c) Beeinflussung der körperlichen Belastbarkeit durch Prazosin

Nahezu alle Untersucher finden eine höhere Belastbarkeit unter chronischer Prazosin-Therapie. Die Zeit bis zum Abbruch der körperlichen Belastung bzw. bis zum Auftreten von Luftnot ist verlängert (AWAN et al. 1977; ARONOW et al. 1979; COLUCCI et al. 1980). Nur wenige Autoren wiesen mit Hilfe von invasiven Parametern nach, daß unter Dauertherapie auch eine entsprechende hämodynamische Verbesserung auftritt. So fanden LEMKE et al. (1979) eine signifikante

Zunahme des Herzminutenvolumens, allerdings keinen wesentlichen Effekt auf den Mitteldruck in der Pulmonalarterie. Die Herzfrequenz änderte sich nicht. Zu ähnlichen Befunden kommen auch KUCK et al. (1980). Gegenüber dem Ausgangswert vor Therapie nahm die arterio-venöse Sauerstoffdifferenz nach 6monatiger Prazosin-Therapie signifikant ab.

Da die Herzminutenvolumensteigerung nicht ausgeprägt war, und der Gesamtsauerstoffverbrauch sich nicht wesentlich änderte, ist die Abnahme der arterio-venösen Sauerstoffdifferenz nur durch Eröffnung von peripheren Shunts erklärbar. Zu ähnlichen Überlegungen kommen RUBIN et al. (1979), die ebenfalls keinen Unterschied in der Sauerstoffaufnahme während körperlicher Belastung fanden. Diese Autoren konnten zeigen, daß die positiven Effekte von Prazosin besonders unter körperlicher Belastung nachweisbar sind.

IV. Wirkungsabschwächung bei Dauertherapie mit Prazosin

Trotz der ermutigenden Befunde über die Langzeiteffekte von Prazosin gibt es eine ganze Reihe von ernstzunehmenden Berichten, die eine Wirkungsabschwächung bis hin zur vollständigen Toleranzentwicklung dokumentieren. Im Grunde handelt es sich um das gleiche Problem wie bei Gabe von Hydralazin. Auch hier gibt es Hinweise dafür, daß im Vergleich zum Akutversuch bei Langzeittherapie eine Wirkungsabschwächung auftreten kann. Auf die möglichen Mechanismen wurde bereits hingewiesen. Der geschwächte Herzmuskel ist auf einen starken sympathischen Antrieb angewiesen. Die daraus zusätzlich resultierende periphere Vasokonstriktion auf der arteriellen und venösen Seite ist ein Hilfsmechanismus, der in erster Linie der kardialen Kompensation zugute kommt. Erst bei überschießender Vasokonstriktion kommt es zu einer daraus resultierenden, zusätzlichen kardialen Belastung.

Therapeutische Mechanismen, die dem vasokonstriktorischen Prinzip entgegenwirken, unterliegen der körpereigenen Gegenregulation und werden, zumindest teilweise, wieder aufgehoben. Dennoch zeigen viele Studien, daß unter doppelblinden Bedingungen ein wenn auch abgeschwächter Effekt nachweisbar bleibt, der somit als Therapieerfolg zu werten ist. Unter noch strenger kontrollierten Bedingungen, d.h. wenn nicht gegen Placebo, sondern gegen eine ähnlich stratifizierte Kontrollgruppe verglichen wird, kann ein sicherer Effekt häufig nicht mehr nachgewiesen werden.

1. Repetitive Einzeldosen

Eine relativ einfache Möglichkeit, Fragen der Toleranzentwicklung zu klären, ist die wiederholte Applikation einer Einzeldosis an aufeinanderfolgenden Tagen. Die methodischen Bedingungen sind so, daß nach Legen eines Rechtsherzkatheters beim liegenden und ruhenden Patienten Meßdaten täglich neu erhoben werden.

Wie aus Abb. 25 (PACKER et al. 1979) hervorgeht, führt die erste 5 mg Dosis von Prazosin zu einem deutlichen Anstieg des cardiac index. Die 2. und 3. Dosis nach 12–24 h zeigt dagegen deutlich geringere Effekte. Bei der 3. Dosierung war bei etwas angestiegenem Herzminutenvolumen kein signifikanter

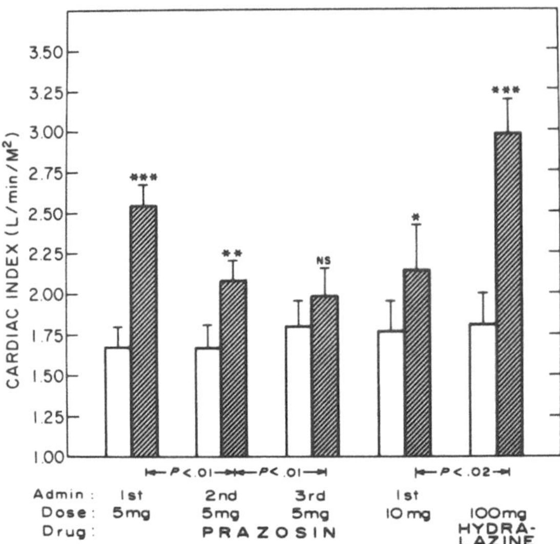

Abb. 25. Untersuchung zur Toleranzentwicklung von Prazosin. Die erste 5-mg-Dosis führt zu einem deutlichen Anstieg des Herzminutenvolumens (cardiac index), bei der zweiten und dritten Dosis ist der Effekt deutlich abgeschwächt und läßt sich auch durch Verdoppelung der Dosis auf 10 mg nicht wesentlich steigern. Der Wechsel auf eine andere Substanz, 100 mg Hydralazin, führt erneut zur Herzminutenvolumenzunahme (Packer et al. 1979)

Unterschied mehr festzustellen. Wurde die Dosis am folgenden Tag auf das Doppelte gesteigert, ergab sich zwar wieder ein signifikanter Unterschied, der jedoch mit dem Effekt der Erstapplikation nicht vergleichbar war. Nach Gabe von 100 mg Hydralazin oral stellte sich wieder ein ausgeprägter Effekt wie bei der Erstdosis ein. Die übrigen hämodynamischen Parameter wie links- und rechtsventrikulärer Füllungsdruck, mittlerer arterieller Druck und peripherer Widerstand verhielten sich entsprechend. Diese von Packer et al. erhobenen Befunde wurden von Elkayam et al. (1979) und Arnold et al. (1979) bestätigt. Feldmann et al. (1981) fanden eine Wirkungsabschwächung bei wiederholter Prazosin-Applikation, dennoch insgesamt einen günstigen Langzeiteffekt.

2. Kurzes Absetzen von Prazosin

Awan et al. (1981) kommen zu der Auffassung, daß bei den Patienten, bei denen eine Wirkungsabschwächung auftritt, durch Dosiserhöhung oder kurzes Absetzen von Prazosin die Effizienz wieder erhöht werden kann. Von den Autoren wird die Auffassung vertreten, daß trotz der beschriebenen Toleranzphänomene die orale Therapie mit Prazosin bei chronischer Herzinsuffizienz erfolgversprechend ist (Awan u. Mason 1981).

V. Stellenwert von Prazosin in der Therapie der chronischen Herzinsuffizienz

Dennoch, gewisse Zweifel bleiben. Eine von unserer Arbeitsgruppe kürzlich durchgeführte Untersuchung genügt insofern noch strengeren statistischen Kriterien, als eine Placebo-behandelte, gut vergleichbare Kontrollgruppe mit untersucht wurde. Diese Studie wurde doppelblind über einen Zeitraum von

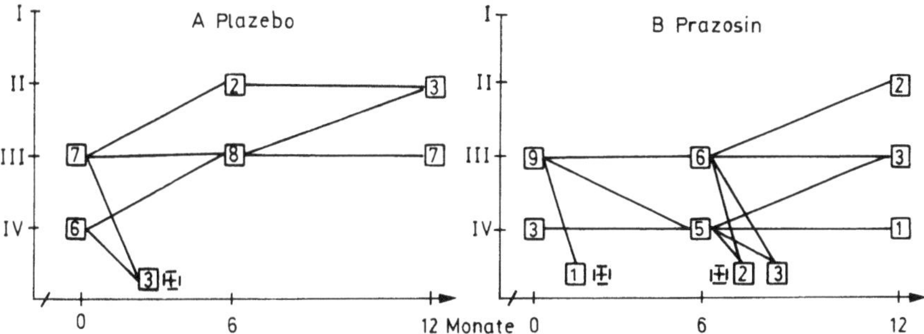

Abb. 25a. Kontrollierte, randomisierte Doppelblind-Langzeitstudie zur Wirkung von Prazosin bei chronischer Herzinsuffizienz. Die klinische Klassifizierung nach der New York Heart Association bessert sich unter Prazosin nicht (Reifart u. Bussmann (1983).

Tabelle 2. Randomisierte Doppelblindstudie (n = 27). (Nach Reifart u. Bussmann 1984)

	Monate			
	0	6	12	
Placebo				
PADP	22,6	16,2	21	n.s.
CI	2,2	2,2	2,1	n.s.
SVR	2557	2301	2330	n.s.
Herzvolumen	1575	1703	1689	n.s.
Prazosin				
PADP	21,3	19,1	19,7	n.s.
CI	2,8	2,5	2,6	n.s.
SVR	1888	2166	2124	n.s.
Herzvolumen	1543	1512	1468	n.s.

12 Monaten durchgeführt. Neben den klinischen Verläufen wurden invasiv gewonnene, hämodynamische Parameter bewertet (Reifart u. Bussmann 1983). Es ergaben sich zwischen der Kontrollgruppe und den mit Prazosin behandelten Patienten keine signifikanten Unterschiede, weder in klinischer noch in hämodynamischer Hinsicht (Abb. 25a, Tabelle 2). In der Prazosingruppe war eine geringe Abnahme der Herzgröße zu verzeichnen, die jedoch gegenüber der Kontrollgruppe keine statistische Signifikanz erreichte. Auf der anderen Seite verbesserten sich die Placebo-behandelten Patienten in ihrer klinischen Klassifizierung um einen Schweregrad. Hinsichtlich der Füllungsdrücke, des Herzminutenvolumens und des peripheren Widerstands ergaben sich keinerlei Unterschiede. Auch die echokardiographisch gemessenen, linksventrikulären enddiastolischen und endsystolischen Durchmesser und die Verkürzungsfraktion änderten sich nicht. Auch bezüglich der Morbidität und Mortalität ergaben sich keine Unterschiede.

Kritisch ist zu dieser Untersuchung allerdings anzumerken, daß die untersuchte Patientenzahl in beiden Gruppen relativ klein war, so daß definitive

Schlüsse nur schwer zu ziehen sind. Bei der Schwierigkeit der Herzinsuffizienz-Therapie gilt deshalb weiterhin, daß Prazosin eine Substanz ist, die im individuellen Fall eine potente Wirksamkeit entfalten kann (BURKHARD u. BERTEL 1983).

VI. Nebenwirkungen von Prazosin

1. „First Dose Phenomenon"

Bei Therapieeinleitung mit Prazosin kann es nach der ersten Dosis gelegentlich zu Problemen kommen (GRAHAM et al. 1976; MOULDS u. JAUERNIG 1977). Der Blutdruck fällt ab (postural hypotension), und in sehr seltenen Fällen kann es sogar zur Synkope kommen. Das Phänomen tritt besonders bei den Patienten auf, die vorher diuretisch behandelt wurden oder von vornherein hypovolämisch waren, und vornehmlich bei der Behandlung von Patienten mit Hypertonie. Bei den Patienten mit Herzinsuffizienz ist das „Erste-Dosis-Phänomen" nicht gravierend, da in den meisten Fällen erhöhte links- und rechtsventrikuläre Füllungsdrücke vorliegen.

Eine Substanz, die sowohl auf der venösen als auch auf der arteriellen Seite eine starke dilatierende Wirkung hat, kann generell bei ungenügendem Füllungszustand eher zu einem Blutdruckabfall bis hin zum Kollaps führen, als eine Substanz mit alleiniger arterieller Wirkung. Auch von Nitroglycerin ist bekannt, daß es bei Patienten mit niedrigem Füllungsdruck zu einer Verminderung des Herzminutenvolumens und Blutdruckabfall führen kann. Herzinsuffiziente Patienten sind nicht selten durch übertriebene diuretische Therapie hypovolämisch. Da die Wirkung von Prazosin 5–6 h anhält, sind entsprechende Gegenmaßnahmen durchzuführen, insbesondere das Hochlagern der Beine und eine Flüssigkeitssubstitution.

Zur Vermeidung eines Blutdruckabfalls bei Erstapplikation wird immer mit einer niedrigen Dosis begonnen. Die Initialdosis beträgt 0,5 mg der Substanz. Es ist dann aber eine rasche Steigerung der Dosis möglich.

2. Gewichtszunahme

Die Zunahme des Körpergewichts tritt ähnlich wie bei den anderen arteriell wirksamen Dilatatoren relativ regelmäßig auf. Wir fanden eine Gewichtszunahme von 1,4 kg im Mittel bei 10 über 6 Wochen behandelten Patienten. Die Ursachen für die Gewichtszunahme sind bisher nicht eindeutig geklärt. Eine Erklärungsmöglichkeit fußt auf mechanisch-hydrostatischen Überlegungen. Durch Weitstellung des präkapillären Sphinkters steigt der hydrostatische Druck, so daß der Druck auf das Kapillargebiet zunimmt und damit mehr Flüssigkeit ins Interstitium austreten kann. Andere Autoren bevorzugen den biochemischen Mechanismus als Interpretationsmöglichkeit. Die Stimulation des Renin-Angiotensin-Aldosteron-Systems führt zur Wasserretention. Durch Erhöhung der Diuretikadosis kann in der Regel das Ausgangsgewicht wieder eingestellt werden.

3. Andere Nebenwirkungen

Als weitere Nebenwirkungen sind Schwindelgefühl und Mundtrockenheit, Harninkontinenz, gelegentlich Hautausschlag und Gelenkbeschwerden zu nennen. Störungen der Sexualfunktion werden sehr selten beobachtet. Insgesamt führt das Auftreten von Nebenwirkungen kaum zum Absetzen der Therapie.

F. Converting Enzyme Blocker bei chronischer Herzinsuffizienz

I. Wirkungsmechanismus

1. Renin-Angiotensin-Aldosteron-System

Die bei Patienten mit Herzinsuffizienz häufig ausgeprägte periphere Vasokonstriktion wird neben der erhöhten sympathischen Aktivierung auch über das Renin-Angiotensin-Aldosteron-System hervorgerufen. Die aktive Schlüsselsubstanz Angiotensin II hat für die normale Regulation des Blutdrucks und bei Patienten mit Hypertonie eine wichtige Funktion. In letzter Zeit wurde klar, daß Angiotensin II auch für die bei der Herzinsuffizienz vorliegende periphere Vasokonstriktion mitverantwortlich ist. Auch scheint die erhöhte Natrium-Retention bei der Herzinsuffizienz durch Angiotensin II beeinflußt zu werden.

Renin wird in den juxtaglomulären Zellen der Niere produziert. Im Vas afferens befinden sich druckempfindliche Rezeptoren, die bei Verminderung des Blutdrucks vermehrt Renin freisetzen. In der Macula densa befinden sich Rezeptoren, die auf den Natriumtransport reagieren. Bei vermindertem Natriumanfall wird Renin freigesetzt. Bei Patienten mit Herzinsuffizienz ist die Plasma-Renin-Aktivität häufig erhöht. Die Erhöhung ist invers korreliert mit dem Serum-Natrium-Spiegel. Bei niedrigen Natriumwerten ist die Plasma-Renin-Aktivität meist deutlich erhöht (20–60 ng/ml/h, Cohn u. Levine 1982).

Renin wandelt Angiotensinogen in das Dekapeptid Angiotensin I um (Abb. 26, Heel et al. 1980). Angiotensin I hat selbst keine vasokonstriktorischen Wirkungen. Dazu muß es durch das Konversionsenzym (converting enzyme) zu dem Oktapeptid Angiotensin II umgewandelt werden (Heel et al. 1980; Turini u. Brunner 1983; Vidt et al. 1982; Van Zwieten et al. 1982). Angiotensin II führt zu einer Konstriktion der Arteriolen und dadurch zum Anstieg des Blutdrucks. Es stimuliert das Durstgefühl durch einen direkten Angriff im Cerebrum. Außerdem induziert es eine Sekretion von Aldosteron aus der Nebennierenrinde. Durch eine direkte negative Rückkoppelung wird die Reninfreisetzung gebremst. Aldosteron, das primär auf den distalen Tubulus wirkt und hier die Reabsorption von Natrium erhöht und die Ausscheidung von Kalium bewirkt, unterliegt neben dem Angiotensin II auch anderen Einflüssen wie dem Kalium-Ion und dem adrenokortikotropen Hormon ACTH.

Das converting enzyme ist wahrscheinlich identisch mit der Kininase II, ein Enzym, das für den Abbau von Bradykinin verantwortlich ist. Durch Interferenz mit Kallikrein und Kininogen entsteht die vasodilatierende Substanz Brady-

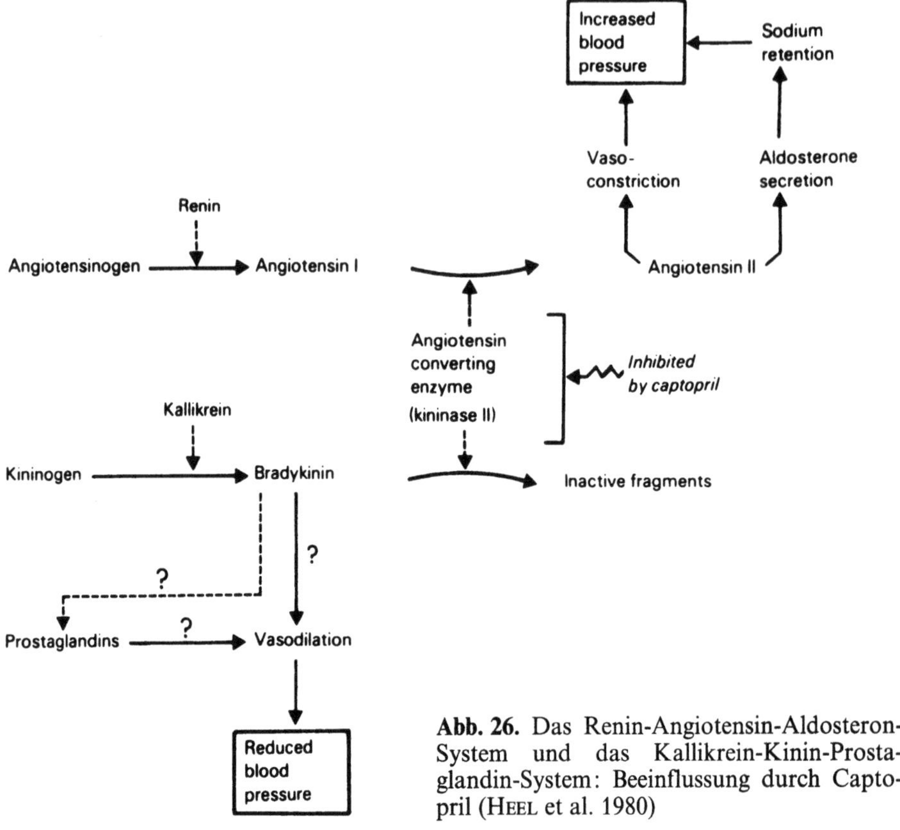

Abb. 26. Das Renin-Angiotensin-Aldosteron-System und das Kallikrein-Kinin-Prostaglandin-System: Beeinflussung durch Captopril (HEEL et al. 1980)

kinin, die durch die Kininase abgebaut werden kann. Die Kinine stimulieren außerdem die Entstehung oder Freisetzung von Prostaglandinen bis hin zur Entstehung von Prostazyklin, das ebenfalls für die Vasodilatation und damit die Blutdruckreduktion verantwortlich ist (Abb. 26, HEEL et al. 1980).

Pharmakologische Interventionen sind an verschiedenen Stellen des Systems möglich. So können Betarezeptorenblocker die Renin-Freisetzung hemmen. Saralasin kann den Effekt von Angiotensin II am Rezeptor blockieren. Schließlich bietet die Hemmung des converting enzyme durch intravenöse Injektion von Teprotide oder neuerlich durch das oral wirksame Captopril die Möglichkeit, den Übergang von Angiotensin I in das hochaktive Angiotensin II zu unterbrechen. Captopril ist der erste oral wirksame Hemmer des Angiotensin converting enzyme mit spezifischer und kompetitiver Wirkung. Es ist eine wirksame antihypertensive Substanz für Patienten mit hohem, normalem und niedrigem Plasma-Renin und hat neuerdings Eingang in die Therapie der Herzinsuffizienz gefunden.

2. Spezieller Wirkungsmechanismus der Converting-enzyme-Blocker

Der Wirkungsmechanismus der Hemmstoffe des converting enzyme ist komplizierter als ursprünglich angenommen. Der Haupteffekt resultiert erwartungsge-

Tabelle 3. Randomisierte Doppelblindstudie (n = 23). (Nach Störger u. Bussmann 1984)

	Monate		
	0	4–6	
Placebo			
PADP	26	29	n.s.
CO	3,3	3,6	n.s.
SV	41	44	n.s.
SVR	2040	1720	n.s.
Captopril			
PADP	23	13	$p<0{,}001$
CO	3,4	4,9	$p<0{,}01$
SV	45	63	$p<0{,}01$
SVR	1960	1280	$p<0{,}01$

Tabelle 4

Nebenwirkungen	Prazosin	β-Blocker	Vasodilatatoren	Calcium-Antagonisten	Methyldopa	Clonidin	Rauwolfia-Alkaloide	Guanethidin	Captopril
Depression, Alpträume, Sedierung	(+)	+	0–(+)	0	++	++	++	0	0
Natriumretention	+	+	++	+	++	++	+	++	0
Herzinsuffizienz	0	+	+	0	0–(+)	0	0	(+)	0
Orthostatische Symptome	+	0–(+)	(+)	(+)	+	(+)	(+)	++	
Angina pectoris	0	0	+	(+)	0	0	0	0–(+)	0
Entzugssyndrom	0	+ Angina pectoris	(+)	(+)	(+)	+	0	0	0
Sexuelle Störungen	(+)	(+)	(+)	(+)	++	+	+	++	0

mäß aus der Beeinflussung des Renin-Angiotensin-Aldosteron-Systems. Es ergeben sich aber möglicherweise auch Einflüsse auf das Kallikrein-Kinin-System und die sympathische Regulation.

a) Einfluß der Enzyme-Blocker auf das Renin-Angiotensin-Aldosteron-System

Die Hemmung der Entstehung von Angiotensin II ist der Haupteffekt der Enzyme-Blocker. Bei hypertensiven Patienten kommt es zur Blutdruckverminderung ohne Reduktion des Herzminutenvolumens und Herzfrequenz (Ferguson

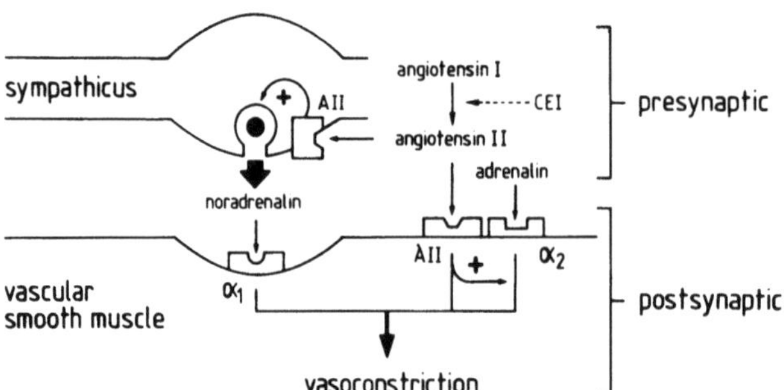

Abb. 27. Angiotensin-II-Rezeptoren an den sympathischen Nervenendigungen. Durch Converting-enzyme-Hemmer (*CEI*) wird Noradrenalin im verminderten Umfang freigesetzt (VAN ZWIETEN et al. 1982)

et al. 1977; ONDETTI et al. 1977). Bei Patienten mit Hypertonie ist die Wirkung auf die venösen Gefäße offenbar geringer als auf die arteriellen.

Da Captopril bei Patienten mit niedriger Plasma-Renin-Aktivität genauso wirkt wie bei Patienten mit hohen Reninkonzentrationen, kann dieser Mechanismus nicht die einzige Erklärung für den blutdrucksenkenden Effekt sein. Captopril hat auch eine Wirkung bei Patienten mit niedrigen Plasma-Renin-Aktivitäten. So konnte gezeigt werden, daß die Substanz auch bei nephrektomierten Patienten effektiv ist (MAN IN'T VELD et al. 1979).

b) Lokale Hemmung des Renin-Angiotensin-Systems in der Gefäßwand

Nach Untersuchungen von ANTONACCIO u. KERWIN (1981) entfaltet Captopril möglicherweise auch eine Wirkung auf Gefäßebene und kann hier die lokale Angiotensin-II-Bildung reduzieren. So ist auch zu erklären, daß spezifische Angiotensin-II-Antagonisten (Saralasin) den Blutdruck nicht reduzieren können, dagegen Captopril effektiv bleibt (BURRETT et al. 1981).

c) Hemmung der sympathischen Regulation von Widerstandsgefäßen

Neuderdings wurde auch eine Interferenz mit dem sympathischen Regulationssystem an den Nervenendigungen festgestellt (DEJONGE et al. 1982). An den Synapsen der sympathischen Nervenendigungen befinden sich Rezeptoren für Angiotensin II, die außerordentlich empfindlich sind und auf ganz geringe Angiotensin II Konzentrationen reagieren (Abb. 27, VAN ZWIETEN et al. 1982). Über die prä- und postsynaptisch gelegenen Angiotensin-II-Rezeptoren kann Angiotensin II die Freisetzung von Noradrenalin verstärken. Ein Teil der Angiotensin-II-Wirkung kommt also offenbar über die Interferenz mit dem postsynaptischen Alpha-2-Adrenorezeptoren zustande. Die Hemmung des Angiotensin converting enzyme mit Captopril erniedrigt die Konzentration von Angiotensin II und schwächt daher die konstriktorische Wirkung ab.

d) Hemmung des Abbaus von Bradykinin

Die biologische Inaktivierung des Bradykinin wird vom Kininase-II-Enzym katalysiert, das höchstwahrscheinlich mit dem Angiotensin converting enzyme

(ACE) identisch ist. Bradykinin führt zu einer Vasodilatation. Converting-enzyme-Hemmer sind daher auch Inhibitoren des Bradykininabbaus (Abb. 26, HEEL et al. 1980).

e) Beeinflussung vasoaktiver Prostaglandine

Bradykinin ist neben seinem direkten gefäßdilatierenden Effekt in der Lage, vasoaktive Prostaglandine aus verschiedenen Organen freizusetzen. Die Hemmung des Angiotensin converting enzyme verstärkt die Bradykinin-induzierte Freisetzung vasodilatatorisch wirksamer Prostaglandine, die experimentell durch Indomethacin abgeschwächt werden kann (MURTHY et al. 1978).

f) Hormonelle Einflüsse

Unter der Behandlung mit Captopril kommt es zu einem deutlichen Anstieg der Plasmareninaktivität, offenbar deshalb, weil die negative Rückkoppelung durch Angiotensin II auf die Reninfreisetzung fehlt. Die Aldosteronproduktion nimmt deutlich ab, ebenfalls ein Effekt der Blockade der Angiotensin-II-Freisetzung (MILLER u. JONSTON 1979). Der Plasmaspiegel von Noradrenalin wird nicht beeinflußt.

Die Verminderung der Aldosteronproduktion führt erwartungsgemäß zu einem Anstieg der Kaliumkonzentration im Blut, wenn auch regelrechte Hyperkaliämien selten sind.

g) Zusammenfassung: Wirkungsmechanismus

Insgesamt ist heute die Hemmung des Konversionsenzyms differenzierter zu betrachten. Der Haupteffekt kommt durch die Hemmung der Produktion von Angiotensin II zustande (TURINI u. BRUNNER 1983). Die Tatsache aber, daß der Blutdruck abnimmt, obwohl das Renin normal ist und obwohl Angiotensin II mit der Zeit wieder ansteigt, sprechen für zusätzliche, reninunabängige Mechanismen. Die Beeinflussung des Bradykininabbaus spielt allerdings klinisch keine wesentliche Rolle. Ein Teil der Wirkung kommt aber über die lokale Verminderung der Angiotensin-II-Bildung zustande, besonders im Bereich des Herzens, des Gehirns und der Gefäße. Darüber kann es auch zur Verminderung des Sympathikustonus kommen. Außerdem wird die neurogene Vasokonstriktion durch Hemmung der sympathischen Regulation vermindert und sympathische Reflexbögen beeinflußt.

II. Pharmakokinetik von Captopril

1. Resorption

Nach oraler Einnahme von Captopril erfolgt eine rasche Resorption mit maximalen Blutspiegeln nach 30–90 min. Eine optimale Resorption (75%) wird erreicht, wenn die Substanz in nüchternem Zustand gegeben wird, nach Nahrungsaufnahme nimmt die Resorption um 30–40% ab. Etwa ein Drittel der Substanz ist proteingebunden im Blut, der übrige Teil wird rasch in fast alle Gewebe aufgenommen, außer in das Zentralnervensystem.

2. Elimination

Es erfolgt eine schnelle Metabolisierung mit einer Halbwertzeit von ca. 2 h. Die Ausscheidung erfolgt hauptsächlich über die Niere: etwa 50% der Substanz erscheinen im Urin nach 4 h. Die Elimination von Captopril und seiner Metaboliten korreliert mit der endogenen Kreatinin-Clearence: Patienten mit Niereninsuffizenz haben deutlich höhere Plasmakonzentrationen als Patienten mit normaler Funktion. Die Dosis muß deshalb bei Patienten mit Niereninsuffizenz reduziert werden. So wird empfohlen, bei einer Kreatinin-Clearance zwischen 20 und 35 ml/min × 1,73 m^2 Körperoberfläche die Dosierungsintervalle auf 1–2 Tage zu verlängern, bei einer Kreatinin-Clearance von unter 20 ml/min auf 3–4 Tage.

III. Andere Substanzen

1. Spezifischer Hemmer von Angiotensin II: Saralasin

Saralasin, ein spezifischer Hemmer des Angiotensin II, wurde 1971 für den klinischen und experimentellen Gebrauch eingeführt (PALS et al. 1971). Die Blutdruckreduktion erfolgt über einen kompetitiven Antagonismus mit Angiotensin II. Die Substanz ist ein dem Angiotensin II analoges Peptid mit 2 Aminosäuresubstitutionen. Besonders die Patienten mit Herzinsuffizenz, bei denen das Plasmarenin initial erhöht ist, reagieren auf Saralasin mit einer Blutdrucksenkung (TURINI et al. 1978).

Saralasin hat heute vornehmlich Bedeutung für die experimentelle Pharmakodynamik. Im klinischen Bereich ergeben sich nur wenige Anwendungsmöglichkeiten.

2. Converting-enzyme-Hemmer: Teprotide

Seit 1971 ist Teprotide als Nona-Peptid bekannt (ONDETTI et al. 1971). Diese Substanz hemmt das Enzym, das das inaktive Angiotensin I in die aktive pressorisch wirksame Substanz Angiotensin II umwandelt. Im Gegensatz zu Saralasin hat es keine eigenen agonistischen Effekte. Saralasin und Teprotide sind beide nur intravenös verabreichbar. Ansonsten ist die Substanz Teprotide mit dem oral wirksamen Captopril völlig vergleichbar (CURTISS et al. 1978).

IV. Klinischer Einsatz von Captopril bei Hypertonie

Captopril wurde zunächst nur zur Behandlung der Hypertonie eingesetzt (FERGUSON et al. 1977). Ausmaß und Dauer der Converting-enzyme-Hemmung ist dosisabhängig (Abb. 28, FERGUSON et al. 1977). 1 mg Captopril induziert eine teilweise Hemmung, größere Dosen eine ausgeprägte Blockade des Renin-Angiotensin-Systems. 20 mg sind ausreichend, um die blutdrucksteigernde Wirkung von Angiotensin I innerhalb von 15 min und für über 2 h zu blockieren. Mehr als 20 mg Captopril führen nicht zu einer stärkeren Blockade, sondern verlängern nur die Dauer der Blockierung.

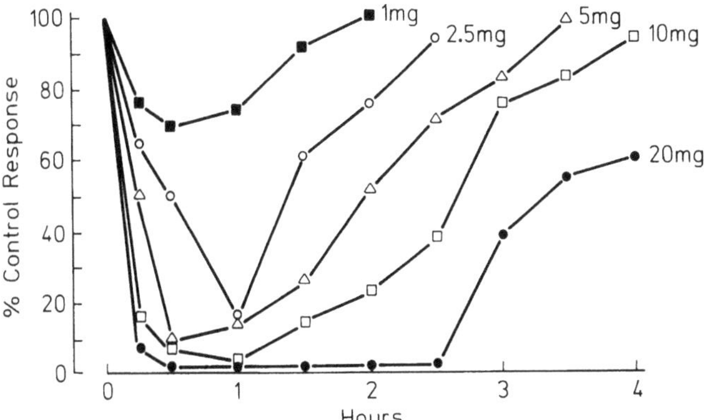

Abb. 28. Wirkung steigender Angiotensin-I-Dosen von Captopril auf die induzierte Hypertension. Bereits kleine Dosen (2,5 mg) führen zu einer vollständigen Aufhebung des Effekts. Die Wirkdauer wird durch eine höhere Dosis verlängert (FERGUSON et al. 1977)

Captopril ist in der Lage, bei Patienten mit schwerer und therapieresistenter Hypertonie, bei renovaskulärer Hypertonie, bei bestimmten Fällen mit renaler Hypertonie und bei Sklerodermie den Blutdruck effektiv zu senken. Die blutdrucksenkende Wirkung von Captopril wird verstärkt durch eine natriuretische Substanz. Patienten mit maligner Hypertonie oder renovaskulärer Hypertonie mit hohen Plasmareninwerten reagieren im allgemeinen ausgezeichnet auf die Captopriltherapie. Der initiale Blutdruckabfall hängt mit dem Ausgangswert der Plasmareninaktivität zusammen, während unter Dauertherapie keine direkte Korrelation gefunden wird. Aus der Tatsache, daß auch Patienten mit niedriger Reninaktivität gut auf Captopril reagieren, kann geschlossen werden, daß bereits kleine Mengen von Angiotensin II eine Blutdruckerhöhung bedingen können. Bei einigen Patienten, die auf Captopril und Diuretika nicht reagieren, sind zusätzlich andere Substanzen wie Betarezeptorenblocker erforderlich. Während der Therapie kommt es zu einem leichten Anstieg des Serum-Kaliumspiegels, möglicherweise aufgrund der Aldosteronsuppression. Günstig ist deshalb eine Kombinationstherapie mit Thiaziden, da Captopril auf diese Weise die thiazidinduzierte Hypokaliämie korrigieren kann.

Ein Toleranzphänomen ist unter Captopril bezüglich der Blutdrucksenkung bei Hypertonie nicht bekannt, besonders dann nicht, wenn es mit einer diuretischen Substanz kombiniert wird. Abruptes Absetzen führt nicht zu einer Rebound-Hypertension. Der Blutdruck steigt innerhalb von mehreren Tagen wieder an (VIDT et al. 1982).

V. Captopril bei Herzinsuffizienz

1. Akute Effekte von Captopril

1979 wurden erste Ergebnisse zu Wirkung von Captopril bei chronisch therapieresistenter Herzinsuffizienz publiziert (TURINI et al. 1979). Innerhalb von 1–3 h kommt es nach 25 mg Captopril zu einem Abfall des mittleren arteriellen Drucks um 15–25%, zu einer Reduktion des linksventrikulären Füllungsdrucks um

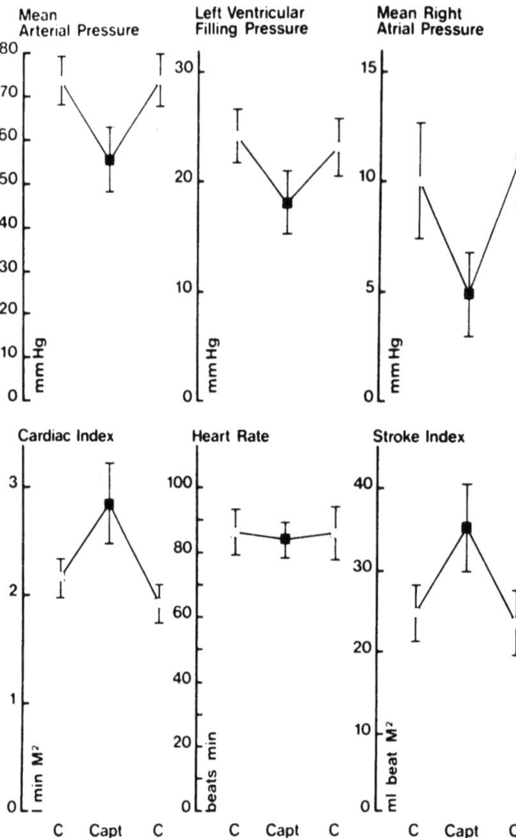

Abb. 29. Captopril führt zu einer Senkung des mittleren arteriellen Drucks, des links- und rechtsventrikulären Füllungsdrucks, einer Zunahme des Herzminutenvolumens (cardiac index) und des Schlagvolumens (stroke index), ohne daß die Herzfrequenz (heart rate) beeinflußt wird. Die Dosis betrug 25 mg Captopril (TURINI et al. 1979)

30–50% und einer ebenso ausgeprägten Verminderung des mittleren rechtsatrialen Drucks.

Gleichzeitig steigt der cardiac index um 15–40% an, einhergehend mit einer Zunahme des Schlagvolumens in der gleichen Größenordnung. Die Herzfrequenz ändert sich nicht. Die Reduktion des systemischen und pulmonal-arteriellen Widerstands beträgt 30–40% (Abb. 29, TURINI et al. 1979).

Andere Untersucher haben ähnliche Befunde erhoben. Captopril entfaltet seine Wirkung auf der arteriellen und venösen Seite und führt zu einer Aufwärts- und Linksverschiebung der Ventrikel-Funktionskurve (ADER et al. 1979; DAVIS et al. 1979; LEVINE et al. 1979; MASON et al. 1980).

2. Langzeiteffekte von Captopril

Ein wesentlicher Punkt ist, daß die akut erreichbare hämodynamische Verbesserung auch unter chronischen Bedingungen voll erhalten zu bleiben scheint. Darin unterscheidet sich die Substanz deutlich von Prazosin und z.T. auch von Hydralazin, wo es unter chronischen Bedingungen häufig zu einer Wirkungsabschwächung kommt. Allerdings liegen zur Langzeitwirkung von Captopril noch nicht genügend kontrollierte Studien vor.

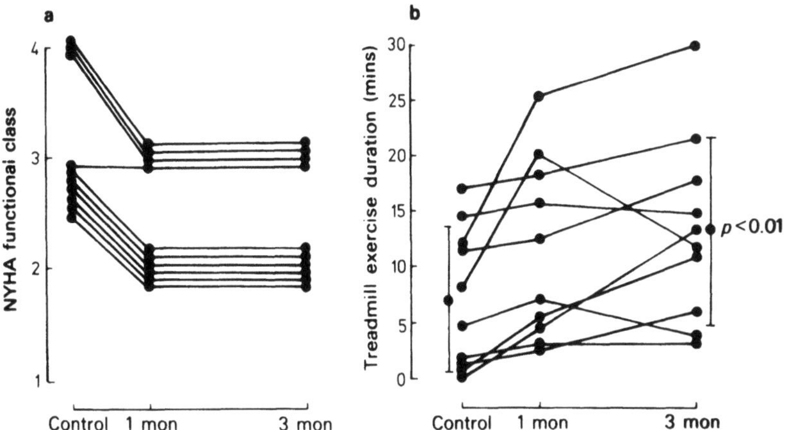

Abb. 30. Langzeiteffekte von Captopril bei chronischer Herzinsuffizienz: 9 von 10 Patienten zeigten eine klinische Funktionsverbesserung nach einem und drei Monaten. Auch die Belastungsdauer am Laufbandergometer nahm zu (SHARPE u. COXON 1982)

a) Repetitive Einzeldosen

Ein wichtiger Test zur Überprüfung der dauerhaften Wirkung ist die wiederholte Gabe der Substanz an aufeinanderfolgenden Tagen unter Bestimmung der hämodynamischen Veränderungen mit invasiven Messungen. Nach Untersuchungen von LEJEMTEL et al. (1982) bleibt der Effekt von Captopril in der überwiegenden Mehrzahl der Fälle erhalten. Nur bei zwei Patienten führte die zweite Dosis nicht zu dem erwarteten Effekt, es kam aber nach der dritten und unter chronischer Therapie zur Blutdruckreduktion und zum Herzminutenvolumenanstieg.

b) Dauerhafte Wirkung

Die anhaltende Wirkung von Captopril bei chronischer Herzinsuffizienz wird von mehreren Arbeitsgruppen belegt (ADER et al. 1980; DZAU et al. 1980; LEVINE et al. 1980; AWAN et al. 1982; FOUAD et al. 1982; LIEBAU 1982).

Es kommt unter chronischen Bedingungen zu einer Besserung der Leistungsfähigkeit und des Befindens der Patienten. Die Klassifizierung nach der New York Heart Association verbesserte sich um eine Stufe. Das Ergebnis bleibt über mindestens 3–6 Monate erhalten. Die Belastbarkeit am Fahrradergometer nimmt dauerhaft zu (Abb. 30, SHARPE u. COXON 1982).

Nach SHARPE u. COXON (1982) kommt es auch zu einer dauerhaften Verkleinerung der echokardiographisch gemessenen Ventrikelgröße mit Abnahme des enddiastolischen und endsystolischen Durchmessers und Zunahme der Verkürzungsfraktion von 9 auf 12%.

LIEBAU et al. (1982) fanden bei Untersuchungen mit Captopril bis zu einem Jahr ebenfalls eine Abnahme des enddiastolischen Ventrikeldurchmessers und eine Verminderung der Herzgröße. Nach Unterscheidung in ätiologische Gruppen: Kardiomyopathien, Aorten- oder Mitralklappeninsuffizenz und koronarer Herzkrankheit mit und ohne Hypertonie ergab sich ein unterschiedlich gutes Ansprechen. Am meisten profitierten die Patienten mit Aorten- oder Mitral-

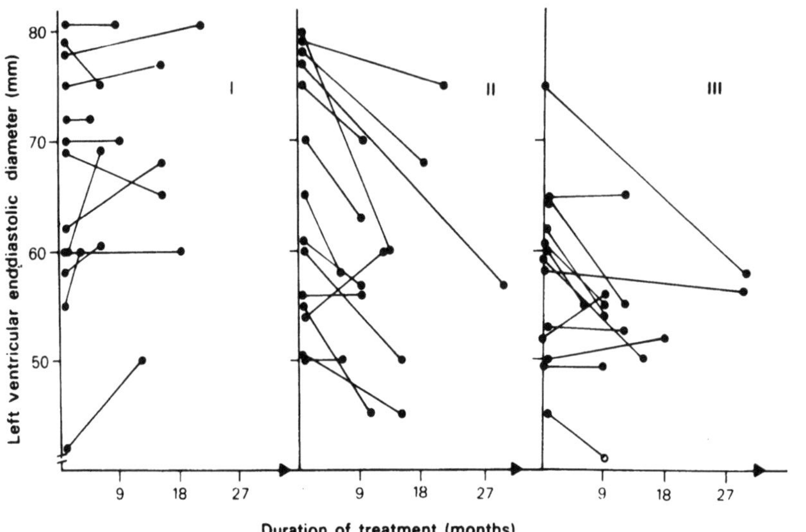

Abb. 31. Echokardiographisch bestimmter linksventrikulärer enddiastolischer Durchmesser in drei Patientengruppen unter Dauermedikation mit Captopril. I: Patienten mit Kardiomyopathie: kein wesentlicher Effekt. II: Patienten mit koronarer Herzkrankheit oder Hypertonie: guter Effekt. III: Patienten mit Aorten- oder Mitralvitien, ebenfalls deutliche Abnahme des Ventrikeldurchmessers (LIEBAU et al. 1982)

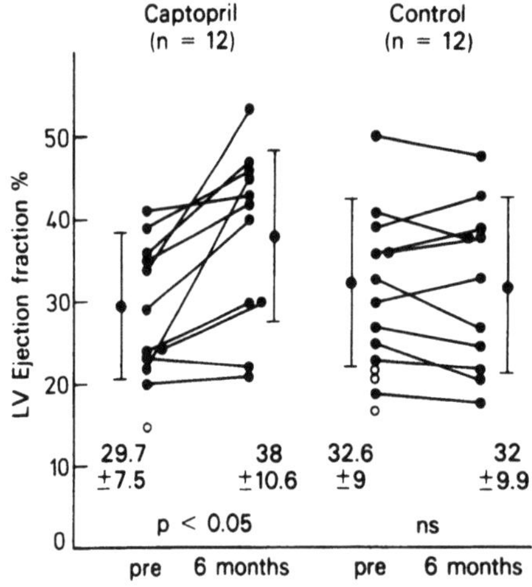

Abb. 32. Zunahme der nuklearmedizinisch bestimmten linksventriulären (*LV*) Austreibungsfraktion unter Captopril im Vergleich zu einer nicht-behandelten Kontrollgruppe. Beobachtungsintervall: 6 Monate (RICCI et al. 1982)

insuffizienz, weniger die mit koronarer Herzkrankheit oder Hypertonie, während Patienten mit kongestiver Kardiomyopathie nur teilweise eine klinische Verbesserung aufwiesen und eine Abnahme des enddiastolischen Ventrikeldurchmessers oder der Herzgröße nicht festgestellt werden konnte (Abb. 31, LIEBAU et al. 1982).

Nach Angaben von RICCI et al. (1982) kam es unter Dauertherapie mit Captopril zu einer Zunahme der nuklearmedizinisch bestimmten Austreibungsfraktion des linken Ventrikels, die in einer nicht behandelten Kontrollgruppe fehlte (Abb. 32, RICCI et al. 1982).

Bei den invasiv gemessenen hämodynamischen Parametern, Herzminutenvolumen, Schlagvolumen, systemischer Widerstand und Pulmonalkapillardruck ergaben sich nach 3 und 6 Monaten anhaltend gebesserte Werte. Die echokardiographische nachweisbare Verkleinerung des linken Ventrikels wurde bereits von AWAN et al. (1982) nach einer Therapiedauer von 6 Monaten nachgewiesen.

3. Regionale Durchblutungsveränderungen unter Captopril

Die bei Herzinsuffizienz auftretende Reduktion des Blutflusses in bestimmten Organen sollte sich bei Anwendung von vasodilatierenden Substanzen verbessern. Die stärkste Reduktion der Blutzufuhr besteht in den kutanen, renalen und splanchnischen Gefäßen.

a) Renale Durchblutung

Unter Captopril kommt es zu einer deutlichen Besserung der renalen Durchblutung und damit Aufhebung der Vasokonstriktion in diesem Gefäßgebiet (DZAU et al. 1980; CREAGER et al. 1981; PIERPONT et al. 1981).

Die renale Durchblutungsverbesserung führt zu einer vermehrten Natriurese ohne Änderung der glumerulären Filtrationsrate bei gleichzeitiger Reduktion der Filtrationsfraktion (CRAEGER et al. 1981). DZAU et al. (1980) fanden eine Zunahme der Kreatinin-Clearance, während PIERPONT et al. (1981) eine Abnahme feststellten.

b) Koronare Durchblutung

Bezüglich der regionalen Durchblutung anderer Gefäßgebiete liegen bisher nur vereinzelte Angaben vor. CHATTERJEE et al. (1982) fanden eine Reduktion der Koronardurchblutung und des myokardialen Sauerstoffverbrauchs bei Patienten mit Herzinsuffizienz. Zu einer wesentlichen myokardialen Laktatproduktion kam es bis auf eine Ausnahme nicht. Die Abnahme des myokardialen Sauerstoffverbrauchs entspricht dem verminderten Druckfrequenzprodukt und kann auch mit der verminderten diastolischen Wandspannung zusammenhängen.

Bezüglich des verminderten myokardialen Sauerstoffverbrauchs und des geringeren metabolischen Bedarfs schneidet Captopril im Vergleich zu Hydralazin und Prazosin bei Patienten mit ischämisch bedingter Herzinsuffizienz deutlich besser ab (ROULEAU et al. 1982). Nur nach Captopril kam es zu einer signifikanten Verminderung des myokardialen Sauerstoffverbrauchs (19%). Auch bezüglich der myokardialen Laktatextraktion bestanden unter Captopril günstigere Verhältnisse als unter Prazosin und Hydralazin.

c) Splanchnikusgebiet, Extremitätendurchblutung

Die Durchblutung im Splanchnikusgebiet scheint unter Captopril eher abzunehmen. Die Durchblutung in den Extremitäten verändert sich nach vorläufigen Befunden von FAXON et al. (1982) nicht wesentlich.

4. Wirkung von Captopril unter körperlicher Belastung

Die bei akuter Gabe von Captopril erreichten hämodynamischen Verbesserungen sind auch unter körperlicher Belastung nachweisbar (KRAMER et al. 1982;

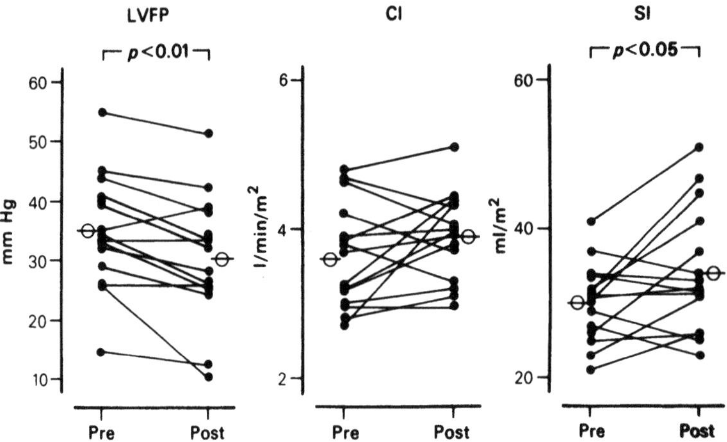

Abb. 33. Abnahme des linksventrikulären Füllungsdrucks (*LVFP*) unter körperlicher Belastung nach Gabe von Captopril. Zunahme des Herzminutenvolumens (*CI*) und Steigerung des Schlagvolumens (*SI*) (KRAMER et al. 1982)

MASSIE et al. 1982). Die Belastungsherzfrequenz ist signifikant reduziert, ebenso der arterielle Blutdruck und der linksventrikuläre Füllungsdruck (von 35 auf 30 mm Hg). Die Zunahme des Herzminutenvolumens war allerdings nur gering; die Zunahme des Schlagvolumens bei gleichzeitiger Herzfrequenzabnahme aber deutlich (Abb. 33, KRAMER et al. 1982).

Bei chronischer Gabe von Captopril bleiben die im Akutversuch nachweisbaren Verbesserungen der Hämodynamik unter Belastung erhalten, bzw. nehmen bei Langzeittherapie noch zu. So kam es nach KRAMER et al. (1982) zu einer weiteren Zunahme des Herzminutenvolumens unter Belastung und weiteren Reduktion des linksventrikulären Füllungsdrucks. Dies war verbunden mit einer Zunahme der Belastbarkeit, der Belastungshöhe und des maximalen Sauerstoffverbrauchs. Dieser stieg von 11,8 auf 15,6 ml/min/kg. Die Untersuchungen wurden am Fahrradergometer im Sitzen vorgenommen.

Nach dreimonatiger Therapie waren also nicht nur die beim Akutversuch erhobenen hämodynamischen Verbesserungen nachweisbar, sondern die hämodynamischen Parameter unter Belastung und der Grad der Belastbarkeit hatten sich weiter verbessert. Dabei ging die Verbesserung der Hämodynamik mit der besseren körperlichen Leistungsfähigkeit unter Belastung einher. Die im Akutversuch nachweisbare Verkleinerung des rechts- und linksventrikulären enddiastolischen Volumens, die auch mit einer leichten Zunahme der Austreibungsfraktion einherging, ist allerdings bezüglich eines dauerhaften Effektes noch nicht untersucht worden (MASSIE et al. 1982).

Es ist auf jeden Fall eindrucksvoll, daß bei dieser Substanz keine Hinweise für eine Abschwächung der Wirkung bei einer Dauertherapie vorhanden zu sein scheinen. Im Gegenteil, es kommt gelegentlich sogar noch zu einer Verstärkung der Wirkung bei dauerhafter Anwendung. Einschränkend ist jedoch festzustellen, daß es sich lediglich um Verlaufsstudien beim gleichen Patienten handelt. Endgültige Aussagen sind nur dann möglich, wenn eine Placebophase eingehalten bzw. eine Kontrollgruppe mituntersucht wird.

Eine Studie dieser Art wurde kürzlich von STÖRGER u. BUSSMANN (1984) durchgeführt. Sie untersuchten 23 Patienten mit therapierefraktärer Herzinsuffizienz im Stadium III und IV (NYHA). Sie erhielten über einen Zeitraum von 4–6 Monaten randomisiert und doppelblind Placebo oder Captopril in einer Dosis von 3 × 25 mg/die, zusätzlich zu Digitalis und Diuretika. Unter Captopril kam es zu einer signifikanten Zunahme des Schlag- und Herzminutenvolumens und einer Reduktion des diastolischen Pulmonalarteriendruckes. Der periphere Widerstand nahm von 1960 auf 1280 $dyn \cdot s \cdot cm^{-5}$ ab ($p < 0,01$). In der Placebogruppe blieben alle Werte unverändert (Tabelle 3).

Captopril – und das müssen weitere Studien belegen – scheint damit als eine der wenigen Substanzen den harten Test gegen eine Kontrollgruppe bestanden zu haben. Weitere Studien sind zur Bestätigung der Befunde aber zu fordern.

5. Einfluß auf die Prognose

Die in den einzelnen Arbeitsgruppen untersuchten Patienten sind zahlenmäßig noch zu klein, um irgendwelche sicheren Aussagen machen zu können. Im Kollektiv von RICHIE starben z.B. in der Kontrollgruppe drei Patienten, in der Captopril-behandelten Gruppe ein Patient (RICCI et al. 1982). Andere Autoren finden keine Unterschiede. Die Frage der Mortalität ist nur an einem sehr großen Krankengut zu klären.

6. Captopril bei frischem Herzinfarkt

Die Erfahrungen mit Captopril beim frischen Herzinfarkt sind als bisher nur vorläufig zu betrachten. BOUNHOURE et al. (1982) untersuchten 10 Patienten mit frischem Herzinfarkt und Linksinsuffizienz. Die Dosierung betrug 12,5–50 mg. Patienten im Stadium III und IV der Killip-Klassifizierung verbesserten sich in ihrer Symptomatik deutlich. Die Herzfrequenz nahm um 10%, der mittlere arterielle Druck um 32% und der diastolische Pulmonalarteriendruck um 41% ab. Das Herzminutenvolumen stieg von 2,4 auf 2,8 $l/min \times m^2$. Die Patienten wurden initial mit Isosorbiddinitrat in intravenöser Form behandelt und 24 h später auf orales Captopril umgestellt. Unter Captopril war die Blutdrucksenkung stärker und die Herzminutenvolumensteigerung ausgeprägter als unter Isosorbiddinitrat.

7. Captopril bei akuter Linksinsuffizienz

Bei akuter kardialer Dekompensation oder akuter Linksinsuffizienz im Rahmen des frischen Herzinfarktes ist das Renin-Angiotensin-System stimuliert. Es resultieren hohe Plasmarenin- und Angiotensin-II-Werte. Die Wirkung von Captopril ist besonders bei hohen Ausgangswerten für Renin ausgeprägt. Die Abhängigkeit der Wirkung von Captopril von der Höhe des Plasmareninspiegels verliert sich aber mit der Zeit, so daß unter chronischen Bedingungen die Wirkung unabhängig vom Reninspiegel ist (DZAU et al. 1981; BOUNHOURE et al. 1982).

8. Dosierung von Captopril

Während früher z.T. sehr hohe Dosierungen zur Anwendung kamen, wurde insbesondere durch die Arbeit von SHARPE et al. (1980) klar, daß schon kleine Dosen ausreichend sind. ADER et al. (1980) wiesen nach, daß keine wesentlichen Unterschiede in den hämodynamischen Auswirkungen bei Einzelgaben von 25, 50 oder 100 mg bestehen. Bei jeder der genannten Dosen kommt es zu einer gleich starken Reduktion des linksventrikulären Füllungsdrucks und Zunahme des Herzminutenvolumens.

Nach Befunden von SHARPE et al. (1980) führt bereits 1 mg Captopril zu einer Steigerung des Schlagvolumens, Abnahme des Füllungsdrucks, des arteriellen Blutdrucks und des peripheren Widerstands. Der maximale hämodynamische Effekt wurde bei Dosierungen zwischen 6,25 und 12,5 mg erreicht. Dies entspricht auch den von FERGUSON et al. (1977) gemachten Angaben (s. Abb. 29, FERGUSON et al. 1977). NICHOLLS et al. (1982) kommen zu ähnlichen Schlußfolgerungen. Bei 12,5 mg Captopril ist die maximale Wirkung hinsichtlich Herzfrequenzsenkung, Blutdrucksenkung, Herzminutenvolumensteigerung und Verminderung des linksventrikulären Füllungsdrucks gerade erreicht. Bei dieser Dosis ist auch die gesteigerte Plasmareninaktivität, die Senkung von Angiotensin II und die Verminderung des Plasmaaldosterons vorhanden (Abb. 34, NICHOLLS et al. 1982).

Auch DAHLSTRÖM u. KARLBERG (1982) kommen mit einer niedrigen Captoprildosis zu einer dauerhaften Einstellung von Patienten mit schwerer Herzinsuffizienz. Ihre Tagesdosis betrug 45 ± 15 mg.

Man kann also davon ausgehen, daß mit einer Dosierung von 3×25 mg täglich ein ausreichender hämodynamischer Effekt erzielt wird. Die Dosis kann jedoch auf 3×50 mg erhöht werden. Da Captopril und seine Metaboliten vorwiegend renal ausgeschieden werden, muß eine Dosisanpassung bei verminderter Kreatinin-Clearance vorgenommen werden. Bei Patienten, die dialysiert werden, ist eine Dosis von $2 \times 12{,}5$ mg täglich ausreichend. Da die Resorption von Captopril in nüchternem Zustand besser ist, empfiehlt sich die Medikation eine Stunde vor den Mahlzeiten.

VI. Nebenwirkungen von Captopril

Die Kenntnisse über die unerwünschten Wirkungen ergeben sich vornehmlich aus den Erfahrungen mit der Substanz bei der Behandlung der Hypertonie (Übersicht bei HEEL et al. 1980; VIDT et al. 1982).

Die üblichen Nebenwirkungen, wie sie von anderen antihypertensiven Medikamenten bekannt, sind, traten unter Captopril nur selten auf: Tachykardie, Müdigkeit, das Auftreten von Bronchospasmen, sexuelle Störungen und orthostatische Hypotension sind selten. Hinweise auf eine kardiale Dysfunktion, ausgeprägtere Bradykardien, Hypokaliämie, Glukoseintoleranz, Depression, Schlafstörungen und Nasenschwellungen kommen nicht vor. Captopril kann deshalb bei Patienten mit Rhythmusstörungen, Asthma bronchiale oder ob-

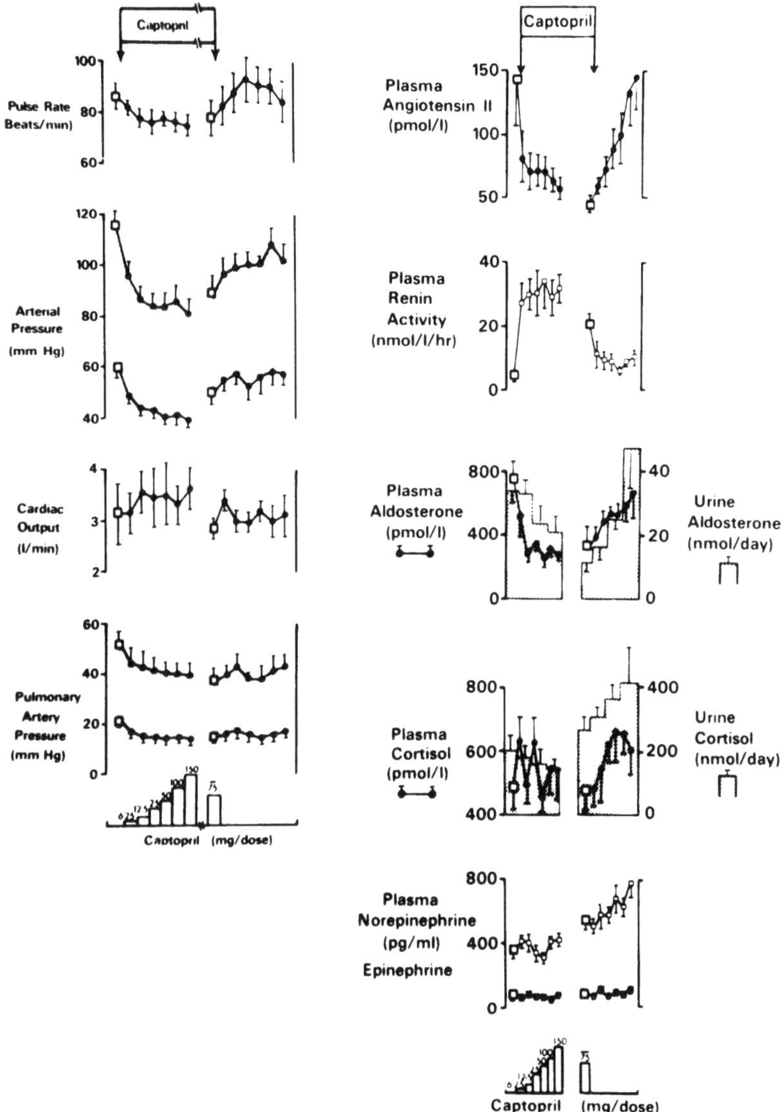

Abb. 34. Einfluß der Dosis von Captopril auf Hämodynamik und Hormonstatus. Bei 12,5 mg Captopril ist eine annähernd maximale Wirkung hinsichtlich Frequenzsenkung, Blutdruckreduktion, Herzminutenvolumensteigerung und Reduktion des Pulmonalarteriendrucks erreicht. Entsprechend verhalten sich das Plasmaangiotensin, die Reninaktivität und das Plasma- und Urinaldosteron (NICHOLLS et al. 1982)

struktiver Lungenerkrankung, Diabetes mellitus und Lebererkrankungen eingesetzt werden.

Es gibt aber eine Reihe von schweren oder potentiell schweren Nebenwirkungen, die den Einsatz der Substanz in gewissem Umfang einschränken, obwohl der absolute kausale Zusammenhang mit der Medikation von Captopril nicht immer klar gemacht werden konnte.

1. Hämatologische Nebenwirkungen

Eine Verminderung der Leukozytenzahl kann bei etwa 0,3% der Patienten beobachtet werden. Die Leukopenie tritt innerhalb der ersten 3–12 Wochen auf und geht mit einer myeloischen Hypoplasie des Knochenmarks einher. Über das Auftreten einer Agranulozytose wurde in mehreren Fällen berichtet und zwei Patienten starben an einer Sepsis (AMANN et al. 1980). Dabei ist allerdings zu berücksichtigen, daß nahezu alle Patienten komplexe medizinische Probleme boten, häufig eine Niereninsuffizienz vorhanden war und viele andere Medikamente in der Lage gewesen sein könnten, die Knochenmarksdepresssion auszulösen. Das weiße und rote Blutbild sollte deshalb in den ersten 3 Monaten häufig, anschließend periodisch überwacht werden.

2. Renale Nebenwirkungen

Unveröffentlichte Daten von klinischen Studien deuten darauf hin, daß eine Eiweißausscheidung im Urin (über 1 g/Tag) bei ungefähr 1,2% der Patienten auftritt und ein nephrotisches Syndrom sich in einem Viertel dieser Fälle entwikkeln kann. Die meisten dieser Patienten hatten primär Nierenfunktionsstörungen (CASE et al. 1980). Die Proteinurie kann verschwinden, auch wenn die Captopriltherapie weiter fortgesetzt wird. Es besteht die Möglichkeit, daß es sich um eine Immunkomplexglomerulopathie handelt wie aus Nierenbiopsien hervorgeht. Diese membranöse Glomerulonephritis verläuft klinisch und histologisch ähnlich wie andere medikamentös induzierte Nephropathien, z.B. nach Gabe von Penicillamin, Gold oder Quecksilber. Schwierigkeiten bestehen aber in der klinischen Interpretation dieser Befunde, da in der Regel keine Biopsien vorliegen, die vor Beginn der Therapie entnommen wurden.

Auch das Auftreten eines akuten reversiblen Nierenversagens mit Anstieg des Serumkreatinins ist beobachtet worden. Vorübergehende Erhöhung des Serumkreatininspiegels sind ebenfalls möglich.

3. Kutane Nebenwirkungen

Hautrötungen, gelegentlich verbunden mit Juckreiz und Fieber sowie Eosinophilie wurden bei ungefähr 10% der Patienten beobachtet. Diese Symptome treten in der Regel in den ersten Wochen auf. Zum Teil sind auch pemphigusartige Hauterscheinungen aufgetreten.

4. Geschmacksstörungen

Eine vorübergehende Ageusie tritt bei ungefähr 6% der Patienten auf. Sie ist in der Regel reversibel.

5. Interaktionen mit anderen Pharmaka

Bei gleichzeitiger Gabe anderer antihypertensiver Medikamente oder wenn es durch diuretischer Therapie zu einer Hypovolämie gekommen ist, kann es nach Captopril zur orthostatischen Hypotension kommen. Dabei ist zu beachten, daß eine Dosisreduktion wenig erfolgversprechend ist, da bereits kleine Dosen das converting enzyme hemmen. Das Risiko eines Blutdruckabfalls bei Erstapplikation von Captopril kann durch Reduktion der Diuretikadosis bzw. Absetzen anderer antihypertensiver Medikamente reduziert werden.

Da Captopril zu einer Zunahme des Kaliumspiegels führt, besteht das Risiko einer Hyperkaliämie bei gleichzeitiger Gabe von kaliumsparenden Diuretika wie Spironolacton, Triamteren oder Amilorid.

6. Nebenwirkungen bei Patienten mit Herzinsuffizienz

Hier liegen nur vereinzelte Angaben vor. Über Fälle mit Agranulozytose, schwerer Leukopenie oder stärkerer Proteinurie ist bisher nicht berichtet worden. Einzelne Fälle mit Hyperkaliämie, Geschmacksverlust, Hypotension und Hauterscheinungen sind aufgetreten (LIEBAU et al. 1982). Da subjektive Nebenwirkungen häufig fehlen, sind um so mehr laborchemische Kontrollen des Blutbilds, des Urinbefunds und der Nierenfunktion erforderlich.

7. Zusammenfassung der Nebenwirkungen

Die wesentlichen Captopril-assoziierten Nebenwirkungen sind: Exanthem in 12%, Geschmacksverlust in 6%, Proteinurie in 1,1%, Leukopenie in 0,06% der Fälle.

Das Auftreten von Nebenwirkungen ist eindeutig mit der Nierenfunktion korreliert. Bei normalen Kreatininwerten beträgt der Prozentsatz für das Auftreten einer Neutropenie 0,02% (1/4182 Patienten), bei einem Kreatinin von über 1,5 mg% 0,28%, bei Werten von über 2,0 mg% bereits 0,4%. Außerdem hängt die Nebenwirkungsquote mit der Höhe der Dosis zusammen. Bei Tagesdosen unter 150 mg treten Hauterscheinungen in 6,8%, Geschmacksstörungen in 2,3%, Proteinurie in 0,5% und eine Neutropenie bei 0,03% der Patienten auf. Bei Dosen über 150 mg/Tag ist die Nebenwirkungsrate mehr als verdoppelt (12,6%, 7,3%, 2,1% bzw. 0,6%).

Selten sind Hyperkaliämie, reversibles Nierenversagen, Myokardischämie, Tachykardie, Bradykardie, Eosinophilie, Aphten, Guillian-Barré-Syndrom, hämolytische Anämie, Lymphadenopathie (KIRCHERTZ u. SCHELER 1982). Tabelle 4 zeigt das Auftreten typischer Nebenwirkungen bei der Hypertoniebehandlung im Vergleich zu anderen antihypertensiven Substanzen.

Literatur

Ader R, Chatterjee K, Ports T, Hiramatsu B, Parmley WW (1979) Beneficial hemodynamic effects of angiotensin converting enzyme inhibitor in chronic refractory heart failure. Am J Cardiol 43:404 (Abstr)

Ader R, Chatterjee K, Ports T, Brundage B, Hiramatsu B, Parmley WW (1980) Immediate and sustained hemodynamic and clinical improvement in chronic heart failure by an oral angiotensin-converting enzyme inhibitor. Circulation 61:931–937

Ahlquist RP (1948) A study of the adrenergic receptors. Am J Physiol 153:586–600

Amann FW, Bühler FR, Conen D, Brunner F, Ritz R, Speck B (1980) Captopril-associated agranulocytosis. Lancet I:150

Antonaccio MJ, Kerwin L (1981) Pre- and postjunctional inhibition of vascular sympathetic function by captopril in SHR. Hypertension [Suppl I] 3:54–62

Arnold SB, Williams RL, Pots TA, Baughman RA, Benot LZ, Parmley WW, Chatterjee K (1979) Attenuation of prazosin effect on cardiac output in chronic heart failure. Ann Intern Med 91:345–349
Aronow WS, Danahy DT (1978) Efficacy of trimazosin and prazosin therapy on cardiac and exercise performance in outpatients with chronic congestive heart failure. Am J Med 65:155–160
Aronow WS, Lurie M, Turbow M, Whittaker K, Van Camp S, Hughes D (1979) Effect of prazosin vs placebo on chronic left ventricular heart failure. Circulation 59:344–350
Awan NA, Mason DT (1981) Oral vasodilator therapy with prazosin in severe congestive heart failure. Am Heart J 101:695–700
Awan NA, Miller RR, DeMaria AN, Maxwell KS, Neumann A, Mason DT (1977) Efficacy of ambulatory systemic vasodilator therapy with oral prazosin in chronic refractory heart failure. Circulation 56:346–354
Awan NA, Miller RR, Mason DT (1978a) Comparison of effects of nitroprusside and prazosin on left ventricular function and the peripheral circulation in chronic refractory congestive heart failure. Circulation 57:152–159
Awan NA, Miller RR, Miller MP, Specht K, Vera Z, Mason DT (1978b) Clinical pharmacology and therapeutic application of prazosin in acute and chronic refractory congestive heart failure. Am J Med 65:146–154
Awan NA, Lee G, DeMaria AN, Mason DT (1981) Ambulatory prazosin treatment of chronic congestive heart failure: development of late tolerance reversible by higher dosage and interrupted substitution therapy. Am Heart J 101:541–547
Awan NA, Amsterdam EA, Hermanovick J, Bommer WJ, Needham KE, Mason DT (1982) Long-term hemodynamic and clinical efficacy of captopril therapy in ambulatory management of severe chronic congestive heart failure. Am Heart J 103:474–479
Becker HJ, Walden B, Kaltenbach M (1976) Gibt es eine Tachyphylaxie bzw. Gewöhnung bei der Behandlung der Angina pectoris mit Nitrokörpern. Verh Dtsch Ges Inn Med 82:1208–1210
Bertel O, Burkard F (1981) Langzeitresultate der Vasodilatator-Therapie mit Prazosin bei therapierefraktärer schwerer Herzinsuffizienz. Therapeut Umschau 38:45–48
Blasini R, Froer KL, Blümel G, Rudolph W (1982) Wirkungsverlust von Isosorbiddinitrat bei Langzeitbehandlung der chronischen Herzinsuffizienz. Herz 7:250–258
Bounhoure JP, Kayanakis JG, Fauvel JM, Puel J (1982) Beneficial effects of captopril in left ventricular failure in patients with myocardial infarction. Br J Clin Pharmacol [Suppl 2] 14:187S–191S
Bristow MR, Ginsburg R, Minobe W, Cubicciotti RS, Sageman WS, Lurie K, Billingham ME, Harrison DC, Stinson EB (1982) Decreased catecholamine sensitivity and beta-adrenergic-receptor density in failing human hearts. N Engl J Med 307:205–211
Burkard F, Bertel O (1983) Prazosin therapy in severe chronic congestive heart failure. In: Just H, Bussmann W-D (eds) Vasodilators in chronic heart failure. Springer, Berlin Heidelberg New York, pp 139–146
Burrett JD, Eggena P, Krall JF, Sambhi MP (1981) A comparison of physical characteristics of active renin isolated from aorta, plasma and kidney of the rat. Clin Sci 61:671–678
Bussmann W-D (1974) Kontraktilitätsreserve des linken Ventrikels unter körperlicher und pharmakologischer Belastung bei verschiedenen Herzerkrankungen. Habilitationsschrift, Universität Frankfurt
Bussmann W-D (1983) Nitrates in chronic heart failure. In: Just H, Bussmann W-D (eds) Vasodilators in chronic heart failure. Springer, Berlin Heidelberg New York, pp 112–123
Bussmann W-D, Schupp D (1978) Effect of sublingual nitroglycerin in emergency treatment of severe pulmonary edema. Am J Cardiol 41:931–936
Bussmann W-D, Heeger J, Kaltenbach M (1977a) Kontraktilitäts- und Relaxationsreserve des linken Ventrikels. I. Normaler linker Ventrikel. Z Kardiol 66:690–695
Bussmann W-D, Heeger J, Kaltenbach M (1977b) Kontraktilitäts- und Relaxationsreserve des linken Ventrikels. II. Patienten mit rheumatischen Vitien. Z Kardiol 66:696–705

Bussmann W-D, Heeger J, Kaltenbach M (1978a) Kontraktilitäts- und Relaxationsreserve des linken Ventrikels. III. Patienten mit Myokardiopathie. Z Kardiol 67:18–27
Bussmann W-D, Heeger J, Kaltenbach M (1978b) Kontraktilitäts- und Relaxationsreserve des linken Ventrikels. VI. Patienten mit koronarer Herzkrankheit. Z Kardiol 67:28–40
Case DB, Atlas SA, Mouradian JA, Fishman RA, Sherman RL, Laragh JH (1980) Proteinuria during long-term captopril therapy. JAMA 244:346–349
Chatterjee K, Parmley WW (1977) The role of vasodilator therapy in heart failure. Prog Cardiovasc Dis 19:301
Chatterjee K, Parmley WW, Swan HJC, Berman G, Forrester J, Marcus HS (1973) Beneficial effects of vasodilator agents in severe mitral regurgitation due to dysfunction of subvalvar apparatus. Circulation 48:684–690
Chatterjee K, Drew D, Parmley WW, Klausner SC, Polansky J, Zacherle B (1976a) Combination vasodilator therapy for severe chronic congestive heart failure. Ann Intern Med 85:467–470
Chatterjee K, Parmley WW, Massie B, Greenberg B, Werner J, Klausner S, Norman A (1976b) Oral hydralazine therapy for chronic refractory heart failure. Circulation 54:879–883
Chatterjee K, Brundage B, Parmley WW (1979) Oral hydralazine-pharmacology and clinical applications in chronic heart failure. In: Gould L, Reddy CVR (eds) Vasodilator therapy for cardiac disorders. Futura, Mount Kisco, New York, pp 179–208
Chatterjee K, Ports T, Brundage B, Massie B, Holly AN, Parmley WW (1980) Oral hydralazine in chronic heart failure: sustained beneficial hemodynamic effects. Ann Intern Med 92:600–604
Chatterjee K, Rouleau J-L, Parmley WW (1982) Hemodynamic and myocardial metabolic effects of captopril in chronic heart failure. Br Heart J 47:233–238
Chidsey CA, Kaiser GA, Sonnenblick EH, Spann JF, Braunwald E (1964) Cardiac norepinephrine stores in experimental heart failure in the dog. J Clin Invest 43:2386–2393
Cogan J, Humphreys M, Carlson J, Rapaport E (1979) Afterload reduction increases renal blood flow and maintains glomerular filtration rate in patients with congestive heart failure. Clin Res 27:3A (Abstr)
Cohn JN, Levine TB (1982) Angiotensin-converting enzyme inhibition in congestive heart failure: The concept. Am J Cardiol 49:1480–1483
Colucci WS, Wynne J, Holman BL, Braunwald E (1980) Long-term therapy of heart failure with prazosin: a randomized double blind trial. Am J Cardiol 45:337–344
Constantine JW, McShane WK, Scriabine A, Hess HJ (1973) Analysis of the hypotensive action of prazosin. In: Onesti G, Kim KE, Moyer JH (eds) Hypotension: Mechanisms and management. Grune & Stratton, New York, pp 429–444
Creager MA, Halperin JL, Bernard DB, Faxon DP, Melidossian CD, Gavras H, Ryan TJ (1981) Acute regional circulatory and renal hemodynamic effects of converting-enzyme inhibition in patients with congestive heart failure. Circulation 64:483–489
Curtiss C, Cohn JN, Vrobel T, Franciosa JA (1978) Role of the renin-angiotensin system in the systemic vasoconstriction of chronic congestive heart failure. Circulation 58:763–770
Dahlström U, Karlberg BE (1982) Short and long term effects of treatment with low dose captopril in patients with severe congestive heart failure. Br J Clin Pharmacol [Suppl 2] 14:231S–235S
Davis R, Ribner HS, Keung E, Sonnenblick EH, LeJemtel TH (1979) Effect of captopril in heart failure. N Engl J Med 301:117–121
deJonge A, Wilffert P, Kalkmann HO, Thoolen MJMC, vanMeel JCA, Timmermans PBMWM, Zwieten PA van (1982) Effect of captopril on the regulation of noradrenaline release in the heart and vascular smooth muscle of the pitched rat. Br J Pharmacol 75:134
Dzau VJ, Colucci WS, Williams GH, Curfman G, Meggs L, Hollenberg NK (1980) Sustained effectiveness of converting-enzyme inhibition in patients with severe congestive heart failure. N Engl J Med 302:1373–1379
Dzau VJ, Colucci WS, Hollenberg NK, Williams GH (1981) Relation of the renin-

angiotensin-aldosterone system to clinical state in congestive heart failure. Circulation 63:645–651
Elkayam V, LeJemtel TH, Mathur M, Ribner HS, Frishman WH, Strom J, Sonnenblick EH (1979) Marked early attenuation of hemodynamic effects of oral prazosin therapy in chronic congestive heart failure. Am J Cardiol 44:540–545
Faxon DP, Creager MA, Halperin JL (1982) Regional circulatory response to converting-enzyme inhibition in congestive heart failure. Br J Clin Pharmacol [Suppl 2] 14:179S–186S
Feldmann AC, Ball AM, Winchester MA, Jaillon P, Kates RE, Harrison DC (1981) Beneficial hemodynamic response to chronic prazosin therapy in congestive heart failure. Am Heart J 101:534–540
Ferguson RK, Turini GA, Brunner HR, Gavras H, McKinstry DN (1977) A specific orally active inhibitor of angiotensin-converting enzyme in man. Lancet I:775–778
Fouad FM, Tarazi RC, Bravo EL, Hart NJ, Castle LW, Salcedo EE (1982) Long-term control of congestive heart failure with captopril. Am J Cardiol 49:1489–1496
Franciosa JA, Cohn JN (1980) Sustained hemodynamic effects without tolerance during long-term isosorbide dinitrate treatment of chronic left ventricular failure. Am J Cardiol 45:648–654
Franciosa JA, Pierpont G, Cohn JN (1977) Hemodynamic improvement after oral hydralazine in left ventricular failure. A comparison with nitroprusside infusion in 16 patients. Ann Intern Med 86:388–393
Franciosa JA, Nordstrom LA, Cohn JN (1978) Nitrate therapy for congestive heart failure. JAMA 240:443–446
Franciosa JA, Weber KT, Kinasewitz GT, West JW, Cohn JN (1980) Long-term hydralazine versus placebo therapy of chronic heart failure. Circulation [Suppl III] 62:994 (Abstr)
Goldberg S, Mann T, Grossmann W (1978) Nitrate therapy of heart failure in valvular heart disease. Importance of resting level of peripheral vascular resistance in determining cardiac output response. Am J Med 65:161–166
Graham RM, Thornell IR, Gain JM, Bagnoli C, Oates HF, Stokes GS (1976) Prazosin: the first-dose phenomenon. Br Med J 2:1293–1294
Greenberg BH, Massie BM, Brundage BH, Botvinick EH, Parmley WW, Chatterjee K (1978) Beneficial effects of hydralazine in severe mitral regurgitation. Circulation 58:273–279
Greenberg BH, DeMots H, Murphy E, Rahimtoola SH (1980) Beneficial effects of hydralazine on rest and exercise hemodynamics in patients with chronic severe aortic insufficiency. Circulation 62:49–55
Greenberg BH, DeMots H, Murphy E, Rahimtoola SH (1982) Arterial dilators in mitral regurgitation: effects on rest and exercise hemodynamics and long-term clinical follow-up. Circulation 65:181–187
Hecht HS, Karahalios SE, Schnugg SJ, Ormiston JA, Hopkins JM, Rose JG, Singh BN (1982) Improvement in supine bicycle exercise performance in refractory congestive heart failure after isosorbide dinitrate: Radionuclide and hemodynamic evaluation of acute effects. Am J Cardiol 49:133–140
Heel RC, Broyden RN, Speight TM, Avery GS (1980) Captopril: a preliminary review of its pharmacological properties and therapeutic efficacy. Drugs 20:409–452
Hepp A, Schick KD, Larbig D, Haasis R, Liebau G, Riegger G, Kochsiek K (1980) Uneinheitliche Wirkung von Prazosin auf die Linksherzinsuffizienz im akuten Versuch. Dtsch Med Wochenschr 105:1647–1650
Himmler FC, Wirtzfeld A, Klein G, Volger E, Schmidt G (1980) Hämodynamische Wirkung von Prazosin bei Patienten mit schwerer Herzinsuffizienz. Herz/Kreisl 12:317–322
Hobbs DC, Twomey TM, Palmer RF (1978) Pharmacokinetics of prazoin in man. J Clin Pharmacol 18:402–406
Judson WE, Hollander W, Wilkins RW (1956) The effects of intravenous Apresoline® (hydralazine) and cardiovascular and renal functions in patients with and without congestive heart failure. Circulation 13:664–674

Kersting F, Samosny G, Kasper W, Meinertz T, Gilfrich H-J, Just H (1980) Clinical pharmacology of prazosin and phentolamine in patients with heart failure. J Cardiovasc Pharmacol [Suppl] 2:S373

Khatri I, Vemura N, Notargiacomo A, Freis ED (1977) Direct and reflex cardiostimulating effects of hydralazine. Am J Cardiol 40:38–42

Kilcoyne MM, Schmidt DH, Cannon PJ (1973) Intrarenal blood flow in congestive heart failure. Circulation 47:786–797

Kirchertz EJ, Scheler F (1982) Neubewertung Captopril-assoziierter Nebenwirkungen. Dtsch Med Wochenschr 107:345–347

Kment A, Klepzig M, Büll U, Strauer BE (1980) Koronare Hämodynamik und myokardialer Sauerstoffverbrauch unter Dihydralazininfusionen. Verh Dtsch Ges Inn Med 86:633–639

Kment A (1981) Vasodilatatoren bei normotensiver und hypertensiver Herzinsuffizienz. Internistische Welt 4:497–504

Koch-Weser J (1976) Drug therapy: hydralazine. N Engl J Med 295:320–323

Kramer B, Topic N, Massie B (1982) Acute and long-term effects of captopril on exercise cardiac performance and exercise capacity in congestive heart failure. Br J Clin Pharmacol [Suppl 2] 14:143S–151S

Kuck KH, Hanrath P, Zehnke A, Mathey D, Bleifeld W (1980a) Prazosin – Langzeitbehandlung der schweren chronischen Herzinsuffizenz, Wirkung auf die Ruhe- und Belastungshämodynamik. Dtsch Med Wochenschr 105:1384–1388

Kuck KH, Hanrath P, Zehnke A, Mathey D, Bleifeld W (1980b) Hemodynamic effects of long-term prazosin therapy in patients with congestive heart failure. J Cardiovasc Pharmacol [Suppl 3] 2:S427–S441

Kuhn H, Bock H, Lösse B (1981) Wirkung einer chronischen Verabreichung von Prazosin mit kongestiver Kardiomyopathie. Z Kardiol 70:501–507

Lehmann M, Keul J (1982) Katecholamine in der Funktionsdiagnostik des Herzens. Die Beziehung der Plasmakatecholamine zur Herzgröße, Förderleistung und zum Füllungsdruck des insuffizienten Herzens. Herz/Kreisl 14:142–148

LeJemtel TH, Keung E, Frishman WH, Ribner HS, Sonnenblick EH (1982) Hemodynamic effects of captopril in patients with severe chronic heart failure. Am J Cardiol 49:1484–1488

Leier CV, Desch CE, Magorien RD, Triffon DW, Unverferth DV, Boudoulas H, Lewis RP (1980) Positive inotropic effects of hydralazine in human subjects: comparison with prazosin in the setting of congestive heart failure. Am J Cardiol 46:1039–1044

Leier CV, Magorien RD, Desch CE, Thompson MJ, Unverferth DV (1981) Hydralazine and isosorbide dinitrate: comparative central and regional hemodynamic effects when administered alone or in combination. Circulation 63:102–109

Lemke R, Trompler A, Kaltenbach M, Bussmann W-D (1981) Controlled study of long-term prazosin in refractory heart failure. Eur Heart J 2:211–216

Lemke R, Lippok R, Kaltenbach M, Bussmann W-D (1978) Orale Langzeitbehandlung der chronischen Linksherzinsuffizienz mit Isosorbiddinitrat und Phentolamin. Z Kardiol [Suppl 5] 167:16 (Abstr)

Lemke R, Lippok R, Kaltenbach M, Bussmann W-D (1979a) Orale Langzeittherapie der therapierefraktären chronischen Herzinsuffizienz mit Isosorbiddinitrat im Vergleich zu Phentolamin. Z Kardiol 68:82–88

Lemke R, Trompler A, Kaltenbach M, Bussmann W-D (1979b) Wirkung von Prazosin bei der therapierefraktären chronischen Herzinsuffizienz. Dtsch Med Wochenschr 104:1769–1773

Levine TB, Curlyle PF, Gross KA, Franciosa JA, Cohn JN (1979) Hemodynamic and clinical response to captopril in congestive heart failure. Circulation 59/60:II–39

Levine TB, Franciosa JA, Cohn JN (1980) Acute and long-term response to an oral converting-enzyme inhibitor, captopril, in congestive heart failure. Circulation 62:35–41

Liebau G (1982) Captopril bei Herzinsuffizienz. Klin Wochenschr 60:107–113

Liebau G, Riegger AJG, Schanzenbächer P, Steilner H, Oehrlein S (1982) Captopril in congestive heart failure. Br J Clin Pharmacol [Suppl 2] 14:193S–199S

Machow P, Vatner SF (1982) Effects of prazosin on coronary and left ventricular dynamics in conscious dogs. Circulation 65:1186–1192
Magorien RD, Brown GP, Unverferth DV, Nelson S, Boudoulas H, Bambach D, Leier CV (1982) Effects of hydralazine on coronary blood flow and myocardial energetics in congestive heart failure. Circulation 65:528–533
Man In't Veld AJ, Wenting GJ, Schalekamp MADH (1979) Does captopril lower blood pressure in anephric patients? Br Med J 1110
Mason DT, Hermanovich J, Evenson M, Awan NA (1980) Oral captopril in ambulatory management of severe congestive heart failure: sustained beneficial effects on ventricular function with 6 months therapy shown by cardiac catheterization, nuclear scinitgraphy, echography, treadmill exercise and symptomatology. Am J Cardiol 45:411 (Abstr)
Massie B, Chatterjee K, Werner J (1977a) Hemodynamic advantage of combined administration of hydralazine orally and nitrate nonparenterally in the vasodilator therapy of chronic heart failure. Am J Cardiol 40:794–801
Massie B, Chatterjee K, Werner J, Greenberg B, Hart R, Parmley WW (1977b) Hemodynamic advantage of combined administration of hydralazine orally and nitrates nonparenterally in the vasodilator therapy of chronic heart failure. Am J Cardiol 40:794–801
Massie B, Ports T, Chatterjee K, Parmley WW, Ostland J, O'Young J, Haughom F (1981a) Long-term vasodilator therapy for heart failure: clinical response and its relationship to hemodynamic measurements. Circulation 63:269–278
Massie B, Kramer B, Haughom F (1981b) Postural hypotension and tachycardia during hydralazine-isosorbide dinitrate therapy for chronic heart failure. Circulation 63:658–664
Massie BM, Kramer B, Haughom F (1981c) Acute and long-term effects of vasodilator therapy on resting and exercise hemodynamics and exercise tolerance. Circulation 64:1218–1226
Massie B, Kramer BL, Topic N, Henderson SG (1982) Hemodynamic and radionuclide effects of acute captopril therapy for heart failure changes in left and right ventricular volumes and function at rest and during exercise. Circulation 65:1374–1381
Mathey DG (1983) The use of hydralazine for chronic cardiac failure: results and unanswered questions. In: Just H, Bussmann W-D (eds) Vasodilators in chronic hart failure. Springer, Berlin Heidelberg New York, pp 131–138
Mathey D, Hanrath P, Polster J, Witte G, Montz R, Bleifeld W (1980) Acute and chronic effects of oral hydralazine on left ventricular pump function and renal hemodynamics in chronic left heart failure. Eur Heart J 1:25–29
McMahon FG (1978) Management of essential hypertension. Futura, Mount Kisco, New York, chap VIII, p 233
Meinertz T (1983) Pharmacokinetics of nitrates. In: Just H, Bussmann W-D (eds) Vasodilators in chronic heart failure. Springer, Berlin Heidelberg New York, pp 82–83
Metha J, Miles D, Iacona M, Conti CR (1981) Long-term maintenace therapy with prazosin in congestive heart failure. Clin Cardiol 4:139–145
Miller JA, Jonston CI (1979) Sequential changes in circulating levels of angiotensin I and II, renin, and bradykinin after captopril. Med J Aust [Suppl] 2:15–17
Morrow JD, Schroeder HA, Perry HM Jr (1953) Studies in the control of hypertension by hyphex. II. Toxic reaction and side effects. Circulation 8:829
Moulds RFW, Jauernig RA (1977) Mechanism of prazosin collapse. Lancet I:200–201
Murthy VS, Waldron TL, Goldberg ME (1978) The mechanism of bradykinin potentiation after inhibition of angiotensin-converting-enzyme by SQ 14,255 in conscious rabbits. Circ Res [Suppl I] 43:40–45
Nicholls MG, Ikram H, Espiner EA, Maslowski AH, Scandrett MS, Penman T (1982) Hemodynamic and hormonal responses during captopril therapy for heart failure. Acute chronic and withdrawal studies. Am J Cardiol 49:1497–1501
Ondetti MA, Williams NJ, Sabo EF, Luscec J, Weaver ER, Kocy O (1971) Angiotensin-converting enzyme inhibitors from the venom of Bothrobs jararaca. Isolation, elucidation of structure and synthesis. Biochemistry 10:4033

Ondetti MA, Rubin B, Cushman DW (1977) Design of specific inhibitors of angiotensin-converting enzyme: new class of orally active antihypertensive agents. Science 196:441–444

Packer M, Meller J, Gorlin R, Herman MW (1979) Hemodynamic and clinical tachyphylaxis to prazosin-mediated afterload reduction in severe chronic congestive heart failure. Circulation 59:531–539

Packer M, Meller J, Medina N, Gorlin R, Herman MV (1980) Importance of left ventricular chamber size in determining the response to hydralazine in severe chronic heart failure. N Engl J Med 303:250–254

Pals DT, Masucci FD, Sipos F, Denning GS Jr (1971) A specific competitive antagonist of the vascular action of angiotensin II. Circ Res 29:664–672

Pierpont GL, Francis GS, Cohn JN (1981) Effect of captopril on renal function in patients with congestive heart failure. Br Heart J 46:522–527

Rabinowitz B, Tamari I, Elazar E, Neufeld HN (1982) Intravenous isosorbide dinitrate in patients with refractory pump failure and acute myocardial infarction. Circulation 65:771–778

Reifart N, Bunge T, Kaltenbach M, Bussmann W-D (1982) Akute Wirkung und Langzeittherapie mit Dihydralazin in Ruhe und unter Belastung bei schwerer chronischer Herzinsuffizienz. Z Kardiol 71:75–81

Reifart M, Schmidt-Moritz AD, Nadj M, Kaltenbach M, Bussmann W-D (1983) Langzeittherapie mit Prazosin bei chronischer Herzinsuffizienz. Randomisierte Doppelblind-Studie. Z Kardiol [Suppl 1] 72:84 (Abstr)

Ricci S, Zaniol P, Teglio V, Baraldi P, Mattioli G (1982) Sustained haemodynamic and clinical effects of captopril in long-term treatment of severe chronic congestive heart failure. Br J Clin Pharmacol [Suppl 2] 14:209S–215S

Rouleau J-L, Chatterjee K, Benge W, Parmley WW, Hiramatsu B (1982) Alterations in left ventricular function and coronary hemodynamics with captopril, hydralazine and prazosine in chronic ischemic heart failure: A comparative study. Circulation 65:671–678

Rubin SA, Chatterjee K, Gelberg HJ, Ports TA, Brundage BH, Parmley WW (1979) Paradox of improved exercise but not resting hemodynamic with short-term prazosin in chronic heart failure. Am J Cardiol 43:810–815

Scheler F, Krohne HJ (1983) Typische Risiken bei der Behandlung der arteriellen Hypertonie. Internist (im Druck)

Sharpe DN, Coxon RJ (1982) Clinical and hemodynamic effects of low dose captopril in severe chronic heart failure. Br J Clin Pharmacol [Suppl 2] 14:161S–167S

Sharpe DN, Douglas JE, Coxon RJ, Long B (1980) Low-dose captopril in chronic heart failure: Acute hemodynamic effects and long-term treatment. Lancet II:1154–1157

Schneider W, Stahl B, Kaltenbach M, Bussmann W-D (1982) Dosis-Wirkungsbeziehung bei der Behandlung der koronaren Herzkrankheit mit Isosorbiddinitrat. Dtsch Med Wochenschr 107:771–776

Schneider W, Wietschoreck A, Bussmann W-D, Kaltenbach M (1983) Untersuchungen zur Langzeitwirkung hoher Nitratdosen bei Patienten mit koronarer Herzkrankheit. Z Kardiol [Suppl 1] 72:99 (Abstr)

Starke K (1977) Regulation of noradrenaline release by presynaptic receptor systems. Rev Physiol Biochem Pharmacol 77:1–124

Starke K (1981) Prazosin – Pharmakologie und Wirkmechanismus. Therapeut Umschau 38:24–27

Störger H, Hadler D, Reifart N, Kaltenbach M, Bussmann W-D (1984) Langzeittherapie mit Captopril bei schwerer chronischer Herzinsuffizienz. Z Kardiol (Suppl) (im Druck)

Taylor JA, Twomey TM, Schach von Wittenau M (1977) The metabolic fate of prazosin. Xenobiotica 7:357–364

Turini GA, Brunner HR, Ferguson RK, Rivier JL, Gavras H (1978) Congestive heart failure in normotensive man. Hemodynamics, renin, and angiotensin II blockade. Br Heart J 40:1134–1142

Turini GA, Brunner HR, Gribic M, Waeber B, Gavras H (1979) Improvement of chronic-congestive heart failure by oral captopril. Lancet I:1213–1215

Turini GA, Brunner HR (1983) The renin-angiotensin-aldosteron system in congestive heart failure. In: Just H, Bussmann W-D (eds) Vasodilators in chronic heart failure. Springer, Berlin Heidelberg New York, pp 47–57

VanZwieten PA, VanMeel JCA, DeJonge A, Kalkman AO, Timmermanns PBMWM (1982) Zur Pharmakologie vasodilatorisch wirksamer Pharmaka; neuere Entwicklungen. Verh Dtsch Ges Kreislaufforsch 48:78–86

Vidt DG, Bravo EL, Fouad FM (1982) Captopril. In: Koch-Weser J (ed) Drug therapy. N Engl J Med 306:214–219

Walsh WF, Greenberg BH (1981) Results of long-term vasodilator therapy in patients with refractory congestive heart failure. Circulation 64:499–505

Willerson JT (1982) What is wrong with the failing heart? N Engl J Med 307:243–245

Wilson JR, Untereker W, Hirshfeld J (1981) Effects of isosorbide dinitrate and hydralazine on regional metabolic responses to arm exercise in patients with heart failure. Am J Cardiol 48:934–938

Wirtzfeld A, Klein G, Himmler FC, Schmidt G, Kutschera I, Sauer E (1980) Oral wirksame Vasodilatatoren bei der chronischen therapieresistenten Herzinsuffizienz. Wirkungsvergleich von Isosorbiddinitrat, Prazosin und Dihydralazin. Dtsch Med Wochenschr 105:1379–1383

Zelis R, Flaim SF (1983) Vasoconstrictor mechanisms and the effect of nitrates. In: Just H, Bussmann W-D (eds) Vasodilators in chronic heart failure. Springer, Berlin Heidelberg New York, pp 1–13

Zelis R, Flaim SF (in Vorbereitung) Alterations in vasomotor tone in congestive heart failure. Prog Cardiovasc Dis

Die Anwendung von Diuretika bei der akuten und chronischen Herzinsuffizienz

F. Krück

Mit 1 Tabelle

A. Rolle der Niere bei der Pathogenese kardialer Ödeme

Zu den pathophysiologischen Folgeerscheinungen einer nachlassenden Herzleistung gehört der Verlust der Fähigkeit der Niere, Salz und Wasser in ausreichender Menge auszuscheiden. Wenn mehr Natrium zugeführt wird, als eliminiert werden kann, resultiert eine positive Flüssigkeitsbilanz, die sich im interstitiellen Raum als Ödem, in parenchymatösen Organen (Leber, Lunge) als Kongestion und in serösen Höhlen (Pleura, Perikard, Peritoneum) als Transsudat manifestiert, und in bestimmten Gefäßbezirken zum Druckanstieg führt.

Ausgedehnte Flüssigkeitsretentionen können durch ein Ungleichgewicht des Starling-Mechanismus (Starling 1896) an der Kapillarmembran mit Überwiegen des venösen hydrostatischen Drucks allein nicht ausreichend erklärt werden. Hierfür müssen vorwiegend renale Retentionsmechanismen verantwortlich gemacht werden. In die physiologische Regulation der Flüssigkeitshomeostase sind Rezeptoren eingeschaltet, die als Sensoren regionale Schwankungen des Volumens (und des Drucks) registrieren (Skorecki u. Brenner 1981). So finden sich z.B. in den Vorhöfen des Herzens (Henry et al. 1956; Gauer u. Henry 1963) Rezeptoren, die bei Änderung des Füllungszustands über den Nervus vagus (Paintal 1973) Impulse zu hypothalamischen und medullären Zentren leiten, von denen aus verschiedene integrierte physiologische Reaktionen in Gang gesetzt werden, die der Regulation der renalen Salz- und Wasserausscheidung dienen (Goetz et al. 1970): z.B. Änderung der Freisetzung des antidiuretischen Hormons (ADH) (Johnson et al. 1969; de Torrente et al. 1975) und/oder von Sympathikus-Impulsen, die sowohl in der Niere (Shepherd 1973; Schad u. Seller 1976) als auch an der peripheren Gefäßstrombahn den prä- und postkapillären Widerstand beeinflussen können. Außerdem wird die renale Natriumausscheidung über einen vom Karotissinus ausgehenden Baroreceptor-Reflex beeinflußt, ohne daß der renale Blutstrom, die glomeruläre Filtrationsrate oder die Filtrationsfraktion betroffen werden (Keeler 1974). In der Niere selbst werden Hämodynamik und Ausscheidung durch ein weiteres Rezeptor-System, das der Regulation der Reninfreisetzung dient, gesteuert (Thurau 1964; Davis 1973).

Ein wichtiger Mechanismus, der bei kardialer Insuffizienz zur abnormen Natrium- und Wasserretention führt, ist die mangelhafte Füllung des arteriellen Gefäßsystems. Dies ist sowohl durch eine Abnahme der kardialen Auswurfleistung als auch, besonders beim Druckanstieg auf der rechten Herzseite, durch die Transsudation von Flüssigkeit aus dem Gefäßraum in das Interstitium bedingt. Die Minderdurchblutung der Niere hat eine Verringerung der glomerulären Filtration und meist gleichzeitig eine unverhältnismäßig hohe Zunahme der tubulären Natrium- und Wasserreabsorption zur Folge. Hierfür sind nervale Faktoren, z.B. die Zunahme des renalen adrenergen Gefäßtonus (Brod et al. 1954; Barger et al. 1959) neben hämodynamischen mit Umverteilung des intrarenalen Blutstroms (Barger 1966) und physikalischen Faktoren mit Zunahme des onkotischen Drucks in den peritubulären Kapillaren bei Anstieg der Filtrationsfraktion (Vander et al. 1958) verantwortlich. Gleichzeitig werden auch Änderungen humoraler Regulationsvorgänge in Gang gesetzt. Über Renin wird Angiotensin II stimuliert (Genest et al. 1968), das die tubuläre Natriumreabsorption intensiviert und das außerdem die Sekretion von Aldosteron steigert (Laragh et al. 1960; Davis et al. 1961, 1962). Bei Abnahme der hepatischen metabolischen Clearancerate in der kongestionierten Leber kann bei schwerer cardialer Stauungsinsuffizienz die Plasma-Aldosteron-Konzentration noch zusätzlich erhöht werden (Wolff et al. 1966). Da jedoch bei kardialer Insuffizienz eine Natriumretention auch ohne Aldosteronismus zustande kommen kann (Laragh 1962), muß auch ein Ausfall oder eine Aktivitätsminderung eines natriuretischen Hormons diskutiert werden (Krück 1969, 1970a, b; Krück u. Kramer 1978).

Somit hat die Flüssigkeitsretention bei kardialer Insuffizienz als ein renal vermitteltes Ödem zu gelten. Die therapeutischen Prinzipien, die die Flüssigkeitshomeostase wieder herstellen sollen, müssen daher in erster Linie an der Niere angreifen. Die gezielte Anwendung der Diuretika bei den verschiedenen Formen der kardialen Insuffizienz setzt die genaue Kenntnis der Systematik der Diuretika, deren Wirkungsmechanismus und Interaktionen sowie deren Nebenwirkungen voraus.

B. Diuretika zur Behandlung des kardialen Ödems

I. Entwicklung der Diuretika

Substanzen, die die Flüssigkeitsausscheidung durch die Niere anregen, waren schon bei Hippokrates bekannt (King 1957), sie sind von Celsus berichtet, sie wurden von Paracelsus angewandt. Auch Withering (1785) sah die wesentliche Wirkung der Digitalis-Droge in einem wasserausscheidenden Effekt auf die Niere.

Zu Beginn dieses Jahrhunderts wurde die günstige Wirkung einer Kochsalzbeschränkung bei der Ödembehandlung erkannt (Widal u. Lemièrre 1903; Strauss 1903). Sie gipfelte in der Kempner-Reis-Diät (Kempner 1948). Heute gehört das Prinzip einer negativen Natriumbilanz zum Primat des therapeutischen Repertoire der kardialen Stauungsinsuffizienz, das neben der Diät durch Diuretika wirkungsvoll erzielt werden kann.

An der Entwicklung der Diuretika haben klinische Beobachtungen einen nicht unwesentlichen Anteil. Der Nachweis einer Polyurie bei Novasurol-Therapie der Lues (Saxl u. Heilig 1920) wurde zur Geburtsstunde der *Quecksilber-Diuretika*, die fast drei Jahrzehnte lang die einzige Möglichkeit zu pharmakologisch induzierbarer Diurese waren, heute aber zugunsten weniger toxischer und kontinuierlich wirksamer Substanzen praktisch verlassen sind. Klinische Beobachtungen ergaben, daß nach oraler Verabreichung von Sulfanilamid eine metabolische Azidose mit gleichzeitigem Anstieg des Urinvolumens sowie der renalen Bicarbonat- und Natriumausscheidung zustande kommt (Southworth 1937; Strauss u. Southworth 1938). Ursache für diesen Effekt ist eine Hemmung des Enzyms Carboanhydrase (Mann u. Keilin 1940; Pitts u. Alexander 1945; Schwartz 1949) in den renalen Tubuluszellen und deren Membranen. Auf dieser Basis wurde mit *Acetazolamid* ein stärker wirksamer Carboanhydrase-Hemmstoff synthetisiert (Miller et al. 1950; Roblin u. Clapp 1950), der das erste Diuretikum repräsentierte, das auch bei oraler Applikation wirksam ist (GASCH u. KRÜCK 1953; FRIEDBERG et al. 1953; MAREN et al. 1954).

Der Versuch, noch stärkere Carboanhydrase-Inhibitoren zu entwickeln, führte zum *Chlorothiazis* (NOVELLO u. SPRAGUE 1957), das sich allerdings vorwiegend als Saluretikum erwies, d.h. vermehrt Natrium und Chlorid zur Ausscheidung bringt, aber außerdem noch einen deutlichen Carboanhydrase-Hemmeffekt aufweist (PITTS et al. 1958).

Natriumretentionen als Folge einer gesteigerten Aldosteron-Aktivität können jedoch häufig durch diese Saluretika nicht völlig beseitigt werden. Ausgehend von der physiologischen Aldosteron-antagonistischen Wirkung des Progesteron (LANDAU et al. 1955; LANDAU u. LUGIBIHL 1958), das die Mineralokortikoide von den Rezeptoren verdrängt, wurden steroidale Lactone entwickelt, die als *Aldosteron-Antagonisten* in Form des Spirolacton und dessen Abkömmlingen Eingang in die Therapie fanden (CELLA u. KAGAWA 1957). Ohne direkte Aldosteron-Antagonisten zu sein, führen die sog. *antikaliuretischen Diuretika* Triamteren (WIEBELHAUS et al. 1961) und Amilorid (BABA et al. 1968) zu geringfügiger Natriurese, aber zu wirksamer Kaliumkonservierung (Tabelle 1).

II. Systematik der Diuretika

1. Carboanhydrase-Inhibitoren

Der diuretische Wirkungsmechanismus der Carboanhydrase-Inhibitoren wird durch eine unsubstituierte Sulfonamidgruppe, SO_2NH_2 vermittelt. Hauptvertreter ist das zyklische Sulfonamid *Acetazolamid* (2-Acetylamino-1,3,4-Thiadiazol-5-Sulfonamid) (MILLER et al. 1950; ROBLIN u. CLAPP 1950), das an die in der Nierenrinde vorhandene Carboanhydrase gebunden wird. Die Substanz wird intestinal schnell resorbiert, erreicht ihre maximale Konzentration im Plasma nach 2 h; die Eiweißbindung ist mit 45% relativ gering. Die Ausscheidung erfolgt durch tubuläre Sekretion. Sie ist nach 24 h abgeschlossen. Kumulative Effekte treten nicht auf.

Hauptangriffspunkt ist der proximale Tubulus, in dem die größte Menge an Bicarbonat reabsorbiert wird. Die Blockade der Carboanhydrase verringert die Verfügbarkeit von Wasserstoffionen und hemmt dadurch die tubuläre Reabsorption von Bicarbonat sowie gleichzeitig die von Natrium- und Kalium-Ionen. Als Folge des Bicarbonatverlusts entwickelt sich eine metabolische Azidose, die sich der diuretischen Wirkung der Substanz widersetzt (HOFFMEISTER u. KRÜCK 1956; MAREN 1956).

Nach oraler Applikation von Acetazolamid steigen Urinvolumen, sowie die Ausscheidung von Bicarbonat, Natrium und Kalium an. Ammoniumausscheidung und titrierbare Azidität gehen zurück, der Urin wird alkalisch, die Chloridausscheidung bleibt unverändert (GASCH u. KRÜCK 1953; FRIEDBERG et al. 1953; HOFFMEISTER u. KRÜCK 1957a, b). Die Elimination von Calcium und Phosphor nimmt ebenfalls zu (HÄNZE 1960; GOLDBERG 1973).

Nebenwirkungen sind renale Kaliumverluste (KRÜCK u. KROITZSCH 1961), die zusammen mit der Bicarbonat-Diurese eine hypokaliämische Azidose induzieren. Die Reduktion der renalen Ammoniumausscheidung kann einen Anstieg

Tabelle 1. Saluretika. (Modifiziert nach KRÜCK 1968)

Benzothiadiazide Formel:

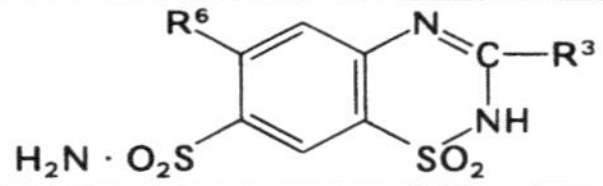

Gattungs-bezeichnung	Substitution R_3	R_6	Handels-präparat	Einzel-dosis (mg)	Dosis-bereich (mg)	Wirkungs-maximum (h)	Wirkungs-dauer (h)
Chlorothiazid	$-H$	$-Cl$	*Chlotride*	500	500–2000	4–6	10–12
Flumethiazid	$-H$	$-CF_3$		500	500–2000	4–6	10–12
Benzthiazid	$-CH_2-S-CH_2-C_6H_5$	$-Cl$			50–200		

Hydrothiazide Formel:

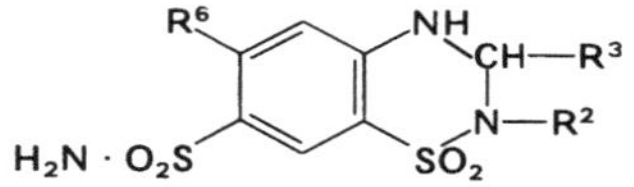

Gattungs-bezeichnung	Substitution R_2	R_3	R_6	Handels-präparat	Einzel-dosis (mg)	Dosis-bereich (mg)	Wirkungs-maximum (h)	Wirkungs-dauer (h)
Hydrochlorothiazid	$-H$	$-H$	$-Cl$	*Esidrix*	25	25–100	4–6	10–12
Hydroflumethiazid	$-H$	$-H$	$-CF_3$	*Rodiuran*	25	25–100	4–6	10–12
Trichlormethiazid	$-H$	$-CHCl_2$	$-Cl$	*Esmarin*	4	2–8		24
Cyclopenthiazid	$-H$	$-CH_2-$ 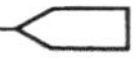	$-Cl$	*Navidrex*	0,5	0,25–2	4–6	10–12
Cyclothiazid	$-H$	5—norbornylenyl	$-Cl$	–	–	–	–	–
Benzyl-hydroflumethiazid	$-H$	$-CH_2-C_6H_5$	$-CF_3$	Benzyl-rodiuran	5	2,5–10		
Thiabutazid	$-H$	$-CH_2-CH(CH_3)_2$	$-Cl$	*Saltucin*	5	5–15	4–6	6–12
Methyclothiazid	$-CH_3$	$-CH_2Cl$	$-Cl$	–		2,5–10		24
Polythiazid	$-CH_3$	$-CH_2-S-CH_2-CF_3$	$-Cl$	*Drenusil*	2	2–8		24

Heterozyklische Varianten der Benzothiadiazide

Gattungs-bezeichnung	Formel	Handels-präparat	Einzel-dosis (mg)	Dosis-bereich (mg)	Wirkungs-maximum (h)	Wirkungs-dauer (h)
Quinazoline Quinethazon		*Aquamox*	50	50–100	6	18(–24)
Metolazon		Zaroxolyn	5	5–10		
Salicylsäure-Derivat						
Xipamid		*Aquaphor*	40	20–40	10–12	24
Benzophenon						
Chlorthalidon		*Hygroton*	100	50–200	2–20	60–72

Tabelle 1 (Fortsetzung)

Gattungs- bezeichnung	Formel	Handels- präparat	Einzel- dosis (mg)	Dosis- bereich (mg)	Wirkungs- maximum (h)	Wirkungs- dauer (h)
Weitere Saluretika						
Clopamide	H_3C; Cl; CO—NH—N; H_2NO_2S; H_3C	*Brinaldix*	20	10–40	2–	12
Mefrusid	CH_3; O; CH_2—N—SO_2; CH_3; Cl; SO_2NH_2	*Baycaron*	25	25–100	6–12	>12
Schleifendiuretika						
Furosemid	H; N; Cl; CH_2; O; $H_2N \cdot O_2S$; COOH	*Lasix*	40 Amp. 20 mg 40 mg	40–160	1 sofort	4–6
Bumetanid	NH—C_4H_9; H_5C_6O; H_2N—SO_2; COOH	*Fordiuran*	1,0 Amp. 0,5 mg	0,5–2,0		
Etacrynsäure	Cl; Cl; O; H_2C=C—C; C_2H_5; O—CH_2—COOH	*Hydro- medin*	50 Amp. 50 mg	50–150	$1–1^1/_2$ 20 min	6–8
Etozolin	$C_2H_5O_2C \cdot CH$=C; S—CH—N; N—CO	*Elkapin*	400	400–800		

Muzolimine	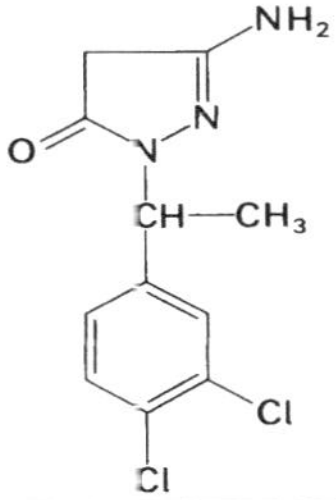	*Edrul*	40		2–3	5–7
Aldosteron – Antagonisten						
Spironolactone	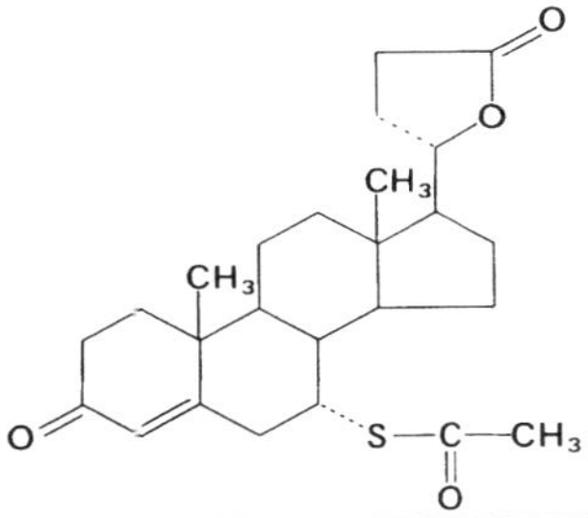	*Aldactone*	25 50	200–300	3–6 Tage	1–2 Tage nach Absetzen
Kaliumcanrenoat	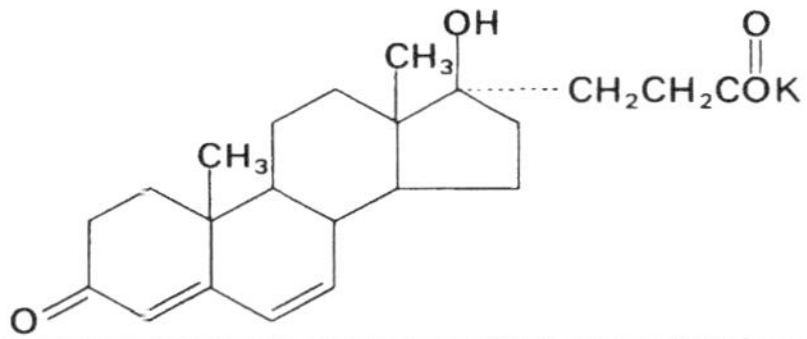	*Aldactone pro injectione*	100 i.v.	200–600	2	1 Tag nach Absetzen
Antikaliuretische Diuretika						
Triamteren	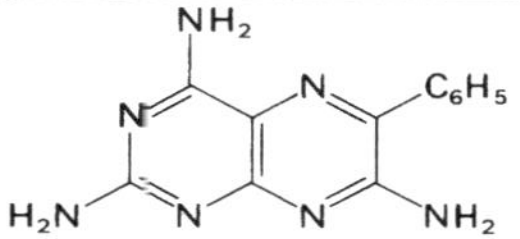	*Jatropur*	50	50–100	2–4	~12
Amiloride	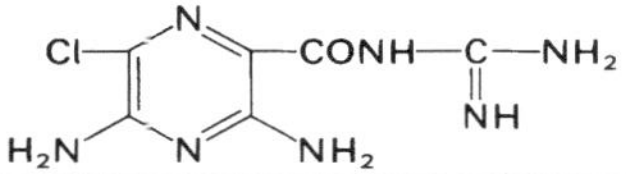	*Arumil*	5	5–10	2–8	8–10–24

der extrazellulären Ammoniumkonzentration zur Folge haben, der bei eingeschränkter Leberfunktion bedeutsam werden kann. Gelegentlich treten Schwindel und Parästhesien auf, ganz selten Überempfindlichkeitserscheinungen in Form von Knochenmarksdepressionen.

Acetazolamid ist heute für eine Dauerbehandlung von Ödemen nicht mehr von Bedeutung, da es nicht zur Natriumchlorid-Diurese, sondern zur Mehrausscheidung von Natrium zusammen mit Bicarbonat führt und somit erhebliche Elektrolytstörungen zur Folge hat. Es kann allerdings bei therapieresistenten Situationen in Kombination mit anderen Diuretika intermittierend zur Behandlung der chronischen Herzinsuffizienz eingesetzt werden. Wegen seiner Fähigkeit, den intraokulären Druck zu senken, findet es vorwiegend in der Glaukomtherapie Anwendung.

2. Saluretika

a) Benzothiadiazine (Thiazide)

α) Chlorothiazid und Derivate

Im Molekül der Benzothiadiazine-1,1-Dioxyde (Thiazide) ist die unsubstituierte Sulfamylgruppe zum Ring geschlossen und mit einem Benzolring kombiniert, der an C5 mit einer freien Sulfamylgruppe, an C6 mit Halogen, meist Chlorid, substituiert ist. Als erster Vertreter wurde *Chlorothiazid* (6-Chloro-7-Sulfamyl-1,2,4-Benzothiadiazine-1,1-Dioxyd) verfügbar (NOVELLO u. SPRAGUE 1957; SPRAGUE 1958). Substanzen mit Bromid- oder Fluorid-Substitution an C6 haben gleichartige Wirkung (TISCH et al. 1959).

Chlorothiazid wird intestinal gut resorbiert, es erreicht die maximale Plasmakonzentration nach einer Stunde (LARAGH 1958) und wird vorwiegend durch tubuläre Sekretion in den Urin ausgeschieden (BAER et al. 1959; BRETTEL et al. 1960). Die Hauptwirkung, die bei oraler Applikation nach 2 h einsetzt und ca. 12 h anhält (KRÜCK 1959; RICHTERICH 1958, 1959) liegt in einer Mehrausscheidung von Natrium, Chlorid und Wasser. Infolge der noch vorhandenen Carboanhydrase-Hemmaktivität (PITTS et al. 1958) werden auch Bicarbonat und Kalium vermehrt ausgeschieden. Azidose oder Alkalose beeinträchtigen die Wirkung nicht (SCHWARTING 1959).

β) Hydrochlorothiazid und Derivate

Die Sättigung des heterozyklischen Anteils des Ringsystems zwischen Position 3 und 4 führt zum *Hydrochlorothiazid* (DE STEVENS et al. 1958; BAER et al. 1959), das 2,5mal schneller resorbiert wird als Chlorothiazid. Die Plasmakonzentration erreicht dosisabhängig ihr Maximum nach 1,5–5 h. Die Ausscheidung erfolgt wie beim Chlorothiazid in unveränderter Form durch tubuläre Sekretion (BEYER et al. 1959). Die natriuretische Wirkung ist etwa 15- bis 20mal stärker als die der Muttersubstanz, die Wirkungsdauer leicht verlängert. Die Bicarbonatausscheidung ist als Folge der weniger ausgeprägten Carboanhydrase-Hemmwirkung dagegen geringer (KRÜCK 1959; RICHTERICH 1959). Die Kaliumausscheidung nimmt mit steigender Diurese zu (BEERMAN u. GROSCHINSKI-GRIND 1977).

Nach Erreichen des maximalen Effekts führt eine weitere Dosiserhöhung nicht mehr zur Wirkungssteigerung.

Vom Hydrochlorothiazid leitet sich eine Reihe weiterer Diuretika ab, die z.T. eine quantitative unterschiedliche Wirkung zeigen können. Die meisten Thiazid-Diuretika sind schwache Säuren und liegen bei physiologischem pH infolge des hohen pK vorwiegend in nicht disoziierter lipophiler Form vor. Die Lipophilie nimmt von Chlorothiazid über Hydrochlorothiazid (5mal höher) bis zu Polythiazid (1000mal höher) zu. Lipophile Substituenten in Stellung 3 steigern die Wirkung. Dadurch ist die unterschiedliche Wirkungsstärke der einzelnen Präparate bedingt. In Abhängigkeit von der Lipoidlöslichkeit steigt die Eiweißbindung vom Chlorothiazid (39%) bis zum Cyclopenthiazid (95%) an. Benzthiazid hat eine so starke Carboanhydrase-Hemmwirkung, daß der saluretische Effekt nur 35% des Hydrochlorothiazid beträgt. Trichlormethiazid (10fach stärker) wirkt fast nur noch chloruretisch, die Bicarbonatdiurese wird vermißt (Ford 1960). Das gleiche trifft für Cyclopenthiazid zu (Rutledge et al. 1961).

Thiazide verteilen sich im gesamten Extrazellulärraum, reichern sich aber nur in der Niere an (Baer et al. 1959). Sie werden z.T. in unveränderter Form, z.T. als Metaboliten ausgeschieden. Die renale Elimination erfolgt durch tubuläre Sekretion. Sie kann durch Probenecid kompetetiv gehemmt werden (Beyer u. Baer 1961).

b) Chinazolon-, Salicylsäure- und Benzophenon-Derivate sowie weitere Saluretika

Die Chinazolon-Sulfonamide *Quinethazon* und *Metolazon* sind strukturell den Benzothiadiazinen verwandt (Belair et al. 1969; Belair 1971; Cohen et al. 1960; Cohen 1963). Sie sind, wenn auch in unterschiedlicher Dosierung, in ihrer Wirkung dem Hydrochlorothiazid gleichzusetzen (Krück 1963; Steinmüller u. Puschett 1972).

Xipamid mit einer 4-Chlor-Salicylsäure-Substitution nimmt von der chemischen Konstitution her eine Sonderstellung ein (Leuschner 1969; Leuschner et al. 1975; Liebenow u. Leuschner 1975). Es ist ein mittelstarkes Saluretikum mit einer Wirkungsdauer bis zu 24 h (Hempelmann et al. 1975). Die Proteinbindung beträgt 99% (Hempelmann 1975a), ein Carboanhydrase-Hemmeffekt liegt in vivo nicht vor (Hempelmann 1975b).

Clopamid und *Mefrusid*, die sich chemisch von den Thiaziden abgrenzen lassen, sind mittellang wirkende Saluretika.

Das sulfamylierte Benzophenon-Derivat *Chlorthalidon* (Graf et al. 1959) wirkt ähnlich wie die Thiazide (Stenger 1959; Stenger et al. 1959; Pulver et al. 1959), zeichnet sich aber durch eine erheblich längere Wirkungsdauer aus (Reutter u. Schaub 1959). Diurese und Salurese setzen relativ rasch ein, klingen jedoch nur langsam ab. Die dem Präparat eigene starke Carboanhydrase-Hemmwirkung, die die des Chlorothiazid übertrifft (Beyer u. Baer 1961) bedingt eine Mehrausscheidung von Bicarbonat und auch von Kalium. Chlorid wird in geringerem Maß als Natrium ausgeschieden. Die lang anhaltende Wirkung (60–72 h) ist der protrahierten Resorption und Verweildauer im Erfolgsorgan zuzuschreiben (Pulver et al. 1959). Mehr als 90% der verabreichten Dosis werden in die Gewebe eingelagert (Muskel, Leber, Milz, Lunge), kehren von dort aus in das Blut zurück und werden weitgehend als unveränderte Substanz renal eliminiert. Nach 72 h finden sich 20% im Urin und 73% im Stuhl (BEISENHERZ et al. 1966). Alle Thiazide und verwandte Saluretika können bis zu 5% des Filtrats zur Ausscheidung bringen.

3. Schleifendiuretika

Als Schleifendiuretika werden Substanzen der verschiedensten chemischen Konfiguration bezeichnet, die mit dem aktiven NaCl-Transport, vermutlich primär dem Chlorid-Transport (BURG u. GREEN 1973a; ROCHA u. KOKKO 1973) am aufsteigenden Schenkel der Henle-Scleife interferieren. Sie können bis zu 30% des Filtrats zur Elimination bringen (CANNON et al. 1963; BAER et al. 1966; KRECKE et al. 1971) und sind daher auch bei stark eingeschränkter glomerulärer Filtrationsrate wirksam.

a) Etacrynsäure

Auf der Suche nach nicht-quecksilberhaltigen Inhibitoren von Sulfhydryl-katalysierten Systemen wurden die α-β-ungesättigten Ketonabkömmlinge der Aryloxyessigsäure als neue Klasse der Diuretika (SCHULTZ et al. 1962) mit Etacrynsäure (2,3-dichloro-4-(2-methylenebutyryl)-Phenoxyessigsäure) als Prototyp entwickelt (BAER et al. 1962, 1963).

Etacrynsäure wird intestinal rasch resorbiert, im proximalen Tubulus sezerniert und entfaltet vom Lumen aus in Form eines Etacrynsäure-Cystein-Komplexes (BEYER et al. 1965) ihre Wirkung am aufsteigenden Schenkel der Henle-Schleife (BURG u. GREEN 1973b). Die Halbwertszeit im Plasma leigt unter 1 h. Im Urin findet sich neben dem Cysteinkomplex auch die Substanz in unveränderter Form sowie ein instabiler Metabolit (BEYER et al. 1965).

Die Wirkung besteht in einem schnellen und massiven Anstieg der Ausscheidung von Natrium, Chlorid und Wasser, der etwa das 3- bis 5fache des Thiazideffekts beträgt. Die Bicarbonatausscheidung bleibt unverändert oder kann (im Gegensatz zu Chlorothiazid und Acetazolamid) zurückgehen, die des Chlorids entspricht annähernd der Summe von Natrium und Kalium (CANNON et al. 1963). Die Elimination von Kalium- und Wasserstoffionen nimmt zu. Das Wirkungsmaximum liegt nach intravenöser Applikation bei 20 min, nach oraler Gabe bei 60–90 min (SCHULTZ et al. 1962; LARAGH 1966). Azidose, Alkalose oder Hypochlorämie beeinträchtigen den Effekt nicht (BAER et al. 1962, 1963, 1964; BEYER et al. 1965; GOLDBERG et al. 1964; GOLDBERG 1966). Der maximale diuretische Effekt von Thiaziden wird durch Etacrynsäure verstärkt (BAER et al. 1962), der des Furosemids dagegen nicht (LARAGH et al. 1966). Dies spricht für einen gleichartigen Angriffspunkt und Wirkungsmechanismus mit Furosemid, während der der Thiazide unterschiedlich ist.

Wie bei Quecksilberdiuretika kommt es nach Etacrynsäure zur Senkung der Konzentration proteingebundener Sulfhydrylgruppen der renal-zellulären Proteine, die vermutlich mit dem Diureseeffekt in Beziehung steht (KOMORN u. CAFRUNY 1964). Dagegen ist es unwahrscheinlich, daß die in vitro nachgewiesene Hemmung der $Na^{+}-K^{+}-Mg^{2+}$-ATPase in den Nierenrindenzellen (DUGGAN u. NOLL 1965) für die diuretische Wirkung verantwortlich ist (MARTINEZ-MALDONADO et al. 1974). Auch eine Carboanhydrase-Inhibition liegt weder in vitro noch in vivo (STEIN et al. 1968) vor. Im Gegensatz zu den Quecksilber-Diuretika wird in vivo der Etacrynsäureeffekt durch Dimercaprol (BAL) nicht eindeutig gehemmt (BEYER et al. 1965).

b) Furosemid

Das Anthranylsäurederivat Furosemid entstammt der Fortentwicklung der heterozyklischen Sulfonamid-Diuretika (MUSCHAWECK u. HAJDU 1964). Obwohl strukturell keine Beziehung zwischen beiden Substanzen besteht, sind Wirkungsstärke und Wirkungsmodus, abgesehen von einem deutlichen Carboanhydrase-Hemmeffekt (STEIN et al. 1968; RADTKE et al. 1970), denen der Etacrynsäure ähnlich. Furosemid ist eine relativ starke organische Säure (pK 3,8), wasserlöslich und wird rasch intestinal resorbiert (WALKER 1967). Die Plasmakonzentration erreicht nach 60 min ihr Maximum, die Eiweißbindung liegt bei 98% (KNAUF u. MUTSCHLER 1980; ANDREASEN et al. 1982). Die biologische Halbwertszeit beträgt nach intravenöser Injektion 7–20 min (CALESNICK et al. 1966), nach oraler Gabe 26–70 min (BENET 1979). Eine wesentliche Biotransformation findet nicht statt (BOWMAN 1975), nur eine kleine Fraktion wird durch Ablösung der Seitenkette metabolisiert (HÄUSSLER u. HAJDU 1964). Im Urin werden in 24 h 80% der parenteral, bis zu 50% der oral verabreichten Dosis ausgeschieden. Die Furosemid-Clearance beträgt in 20 min bereits das Doppelte der Inulin-Clearance. In vitro hemmt Furosemid die Carboanhydrase im gleichen Ausmaß wie Sulfanilamid, in vivo jedoch erst nach höherer Dosis als Acetazolamid (RADTKE et al. 1970). Dadurch wird die im Experiment nachweisbare zusätzliche Hemmung der proximalen Natriumreabsorption erklärt. Furosemid gelangt durch Filtration, vorwiegend aber durch proximal-tubuläre Sekretion in das Lumen (DEETJEN 1966) und entfaltet von dort aus seine Wirkung am aufsteigenden Schleifenschenkel (BURG et al. 1973). Hohe Dosen von Probenecid können die diuretische Wirkung beeinträchtigen (HOOK u. WILLIAMSON 1965).

Nach oraler Applikation von Furosemid steigen Natrium-Chlorid-Ausscheidung und Urinvolumen innerhalb von 30 min auf das Mehrfache an. Das Maximum wird nach einer Stunde erreicht, die Wirkungsdauer beträgt 4–6 h. Chlorid wird, wie nach Etacrynsäure, in höherer Fraktion der filtrierten Menge ausgeschieden als Natrium. Die Elimination von Kalium und Wasserstoffionen nimmt zu. Nach intravenöser Applikation treten diese Effekte innerhalb weniger Minuten ein, sind aber nach 2 h wieder abgeklungen (ANDREASEN et al. 1982). Furosemid bringt 30–35% des Filtrats zur Ausscheidung und hat selbst bei stark erniedrigter glomerulärer Filtrationsrate noch einen diuretischen Effekt, der einerseits durch den hohen Prozentsatz der eliminierten Natriumfraktion, andererseits durch die Reduktion des renalen Gefäßwiderstands und somit die Steigerung des renalen Blutstroms (LUDENS et al. 1968; STRANDHOY u. WILLIAMSON 1971) bedingt ist.

c) Weitere Schleifendiuretika

Von den neuren Schleifendiuretika, die im Prinzip gleichartig wirken, gehören *Bumetanid* (3-Butylamino-4-Phenoxy-5-Sulfamoyl-Benzoesäure) (ASBURY et al. 1972; ØSTERGAARD et al. 1972; DAVIES et al. 1974) und das sehr starke (DEETJEN

1980) noch nicht im Handel befindliche *Piretanid* (4-Phenoxy-3-(1-Pyrolydinil)-5-Sulfamoyl-Benzoesäure) der Sulfonamid-Reihe an. *Etozolin* (3-Methyl-4-oxo-5-(1-piperidyl)-2-thiazolidinylidin-Essigsäure-Äthylester) mit 1-Ozolinon als wirksamem Hauptmetaboliten (Vollmer et al. 1977; Greven et al. 1980) entstammt den Thiazolidonen (Satzinger 1977). Seine pharmakologische Wirkung wurde bereits 1964 beschrieben (Heidenreich et al. 1964). Auch *Triflocin* (4-(3-Trifluormethylanilino-Nicotinsäure) hat keine Sulfonamidstruktur (Cummings et al. 1968; Gussin et al. 1969).

Das Pyrazolinonderivat *Muzolimine* (3-amino-1-(3,4-Dichlor-α-metyl-Benzyl)-2-Pyrazolon) (Möller et al. 1977) mit größerer Halbwertszeit (Berg et al. 1976) und längerer Dauer als Furosemid (Fauchald u. Lind 1977) soll im Gegensatz zu den anderen Saluretika nicht vom Lumen her, sondern von der peritubulären Seite wirken (Loew u. Meng 1977). Ob der Hemmeffekt auf die Na^+-K^+-ATPase, der in vitro nach hohen Konzentrationen eintritt (Kramer 1977) für den Diureseeffekt verantwortlich ist, bleibt unklar. Auch bei maximal reduzierter Filtrationsrate führt Muzolimine noch zu gutem Effekt (Dal Canton et al. 1981).

Spezielle Nebenwirkungen einiger Schleifendiuretika: Nach i.v. Applikation und besonders bei eingeschränkter Nierenfunktion kann Etacrynsäure zu temporärem oder auch vorübergehendem Hörverlust führen (Maher u. Schreiner 1965; Schneider u. Becker 1966; Matz u. Naunton 1968; Hanzelik u. Peppercorn 1969; Pillay et al. 1969). Die Wirkung tritt dosisabhängig schon innerhalb einiger Minuten, gelegentlich auch nach Stunden (Slone et al. 1969; Hanzelik u. Pepercorn 1969; Homer 1971) ein, sie kann aber z.T. auch rasch reversibel sein (Hanzelik u. Peppercorn 1969; Homer 1971). Ein Hörverlust mit Tinnitus und Vertigo ist auch nach 3.600 mg Furosemid i.v. bei einem Nierentransplantierten mit renaler Insuffizienz beschrieben (Schwartz et al. 1970). Als Ursache ist eine akute Reduktion des Cochlear-Potentials am wahrscheinlichsten, da der aktive Ionentransport, der dieses Potential aufrecht erhält durch Etacrynsäure, die mit der Energiebereitstellung für das Transportsystem interferiert (Sato 1973) zumindest partiell reduziert wird (Prazma et al. 1972). Im Experiment tritt dieser Nebeneffekt bereits 10 min nach Beendigung einer einstündigen Infusion (50 mg/kg) auf. Er kann durch sehr hohen Sauerstoffpartialdruck abgeschwächt werden (Prazma u. Pecorak 1975). In der Stria vascularis, dem Zielorgan der Etycrynsäure, kommt es zu Schwellung und Vakuolisation (Prazma u. Pecorak 1975) sowie zu zystischen Veränderungen (Quick u. Duvall 1970).

Auffallend ist eine relativ hohe Koinzidenz von gastrointestinalen Blutungen nach i.v. (seltener oraler) Applikation von Etacrynsäure (Slone et al. 1969), ohne daß über den Wirkungsmechanismus näheres bekannt geworden ist. Ob die hohe (50%) biliäre Ausscheidung der Substanz (Beyer et al. 1965) hierbei eine verantwortliche Rolle spielt, bleibt unklar.

4. Aldosteron-Antagonisten

Basierend auf den Nachweis eines kompetitiven Antagonismus zwischen Progesteron (Landau et al. 1955; Landau u. Lugibihl 1958) und Testosteron (Ka-

GAWA u. JACOBS 1959) zu Aldosteron wurden synthetische steroidale Lactone mit Aldosteron-antagonistischer Wirkung als Homologe des natürlichen Hormons entwickelt (CELLA u. KAGAWA 1957; KAGAWA et al. 1957, 1959). Diese 17-Spirolacto-Steroide unterscheiden sich von den genuinen Nebennierenrindensteroiden durch einen Propionsäure-y-Lactonring an C17. Als *Spironolactone* fand die Verbindung 3-(7α-Acetylthio-17β-hydroxy-3-oxo-4-Androsten-17α-yl)-Propionsäure-y-lacton Eingang in die Klinik.

Die ursprünglich nur geringe intestinale Resorption konnte durch Mikronisierung des Präparats auf das 4fache gesteigert werden (NOEL u. LEAHY 1962). Die Plasma-Eiweißbindung beträgt 90% (OCHS u. BODEM 1976). Spironolactone wird im Organismus durch Abspaltung von Thioessigsäure in den löslichen und vermutlich wirksamen Metaboliten Canrenoat umgewandelt (GOCHMAN u. GANTT 1962; ZICHA et al. 1964), der als Kaliumsalz zur parenteralen Applikation mit raschem Wirkungseintritt verwendet wird, aber auch bei oraler Applikation schnell wirksam ist. Bei normaler Elektrolytbilanz, aber auch nach Adrenalektomie oder bei Morbus Addison (GANTT 1962) beeinflussen Spironolactone den Elektrolythaushalt und die renale Ausscheidung nicht. Werden sie jedoch zusammen mit Aldosteron und anderen Mineralokortikoiden einschließlich Hydrokortison, oder bei pathologischer (LIDDLE 1957, 1958) bzw. durch Natriumrestriktion am Gesunden provozierter Aldosteronaktivitätssteigerung (WIGGINS et al. 1959) gegeben, so heben sie die mineralokortikoidbedingte Natriumretention sowie die Kaliurese auf (COPPAGE u. LIDDLE 1960; KRÜCK u. HILD 1960). Sie sind dagegen unwirksam, wenn eine Natriumretention nicht durch Mineralokortikoide bedingt ist (GANTT u. ECKLUND 1962). Spironolactone bewirken eine kompetitive Verdrängung der Mineralokortikoide vom Rezeptor am Erfolgsorgan, vorwiegend am distalen Tubulus (VANDER et al. 1960) sowie an den Schweiß- und Speicheldrüsen (KAGAWA et al. 1959; SHARP et al. 1966). Als zellulärer Mechanismus wird eine Interferenz mit der stimulierenden Wirkung des Aldosteron auf die Ionenpumpe, d.h. die Na – K-ATPase an der kontraluminären Tubulusmembran diskutiert (KLEEBERG u. BELZ 1974; SCHMIDT u. DUBACH 1975). Neuerdings wird dies aber als unspezifischer Effekt angesehen (DOUCET u. KATZ 1982). Das Ausmaß der Blockierung ist vom Konzentrationsverhältnis beider Steroidarten am Erfolgsorgan abhängig (KAGAWA et al. 1957). Die Sekretion von Aldosteron durch die Nebennnierenrinde wird in vitro gehemmt (ERBLER 1973), in vivo reaktiv meist etwas gesteigert (LIDDLE 1960).

Nach oraler Applikation an Patienten mit Aldosteron-bedingter Retention kommt es in den ersten 2–3 Tagen zu einem schrittweisen Anstieg der Natriumausscheidung bis zu 2% der filtrierten Natriummenge, während die des Kalium unverändert bleibt oder zurückgeht. Der Anstieg des ursprünglich erniedrigten Natrium-Kalium-Quotienten im Urin zeigt die Abnahme der Aldosteronwirkung an. Die Wasserstoffionen-Elimination im Urin nimmt ab, das Urin-pH steigt um 1,0–1,5 an. Im Serum geht die Bicarbonat-Konzentration geringfügig zurück, die Kaliumkonzentration kann leicht ansteigen (KRÜCK u. HILD 1960; HILD u. KRÜCK 1961). Bei eingeschränkter Nierenfunktion kann sich allerdings eine hyperkaliämische Azidose entwickeln. Nach Absetzen der oralen Medikation hält die Wirkung weitere 2–3 Tage an (HILD u. KRÜCK 1961). Durch Kombination mit Thiazid-Diuretika wird die Natriurese verstärkt, der Thiazid-bedingte Kaliumverlust dagegen verhütet (HILD u. KRÜCK 1961; ERBLER 1974).

Hormonale Nebenwirkungen der Spironolactone: Durch die kompetitive Wirkung mit genuinen Hormonen kann die längere Applikation von Spironolacton bei der Frau zur Abnahme der Libido und zur Beeinträchtigung des Menstruationszyklus führen (Mann 1963; Clark 1965). Beim Mann steht die Entwicklung einer Gynäkomastie im Vordergrund, die auf einem Antiandrogeneffekt infolge Hemmung der Testosteronbindung an spezifische Rezeptoren beruht. Dadurch wird die Wirkung von Testosteron auf die Zielorgane verringert und dessen metabolische Inaktivierung sowie die Umwandlung in Oestradiol intensiviert (Rose et al. 1977).

5. Antikaliuretische Diuretika

a) Triamteren

Mit 2,4,7-Triamino-6-Phenylperidin (Triamteren) wurde erstmals ein Diuretikum bekannt (Wiebelhaus et al. 1961), das bei natriuretischer Wirkung die Kaliumausscheidung reduziert bzw. unverändert läßt (Krück u. Hild 1961; Crosley et al. 1961, 1962). Triamteren hebt am renalen Tubulus die Wirkung von Mineralokortikoiden auf, ist jedoch kein echter Aldosteron-Antagonist, da der Effekt auch nach Adrenalektomie zustande kommt (Baba et al. 1962; Schaumann 1962). Die natriuretische Wirkumg nimmt auch dann noch zu, wenn Aldosteron-Antagonisten bereits einige Zeit verabreicht wurden (Lant et al. 1969). Triamteren wird intestinal rasch resorbiert (Crosley 1965), die Eiweißbindung im Plasma liegt bei 67%, die Ausscheidung erfolgt durch tubuläre Sekretion. Die Substanz entfaltet ihre Wirkung vom Lumen her (Knauf 1977). Hauptangriffspunkt ist der spät-distale Tubulus (Krück u. Hild 1962). Der Mechanismus besteht in einer Aufhebung der Leitfähigkeit der luminalen Tubuluszellmembran für Natrium und somit sekundär der Verringerung der Sekretion von Kalium- und Wasserstoffionen (Crabbé 1968; Gatzky 1971; Knauf et al. 1976a).

Nach oraler Applikation von 50 mg Triamteren setzen Natriurese und Diurese innerhalb von 1–2 h ein (Krück u. Hild 1962), das Maximum wird nach 4 h erreicht, die antikaliuretische Wirkung kann bis zu 24 h anhalten. Auch nach provoziertem Aldosteronismus durch diätetische Natriumrestriktion kommt es durch Triamteren zur Natriurese und zur Kaliumretention (Krück u. Hild 1961). Urinvolumen und osmotische Clearance nehmen in gleicher Relation zu, die distale Wasserreabsorption bleibt somit unverändert. Die Zunahme der Natrium-Clearance verhält sich linear zur Abnahme der Kalium-Clearance, die Bicarbonat-Clearance steigt an, die des Chlorids liegt etwa bei 50% der Natrium-Clearance. Die renale Ausscheidung von Wasserstoffionen geht zurück (Krück u. Hild 1961, 1962; Krück 1963). Der natriuretische Effekt von Triamteren ist geringer als der der Thiazide (2–3% der filtrierten Menge), jedoch wird bei gleichzeitiger Applikation deren Wirkung potenziert, während der Kaliumverlust verringert wird (Baba et al. 1962; Catell u. Havard 1962; Brunner 1967; Krück 1970c). Die Auswurfleistung des Herzens und der zentrale Venendruck nehmen ab, der periphere Widerstand steigt an. Es liegen somit die gleichen hämodynamischen Wirkungen vor wie bei der akuten Gabe von Chlorothiazid (Rowe et al. 1962).

Gelegentliche, allerdings seltene Beobachtungen von Leukopenie (LARAGH et al. 1961) und von megaloblastären Anämien (LIEBERMAN u. BETEMAN 1968; CORCINO et al. 1970) während einer Triamteren-Behandlung stellten die Frage nach einem evtl. Folsäure-Antagonismus des Pteridinabkömmlings. Allerdings wird in vitro die Folsäure-Reduktase erst bei einer Triamteren-Konzentration von 10^{-7} mol gehemmt, die 100- bis 1000mal höher liegt als die effektive Konzentration des Folsäure-Antagonisten Aminopterin (MAASS u. WIEBELHAUS 1967). In vivo führen selbst maximal diuretisch wirksame Dosen von Triamteren nicht zu einer Hemmung der Folsäure-Reduktase (MIKOLAJEWSKI 1968). Die zusätzliche Applikation von 3–5 mg Folsäure zu Triamteren hebt die diuretische Wirkung nicht auf (KRÜCK 1969).

b) Amilorid

Obwohl kein Pteridin-Derivat, enthält Amilorid (N-amidino-3,5-diamino-6-chloropyrazinecarboxamid) wie Triamteren einen substituierten Pyrazil-Ring (BABA et al. 1968). Es wirkt mäig natriuretisch, hat aber einen Kalium-retinierenden Effekt (GLITZER u. STEELMAN 1966; BAER et al. 1967; ALTER et al. 1967; BRUNNER 1967). Amilorid wird intestinal rasch resorbiert und mit einem Maximum nach 4–8 h renal, bei nüchterner Gabe noch schneller, ausgeschieden (SCHMID u. FRICKE 1969). Leberzirrhose beeinträchtigt den Eliminationsvorgang nicht. Die renale Clearance entspricht etwa dem effektiven renalen Plasmastrom (BAER u. BEYER 1972), die Ausscheidung erfolgt durch tubuläre Sekretion (WEISS et al. 1969). Die Wirkung kommt vom Lumen aus zustande. Angriffspunkt ist das Epithel des spät-distalen Tubulus (BAER et al. 1967; BABA et al. 1968; DUARTE et al. 1971) und der kortikalen Sammelrohrzellen (STONER et al. 1974; STONER 1979). Bereits in sehr niedrigen Konzentrationen hemmt Amilorid den passiven Eintritt von Natrium in die Zelle (DÖRGE u. NAGEL 1970; BIBER et al. 1972; HIGGINS u. FRÖMTER 1974). Auch eine zusätzliche Beeinflussung des kontraluminären Natriumauswärtstransports wird diskutiert (BIBER 1977). Es besitzt außerdem einen unspezifischen Hemmeffekt auf Membrantransportsysteme (KNAUF et al. 1976b).

Amilorid ist bei oraler Applikation in sehr niedrigen Dosen von 5–10 mg wirksam (BAER u. BEYER 1972) und wirkt stärker natriuretisch und kaliumsparend als Triamteren. Der Natriumeffekt ist nach 24 h abgeklungen, die Kaliumretention kann etwas länger anhalten. Eine kumulative Wirkung ist nicht zu erwarten (SCHMID u. FRICKE 1969). Kombinationen mit Saluretika verstärken die Natriurese und schwächen den Kaliumverlust ab (KRÜCK 1970c). Die kaliumretinierende Wirkung einer oral voll wirksamen Spironolacton-Dosis wird durch Amilorid noch erhöht (LANT et al. 1969).

Durch die Verminderung des Natriumtransports nimmt der transtubuläre Potentialgradient, die „Triebkraft“ für die Kaliumauswärtsbewegung aus der Zelle (MALNIC et al. 1966a, b) ab (WRIGHT 1977). Die maximale Kalium-„Einsparung“ entspricht der Kaliummenge, die ohne Amilorid aus dem Lumen abgegeben worden wäre. Es besteht somit eine Ähnlichkeit zum Wirkungsmechanismus von Triamteren (BAER et al. 1966b, 1967), jedoch ist Amilorid, bezogen auf die Konzentration beider Substanzen im Urin (BOWMAN et al. 1978), etwa 1000mal wirksamer. Bei längerer Applikation kommt es allerdings zu einem Kalium-Escape-Phänomen, das durch eine Zunahme der Kaliumkonzentration in den Zellen des distalen Tubulus und der Sammelrohre bewirkt wird (HOHENEGGER 1973).

Nebenwirkungen der antikaliuretischen Diuretika: Bei eingeschränkter Nierenfunktion (Kreatinin über 3 mg% bzw. 265 µmol/l) bei gleichzeitiger hoher Kaliumsubstitution oder bei Kombination mit Spironolacton kann sich eine hyperkaliämische Azidose entwickeln, die sich jedoch durch Kombination mit Saluretika weitgehend verhindern läßt (KRÜCK 1970c).

III. Wirkungen der Diuretika

1. Angriffspunkte der Diuretika am Nephron

Diuretika wirken durch Interferenz mit Elektrolyttransportvorgängen in verschiedenen Abschnitten des Nephrons. Reabsorptionsbeeinflussungen am proximalen Tubulus lassen sich nur bei Carboanhydrase-Inhibitoren aus der Höhe der HCO_3^--Elimination exakt ermitteln. Diese Substanzen hemmen die aktive Wasserstoffionen-Sekretion und verringern die Permeabilität des Epithels für Bicarbonat. Der höhere Reflektionskoeffizient für Bicarbonat im Vergleich zu Chlorid und deren unterschiedliche osmotische Wirksamkeit werden als Mitursache für die Kopplung des Transports von gelösten Bestandteilen und Wasser angesehen (FRÖMTER 1974; SCHAFTER et al. 1975). Wenn der Volumenverlust ersetzt wird, läßt sich auch für einige Thiazide (FERNANDEZ u. PUSCHETT 1973; KUNAU et al. 1975), evtl. auch für Furosemid (RECTOR et al. 1966) eine mögliche Reabsorptionshemmung im proximalen Tubulus nachweisen, die z.T. durch eine zusätzliche Carboanhydrase-Hemmung bedingt ist. Etacrynsäure und Quecksilber-Diuretika haben hier keinen signifikanten Effekt (DIRKS et al. 1965, 1966; EVANSON et al. 1972).

Distal vom proximalen Tubulus lassen sich die Angriffspunkte der Diuretika durch Beeinflussung der in ihrer Lokalisation bekannten Transportvorgänge für Natriumchlorid und Wasser festlegen. Im aufsteigenden Schenkel der Henle-Schleife (medulläres Verdünnungssegment) wird Natriumchlorid anisoton reabsorbiert; dadurch wird der Tubulusurin verdünnt, die Konzentration im Mark dagegen gesteigert. Bei Dehydratation gestattet das antidiuretische Hormon (ADH) den passiven Abstrom von freiem Wasser, meßbar als $T^c_{H_2O}$, aus dem Lumen der Sammelrohre in das hypertone Nierenmark, so daß der Urin konzentriert wird. Wenn dagegen bei Hydratation ADH fehlt, ist keine Rückdiffusion von Wasser möglich; die hypotone Flüssigkeit wird im Anfangsteil des distalen Tubulus (kortikales Verdünnungssegment) durch Reabsorption von Natrium weiter verdünnt. Maß dieser Verdünnung ist die Clearance freien Wassers C_{H_2O}.

Ein Diuretikum, das ausschließlich am proximalen Tubulus angreift, bietet den beiden Verdünnungssegmenten mehr Natrium zur Reabsorption an, so daß bei Hydratation C_{H_2O} ansteigt. Bei Hydropenie nimmt dagegen die Rückdiffusion freien Wassers zu, da mehr osmotisch aktives Material für den Transport ins Nierenmark zur Verfügung steht.

Alle Diuretika, die den Netto-NaCl-Transport am aufsteigenden Schleifenschenkel hemmen (BURG u. GREEN 1973a, b; BURG 1976) senken im Hydratationszustand die C_{H_2O} durch Zunahme der osmotischen Clearance. Bei Hydropenie haben sie durch Hemmung des NaCl-Transports eine Abnahme von $T^c_{H_2O}$ mit Aufhebung der Konzentrationsfähigkeit zur Folge (GOLDBERG et al. 1964;

Earley u. Friedler 1964; Suki et al. 1965), da es nicht zum Anstieg der osmotischen Konzentration im Nierenmark kommen kann.

Diuretika mit alleinigem Angriffspunkt am distalen Tubulus (kortikales Verdünnungssegment) reduzieren im Hydratationszustand die C_{H2O}, beeinflussen aber bei Hydropenie $T_{C_{H2O}}$ nicht (Heinemann et al. 1959; Earley et al. 1961; Suki et al. 1965; Seldin et al. 1966; Kunau et al. 1975). Dies trifft für alle Thiaziddiuretika und deren Abkömmlinge zu.

Die Wirkung von Aldosteron und somit auch die der Spironolactone lassen sich in den distalen Tubulus und in das Sammelrohr lokalisieren (Hierholzer et al. 1965), Amilorid und Triamteren blockieren die Natriumaufnahme am spätdistalen Tubulus und am Sammelrohr (Baer et al. 1967; Duarte et al. 1971; Stoner et al. 1974). Da dort eine Kopplung zwischen der Reabsorption von Natrium und der Sekretion von Kalium besteht (Grantham et al. 1970; Giebisch u. Stanton 1979), kommt es zu mäßiger Natriurese und zur Hemmung der Sekretion von Kalium und Wasserstoffionen.

2. Diuretika, Renin-Regulation und renale Hämodynamik

Das Renin-Angiotensin-System, das sowohl einer extrarenalen als auch einer intrarenalen Steuerung unterliegt, dient der Regulation der renalen Hämodynamik. Seine Aktivität verhält sich einerseits umgekehrt proportional zur Größe des Extrazellulärvolumens bzw. des renalen Perfusionsdrucks. Eine Abnahme dieser Parameter führt zur Stimulation, die mittels Vasokonstriktion eine Reduktion des renalen Blutstroms, der glomerulären Filtrationsrate und somit eine Verringerung der renalen Ausscheidung zur Folge hat (Vander u. Miller 1964; Vander u. Luciano 1967; Davis 1973). Das System ist andererseits Bestandteil der intrarenalen Autoregulation (Thurau 1964), die die Niere in die Lage versetzt, mittels Änderung des Widerstands der präglomerulären Gefäße (Thurau u. Wober 1962; Briggs u. Wright 1979) die renale Durchblutung und die Filtrationsrate unabhängig vom Systemdruck in einem Bereich zwischen 80 und 180 mm Hg konstant zu halten.

Die intrarenale Autoregulation wird an der Macula densa am Ende der Henle-Schleife, die im engen Kontakt mit den Renin-enthaltenden Zellen in der Wand des Vas afferens steht, durch die Höhe der Natrium-Chlorid-Konzentration der Tubulusflüssigkeit (Schnermann 1975), möglicherweise auch durch das gesamte osmotische Angebot (Navar 1978) gesteuert. Es liegen Hinweise vor, daß Änderungen der Konzentration von Calciumionen im Cytosol dieser Rezeptorzellen die Steuerung in Gang sezten (Bell u. Navar 1982a). Eine Zunahme der normalerweise mit 20–40 mmol/l sehr niedrigen NaCl-Konzentration stimuliert die Freisetzung von Renin mit den genannten hämodynamischen Folgen (Thurau 1964, 1966; Thurau u. Schnermann 1965; Thurau u. Mylle 1965; Thurau et al. 1972; Thurau u. Mason 1974; Schnermann et al. 1970; Vander u. Miller 1964). Diese Autoregulation verfolgt den Zweck, das tubuläre Angebot der NaCl-Reabsorptionskapazität des Tubulus anzupassen. Sie wird durch Vasodilatatoren (Baer u. Navar 1973; Abé et al. 1970) sowie durch Volumenexpansion (verminderter Reningehalt der juxtaglomerulären Zellen) (Schnermann et al. 1975) aufgehoben.

a) Hämodynamische Wirkungen der Schleifendiuretika

Trotz hoher Natriumchlorid-Konzentration der Tubulusflüssigkeit unterbrechen die proximal der Macula densa angreifenden Schleifendiuretika die Autoregulation und haben daher keinen Abfall, sondern nicht selten einen Anstieg der glomerulären Filtrationsrate zur Folge (Wright u. Schnermann 1974; Mason u. Thurau 1976), da sie durch Interferenz mit der Chloridbewegung an der luminalen Membran die Macula für Chlorid unempfindlicher machen (THURAU et al. 1976). Nur durch Vermeidung einer Abnahme des Filtrats wird der hohe diuretische Effekt der Schleifendiuretika überhaupt möglich (THURAU 1977). Gleichzeitig kommt es zu einem, allerdings nicht maximalen Anstieg des renalen Plasmastroms. Der Blutfluß der juxtaglomerulären und der äußeren Markzone geht dagegen zurück (BIRTCH et al. 1967). Die Reninaktivität steigt, besonders nach i.v. Injektion der Schleifendiuretika innerhalb von Minuten an (ROSENTHAL et al. 1968; MEYER et al. 1968; VANDER u. CARLSON 1969; COOKE et al. 1970; IMBS et al. 1970, 1972, 1977; BIRBARI 1972; CORSINI et al. 1975; EIDE et al. 1975; DUCHIN u. BURKE 1976). Dieser Initialeffekt, der selbst bei Volumensubstitution eintritt (MEYER et al. 1968) klingt nach einer Stunde wieder ab (DUCHIN u. BURKE 1976). Er kommt bei Diuretika, die distal der Schleife angreifen, nicht zustande (IMBS et al. 1977). Immersion oder β-adrenerge Blockade hemmen den Reninanstieg nach Furosemid, nicht aber nach Etacrynsäure (HUMMERICH et al. 1980).

Als Ursache der Vasodilatation wird die durch Schleifendiuretika hervorgerufene Unterbrechung der Autoregulation des renalen Blutstroms (KIIL et al. 1969; BRODY et al. 1969; WRIGHT u. SCHNERMANN 1974; EIDE et al. 1975; DUCHIN u. BURKE 1976; BRIGGS u. WRIGHT 1979; GERBER u. NIES 1980) angesehen. Über die Art ihrer Auslösung besteht noch keine Übereinstimmung. Zum Teil wird eine direkte Beziehung zum renalen Perfusionsdruck angenommen, da sie bei Druckwerten nahe der unteren Grenze der Autoregulation nicht eintritt (DUCHIN et al. 1977). Wenn sie ausbleibt, sinkt auch die Filtrationsrate ab (BURKE u. DUCHIN 1979). Andererseits wird ein Prostaglandin als Mediator diskutiert (BAILIE et al. 1976; GERBER u. NIES 1980), das den vaskulären, nicht aber den diuretischen Effekt vermitteln soll. Zwar ist Furosemid in der Lage, die Reninfreisetzung (CORSINI et al. 1975) und somit über Angiotensin II die PGE_2-Sekretion (MCGIFF u. VANE 1975) zu stimulieren, jedoch setzt PGE_2 die Autoregulation des renalen Blutstroms herab, während die der glomerulären Filtration erhalten bleibt (BAER u. NAVAR 1973; ABÉ et al. 1970). Da jedoch unter Furosemid auch bei Hemmung der PG-Aktivität, die normalerweise einen Abfall der renalen Durchblutung zur Folge hat (KIRSCHENBAUM 1974; FEIGEN et al. 1976; DUCHIN et al. 1977), der renale Blutstrom signifikant ansteigt, ist es unwahrscheinlich, daß dieser Anstieg durch Prostaglandine vermittelt wird, ebensowenig wie diese für die Autoregulation direkt verantwortlich zu machen sind (SCHNERMANN u. BRIGGS 1981). Wahrscheinlicher ist, daß durch die Diuretika der NaCl-Einstrom in die Rezeptorzelle und somit die Konzentration freier Calciumionen im Cytosol vermindert wird (BELL u. NAVAR 1982b). Die Autoregulation wird durch Etacrynsäure auch nach Ausschaltung der sympathischen Stimulatin aufgehoben (EIDE et al. 1973, 1975). Zusätzlich wird ein hämodynamischer Stimulus für die Reninregulation diskutiert, der durch eine „autoregulierte Vasodilatation“ in Gang gesetzt werden soll (EIDE et al. 1975).

Klinische Befunde: Die klinischen Beobachtungen über die Auswirkungen der Schleifendiuretika auf die renale Hämodynamik sind nicht einheitlich. Es wird über eine Zunahme (JAHNECKE et al. 1964; KRÜCK u. JAHNECKE 1966; VORBUR-

GER 1966; LUDENS et al. 1968; KRECKE et al. 1971) sowohl wie über eine Abnahme des renalen Blutstroms und der glomerulären Filtrationsrate (BOJS u. LUNDVALL 1966; NASH et al. 1966; VORBURGER 1966; KRECKE et al. 1971; ANDREASEN et al. 1982) berichtet. Diese Diskrepanz könnte z.T. in zeitlich unterschiedlichen Bestimmungen liegen, da die hämodynamischen Auswirkungen einen ausgesprochenen Initialeffekt darstellen, der nach einer Stunde abgeklungen ist. Außerdem muß das Verhalten des Perfusionsdrucks sowie der Natriumausscheidung vor der Applikation in Betracht gezogen werden: Bei hohem Perfusionsdruck setzen Vasodilatation und Zunahme des Blutstroms intensiver ein als bei niedrigerem (BURKE u. DUCHIN 1979). Darüber hinaus führt eine vorher bereits höhere Natriumausscheidung unter dem Einfluß des Diuretikums rasch zur negativen kumulativen Natrium- und Flüssigkeitsbilanz, so daß Filtrationsrate und renaler Blutstrom infolge der Hypovolämie schnell abnehmen. Wenn die absolute Natriumausscheidung primär niedriger ist, tritt der diuretisch-natriuretische Effekt langsamer ein, so daß eine vaskuläre Wirkung wirksam werden kann.

b) Hämodynamische Wirkungen der Thiaziddiuretika

Thiazide und die antikaliuretischen Diuretika, die abwärts der Henle-Schleife angreifen, führen nicht zur Senkung des renalen Gefäßwiderstands und somit auch nicht zur Zunahme der renalen Durchblutung (HOOK et al. 1966). Sie bedingen keinen initialen Reninanstieg (BROWN et al. 1966; IMBS et al. 1977). Dies soll auch für kleine Furosemiddosen zutreffen (VANDER u. CARLSON 1969). Nach initialem Abfall des Plasmavolumens (VAN BRUMMELEN et al. 1979) mit dosisabhängigem Rückgang (CASSIN u. FOGH 1966) der renalen Durchblutung und der Filtrationsrate (HEINEMANN et al. 1959; CORCORAN et al. 1959; CROSLEY et al. 1960; HEIDLAND et al. 1964) nimmt bei Dauerapplikation der renale Gefäßwiderstand zu, jedoch geht bei Hypertension der Blutdruck zurück. Die Konzentration harnpflichtiger Substanzen im Serum kann ansteigen (DUSTAN et al. 1974).

Das RAA-System reagiert bereits auf kleine Änderungen der Natriumchlorid- und Flüssigkeitsbilanz (FRASER et al. 1965; WILLIAMS et al. 1972) und wird über adrenerge Stimulation (VANDER u. MILLER 1964) etwa vom 2. Tag einer Dauerapplikation an stimuliert (WERNING et al. 1969). Dies führt zu einer Abschwächung des Ausscheidungseffekts, der durch Spironolacton begegnet werden kann (ERBLER 1974). Im weiteren Verlauf nehmen zunächst renale Durchblutung und Filtrationsrate, später auch das Plasmavolumen wieder zu. Der periphere Gefäßwiderstand geht zurück, die Reninaktivität bleibt meist noch erhöht (TARAZI et al. 1970; VAN BRUMMELEN et al. 1979), kann aber auch schon rückläufige Tendenz zeigen (WERNING et al. 1969). Die initial gesteigerte Sympathikusaktivität fällt zur Norm ab (VAN BRUMMELEN et al. 1979). Im Tierexperiment interferieren Thiaziddiuretika nach längerer (6–10 Wochen) Applikation mit der Noradrenalin-induzierten Vasokonstriktion (ZSOTÉR et al. 1970, 1972). Dies wird durch einen Effekt auf die Calciumaufnahme in intrazelluläre Kompartimente erklärt (ZSOTÉR u. SUFFIAD 1973).

3. Wirkung der Diuretika auf myokardiale Funktionen

Neben den tubulären Wirkungen werden verschiedenen Diuretika auch direkte Effekte auf extrarenale Strukturen, insbesondere auf die Herzmuskelfaser zugeschrieben.

a) Inotrope Wirkung der Diuretika

Steroidale *Spirolactone* können am isolierten Papillarmuskel der Katze eine positiv-inotrope Wirkung entfalten (TANZ 1959, 1962). Auch Canrenoat-Kalium oder -Natrium bewirken am gleichen Präparat eine Zunahme der Kontraktilität mit Steigerung der Geschwindigkeit der isotonen Verkürzung und der Rate der Spannungsentwicklung (STRAUER 1972a, 1973b; STRAUER et al. 1972). Am suffizienten und insuffizienten menschlichen Herzen soll es 15 min nach intravenöser Injektion von 400 mg Canrenoat-Kalium zu einem signifikanten Anstieg des Schlagvolumens infolge Zunahme der Kontraktilität des Herzmuskels kommen (SCHRÖDER et al. 1971 a–c), gleichgültig ob vorher Digitalis verabreicht wurde oder nicht. Der Widerstand der Muskel- und Hautgefäße nimmt ab, ohne daß eine Änderung der Sympathikus-Aktivität nachweisbar ist (CLEMENT 1982). Bei oraler Langzeittherapie mit 200 mg Aldactone wurde ein Anstieg des Schlagvolumens mit Abnahme des links- und rechtsventrikulären enddiastolischen Drucks, des Pulmonalarteriendrucks und, dadurch bedingt, eine Besserung der statischen Lungenvolumina und des Sauerstoffpartialdrucks beobachtet (SCHRÖDER et al. 1972b). Allerdings wurden in dieser Studie noch weitere Diuretika gleichzeitig verabreicht.

Die Befunde sind nicht unwidersprochen. Zwar steigert die akute Applikation von Canrenoat die Myokardkontraktilität bei digitalisierten (WALDORFF u. BUCH 1979) und nichtdigitalisierten Patienten, jedoch wird bei ischämischer Herzerkrankung im Gegensatz zu Herzklappenerkrankungen bei einer täglichen Gabe von 2mal 100 mg Aldactone ein negativ-inotroper Effekt beobachtet, der möglicherweise durch andere Spironolacton-Metaboliten (außer Canrenoat) verursacht ist. Dabei wird sogar der positiv inotrope Effekt von Digoxin abgeschwächt oder aufgehoben (WALDORFF et al. 1982). Dies spricht für mögliche Interaktionen von Spironolacton mit Digoxin, zumal das Steroid am Menschen zu einer Reduktion des pharmakologisch-aktiven Compartiments von Digoxin führt (WALDORFF et al. 1978), die renal-tubuläre Sekretion von Digoxin behindert (STEINESS 1974) und am Hund die myokardiale Aufnahme von Digoxin herabsetzt (MUSGRAVE et al. 1977).

Eine Verstärkung der isotonen Verkürzung und Kontraktionsgeschwindigkeit am isolierten Papillarmuskel kommt auch unter Einwirkung von *Amilorid* zustande (STRAUER 1972b, 1973a). Die isometrische Kontraktion wird durch Amilorid und Triamteren ebenfalls gesteigert. Das Kontraktionsmuster des Herzmuskels verhält sich demnach unter Amilorid, abgesehen von einer Zunahme der Dauer der isometrischen Kontraktion, wie bei der Einwirkung von Calcium. Furosemid und Etacrynsäure haben keine Wirkung auf die isotone und isometrische Kontraktion, können aber bei höheren Dosen die Kontraktionsgeschwindigkeit herabsetzen.

b) Beeinflussung elektrophysiologischer Parameter durch Diuretika

Saluretika, Furosemid oder Thiazide, bewirken am isolierten Papillarmuskel keine meßbaren Veränderungen des Ruhe- und Aktionspotentials sowie der Refraktärperiode (LÜDERITZ et al. 1974, 1977a, b; POOLE-WILSON et al. 1978). Ein für die Entwicklung kardialer Dysrhythmien bedeutsamer Kaliummangel der Zelle (HARRIS et al. 1954) kommt selbst bei sehr hohen, den therapeutischen Bereich überschreitenden Konzentrationen bei einmaliger Gabe nicht zustande (SELLER et al. 1975a; POOLE-WILSON et al. 1978). Änderungen des Kalium-Effluxes der Myokardzelle treten nicht auf (POOLE-WILSON et al. 1978).

Ein experimentell erzeugtes Vorhofflattern mit 2:1-a-v-Block kann dagegen durch *Spirinolactone* korrigiert werden (MOKLER 1960). Durch direkte Einwirkung auf das Myokard haben Canrenoat-Kalium, Triamteren und Amilorid eine signifkante Zunahme der Dauer des Aktionspotentials und somit eine entsprechende Verlängerung der funktionellen Refraktärperiode zur Folge, ohne daß (gemessen bei Amilorid) die Natrium- und Kaliumkonzentration oder der Wassergehalt der Herzmuskelzelle eine Änderung erfährt (LÜDERITZ et al. 1972, 1974, 1977a, b). Dadurch kann das Auftreten ventrikulärer Extrasystolen unterdrückt werden.

Triamteren kann durch direkten Einfluß eine Digitalis-induzierte Arrhythmie beseitigen (WEBER 1972), da es der Glykosid-induzierten Abnahme des Ruhepotentials, der Aktionspotentialdauer und der Depolarisationsgeschwindigkeit entgegen wirkt (NAUMANN D'ALNONCOURT et al. 1976). Daß dies durch Hemmung eines Glykosid-bedingten Kalium-Effluxes vermittelt sein könnte, ist allerdings nicht erwiesen (WALTER 1976). Triamteren entfaltet am Erregungsleitungssystem gleichartige Effekte, so daß es auch bei Glykosid-induzierten Arrhythmien auf dem Boden einer gestörten Erregungsleitung wirksam sein kann (NAUMANN D'ALNONCOURT et al. 1976). Ein Antagonismus zu Ouabain auf die $Na^{+}-K^{+}$-ATPase als Wirkungsmechanismus wird für nicht wahrscheinlich gehalten (GIBSON u. HARRIS 1970; ERDMANN u. KRAWIETZ 1976).

In Konzentrationen, die die nach therapeutischer Dosierung überschreiten, bewirken *Furosemid* und *Etacrynsäure* eine Verstärkung des durch Acetyl-Strophanthidin hervorgerufenen Kaliumverlustes der Herzmuskelzelle und können dadurch die Entwicklung Digitalis-bedingter Arrhythmien begünstigen. Hohe Dosen von Triamteren (SELLER et al. 1975a) verhindern diesen Kaliumverlust und dadurch – wie auch Amilorid (GREEFF u. KÖHLER 1975) – das Auftreten von Arrhythmien bzw. verzögern dessen Zeitpunkt. Die Arrhythmie-toxische Dosisschwelle für Digitalis wird dadurch angehoben, so daß größere Glykosiddosen mit entsprechend stärkerem inotropen Effekt gegeben werden können (SELLER et al. 1975b). Auch ein zusätzlicher direkter Effekt auf die Herzmuskelzelle wird neben der Verhinderung des Kaliumverlustes diskutiert (SELLER et al. 1975a).

Eine experimentell durch Natriumsalze und bestimmte Steroide ausgelöste Myokardnekrose, deren Auftreten durch Thiazide verstärkt wird, läßt sich durch Amilorid, mit geringerem Erfolg auch durch Spironolactone, verhüten (SELYE 1969).

VI. Interaktionen der Diuretika mit anderen Pharmaka

1. Interaktionen der Diuretika mit non-steroidalen Antiphlogistika

Klinischen Beobachtungen ist zu entnehmen, daß die natriuretische Wirkung von Thiaziden (Hoffmann u. Krupnick 1972; Düsing et al. 1980b) von Furosemid (Patak et al. 1975; Tiggeler et al. 1977; Kramer et al. 1980, 1981) von Bumetanide (Olsen 1977) sowie von Amilorid (Kramer et al. 1980, 1981) und Spironolacton (Elliott 1962; Tweeddale u. Ogilvie 1973; Kramer et al. 1980, 1981) sowie der blutdrucksenkende Effekt von Furosemid (Patak et al. 1975) und Thiaziden (Lopez-Ovejero et al. 1978; Watkins et al. 1980) durch nichtsteroidale Antiphlogistika abgeschwächt oder aufgehoben werden kann. Aspirin, Indometazin und andere Antiphlogistika hemmen die Prostaglandinsynthese (Vane 1971; Flower 1974) und können dadurch mit physiologischen renalen Funktionen interferieren (Kirschenbaum et al. 1974; Feigen et al. 1976; Duchin et al. 1977; Dunn u. Zambraski 1980): Der renale Blutfluß nimmt ab, die distaltubuläre Natriumchlorid-Reabsorption wird gesteigert (Düsing u. Kramer 1978; Kramer et al. 1981). Es kann zur Konkurrenz mit Mineralokortikoid-Rezeptoren kommen. Daraus können bei sonst Gesunden Ödembildung mit Gewichtszunahme und Blutdruckanstieg resultieren (Watkins et al. 1980; Kramer et al. 1981). Die bei Diuretika-Applikation signifikant ansteigende Ausscheidung von PGE_2, die wahrscheinlich durch Angiotensin vermittelt ist (McGiff u. Vane 1975) wird durch Indometazin stark reduziert (Kramer et al. 1980, 1981). Die natriuretische Wirkung oraler Gaben von Furosemid, Hydrochlorothiazid, Amilorid und Spironolacton geht beträchtlich zurück; der antikaliuretische Effekt des Aldosteron-Antagonisten wird völlig aufgehoben (Kramer et al. 1981). Der nach Schleifendiuretika einsetzende Anstieg des renalen Blutstroms kann verringert werden (Bailie et al. 1976; Williamson et al. 1974, 1976; Berg u. Loew 1977). Auch der Reninanstieg nach Diuretika kann zum Teil herabgesetzt sein (Larson et al. 1974; Frölich et al. 1976; Kramer et al. 1980). Die tubuläre Furosemid-Sekretion ist dagegen nicht beeinträchtigt (Frölich et al. 1976). Nur bei gleichzeitiger Volumenexpansion wird nach intravenöser Furosemid-Injektion der natriuretische Effekt durch Indometazin trotz deutlicher Suppression der PGE_2-Exkretion nicht beeinträchtigt, da vermutlich hier zusätzlich eine starke proximale Reabsorptionshemmung vorliegt (Kramer et al. 1981).

Diese Interaktionen können nach wenigen Tagen abklingen, wenn nicht eine schwere Grundkrankheit die Natriumretention in Gang hält (Dunn u. Zambraski 1980). Da aber bereits eine Hemmung der natriuretischen Wirkung um 30% Kreislaufpatienten sehr stark belasten kann, muß vor einer kombinierten Verabreichung von Diuretika mit nicht-steroidalen Antiphlogistika gewarnt werden (Lee et al. 1976).

2. Interaktionen der Diuretika mit Probenecid

Die Wirkung von *Probenecid*, das den tubulären Transport organischer Säuren hemmt, auf den Effekt der Diuretika wird unterschiedlich beurteilt. Im Tierexperiment wird sowohl von einer Steigerung (Brater 1978b), als auch von einer

Abschwächung (BEYER u. BAER 1961; HOOK u. WILLIAMSON 1965; FREIDMAN u. ROCHE-RAMEL 1977) berichtet. Die Clearances der der Diuretika gehen auf etwa die Höhe der Inulin-Clearance zurück, die tubuläre Sekretion ist somit komplett gehemmt (BEYER u. BAER 1961). Dadurch wird die Pharmakokinetik der Diuretika verändert (CHENNAVASIN et al. 1979): Die Proteinbindung wird durch Probenecid herabgesetzt, die Höhe des filtrierten Anteils somit gesteigert, während die tubuläre Sekretion verringert wird. Im Nettoeffekt wird dadurch die Furosemid-induzierte Natriurese am Menschen um weniger als 15% reduziert. Teilweise wird aber auch eine Steigerung der Diuretika-Wirkung am Menschen beobachtet (BRATER 1978a, b; HOMEIDA et al. 1977).

3. Interaktionen mit Glukose

Im Zustand einer oralen Glukosebelastung (1,5 g/kg), die die proximale Natriumreabsorption intensiviert, wird der natriuretische Effekt von Furosemid (kaum aber der von Thiaziden oder Triamteren) um 30% reduziert. Die Ausscheidung divalenter Kationen bleibt unverändert (KRAIKITPANITSCH et al. 1976).

V. Nebenwirkungen der Diuretika

1. Wirkungsspezifische Begleit-Effekte

a) Diuretika und Natriumhaushalt

Durch Anpassung der Flüssigkeitselimination an die erhöhte Salzausscheidung wird in der Regel auch unter dem Einfluß der Diuretika die extrazelluläre Natriumkonzentration konstant gehalten. Eine dennoch unter Diuretika gelegentlich auftretende Hyponatriämie ist meist durch deren Eigenschaft, den renalen Verdünnungsmechanismus zu blockieren, bedingt. Dies trifft sowohl für Schleifendiuretika als auch für Thiazide und deren Abkömmlinge zu (EARLEY et al. 1961; EARLEY u. ORLOFF 1962; EARLEY u. FRIEDLER 1964; SELDIN et al. 1966; CLAPP u. ROBINSON 1968). Der dabei nicht ausgeschiedene Überschuß an freiem Wasser verdünnt die Extrazellulärflüssigkeit und senkt die Natriumkonzentration, die bei zu hoher Flüssigkeitszufuhr noch weiter abfallen kann (FUISZ et al. 1962; KENNEDY u. EARLEY 1970; BERESFORD 1970; FICHMAN et al. 1971). Wenn als Folge der Diuretika-Wirkung eine Verringerung des extrazellulären Flüssigkeitsvolumens eingetreten ist, kann eine Volumen-stimulierte ADH-Mehrsekretion (FICHMAN et al. 1971) ebenfalls zur Verdünnungs-Hyponatriämie führen. Über welchen Mechanismus ein Diuretika-bedingter Kaliummangel die Natriumkonzentration senkt, ist noch unklar (SCHRIER et al. 1977). Immerhin liegen Beobachtungen vor, daß durch Kaliumsubstitution die Natriumkonzentration normalisiert werden kann (LARAGH 1954; FICHMAN et al. 1971).

Bei schwerer kardialer Stauungsinsuffizienz ist allerdings unabhängig von einer Diuretika-Applikation infolge unverhältnismäßig hoher proximaler Reabsorption (BELL et al. 1964; EARLEY u. MARTINO 1970) das Flüssigkeitsangebot an den distalen Tubulus so gering, daß die Urinverdünnung behindert und die Extrazellulärflüssigkeit „überwässert“ wird. In solchen Situationen kann allerdings Furosemid, z.T. durch seinen vasoaktiven Effekt auf den renalen Blutstrom mit einer Senkung der Tonizität im Interstitium (HOOK u. WILLIAMSON 1965), z.T. durch Interferenz mit Vasopressin (ABRAMOW 1975) die Urinverdünnung und dadurch die extrazelluläre Natriumkonzentration zunehmen lassen (SCHRIER et al. 1973). Ein ähnliches Konzept liegt auch der Therapie der Hyponatriämie bei inadäquat gesteigerter Sekretion des antidiuretischen Hormons zugrunde (HANTMAN et al. 1973). Dem Chlorothiazid kommt eine solche Wirkung nicht zu (SZATALOWICZ et al. 1982).

b) Diuretika und Kaliumhaushalt

Durch Verringerung der Kaliumreabsorption im proximalen Tubulus (osmotische Diuretika) und der Henle-Schleife (Schleifendiuretika) oder durch Stimulation der Kaliumsekretion im distalen Tubulus (Thiazide, Schleifendiuretika, Carboanhydrase-Inhibitoren) können Diuretika renale Kaliumverluste induzieren. Schleifendiuretika blockieren außerdem den aktiven Chloridtransport (BURG et al. 1973; BURG u. GREEN 1973a, b), interferieren dadurch mit der Kaliumreabsorption entlang der Schleife und führen dem distalen Tubulus statt normalerweise 5 etwa 35% des filtrierten Kaliums zu (MORGAN et al. 1970; DUARTE et al. 1971a). Alle Diuretika stimulieren darüber hinaus durch eine erhöhte Flußrate und ein erhöhtes Natriumangebot an die Kalium-sezernierenden Zellen des distalen Tubulus und des Sammelrohrs die Kaliumabgabe aus der Zelle in das Tubuluslumen (MALNIC et al. 1966a; MENG 1967, 1969; DEETJEN et al. 1969; LOCKHART u. DIRKS 1972).

Carboanhydrase-Inhibitoren steigern die tubuläre Kaliumkonzentration (MALNIC et al. 1964) infolge Zunahme der peritubulären Kaliumaufnahme und eines dadurch erhöhten Kaliumgehalts der distalen Tubuluszellen (WIEDERHOLT et al. 1971) als Ergebnis einer pH-Verschiebung nach der alkalischen Seite. Zusätzlich wirkt auch die verstärkte Flußrate Kalium-sekretorisch.

Digitalisglykoside führen auch bei Kaliumverarmung durch Hemmung der aktiven tubulären Kaliumreabsorption, selbst ohne Steigerung der Flußrate, d.h. bereits im nicht-diuretischen Status zu Kaliumverlusten (DUARTE et al. 1971a; STRIEDER et al. 1974). Quecksilberdiuretika dagegen hemmen die distale Kaliumsekretion auch dann, wenn unter den sonstigen Bedingungen eine Stimulation zu erwarten wäre (EVANSON et al. 1972).

Bei längerer Applikation von Diuretika muß hinsichtlich des Kaliumverlustes zwischen ödematösen und nicht-ödematösen (meist hypertensiven) Patienten unterschieden werden (KASSIRER u. HARRINGTON 1977). Kochsalzarme Kost, metabolische Alkalose und evtl. sekundärer Aldosteronismus können bei Ödempatienten per se zu einem Kaliumdefizit führen. Die Hemmung des Chloridtransports durch Schleifendiuretika fördert die Entwicklung einer metabolischen Alkalose, die ihrerseits einen Kaliumverlust begünstigt. Gesamtkörperkalium und gesamtes austauschbares Kalium sind bei Ödempatienten unter Diuretikatherapie meist erniedrigt (AIKAWA u. FITZ 1956; FLEAR et al. 1966; WHITE et al. 1969; COX et al. 1971; NOVAK u. HARRISON 1973; CROXSON et al. 1972). Messungen des Kaliumgehalts der Leukozyten weisen auf ein vorwiegend zelluläres Kaliumdefizit hin (EDMONDSON et al. 1974; SCHLEBUSCH et al. 1981). Bei Beseitigung der kardialen Insuffizienz kann sich das austauschbare Kalium, z.T. auch trotz weiterer Verabreichung der Diuretika wieder annähernd normalisieren (SQUIRES et al. 1951; WHITE et al. 1969; WHITE 1970).

Kaliummangelzustände bei chronischer kardialer Stauungsinsuffizienz, die das Auftreten von Digitalis-induzierten Rhythmusstörungen begünstigen können (BELLER et al. 1971) sollten in erster Linie durch *antikaliuretische Diuretika* (KRÜCK 1970c), ggf. durch *Aldosteron-Antagonisten* beseitigt werden. So kann z.B. bei schwerer Herzinsuffizienz der durch Furosemid (80 mg täglich) erzeugte Kaliumverlust durch Gabe von 48 mmol KCl tgl. nicht, wohl aber durch 10 mg Amilorid täglich kompensiert werden (CROXSON et al. 1972). Eine orale Kaliumsubstitution, die wegen des Chloridverlustes und der Alkalose in Form von Kaliumchlorid (SCHWARTZ et al. 1968) erfolgen und zur Vermeidung von Jejunalulzera immer auf vollen Magen und mit reichlich Flüssigkeit gegeben werden muß, darf erst nach Abklingen der diuretischen Hauptwirkung, etwa am Abend erfolgen. Der Serum-Kalium-Konzentration ist insbesondere bei eingeschränkter Nierenfunktion genaue Aufmerksamkeit zu widmen.

c) Diuretika und Calciumhaushalt

α) Thiazide und verwandte Diuretika

Thiazide und verwandte Substanzen reduzieren bei längerer Applikation die renale Calciumelimination (LAMBERG u. KUHLBACK 1959; LICHTWITZ et al. 1961; SEITZ u. JAWORSKI 1964; HIGGINS et al. 1964; DUARTE u. BLAND 1965; BRICKMAN et al. 1972; PARFITT 1972) und bewirken eine Dissoziation der normalerweise sehr engen Korrelation (WALSER 1961; KLEEMAN et al. 1964) zwischen der Ausscheidung von Natrium und Calcium (EDWARDS et al. 1973; COSTANZO u. WEINER 1974, 1976; PARFITT 1969), die in den distalen Tubulus lokalisiert wird (COSTANZO u. WINDHAGER 1978). Die Wirkung tritt bei Dauerapplikation nach einer Latenzperiode von 1 (-3) Tagen ein (BRICKMAN et al. 1971; PARFITT 1972; COSTANZO u. WEINER 1974; SEITZ u. JAWORSKI 1964; BRESLAU et al. 1976). Der Mechanismus ist noch nicht völlig geklärt (YENDT u. COHANIM 1978). Die Latenzperiode und der Nachweis, daß bei Ersatz der Natrium- und Flüssigkeitsverluste die Hypocalciurie verhindert wird (BRICKMAN et al. 1972) machen eine Kontraktion des Extrazellulärvolumens als Ursache wahrscheinlich (SUKI et al. 1967; BRICKMAN et al. 1972). Dadurch wird neben der Reabsorption von Natrium und Wasser auch die des Calciums im proximalen Tubulus erhöht, so daß eine verringerte Calciummenge den Thiazidangriffspunkt im distalen Tubulus erreicht. Auch eine vermehrte distale Calcium-Reabsorption bei gehemmter Natriumchlorid-Reabsorption wird diskutiert (WINDHAGER 1981). Der Effekt ist nicht an das Vorhandensein von Parathormon gebunden, sondern tritt auch nach Parathyreoidektomie auf (PORTER et al. 1978; WONG et al. 1980). Ein Hyperparathyreoidismus, wie ursprünglich von PICKLEMAN et al. (1969) angenommen, wird durch Thiazide nicht provoziert; die Parathormonaktivität wird vielmehr supprimiert (STOTE et al. 1972; POPOVTZER et al. 1975; TSCHÖPE et al. 1978). Allerdings kann ein latenter Hyperparathyreoidismus demaskiert werden (YENDT u. COHANIM 1977). Die verringerte renale Ausscheidung von Calcium hat auch eine partielle Senkung der Oxalatkonzentration (COHANIM u. YENDT 1976; COE 1977; KNIGHT et al. 1979) zur Folge, so daß dem Auftreten von

Calcium-oxalathaltigen Nierensteinen durch eine Thiazidtherapie entgegen gewirkt werden kann (Yendt 1970; Yendt et al. 1970).

Intestinale Calciumreabsorption und der Calciumumsatz des Knochens werden durch Thiazide etwas herabgesetzt (Jørgensen u. Nielsen 1972; Harrison et al. 1971). Die Serum-Calcium-Konzentration steigt in den erten 5–10 Tagen leicht an, normalisiert sich aber anschließend wieder (Duarte et al. 1971b; Jørgensen et al. 1973). Die Phosphatkonzentration fällt ab (Pickleman et al. 1969), die Phosphat-Clearance nimmt zu (Duarte u. Bland 1965). Bei bereits bestehender Hypercalciämie (Malignom, Sarkoidose, M. Paget, Hyperparathyreoidismus) sollten Thiaziddiuretika mit Vorsicht und unter ständiger Kontrolle der Serum-Calcium-Konzentration verabreicht werden (Parfitt 1969). Im Tierexperiment bewirkt eine Langzeitapplikation (6–10 Wochen) von Hydrochlorothiazid eine verstärkte Calciumaufnahme in die Gefäßwandzellen, vermutlich in subzelluläre Kompartimente (Zsotér u. Suffiad 1973). Dies wird als Ursache der beobachteten verringerten Ansprechbarkeit auf Noradrenalin (Zsotér et al. 1970, 1972) angesehen.

β) Schleifendiuretika

Im Gegensatz zu den Thiaziden steigern die vorwiegend durch Hemmung der Reabsorption im aufsteigenden Schleifenschenkel wirkenden (Eknoyan et al. 1970) Furosemid (Schirmeister u. Wilmann 1964; Hänze u. Seyberth 1967; Duarte 1968; Tambyah 1969; Sotornik et al. 1969; Edwards et al. 1973; Costanzo u. Weiner 1974) und Etacrynsäure (Hänze u. Seyberth 1967; Demartini et al. 1967; Duarte 1968) die Calciumausscheidung in direkter Korrelation zum Anstieg der Natriumausscheidung. Sie werden deshalb auch zur akuten Behandlung einer hypercalciämischen Krise eingesetzt (Suki et al. 1970).

d) Diuretika und Harnsäure

Thiazide und verwandte Substanzen (Laragh et al. 1958; Oren et al. 1958; Monroe et al. 1959; Lane 1960; Healey et al. 1959; Manuel u. Steele 1974; Bryant et al. 1962), bei oraler Applikation auch Furosemid und Etacrynsäure (Laragh et al. 1966; Cannon et al. 1970) können bei längerer Anwendung einen Anstieg der Serum-Harnsäure-Konzentration um 1,3–1,8 mg% (77–107 µmol/l) zur Folge haben. Eine akute Arthritis urica tritt jedoch allerdings nur in 0,8% ein. Bei Kombination des Diuretikums mit Sulfapyrazon bleibt ohne Abschwächung der diuretischen Wirkung die Harnsäure-Konzentration normal. Amilorid und Triamteren bedingen nur bei einem geringen Prozentsatz einen leichten Anstieg (Lang et al. 1977). Sogar eine Senkung der Furosemid-bedingten Steigerung der Harnsäure-Konzentration durch 10 mg Amilorid täglich ist beschrieben (Croxson et al. 1972).

Diese Hyperurikämie ist Folge der Verminderung der renalen Uratclearance (Demartini et al. 1962; Duarte u. Baland 1965; Schirmeister et al. 1969). Sie ist durch eine Kontraktion des Extrazellulärvolumens (Steele 1969; Cannon et al. 1970; Manuel u. Steele 1974a, b; Weinman et al. 1975) vermittelt und läßt sich durch Normalisierung des Volumens mittels Kochsalzinfusionen verhindern (Suki et al. 1967; Hull et al. 1967). Als Mitursache wird zusätzlich auch eine Hemmung der tubulären Uratsekretion diskutiert (STEELE u. OPPENHEIMER 1969). Die intravenöse Injektion hoher Dosen von Furosemid und Etacrynsäure führt dagegen zur initialen Verstärkung der renalen Uratausscheidung (CANNON et al. 1965; STEELE u. OPPENHEIMER 1969).

2. Beeinflussung von Stoffwechselparametern durch Diuretika

a) Diuretika und Kohlenhydratstoffwechel

Thiazidderivate, Chlorthalidon und Schleifendiuretika können die Kohlenhydrattoleranz beeinträchtigen (WILKINS 1959; REUTTER u. LABHART 1961; SHAPIRO et al. 1961; WEISSEL 1962; SAMAAN et al. 1963; WOLFF et al. 1963; MORET 1965; WELLER u. BORONDY 1965, 1967; HEIMSOTH u. HARTMANN 1965; BRECKENRIDGE et al. 1967; JAHNECKE 1967; WOLFF 1969). Diese Wirkung kann sich im Auftreten einer Hyperglykämie verschiedenen Grades (MENG u. KRONEBERG 1965; LOSERT et al. 1965), am pathologischen Ausfall einer Glukosebelastung oder an einer Verschlechterung der diabetischen Stoffwechsellage (GOLDNER et al. 1960; KÖNIGSTEIN u. MÄHR 1962; MEHNERT et al. 1964; MORÉT 1965) zu erkennen geben. Sie kann bei nicht mit Insulin behandelten Diabetikern besonders ausgeprägt sein (MEHNERT et al. 1964), tritt meist in den ersten 4 Wochen auf und soll nach Absetzen reversibel sein (HEIMSOTH u. HARTMANN 1965; TOIVONEN u. MUSTALA 1966; HOLZGREVE 1973). Sie wurde auch bei potentiellem Diabetes beobachtet (SHAPIRO et al. 1961), bei fehlender familiärer Diabetes-Belastung dagegen meist vermißt (MORÉT 1965). Andere Untersucher finden hingegen keine Störungen des Kohlenhydrathaushalts unter Diuretika-Behandlung (WATSON et al. 1964; SCHULTZ et al. 1966; GUIDOUX 1969; HEALY et al. 1970; ANDERSON et al. 1971; KAESS 1971). Für einen Teil der experimentellen Beobachtungen konnte N-Monomethylacetamid, das zeitweise als Lösungsmittel für Hydrochlorothiazid verwendet wurde, als diabetogene Ursache erkannt werden (PETERS et al. 1966; GUIDOUX 1969).

Beim Vorliegen einer „Diuretika-bedingten Kohlenhydratstoffwechselstörung" wird z.T. eine Abnahme der Insulinsekretion (SAGLID et al. 1961; MEHNERT et al. 1964) und der Insulin-like Aktivität im Serum (DOLLERY et al. 1962) verantwortlich gemacht. Dadurch kann die Insulin-abhängige Glukoseaufnahme in die Gewebe beeinträchtigt werden (SETTLE et al. 1968). Auch eine periphere Insulinresistenz wird diskutiert, da trotz herabgesetzter Glukosetoleranz eine leichte Erhöhung der Insulinaktivität angetroffen werden kann (BERCHTOLD et al. 1981). In vitro senken Chlorothiazid und Furosemid die Glukoseaufnahme in Fettgewebe und Aorta (WELLER u. BORONDY 1967, 1969). Im Tierexperiment soll Triamteren nach hohen intraperitonealen Dosen, nicht aber bei oraler Applikation, ebenfalls eine Abnahme der Glukoseaufnahme durch das Fettgewebe mit einer gesteigerten Plasmainsulinaktivität bewirken (GRANT u. WOLFF 1969). Auch ein Kaliummangel wurde als Ursache diskutiert (REUTTER u. LABHART 1961; RAPOPORT u. HURD 1964; CONN 1965; AMERY et al. 1978). Die fehlende Korrelation zwischen Hypokaliämie und Hyperglykämie (LEWIS et al. 1976) spricht nicht gegen dieses Konzept, zumal auch bei Gesunden ein Kaliumverlust von ca. 200 mmol die Glukose-stimulierende Insulinsekretion verzögern kann, ohne jedoch die Glukosetoleranzkurve wesentlich zu ändern (DÜSING et al. 1981). Die Häufigkeit des Auftretens von Störungen im Kohlenhydrathaushalt nach Diuretikagabe ist nicht sehr hoch. Große Untersuchungsreihen an Hochdruckpatienten lassen nach 1- bis 2jähriger Applikation keine gerichtete Änderung der Glukosetoleranz erkennen (JAHNECKE 1967; KOHNER et al. 1971; LEWIS et al. 1976). Nach 6 Jahren findet sich jedoch bei 22% ein pathologischer Glukose-Toleranztest ohne Hinweise auf eine Diabetes-Symptomatik. Bei zeitweiser Unterbrechung der Diuretika-Therapie wird auch nach 6 Jahren eine Beeinträchtigung der Glukose-Toleranz vermißt (LEWIS et al. 1976). Somit ist eine Störung des Kohlenhydrathaushalts keine notwendige Folge einer Diuretika-Applikation. Dennoch ist es wichtig, besonders bei älteren und adipösen Patienten (JAHNECKE 1967) sowie bei familiärer Diabetes-Belastung (BERCHTOLD et al. 1981) auf das Verhalten des Blutzuckers zu achten.

Gelegentlich kann sich unter der Einwirkung von Diuretika ein nicht ketotisches hyperosmolares Koma (ROSSIER et al. 1961; FONSECA u. PHEAR 1982) mit Blutzuckeranstieg über 30 mmol/l und einer gesamten osmotischen Konzentration von über 340 mmol/l entwickeln. Dies wird sowohl nach hohen (TASKER u. MITCHELL-HEGGS 1976) als auch nach kleineren Dosen (LAVENDER u. MCGILL 1974; KHALEELI u. WYMAN 1978) sowie manchmal bereits nach kurzdauernder Applikation beobachtet. Meist sind ältere Patienten betroffen (FONSECA u. PHEAR 1982). Eine direkte Beziehung zum Ausmaß der Diurese oder zu toxischen Pankreasraktionen (ZATUCHNI u. KORDASZ 1961) ist nicht festzustellen. Ohne Nachweis einer Kausalität wird mitgeteilt, daß $^{3}/_{4}$ einer Gruppe von Patienten mit hyperglykämischem Koma vorher mit Thiaziden oder Furosemid behandelt waren (GERICH et al. 1971).

b) Diuretika und Lipidstoffwechsel

Thiazide, Chlorthalidon und Furosemid können bei Männern und post-menopausischen Frauen einen anscheinend dosisabhängigen Anstieg der Konzentration von Cholesterin und Triglyceriden im Serum (SCHOENFIELD u. GOLDBERGER 1964; AMES u. HILL 1976a, b, 1978; PERRY 1977; KOCHAR 1979) besonders des VLDL- und des LDL-Cholesterin (SCHNAPER et al. 1977; GOLDMAN et al. 1980; GLÜCK et al. 1980) sowie der β-Lipoproteinfraktion führen, der nach etwa 3wöchiger Applikation eintritt (JOOS et al. 1980). Die HDL-Cholesterinfraktion ändert sich dagegen nicht signifikant (WEIDMANN et al. 1981; BOEHRINGER et al. 1981). Der Anstieg der Lipide läßt sich teilweise durch eine Cholesterin-senkende Diät (GRIMM et al. 1981), nicht aber durch Zugabe von Amilorid (BOEHRINGER et al. 1981) verhindern. Eine Vorbehandlung mit β-Rezeptorenblocker kann jedoch eine durch Chlorthalidon hervorgerufene Zunahme der LDL-Cholesterin-Fraktion unterbinden bzw. wieder rückgängig machen (BOEHRINGER et al. 1981), so daß an die Möglichkeit eines adrenergen Mechanismus gedacht werden muß. Auch eine Beeinträchtigung der Lipoproteinlipase durch Diuretika wird diskutiert (GRIMM et al. 1981). Nach Absetzen der Diuretika tritt z.T. eine Normalisierung ein (SCHOENFIELD u. GOLDBERGER 1964), andererseits ist aber auch von einem Fortbestehen über 16 Monate berichtet (GOLDMAN et al. 1980). Eine Beziehung zum Verhalten von Kalium, Glukose, Harnsäure oder Insulin, Renin, Aldosteron oder zum extrazellulären Flüssigkeitsvolumen wurde bisher nicht nachgewiesen (Boehringer et al. 1981). Eventuell kann dieser Anstieg der Plasma-Lipide bei jahrelang dauernder Thiazid-Applikation das Auftreten einer akuten Cholezystitis erklären (Rosenberg et al. 1980). Gelegentlich wird auch von der Manifestation einer Pankreatitis berichtet (Avery 1976).

VI. Grundsätze der Anwendung von Diuretika bei kardialer Insuffizienz

1. Behandlung der chronischen kardialen Stauungsinsuffizienz mit Saluretika

Bei chronischer kardialer Stauungsinsuffizienz muß der Therapieplan individuell angelegt und jeweils dem Verlauf entsprechend geändert bzw. ergänzt werden. Primäres Ziel ist die Erhöhung des Schlagvolumens. Im Vordergrund steht die Entlastung des insuffizienten Herzens durch Vermeidung körperlicher Anstrengungen. Bettruhe ermöglicht durch Entleerung der Speicher im venösen Bereich eine Zunahme des bei der Herzinsuffizienz eingeschränkten effektiven arteriellen Blutvolumens. Die Nierendurchblutung wird gesteigert, die renale Ausscheidung nimmt zu. Sie kann durch eine streng natriumarme Kost (unter 1 g = 17 mmol/Tag) in Form der Kempner-Reisdiät weiter angeregt werden. Dadurch wird das Durstempfinden herabgesetzt, eine strenge Flüssigkeitsrestriktion meist überflüssig. Gleichzeitig wird häufig die Verabreichung von Digitalisglykosiden erforderlich.

Wenn keine Indikation zu sofortiger Entlastung vorliegt, kommen Saluretika zur Behandlung der chronischen kardialen Insuffizienz erst dann in Frage, wenn die genannnten Maßnahmen erfolglos geblieben sind. Ein solches Vorgehen schützt vor einer zu raschen Ödementleerung mit weiterer Verminderung des Blutvolumens, Anstieg des Hämatokrits, Hämokonzentration mit der Gefahr einer Thrombosierung, die eintreten könnte, wenn Digitalis und Diuretika sofort zusammen gegeben werden. Ein gleichzeitiger Einsatz beider Pharmaka erschwert übrigens auch die Erfassung der optimalen Digitalisdosis (Nager 1976). Insgesamt wird geschätzt, daß etwa 10% aller Herzkranken und 60–70% der Patienten mit chronischer kardialer Stauungsinsuffizienz eine Diuretika-Therapie benötigen (Wolff 1960).

Bei herabgesetzter Glykosid-Toleranz jedoch oder bei starker Glykosid-Empfindlichkeit (Bradykardie, Extrasystolie, akuter Myokardinfarkt, Übelkeit schon nach geringen Dosen), bei ungünstigen Voraussetzungen für eine Digitalis-Behandlung (Pericarditis constrictiva, Endomyokardfibrose, Myokarditis, Hypoxie, bei chronischem Cor pulmonale; Druckbelastung des linken Vorhofs infolge schwerster Mitralstenose) oder bei Digitalis-Kontraindikation (hypertrophe obstruktive Kardiomyopathie) sowie bei primär biochemischen Alterationen des Myokards kann eine länger dauernde Anwendung von Diuretika ganz in den Vordergrund treten (Wolff 1960; Brest u. Moyer 1966; Nager 1976).

Zur Ödembehandlung werden nur solche Substanzen verwendet, die Natrium und Chlorid ausscheiden (Saluretika) und dadurch zur Steigerung des Harnzeitvolumens führen. Carboanhydrase-Inhibitoren erfüllen diese Forderung nicht und sind daher nicht zu einer Dauerbehandlung des cardialen Ödems geeignet.

Sie können gelegentlich intermittierend bei kontinuierlicher Verabreichung von Saluretika zusätzlich gegeben werden. Substanzen, die lediglich eine Wasserdiurese bewirken (z.B. Xanthinderivate) oder auch osmotische Diuretika, sind ebenfalls nicht indiziert.

Alle Saluretika führen bei chronischer kardialer Stauungsinsuffizienz zum Abfall des zentralen Venendrucks, zum Druckabfall im rechten Vorhof in der A. pulmonalis sowie zur Abnahme des enddiastolischen Drucks im rechten Ventrikel. Das pulmonale Blutvolumen geht signifikant zurück (ROWE et al. 1962; STAMPFER et al. 1968). Das Herzschlagvolumen kann dabei zunehmen (PUGH u. WYNDHAM 1949; RADER et al. 1964; RAMIREZ u. ABELMAN 1968). Dies wird als Auswirkung einer Senkung der Nachlast des linken Ventrikels infolge Abfalls des Plasmavolumens und des Blutdurcks gedeutet (WILSON et al. 1981) und kann somit als direkter Effekt der Diurese angesehen werden. Allerdings wird auch über einen Abfall des Schlagvolumens und des cardiac index während Diuretikaeinfluß berichtet (STAMPFER et al. 1968; LAL et al. 1969; BAITSCH et al. 1979; IKRAM et al. 1980). Da ein solcher Rückgang die günstigen Effekte einer Abnahme des pulmonalen Drucks zunichte machen kann, ist eine individuelle Beobachtung und Behandlung unerläßlich (STAMPFER et al. 1968). Verschiedentlich wird auch jegliche Beeinflussung der Herzauswurfleistung durch Diuretika vermißt (DIKSHIT et al. 1973).

Bei der Anwendung der Diuretika zur Behandlung des kardialen Ödems unterscheidet man eine Ausschwemmungsphase von einer Erhaltungsphase. Da die Diurese keine Belastung des Patienten mit sich bringen und auch möglichst wenig Nebenwirkungen erzeugen soll, muß die Therapie vorsichtig eingeleitet werden. Am besten eignen sich Thiazidderivate bei oraler Applikation. Präparationen, denen noch eine stärkere Carboanhydrasehemmung innewohnt (Chlorothiazid, Chlorthalidon), sollten in der Ausschwemmungsphase zur Vermeidung der Provokation einer metabolischen Azidose und meist größerer Kaliumverluste tunlichst nicht verabreicht werden. Welches Präparat aus der Reihe der Hydrochlorothiazide verwendet wird, ist allerdings unerheblich, da, wenn auch bei unterschiedlicher Dosierung, die Wirkung im Prinzip gleich ist. Die größten Erfahrungen liegen mit *Hydrochlorothiazid* vor, und auch heute noch am meisten verwendet wird. Je nach Schweregrad empfiehlt sich eine Initialdosis von 1- bis 3mal 25 mg, die zur Vermeidung von Kaliumverlusten in Kombination mit *Amilorid* oder mit *Triamteren* als die entsprechenden Kombinationspräparate verabreicht werden können. Dabei sind allerdings Nebenwirkungen und Kontraindikationen der antikaliuretischen Komponente ebenfalls zu beachten. Die Hauptdosis der Diuretika soll in der Regel am Vormittag appliziert werden, damit die gerade für Patienten mit kardialer Dekompensation bedeutsame Nachtruhe nicht durch dauernde Blasenentleerungen gestört wird. Erforderlichenfalls läßt sich am Nachmittag noch ein kurz wirksames Diuretikum verabreichen, das eine drohende nächtliche pulmonale Kongestion in Form eines Asthma cardiale verhindern kann.

Schleifendiuretika (Furosemid, Etacrynsäure u.a.) werden bei chronischer kardialer Stauungsinsuffizienz nur dann zur Dauertherapie verwendet, wenn die glomeruläre Filtrationsrate unter 20–30 ml/min herabgesetzt und der diuretische Thiazideffekt somit nicht mehr ausreichend ist. Ihre parenterale Applikation kann jedoch bei intestinaler Resorptionsstörung und schwerer Rechtsherzinsuffizienz indiziert sein. Im übrigen sind sie, insbesondere wegen ihrer zusätzlichen hämodynamischen Wirkung der Therapie der akuten Herzinsuffizienz und des Lungenödems vorbehalten.

Beim *chronischen Cor pulmonale* ist die Hyperkapnie (pCO_2-Anstieg) als zusätzliche pathophysiologische Komponente zu berücksichtigen. Sie steigert (zusammen mit der Azidose) den Pulmonalarteriendruck (ENSON et al. 1964) und fördert die renal-tubuläre HCO_3^--Reabsorption (TURINO et al. 1974; MALNIC u. STEINMETZ 1976). Dabei muß auch die tubuläre Natriumretention weiter zunehmen (WINDHAGER u. GIEBISCH 1976). Bei längerem Bestehen können sich auch morphologische Veränderungen der Niere entwickeln (ELLIS 1961; SPEAR 1964; RICHET et al. 1970). In diesem Zustand senken kleine (weniger als 0,5 mg/kg) intravenös applizierte Dosen von *Furosemid* und *Etacrynsäure* das zentrale Blutvolumen sowie den Pulmonalarteriendruck (HEINEMANN 1978), so daß sich die alveoläre Ventilation bessert (Abfall von pCO_2, Anstieg von pO_2) und die Blutgaserte wieder der Norm angenähert werden (NOBLE et al. 1966). Die daraufhin einsetzende Diurese entlastet das intravaskuläre Kompartiment.

Wenn eindeutige Hinweise auf das Vorliegen eines sekundären Aldosteronismus bestehen, der auch durch eine überschießende Diuretikawirkung provoziert werden kann und an einer starken Natriumretention mit erhöhter renaler Kaliumausscheidung (Na/K-Quotient unter 1,0) zu erkennen ist, muß zusätzlich *Spironolactone* eingesetzt werden, das ebenfalls die Thiazid-bedingten Kaliumverluste verhindern kann. Ob die im Experiment nachgewiesene positiv-inotrope Wirkung bei klinischer Anwendung ins Gewicht fällt, ist heute noch nicht eindeutig zu entscheiden. Festzustehen scheint allerdings, daß Spironolactone ebenso wie die antikaliuretischen Diuretika Amilorid und Triamteren die Glykosidtoleranz bessern und somit eine optimale Digilatistherapie ermöglichen. Tägliche Gewichtskontrollen geben die beste Auskunft über den Erfolg der Therapie. Die Möglichkeit von Interaktionen mit nicht-steroidalen Antiphlogistika, die den Diureseerfolg beeinträchtigen können, ist zu beachten. Nach erzielter Ausschwemmung kann bei entsprechender cardialer Rekompensation häufig auf eine weitere Gabe von Diuretika verzichtet werden. Wenn allerdings die Leistung des Myokards nicht völlig wiederherzustellen ist, wird eine Dauertherapie mit evtl. geringeren Dosen oder auch intermittierenden Gaben von Saluretika aus der Thiazidreihe erforderlich. Dabei ist insbesondere auf eine entsprechend strenge Kochsalzrestriktion zu achten. Mit gutem Erfolg werden auch Kaliumsalze als Salzsubstitut verabreicht, solange keine Beeinträchtigung der renalen Kaliumausscheidung vorliegt.

2. Behandlung der akuten kardialen Insuffizienz mit Saluretika

Bei akuter kardialer Insuffizienz muß die Indikation zur Applikation von Saluretika von der hämodynamischen Situation abhängig gemacht werden. Dabei stehen zwei Hauptkonstellationen im Vordergrund, die aber auch in Kombination vorkommen können (FORRESTER et al. 1977; FORRESTER u. WATERS 1978):

1. die isolierte pulmonale Kongestion mit erhöhtem pulmonalen Kapillardruck und mit klinischen Stauungserscheinungen verschiedenen Grades bis zum Lungenödem,

2. die periphere Hypoperfusion mit erniedrigtem cardiac index und den klinischen Zeichen der Hypotension, der peripheren Hypoperfusion mit Oligurie, Tachykardie, Zyanose und mentaler Konfusion.

Hauptindikationsgebiet der Saluretika bei akuter kardialer Insuffizienz ist die Konstellation der pulmonalen Kongestion. Hier sind allerdings nur Schleifendiuretika sofort wirksam, da diese Substanzen bei intravenöser Injektion neben ihrer renalen diuretischen Wirkung noch einen direkten Einfluß auf die Lungengefäße und möglicherweise auf weitere periphere Gefäßgebiet entfalten. Nach i.v. Injektion von *Furosemid* treten dabei hämodynamische Veränderungen ein, bevor die Diurese in Gang kommt (BIAGI u. BAPAT 1967; BHATIA et al. 1969; DIKSHIT et al. 1973; KIELY et al. 1973; MOND et al. 1974).

Furosemid bewirkt bei akutem Linksherzversagen infolge Myokardinfarktes einen Abfall des Pulmonalarteriendrucks, der Herzarbeit und des cardiac index (TATTERSFIELD u. MCNICOL 1970; STOCK 1970; SJORGEN 1970; KIELY et al. 1973; MOND et al. 1974; BIDDLE u. YU 1979). Auch der erhöhte Wassergehalt der Lunge kann dabei abnehmen. Die Wirkung hält etwa 6 h an. Bereits 5 min nach i.v. Injektionen von 0,5–1,0 mg/kg Furosemid steigt auch vor dem Einsetzen der renalen Effekte die venöse Capacitance an. Der periphere Gefäßwiderstand und der linksventrikuläre Füllungsdruck fallen ab (DIKSHIT et al. 1973). Diese hämodynamischen Veränderungen sind vermutlich auch für die günstige Wirkung beim Lungenödem verantwortlich (HEINEMANN 1978). Als Ursache wird eine Verschiebung des Blutes in das venöse System angesehen, dessen Fassungsvermögen unter Furosemid zunimmt (RAMIREZ u. ABELMAN 1968; SAMET u. BERNSTEIN 1968; LAL et al. 1969; SCHEINMAN et al. 1971; SWAN 1977). Der Anstieg des Urinvolumens tritt erst nach 20 min, die maximale Diurese nach 30 min, der Anstieg der Clearance von PAH und Inulin nach 15 min ein. Somit ist die Furosemid-Wirkung in diesen Zuständen als biphasisch anzusehen: Initial vaskulär, nach etwa 15 min zusätzlich durch Diurese bedingt.

Substanzen, die wie Furosemid u.a. direkt auf den pulmonalen Kapillardruck wirken, der als hämodynamische Determinante der pulmonalen Kongestion anzusehen ist, können eine sofortige Entlastung herbeiführen. Dieser hämodynamische Effekt setzt schneller ein als der von Digitalis und führt wegen der nicht vorhandenen positiv-inotropen Wirkung auch nicht zum vermehrten Sauerstoffbedarf. Er wird anschließend durch die Diuretika-bedingte Verringerung des intravaskulären Volumens verstärkt. Ähnliche hämodynamische Wirkungen treten auch nach der intravenösen Injektion von 50–75 mg Etacrynsäure auf (DAVIDSON et al. 1971; CHAPPELLE et al. 1972; SCHEINMAN et al. 1971). Etacrynsäure relaxiert die Widerstandsgefäße und senkt dabei die Nachlast (OGILVIE u. RUEDY 1971; OGILVIE u. SCHLIEPER 1971), während Furosemid vorwiegend den renalen Blutfluß steigert (LUDENS et al. 1970), die Durchströmung der Peripherie jedoch herabsetzt. Beim akuten Lungenödem ist nach intravenöser Injektion von Etacrynsäure in weniger als einer Stunde, bei oraler Gabe in etwa vier Stunden eine deutliche klinische Besserung festzustellen (LEDIGHAM 1964; ROSENBERG et al. 1964; FINE u. LEVY 1965). Auch Piretanid senkt nach i.v. Injektion (12 mg) innerhalb von 25 min den systolischen, diastolischen und mittleren Pulmonalarteriendruck, wahrscheinlich ebenfalls über eine Relaxation der venösen Kapazitätsgefäße mit Reduktion des venösen Rückstroms und konsekutiver Verminderung der myokardialen Wandspannung und Verringerung des Sauerstoffverbrauchs (NECHWATEL et al. 1982).

Der Abfall des arteriellen Drucks und des cardiac index können jedoch die Anwendung von Schleifendiuretika beim akuten Herzversagen limitieren (BAITSCH et al. 1979), besonders wenn der pulmonale Kapillardruck nicht wesentlich erhöht ist oder wenn primär eine Hypoperfusion vorliegt. Dadurch kann ein gefährlicher weiterer Abfall des cardiac index provoziert werden (CREXELLIS et al. 1973). Bei Kombination einer pulmonalen Kongestion mit peripherer Hypoperfusion kann durch Saluretika der pulmonale Befund zwar gebessert werden, jedoch bleiben die Symptome der Hypoperfusion weiter bestehen bzw. können u.U. noch intensiviert werden (FORRESTER u. WATERS 1978). Daher setzt die Anwendung der Schleifendiuretika in diesen Zuständen immer die exakte Kenntnis der individuellen hämodynamischen Situation voraus.

Literatur

Abe Y, Dixon F, McNay JL (1970) Dissociation between autoregulation of renal blood flow and glomerular filtration rate. Am J Physiol 219:986–993

Abramow M (1975) Effects of ethacrynic acid on the isolated collecting tubule. J Clin Invest 53:796–804

Aikawa JK, Fitz RH (1956) Exchangeable potassium content of the body in congestive heart failure: Changes during treatment. Circulation 14:1093–1098

Alter S, Cushman P, Hilton JG (1967) A new guanidine diuretic, amipramizide. Reduction of the kaliuretic effect of ethacrynic acid in man. Clin Pharmacol Ther 8:243–248

Amery A, Bulpit C, de Schaepdryver A, Fagard R, Hellmans J, Mutsers A, Berthaux P, Deruyttere M, Dollery C, Forette F, Lund-Johansen P, Tuomilehto J (1978) Glucose intolerance during diuretic therapy. Results of trial by the European working party on hypertension in the elderly. Lancet I:681–683

Ames RP, Hill P (1976a) Elevation of serum lipids during diuretic therapy of hypertension. Am J Med 61:748–757

Ames RP, Hill P (1976b) Increase in serum-lipids during treatment of hypertension with chlorthalidone. Lancet I:721–723

Ames RP, Hill P (1978) Raised serum lipid concentrations during diuretic treatment of hypertension: a study of predictive indexes. Clin Sci Mol Med 55:311

Anderson J, Godfrey BE, Hill DM, Munro-Favre AD, Sheldon J (1971) A comparison of the effects of hydrochlorothiazide and of Frusemide in the treatment of hypertensive patients. Q J Med 40:541–560

Andreasen F, Sigurd B, Steness E (1980) Effect of probenecid on excretion and natriuretic action of furosemide. Eur J Clin Pharmacol 18:489

Andreasen F, Christensen CK, Jacobsen FK, Jansen J, Mogensen CE, Ledersen OL (1982) The individual variation in pharmacokinetics and pharmacodynamics of furosemide in young normal male subjects. Eur J Clin Invest 12:247–255

Antonello A, Cargnielli G, Ferrari M, Melacini P, Montanaro D (1976) Effect of digoxin on plasma renin activity in man. Lancet II:850

Asbury MJ, Gatenby PBB, O'Sullivan N, Bourke E (1972) Bumetanide: a potent new loop diuretic. Br Med J I:211–213

Ashraf N, Locksley R, Arieff AI (1981) Thiazide-induced hyponatremia associated with death or neurologic damage in outpatients. Am J Med 70:1163–1168

Avery GS (1976) Drug treatment: Principles and practice of clinical pharmacology and therapeutics. Mass Publishing Science Group

Baba WI, Tudhope GR, Wilson GM (1962) Triamterene, a new diuretic drug. Br Med J II:756–764

Baba WI, Lant AF, Smith AJ, Townshend MM, Wilson GM (1968) Pharmacological effects in animals and normal human subjects of the diuretic amiloride hydrochloride (MK 870). J Clin Pharmacol Ther 9:318–327
Baer JE, Beyer KH (1966) Renal Pharmacology. Annu Rev Pharmacol 6:261–292
Baer JE, Beyer KH (1972) Subcellular Pharmacology of natriuretic on potassium sparing drugs. Prog Biochem Pharmacol 7:59–93
Baer PB, Navar LG (1973) Renal vasodilation and uncoupling of blood flow and filtration rate autoregulation. Kidney Int 4:12–21
Baer JE, Leidy HL, Brooks AV, Beyer KH (1959a) The physiological disposition of chlorothiazide (Diuril) in the dog. J Pharmacol Exp Ther 125:295–302
Baer JE, Russo HF, Beyer KH (1959b) Saluretic activity of hydrochlorthiazide (6-chloro-7-sulfamyl-3,4-dihydro-1,2,4-benzothiadiazine-1,1-dioxide) in the dog. Proc Soc Exp Biol Med 100:442–446
Baer JE, Russo HF, Michaelson JK, Beyer KH (1962) A new class of diuretic-saluretic agents, the α,β-unsaturated ketone derivatives of aryloxyacetic acids. Pharmacologist 4:158 (Abstr)
Baer JE, Michaelson JK, Russo HF, Beyer KH (1963) 2,3-Dichloro-4-(2 Methylenebutyryl)-Phenoxyacetic acid (I), a novel and potent diuretic-saluretic agent. Fed Proc 22:598 (Abstr)
Baer JE, Michaelson JK, Mc Kinstry DN, Beyer KH (1964) A new class of diuretic-saluretic agents. The α,β-unsaturated derivatives of aryloxyacetic acids. Proc Soc Exp Biol Med 115:87–90
Baer JE, Michaelson JK, Jones CB, Russo HF, Beyer KH (1966a) Die Wirkung von 2,3-Dichlor-4-(2-methylenbutyryl)-phenoxy-essigsäure (Etacrynsäure) auf die Urinkonzentration und auf den renalen Soluten-Gradienten beim Hund. Arzneimittelforsch 16:373–380
Baer JE, Mucha CM, Spitzer SA, Yee HW (1966b) A K^+-sparing natriuretic pyrazinamide derivative. Fed Proc 25:197
Baer JE, Iones CB, Spitzer SA, Russo HF (1967) The potassium sparing and natriuretic activity of N-amidino-3,5-diamino-6-chlorpyrazine-carboxamide hydrochloride dihydrate (amiloride hydrochloride). J Pharmacol Exp Ther 157:472–485
Bailie MD, Crosslan K, Hook JB (1976) Natriuretic effect of furosemide after inhibition of prostaglandin synthetase. J Pharmacol Exp Ther 199:469–476
Baitsch G, Bertel O, Burkart F, Steiner A, Vettiger K, Ritz R (1979) Haemodynamische Konsequenzen bei Herzinsuffizienzbehandlung mit Furosemid beim frischen Myokardinfarkt. Schweiz Med Wochenschr 109:1663–1669
Barger AC (1966) Renal hemodynamic factors in congestive heart failure. Ann NY Acad Sci 139:276–284
Barger AC, Muldowney FP, Liebowitz MR (1959) Role of kidney in the pathogenesis of congestive heart failure. Circulation 20:273–285
Bathia ML, Singh I, Machanda SC, Khanna PK, Roy SB (1969) Effect of furosemide on pulmonary blood volume. Br Med J II:551–552
Beerman B, Groschinsky-Grind M (1977) Pharmacokinetics of hydrochlorothiazide in man. Eur J Clin Pharmacol 12:297–303
Beisenherz G, Koss FW, Klatt L, Binder B (1966) Distribution of radioactivity in the tissues and excretory products of rats and rabbits following administration of C^{14}-hygroton. Arch Int Pharmacodyn Ther 161:75–79
Belair EJ (1971) The renal pharmacology of metolazone, 3-methyl-3-O-tolyl-6-Sulfamyl-7-Chloro-1,2,3,4-tetrahydro-4-quinazolinone. Res Commun Chem Pathol Pharmacol 2:98–117
Belair E, Kaiser F, van Denburg B, Borelli A, Lawlor R, Panasevich R, Yeenoski J (1969) Pharmacology of SR 720-22. Arch Int Pharmacodyn Ther 177:71–87
Bell NH, Schedl HP, Bartter FC (1964) An explanation for abnormal water retention and hypoosmolality in congestive heart failure. Am J Med 36:351–360
Bell PD, Navar LG (1982a) Cytoplasmatic calcium in the mediation of macula densa tubulo-glomerular feedback responses. Science 215:670–673

Bell PD, Navar LG (1982b) Macula densa feedback control of glomerular filtration: Role of cytosolic calcium. Mineral-Electrolyte Metabol 8:61–77

Beller G, Smith TW, Abelman WH, Haber E, Hood WB Jr (1971) Digitalis intoxication: A prospective clinical study with serum level correlations. N Engl J Med 284:989–997

Benet LZ (1979) Pharmacokinetics/pharmacodynamics of furosemide in man: A review. J Pharmacokinet Biopharm 7:1–27

Berchtold P, Cüppers HJ, Berger M (1981) Diuretika, Serum-Glucose und Diabetes mellitus. Dtsch Med Wochenschr 106:1712–1714

Beresford HR (1970) Polydipsia, hydrochlorothiazide and water intoxication. JAMA 214:879–883

Berg KJ, Loew D (1977) Inhibition of furosemide-induced natriuresis by acetylsalicylic acid in dogs. Scand J Clin Lab Invest 37:125–131

Berg KJ, Iørstad S, Tromsdal A (1976) Studies on the clinical pharmacology of a new potent diuretic, Bay g 2821. Pharmacotherapeutica 1:319–332

Beyer KH (1958) The mechanism of action of chlorothiazide. NY Acad Sci 71:363–379

Beyer KH, Baer JE (1961) Physiological basis for the action of newer diuretic agents. Pharmacol Rev 13:517–562

Beyer KH, Russo HF, Tillson EK, Miller AK, Verwey WF, Gass SR (1951) "Benemid", p-(di-n-Propyl-sulfamyl)-benzoic acid: its renal affinity and its elimination. Am J Physiol 166:625–639

Beyer KH, Baer JE, Russo HF, Haimbach AS (1957) Chlorothiazide (6-chloro-7-sulfamyl-1,2,4-benzothiadiazine-1,1 dioxide): the enhancement of sodium chloride excretion. Fed Proc 16:282

Beyer KH, Baer JE, Michaelson JK, Russo HF (1965) Renotropic characteristics of ethacrynic acid: a phenoxyacetic saluretic diuretic agent. J Pharmacol Exp Ther 147:1–22

Bhatia ML, Singh I, Manchanda SC, Khanna PK, Roy SB (1969) Effect of frusemide on pulmonary blood volume. Br Med J 2:551–552

Biagi RW, Bapat BN (1967) Frusemide in acute pulmonary oedema. Lancet I:849

Biber TUL (1977) Uptake of sodium in epithelia. Effect of Amiloride. In: Siegenthaler W, Beckerhoff R, Vetter W (eds) Diuretics in research and clinics. Thieme, Stuttgart, pp 58–63

Biber TUL, Aceves J, Mandel LJ (1972) Potassium uptake across serosal surface of isolated frog skin epithelium. Am J Physiol 222:1366–1373

Biddle TL, Yu PN (1979) Effect of furosemide on hemodynamics and lung water in acute pulmonary edema secondary to myocardial infarction. Am J Cardiol 43:86–90

Birbari A (1972) Intrarenal factors in the control of renin secretion. Pfluegers Arch 337:29–38

Birtch AG, Zakheim RM, Iones LG, Barger AC (1967) Redistribution of renal blood flow produced by furosemide and ethacrynic acid. Circ Res 21:869–878

Boehringer K, Meier A, Weidmann P, Schiffl H, Mordasini R, Rissen W (1981) Einfluß von Hydrochlorothiazid/Amilorid allein oder in Kombination mit α-Methyldopa auf die Serumlipoproteine. Schweiz Med Wochenschr 111:525–530

Bojs G, Lundvall O (1966) Effects of ethacrynic acid on renal function in man. Acta Med Scand 179:95–101

Bourke E, Asbury JMA, O'Sullivan S, Gatenby PBB (1973) The sites of action of bumetanide in man. Eur J Pharmacol 23:283–289

Bowman RH (1975) Renal secretion of [^{35}S]furosemide and its depression by albumin binding. Am J Physiol 229:93–98

Bowman RH, Arnow J, Weiner IM (1978) The effects of 2,4,6-Triaminopyrimidin on sodium and potassium excretion by the rat kidney: Comparison with Amiloride. J Pharmacol Exp Ther 206:207–217

Brater DC (1978a) Increase in diuretic effect of chlorothiazide by probenecid. Clin Pharmacol Ther 23:259–265

Brater DC (1978b) Effects of probenecid on furosemide response. Clin Pharmacol Ther 24:548–554

Breckenridge A, Dollery CT, Welborn TA, Fraser R (1967) Glucose tolerance in hypertensive patients on long-term diuretic therapy. Lancet I:61–64
Breslau N, Moses AM, Weiner IM (1976) The role of volume contraction on the hypocalciuric action of chlorothiazide. Kidney Int 10:164–170
Brest AN, Moyer JH (1966) Clinical pharmacology of diuretic drugs. Am J Cardiol 17:626–630
Brettel HR, Aikawa JK, Gordon GS (1960) Studies with chlorothiazide tagged with radioactive carbon (C^{14}) in human beeings. Arch Intern Med 106:57–63
Brickman AS, Coburn JW, Koppel MH, Peacock M, Massry SG (1971) The effect of hydrochlorothiazide administration on serum an urinary calcium in normal, hypoparathyroid and hyperparathyroid subjects: Studies on mechanisms. Isr J Med Sci 7:518–519
Brickman AS, Massry SG, Coburn JW (1972) Changes in serum and urinary calcium during treatment with hydrochlorothiazide: Studies on mechanisms. J Clin Invest 51:945–954
Briggs JP, Wright FS (1979) Feedback control of glomerular filtration rate: Site of the effector mechanism. Am J Physiol 236:F40–F47
Brod J, Fejfar Z, Fejfarova MH (1954) Role of neurohumoral factors in genesis of renal haemodynamic changes in heart failure. Acta Med Scand 148:273–290
Brody MJ, Hook JB, Blatt AH, Williamson HE (1969) Effect of several diuretics on autoregulation of renal blood flow. Arch Int Pharmacodyn Ther 180:114–120
Brown TC, Davis JO, Johnston CI (1966) Acute responses in plasma renin and aldosterone secretion to diuretics. Am J Physiol 211:437–441
Brummelen P van, Woerlee M, Schalekamp MAHD (1979) Long-term versus short-term effects of hydrochlorothiazide on renal hemodynamics in essential hypertension. Clin Sci 56:463–469
Brunner FB (1967) Klinische Erfahrungen mit dem neuen Kaliumsparenden Diureticum Amilorid (Moduretic, Colectril, MK 870). Schweiz Med Wochenschr 97:1542–1548
Bryant JM, Ts'ai Fan Yü, Berger L, Schwartz N, Torosdag S, Fletcher L, Fertig H, Schwartz MS, Quan RB (1962) Hyperuricemia induced by the administration of chlorthalidone and other sulfonamide diuretics. Am J Med 33:408–420
Burg MB (1976) Tubular chloride transport and the mode of action of some diuretics. Kidney Int 9:189–197
Burg MB (1977) The mechanism of action of diuretics in renal tubules. In: Wesson LG, Fanelli GM Jr (eds) Recent advances in renal physiology and pharmacology. Park Press, Baltimore, pp 99–109
Burg MB, Green N (1973a) Function of the thick ascending limb of Henle's loop. Am J Physiol 224:659–668
Burg MB, Green N (1973b) Effect of ethacrynic acid on the thick ascending limb of Henle's loop. Kidney Int 4:301–308
Burg MB, Green N (1973c) Effect of Mersalyl on the thick ascending limb of Henle's loop. Kidney Int 4:245–251
Burg MB, Stoner L, Cardinal J, Green N (1973) Furosemide effect on isolated perfused tubules. Am J Physiol 225:119–124
Burke TJ, Duchin KL (1979) Glomerular filtration during furosemide diuresis in the dog. Kidney Int 16:672–680
Burke TJ, Robinson RR, Clapp JR (1972) Determinants of the effect of furosemide on the proximal tubule. Kidney Int 1:12–20
Calesnick B, Christensen JA, Richter M (1966) Absorption and excretion of Furosemide – S^{35} in human subjects. Proc Soc Exp Biol Med 123:17–22
Cannon PJ, Ames RP, Laragh JH (1963) Methylenebutyryl phenoxyacetic acid. JAMA 185:854–863
Cannon PJ, Heinemann HO, Statson WB, Laragh JH (1965) Ethacrynic acid. Effectiveness and mode of action in man. Circulation 31:5–18
Cannon PJ, Svahn DS, Demartini FE (1970) The influence of hypertonic saline infusions upon the fractional reabsorption of urate and other ions in normal and hypertensive man. Circulation 41:97–108
Canton A Dal, Russo D, Gallo R, Conte G, Andreucci VE (1981) Muzolimine: A new

heigh-ceiling diuretic suitable for patients with advanced renal disease. Br Med J 282:595–598
Cassin S, Vogh B (1966) Effects of hydrochlorothiazide on renal blood flow and clearance of Para-Amino hippurate and Creatinine. Proc Soc Exp Biol Med 122:970–973
Catell WR, Havard CWH (1962) Diuretic action of triamterene in man. Br Med J II:1362–1366
Cella JA, Kagawa CM (1957) Steroidal lactones. J Am Chem Soc 79:4808–4809
Celsus, Cornelius A (1915) Artium A. Cornelii Celsi quae supersunt. In: Marx F (ed) Liber II, XXX. Teubner, Lipsiae et Berolinae
Chappelle PM, Genaim R, Meyrier R (1972) Traitement des oedèmes aigus pulmonaires graves par des doses élevées de furosemide. Coeur Med Interne 11:135–146
Chennavasin P, Seiwell R, Brater DC, Liang WM (1979) Pharmacodynamic analysis of the furosemide-probenecid interaction in man. Kidney Int 16:187–195
Clapp JR, Robinson RR (1968) Distal sites of action of diuretic drugs in the dog nephron. Am J Physiol 215:228–235
Clapp JR, Nottebohm GA, Robinson RR (1971) Proximal site of action of ethacrynic acid: Importance of filtration rate. Am J Physiol 220:1355–1360
Clark E (1965) Spironolactone therapy and gynecomastia. JAMA 193:163–164
Clement DL (1982) Effect of spironolactone on systemic blood pressure, limb blood flow and response to sympathetic stimulation in hypertensive patients. Eur J Clin Pharmacol 21:263–267
Coe FL (1977) Treated and untreated recurrent calcium nephrolithiasis in patients with idiopathic hypercalciuria, hyperuricosuria, or no metabolic disorder. Ann Intern Med 87:404–410
Cohanim M, Yendt ER (1976) Reduction in urine oxalate excretion during chronic thiazide therapy. Clin Sci 24:685 (Abstr)
Cohen E (1963) Quinazolone sulfonamides, Preparation of new diuretics. Arzneimittelforsch 13:660–661
Cohen E, Klarberg B, Vaughan JR (1960) Quinazolinone sulphonamides as diuretic agents. J Am Chem Soc 82:2731–2732
Conn JW (1965) Hypertension, the potassium ion and impaired carbohydrate tolerance. N Engl J Med 273:1135–1143
Cooke CR, Brown TC, Zacherle JB, Walker WG (1970) The effect of altered sodium concentration in the distal nephron segments on renin release. J Clin Invest 49:1630–1638
Coppage WS Jr, Liddle GW (1960) Mode of action and clinical usefulness of aldosterone antagonists. Ann NY Acad Sci 88:815–821
Corcino J, Waxman S, Herbert V (1970) Mechanism of triamterene induced megaloblastosis. Ann Intern Med 73:419–424
Corcoran AC, Macleod C, Dustan HP, Page IH (1959) Effect of chlorothiazide on specific renal functions in hypertension. Circulation 19:355–359
Cornish AL, MacClellan JT, Johnston DH (1961) Effects of chlorothiazide on pancreas. N Engl J Med 265:673–675
Corsini WA, Hook JB, Bailie MD (1975) Control of renin secretion in the dog: Effects of furosemide on the vascular and macula densa receptors. Circ Res 37:464–470
Costanzo LS, Weiner IM (1974) On the hypocalciuric action of chlorothiazide. J Clin Invest 54:628–637
Costanzo LS, Weiner IM (1976) Relationship between clearances of Ca and Na: Effect of distal diuretics and PTH. Am J Physiol 230:67–73
Costanzo LS, Windhager EE (1978) Calcium and sodium transport by the distal convoluted tubule of the rat. Am J Physiol 235:F492–F506
Counihan TB, Evans BM, Milne MD (1954) Observations on the pharmacology of the carbonic anhydrase inhibitor "Diamox". Clin Sci 13:583–589
Cox JR, Horrocks P, Speight CJ, Pearson RE, Hobson N (1971) Potassium and sodium distribution in cardiac failure. Clin Sci 41:55–61
Crabbé J (1968) A hypothesis concerning the mode of action of amiloride and of triamterene. Arch Int Pharmacodyn Ther 173:474–477
Crexellis C, Chatterjee K, Forrester JS, Dikshit K, Swan HCJ (1973) Optimal level

of filling pressure in the left side of the heart in acute myocardial infarction. N Engl J Med 289:1263–1266
Crosley AP Jr (1965) The pharmacologic actions of triamterene. In: Brest AN, Moyer JH (eds) Cardiovascular drug therapy. Grune & Stratton, New York, p 184
Crosley AP Jr, Cullen RC, White D, Freeman JF, Castillo CA, Rowe GG (1960) Studies on the mechanism of action of chlorothiazide in cardiac and renal diseases. I. Acute effects on renal and systemic hemodynamics and metabolism. J Lab Clin Med 55:182–190
Crosley AP, Ronquillo L, Alexander F (1961) Studies of a nonsteroidal aldosterone antagonist (SKF 8542) in man. Fed Proc 20:410
Crosley AP, Ronguillo LM, Strickland WH, Alexander F (1962) Triamterene, a new natriuretic agent. Preliminary observations in man. Ann Intern Med 56:241–251
Croxson MS, Neutze JM, John MB (1972) Exchangeable potassium in heart disease: long term effects of potassium supplements and amiloride. Am Heart J 84:53–60
Cummings JR, Rousberg MA, Stockey EA, Gussin RG (1968) Pharmacodynamics of 4-(ααα-trifluoro-m-toluidino)-nicotinic acid, a diuretic with high ceiling activity. Pharmacologist 10:162–166
Davidson RM, Goldman J, Whalen RE (1971) Hemodynamic effects of furosemide in acute myocardial infarction. Circulation [Suppl 2] 44:156
Davies DL, Lant A, Millard AF, Smith NR, Ward JW, Wilson GM (1974) Renal action, therapeutic use, and pharmakokinetics of the diuretic bumetanide. Clin Pharmacol Ther 15:141–155
Davis JO (1971) Review: What signals the kidney to release renin? Circ Res 28:301–306
Davis JO (1973) The control of renin release. Am J Med 55:333–350
Davis JO, Carpenter CCJ, Ayers CR, Holman JE, Bahn RC (1961) Evidence for secretion of an aldosterone-stimulating hormone by the kidney. J Clin Invest 40:684–696
Davis JO, Hartroft PM, Titus EO, Carpenter CCJ, Ayers CR, Spiegel HE (1962) The role of the renin-angiotensin system in the control of aldosterone secretin. J Clin Invest 41:378–389
Deetjen P (1966) Micropuncture studies on site and mode of diuretic action of furosemide. Ann NY Acad Sci 139:408–415
Deetjen P (1980) Die Wirkungsweise diuretischer Substanzen in Abhängigkeit von ihrer renalen Behandlung. In: Krück F, Schrey A (Hrsg) Diuretika. Springer, Berlin Heidelberg New York, S 35–41
Deetjen P, Buntig WE, Hardt K, Rohde R (1969) Direct effect of ethacrynic acid in the rat: a micropuncture study concerning the relationship of site and mode of diuretic action. In: Peters G, Roch-Ramel F (eds) Progress in nephrology. Springer, Berlin Heidelberg New York, pp 255–261
Demartini FE, Wheaton EA, Healey LA, Laragh JH (1962) Effect of chlorothiazide on the renal excretion of uric acid. Am J Med 32:572–577
Demartini FE, Briscoe AM, Ragan C (1967) Effect of ethacrynic acid on calcium and magnesium excretion. Proc Soc Exp Biol Med 124:320–324
Dettli L, Spring P (1960) Vergleichende pharmakologische Prüfung eines neuen Salidiureticums (Cyclopenthiazid) am gesunden Menschen. Z Ges Exp Med 134:310–322
Dikshit K, Vyden JD, Forrester JS, Swan HJC (1973) Renal and extrarenal hemodynamic effects of furosemide in congestive heart failure after acute myocardial infarction. N Engl J Med 288:1087–1090
Dirks JH, Seely JF (1969) Micropuncture and diuretics. Am Rev Pharmacol 9:73–84
Dirks JH, Cirksena WJ, Berliner RW (1965) The effect of saline infusion on sodium reabsorption by the proximal tubule of the dog. J Clin Invest 44:1160–1170
Dirks JH, Cirksena WJ, Berliner RW (1966) Micropuncture study of the effect of various diuretics on sodium reabsorption by the proximal tubules of the dog. J Clin Invest 45:1875–1885
Dörge A, Nagel W (1970) Effect of amiloride on sodium transport in frog skin. II. Sodium transport pool and unidirectional fluxes. Pfluegers Arch 321:91–101
Dollery CT, Pentecost BL, Samaan NA (1962) Drug-induced diabetes. Lancet II:735–737

Donnelly RJ, Turner P, Sowry GSC (1962) Clinical trial of new oral diuretic – SK & F 8542. Lancet I:245–247
Doucet A, Katz AI (1982) Short-term effect of aldosterone on Na–K-ATPase in single nephron segments. Am J Physiol 241:F273–F278
Duarte CG (1968) Effects of ethacrynic acid and furosemide on urinary calcium phosphate and magnesium. Metabolism 17:867–876
Duarte CG, Bland JH (1965) Calcium phosphorus and uric acid clearances after intravenous administration of chlorothiazide. Metabolism 14:211–219
Duarte CG, Chomety F, Giebisch G (1971a) Effect of amiloride, ouabain and furosemide on distal tubular function in the rat. Am J Physiol 221:632–639
Duarte CG, Winnacker JL, Becker KL, Pace A (1971b) Thiazide induced hypercalcemia. N Engl J Med 284:828–830
Duchin KL, Burke TJ (1976) Effect of furosemide on renal autoregulation. Kidney Int 10:581 (Abstr)
Duchin KL, Peterson LN, Burke FJ (1977) Effect of furosemide on renal autoregulation. Kidney Int 12:379–386
Düsing R, Kramer HJ (1978) Prostaglandins and renal sodium excretion. In: Lee JB (ed) Renal prostaglandins. Eden Press, Montreal, pp 92–107
Düsing R, Bartter FC, Gill JR Jr, Harrison L, Bhathena SJ, Recant L, Kramer HJ (1980a) Experimentelle Hypokaliämie beim Menschen. Klin Wochenschr 58:881–887
Düsing R, Kipnowski J, Kramer HJ (1980b) Effect of diuretics on urinary electrolyte excretion in healthy subjects and in patients with essential hypertension: Role of renal prostaglandins. In: Zumkley H, Losse H (eds) Intracellular elektrolytes and arterial hypertension. Thieme, Stuttgart New York, pp 250–262
Düsing R, Harrison LC, Bhathena S, Recant L, Bartter FC (1981) Impairment of insulin secretion during experimental potassium depletion is not corrected by the prostaglandin synthesis inhibitor, indomethacin. Clin Endocrinol 15:567–572
Duggan DE (1966) The accumulation of chlorothiazide and related saluretic agents by isolated renal tubules. J Pharmacol Exp Ther 152:122–129
Duggan DE, Noll RM (1965) Effects of ethacrynic acid and cardiac glycosides upon a membrane adenosine-triphosphatase of renal cortex. Arch Biochem Biophys 109:388–396
Duke M (1978) Thiazide-induced hypokalemia: association with acute myocardial infarction and ventricular fibrillation. JAMA 239:43–45
Dunn MJ, Zambraski EJ (1980) Renal effects of drugs that inhibit prostaglandin synthesis. Kidney Int 18:609–622
Dustan HR, Tarazi RC, Bravo EL (1974) Diuretic and diet treatment of hypertension. Arch Intern Med 133:1007–1013
Earley LE, Friedler RM (1964) Diuretic action of ethacrynic acid in congestive heart failure. J Clin Invest 43:1495–1506
Earley LE, Martino JA (1970) Influence of sodium balance on the ability of diuretics to inhibit tubular reabsorption. Circulation 42:323–334
Earley LE, Orloff J (1962) The mechanism of antidiuresis associated with the administration of hydrochlorothiazide to patients with vasopressin-resistant diabetes insipidus. J Clin Invest 41:1988–1997
Earley LE, Orloff J (1964) Thiazide diuretics. Annu Rev Med 15:149–166
Earley LE, Kahn M, Orloff J (1961) The effects of infusions of chlorothiazide on urinary dilution and concentration in the dog. J Clin Invest 40:857–866
Edmondson RPS, Thomas RD, Hilton JP, Patrick J (1974) Leucocyte electrolytes in cardiac and non-cardiac patients receiving diuretics. Lancet I:12–14
Edwards BR, Baer PG, Sutton RAL, Dirks JH (1973) Micropuncture study of diuretic effects on sodium and calcium reabsorption in the dog nephron. J Clin Invest 52:2418–2427
Eide I, Løyning EW, Kiil F (1973) Evidence for hemodynamic autoregulation of renin release. Circ Res 32:237–245
Eide I, Løyning E, Langård Ø, Kiil F (1975) Influence of ethacrynic acid on intrarenal renin release mechanisms. Kidney Int 8:158–165

Eknoyan G, Suki WN, Martinez-Maldonado M (1970) Effect of diuretics on urinary excretion of phosphate, calcium, and magnesiun in thyroparathyroidectomized dogs. J Lab Clin Med 76:257–266
Elliott HC (1962) Reduced adrenocortical steroid excretion rates in man following aspirin administration. Metabolism 11:1015–1018
Ellis PA (1961) Renal enlargement in chronic cor pulmonale. J Clin Pathol 14:552–556
Enson Y, Giuntini C, Lewis ML, Morris TQ, Ferrer MI, Harvey RM (1964) The influence of hydrogen ion concentration and hypoxia on the pulmonary circulation. J Clin Invest 43:1146–1162
Erbler H (1973) Selective inhibition of aldosterone synthesis by 11-hydroxylated spirolactone in rat adrenals. Naunyn Schmiedebergs Arch Pharmacol 280:331–337
Erbler HC (1974) The effect of saluretics and spironolactone on aldosterone production and electrolyte excretion in man. Naunyn Schmiedebergs Arch Pharmacol 286:145–156
Erdmann E, Krawietz W (1976) On the action of triamteren on isolated cell membranes. Arzneimittelforsch 26:1812–1817
Evanson RL, Lockhart EA, Dirks JH (1972) Effect of mercurial diuretics on tubular sodium and potassium transport in the dog. Am J Physiol 222:282–289
Fauchald P, Lind E (1977) Double-blind crossover study on the diuretic effect of Bay g 2821 and furosemide in patients with cardiac edema. Pharmacotherapeutica 1:409–414
Feigen LP, Klainer E, Chapnik BM, Kadowitz PJ (1976) The effect of indomethacin on renal function in pentobarbital anesthetized dogs. J Pharmacol Exp Ther 198:457–463
Fernandez PC, Puschett JB (1973) Proximal tubular actions of metolazone and chlorothiazide. Am J Physiol 225:954–961
Fine SL, Levy RI (1965) Ethacrynic acid in acute pulmonary edema. N Engl J Med 273:583–586
Fichman MP, Vorherr H, Kleeman CR, Telfer N (1971) Diuretic induced hyponatremia. Ann Intern Med 75:853–863
Flear CTG, Quinton A, Carpenter RG, Domenet JG, Silver A (1966) Exchangeable body potassium and sodium in patients with congestive heart failure. Clin Chim Acta 13:1–12
Flower RJ (1974) Drugs which inhibit prostaglandin biosynthesis. Pharmacol Rev 26:33–67
Fonseca V, Phear DN (1982) Hyperosmolar non-ketotic diabetic Syndrome precipitated by treatment with diuretics. Br Med J 284:36–37
Ford RV (1958) Diuretic therapy in congestive heart failure. Ann NY Acad Sci 71:397–408
Ford RV (1960) The clinical pharmacologic investigation of a new benzothiadiazine diuretic, CMR-807. Am J Cardiol 5:407–412
Forrester JS, Waters DD (1978) Hospital treatment of congestive heart failure. Management according to hemodynamic profile. Am J Med 65:173–180
Forrester JS, Diamond GA, Swan HJC (1977) Correlative classification of clinical and hemodynamic function after acute myocardial infarction. Am J Cardiol 39:137–145
Fraser R, James VHT, Brown JJ, Isaac P, Lever AF, Robertson JLS (1965) Effect of angiotensin and of furosemide on plasma aldosterone, corticosterone, cortisol and renin in man. Lancet II:989–991
Friedberg CK, Taymor R, Minor JB, Halpern M (1953) The use of diamox, a carbonic anhydrase inhibitor, as an oral diuretic in patients with congestive heart failure. N Engl J Med 248:883–889
Friedman PA, Roche-Ramel F (1977) Hemodynamic and natriuretic effects of bumetanide and furosemide in the cat. J Pharmacol Exp Ther 203:82–91
Frölich JC, Hollifield JW, Dormois JC, Seyberth HI, Michelakis AM, Oates JA (1976) Suppression of plasma renin activity by indomethacin in man. Circ Res 39:447–452
Frömter E (1974) Electrophysiology and isotonic fluid absorption of proximal tubules of mammalian kidney. In: Thurau K (ed) Physiology, series I, vol 6. University Park Press, Baltimore, pp 1–38

Fuisz RE, Lauler DP, Cohen P (1962) Diuretic induced hyponatremia and sustained antidiuresis. Am J Med 33:783–791
Gantt CL (1962) Observations on the mechanism of action of steroidal spirolactones. Metabolism 11:1061–1063
Gantt CL, Ecklund RE (1962) Significance of aldosterone antagonism in the treatment of edema and ascites. Am J Med 33:490–500
Gasch J, Krück F (1953) Die Diurese unter Carboanhydrase-Hemmung. Klin Wochenschr 31:285
Gatzky JT (1971) The effect of K^+-sparing diuretics on ion transport across the excised toad bladder. J Pharmacol Exp Ther 176:580–594
Gauer OH, Henry JP (1963) Circulatory basis of fluid volume control. Physiol Rev 43:423–482
Genest J, Granger P, de Champlain J, Boucher R (1968) Endocrine factors in congestive heart failure. Am J Cardiol 22:35–42
Gerber JG, Nies AS (1980) Furosemide-induced vasodilatation: Importance of the state of hydration and filtration. Kidney Int 18:454–459
Gerber IG, Branch RA, Nies AS, Hollifield JW, Gerkens JF (1979) Influence of hypertonic saline on canine blood flow and renin release. Am J Physiol 237:F441–F446
Gerich JE, Martin MM, Recant L (1971) Clinical and metabolic characteristics of hyperosmolar nonketotic coma. Diabetes 20:220–229
Gibson H, Harris P (1970) Effects of diuretics on microsomal (Na^+, K^+) ATPase in the human heart and the rat heart and kidney. Cardiovasc Res 4:343–347
Giebisch G (1976) Effects of diuretics on renal transport of potassium. In: Martinez-Maldonado M (ed) Methods in pharmacology, vol 4A. Plenum, New York, pp 121–164
Giebisch G, Stanton B (1979) Potassium transport in the nephron. Annu Rev Physiol 41:241–256
Glitzer MS, Steelman SL (1966) N-Amidino-,3,5-diamino-6-chloropyrazine-carboxamide. An active diuretic in the carboxamide series. Nature 212:191–193
Glück Z, Baumgartner G, Weidmann P, Peheim E, Bachmann C, Mordasini R, Flammer J, Keusch G (1978) Increased ratio between β- and α-lipoproteins during diuretic therapy: an adverse effect? Clin Sci Mol Med 55:325_s–328_s
Glück Z, Weidmann P, Mordasini R, Bachmann C, Riesen W, Peheim E, Keusch G, Meier A (1980) Increased serum low-density-lipoprotein cholesterol in men treated short-term with the diuretic chlorthalidone. Metabolism 29:240–245
Gochman N, Gantt CL (1962) A fluorimetric method for the determination of a major spironolactone (Aldactone) metabolite in human plasma. J Pharmacol Exp Ther 135:312–316
Goetz KL, Hermreck AS, Slick GL, Starke HS (1970) Atrial receptors and renal function in conscious dogs. Am J Physiol 219:1417–1423
Goldberg M (1966) Ethacrynic acid: Site and mode of action. Ann NY Acad Sci 139:443–452
Goldberg M (1973) The renal physiology of diuretics. In: Orloff J, Berliner RW (eds) Handbook of physiology. American Physiological Society Washington, pp 1003–1031
Goldberg M, Mc Curdy DK, Foltz EL, Bluemle LW (1964) Effects of ethacrynic acid (a new saluretic agent) on renal diluting and concentrating mechanisms: Evidence for site of action in the loop of Henle. J Clin Invest 43:201–216
Goldman A, Stelle B, Schnaper H, Fitz A, Frohlich E, Perry HM (1980) Serum lipoprotein levels during chlorthalidone therapy. JAMA 244:1691–1695
Goldner MG, Zarowitz H, Akgun S (1960) Hyperglycemia and glycosuria due to thiazide derivatives administered in diabetes mellitus. N Engl J Med 262:403–405
Gombos EA, Freis ED, Moghadam A (1967) Effects of MK 870 in normal subjects and hypertensive patients. N Engl J Med 275:1215–1220
Graf W, Girod E, Schmid E, Stoll WG (1959) Zur Konstitution von Benzophenon-2-Carbonsäure-Derivaten. Helv Chim Acta 42:1085–1087
Grant AM, Wolff FW (1969) The hyperglycemic activity of triamterene. Pharmacol Res Commun 1:224–230

Grantham J, Burg MB, Orloff J (1970) The nature of transtubular Na^+ and K^+ transport in isolated renal collecting tubules. J Clin Invest 49:1815–1827
Greeff K, Köhler E (1975) Tierexperimentelle Untersuchungen über den Einfluß von Triamteren und Amiloid auf Herz, Kreislauf und die Toxizität des Digoxins. Arzneimittelforsch 25:1766–1769
Greven J, Defrain W, Glaser K, Meywald K, Heidenreich O (1980) Studies with the optically active isomers of the new diuretic drug ozolinone: I. Diffrences in stereoselectivity of the renal target structures of ozolinone. Pfluegers Arch 384:57–60
Grimm RH, Leon AS, Hunninghake DB, Lenz K, Hannan P, Blackburn H (1981) Effects of thiazide diuretics on plasma lipids and lipoproteins in mildly hypertensive patients. A double-blind controlled trial. Ann Intern Med 94:7–11
Guidoux R (1969) Effects diabétogénes des diuretiques thiazidiques et du solvant N-monométhylamide de l'acide acétique chez le rat. Diabetologia 5:11–21
Gussin RG, Cummings JR, Stockey EA, Rousberg MA (1969) (4-(ααα-trifluoro-m-toluidino)-nicotinic acid. A novel "high ceiling" diuretic. J Pharmacol Exp Ther 167:194–198
Hänze S, Seyberth H (1967) Untersuchungen zur Wirkung der Diuretika Furosemid, Etacrynsäure und Triamteren auf die renale Magnesium- und Calciumausscheidung. Klin Wochenschr 45:313–314
Häussler A, Hajdu P (1964) Untersuchungen mit dem Salidiureticum 4-Chlor-N-(Furylmethyl)-5-Sulfamyl-Anthranilsäure. Arzneimittelforsch 14:713–716
Hantman D, Rossier B, Zohlman R, Schrier R (1973) Rapid correction of hyponatremia in the syndrome of inappropriate secretion of antidiuretic hormone. Ann Intern Med 78:870–875
Hanzelik E, Peppercorn M (1969) Deafness after ethacrynic acid. Lancet I:416
Hänze S (1960) Untersuchungen zur Wirkung verschiedener Diuretica auf die renale Magnesium- und Calcium-Ausscheidung. Klin Wochenschr 38:1168
Harris AS, Bisteni A, Russell RA, Brigham JC, Firestone JE (1954) Excitatory factors in ventricular tachycardia resulting from myocardial ischemia potassium a major excitant. Science 119:200–203
Harrison JE, Hitchman JW, Finlay JM, Fraser D, Yendt ER, Bayley TA, Mc Neil KG (1971) Effect of treatment on calcium kinetic in metabolic bone disease. Metabolism 20:1107–1118
Healey LA, Magid GJ, Decker JL (1959) Uric acid retention due to hydrochlorothiazide. N Engl J Med 261:1358–1362
Healy JJ, Mc Kenna TJ, Canning B, Brien TG, Duffy GJ, Muldowney FP (1970) Body composition changes in hypertensive subjects on long-term oral diuretic therapy. Br Med J I:716–719
Heidenreich O, Gharemani G, Keller P, Kook Y, Schmiz K (1964) Die Wirkungen von 2-Carbäthoxymethylen-3-methyl-5-N-piperidino-thiazolidon-4 auf Nierenfunktion von Ratten und Hunden. Arzneimittelforsch 14:1242–1248
Heidland A, Klütsch K, Schneider KW, Suzuki F (1964) Thiaziddiuretika und Nierenfunktion bei Hypertonie und kardialer Dekompensation. Klin Wochenschr 42:831–833
Heidland A, Klütsch K, Moormann A (1967) Zur renalen Kalium-Retention nach Verabreichung von Amiloride HCl. Arzneimittelforsch 10:1314–1318
Heimsoth V, Hartmann F (1965) Klinische Bewertung der Kohlenhydratstoffwechselstörungen durch Saluretika. Dtsch Med Wochenschr 90:1467–1473
Heinemann HO (1978) Right-sided heart failure and the use of diuretics. Am J Med 64:367–370
Heinemann HO, Demartini FE, Laragh JH (1959) The effect of chlorothiazide on renal excretion of electrolytes and free water. Am J Med 26:853–861
Hempelmann FW (1975a) Die Proteinbindung von Xipamid (4-Chlor-5-sulfamoyl-2′,6′-salicyloxylidid). Arzneimittelforsch 25:258–259
Hempelmann FW (1975b) Die Hemmung der Carboanhydrase durch Xipamid (4-Chlor-5-sulfamoyl-2′,6′-salicyloxylidid) im modifizierten Philpot-Test. Arzneimittelforsch 25:259–260

Hempelmann FW, Leuschner F, Liebenow W (1975) Die saluretische Wirkung von Xipamid (4-Chlor-5-sulfamoyl-2′,6′-salicyloxylidid) bei gesunden Probanden. Arzneimittelforsch 25:252–255
Henry JP, Gauer OH, Reeves JL (1956) Evidence of atrial location of receptors influencing urine flow. Circ Res 4:85–94
Hierholzer K, Wiederholt W, Holzgreve H, Giebisch G, Klose RM, Windhager EE (1965) Micropuncture study of renal transtubular concentrations gradients of sodium and potassium in adrenalectomised rats. Pfluegers Arch 285:193–210
Higgins BA, Nassim JR, Collins J, Hilb A (1964) The effect of bendrofluazide on urine calcium excretion. Clin Sci 27:457–462
Higgins JT, Frömter E (1974) Potential profile in necturus urinary bladder. Pfluegers Arch 347:R32
Hild R, Krück F (1961) Die aldosteron-antagonistischen Spirolactone. II. Klinik. Klin Wochenschr 39:178–181
Hoffmeister W, Krück F (1956) Die Bedeutung der Acidose bei der Carboanhydrase-Hemmungsdiurese. Klin Wochenschr 34:394–399
Hoffmeister W, Krück F (1957a) Die Diurese durch Carboanhydrasehemmung. Problematik der klinischen Anwendung. I. Teil. Aerztl Wochenschr 12:49–57
Hoffmeister W, Krück F (1957b) Die Diurese durch Carboanhydrasehemmung. Problematik der klinischen Anwendung, II. Teil. Aerztl Wochenschr 12:81–89
Hofmann LM, Krupnick MI (1972) Interactions of spironolactone an hydrochlorothiazide with aspirin in the rat and dog. J Pharmacol Exp Ther 180:1–5
Hohenegger M (1973) Potassium-escape-phenomenon in rats during continuous application of amiloride. IV. Etiology of the excape phenomenon. Pharmacology 9:27–34
Holland OB, Nixon JV, von Kuhnert L (1981) Diuretic-induced ventricular ectopic activity. JAMA 70:762–768
Holzgreve H (1973) Diuretika. In: Kuemmerle HP, Goossens N (Hrsg) Klinik und Therapie der Nebenwirkungen. Thieme, Stuttgart, S 707–732
Homeida M, Roberts C, Branch RA (1977) Influence of probenecid and spironolactone on furosemide kinetics and dynamics in man. Clin Pharmacol Ther 22:402–409
Homer MJ (1971) Deafness after ethacrynic acid. N Engl J Med 285:1152
Hook JB, Williamson HE (1965a) Effect of furosemide on renal medullary sodium gradient. Proc Soc Exp Biol Med 118:372–374
Hook JB, Williamson HE (1965b) Influence of probenecid and alterations on acid-base balance of the saluretic activity of furosemide. J Pharmacol Exp Ther 149:404–408
Hook JB, Blatt AH, Brody MJ, Williamson HE (1966) Effect of several saluretic-diuretic agents on renal hemodynamics. J Pharmacol Exp Ther 154:667–673
Horowitz J, Keynan A, Ben Ishay D (1972) A syndrome of inappropriate ADH secretion induced by cyclothiazide. J Clin Pharmacol 12:337–341
Hull AR, Suki WN, Rector FC jr, Seldin DW (1967) Mechanism of diuretic-induced hyperuricemia. Proc Am Soc Nephrol 31 (Abstr)
Hummerich W, Krause DK, Konrads A, Kaufmann W (1980) Die Bedeutung von Volumenfaktoren und neuralen Mechanismen bei der Reninfreisetzung nach Furosemid und Etacrynsäure. In: Krück F, Schrey A (Hrsg) Diuretika. Springer, Berlin Heidelberg New York, S 123–132
Ikram H, Chan W, Espiner EA, Nicholls MG (1980) Haemodynamic and hormone responses to acute and chronic frusemide therapy in congestive heart failure. Clin Sci 59:443–449
Imbs JL, Velly J, Fontaine JL, Schwartz J (1970) Contrôle de la sécrétion de rénine. Nephron 7:499–511
Imbs JL, Desaulles E, Velly J, Block R, Schwartz J (1972) Action du dopamide et de l'acide ethacrynique sur la sécrétion de rénine chez le chien. Pfluegers Arch 331:294–306
Imbs JL, Schmidt M, Velly J, Schwartz J (1977) Comparison of the effect of two groups of diuretics on renin secretion in the anesthetized dog. Clin Sci Mol Med 52:171–172
Jacobsen HR, Kokko JP (1976) Diuretics: Sites and mechanism of action. Annu Rev Pharmacol Toxicol 16:201–214

Jahnecke J (1967) Hochdruck, Saluretika und Glucosetoleranz. Dtsch Med Wochenschr 92:1270–1278
Jahnecke J, Konietzko H, Krück F (1964) Kliniche Pharmakologie des Furosemid im akuten Versuch. Verh Dtsch Ges Inn Med 70:1001–1004
Johnson JA, Moore WW, Segar WE (1969) Small changes in left atrial pressure and plasma antidiuretic hormone titers in dogs. Am J Physiol 217:210–214
Joos C, Kewitz H, Reinhold-Kourniati D (1980) Effects of diuretics on plasma lipoproteins in healthy men. Eur J Clin Pharmacol 17:251–257
Jørgensen FS (1971) The effect of bendroflumethiazide (centyl) on the renal excretion of calcium and sodium in normal, parathyroidectomized, thyroidectomized and thyroparathyroidectomized rats. Acta Pharmacol Toxicol 30:296–307
Jørgensen FS, Nielsen SP (1972) Effects of long term administration of bendroflumethiazide on bone metabolism in the rat. Acta Pharmacol Toxicol 31:521–528
Jørgensen FS, Transbol I, Binder C (1973) The effect of bendroflumethiazide on total, ultrafiltrable and ionized calcium in serum in normocalcemic renal stone fromers and hyperparathyroidims. Acta Med Scand 194:323–326
Kaess H, Schlierf G, Ehlers W, Mikulicz-Radecki JG von, Hassenstein P, Walter K, Brecht W, Hengstmann J (1971) The carbohydrate metabolism of normal subjects during potassium depletion. Diabetologia 7:82–86
Kagawa CM, Jacobs RS (1959) Action of testosteron in blocking urinary effects of desoxycorticosterone. Proc Soc Exp Biol Med 102:521–523
Kagawa CM, Cella JM, Arman CG van (1957) Action of new steroids in blocking effects of aldosterone and desoxycorticosterone on salt. Science 126:1015–1021
Kagawa CM, Sturtevant FM, Arman CG (1959) Pharmacology of a new steroid that blocks salt activity of aldosterone and desoxycorticosterone. J Pharmacol Exp Ther 126:123–130
Kassirer JP, Harrington JT (1977) Diuretics and potassium metabolism: A reassessment of the need, effectiveness and safety of potassium therapy. Kidney Int 11:505–515
Keeler R (1974) Natriuresis after unilateral stimulation of carotid receptors in unanesthetized rats. Am J Physiol 226:507–511
Kempner W (1948) Treatment of hypertensive vascular disease with rice diet. Am J Med 4:545–577
Kennedy RM, Earley LE (1970) Profound hyponatremia resulting from a thiazide-induced decrease in urinary diluting capacity in a patient with primary polydipsia. N Engl J Med 202:1185–1186
Khaleeli AA, Wyman AL (1978) Hyperosmolar non-ketotic coma induced by frusemide in modest dosage. Postgrad Med J 54:43–44
Kiely JD, Kelly T, Taylor DR, Pitt B (1973) The role of furosemide in the treatment of left ventricular dysfunction associated acute myocardial infarction. Circulation 48:581–587
Kiil F (1975) Influence of autoregulation on renin release and sodium excretion. Kidney Int [Suppl 5] 8:210–218
Kiil F, Kjekshus J, Løyning E (1969) Role of autoregulation in maintaining glomerular filtration rate at large urine flow. Acta Physiol Scand 76:24–39
King CV (1957) Mercury: Its scientific history and its role in physical chemistry and electrochemistry. Ann NY Acad Sci 65:407–414
Kiowski W, Julius S (1978) Renin response to stimulation of cardiopulmonary mechanoreceptors inman. J Clin Invest 62:656–663
Kirkendall WM, Stein JH (1968) Clinical pharmacology of furosemide and ethacrynic acid. Am J Cardiol 22:162–167
Kirschenbaum MA, White N, Stein JH, Ferris TH (1974) Redistribution of renal cortical blood flow during inhibition of prostaglanding synthesis. Am J Physiol 227:801–805
Kleeberg UR, Belz GG (1974) Die Hemmung der Na^+-K^+-Membran-ATPase und der ^{86}Rubidiumaufnahme menschlicher Erythrocyten durch Spironolacton und seine Metaboliten. Verh Dtsch Ges Inn Med 80:1521–1523
Kleeman CR, Bohannan J, Bernstein D, Ling S, Maxwell MM (1964) Effect of variations in sodium intake on calcium excretion in normal humans. Proc Soc Exp Biol Med 115:29–32

Knauf H (1977) Mechanisms of action of the potassium-retaining diuretics Spironolactone, Triamterene and Amiloride. In: Siegenthaler W, Beckerhoff R, Vetter W (eds) Diuretics in research and clinics. Thieme, Stuttgart, pp 85–90

Knauf H, Mutschler E (1980) Pharmakokinetik von Diuretika bei eingeschränkter Nierenfunktion. In: Krück F, Schrey A (Hrsg) Diuretika. Springer, Berlin Heidelberg New York, S 14–23

Knauf H, Vais U, Lübcke R, Albiez G (1976a) On the mechanism of action of triamterene. Effects on transport of Na^+, K^+, and H^+/HCO_3^--ions. Eur J Clin Invest 6:43–50

Knauf H, Simon B, Wais U (1976b) Non-specific inhibition of membrane-ATPase by amiloride. Naunyn-Schmiedebergs Arch Pharmacol 292:189–192

Knight TF, Senekjian HO, Taylor K, Steplock DA, Weinman EJ (1979) Renal transport of oxalate: Effects of diuretics, uric acid and calcium. Kidney Int 16:572–576

Kochar MS (1979) Alterations in Serum lipids with antihypertensive therapy. Prev Med 8:181 (Abstr)

Königstein RP, Mähr G (1962) Die Verwendung von Saluretika bei Diabetikern. Wien Med Wochenschr 112:82–84

Kohner EM, Dollery CT, Lowy C, Schumer B (1971) Effect of diuretic therapy on glucose tolerance in hypertensive patients. Lancet I:986–990

Komorn RM, Cafruny EJ (1964) Ethacrynic acid: diuretic property coupled to reaction with sulfhydryl groups of renal cells. Science 143:133–134

Kraikitpanitsch S, Antonion LG, Lindeman RD (1976) Effects of diuretics on increased cation excretion after glucose ingestion. Kidney Int 10:571 (Abstr)

Kramer HJ (1977) In vitro effects of Bay g 2821 on rat renal Na – K-ATPase. Pharmacotherapeutica 1:353–359

Kramer HJ, Düsing R, Stinnesbeck B, Prior W, Bäcker A, Eden J, Kipnowski J, Glänzer K, Krück F (1980) Interaction of conventional and antikaliuretic diuretics with the renal prostaglandin system. Clin Sci 59:67–70

Kramer HJ, Kipnowski J, Düsing R, Glänzer K, Klingmüller D, Krück F (1981) Wechselwirkung zwischen Diuretika und renalem Prostaglandin- und Kininsystem: Untersuchungen bei gesunden Probanden und bei Patienten mit essentieller Hypertonie. In: Krück F, Schrey A (Hrsg) Diuretika II. Wolff, München, S 184–201

Krecke HJ, Klein H, Uhse HG, Krück F (1971) Renale Hämodynamik, Elektrolytausscheidung und Säure-Basen-Haushalt unter Etacrynsäure im akuten Versuch beim Menschen. Klin Wochenschr 49:397–405

Krück F (1958) Wirkungsmechanismus und Indikationsbereich der Anionendiuretika bei oraler Verabreichung. Aerztl Wochenschr 13:1058–1064

Krück F (1959) Klinische Untersuchungen zum Wirkungsmechanismus neuer Saluretika. Dtsch Med Wochenschr 84:1216–1220

Krück F (1963a) Klinische Pharmakologie des 2,4,7-Triamino-6-Phenyl-Pteridin, einer neuartigen diuretisch wirksamen Substanz. In: Reubi F, Pauli HG (Hrsg) Das nephrotische Syndrom. Thieme, Stuttgart, S 177–181

Krück F (1963b) Osmotische Clearance, Elektrolytausscheidung und Säure-Basenhaushalt unter der Einwirkung verschiedener Diuretika. Arzneimittelforsch 13:673–676

Krück F (1968) Diuretika. Fortschr Med 86:354–359

Krück F (1969) Influence of humoral factors on renal tubular sodium handling. Nephron 6:205–216

Krück F (1970a) Physiological natriuretic activity in human urine. In: Cort JH, Lichardus B (eds) Regulation of body fluids by the kidney. Karger, Basel München New York Paris, pp 100–113

Krück F (1970b) Das natriuretische Prinzip. Bedeutung und Nachweisversuche. Med Klin 65:1155–1160

Krück F (1970c) Antikaliuretische Diuretika. Therapiewoche 20:1122–1126

Krück F, Hild R (1960) Die aldosteron-antagonistischen Spirolactone I. Pharmakologie. Klin Wochenschr 38:962–965

Krück F, Hild R (1961) Untersuchungen über die Wirkung von 2,4,7-Triamino-6-Phenylpteridin am Menschen. Klin Wochenschr 39:1300–1301

Krück F, Hild R (1962) Untersuchungen zur Lokalisation des Angriffspunktes von 2,4,7-Triamino-6-Phenyl-Pteridin am Nephron. Verh Dtsch Ges Inn Med 68:685–688

Krück F, Jahnecke J (1966) Pharmakologische Untersuchungen zur Beeinflussung der Clearance freien Wassers durch Furosemid. Klin Wochenschr 44:1355–1360
Krück F, Kramer HJ (1978) Third factor and edema formation. Contrib Nephrol 13:12–20
Krück F, Kroitzsch C (1961) Analyse der renalen Kaliumverluste bei Diuresetherapie durch CAH-Inhibitoren und Thiazidderivate. Klin Wochenschr 39:677–679
Kunau RT, Weller DR, Webb HL (1975) Clarification of the site of chlorothiazide in the rat nephron. J Clin Invest 56:401–407
Lal S, Murtagh JG, Pollock AM, Fletcher E, Binnion PR (1969) Acute hemodynamic effects of furosemide in patients with normal and raised left arterial pressures. Br Heart J 31:711–717
Lamberg BA, Kuhlback B (1959) Effect of chlorothiazide and hydrochlorothiazide on the excretion of calcium in urine. Scand J Clin Lab Invest 2:351–357
Landau RL, Lugibihl K (1958) Inhibition of the sodium-retaining influence of aldosterone by progesterone. J Clin Endocrin Metab 18:1237–1245
Landau RL, Bergenstal DM, Lugibihl K, Kascht ME (1955) The metabolic effects of progesterone in man. J Clin Endocrinol Metab 15:1194–1215
Lane P (1960) Drug-induced gout. Br Med J II:1383–1384
Lang F, Greger R, Deetjen P (1977) Effect of diuretics on uric acid metabolism and excretion. In: Siegenthaler W, Beckerhoff R, Vetter W (eds) Diuretics in research and clinics. Thieme, Stuttgart, pp 213–224
Lant AF, Smith AJ, Wilson GM (1969) Clinical evaluation of amiloride, a potassium sparing diuretic. Clin Pharmacol Ther 10:50–63
Laragh JH (1954) Effect of potassium chloride on hyponatremia. J Clin Invest 33:807–818
Laragh JH (1958) Some effects of chlorothiazide on electrolyte metabolism and its use in edematous states. Ann NY Acad Sci 71:409–419
Laragh JH (1962) Hormones and the pathogenesis of congestive heart failure: Vasopressin, aldosterone and angiotensin II. Further evidence for renal-adrenal interaction from studies in hypertension and in cirrhosis. Circulation 25:1015–1023
Laragh JH, Heinemann HO, Demartini FE (1958) The effect of chlorothiazide on electrolyte transport in man and its use in the treatment of edema of congestive heart failure, nephrosis and cirrhosis. JAMA 166:145–153
Laragh JH, Angers M, Kelly WG, Lieberman S (1960) The effect of epinephrine, norepinephrine, angiotensin II and others on the secretory rate of aldosterone in man. JAMA 174:234–240
Laragh JH, Reilly EB, Stites TB, Angers M (1961) Pteridine compound as an inhibitor of aldosterone action in man. Fed Proc 20:410
Laragh JH, Cannon PJ, Stason WB, Heinemann HO (1966) Physiologic and clinical observations on furosemide and ethacrynic acid. Ann NY Acad Sci 139:453–465
Larson C, Weber PC, Anggard E (1974) Arachidonic acid increases and indomethacin decreases plasma renin activity in the rabbit. Eur J Pharmacol 28:391–394
Lassen JB, Nielsen OE (1963) Investigations into the diuretic effect and elimination of triamterene. Acta Pharmacol Toxicol 20:309–316
Lassiter WE, Gottschalk CW, Mylle M (1963) Micropuncture study of renal tubular reabsorption of calcium in normal rodents. Am J Physiol 204:771–775
Lavender S, Mc Gill MB (1974) Non-ketotic hyperosmolar coma and frusemide therapy. Diabetes 23:247–248
Ledigham JGG (1964) Ethacrynic acid parenterally in treatment and prevention of pulmonary edema. Lancet I:952–954
Lee JB, Patak RV, Mookerjee BK (1976) Renal prostaglandins and the regulation of blood pressure and sodium and water homeostasis. Am J Med 60:798–816
Leuschner F (1969) Chemie und Pharmakologie von 4-Chlor-5-sulfamyl-salicylsäure-2′,6′-dimethylanilid. In: Krück F, Leppla W (Hrsg) Klinische Pharmakologie der Diuretika. Urban & Schwarzenberg, München, S 193–203
Leuschner F, Neumann W, Bahrmann H (1975) Pharmakologische und toxikologische Eigenschaften des Saluretikum Xipamid (4-Chlor-5-sulfamoyl-2′,6′-salicyloxylidid). Arzneimittelforsch 25:245–251

Lewis PJ, Kohner EM, Petrie A, Dollery CT (1976) Deterioration of glucose tolerance in hypertensive patients on prolonged diuretic treatment. Lancet I:564–566
Lichtwitz A, Parlier R, de Seze S, Hioco D, Miravet L (1961) L'effect hypocalciurique des sulfamides diuretiques. Sem Hop Paris 37:2350–2362
Liddle GW (1957) Sodium diuresis induced by steroidal antagonists of aldosterone. Science 126:1016–1018
Liddle GW (1958) Aldosterone antagonists. Arch Intern Med 102:998–1004
Liddle GW (1960) Studies on aldosterone antagonism: experimentel eivdence and practical application. In: Bartter FC (ed) The clinical use of aldosterone antagonists. Thomas, Springfield, pp 14–23
Liebenow W, Leuschner F (1975) Struktur-Wirkungsbeziehungen beim Diuretikum Xipamid (4-Chlor-5-sulfamoyl-2',6'-salicyloxylidid). Arzneimittelforsch 25:240–244
Lieberman FL, Bateman JR (1968) Megaloblastic anemia possibly induced by triamterene in patients with alcoholic cirrhosis. Ann Intern Med 68:168–173
Lockhart EA, Dirks JH (1972) Effects of Triflocin on renal tubular reabsorption and blood flow distribution. Am J Physiol 223:89–96
Lockwood RH, Lum BKB (1974) Effects of adrenergic agonists and antagonists on potassium metabolism. J Pharmacol Exp Ther 189:119–129
Loew D, Meng K (1977) The renal mechanism of Bay g 2821. Pharmacotherapeutica 1:333–340
Lopez-Ovejero JA, Weber MA, Drayer JIM, Sealey JE, Laragh JH (1978) Effects of indomethacin alone and during diuretic or β-adrenoceptor blockade therapy on blood pressure and the renin system in essential hypertension. Clin Sci Mol Med 55:203_s–205_s
Losert W, Seuft G, Sitt R (1965) Hormonale Regulationsstörungen als Ursache der Benzothiadiazin-bedingten Kaliumverluste. Naunyn Schmiedebergs Arch Pharmacol 251:120–121
Luboshitzky R, Tal-Or Z, Barilai D (1978) Chlorthalidone-induced syndrome of inappropriate secretion of antidiuretic hormone. J Clin Pharmacol 18:336–339
Ludens JH, Hook JB, Brody MJ, Williamson HE (1968) Enhancement of renal blood flow by furosemide. J Pharmacol Exp Ther 163:456–460
Ludens JH, Heitz DC, Brody MJ, Williamson HE (1970) Differential effects of furosemide on renal and limb blood flows in the conscious dog. J Pharmacol Exp Ther 171:300–306
Lüderitz B, Naumann d'Alnoncourt C (1976) Einfluss diuretischer Substanzen auf elektrophysiologische Paramaeter des Herzens. Herz Kreisl 8:649–653
Lüderitz B, Naumann d'Alnoncourt C, Avenhaus H, Bolte HD (1972) Zur kardialen Wirkung der Aldosteronantagonisten – elektrophysiologische Messungen am Papillarmuskel des Herzens. Verh Dtsch Ges Inn Med 78:1066–1069
Lüderitz B, Tiedemann W, Steinbeck G (1974) Elektrophysiologische Untersuchungen über die kardiale Wirkung von Amilorid. Verh Dtsch Ges Inn Med 80:1523–1527
Lüderitz B, Naumann d'Alnoncourt C, Thomas E, Steinbeck G (1977a) Effects of diuretics on electrophysiological parameters of heart muscle cells. In: Siegenthaler W, Beckerhoff R, Vetter W (eds) Diuretics in research and clinics. Thieme, Stuttgart, pp 121–129
Lüderitz B, Naumann d'Alnoncourt C, Steinbeck G (1977b) Direct effects of diuretic drugs on the myocardium. In: Riecker G, Weber A, Goodwin J (eds) Myocardial failure. Springer, Berlin Heidelberg New York, pp 297–310
Maass AR, Wiebelhaus VD (1967) Die biologischen und diuretischen Eigenschaften von Triamterene. In: Fellinger K (Hrsg) Therapie mit Triamterene. Thieme, Stuttgart, S 2–21
Maher JF, Schreiner GF (1965) Studies on ethacrynic acid in patients with refractory edema. Ann Intern Med 62:15–29
Maher JF, O'Connell JMB, Setler JG, Schreiner GE (1964) Effect of ethacrynic acid in refractory edema. Clin Res 12:70 (Abstr)
Malnic G, Steinmetz PR (1976) Transport processes in urinary acidification. Kidney Int 9:172–188

Malnic G, Klose RM, Giebisch G (1964) Micropuncture study of renal potassium excretion in the rat. Am J Physiol 206:647–686
Malnic G, Klose RM, Giebisch G (1966a) Micropuncture study of distal tubular potassium and sodium transport in rat nephron. Am J Physiol 211:529–547
Malnic G, Klose RM, Giebisch G (1966b) Microperfusion study of distal tubular potassium and sodium transfer in rat kidney. Am J Physiol 211:548–559
Malnic G, Mello Aires M, de Mello GM, Giebisch G (1972) Acidification of phosphate puffer in cortical tubules of rat kidney. Pfluegers Arch 331:275–278
Mann NM (1963) Gynecomastia during therapy with spironolactone. JAMA 190:160–162
Mann T, Keilin D (1940) Sulfanilamide as a specific inhibitor of carbonic anhydrase. Nature 146:164–165
Manuel MA, Steele TH (1974a) Changes in renal urate handling after prolonged thiazide treatment. Am J Med 57:741–746
Manuel MA, Steele TH (1974b) Pyrazinamide suppression of the uricosuric response to sodium chloride infusion. J Lab Clin Med 83:417–427
Maren TH (1956) Carbonic anhydrase inhibition. The effect of metabolic acidosis on the response to Diamox. Bull Johns Hopk Hosp 98:159–183
Maren TE, Mayer E, Wadsworth BC (1954) Carbonic anhydrase inhibition. I. The pharmacology of Diamox: 2-acetylamino-1,3,4-thiadiazole-5-sulfonamide. Bull Johns Hopk Hosp 95:199–243
Martinez-Maldonado M, Tsaparas N, Inagaki C, Schwartz A (1974) Interactions of digoxin and ethacrynic acid with renal sodium-potassium activated adenosine triphosphatase. J Pharmacol Exp Ther 188:605–614
Mason J, Thurau K (1976) The physiological mechanism responsible for the adjustment of renal function during acute renal failure. Proc VI Internat Congr Nephrology. Karger, Basel, pp 572–577
Matz GJ, Naunton RF (1968) Ototoxic drugs and poor renal function. JAMA 206:2119
McGiff JC, Vane JR (1975) Prostaglandines and the regulation of blood pressure. Kidney Int [Suppl 5] 8:S262–S270
Mehnert H, Stüdlein H, Förster H (1964) Klinische Beobachtungen zum blutzuckersteigernden Effekt saluretisch wirksmer Substanzen. Klin Wochenschr 42:1099–1100
Meng K (1967) Mikropunktionsuntersuchungen über die saluretische Wirkung von Hydrochlorothiazid, Acetazolamid und Furosemid. Naunyn Schmiedebergs Arch Pharmakol 257:355–363
Meng K (1969) Mikropunktionsuntersuchungen über die Wirkung von Diuretika in der Henle'schen Schleife. Klin Wochenschr 47:668–672
Meng K, Kroneberg K (1965) Untersuchungen an der Ratte zur Frage der diabetogenen Wirkung von Saluretika. Naunyn Schmiedebergs Arch Pharmacol 251:433–444
Meyer P, Menard J, Papanicolaou N, Alexandre N, Devaux JM, Milliez P (1968) Mechanism of renin release following furosemide diuresis in rabbit. Am J Physiol 215:908–915
Mikolajewski V (1968) Beeinflussung der Folatreductase durch Triamteren und Triamterenderivate. Dissertation, Universität Berlin
Miller WH, Dessert AM, Roblin RO (1950) Heterocyclic sulfonamides as carbonic anhydrase inhibitors. J Am Chem Soc 72:4893–4896
Möller E, Horstmann H, Meng K (1977) The chemistry of muzolimine (Bay g 2821), a new nonsulphonamide diuretic. Pharmacotherapeutica 1:540–545
Mokler CM (1960) Antiarrhythmic activity of various steroidal spirolactones in dogs. Proc Soc Exp Biol Med 105:257–259
Mond H, Hunt D, Sloman G (1974) Haemodynamic effects of furosemide in patients suspected of having acute myocardial infarction. Br Heart J 36:44–53
Monroe KE, Grant L, Sashara AA, Littmann D (1959) Effect of chlorothiazide on serum uric acid and uric acid excretion. N Engl J Med 261:290–292
Moore PF (1968) The effects of diazoxide and benzothiazide diuretics upon phosphodiesterase. Ann NY Acad Sci 150:256–260
Moret B (1965) Zur diabetogenen Wirkung der Saluretika. Dtsch Med Wochenschr 90:1136–1139

Morgan T, Berliner RW (1969) A study by continuous microperfusion of water and electrolyte movement in the loop of Henle and distal tubule of the rat. Nephron 6:388–405
Morgan T, Tadokoro M, Martin D, Berliner RW (1970) Effect of furosemide on Na and K transport studies by microperfusion of the rat nephron. Am J Physiol 218:292–297
Muschaweck R, Hajdu P (1964) Die salidiuretische Wirksamkeit der Chlor-N-(2-furylmethyl)-5-sulfamyl-anthranilsäure. Arzneimittelforsch 14:44–47
Musgrave GE, Born CK, Davidson CP, Hamrick ME (1977) Interaction of spironolactone and digoxin in dogs. J Pharmacol Exp Ther 202:696–701
Nager F (1976) Digitalis- und Diuretikatherapie der Herzinsuffizienz. Schweiz Rundschau Med (Praxis) 65:911–922
Nash HL, Fitz AE, Wilson WR, Kirkendall WM, Kioschos JM (1966) Cardiorenal hemodynamic effects of ethacrynic acid. Am Heart J 71:153–165
Naumann d'Alnoncourt C, Hornberger M, Lüderitz B (1976) Interaktionen von Triamteren und Herzglykosiden am Erregungsleitungssystem des Herzens. Verh Dtsch Ges Inn Med 82:1236–1239
Navar LG (1978) Renal autoregulation: perspectives from whole kidney and single nephron studies. Am J Physiol 234:F357–F370
Nechtwatel W, Stange A, Sigel H, Kress P, Resch A, Stauch M (1982) Der Einfluss von Piretanid auf die zentrale Haemodynamik und Belastungstoleranz von Patienten mit Angina pectoris. Herz/Kreisl 14:91–96
Nies AS (1975) Adverse reactions and interactions limiting the use of antihypertensive drugs. Am J Med 58:495–503
Noble MIM, Trenchard D, Guz A (1966) The value of diuretics in respiratory failure. Lancet II:257–262
Noel PR, Leahy (1962) The estimation of the activity of aldosterone antagonist in man: Spironolactone (Aldactone) activity. Clin Sci 23:477–483
Novak LP, Harrison CE Jr (1973) Abnormalities of cellular potassium concentration in uncompensated and compensated congestive heart failure. Mayo Clin Proc 48:107–113
Novello FC, Sprague JM (1957) Benzothiadiazine dioxides as novel diuretics. J Am Chem Soc 79:2028–2029
Ochs H, Bodem G (1976) Pharmakokinetische und pharmakodynamische Grundlagen einer Behandlung mit Spironolactonen. Inn Med 3:469–477
Ogilvie RI, Ruedy J (1971) Hemodynamic effect of ethacrynic acid in anephric dogs. J Pharmacol Exp Ther 176:389–396
Ogilvie RI, Schlieper E (1971) Comparative effects of ethacrynic acid, furosemide, and diazoxide in the perfused dog hindlimb. Can J Physiol Pharmacol 49:1038–1043
Olesen KH, Sigurd B, Steiness E, Leth A (1973) Bumetanide, a new potent diuretic. A clinical evaluation in congestive heart failure. Acta Med Scand 193:119–131
Olsen UB (1977) The pharmacology of bumetanide: A review. Acta Pharmacol Toxicol [Suppl 3] (Kbh) 41:1–29
Oren BG, Rich M, Belle MS (1958) Chlorothiazide (Diuril) as a hyperuricemic agent. JAMA 168:2128–2129
Orloff J, Wagner HN Jr, Davidson DG (1958) The effect of variations in solute excretion and vasopressin dosage in the excretion of water in the dog. J Clin Invest 37:458–464
Østergaard EH, Magnussen MP, Nielsen CK, Eilertsen E, Frey HH (1972) Pharmacological properties of 3-n-butylamino-4-phenoxy-5-sulfamylbenzol acid (Bumetanide), a new potent diuretic. Azneimittelforsch 22:66–72
Paintal AS (1973) Vagal sensory receptors and their reflex effects. Physiol Rev 53:159–227
Parfitt AM (1969) Chlorothiazide-induced hypercalcemia in juvenile osteoporosis and hyperparathyroidism. N Engl J Med 281:55–59
Parfitt AM (1972) The interactions of thiazide diuretics with parathyroid hormone and vitamin D: Studies in patients with hypoparathyroidism. J Clin Invest 51:1879–1888
Patak RV, Mookerjee BK, Bentzel CJ, Hysert PE, Baben M, Lee JB (1975) Antagonism of the effects of furosemide by indomethacin in normal and hypertensive man. Prostaglandins 10:649–659

Perry HM (1977) Treatment of mild hypertension. Veterans Administration NHLBI study group for cooperative studies on antihypertensive therapy: mild hypertension. Circ Res [Suppl I] 40:1180–1189

Peters G, Guidoux R, Grassi L (1966) Die diabetogene Wirkung von N-Monomethylacetamid. Naunyn Schmiedebergs Arch Pharmacol 255:58–59

Pickleman JR, Straus II FH, Forland M, Paloyan E (1969) Thiazide-induced parathyroid stimulation. Metabolism 18:867–873

Pillay VKG, Schwartz FD, Aimi K, Kark RM (1969) Transient and permanent deafness, following treatment with ethacrynic acid in renal failure. Lancet I:77–79

Pinson R Jr, Schreiber EC, Wiseman EH, Chiaini J, Baumgartner D (1962) The fate and excretion of polythiazide in the dog. J Med Pharm Chem 5:491–503

Pitts RF, Alexander RS (1945) The nature of the renal tubular mechanism for acidifying the urine. Am J Physiol 144:239–254

Pitts RF, Krück F, Lozano R, Taylor DW, Heidenreich OPA, Kessler RH (1958) The mechanism of diuretic action of chlorothiazide. J Pharm Exp Therap 123:89–97

Poole-Wilson PA, Cobbe SM, Fry CH (1978) Acute effects of diuretics on potassium exchange, mechanical function and the action potential in rabbit myocardium. Clin Sci Mol Med 55:555–559

Popovtzer MM, Subryan AC, Alfrey AC, Reeve EB, Schrier RW (1975) The acute effect of chlorothiazide on serum-ionized calcium. Evidence for a parathyroid hormone-dependent mechanism. J Clin Invest 55:1295–1302

Porter RH, Cox BG, Heaney D, Hostetter TH, Stinebrugh BJ, Suki WN (1978) Treatment of hypoparathyroid patients with chlorthalidone. N Engl J Med 298:577–581

Prazma J, Pecorak JB (1975) Ethacrynic acid. Effects on the cochlear potentials in normal and high blood oxygen. J Clin Invest 55:840–844

Prazma J, Thomas WG, Fischer ND, Presler MJ (1972) Ototoxicity of ethacrynic acid. Arch Otolaryngol 95:448–456

Pugh LCG, Wyndham (1949) The circulatory effects of mercurial diuretics in congestive heart failure. Clin Sci 8:11–19

Pulver R, Wirz H, Stenger EG (1959) Über das Verhalten des Diureticums Hygroton (G 93 182) im Stoffwechsel. Schweiz Med Wochenschr 89:1130–1133

Quick CA, Duvall AJ (1970) Early changes in the cochlear duct from ethacrynic acid: An electronmicroscopic evaluation. Laryngoscope 80:954–965

Rader B, Smith WW, Barger AR, Eichna LW (1964) Comparison of the hemodynamic effects of mercurial diuretics and digitalis in congestive heart failure. Circulation 29:328–344

Radtke HW, Rumrich G, Kinne-Saffran E, Ullrich KJ (1970) Dual action of acetazolamide and furosemide on proximal volume absorption in the rat kidney. Kidney Int 1:100–105

Ramirez A, Abelman WH (1968) Hemodynamic effects of diuretics by ethacrynic acid in normal subjects and in patients with congestive heart failure. Arch Intern Med 121:320–327

Rapoport ML, Hurd HF (1964) Thiazide-induced glucose intolerance treated with potassium. Arch Intern Med 113:405–408

Rector FC, Brunner FP, Sellman JC, Seldin DW (1966) Pittfalls in the use of micropuncture for the localization of diuretic action. Ann NY Acad Sci 139:400–407

Reutter F, Labhart A (1961) Saluretika und Glucosetoleranz. Helv Med Acta 28:487–495

Reutter F, Schaub F (1959) Klinische Untersuchungen und Erfahrungen mit Hygroton, einem neuartigen, oral wirksamen Diureticum. Schweiz Med Wochenschr 89:1158–1165

Richet G, Hagege J, Gabe M (1970) Corrélations entre les transferts de bicarbonate et la morphologie du segment terminal du nephron chez le rat. Nephron 7:413–429

Richterich R (1958) Erfahrungen mit Chlotride, einem neuen quecksilberfreien Diuretikum in der Therapie cardialer Ödeme. Schweiz Med Wochenschr 88:906–910

Richterich R (1959) Experimentell-klinische Untersuchungen über Hydrochlorothiazid, (Esidrex), ein neues diuretisch wirksames Sulfonamid. Klin Wochenschr 37:355–365

Roblin RO, Clapp JW (1950) The preparation of heterocyclic sulfonamides. Am Chem Sox 72:4890–4892

Rocha AS, Kokko JP (1973) Sodium chloride and water transport in the medullary thick ascending limb of Henle: Evidence for active chloride transport. J Clin Invest 52:612–623

Roos JC, Boer P, Koomans HA et al. (1981) Hemodynamic and hormonal changes during acute and chronic diuretic treatment in essential hypertension. Eur J Clin Pharmacol 19:107–112

Rose LI, Underwood RH, Newmark SR, Kisch ES, Williams GH (1977) Pathophysiology of spironolactone-induced gynecomastia. Ann Intern Med 87:398–403

Rosenberg B, Dobkin GB, Wolentz A (1964) Intravenous use of ethacrynic acid in management of acute pulmonary edema. Circulation [Suppl 4] 30:147

Rosenberg L, Shapiro S, Slone D, Kaufman DW, Miettinen OS, Stolly PD (1980) Thiazides and acute cholecystitis. N Engl J Med 303:546–548

Rosenthal J, Boucher R, Nowaszynski W, Genest J (1968) Acute changes in plasma volume, reninactivity, and free aldosterone levels in healthy subjects following frusemide administration Canad J Physiol Pharmaco 46:85–91

Rossier PH, Reutter F, Frick P (1961) Das hyperosmolale nichtazidotische Koma bei Diabetes mellitus. Dtsch Med Wochenschr 86:2145–2148

Rowe GG, Afonso S, Castillo CA, Lowe WC, Crumpton CW (1962) Systemic and coronary hemodynamic effects of Triamterene (2,4,7-Triamino-6-Phenyl Pteridine). Proc Soc Exp Biol Med 110:27–29

Rutledge R, Barrett WE, Plummer AJ (1961) The comparative diuretic acitivty of some analogues of cyclopenthaizide (Navidex). Fed Proc 20:409

Sagild U, Anderson V, Andreasen PG (1961) Glucose tolerance and insulin responsiveness in experimental potassium depletion. Acta Med Scand 169:243–251

Samaan N, Dollery CT, Fraser R (1963) Diabetogenic action of benzothiadiazines. Lancet I:1244–1246

Samet P, Bernstein WH (1968) Acute effects of intravenous ethacrynic acid upon cardiovascular dynamics. Am J Med Sci 255:78–83

Sato K (1973) Inhibition of respiration in the isolated eccrine sweet gland by ethacrynic acid. Pfluegers 341:233–242

Satzinger G (1977) Struktur-Aktivitäts-Betrachtungen zu Etozolin, einem neuartigen Diuretikum. Arzneimittelforsch 27:1742–1745

Saxl P, Heilig R (1920) Über die diuretische Wirkung von Novasurol und anderen Quecksilberinjektionen. Wien Klin Wochenschr 33:943–944

Schad H, Seller H (1976) Reduction of renal nerve activity by volume expansion in conscious cats. Pfluegers Arch 363:155–159

Schafter JA, Patlak CS, Andreoli TE (1975) A component of fluid absorption linked to passive ion flows in the superficial pars recta. J Gen Physiol 66:445–471

Schaumann W (1962) Zum Wirkungsmechanismus von 2-,4-,7-Triamino-6-phenylpteridin (Triamteren). Klin Wochenschr 40:756

Schedl HP, Bartter FC (1960) An explanation for and experimental correction of the abnormal water diuresis in cirrhosis. J Clin Invest 29:248–261

Scheinman M, Brown M, Rapaport E (1971) Hemodynamic effects of ethacrynic acid in patients with refractory acute left ventricular heart failure. Am J Med 50:291–296

Schirmeister J, Willmann H (1964) Über die Harnsäure- und andere Clearances nach intravenöser Gabe von Furosemide beim Menschen. Klin Wochenschr 43:523–628

Schirmeister J, Man NK, Hallauer W, Keller P (1969) Lactat und Harnsäurestoffwechsel unter Einwirkung von Saluretika. Verh Dtsch Ges Inn Med 75:120–123

Schlebusch H, Sorger M, Höck A, Krück F (1981) Kaliumbestimmungen in Leukozyten. In: Krück F, Schrey A (Hrsg) Diuretika II. Wolf, München, S 106–116

Schmid E, Fricke G (1969) Studies on urinary excretion of the potassium-retaining diuretic Amiloride (Desmethyl-pipazuroyl-guanidine, MK 870) in man. Pharmacologia Clinica 1:110–113

Schmidt U, Dubach UC (1975) Regulation of Na^+-K^+-ATPase in the nephron: Inhibition of aldosterone induced activation by spironolactone. Proc Internat Congr Nephrology, R 32

Schnaper H, Fitz A, Frohlich E, Goldman A, Perry HM Jr, Steele B (1977) Chlorthalidone and serum cholesterol. Lancet II:295

Schneider WJ, Becker EL (1966) Acute transient hearing loss after ethacrynic acid therapy. Arch Intern Med 117:715–717
Schnermann J (1975) Regulation of single nephron filtration rate by feedback: Facts and theories. Clin Nephrol 3:75–81
Schnermann J, Briggs JP (1981) Participation of renal cortical prostaglandins in the regulation of glomerular filtration rate. Kidney Int 19:802–815
Schnermann J, Wright FS, Davis JM, Stackelberg W v, Gill G (1970) Regulation of superficial nephron filtration rate by tubulo-glomerular feedback. Pfluegers Arch 318:147–175
Schnermann J, Hermle M, Schmidmeier E, Dahlheim H (1975) Impaired potency for feedback regulation of glomerular filtration rate in DOCA expanded rats. Pfluegers Arch 358:325–338
Schnermann J, Ploth DW, Hermle M (1976) Activation of tubuloglomerular feedback by chloride transport. Pfluegers Arch 362:229–240
Schoenfield MR, Goldberger E (1964) Hypercholesterinemia indiced by thiazides: A pilot study. Curr Ther Res 6:180–184
Schrier RW, Lehman D, Zacherle B, Earley LE (1973) Effect of furosemide on free water excretion in edematous patients with hyponatremia. Kidney Int 3:30–34
Schrier RW, Miller PD, Lacher JW (1977) Diuretics and hyponatrenia. In: Siegenthaler W, Beckerhoff R, Vetter W (eds) Diuretics in research and clinics. Thieme, Stuttgart, pp 184–192
Schröder R, Schüren KP, Biamino G, Dennert J, Meyer V, Sadee W (1971 a) Die Wirkung von Aldactone auf Herzdynamik und Kontraktilität. Verh Dtsch Ges Kreislaufforsch 37:438
Schröder R, Ramdohr B, Hüttemann U, Leitner E, Schüren KP (1971 b) Direkte positiv inotrope Herzwirkung durch orale Spironolacton-Behandlung. Verh Dtsch Ges Kreislaufforsch 38:349–353
Schröder R, Schüren KP, Biamino G, Meyer V, Sedee W (1971 c) Positiv inotrope Herzwirkung von Aldadiene-Kalium (Aldactone pro injectione). Klin Wochenschr 49:1093
Schröder R, Ramdohr B, Hüttemann U, Schüren KP (1972) Direkte positiv-inotrope Herzwirkung von Aldactone (Spironolacton, Canrenoat-Kalium). Dtsch Med Wochenschr 97:1535–1538
Schultz EM, Cragoe EJ Jr, Bicking JB, Bolhofer WA, Sprague JM (1962) α,β-unsatured Ketone derivatives of aryloxyacetic acids, a new class of diuretics. J Med Pharm Chem 5:660–662
Schultz G, Losert W, Senft G, Sitt R (1966) Vergleichende Untersuchungen über den Einfluss von Diazoxide, Hydrochlorothiazide und Furosemid auf den Kohlenhydratstoffwechsel der Ratte. Naunyn Schmiederbergs Arch 255:74–76
Schwarting G (1959) Diuretische und saluretische Wirkungen von Chlorothiazid unter normalen und pathologischen Bedingungen. Klin Wochenschr 37:476–483
Schwartz GH, David DS, Riggio RR, Stenzel KH, Rubin AL (1970) Ototoxicity induced by furosemide. N Engl J Med 282:1413–1414
Schwartz WB (1949) Effect of sulfanilamide on salt and water excretion in congestive heart failure. N Engl J Med 240:173–177
Schwartz WB, van Ypersele de Strihou C, Kassirer JP (1968) Role of anions in metabolic alcalosis and potassium deficiency. N Engl J Med 279:630–639
Seely JF, Dirks JH (1977) Site of action of diuretics drugs. Kidney Int 11:1–8
Seitz H, Jaworski FF (1964) Effect of hydrochlorothiazide on serum and urinary calcium and urinary citrate. Can Med Assoc J 90:414–420
Seldin DW, Eknoyan G, Suki WN, Rector FC Jr (1966) Localization of diuretic action from the pattern of water and electrolyte excretion. Ann NY Acad Sci 139:328–343
Seller RH, Banach S, Nameh T, Neff M, Swartz G (1975 a) Cardiac effect of diuretic drugs. Am Heart J 89:493–500
Seller RH, Greco J, Banach S, Seth R (1975 b) Increasing the inotropic effect and toxic dose of digitalis by the administration of antikaliuretic drugs – further evidence for a cardiac effect of diuretic agents. Am Heart J 90:56–67
Seltzer HS, Allen EW (1969) Hyperglycemia and inhibition of insulin secretion during administration of diazoxide and trichlormethiazide. Diabetes 18:19–28

Selye H (1969) Effect of various diuretics upon experimental cardiac necrosis. Am Heart J 77:653–656
Settle HP Jr, Munsie WJ, Owen JA Jr (1968) Toxic effects of a chlorothiazide-diazoxide combination on adipose tissue and kidneys of intact rats. Diabetologia 4:136–140
Shanklin DR (1962) Pancreatic atrophy apparently secondary to hydrochlorothiazide. N Engl J Med 266:1097–1099
Shapiro AP, Benedek TG, Small JL (1961) Effect of thiazides on carbohydrate metabolism in patients with hypertension. N Engl J Med 265:1028–1033
Sharp GWG, Komack CL, Leaf A (1966) Studies on the binding of aldosterone in the toad bladder. J Clin Invest 45:450–459
Shepherd JT (1973) Intrathoracic Baroreflexes. Mayo Clin Proc 48:426–437
Shepherd JT (1981) The lungs as Receptor sites for cardiovascular regulation. Circulation 63:1–10
Sjorgen A (1970) The earley haemodynamic effects of ouabain and furosemide in patients with acute myocardial infarction and raised pulmonary artery diatolic pressure. Acta Med Scand [Suppl] 510:53–55
Skorecki KL, Brenner BM (1981) Body fluid homeostasis in man. A contemporary overview. Am J Med 70:77–88
Slone D, Iick H, Lewis GP, Shapiro S, Miettinen OS (1969) Intravenously given ethacrynic acid and gastrointestinal bleeding. JAMA 209:1668–1671
Sotornik I, Schück O, Stribrná J (1969) Influence of diuretics on renal calcium excretion. Experientia (Basel) 25:591–592
Southworth H (1937) Acidosis associated with the administration of paraamino-benezenesulfonamide (Prontylin). Proc Soc Exp Biol Med 36:58–61
Spear GS (1964) The glomerulus in cyanotic congenital heart diseae and primary pulmonary hypertension. A review. Nephron 1:238–248
Sprague JM (1958) The chemistry of diuretics. Ann NY Acad Sci 71:328–343
Squires RD, Crosley AP Jr, Elkinton JR (1951) The distribution of body fluids in congestive heart failure: III. Exchanges in patients during diuresis. Circulation 4:868–880
Stampfer M, Epstein SE, Beiser GD, Braunwald E (1968) Hemodynamic effects of Diuresis at rest and during intense upright exercise in patients with impaired cardiac function. Circulation 37:900–911
Starling EH (1896) On the absorption of fluid from the connective tissue spaces. J Physiol (Lond) 19:312–316
Statson WB, Cannon PJ, Heinemann HO, Laragh JH (1966) Furosemide: A clinical evaluation of its diuretic action. Circulation 34:910–920
Steele TH (1969) Evidence for altered renal urate reabsorption during changes in volume of the extracellular fluid. J Lab Clin Med 74:288–299
Steele TH, Oppenheimer S (1969) Factors affecting urate excretion following diuretic administration in man. Am J Med 47:564–574
Stein JH, Wilson CB, Kirkendall WM (1968) Differences in the acute effects of furosemide and ethacrynic acid in man. J Lab Clin Med 71:654–665
Steiness E (1974) Renal tubular secretin of digoxin. Circulation 50:103–107
Steinmüller SR,Puschett JB (1972) Effects of metolazone in man: comparison with chlorothiazide. Kidney Int 1:169–181
Stenger EG (1959) Die diuretische Wirkung neuer Sulfamylderivate. Bull Schweiz Akad Med Wiss 15:339–345
Stenger EG, Witz H, Pulver R (1959) Hygroton (G 33182), ein neues Salidiureticum mit protrahierter Wirkung. Schweiz Med Wochenschr 89:1126–1130
Stevens G de, Werner LH, Halamandaris A, Ricca S Jr (1958) Dihydrobenzothiadiazine dioxides with potent diuretic effect. Experientia (Basel) 14:463
Stock E (1970) Furosemide after recent myocardial infarction. Med J Aust 1:480–481
Stoner LC (1979) Studies with Amiloride on isolated distal nephron segments. In: Cuthberg AW, Farelli GM, Scriabine A (eds) Amiloride and epithelial sodium transport. Urban & Schwarzenberg, Baltimore, pp 51–60
Stoner LC, Burg MB, Orloff J (1974) Ion transport in cortical collecting tubule; effect of amiloride. Am J Physiol 227:453–459
Stote RM, Schmith LH, Wilson DM, Dube WJ, Goldsmith RS, Arnauld CD (1972)

Hydrochlorothiazide effects on serum calcium and immunoreactive parathyroid hormone concentrations. Studies in normal subjects. Ann Intern Med 77:587–591
Strandhoy JF, Williamson HE (1971) The effect of furosemide and hydrochlorothiazide on renal blood flow and sodium excretion in dogs with reduced renal blood flow. Pharmacologist 13:226
Strauer BE (1972a) Evidence for a positive inotropic effect of aldadiene (-K, -Na) on the isolated ventricular myocardium. Klin Wochenschr 50:387–389
Strauer BE (1972b) Contractile responses to morphine, piritramide, meperidine, and fentanyl: A comparative study of effects on the isolatd ventricular myocardium. Anesthesiology 37:304–310
Strauer BE (1973a) Force-velocity relations of isotonic relaxation in mammalian heart muscle. Am J Physiol 224:431–434
Strauer BE (1973b) The influence of the aldosterone-antagonist Spironolactone on myocardail contractility. Arch Int Pharmacodyn Ther 201:59–70
Strauer BE, Avenhaus H, Nose M (1972) Die Wirkung von Aldadiene (-K, -Na) auf Herzmechanik und Contraktilität des isolierten Ventrikelmyocard. Klin Wochenschr 50:387–389
Strauss H (1903) Zur Behandlung und Verhütung der Nierenwassersucht. Ther Ggw 5:193–195
Strauss MB, Southworth H (1938) Urinary changes due to sulfamilamide administration. Bull Johns Hopk Hosp 63:41–45
Strieder N, Khuri RN, Wiederholt M, Giebisch G (1974) Studies on renal action of ouabein in the rat. Effects in the nondiuretic state. Pfluegers Arch 349:91–107
Suki W, Rector FJ Jr, Seldin DW (1965) The site of action of furosemide and other sulfonamide diuretics in the dog. J Clin Invest 44:1458–1469
Suki WN, Hull AR, Rector FC, Seldin DW (1967) Mechanism of the effect of thiazide diuretics on calcium and uric acid (Abstr). J Clin Invest 46:1121
Suki WN, Yium JJ, von Minden M, Saller-Herbert C, Eknoyan G, Martinez-Monaldo M (1970) Acute treatment of hypercalcemia with furosemide. N Engl J Med 283:836–840
Suki WN, Rouse D, Ng RCK, Kokko JP (1980) Calcium transport in the tick ascending limb of Henle. Heterogeneity of function in the medullary and cortical segments. J Clin Invest 66:1004–1009
Sullivan LP, Pirch JH (1966) Effect of bendroflumethiazide on distal nephron transport of sodium, potassium and chloride. J Pharmacol Exp Ther 151:168–179
Swan HJC (1977) Hemodynamic effects of furosemide in heart failure in man. In: Siegenthaler W, Beckerhoff R, Vetter W (eds) Diuretics in research and clinics. Tieme, Stuttgart, pp 151–162
Szatalowicz VL, Miller PD, Lacher JW, Gordon JA, Schrier RW (1982) Comparative effects of diuretics in hyponatraemic oedematous disorders. Clin Sci 62:235–238
Tambyah JA (1969) Effect of frusemide on calcium excretion. Br Med J I:751–752
Tanz RD (1959) Relative inotropic actions of some steroids upon isolated cardiac tissue. Circulation 20:777 (Abstr)
Tanz RD (1962) Studies on the inotropic action of aldosterone on isolated cardiac tissue proparation including the effects of pH, ouabain and SC-8109. J Pharmacol Exp Ther 135:71–78
Tarazi RC, Dustan HP, Frohlich ED (1970) Long-term thiazide therapy in essential hypertension. Circulation 41:709–717
Tasker PRW, Mitchell-Heggs PF (1976) Non-ketotic diabetic precoma associated with high-dose frusemide therapy. Br Med J I:626–627
Tattersfield AE, Mc Nicol NW (1970) Diuretics in acute myocardial infarction. Clin Sci 28:32P
Thurau K (1964) Renal hemodynamics. Am J Med 36:698–719
Thurau K (1966) Nature of autoregulation of renal blood flow. Proc 3rd Int Nat Contr Nephrology 1:162–173
Thurau K (1974) JGA renin activity. Constituent of single nephron function and dependance on NaCl at the macula densa. Proc Vth Internat Congr Nephrology 2:183–192

Thurau K (1977) Diuretics and tubuloglomerular feedback regulation of GFR. In: Siegenthaler W, Beckerhoff R, Vetter W (ed) Diuretics in research and clinics. Thieme, Stuttgart, pp 43–50
Thurau K, Mason J (1974) The intrarenal function of the juxtaglomerular apparatus. In: Guyton AC, Thurau K (eds) MTP international review of science. Kidney and urinary tract physiology; Physiology Ser 1, vol IV. University Park Press, Baltimore, pp 357–389
Thurau K, Mylle M (1965) Mikropunktionsversuche zur Funktion des juxtaglomerulären Apparates der Warmblüterniere. In: Ullrich KJ, Hierholzer K (Hrsg) Normale und pathologische Funktionen des Nierentubulus. Huber, Bern Stuttgart, S 113–118
Thurau K, Schnermann J (1965) Die Natriumkonzentration an den Macula densa-Zellen als regulierender Faktor für das Glomerulumfiltrat. Klin Wochenschr 43:410–413
Thurau K, Wober E (1962) Zur Lokalisation der autoregulativen Widerstandsänderungen in der Niere. Pfluegers Arch 274:553–566
Thurau K, Dahlheim H, Grüner A, Mason J, Granger P (1972) Activation of renin in the single juxtaglomerular apparatus by sodium chloride in the tubular fluid at the macula densa. Circ Res 30/31:II 182–II 186
Thurau K, Vogt C, Dahlheim H (1976) Renin activity in the juxtaglomerular apparatus of the rat during post-ischemic acute renal failure. Kidney Int 10:S177–s182
Tiggeler RGWL, Koene RAP, Wijdevela PGAB (1977) Inhibition of frusemide-induced natriuresis by indomethacin in patients with nephrotic syndrome. Clin Sci Mol Med 52:149–151
Tisch DE, Hoekstra JB, Pindell MH (1959) Pharmacology of two new oral diuretic agents: 7-sulfamyl-6-trifluoromethyl-1,2,4-benzothiadiazine-1,1-dioxide (Bl-H 320) and 7-sulfamyl-6-trifluoromethyl-3,4-dihydro-1,2,4-benzothiadiazine-1,1-dioxide (BL-H 346). Fed Proc 18:451
Toivonen S, Mustala O (1966) Diabetogenic action of frusemide. Br Med J I:920–921
Torrente A de, Robertson GL, Mc Donald KM, Schrier RW (1975) Mechanism of diuretic response to increased left atrial pressure in the anesthetized dog. Kidney Int 8:355–361
Tschöpe W, Schmidt-Gayk H, Ritz E, Christ D, Beck C (1978) Thiazid (TH)-Therapie bei idiopatischer Hypercalciurie (IHC). Einfluss auf Parathormon (PTH)-Sekretion. Verh Dtsch Ges Inn Med 84:820–824
Turino GM, Goldring RM, Heinemann HO (1974) Renal response to mechanical ventilation in patients with chronic hypercapnia. Am J Med 56:151–161
Tweeddale MG, Ogilvie RI (1973) Antagonism of spironolactone-induced natriuresis by aspirin in man. N Engl J Med 289:198–200
Vander AJ (1967) Control of renin release. Physiol Rev 47:359–382
Vander AJ, Carlson J (1969) Mechanism of the effect of furosemide on renin secretion in anesthetized dogs. Circ Res 25:145–152
Vander AJ, Luciano JR (1967) Effects of mercurial diuresis and acute salt deplation on renin release in dog. Am J Physiol 212:651–656
Vander AJ, Miller R (1964) Control of the renin secretion of the dog. Am J Physiol 207:537–545
Vander AJ, Malvin RL, Wilde WS, Sullivan LP (1958) Reexamination of salt and water retention in congestive heart failure: Significance of renal filtration fraction. Am J Med 25:497–502
Vander AJ, Wilde WS, Malvin RL (1960) Stop flow analysis of aldosterone and steroidal antagonist SC 8109 on renal tubular sodium transport kinetics. Proc Soc Exp Biol Med 103:525–527
Vane JR (1971) Inhibition of prostaglandin synthesis as a mechanism of action for aspirin-like drugs. Nature New Biol 231:232–235
Vollmer KO, Hodenberg A v, Poisson A, Gladigau V, Hengy H (1977) Resorption, Verteilung, Metabolismus und Ausscheidung von 14 C-Etozolin bei Ratte, Hund und Mensch. Arzneimittelforsch 27:1767–1776
Vorburger C (1966) Propriétés et mode d'action de la furosemide. J Urol Nephrol (Paris) 72:581–590

Waldorff S, Buch J (1979) Canrenoate – a spironolactone metabolic. Acute cardiac effects in digitalized patients. Eur J Cardiol 10:143–149
Waldorff S, Andersen JD, Hieboll-Nielsen N, Nielsen OG, Moltke E, Sørensen U, Steiness E (1978) Spironolactone-induced changes in digoxin kinetics. Clin Pharmacol Ther 24:162–167
Waldorff S, Berning J, Buch J, Steiness E (1982) Systolic time intervalls during spironolactone treatment of digitalized and non-digitalized patients with ischaemic heart disease. Eur J Clin Pharmacol 21:269–273
Walker WG (1966) Indications and contraindications for diuretic therapy. Ann NY Acad Sci 139:481–496
Walker GW (1967) The clinical use fo Furosemide and Ethacrynic acid. Med Clin North Am 51:1277–1283
Walser M (1961) Calcium clearance as a function of sodium clearance in the dog. Am J Physiol 200:1099–1104
Walter SD (1976) Cardiac actions of kaliuretics and antikaliuretics without digitalis. Am Heart J 92:124–125
Watkins J, Abbott EC, Hensby CN, Webster J, Dollery CT (1980) Attenuation of hypotensive effect of propranolol and thiazide diuretics by indomethacin. Br Med J 281:702–705
Watson LS, van Pelt SM, Winter ChA (1964) Effect of chlorothiazide on blood sugar of rats. Fed Proc 23:438
Weber DJ (1972) Intraveneous triamterene in the treatment of acute digitalis intoxication. Clin Pharmacol Ther 13:868–874
Weidmann P, Meier A, Mordasini R, Riesen W, Bachmann C, Peheim E (1981) Diuretic treatment and serumlipoproteins: Effect of Tielinic acid and Indapamid. Klin Wochenschr 59:343–346
Weiner IM, Mudge GH (1964) Renal tubular mechanisms for excretion of organic acids and bases. Am J Med 36:743–762
Weinman EJ, Ekonoyan G, Suki WN (1975) The influence of extracellular fluid on the tubular reabsorption of uric acid. J Clin Invest 55:283–291
Weiss P, Hersey RM, Dujovne CA, Bianchine JR (1969) The metabolism of amiloride hydrochloride in man. Clin Pharmacol Ther 10:401–406
Weissel W (1962) Klinischer Beitrag zur diabetogenen Wirkung der Saluretika Wien. Z Inn Med 43:389–396
Weller JM, Borondy PE (1965) Effect of benzothiadiazine drugs on carbohydrate metabolism. Metabolism 14:708–714
Weller JM, Borondy M (1967) Effect of Furosemide on glucose metabolism. Metabolism 16:532–536
Weller JM, Borondy M (1969) Inhibitory effect of chlorothiazide on glucose utilization by aorta. Proc Soc Exp Biol Med 132:1064–1066
Welt LG, Young DT, Thorup OA, Burnett CH (1954) Renal tubular phenomena under the influence of a carbonic anhydrase inhibitor. Am J Med 16:612 (Abstr)
Werning C, Baumann K, Schönbeck M, Gysling E, Weidmann P, Siegenthaler W (1969) Die Wirkung länger dauernder Hydrochlorothiazid-Gaben auf die Plasma-Renin-Aktivität und die Aldosteron-Exkretionsrate bei Normalpersonen. Klin Wochenschr 47:318–324
White RJ (1970) Effect of potassium supplements on the exchangeable potassium in chronic heart disease. Br Med J II:141–142
White RJ, Chamberlain DA, Hamer J, McAllister J, Hawkins LA (1969) Potassium depletion in severe heart disease. Br Med J II:606–610
Widal F, Lemierre A (1903) Pathogénic de certains oedèmes brigthiques: action du chlorure de sodium ingéré. Bull Soc Med (Paris) 20:678
Wiebelhaus VD, Weinstock J, Brennau FT, Sosnowski G, Larsen TJ (1961) A potent, non-steroidal orally active antagonist of aldosterone. Fed Proc 20:409
Wiederholt M, Sullivan WJ, Giebisch G, Solomon AK, Curran PF (1971) Transport of potassium and sodium across single distal tubules of Amphiuma. J Gen Physiol 57:495–529

Wiggins RA, Hutchin ME, Carone JV, Doolan PD (1959) Effect of spirolactone 8109 on renal function in normal human subjects. Proc Soc Exp Biol Med 100:625–627
Wilkins RW (1959) New drugs for the treatment of hypertension. Ann Intern Med 50:1–10
Williams GH, Cain JP, Dluhy RG, Underwood RH (1972) Studies on the control of plasma aldosterone concentration in normal man. J Clin Invest 51:1731–1742
Williamson HE, Bourland WA, Marchand G (1974) Inhibition of ethacrynic acid induced increase in renal blood flow by indomethacin. Prostaglandins 8:297–301
Williamson HE, Marchand GR, Bourland WA, Farley DB, Orden DE van (1976) Ethacrynic acid induced release of prostaglandin E to increase renal blood flow. Prostaglandins 11:519–522
Wilson JR, Reichet N, Dunkman WB, Goldberg S (1981) Effect of diuretics on the performance of the failing left ventricle in man. Am J Med 70:234–239
Windhager EE (1981) Interaktionen zwischen Natrium- und Calciumresorption. In: Krück F, Schrey A (Hrsg) Diuretika II. Wolf, München, S 171–178
Windhager EE, Giebisch G (1976) Proximal sodium and fluid transport. Kidney Int 9:121–133
Withering W (1785) An account of the Foxglove and some of its medical uses: With practical remarks on dropsy and other diseases. Robinson, Birmingham
Wolff FW (1969) A structural basis for the hyperglycemic action of diuretics? Biochem Med 2:333–336
Wolff FW, Parmley WW, White K, Okun R (1963) Drug induced diabetes: diabetogenic activity of long term administration of benzothiadiazines. JAMA 185:568–574
Wolff HP (1960) Diuretica in der Behandlung der Herzinsuffizienz. Inernist 1:14–22
Wolff HP, Bette L, Blaise H, Düsterdieck G, Jahnecke J, Kobayaski T, Krück F, Lommer D, Schieffer H (1966) Role of aldosterone in edema formation. NY Acad Sci 139:285–294
Wong N, Quamme GA, Dirks JH (1980) Hypocalciuric action of chlorothiazide (DTZ) in thyroparathyroidectomized (TPTX) hamsters. Fed Proc 39:2356A
Wright FS (1977) Sites and mechanisms of potassium transport along the renal tubule. Kidney Int 11:415–432
Wright FS, Schnermann J (1974) Interference with feedback control of glomerular filtration rate by furosemide, triflocin, and cyamide. J Clin Invest 53:1695–1708
Yendt ER (1970) Renal calculi. Can Med Assoc J 102:479–489
Yendt ER, Cohanim M (1977) Use of diuretics in hypercalciuria. In: Siegenthaler W, Beckerhoff R, Vetter W (eds) Diuretics in research and clinics. Thieme, Stuttgart, pp 198–201
Yendt ER, Cohanim M (1978) Prevention of calcium stones with thiazides. Kidney Int 13:397–409
Yendt ER, Gague RJA, Cohanim M (1965) The effects of thiazides in idiopathic hypercalciuria. Trans Am Clin Climatol Assoc 77:96–110
Yendt ER, Gagnê RJA, Cohanim M (1966) The effects of thiazides in idiopathic hypercalciuria. Am J Med Sci 251:449–470
Yendt ER, Guay GF, Garcia DA (1970) The use of thiazides in the prevention of renal calculi. Can Med Assoc J 102:614–620
Zatuchni J, Kordasz F (1961) The diabetogenic effect of thiazide. Am J Cardiol 7:565–567
Zehr, Hasbargen JA, Kurz KD (1976) Reflex suppression of renin secretion during distension of cardiopulmonary receptors in dogs. Circ Res 38:232–239
Zicha L, Weist F, Scheiffarth, Schmid E (1964) Dünnschicht-chromatographische Untersuchungen des 3′-(3-Oxo-7-acethylthio-17β-hydroxy-4-androsten-17α-yl) propinsäure-y-lactons und seiner Metaboliten beim Menschen. Arzneimittelforsch 14:699–705
Zsotér TT, Suffiad K (1973) Effect of hydrochlorothiazide on calcium kinetics in blood vessels. Can J Physiol Pharmacol 51:579–582
Zsotér TT, Hart F, Radde IC (1970) Mechanism of antihypertensive action of prolonged administration of hydrochlorothiazide in rabbit and dog. Circ Res 28:717–725
Zsotér TT, Hart F, Radde IC, Endrenyi L (1972) Effect of chlorthalidone on blood vessels. J Pharmacol Exp Ther 180:723–731

Sachverzeichnis

Handbuch der inneren Medizin (Herausgegeben von E. Buchborn)

Band 9:
Herz und Kreislauf

Bereits erschienen:

Band 9/Teil 1

Herzrhythmusstörungen

Bearbeitet von zahlreichen Fachwissenschaftlern
Herausgeber: **B. Lüderitz**

1983. 410 Abbildungen, 106 Tabellen.
XXVI, 1151 Seiten
Gebunden DM 320,-
Subskriptionspreis: Gebunden DM 256,-
ISBN 3-540-12079-3

Band 9/Teil 3

Koronarerkrankungen

Bearbeitet von zahlreichen Fachwissenschaftlern
Herausgeber: **H. Roskamm**

1984. Etwa 310 Abbildungen. Etwa 1200 Seiten
ISBN 3-540-13021-7

Band 9/Teil 4

Herzinsuffizienz

Bearbeitet von zahlreichen Fachwissenschaftlern
Herausgeber: **G. Riecker**

1984. Etwa 180 Abbildungen, etwa 60 Tabellen.
Etwa 700 Seiten
ISBN 3-540-13022-5

Die restlichen Bandteile befinden sich in Vorbereitung
- **Kardiomyopathien, Perikarditis, Herztumoren**
- **Endokarditis und Kerzklappenfehler**
- **Hypertonie-Hypotonie**
- **Gefäßerkrankheiten (Aorta und große Gefäße, peripherer Kreislauf)**

(Der Subskriptionspreis gilt bei Verpflichtung zur Abnahme aller Teilbände bis zum Erscheinen des letzten Teilbandes von Band 9)

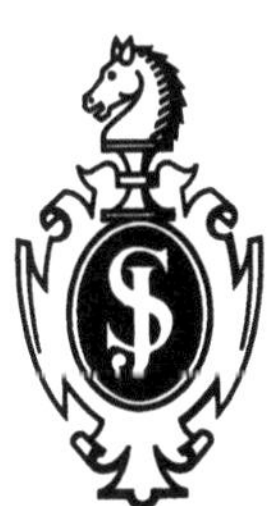

Springer-Verlag
Berlin
Heidelberg
New York
Tokyo

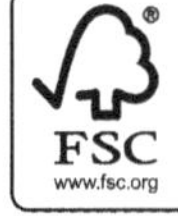

MIX
Papier aus verantwortungsvollen Quellen
Paper from responsible sources
FSC® C105338

If you have any concerns about our products,
you can contact us on
ProductSafety@springernature.com

In case Publisher is established outside the EU,
the EU authorized representative is:
Springer Nature Customer Service Center GmbH
Europaplatz 3, 69115 Heidelberg, Germany

Printed by Libri Plureos GmbH
in Hamburg, Germany